现代男科学

临床聚焦 第2版

白文俊 ◎ 主编

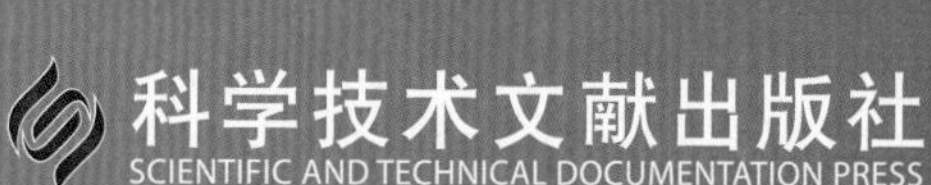

·北京·

图书在版编目（CIP）数据

现代男科学临床聚焦 / 白文俊主编. —2版. —北京：科学技术文献出版社，2022. 3
ISBN 978-7-5189-8744-3

Ⅰ. ①现…　Ⅱ. ①白…　Ⅲ. ①男科学　Ⅳ. ① R697

中国版本图书馆 CIP 数据核字（2021）第 262263 号

现代男科学临床聚焦（第2版）

策划编辑：袁婴婴　　责任编辑：帅莎莎　袁婴婴　　责任校对：王瑞瑞　　责任出版：张志平

出 版 者　科学技术文献出版社
地　　址　北京市复兴路15号　邮编　100038
编 务 部　(010) 58882938，58882087 (传真)
发 行 部　(010) 58882868，58882870 (传真)
邮 购 部　(010) 58882873
官方网址　www.stdp.com.cn
发 行 者　科学技术文献出版社发行　全国各地新华书店经销
印 刷 者　北京地大彩印有限公司
版　　次　2022 年 3 月第 2 版　2022 年 3 月第 1 次印刷
开　　本　889 × 1194　1/16
字　　数　953千
印　　张　32.5
书　　号　ISBN 978-7-5189-8744-3
定　　价　288.00元

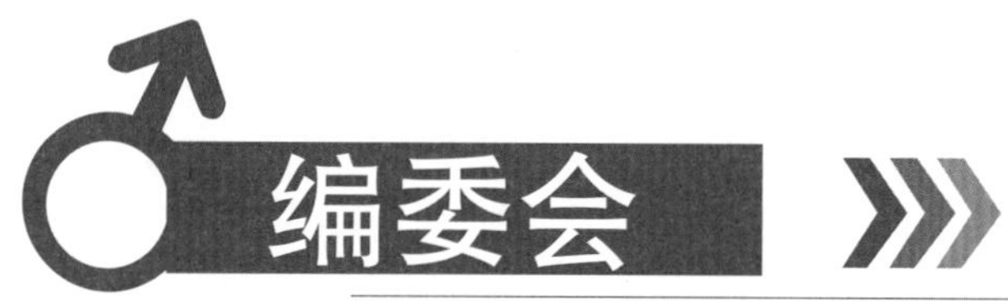
编委会

编者单位

（按姓氏拼音排序）

敖日格乐　内蒙古自治区呼伦贝尔市人民医院泌尿外科/男科

白文俊　北京大学人民医院泌尿外科男科

陈勇　四川省成都锦江区妇幼保健院生殖中心

陈朝晖　北京中医药大学房山医院男科

陈润强　清远市人民医院生殖中心

陈先兵　北京大学人民医院计划生育与生殖医学科

崔刚　北京市大兴区人民医院泌尿外科

代晓微　吉林大学第二医院生殖医学中心

董业浩　济宁医学院附属医院生殖医学科

董永生　河北省邯郸市妇幼保健院男科

方祺　天津市第一中心医院生殖医学科

冯科　河南省人民医院生殖中心

高明　陕西省西安大兴医院泌尿外科

耿冲　北京市大兴区人民医院泌尿外科男科

关星　北京朝阳医院泌尿外科

关立军　天津美津宜和妇儿医院生殖医学科

韩东　山东省济南天伦不孕不育医院中医科

韩亮　北京中医药大学房山医院男科

韩锐　新疆医科大学第一附属医院生殖医学中心

胡海兵　中山大学附属东华医院泌尿外科

李剑　山西省国药同煤集团总医院泌尿外科

李建新　河北省唐山市中医医院男科

李志超　齐齐哈尔医学院附属第三医院男科

梁凯　江苏省南京市第一医院泌尿外科

梁秀军　河北省涞水县中医院泌尿外科

林谦　浙江省台州市第一人民医院泌尿外科

刘赫　北京市顺义区空港医院外科

刘德忠　中国人民解放军火箭军特色医学中心泌尿外科

刘贵中　天津市津南医院泌尿外科男科

刘立新　江西省于都县人民医院泌尿外科

刘琴丽　天津美津宜和妇儿医院生殖医学科

刘清尧　北京中医药大学房山医院男科

刘武江　广东省肇庆西江医院生殖中心男科

龙伟　北京北亚骨科医院泌尿外科

栾祖乾　天津中医药大学第一附属医院生殖中心

吕金萍　河南省焦作煤业（集团）有限责任公司中央医院泌尿外科

马伟国　宁夏回族自治区同心县人民医院泌尿外科

米泠波　四川省成都西南不孕不育医院男科

庞华　北京核工业医院泌尿外科

钱彪　赣南医学院第一附属医院泌尿外科

邵鸿江　内蒙古自治区包头市中心医院泌尿外科

邵为民　新疆医科大学第一附属医院生殖医学中心

施长春　天津南开天孕医院泌尿外科/男科

仕治达　山东省妇幼保健院生殖中心

宋化秋　北京天伦医院男科

隋广涛　黑龙江省大庆油田总医院泌尿外科/男科

孙寿媛　山东省青岛市崂山区明岐中医医院泌尿外科

孙祥阳　山东省妇幼保健院男科

王芳　北京大学人民医院皮肤科

王界宇　河北省秦皇岛市海港医院男科

王晓利　宁夏回族自治区盐池县人民医院泌尿外科

王一鹏　首都医科大学附属北京妇产医院产前诊断中心

魏建军　河南省洛阳市妇幼保健院男科

吴宁　河北省香河县人民医院泌尿外科

吴畏　安徽省合肥市第二人民医院泌尿外科

吴绪印　北京国卫生殖健康专科医院泌尿外科

萧云备　温州医科大学附属第一医院泌尿外科

肖飞　北京市垂杨柳医院泌尿外科

辛航　郑州大学第一附属医院生殖与遗传专科医院

许海龙　山西省临汾市中心医院泌尿外科

杨琳　天津医科大学总医院生殖中心

杨慎敏　南京医科大学附属苏州医院生殖中心

杨文博　北京大学人民医院泌尿外科

杨永姣　天津医科大学第二医院泌尿外科男科

姚晓飞　河南省洛阳市妇幼保健院男科医学研究所

于志勇　山东省潍坊市中医院泌尿外科

袁长巍　北京美中宜和北三环妇儿医院生殖中心

张靖　广东省中山大学附属第六医院生殖中心

张磊　中国人民解放军空军军医大学附属西京医院泌尿外科

张继刚　中国人民解放军火箭军特色医学中心皮肤病科

张家美　四川省成都送子鸟医院男科

张山河　湖南省常德职业技术学院附属第一医院男科

赵素顺　河北省衡水市第四人民医院泌尿外科

周锦波　江西省萍乡市人民医院泌尿外科

周文亮　北京中医药大学房山医院男科

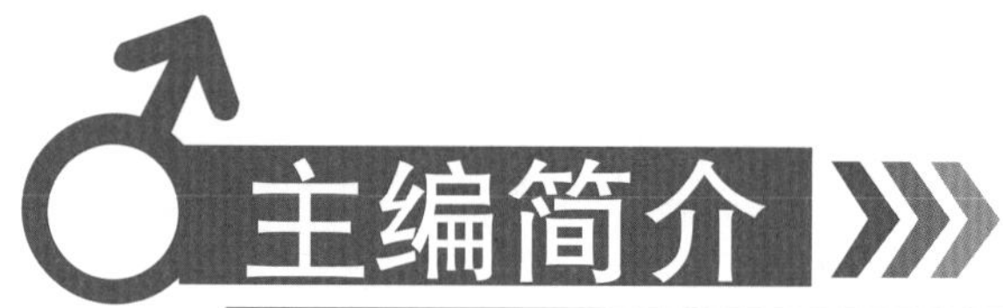

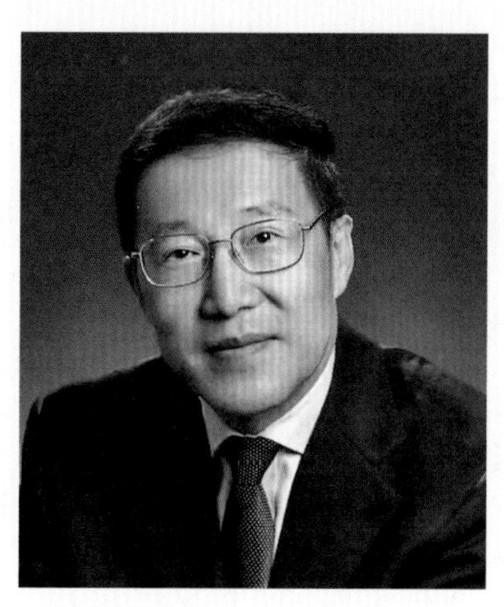

白文俊

泌尿外科学博士，毕业于北京医科大学。现任北京大学人民医院泌尿外科主任医师，教授，博士生导师。主要从事泌尿外科及男科的临床、教学和科研工作。

现任《中华男科学杂志》《中国男科学杂志》编委。曾担任中华医学会男科学分会《阴茎勃起功能障碍诊断与治疗指南（2013 版）》主编、中华医学会泌尿外科学分会《前列腺炎诊断与治疗指南（试行版）》副主编。

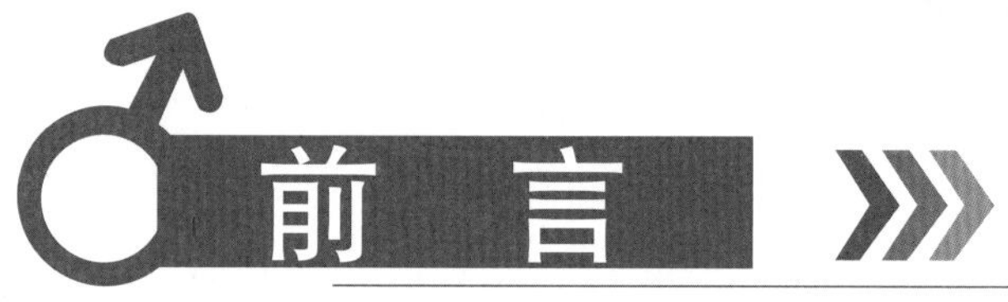

前言

《现代男科学临床聚焦》已经出版发行5年多了，期间获得了读者的广泛好评。近年来，男科学的临床与基础研究又有许多新进展，为满足泌尿男科、生殖男科和中医男科医生的临床工作所需，我们组织全国19个省、自治区和直辖市63家医院的75位泌尿外科或男科医师编写了《现代男科学临床聚焦（第2版）》。本书以近5年国内外男科相关基础与临床研究报告和男科疾病的指南共识为参考依据，结合编者的临床经验总结了男科临床常见问题，以专题形式做了深入细致的论述。本书内容全面，涵盖了男性性发育、男性生殖功能、男性性功能、男性生殖内分泌学、男性生殖遗传学、男科相关精神心理障碍、外阴皮肤病、男科疾病的中医药治疗等学科和疾病。为满足男科临床工作的新需求，第2版中增加了常染色体异常与男性不育、性染色体异常与男性不育、基因异常与男性不育、精子DNA损伤与男性不育、免疫异常与男性不育、血精症及性生活相关性血尿、男科医师应知的精神心理障碍常识、心理应激与男性性功能障碍、精液检查（精液常规分析、精浆生化、精液脱落细胞学）、常见男科疾病的中医辨证方法和中成药治疗、男科疾病速记图、男科疾病相关遗传学检测方法等章节内容。本书易学易懂，是泌尿男科、生殖男科和中医男科医生不可多得的临床工具书和参考资料。由于男科疾病种类繁多，许多诊疗措施缺乏共识，加之编者多数为中青年医师，临床经验和认识水平有限，书中难免有错讹和不足之处，欢迎读者指正。

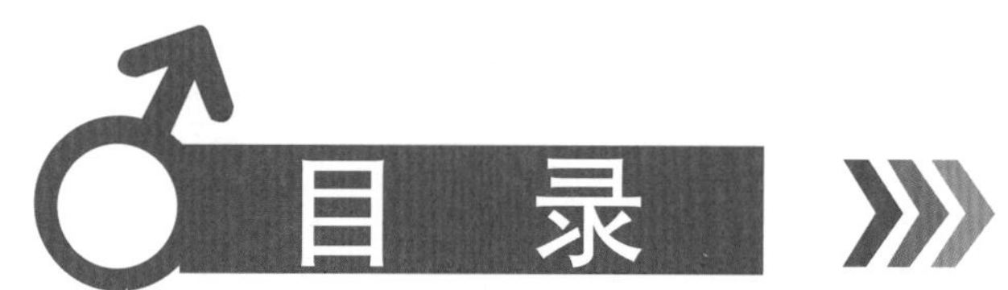

目录

第一篇　男性发育异常和功能异常

第二篇　男性泌尿生殖系统疾病

第三篇 男性性功能障碍

第四篇　男性生殖遗传学

第五篇　男性不育

第六篇　男科疾病的精神心理因素

第七篇　常见男科疾病的中医辨证治疗及诊疗速记图

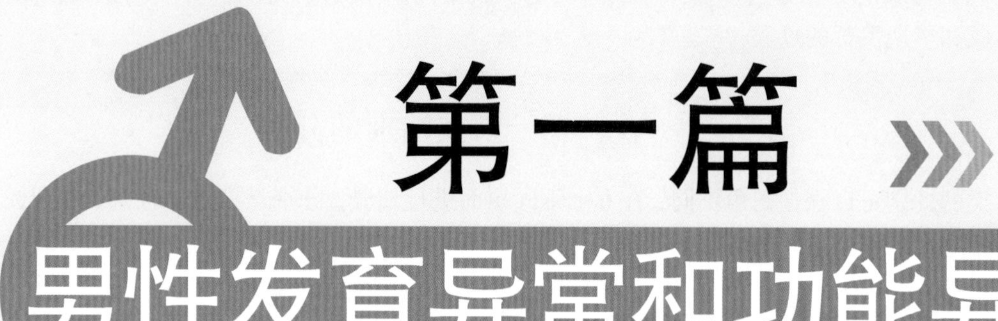

第一篇 男性发育异常和功能异常

第一章　男性性分化发育及其异常

正常的性分化发育是一个循序渐进、不可逆转的连续过程，而性别决定包括染色体（遗传）性别、性腺性别和表型性别等。正常情况下，一个人的性别在卵子受精时已确定，精子性染色体有 X、Y 两条，卵子性染色体是两条 X。精卵结合受精形成 46，XY 为男性核型；形成 46，XX 为女性核型 3。染色体性别决定原始性腺的分化方向，性腺性别又决定了表型性别（内外生殖器）的分化。性分化是性腺及性器官的形成和早期发育的过程。

第一节　人类性别的分类

人类的性别可以根据视角不同，在 6 个不同层面进行划分，分别是染色体性别、基因性别、性腺性别、生殖器性别、心理性别和社会性别。现将人类的 6 种性别分类列表比较如下（表 1-1）。

表 1-1　人类的性别分类表

染色体性别	46，XY	46，XX
基因性别	*SRY*（+）	*SRY*（−）
性腺性别	睾丸	卵巢
生殖器性别	输精管、附睾、前列腺、阴茎、阴囊	输卵管、子宫、阴道、阴蒂、大小阴唇
心理性别	男性	女性
社会性别	男性	女性

一、染色体性别

人类具有 23 对 46 条染色体，其中 22 对（44 条）染色体称为常染色体，而与性别发育相关的称为性染色体，通常用“X”和“Y”来表达。1959 年，有学者发现人的性别是由 Y 染色体决定的，一个个体无论有多少条 X 染色体，只要没有 Y 染色体就是女性；只要有 Y 染色体，就是男性。如先天性睾丸发育不全综合征（也就是克氏综合征），染色体核型是 47，XXY，就是男性；超雄综合征，染色体核型是 47，XYY，也是男性。

二、基因性别

1990 年有学者在 Y 染色体上找到了性别决定基因：*SRY* 基因，这个基因具有重要的性别导向作用。胚胎学的研究证明：原始性腺没有性别差异，如果受精卵中有 Y 染色体，染色体上 *SRY* 基因发挥正常作用，则原始性腺在胚胎第 7 周时会向睾丸方向分化，睾丸间质细胞分泌睾酮，就决定这个胎儿的表型（第一性征）向男性发育，出生后为男婴。反之，如果受精卵中没有 Y 染色体或是有 Y 染色体而缺乏 *SRY* 基因，或者 *SRY* 基因失活，则在胚胎第 8 周时原始性腺就向卵巢方向分化，卵巢分泌女性激素，促使胚胎外生殖器向女性方向发展。

性逆转综合征，染色体核型是 46，XY，通过染色体判断其是男性，但其临床表型是女性，内外生殖器表现的完全是女性，性征与染色体核型不一致，问题就出在 *SRY* 基因上，即 *SRY* 基因缺如或在孕早期没有发挥作用。

三、性腺性别

在*SRY*基因的作用下原始性腺在胚胎第7周时向睾丸方向分化，睾丸分泌睾酮，胎儿向男性发育。如果受精卵中没有Y染色体或者有Y染色体而缺乏*SRY*基因，或者*SRY*基因失活，那么在胚胎第8周时，原始性腺就发展为卵巢，出生后就是女性。性腺是睾丸时，不论外阴是男孩还是女孩，在以往都被称为男性假两性畸形；性腺为卵巢时，即使外阴像男孩，在以往也被称为女性假两性畸形。但经2006年美国芝加哥国际会议讨论发表国际共识后，我们摒弃了既往"两性畸形"等称谓，减少了歧视含义，更趋向于文明和易于患儿家长接受的称谓。

四、生殖器性别

外生殖器男孩为阴茎、阴囊和睾丸，女孩为阴蒂、阴唇和阴道；内生殖器性别一般需要通过专业检查而确定，男孩为精索、精囊和前列腺等，女孩为子宫、输卵管和卵巢等。

五、心理性别

心理性别是一个人在心理上对自己性别的认同，一方面与基因调控相关，另一方面也与家庭教育和角色认定有关。一般认为，性别认定从1～2岁开始形成，3～5岁的幼儿时期基本完成。因此，孩子存在性征模糊时，父母一定要及早带去检查和治疗，以免在性别认定上形成"倒错"，造成心理和人格的扭曲。另外，父母要重视在孕育过程中的饮食和用药，以及养育过程中的性别认同教育。

六、社会性别

社会性别也就是社会上熟悉的人包括家人、朋友、周围人群、社会机构等对一个人性别的认同，比如祝英台和花木兰，本来是女性，可是她们的社会性别一度是男性。

总之，这六种性别，如果高度统一，就不存在性别模糊；如果不统一，就说明存在问题。

第二节　性分化与发育

正常的性分化与早期发育分为3个阶段：第一阶段在性别决定相关基因的作用下原始性腺分化为原始睾丸或者卵巢，第二阶段即生殖管道的分化，第三阶段是外阴与附属外生殖器的分化与发育。而性分化与发育从时间上分为四个时期：7～14周为性分化期，15～40周为早期发育期，0岁～青春期前为相对静默期，青春期发育成熟是性分化发育的第四个时期。

一、性腺的分化发育（性别决定）

性腺原基位于胚胎尿生殖窦的腹内侧部，靠近肾和肾上腺。未分化的性腺由以下三种主要细胞组成：①来源于卵黄囊内胚层的原始生殖细胞，以后发育为精原干细胞。②来源于尿生殖嵴体腔上皮的支持细胞，以后分化为Sertoli细胞。③来源于尿生殖嵴间充质的间质细胞，其中一些间质细胞以后分化为Leydig细胞。

在胚胎3周以前，原始生殖细胞位于卵黄囊的前尾区，以后通过细胞的阿米巴运动方式迁徙至原肠内胚层，再到肠系膜中胚层，最后到达尿生殖嵴。在这一迁徙过程中，原始生殖细胞不断分裂增殖，到胚胎6周时原始生殖细胞的数目可达1300个。在迁徙途中丢失的原始生殖细胞可发生变性退化或分化为其他类型的细胞生存下来，是性腺外生殖细胞肿瘤的细胞来源。在胚胎的第4周出现性腺嵴（gonadal ridges），发展成为原始性腺；男女原始性腺相同，包括皮质和髓质。男性于第7～8周原始性腺的髓质出现曲细精管和支持细胞，初具睾丸形态，皮质萎缩。

位于Y染色体短臂上的性别决定基因（sex-determination region of Y chromosome，*SRY*）在人胚胎的第7周表达。在*SRY*基因的作用下，分化中的支持细胞构成睾丸索（testis cords），支持细胞的分化启动了睾丸的分化。当无Y染色体时，两个完整且功能正常的X染色体，在人胚胎的第7周末诱导性腺向卵巢发育。

（一）睾丸的分化和发育

妊娠 42 天时在尚未区分性别的性腺组织中，有 300 ~ 1300 个原始生殖细胞，这些细胞以后发展成为卵原细胞或精原细胞。妊娠 42 天左右，胚胎 Y 染色体上的 *SRY* 基因开始诱导性腺向睾丸分化。至妊娠 60 天左右出现睾丸间质细胞（Leydig 细胞），睾丸索与生发上皮之间生出一层很厚的纤维膜（即白膜），睾丸不断增大，与退化的中肾分开，借睾丸系带悬在腹腔中，白膜在睾丸后缘增厚形成睾丸纵隔，纵隔内及邻近的睾丸索发育成为睾丸网和直细精管、曲细精管，曲细精管之间的间充质分化为睾丸间质和睾丸细胞。睾丸网附近 15 ~ 20 条中肾小管成为输出小管和附睾管，与附睾相通。

（二）睾丸分化的遗传学基础

性腺分化的遗传学基础和 Y 染色体模式见图 1-1 和图 1-2。

1. 位于 Y 染色体上的睾丸发育相关基因

SRY 基因是目前被确定为睾丸决定因子（testis determining factor，TDF）的主要候选基因，但并非决定性别的唯一基因。*SRY* 是位于 Yp1.1 区域的单拷贝基因，大小为 21 kb，含 6696 bp 的开放阅读框架，编码蛋白含有由 79 个氨基酸组成的 HMG 框架，提示表达蛋白可与 DNA 结合。46，XY 女性表型：*SRY* 基因缺失或突变；46，XX 男性表型：*SRY* 基因异位。

2. 位于常染色体上的性腺发育相关基因

（1）*WT-1* 基因：定位于 11q13，为一种转录因子。在胎儿的肾脏间质和性腺原基及成年的 Sertoli 细胞均有表达，该基因突变或缺失，可使性腺发育停滞在胚胎早期阶段。

（2）*SF-1* 基因：为类固醇生成因子 -1，定位于 9q33，在胚胎的生殖嵴、类固醇激素生成细胞等有表达。基因剔除后小鼠表现为性腺和肾上腺缺如。

（3）*SOX9* 基因：定位于 17q24.3 ~ q25.1，在睾丸中（特别是 Sertoli 细胞）有表达。*SRY* 存在时，*SF-1* 协同 *SOX9* 表达，促进原始性腺向睾丸分化发育；*SRY* 缺如时，*SOX9* 过表达睾丸也可分化。

（4）9p24 和 10q26.1-ter：9p 和 10q 缺失可引起性腺发育不全和两性畸形。

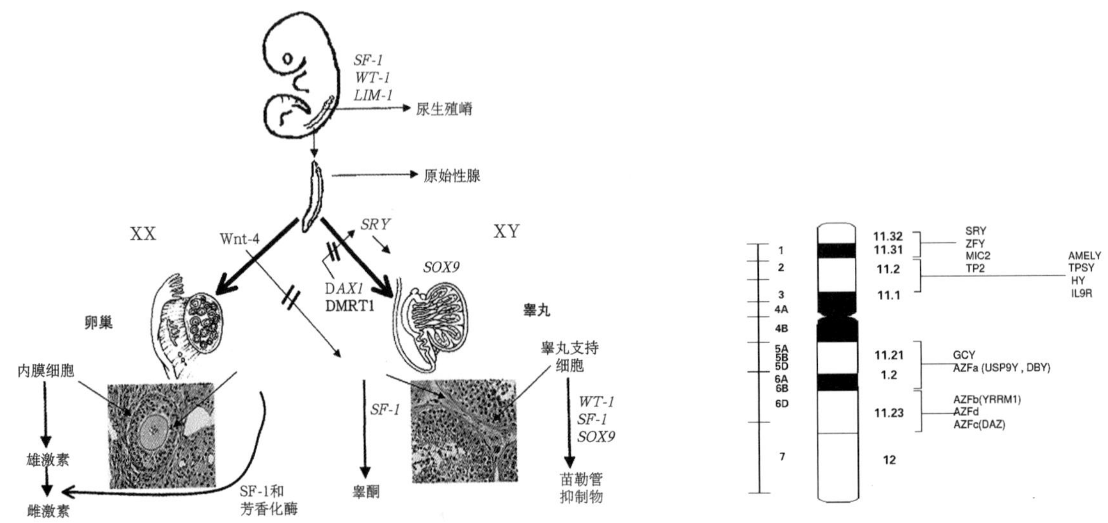

图1-1　性腺分化的遗传学基础

图1-2　Y染色体模式

二、内生殖管道的分化发育

内生殖器官是由两侧的中肾管和副中肾管发育而成。在胚胎早期，中肾管和副中肾管同时存在，如果是男性，在胚胎第 12 周时中肾管开始分化为精囊、输精管和附睾，副中肾管则萎缩；女性胚胎的副中肾管向尾端生长，在中线融合成为输卵管、子宫和阴道的上 1/3 部分，中肾管则萎缩。

1. 内生殖管道的分化发育调控

抗苗勒管激素（anti-Müllerian hormone，AMH）是睾丸支持细胞分泌的糖蛋白，分子量 145 ~ 235 KD，基因编码蛋白含 560 个氨基酸，基因定位于 19 号染色体短臂末端（19p13.3），通过 AMH 受体发挥作用。胚胎发育至 7 ~ 8 周时开始分泌 AMH，持续至 8 ～ 10 周，抑制苗勒管分化为输卵管、子宫和阴道上部。AMH 缺乏或者 AMH 受体缺乏时，会导致苗勒管永存综合征。

2. 睾酮分泌受到促黄体生成素 / 人体绒膜促性腺激素调控

睾酮通过雄激素受体发挥作用，在胚胎第 7 ～ 8 周开始分泌，15 ～ 18 周达峰值，以后下降，出生后 2 周及青春期出现第二次及第三次高峰。睾酮刺激附睾、输精管和精囊腺的形成；若雄激素合成不足、雄激素受体缺乏或作用障碍，可导致男性生殖管道发育不良或第二性征缺乏。

3. 前列腺及精囊的分化及发育

在睾酮作用下，精囊腺分化自中肾小管的远端，而前列腺和尿道球腺来源于尿生殖窦。在睾酮代谢产物双氢睾酮（dihydrotestosterone，DHT）的作用下，前列腺开始分化；青春期发育时，伴随血清睾酮水平上升，前列腺体积迅速增大，腺管细胞功能分化，前列腺特异性抗原（prostate-specific antigen，PSA）蛋白表达。

三、男性外生殖器的分化发育

男性早期性分化发育过程见图 1-3，该过程中睾丸的几种不同的激素决定着性分化的方向和变化。睾丸激素的作用时间是一定的，超过某一时期即失去作用；上述过程中如某一环节发生障碍，可能形成性发育障碍或两性畸形。

外生殖器是从两性胚胎所共有的组织分化而来，在胚胎第 8 周时，尿生殖窦的颅侧中央有一个突起，称为生殖结节，其尾侧有一对伸向原肛的皱褶称为生殖褶，两褶之间是尿生殖窦的开口；生殖褶的两侧还有一对隆起称为生殖隆起。男性由于受雄激素的影响，生殖结节延长形成阴茎，生殖褶从下向上融合、关闭。与此同时，尿道口向外移至阴茎顶端。生殖隆起最后在中线融合形成阴囊，睾丸下降至阴囊内。

阴茎分化在胚胎 12 ～ 14 周完成。在形成胚胎后 6 个月时，阴茎依赖胎儿自身的睾酮继续生长发育，阴茎长度增长至 20 mm（16 ～ 38 周）。由此可知，小阴茎的发生与胚胎 12 ～ 14 周后的内分泌异常密切相关。男孩从出生后至青春期前，阴茎随身体生长继续发育，主要依赖生长激素；青春期发育中，雄激素（睾酮及 DHT）与生长激素协同作用，使阴茎发育成熟；青春期后，身体（骨骺闭合）及阴茎生长（海绵体及白膜雄激素受体显著减少）终止。不同年龄段男性阴茎长度、睾丸体积测量值见表 1-2。

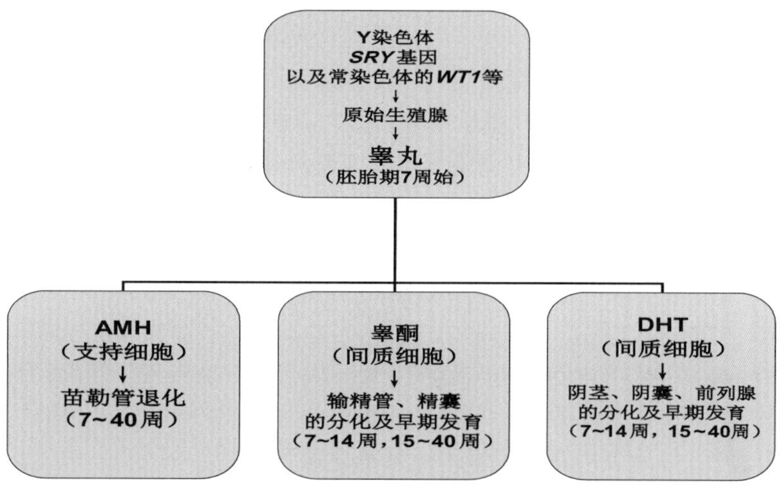

图1-3 男性性分化发育示意

表 1-2 2010 年付超等测定的中国男性不同年龄段阴茎无张力拉直长度、睾丸测量值

年龄	阴茎长度（cm）	阴茎直径（cm）	睾丸体积（mL）
新生儿	3.18 ± 0.43	1.05 ± 0.10	1.41 ± 0.66
1～12个月	3.35 ± 0.35	1.05 ± 0.12	1.52 ± 0.43
1岁	3.45 ± 0.35	1.07 ± 0.13	1.55 ± 0.43
2岁	3.54 ± 0.34	1.14 ± 0.14	1.56 ± 0.37
3岁	3.71 ± 0.33	1.18 ± 0.13	1.58 ± 0.39
4岁	3.82 ± 0.41	1.13 ± 0.12	1.59 ± 0.32
5岁	3.96 ± 0.36	1.17 ± 0.14	1.61 ± 0.34
6岁	4.14 ± 0.43	1.17 ± 0.16	1.71 ± 0.36
7岁	4.21 ± 0.42	1.22 ± 0.15	1.84 ± 0.47
8岁	4.23 ± 0.48	1.30 ± 0.15	1.93 ± 0.40
9岁	4.30 ± 0.49	1.25 ± 0.18	2.13 ± 0.61
10岁	4.42 ± 0.60	1.28 ± 0.23	2.84 ± 0.79
11岁	4.48 ± 0.67	1.42 ± 0.42	4.19 ± 2.08
12岁	5.13 ± 1.07	1.69 ± 0.47	7.35 ± 3.63
13岁	5.54 ± 1.23	1.85 ± 0.32	9.92 ± 4.14
14岁	6.03 ± 1.40	2.11 ± 0.40	11.88 ± 3.48
15岁	6.90 ± 1.21	2.33 ± 0.40	14.44 ± 4.46
16岁	7.12 ± 1.22	2.37 ± 0.21	15.87 ± 3.91
17岁	7.26 ± 1.16	2.41 ± 0.27	16.68 ± 3.83
18岁	7.33 ± 1.06	2.45 ± 0.24	17.54 ± 3.34
成人	8.17 ± 0.97	2.65 ± 0.41	18.03 ± 3.67

四、睾丸下降

睾丸下降分为腹内段及腹股沟段。腹内段下降时，引带及生殖腹股沟韧带发挥了重要作用。引带的发育依赖间质细胞表达的 *Insl-3* 基因，*Insl-3* 使睾丸引带增大增粗，后者将睾丸牵引至腹股沟区。AMH 调控睾丸在腹内段的下降，生殖股神经释放的降钙素基因相关肽（calcitonin gene related peptide，CGRP）引导睾丸引带移向阴囊。雄激素使睾丸悬韧带退化，控制睾丸两个阶段的下降。

胚胎 7～8 周时，睾丸位于中肾内侧，颅侧悬韧带和睾丸引带将睾丸固定在腹腔两侧。胚胎 8～15 周时，睾丸引带尾端膨大，颅侧悬韧带退化，睾丸下降至靠近腹股沟处。胚胎 28～35 周时，睾丸引带通过腹股沟将睾丸带入阴囊。

第三节 性发育异常

性发育异常（disorders of sex development，DSD）是一组先天性的内外生殖器结构非典型发育的疾病。与染色体异常、基因突变、发育和性激素异常等密切相关，呈现出不同的临床特征与病理生理表现。虽然目前对性发育异常的命名与分类仍然有争议，但是基于遗传病因学的分类，我们可对性发育异常的机制有更清晰的认识。有些患者因为外生殖器异常在刚出生时就能被识别，另外一些患者直到青春期发育延迟或不育才被诊断。一旦出生的孩子外生殖器模糊不清，以何种性别抚养就成为一个重大问题。父母和孩子的受教育程度、社会文化及医疗干预等影响着性别抚养的决定。单纯的性发育异常诊断并不困难，

但是临床工作的重点应该放在性发育异常的并发症、治疗效果、成年后远期结局及社会心理问题上。

DSD 是一组先天性疾病，每种疾病均属于罕见病，但病因繁多，总数相对可观。其临床表现具有显著差异性及高度遗传异质性，是一组难以归类、难以诊断的复杂性疾病。2006 年美国芝加哥国际会议讨论后发表的国际共识，统一命名为“性发育异常”，将 DSD 分为性染色体 DSD（主要与染色体核型异常有关）、46，XY DSD（主要与睾丸分化发育异常及雄激素合成、利用障碍有关）和 46，XX DSD（主要与 *SRY* 基因易位、雄激素过量有关）三大类（表 1-3），这一命名与分类方法有利于在未明确诊断时给临床医师提供诊疗方向。

表 1–3　性发育异常的病因分类

分型	表现
性染色体 DSD	•47，XXY克氏综合征及其变异型 •45，X0 Turner综合征及其变异型 •45，X0/46，XY混合型性腺发育不良 •46，XX/46，XY嵌合体 •46，XX，X结构异常 •46，XY，Y结构异常
46，XY DSD	**1. 性腺（睾丸）发育不良** •完全/部分型性腺发育不良（SRY、SOX9、SF1、WT1、DHH等） •卵睾型DSD •睾丸退缩综合征 **2. 睾酮合成和作用障碍** •睾酮合成障碍：LH受体突变、Smith-Lemli-Opitz综合征、类固醇合成急性调节蛋白突变、胆固醇侧链裂解酶缺陷症、3β-类固醇脱氢酶2缺陷症、17-羟类固醇脱氢酶缺陷症 •睾酮作用缺陷：5α-还原酶缺陷症、雄激素不敏感综合征 •母体胎盘功能不良或暴露于致畸形环境 **3. 其他** •男性性腺发育相关综合征（如泄殖腔畸形、Robinow、Aarskog综合征、手－足－生殖器综合征等） •苗勒管永存综合征（AMH/AMHR2突变） •睾丸缺失综合征 •单纯性尿道下裂 •先天性低促性腺激素性性腺功能减退症 •隐睾 •环境影响
46，XX DSD	**1. 性腺（卵巢）发育不良** •单基因突变导致原发卵巢发育不良（NR5A1、WT-1等） •卵睾型DSD •睾丸DSD（SRY+，重复SOX9、RSPO1） **2. 雄激素过多** •胎儿：3β-类固醇脱氢酶2缺陷症、21-羟化酶缺陷症、11β-类固醇脱氢酶缺陷症、糖皮质激素受体突变 •胎儿胎盘：芳香化酶（CYP19）缺乏、氧化还原酶缺乏 •母源：母体分泌雄激素肿瘤（如黄体瘤）、外源性雄激素应用 **3. 其他** •男性性腺发育相关综合征（泄殖腔畸形） •Mayer-Rokitansky- Küster-Hauser 综合征 •苗勒管发育不良 •子宫畸形 •阴道闭锁 •阴唇融合

一、性染色体 DSD

染色体数目异常而导致的性腺发育异常疾病主要包括经典的克氏综合征（Klinefelter syndrome）和特纳综合征（Turner syndrome）。此外，还包括 45，X0/46，XY 混合型性腺发育不良、46，XX/46，XY 嵌合体、46，XX，X 结构异常等。

（一）47，XXY 克氏综合征及其变异型

克氏综合征又称先天性曲细精管发育不全，是一种性染色体异常所致的疾病，为临床上最常见的男性性功能减退疾患，系高促性腺激素性性腺功能减退。该病患病率占新生男性婴儿 1/1000，其智障发生率为 1/100，占男性不育的 1/10。典型克氏综合征的染色体核型为 47，XXY，非典型克氏综合征患者的染色体核型或嵌合型有 48，XXXY、49，XXXXY、46，XY/47，XXY、46，XX/48，XXXY、45，X0/46，XY/47，XXY 等。发病原因为配子在减数分裂（Ⅰ、Ⅱ）及受精卵细胞分裂时，性染色体未分离，此额外的 X 染色体可来自精子，也可来自卵子，母亲年龄越大风险越高。

克氏综合征患者青春期前一般无明显症状，部分患者的学习成绩较差，可能与其智力水平较低有关。至青春期，患者症状逐渐明显，阴茎短小，睾丸小而硬，男性第二性征发育延迟甚至不发育，皮肤细白，全身体毛发育较差，阴毛、胡须稀少而腋毛常常缺如，喉结不明显，身材高，骨质疏松，下体长于上体，近半数患者乳房发育似女性乳房。患者性欲低下，性功能不良，除个别患者外，几乎均为无精子症而不能生育，因而常因不育或性功能障碍而来就诊。不少患者智力低下，性格及行为异常，不易与人相处，甚至有攻击行为，究其原因，可能与其青春期大脑的重塑（结构与功能）有关。青春期大脑结构和功能的重塑有激素依赖和激素非依赖两种机制（如染色体）。部分克氏综合征患者智力减退，表现为语言和学习能力弱，是由遗传因素或认知不良导致。

患者睾丸小而硬，睾丸曲细精管纤维化或透明样变，无精子发生，间质细胞功能低下，睾酮生成减慢，血睾酮浓度降低，卵泡刺激素（follicle stimulating hormone，FSH）升高，血黄体生成素（luteinizing hormone，LH）可升高或正常。因此，性激素和染色体核型检测可进一步明确诊断。

随着患者年龄增大，睾酮缺乏越发明显。此类患者即使血睾酮 / 性功能正常，也可出现 LH 升高、雄性化不足、男乳女化、骨质疏松等，故主张尽早补充睾酮。补充睾酮的剂量可从小剂量开始，可口服十一酸睾酮软胶囊 80 mg/d，并定期复查性激素，直至 LH 维持正常水平。

克氏综合征患者出生时，多数睾丸内有精原细胞。约在青春期发育早期至中期，精原细胞及初级精母细胞发生大规模凋亡（不能进入第一次减数分裂），以致发生无精子症。许多克氏综合征患者生育的男孩具有正常的染色体核型，提示在生殖干细胞增殖的早期或减数分裂（纺锤体期）时，检测机制能够克服 X 染色体多体。克氏综合征患者可能合并 Y 染色体微缺失。约 50% 非嵌合型克氏综合征患者（精液中无精子者）睾丸显微取精成功，多数（49/50）克氏综合征患者以卵胞浆内单精子注射（Intracytoplasmic sperm injection，ICSI）方式生育的孩子具有正常倍数染色体。克氏综合征的正常倍体精子是来源于正常倍体精原细胞或经减数分裂纠正，尚不得而知。

克氏综合征患者由于 LH 过度刺激，以及芳香化酶活性高、性激素结合球蛋白（sex hormone binding globulin，SHBG）高、雌雄激素比例失调，导致男乳女化多发（1/3 ～ 1/2），乳癌发生率为 3% ～ 5%。患者在青春期发育过程中，乳腺发育早期以腺管上皮增生为主，晚期有管周结缔组织增生，并发生纤维化和透明样变。对于有乳腺发育的克氏综合征患者，早期补充雄激素通常可取得较为理想的治疗效果；乳腺发育病程长者，药物治疗效果差，则需手术治疗。

（二）45，X0 Turner 综合征及其变异型

Turner 综合征发生率为 1/2500，约一半的患者染色体为经典核型 45，X0，有约 1/4 患者核型为 45，X0/46，XX 嵌合体。其他核型，包括一条 X 染色体的长臂丢失、短臂丢失、等臂染色体、环形 X 染色体等，均可出现类似的特征性临床表现，7% 的流产儿核型为 45，X0。45，X0/46，XY 嵌合体及其变异型在新生儿中的检出率为 1.7/10 000，有 2% ～ 5% 临床表现为 Turner 综合征的患者核型为 45，X0/46，XY 嵌合体。

45，X0/46，XY 混合型性腺发育不良又称为 Swyer 综合征，是由 Y 染色体上 *SRY* 基因异常所致。基因突变后不能产生 H-Y 抗原或缺乏抗原受体，导致胚胎早期睾丸停止发育，不分泌睾酮和苗勒管抑制因子，因此副中肾管未被抑制而发育为输卵管、子宫和部分阴道。同时因缺乏正常水平的男性睾酮，影响中肾管及男性外生殖器的发育，结果出现女性外生殖器发育。

此类患者为女性表型，身材高，睾丸发育不全，隐睾，性腺呈条索状，有子宫和输卵管，有不同程度 Turner 体征。

Swyer 综合征患者的性腺易转化为生殖细胞瘤，发生潜在恶变的时间较早，在确诊后建议尽早切除性腺，青春期以雌激素、孕激素替代治疗，促使第二性征发育。

二、46，XY DSD

46，XY DSD 是染色体核型、性腺或外生殖器表型不一致的一类遗传疾病，发病率约为 1/100 000，表型及社会性别多为女性，而染色体核型为 46，XY，没有乳腺发育，喉结缺如，没有月经，没有卵巢功能，外生殖系统正常，有些内生殖腺没有卵巢，因而绝大多数无法怀孕。患者发病多数与遗传因素有关，临床异质性大，目前仅有 20% ～ 30% 的 46，XY DSD 患者有明确基因诊断。

根据上述临床表现，进行染色体核型分析，借助 B 超检查有无子宫及其发育情况，结合 *SRY* 基因检测可以做出诊断。病理学检查可见条索状性腺无生殖细胞。染色体核型为 46，XY 而产前超声检查胎儿为女性外生殖器时，可以做 *SRY* 基因检测进行产前诊断。

目前主要考虑 46，XY DSD 与性腺器官发育异常、雄激素合成或功能障碍等因素有关。46，XY DSD 主要包括性腺（睾丸）发育不良（如完全 / 部分型性腺发育不良、卵睾型 DSD、睾丸退缩综合征）、睾酮合成和作用障碍、男性性腺发育相关综合征、先天性低促性腺激素性性腺功能减退症等（表 1-4）。

表 1-4　46，XY　DSD 常见类型及比较

分类	雄激素合成障碍	雄激素不敏感综合征	睾酮转化为双氢睾酮障碍
病因	睾酮合成酶包括17，20–裂解酶或17β–羟类固醇氧化还原酶缺损	X 染色体上 *Tfm*基因突变	类固醇5α–还原酶Ⅱ缺乏
病理生理机制	睾酮合成障碍，使中肾管不发育	导致被该基因控制的雄激素受体蛋白合成障碍，使靶组织不产生雄激素生物效应	该酶缺乏使睾酮转化为DHT受阻
临床表现	外生殖器呈女性型，但阴道盲端，系列酶部分缺乏时尚有少量雄激素合成。	男性核型性别，女性表型，乳房发育，腋毛和阴毛稀少，女性外生殖器、盲端阴道，无子宫和输卵管，睾丸位于腹股沟或大阴唇内。分完全型和不完全型两类	46，XY，隐睾，外生殖器女性化，血睾酮正常，DHT降低，T/DHT比值升高，可达30；青春期出现男性特征，但无阴毛、腋毛、胡须生长
处理原则	确诊后女性应及早切除睾丸，防止青春期后出现男性化。术后予以激素替代治疗	在青春期后切除性腺以防恶变，术后可用雌激素替代疗法，盲端阴道影响性生活者可考虑行阴道成形术治疗	性别取向男性：阴囊成型，尿道成型，“假阴道”切除，睾丸固定，大剂量睾酮补充治疗；性别取向女性：切除睾丸，切除阴茎，阴道成形，雌/孕激素替代治疗

对本类患者应注意性腺恶变发生的可能，一般主张出生后对条索状性腺进行切除并进行其他畸形矫

正手术。目前，仅对完全性雄激素不敏感综合征患者和完全性腺发育不良患者的抚养性别选择比较明确，一致认为应当按女性进行抚养。若对雄激素有反应，推荐按男性抚养；若对雄激素反应欠缺，则建议按女性抚养。但是需要强调，以下“建议”（表1-5）是来自对以往患者选择的调查，而是否选择，应以遵从患者及家属意愿为原则。

表1-5 46，XY DSD患者性别抚养选择的建议

诊断	推荐的抚养性别
5α-还原酶缺乏症	男性或女性
17β-羟基类固醇脱氢酶缺乏症	男性或女性
完全性性腺发育不良	女性
完全性雄激素不敏感综合征	女性
部分性雄激素不敏感综合征	男性或女性
雄激素合成不足	男性或女性
不完全性性腺发育不良	男性或女性
小阴茎	男性
泄殖腔外翻	男性或女性
尿道下裂	男性

（一）雄激素不敏感综合征

雄激素受体基因位于人类X染色体长臂近着丝粒处，含有8个外显子，编码910个氨基酸，中间有两个锌指区，C-末端有一个雄激素结合区。某些部位的基因突变可导致雄激素不敏感综合征（androgen insensitivity syndrome，AIS），临床表现为核型是46，XY的个体发育成为貌似正常但无生育能力的女性，睾丸通常停留在腹腔内，无生精过程。

雄激素不敏感综合征为X连锁隐性遗传，染色体核型为46，XY，属于以往所称的男性假两性畸形，其睾酮、尿17-酮为正常男性值，体内性腺为睾丸。由于外阴组织中缺乏5α-还原酶，睾酮不能转化为双氢睾酮，或因缺乏双氢睾酮受体，不能表达雄激素作用致使外阴女性化。

根据雄激素受体的完全或不完全异常，雄激素不敏感综合征可再分为完全性雄激素不敏感综合征（complete androgen insensitivity syndrome，CAIS）和不完全性雄激素不敏感综合征（insulin autoimmune syndrome，IAIS）两大类。临床表现多种多样，可介于女性表型与几乎正常的男性之间。表型为正常女性的CAIS常因原发性闭经就诊而发现，少数则因疝手术在疝囊或腹股沟管中意外发现睾丸而得以诊断。在CAIS患者中，表现为原发闭经、女性体态、青春期有乳房发育，但乳头发育不成熟，无阴毛、腋毛或稀少，女性外阴，阴道呈盲端，无宫颈和子宫，多以原发性闭经就诊。性腺可位于大阴唇、腹股沟或腹腔内。在IAIS患者中，临床表现差异很大，可伴有尿道下裂、小阴茎、小睾丸，男性第二性征发育不完善。在治疗方面，IAIS中这类患者的性别选择十分关键，有人主张选择女性为宜，理由是小阴茎患者阴茎发育差，塑造有功能的阴茎很困难。但也应该考虑到具有痛性勃起的阴茎在行矫直后长度增加，因此，具有合适大小阴茎的患者亦可作男性抚养。按女性生活的IAIS患者需切除双侧性腺，必要时行外阴整形或阴道成形术；按男性生活的IAIS则需纠正隐睾和进行外生殖器整形。术后性别的选择应根据外生殖器、生殖管道、手术时的年龄、患者术前心理性别、抚养性别和社会性别、患者及家属的愿望、外生殖器矫形的可能性进行确定。

部分性雄激素不敏感综合征（partial androgen insensitivity syndrome，PAIS）是由雄激素受体（androgen receptor，AR）亲和力减弱引起，性别抚养通常为男性。临床上，通常使用高于正常雄激素水平 5 倍的剂量来克服机体的雄激素抵抗。然而，体内过量的睾酮经芳香化酶作用后转变为雌激素，会导致男性乳房发育，因此通常需要手术切除乳房或加用芳香化酶抑制剂。有研究报道青春期后肌注十一酸睾酮 250 mg、每周 1 次可以改善雄激素抵抗，然而目前尚缺乏对照研究结果。由于 PAIS 患者睾丸发生生殖细胞肿瘤的风险约为 15%，因此需要对该类患者进行密切随访，随访内容包括超声、睾丸肿瘤标志物及 MRI，必要时可行睾丸活检，甚至行双侧睾丸切除。PAIS 合并隐睾的患者，其睾丸发生生殖细胞肿瘤的风险高达 50%，因此需要尽早行睾丸下降固定术。

CAIS 是由于体内的 AR 对雄激素完全不敏感，导致患儿具有女性外生殖器及女性性别认同，但其性腺为具有激素分泌功能的睾丸。以往的观点认为性腺切除手术是 CAIS 患儿合适的治疗方法。目前研究发现 CAIS 患者睾丸发生生殖细胞肿瘤的风险低于 2%，并且女性第二性征能够自然发育，因此建议保留该类患者的睾丸直到青春期后。而青春期后恶性生殖细胞肿瘤的发病率逐渐上升，须考虑行双侧睾丸切除术。有学者提出应用雌激素替代治疗使血清雌二醇浓度维持在 300 ～ 400 pmol/L，以减小发生骨质疏松的风险。也有学者提出应用睾酮进行替代治疗，但在性心理的改善方面没有更好的疗效。

雄激素不敏感的小阴茎患儿，对睾酮治疗反应差，表现为阴茎增长缓慢，甚至不增长。经皮睾酮和 DHT 凝胶能使阴茎增长约 150%，在一个小样本的临床研究中显示，使用经皮睾酮虽然会短暂抑制下丘脑 - 垂体轴，并影响血清性激素结合球蛋白和脂代谢水平，但并不影响患儿的骨龄及骨增长速度，可试用于对睾酮治疗无反应者。研究发现短期口服小剂量十一酸睾酮治疗青春期前 46，XY 男童的小阴茎能有效促进阴茎生长，治疗的不良反应相对较小，并且药物依从性及家长满意度高。青春期前患儿接受睾酮治疗的不良反应主要包括骨龄提前及中枢性早熟，因此，对于骨龄超过 8 岁的此类患儿禁止使用睾酮来增加阴茎长度。

（二）雄激素合成障碍

睾酮生物合成酶系包括类固醇激素合成急性调节蛋白、3β - 羟类固醇脱氢酶、17α- 羟化酶 /17，20 碳链裂解酶、17β - 羟类固醇脱氢酶、20，22- 碳链裂解酶等，这些酶发生异常均可导致睾酮合成障碍。其临床表现多样，重度表现为完全性性发育不良，轻度表现为小阴茎、尿道下裂和隐睾。四种常见类型如下。

1. HSDl7B3 缺陷

这是一种罕见的常染色体隐性遗传病，发病率约占新生儿的 1/147 000。HSDl7B 有 12 种同工酶，其中 HSDl7B3 是睾酮合成的限速酶，选择性表达于睾丸组织，其活性下降导致雄烯二酮转化为睾酮受阻，出现男性女性化的临床表现，并增加尿道下裂的概率。

2. HSD3B2 缺陷

这是一种常染色体隐性遗传病，根据病情轻重，患者可表现为尿道下裂或两性畸形等肾上腺皮质功能不全。HSD3B 有 2 种同工酶：Ⅰ型在皮肤、胎盘、乳房等中有活性；Ⅱ型在肾上腺和性腺中有活性，并且蛋白序列有 93% 同源性。这两种酶的解码基因分别为 *HSD3B1* 和 *HSD3B2*，都位于 1 号染色体（1p13.1）。典型 HSD3B 缺陷的病因是 *HSD3B2* 基因突变，*HSD3B2* 基因含 4 个外显子，目前发现 37 种 *HSD3B2* 基因突变，但是未发现 *HSD3B1* 基因突变导致的蛋白序列改变。

3. LH 受体突变

LH/CG 受体属于 G 蛋白偶联受体超家族，有 2 个天然配体 LH 和 hCG。hCG 在胚胎发育时诱导胎儿 Leyding 细胞分化和产生睾酮。LH 促进 Leyding 细胞产生睾酮，特别是在青春期。LH/CG 受体基因突变可导致胎儿 Leyding 细胞分化不良，为常染色体隐性遗传病。根据 LH/CG 受体基因活性的抑制程度，可分为 Leyding 细胞分化不良Ⅰ型，即女性表型和睾丸缺失、阴道盲端、乳房发育不良、原发性闭经；Leyding 细胞分化不良Ⅱ型，即男性表型和尿道下裂或小阴茎。

雄激素合成障碍患者在诊断上除做染色体核型检查外，主要是甾体激素的测定与分析，需与先天性肾上腺皮质增生症相鉴别。确诊后女性应及早切除睾丸，防止青春期后出现男性化，术后予以激素替代治疗。

（三）睾酮转化为双氢睾酮障碍

类固醇 5α- 还原酶Ⅱ缺乏是一种少见的常染色体隐性遗传病，曾称为假阴道、会阴阴囊型尿道下裂。本病病因是 5α- 还原酶缺陷导致的双氢睾酮合成障碍，即 *SRD5A2* 基因突变导致的Ⅱ型 5α- 还原酶异常。5α- 还原酶缺乏使睾酮不能转变为更具生物活性的 DHT，从而发生男性雄性化不全。典型临床表现为：女性化的外阴、有盲端的“阴道”“阴蒂”肥大、睾丸位于腹股沟管或“阴唇”内、前列腺缺如或发育不良。血清睾酮增高或正常，DHT 下降，睾酮 /DHT 比值升高，可达 30。青春期时有 56% ～ 63% 患者出现男性特征，但无阴毛、腋毛、胡须生长。

对这类患者，过去临床上曾使用大剂量睾酮来进行治疗，充分利用可用的酶的活性，提高 DHT 水平，以获得稳定治疗效果。此外，也有报道称局部使用 2.5% DHT 凝胶可以显著增加阴茎长度。5α- 还原酶缺陷症在治疗方面，因其体内存在能分泌雄激素的有功能的性腺，故在青春期会出现男性化发育。近年来有研究应用青春期抑制疗法阻断患儿的第二性征发育，以留有时间对患儿进行医学和心理学评估。主要药物为促性腺激素释放激素类似物，包括醋酸戈舍瑞林 10.8 mg、每 12 周 1 次，皮下注射；醋酸亮丙瑞林 30 mg，每 12 周 1 次，肌内注射；醋酸亮丙瑞林 30 mg、每 12 周 1 次，肌内注射，并根据体内促性腺激素水平的波动来调整给药间隔。同时应用雌激素进行青春期诱导，直到 16 岁时患儿心理成熟，有能力决定是否行性腺切除术。

此类患儿如性别被分配为女性，以往一般采用直接切除睾丸、阴茎（保留背侧及腹侧的血管神经束及部分龟头形成“阴蒂”），阴道成形（扩张、扩大或肠代阴道），雌激素 / 孕激素替代治疗。如性别取向为男性，则行阴囊成型、尿道成型“假阴道”切除，睾丸固定，庚酸二氢睾酮或大剂量睾酮注射治疗。

（四）低促性腺激素型性腺功能减退症

由于下丘脑 - 垂体功能障碍致使促性腺激素产生缺乏，导致外生殖器发育异常，表现为小阴茎，并常伴有隐睾，但与尿道下裂无显著相关性。低促性腺激素型性腺功能减退症（hypogonadotropic hypogonadism，HH）的隐睾患儿，在婴儿期应用促性腺激素治疗有利于睾丸下降；但非 HH 的隐睾婴儿期接受 hCG 治疗则无效，行睾丸下降固定术更为合理。由于 hCG 治疗会增加生殖细胞的凋亡及减小睾丸的最终体积，接受超过生理剂量的 hCG，会影响婴儿小青春期后睾丸的正常发育。因此，非 HH 的隐睾患儿并不存在促性腺激素缺乏，建议不用促性腺激素进行治疗；HH 的隐睾患儿在婴儿期应用促性腺激素治疗时，应注意确保维持激素在生理水平内。

隐睾及 HH 都会引起不育，成年后需要通过促性腺素或促性腺激素释放激素治疗来改善生育功能。这需要解决两个问题：一是增大睾丸体积，二是增加精子数量。但经治疗后二者均很难达到正常水平。近期研究发现应用促性腺激素诱导青春期或婴儿小青春期，可使阴茎增长、睾丸体积增大、睾丸支持细胞功能增强，有利于改善患儿远期的生育能力。

对 HH 患儿青春期促性腺激素诱导的方法较多，常用的方式是注射 FSH、LH 或 hCG。hCG 的起始皮下注射剂量为 500 IU、每周 2 次，每 6 个月增加 500 IU，直至达成人剂量 1500 IU、每周 2 次；此时开始联合应用 FSH 150 IU、每周 3 次，连用 4 个月，然后增加剂量至 300 IU、每周 3 次。通过测定血清抑制素 B 水平和精液分析以评估疗效，当精子数达 1×10^6/mL 并同时有生育需求时，改用睾酮进行替代治疗。有研究发现使用 GnRH 泵，8 ～ 10 μg/ 泵，皮下注射，每 90 分钟一次，在增大睾丸体积方面比使用 hCG 治疗效果更显著，并且也能有效增加阴茎长度和提高血睾酮水平。

对于 HH 引起的小阴茎患儿，可行肌内注射 hCG 治疗，每次 1000 IU，隔日 1 次，10 次为 1 个疗程，可以显著延长阴茎长度。

三、46，XX DSD

46，XX DSD 发病更加罕见，在一项丹麦国家出生队列流行病学调查研究中统计，罹患 46，XX DSD 的男性患儿占总男性患儿的比例为（3.5 ～ 4.7）/100 000。患者染色体核型为 46，XX，有正常卵巢发育和苗勒管衍化的子宫和输卵管，外生殖器为两性畸形，社会性别多为男性。主要原因包括性腺（卵巢）

发育不良、雄激素产生过量等。

（一）性腺（卵巢）发育不良

本病发病率约为 1/20 000，发生机制较复杂，通常不是由单一的原因所引起。常见的原因包括 Yp/Xp 末端易位和一条 X 染色体的短臂上能抑制睾丸不发育的片段丢失或失活。*SRY* 基因的存在是其主要遗传基础，多数为散在性，但也有家族性病例的报道。

（1）临床表现：本病的体征类似 Klinefelter 综合征，患者皮肤细白、阴毛稀少，外阴部完全男性样，阴茎较小，9% 的患者伴有尿道下裂（Klinefelter 综合征则极少见）和隐睾，两侧睾丸小。约 1/3 患者乳房女性化。15% ～ 20% 的患者外生殖器性别难辨。可有喉结，胡须、腋毛稀疏。一般无智力障碍及显著躯干畸形。青春期前，血清睾酮和促性腺激素水平与正常男孩无差别；青春期后，前者降低而后者增高。精液检查可见精子少或无精子。睾丸组织学检查见曲精小管发育不良。

（2）诊断与鉴别诊断：本病的诊断主要依据为核型分析 46，XX，X 染色质阳性。需与 Klinefelter 综合征及肾上腺皮质增生引起的女性假两性畸形相鉴别。Klinefelter 综合征成人患者大都身材较高，比其正常兄弟平均高 6 cm，很少有尿道下裂和隐睾。肾上腺皮质增生性女性假两性畸形早期出现阴毛及男性化体征，部分患者在新生儿期出现失盐症状。孕检超声提示胎儿外生殖器为男性特征而核型为 46，XX 者，可用 SRY 探针进行 FISH 分析或通过 DNA 检测 *SRY* 基因进行产前诊断。

（3）治疗：本病目前无特殊治疗方法。如有第二性征发育不良，可考虑在青春期前补充雄激素。对本病进行遗传咨询的重点是患者的性异常，辅以必要的心理指导。由于其发病机制多是因为体细胞性染色体重排或 *SRY* 基因突变引起，故再发风险率较低，约为 1%。

（二）雄激素产生过量

其病因主要包括：①男性化型先天性肾上腺皮质增生【皮质醇合成过程中的 6 种酶功能缺陷，造成皮质醇合成下降，促肾上腺皮质激素（adrenocorticotropic hormone，ACTH）升高，进而肾上腺皮质增生，孕酮、雄激素等水平升高】。②母亲妊娠期服用雄激素或人工孕激素保胎药（具有一定程度雄激素作用）。③非雄激素引起的尿生殖窦发育异常（肛门闭锁、尿道畸形、阴道缺如等）。临床上以先天性肾上腺皮质增生最常见。

1. 先天性肾上腺皮质增生

先天性肾上腺皮质增生（congenital adrenal hyperplasia，CAH）为常染色体隐性遗传性疾病，其基本病变为胎儿肾上腺合成皮质醇的一些酶缺乏，其中最常见的为 21- 羟化酶缺乏，因而不能将 17α- 羟孕酮转化为皮质醇。当皮质醇合成量减少时，对下丘脑和垂体的负反馈作用减弱或消失，导致腺垂体 ACTH 分泌增加，刺激肾上腺增生，同时也促进肾上腺网状带产生异常大量雄激素，致使女性胎儿外生殖器部分男性化。

（1）临床表现：男性化型先天性肾上腺皮质增生的发病机制详见图 1-4，其临床表现为患者通常出生时即有阴蒂肥大，阴唇融合遮盖阴道口和尿道口，仅在阴蒂下方见一小孔，尿液由此排出。严重者两侧大阴唇肥厚有皱褶，并有程度不等的融合，状似阴囊，但在其中不能扪及睾丸。子宫、输卵管、阴道均存在，但阴道下段狭窄，难以发现阴道口。随着婴儿长大，男性化日益明显，几岁时即有阴毛和腋毛出现，至青春期乳房不发育，内生殖器发育受抑制，无月经来潮。虽然幼女期身高增长快，但因骨骺愈合早，至成年时反较正常妇女矮小。

（2）实验室检查：血雄激素含量增高，尿 17- 酮呈高值，血雌激素、FSH 皆呈低值，血清 ACTH 及 17α- 羟孕酮均显著升高。

（3）治疗：确诊后应立即开始给予糖皮质激素治疗，建议终身用药，以抑制垂体促肾上腺皮质激素的过量分泌和防止外阴进一步男性化及骨骺提前闭合，还可促进女性生殖器官发育和月经来潮，甚至有受孕和分娩的可能。患儿宜 6 个月～ 1 岁时进行阴蒂部分切除术或矫形术。

2. 孕妇于妊娠早期服用具有雄激素作用的药物

人工合成孕激素、达那唑或甲睾酮等都有不同程度的雄激素作用，若用于妊娠早期保胎或服药过程中同时受孕，均可导致女胎外生殖器男性化，类似先天性肾上腺皮质增生所致畸形，但程度轻，且在出生后男性化不再加剧，至青春期月经来潮后，还可有正常生育。血雄激素和尿 17- 酮值均在正常范围。

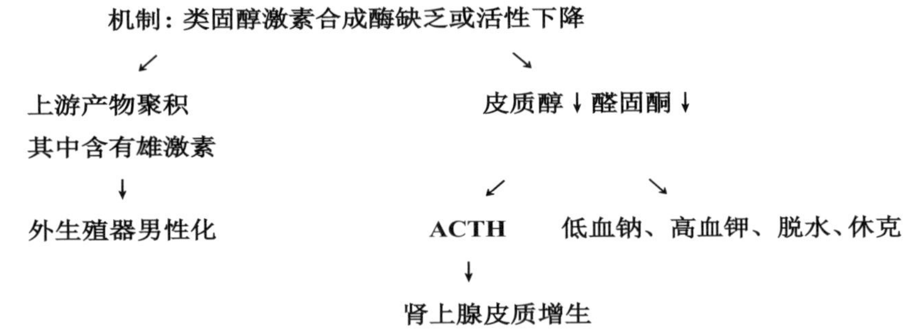

图1-4 男性化型先天性肾上腺皮质增生

四、小结

性发育异常是一组先天性的内外生殖器结构非典型发育的疾病，与染色体异常、基因突变、发育障碍和性激素异常等密切相关，呈现出不同的临床特征与病理生理表现。有些患者因为外生殖器异常在刚出生时就能被识别，另外一些患者直到青春期发育延迟或因不孕不育时才被诊断。

尽管男孩青春期延迟的最常见原因是体质性生长延迟，但所有 14 岁以上的青春期延迟男孩都应该接受检查。超重的男孩需要仔细检查，有助于区分隐匿性阴茎与阴茎发育不良导致的小阴茎。对于有尿道下裂修补史或睾丸固定手术史的患者需排除雄激素不敏感综合征。检查包括骨龄测定和 LH、FSH、睾酮及泌乳素的测定。对于促性腺激素升高的患者，应进行染色体核型分析以排除诸如 Klinefelter 综合征或 45，X0/46，XY 嵌合体等疾病。

单纯的性发育异常诊断并不困难，但是临床工作的重点应该放在性发育异常的并发症、治疗效果、成年后远期结局及社会心理问题上。在性发育异常的患者中，性腺功能低下是较为常见的，还可有性激素合成障碍、雄激素不敏感。这部分患者需要进行激素替代治疗来诱导和保持第二性征的发育，促进青春期的成长，促进骨骼发育及社会心理的成熟。

参考文献

[1] 郭应禄，胡礼泉 . 男科学 . 北京：人民卫生出版社，2004：75-106.

[2] 廖二元 . 内分泌代谢病学 .3 版 . 北京：人民卫生出版社，2012：1854-1862.

[3] WEIN A J, KAVOUSSI L R, NOVICK C A, et al. 坎贝尔 - 沃尔什泌尿外科学 .9 版 . 郭应禄，周利群，主译 . 北京：北京大学医学出版社，2009：3993-4065.

[4] 吴阶平 . 吴阶平泌尿外科学 . 济南：山东科学技术出版社，2013：471-528.

[5] NIESCHLAG E，BEHRE H M，NIESCHLAG S. 男科学 - 男性生殖健康与功能障碍 .3 版 . 李宏军，李汉忠，主译 . 北京：北京大学医学出版社，2013：9-474.

[6] 韩骅，蒋玮莹. 临床遗传学 . 北京：人民卫生出版社，2010：310-345.

[7] 黄建 .2019 版中国泌尿外科和男科疾病诊断治疗指南 . 北京：科学出版社，2020：755-775.

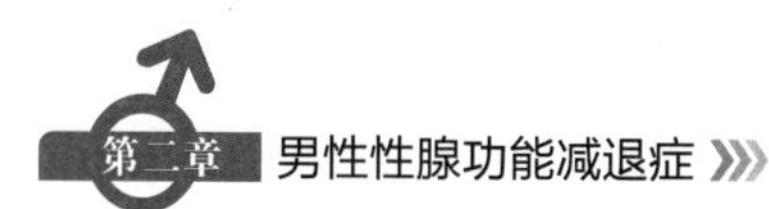

[8] 白文俊，王晓峰 . 现代男科学临床聚焦 . 北京：科学出版社，2017：1-60，273-286.
[9] 付超，李旭良 . 正常男性阴茎生长发育调查 . 中华小儿外科杂志，2010，31（6）: 432-434.
[10] 田秦杰，黄禾 . 性发育异常疾病诊治 . 实用妇产科杂志，2017，33（8）: 563-565.
[11] GONG G，LIU Y，QIN M，et al. Pulsatile GnRH is superior to hCG in therapeutic efficacy in adolescent boys with hypogonadotropic hypogonadodism. J Clin Endocrinol Metab，2015，100（7）: 2793-2799.
[12] AHMED S F，ACHERMANN J C，ARLT W，et al. Society for Endocrinology UK guidance on the initial evaluation of an infant or an adolescent with a suspected disorder of sex development（Revised 2015）. Clin Endocrinol（Oxf），2016，84（5）: 771–788.
[13] KREISMAN M J，SONG C I，YIP K，et al. Androgens mediate sex-dependent gonadotropin expression during late prenatal development in the mouse. Endocrinology，2017，158（9）: 2884-2894.
[14] WANG Y，GONG C，QIN M，et al. Clinical and genetic features of 64 young male paediatric patients with congenital hypogonadotropic hypogonadism. Clin Endocrinol（Oxf），2017，87（6）: 757-766.
[15] WITCHEL S F. Disorders of sex development. Best Pract Res Clin Obstet Gynaecol，2018，48：90-102.
[16] COOLS M，NORDENSTRÖM A，ROBEVA R，et al. Caring for individuals with a difference of sex development（DSD）: a consensus statement. Nat Rev Endocrinology，2018，14（7）: 415-429.
[17] WU D，CHEN H，GONG C X. Physical assessment and reference growth curves for children with 46，XY disorders of sex development. Pediatr Investig，2017，1（1）: 16-22.

（肖飞）

第二章 男性性腺功能减退症

第一节 概述

一、定义

男性性腺功能减退症（hypogonadism）是睾丸内外分泌功能障碍导致，主要是生精障碍和（或）睾酮（testosterone，T）缺乏引起的临床综合征，可能影响生育及多个器官和脏器功能，严重影响患者生活质量。男性性腺功能减退症的诊断必须包括持续的临床表现、生精异常和（或）睾酮缺乏的检验证据。以下主要讨论睾丸内分泌功能障碍（睾酮缺乏），睾丸生精功能障碍见相关章节。

二、流行病学

睾酮缺乏随着年龄增长而加重，据统计，男性 40 岁以后睾酮水平每年会下降 0.4% ～ 2.0%。在

40～79 岁的男性中，性腺功能减退症的发生率为 2.1%～5.7%。性腺功能减退症常见于老年、肥胖及健康状态不佳的男性。

第二节　睾酮的生理学基础

一、睾酮合成与分泌

1. 人体内源性睾酮的来源

睾酮是男性最丰富和最重要的雄激素，其分泌具有昼夜节律性，清晨睾酮处于高峰水平，且无季节波动，不受光照长短影响。在黄体生成素调控下，绝大部分睾酮（95% 以上）由睾丸间质细胞产生；肾上腺皮质网状带（受 ACTH 控制）每天直接分泌或由其分泌的脱氢表雄酮、雄烯二酮间接转化产生的睾酮，不足 4%（图 1-5）。

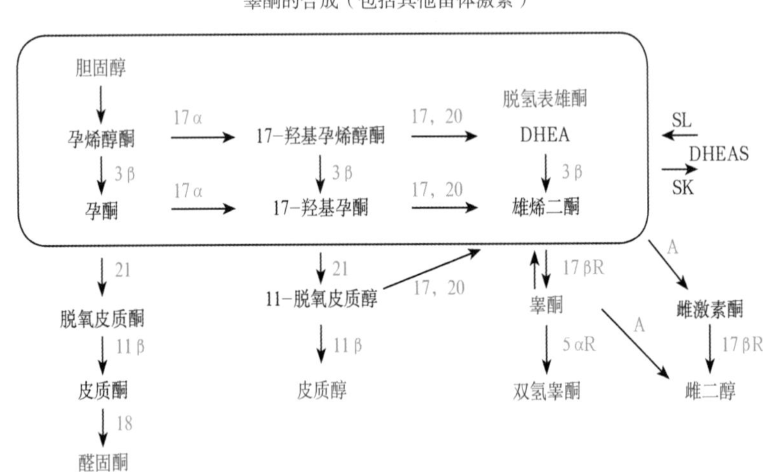

图1-5　睾酮的生物合成途径

2. 睾酮的合成和转运

（1）睾酮的合成及转化：睾酮是由胆固醇合成的类固醇激素。睾丸每天可合成睾酮 5000～7000 μg、双氢睾酮 15 μg。当 17α- 羟化酶和 17，20 裂解酶活性都存在时，胆固醇产生性类固醇激素。类固醇生长因子 -1 进睾酮合成并减少睾酮向雌二醇转化。睾酮经 5α- 还原酶作用转化为 DHT，约为每天 300 μg，睾酮经芳香酶作用转化为雌二醇（estradiol，E_2），约为每天 39 μg。

（2）睾酮的转运：睾酮由支持细胞（Sertoli 细胞）分泌的载体蛋白浓缩后，转运到生精小管及附睾，促进精子发生与成熟；另外，睾酮可进入外周血，血液中 97% 的睾酮与蛋白质结合，称蛋白结合型，其中 57% 与睾酮结合蛋白结合（无生物活性），40% 与白蛋白结合（具有生物活性），1% 与皮质醇结合蛋白结合。游离睾酮仅占 2%。

（3）睾酮代谢：睾酮主要在肝脏代谢灭活；睾酮及其代谢产物（90%）从尿中排出（其中约半数为 17- 酮类固醇，其余为二醇和三醇类化合物），少量可经粪便排出。

3. 正常成年男性睾酮水平参考值

总睾酮 12～35 nmol/L；生物活性睾酮 2.5～4.2 nmol/L。

二、雄激素受体

睾酮通过位于靶细胞的雄激素受体（androgen receptor，AR）发挥作用。AR属于配体依赖转录因子，是甾体激素受体亚族的一个成员。AR基因位于X染色体（Xq11-12），它的缺陷和突变可导致男性性发育不良，出现睾丸女性化或男性化程度低，即性发育障碍（disorder of sexual development，DSD），较轻的突变可能导致轻度的雄激素抵抗和男性不育。AR在睾酮和DHT发挥作用的过程中起关键性作用。位于胞质内的AR与热休克蛋白结合，睾酮扩散进靶细胞，在胞质或胞核内与AR结合，这时热休克蛋白解离。AR与睾酮复合物的同源二聚体结合到DNA反应元件上，睾酮反应基因开始转录。

三、睾丸内分泌的调控——性腺轴调节

1. 下丘脑

在胚胎发育过程中，下丘脑促性腺激素释放激素（gonadotropin-releasing hormone，GnRH）神经元的前体从嗅球的基板移动到下丘脑的固定区域。胚胎14周后，位于视交叉前区的下丘脑神经元的轴突延伸到正中隆起，并分泌GnRH，进入垂体门脉系统，即下丘脑垂体回路。合成和分泌GnRH的中枢主要有2个区域：①弓状核和室内侧核控制GnRH经常性或者张力性分泌。②视交叉上核和视前内核调节排卵的周期性分泌高峰。下丘脑分泌GnRH受3种节律性的影响：①季节性，春季为高峰。②昼夜节律，清晨时水平最高。③脉冲性，成年男性，平均90～120分钟释放1次脉冲。控制GnRH分泌节律的“起搏点”在室上核。灵长类及人类GnRH脉冲释放频率和幅度对调节性腺轴系功能极其重要，频率与幅度异常均可引起生殖内分泌功能紊乱。

2. 垂体

垂体是身体内最复杂的内分泌腺，所产生的激素不但与身体骨骼和软组织的生长有关，且可影响内分泌腺的活动。垂体可分为腺垂体和神经垂体两大部分。腺垂体包括垂体前叶和中间部，是腺组织，具有制造、贮存和分泌多种多肽激素的功能，对生长发育、新陈代谢、性的功能等均有调节作用，并能影响其他分泌腺的活动。神经垂体是下丘脑某些神经元的轴突部分。垂体能分泌的激素如生长激素、促甲状腺激素、促性腺激素、促肾上腺皮质激素、卵泡刺激素、黄体生成素、黑色素细胞刺激素、抗利尿激素及催产素等。

3. 睾丸

垂体分泌的LH与间质细胞的相应受体结合，刺激睾丸类固醇激素和睾酮的合成及分泌。垂体分泌的FSH与支持细胞上的相应受体结合，促使曲细精管的成熟并调控精子的生成。睾酮及活性代谢产物对LH和FSH也存在负反馈抑制作用。支持细胞分泌的抑制素能抑制垂体FSH和下丘脑GnRH的分泌。雌激素和甲状腺激素可使性激素结合球蛋白（sex hormone-binding globulin，SHBG）升高，而睾酮和生长激素使之降低。

4. 下丘脑－垂体－睾丸轴

GnRH刺激LH/FSH的分泌，性腺类固醇激素抑制LH/FSH分泌。GnRH经垂体门脉系统到达垂体前叶，与促性腺激素细胞的特异性受体结合，刺激LH和FSH的合成与释放，两者呈脉冲式分泌。LH促进睾酮分泌，FSH促进精子生成（图1-6）。

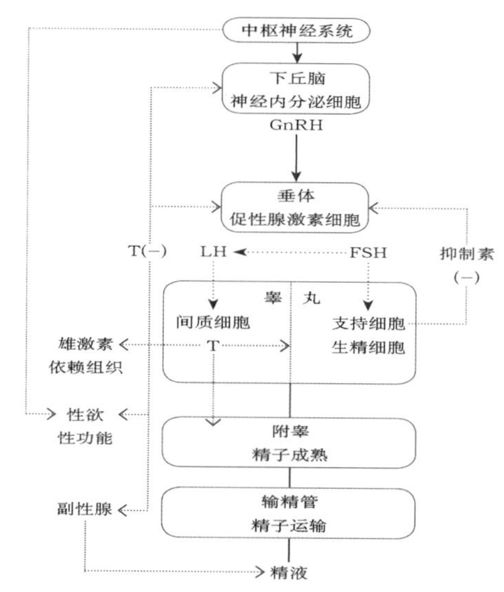

图1-6 下丘脑－垂体－睾丸轴示意

四、睾酮的生理作用

1. 睾酮与性发育

在雄性胎儿发育过程中，睾酮引起 Wolff 管分化和发育成精囊、附睾和输精管；前列腺、阴茎和阴囊的发育依赖于 DHT。

2. 睾酮与勃起功能

睾酮对于性欲和夜间勃起等一些正常男性功能是十分重要的，但是睾酮对视觉色情刺激而引发的勃起影响并不大。

3. 睾酮与生精功能

睾酮可以启动和维持生精，因而在睾丸生精过程中起着非常重要的作用。

4. 睾酮的其他作用

睾酮可以影响脂质代谢，睾酮水平异常会引起心血管系统的紊乱。低睾酮水平可增加血栓栓塞的风险。睾酮可增加红细胞数量。睾酮影响肝脏的各种血清蛋白的合成和分泌。睾酮可刺激肾脏红细胞生成素的生成，对造血系统的干细胞有直接作用。DHT 可刺激胡须、腋毛和阴毛生长。睾酮可导致肌肉组织增加，刺激脂肪生成，引起氮潴留。睾酮可引起成骨细胞和软骨细胞成熟，导致骨骺闭合（主要是 E_2 的作用）；作用在骨细胞上可刺激骨形成，维持正常骨密度。睾酮刺激生长激素分泌，从而引起青春期的突发性生长。在青春发育期，声音低沉、喉结增大等生理现象也与睾酮有关（图 1-7）。

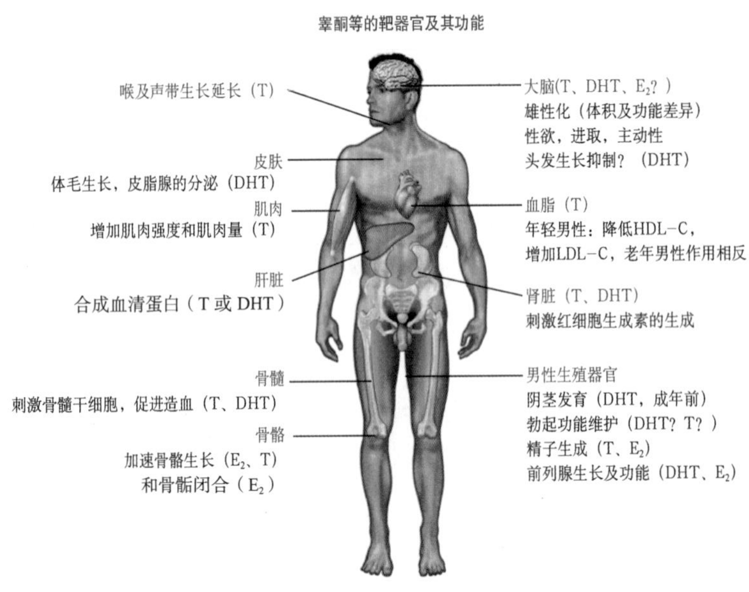

图1-7　睾酮作用靶器官示意

第三节　男性性腺功能减退症病因、分类及临床表现

一、病因

性腺功能减退是由睾丸功能障碍引起，或者是由下丘脑或垂体水平功能下降所致，导致睾酮缺乏而引起的临床综合征，对机体多个器官功能产生不利影响，严重影响患者生活质量。在一些国家和地区发病率逐年增高，可能与环境污染、不良生活行为、营养不均衡、杀虫剂、重金属污染、外源性雌激素污染、生活节奏快和压力大等有关，造成男性性功能和生殖功能损害日益加重。

二、分类

根据影响的部位、病因及程度等级不同，性腺功能减退症分为四类，详见图 1-8。

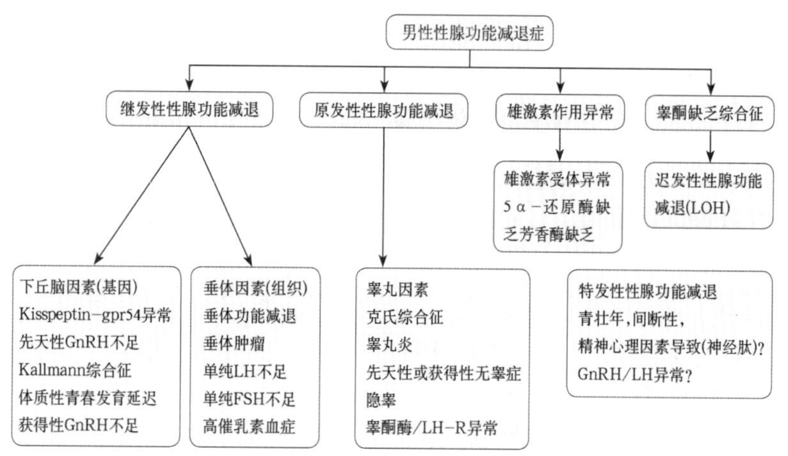

图1-8 男性性腺功能减退症的分类

（1）原发性性腺功能减退（高促性腺素性性腺功能减退症）：睾丸本身病变导致的性腺功能减退。

（2）继发性性腺功能减退（低促性腺素性性腺功能减退症）：先天或后天原因导致下丘脑和垂体病变引起促性腺激素释放激素或促性腺激素生成和分泌减少，进而导致性腺功能减退。

（3）雄激素作用异常：AR 异常、5α- 还原酶缺乏、芳香化酶缺乏等导致不同程度的靶器官雄激素不敏感或抵抗，进而导致性腺功能减退（详见第一章“男性性分化发育及其异常”）。

（4）睾酮缺乏综合征：迟发性性腺功能减退症（late-onset hypogonadism，LOH）详见第五章“男性迟发性性腺功能减退症”。

此外，还有少数临床上原因不明的性腺功能减退病例，表现为青壮年间断性出现，考虑可能与精神心理因素导致神经肽异常分泌，或者 GnRH/LH 异常有关。

（一）低促性腺激素性性腺功能减退

低促性腺激素性性腺功能减退又称继发性性腺功能减退症，是由垂体促性腺激素（LH 和 FSH）缺乏引起的继发性（垂体性）性腺功能减退症，睾酮的缺乏程度各异，主要取决于青春期是否已经发育。发病部位多位于下丘脑垂体以上，GnRH 缺乏，进入青春期仍无 GnRH 分泌脉冲出现或脉冲频率和（或）脉冲幅度过低，不足以刺激垂体促性腺激素的脉冲式分泌，或垂体肿瘤、肉芽肿、囊肿或炎症等引起破坏，导致促性腺激素缺乏，不能促进性腺发育完全。低促性腺素性功能减退症患者的性腺解剖结构是正常的，只是由于长期缺乏促性腺激素的作用而处于幼稚状态，表现为血清 FSH/LH 及睾酮水平低下，通过补充促性腺激素治疗有恢复生育的可能。

1. 下丘脑 – 垂体肿瘤、炎症、创伤、手术、肉芽肿等

下丘脑 - 垂体肿瘤、炎症、创伤、手术、肉芽肿等影响 GnRH 的产生和释放，导致垂体促性腺激素分泌不足，从而影响睾丸发育，使得精子生成障碍，表现为睾丸小、勃起功能障碍、性欲减退、不育、下丘脑综合征或垂体前叶功能障碍等。

2. 特发性低促性腺素性性腺功能减退症（IHH 和 Kallmann 综合征）

特发性低促性腺素性性腺功能减退症（idiopathic hypogonadotropic hypogonadism，IHH）是下丘脑促性腺激素释放激素缺乏引起的性腺发育不全，可伴有嗅觉缺失或减退（又称 Kallmann 综合征）。在家族性患者中，同一家系可存在伴有嗅觉异常和嗅觉正常两种类型的患者。男：女为（4～5）：1。染色体核型为 46，XY，病因可能是常染色体显性、隐性或 X- 连锁遗传，因胚胎发育期嗅球形成不全，可引起

下丘脑 GnRH 分泌低下，导致性腺功能低下、第二性征发育不良、睾酮分泌减少和生精障碍。

3. 单纯性 LH 缺乏症

单纯性 LH 缺乏症患者有类无睾症的特点，伴男性乳房发育，血清 LH 和睾酮低，FSH 可正常，曲细精管能生精有生育能力，hCG 可引起睾丸的成熟。

4. 单纯性 FSH 缺乏症

单纯性 FSH 缺乏症较少见，间质细胞可正常分泌睾酮，男性性征正常，由于 FSH 缺乏，影响生精，引起不育。

5. Laurence-Moon-Biedl 综合征

Laurence-Moon-Biedl 综合征是先天性下丘脑缺陷导致的常染色体隐性遗传疾病，表现为肥胖、智力发育迟钝、性幼稚、多指（趾）或并指（趾）畸形、色素性视网膜炎，并可伴有其他先天性畸形，如先天性心脏病。

6. Alstrom-Hallgren 综合征

Alstrom-Hallgren 综合征为常染色体隐性基因遗传病，本病少见，临床上和 Laurence-Moon-Biedl 综合征有许多相似之处，如视网膜色素变性、肥胖、性幼稚，无智力障碍和多指（趾）畸形。

7. 弗勒郝利希综合征（Frohlich syndrome）

任何原因（如颅咽管瘤）引起下丘脑 - 垂体损害均可引起本病，仅见于男性，其特点为性幼稚、嗜睡、中等肥胖、视力障碍、尿崩症等。

8. 普拉德 – 威利（Prader-Willi）综合征

该综合征是由染色体 15q11-13 缺失所致。出生后表现为胎儿活动减少、肌张力低下；婴儿期表现为肌无力和喂养困难，数月后肌张力好转；从 12 ～ 18 个月龄开始，出现多食、肥胖。面貌特征包括颞部狭窄、杏样眼、上唇薄且嘴角下弯。行为特征包括情绪不稳、认知缺损、大运动技能差。男性表现出促性腺功能低下性性腺功能减退、隐睾症、阴茎和阴囊发育不良。肢体异常包括小手或脚。骨骼异常包括脊柱侧弯、驼背和骨质疏松。

9. 皮质醇增多症

肾上腺皮质分泌大量皮质醇和雄激素，两者反馈抑制垂体释放促性腺激素，使睾酮分泌减少，导致性腺功能减退。肾上腺源性睾酮增多时，可能导致性腺轴受压制，睾丸生精功能障碍。

10. 先天性肾上腺皮质增生症

肾上腺皮质类固醇激素合成过程中某种酶先天性缺乏，导致皮质醇合成减少，由于反馈抑制作用减弱，垂体分泌 ACTH 增多，造成肾上腺皮质增生。在胆固醇合成睾酮的过程中需要 5 种酶的参与，其中胆固醇碳链酶（20，22- 碳链酶）、3β - 羟类固醇脱氢酶、17α- 羟化酶既存在于肾上腺，又存在于睾丸组织中。它们的缺陷导致肾上腺合成糖皮质激素及盐皮质激素障碍，导致睾丸合成睾酮障碍。男性胚胎早期如有严重睾酮合成缺陷，则影响胎儿的男性化分化，可出现盲端阴道、尿道下裂、隐睾，但无子宫与输卵管。

（1）胆固醇碳链酶缺陷：胆固醇不能转化为孕烯醇酮，皮质醇、醛固酮和性激素合成都有障碍，大量胆固醇沉积，引起类脂性肾上腺皮质增生。临床上常表现为肾上腺皮质功能减退症、男性假两性畸形、男性假两性同体，患者常早期夭折。

（2）3β - 羟类固醇脱氢酶缺乏症：导致慢性肾上腺皮质功能减退，ACTH 增多，肾上腺皮质增生，男性生殖器官分化发育不全，有尿道下裂、隐睾、乳房发育等，尿中 17- 酮类固醇增高。

（3）17α- 羟化酶缺乏症：皮质醇分泌减少，ACTH 升高，11- 脱氢 -17- 羟皮质酮增高，男性外生殖器是女性型或假两性畸形，输精管可有不同程度的发育，血中孕烯醇酮升高有助于诊断。

11. 高泌乳素血症

高泌乳素血症（hyperprolactinemia，HPPL）：由内、外环境因素引起的以泌乳素（prolactin，PRL）升高、

（男性）乳房发育、性欲减退、勃起功能障碍及不育的综合征。最常见原因为垂体腺瘤，其垂体功能表现为 FSH、LH 降低，LH/FSH 比值升高，PRL 升高。PRL 抑制 LH 和 FSH 分泌，对男性而言使睾丸分泌睾酮和曲细精管生精功能减低（详见第四十章“高泌乳素血症”）。

12. 家族性小脑性运动失调

呈家族性发病，表现为性幼稚、外生殖器小、睾丸小而软、腋毛少、女性型阴毛、音调高、身材较高、呈类无睾体型。患者智力低下，甚至痴呆，缓慢出现小脑共济失调，可伴神经性耳聋和视神经萎缩。

13. 血色病常染色体隐性遗传

因肠黏膜吸收铁过多和网状内皮细胞储铁障碍，过多铁沉着于下丘脑垂体，导致促性腺激素分泌减少，表现为性腺功能减退、睾丸萎缩、男性乳房发育。

（二）高促性腺激素性性腺功能减退

高促性腺激素性性腺功能减退又称原发性性腺功能减退症，原发病变在性腺，由于性激素（睾酮或雌二醇）的合成和分泌减少，垂体的促性腺激素（LH 和 FSH）反馈性分泌增多，形成外周血中促性腺激素水平增高。常见表现为：血清 FSH/LH 升高及睾丸发育异常及功能水平低下。

1. 先天性睾丸发育与结构异常，睾酮合成及生精功能异常

（1）Klinefelter 综合征：是男性较为常见的染色体异常疾病，是正常男性染色体上增加一条或多条 X 染色体，导致 X 染色体数量紊乱的一组疾病，占男性染色体异常人群的 0.2%。因为性染色体数目异常畸变，外周血染色体出现多余的 X 染色体，90% 的 Klinefelter 为非嵌合型 47，XXY，10% 为嵌合型或 X 染色体异倍体，多数由母方或父方的生殖细胞在发育过程中减数分裂期配对染色体未能分离所致，或者是在早期受精卵形成过程中有丝分裂发生错误，约 2/3 的多余 X 染色体来源于母方减数分裂 Ⅰ 期或 Ⅱ 期发生的错误，约 1/3 来源于父方。青春发育前大多数患者的诊断仍不明确，直到性发育异常或因不育而检查时才得以确诊。本病特点为患者身材高、男性乳房发育、睾丸小而硬、男性不育、促性腺激素水平升高、睾酮缺乏综合征（男性第二性征发育差、智力发育迟钝，可伴有糖尿病、自身免疫性疾病和慢性阻塞性肺疾病等），可能存在社会心理异常。

（2）无睾症：遗传性别为男性，单侧或者双侧睾丸组织缺如成为无睾症。无睾症需要与部分或者完全性睾丸萎缩相鉴别，如继发睾丸扭转或者睾丸炎。无睾症分为先天性和获得性两类。双侧先天性无睾症发病率为 1/20 000，单侧无睾症约为前者的 4 倍。这些患者有正常的外生殖器和正常的 Wolffian 结构，但缺乏苗勒管，因此在胚胎形成的最初 12 周睾丸组织分化时，睾丸是存在的，而且睾酮和苗勒抑制因子二者也可产生，但在出生或孕后期被吸收。病因为血管疾病、遗传疾病、宫内感染、创伤及各种致畸因素等。临床表现类似于双侧隐睾症，但这些患者注射人类 hCG 后，血中睾酮不升高。

（3）隐睾症（睾丸下降不全）：病因尚不完全清楚，常发生于下丘脑 - 性腺轴功能紊乱，或者睾酮合成或作用障碍患者，同时可伴有肾和泌尿生殖系统发育缺陷，双侧发病容易导致生精障碍及睾酮合成和分泌异常。隐睾症有恶变或睾丸扭转的风险，约 5% 的患者发生睾丸退变，如纤维化或钙化。治疗应早期纠正隐睾症，6 个月前不必治疗，6 个月之后到 1 岁前可用激素疗法使睾丸完成下降。如激素治疗失败，应在 1 岁内尽早行睾丸下降固定术。对于青春期及成人隐睾者，应及时行彩超检查监测睾丸，警惕恶变。

（4）间质 Leydig 细胞发育不良：表现为先天性 Leydig 细胞缺失引起的睾酮减少与外生殖器异常有关的男性假两性畸形、男性假两性同体。虽然有部分 Wolffian 管发育，但没有产生足够的睾酮来引导正常的男性外生殖器的分化。检查发现促性腺激素升高和睾酮浓度低下，而且注射 hCG 后循环血中睾酮不升高。

（5）唯支持细胞综合征（sertoli cell only syndrome，SCO 综合征）：完全性生殖细胞发育不良时，生精小管直径缩小，其内除了支持细胞（sertoli cell）外不含其他生精组织细胞（SCO 综合征），患者无生育能力。更常见的局灶性 SCO 综合征，其睾丸组织中不同比例的生精小管含有生殖细胞，但是其数量和质量都不足。SCO 综合征是非梗阻性无精子症最常见的病因。

（6）强直性肌营养不良：约 80% 肌营养不良的男性患者有原发性睾丸异常，睾丸活检示精子生成混乱、透明样变、纤维化。除了肌无力和萎缩以外，患者还可以发现有前额秃发、智能迟缓、白内障、糖尿病、原发性甲状旁腺功能减退症及颅内高压。实验室检查示促性腺激素升高而睾酮水平低或在正常低水平。

（7）Noonan 综合征：本病为染色体显性遗传。男、女均可患病，大多数病例为散发性，家族性患者为常染色体显性遗传，基因定位于 12q24.1，基因突变是基本的病因。主要表现为原发性性腺发育不全，小睾丸、小阴茎、隐睾，睾丸中曲细精管发育不良，但间质细胞常增生。体态外形常与特纳综合征相似：皮肤超弹性、低位耳、身材矮小、项蹼、眼距增宽、面容呆板、盾胸、乳头间距增大、肘外翻、指甲过凸及其他畸形。常伴肺动脉瓣狭窄等心脏畸形。智力常低下并伴眼睑下垂。睾酮水平低伴有高促性腺激素。无明显家族史。

（8）性腺发育不良：性腺发育不良包括一组由基因异常导致的性腺分化和发育异常的疾病。在组织活检中，患者的性腺组织呈条带状，不仅缺乏生殖细胞，也没有 Sertoli 细胞和 Leydig 细胞，只能见到部分间质组织。主要分成 3 大类：① Turner 综合征，染色体 45，X0。②完全性性腺发育不良，双侧性腺呈条带状。③混合型性腺发育不良，一侧性腺呈条带状，另一侧性腺基本完全分化，睾丸下降进入阴囊。性腺发育不良在染色体为 46，XX 和 46，XY 的患者均可发生。

（9）睾酮合成异常：患者染色体为 XY，并且有睾丸存在，但是表现型为女性。酶缺乏导致睾丸内雄激素合成障碍，导致外生殖器向女性化发展，形成男性假两性畸形、男性假两性同体。胆固醇向睾酮转化的过程中需要多种酶的共同作用，其中任何一个酶的缺乏或减少，都可能导致睾酮合成减少。以 17，20 裂解酶缺乏和 17α- 羟化酶缺乏为多见。酶的缺乏还可能导致盐皮质激素和糖皮质激素合成减少，ACTH 升高，肾上腺组织增生。因为睾酮和雌激素水平降低，FSH 和 LH 明显升高。根据雄激素缺乏的程度不同，患者的表现型可以有很大的差异，从完全男性的表现型过渡到完全女性的表现型。睾丸可以位于阴囊，也可以位于腹股沟或腹腔内，很多表现型为女性的患者因为多毛、原发闭经或者青春期不发育来诊。

（10）促性腺激素受体失活性突变：Leydig 细胞和 Sertoli 细胞上有 LH、FSH 的受体。受体突变有激活性受体突变和失活性受体突变之分。Leydig 细胞上的 LH 受体失活突变会导致男性假两性畸形，而激活突变会引起性早熟。Sertoli 细胞上的 FSH 受体失活突变会导致不育，而激活突变使得精子生成不再依赖 FSH 的刺激。

（11）多发性内分泌自身免疫性功能减退综合征：两个或两个以上的内分泌腺体自身免疫病可以发生于同一患者，有的还并发其他自身免疫病，被称为多内分泌腺自身免疫综合征（autoimmune polyglandular syndromes，APS），分为以下类型。

① Ⅰ型：APS-Ⅰ主要于儿童早期发病，为自身免疫调节基因突变引起。可有下列临床表现：皮肤黏膜念珠菌病、甲状旁腺功能减退症、艾迪生病、外胚层发育不良、性腺功能减退症、恶性贫血、1 型糖尿病、顽固性便秘、甲状腺功能减退症、无脾、腹泻、肝炎等。Ⅰ型发病常在儿童或 35 岁前。甲状旁腺功能减退最多见，其次是肾上腺皮质衰竭。慢性黏膜念珠菌病常见，糖尿病很少发生。通常为常染色体隐性遗传。

②Ⅱ型：APS-Ⅱ较常见，指同一个体发生 2 个或 2 个以上的疾病，如自身免疫性甲状腺功能减退症、1 型糖尿病、艾迪生病、白癜风、恶性贫血、脱发、IgA 缺乏、Graves 病、原发性性腺功能减退症、重症肌无力、麦胶性肠病等。Ⅱ型腺体衰竭一般见于成人，发病高峰期在 30 岁，累及肾上腺和甲状腺（施密特综合征）和胰岛，产生胰岛素依赖型糖尿病（insulin dependent diabetes mellitus，IDDM）。常有抗靶器官抗体，特别是抗 P450 细胞色素肾上腺皮质酶。有些患者开始有甲状腺功能亢进症状和体征。

③其他：X 连锁免疫失调多内分泌腺病肠病综合征可表现为早发 1 型糖尿病、肠病、甲状腺功能减退症、淋巴结病、溶血性贫血和血小板减少症。B 型胰岛素抵抗综合征是由抗胰岛素受体抗体引起，可合并自身免疫性甲状腺病、继发性闭经等。多神经病 - 组织肥大症 - 内分泌病 -M 蛋白病 - 皮肤损害综合征（POEMS 综合征）中 20% ～ 50% 可有糖尿病，55% ～ 70% 患原发性性腺功能减退症。

2. 后天获得性睾丸疾病

常因某些药物、持续的放射损伤、病毒性腮腺炎引起睾丸炎、手术和外伤、化学因素（如重金属及其化合物、农药、硝基苯类）、长期大量酗酒或全身性疾病（包括糖尿病、慢性肝病、肾功能不全和恶性肿瘤）等因素，导致睾丸生精细胞或组织损伤、萎缩，促激素得不到充分的表达，导致高促性腺激素性性腺功能减退发生。

（三）雄激素作用异常

睾酮决定了生殖导管和尿生殖窦的男性分化方向。睾酮本身刺激中肾管（Wolff 管）分化成附睾、输精管、射精管、精囊腺。睾酮的分解产物 DHT 促进阴茎、阴囊和前列腺的发育。睾酮和 DHT 进入细胞核与 AR 结合。睾酮 -AR 主要调节下丘脑 - 垂体的促性腺激素（主要是 LH）的释放，而 DHT-AR 主要调节胎儿尿生殖窦的男性化分化和青春期的性成熟。上述睾酮作用过程中的任何步骤出现问题都可能导致雄激素的作用缺陷，引起男性假两性畸形。

1. 雄激素不敏感综合征

雄激素不敏感综合征是一组与雄激素受体（androgen receptor，AR）缺陷有关的遗传性性发育障碍综合征的总称，属于 DSD 的范畴。雄激素在靶细胞作用过程的任何一个步骤发生异常都可引起雄激素的作用不完全和男性假两性畸形。临床上，主要包括雄激素受体缺陷症、5α- 还原酶缺陷症、芳香化酶缺陷症和雌激素受体缺陷症 4 种。缺陷严重者表现为完全女性化，外表女性、外阴模糊、尿道下裂、隐睾等；病情轻者为男性外表，第二性征发育正常，精子生成障碍，婚后不育。

（1）完全性雄激素不敏感（睾丸女性化）：又称完全性男性假两性畸形，核型为 46，XY，在胚胎期，腹腔或外阴部有已发育的睾丸，但由于中肾管对雄激素不敏感，不能进一步分化发育为输精管、精囊、前列腺和射精管，故外阴部不能向男性方向分化；但胎儿睾丸支持细胞仍能分泌巨噬细胞移动抑制因子（macrophage migration inhibitory factor，MIF），所以副中肾管退化萎缩，无输卵管、子宫和阴道上段。患者出生时外生殖器完全是女性型，有较浅的盲端阴道，在小儿腹股沟或外阴部可触及睾丸。在青春期，由于靶器官对雄激素不敏感，引起 LH 分泌增多，从而睾酮增多，睾酮转换生成雌二醇，似女性第二性征，如乳房充分发育，但有原发性闭经，少数患者阴蒂增大，有轻度男性化的表现。青春期后，患者睾丸易恶变，应予切除。

（2）部分雄激素不敏感：又称不完全性男性假两性畸形 Ⅰ 型（Reifenstein 综合征），核型为 46，XY，病因为雄激素受体部分缺陷。表型偏向于男性，但男性化程度差异很大，严重者外生殖器明显两性畸形，有盲端型阴道、会阴阴囊型尿道下裂。轻者表现为发育不良的男性外生殖器，阴茎小、有尿道下裂和阴囊分叉。青春期，男性化发育差，可有男性乳房发育，多无生育力。睾酮、LH 及雌二醇均升高。

2. 5α- 还原酶缺乏症

5α- 还原酶缺乏症又称不完全性男性假两性畸形 Ⅱ 型，是常染色体隐性遗传，核型为 46，XY，由于 5α- 还原酶缺乏，睾酮转化为 DHT 不足，使男性外生殖器发育障碍，表现为小阴茎、会阴尿道下裂、阴囊为双叶状，患者有睾丸、附睾、输精管和精囊，无子宫、输卵管和卵巢。在青春期出现男性化，无男性乳房发育。血清睾酮水平正常或增高，双氢睾酮降低，LH 增高。睾酮 / 双氢睾酮比值增大是 5α- 还原酶缺乏症最有力的诊断证据。

三、临床症状和体征

1. 胚胎期（潜在患儿）

（1）7 ~ 14 周（分化期）：两性畸形、同性同体、尿道下裂。

（2）15 ~ 40 周（发育期）：小阴茎、隐睾。

2. 出生后以年龄分类

（1）少儿期：发育延迟、小睾丸、小阴茎、第二性征不足。

（2）青壮年期：性功能减退、不育症等。

（3）中老年期：精神心理症状、体能症状、性功能障碍、代谢紊乱等。

3. 出生后以青春期为界分类（表 1-6）

表 1–6　青春期前后临床表现

青春期前表现	青春期后表现
睾丸体积＜5 cm³ 小阴茎 隐睾、嗅觉缺失（Kallmann综合征） 阴囊低色素 阴囊皱褶缺乏 乳房发育 类无睾症 体毛减少 声音尖细 发际线低 性欲减少 骨量减少 肌肉体积减小 视野缺损（垂体损害） 小前列腺	性欲减少 自发性勃起减少 睾丸体积减小 乳房发育 潮热 骨量减少 个子变矮或微小创伤骨折 阴毛或腋毛减少 刮胡子次数减少 溢乳 视野缺损 肌肉体积减小 活力、动力减少

第四节　男性性腺功能减退症的诊断与鉴别诊断

一、诊断依据

1. 病史采集

通过细致地询问病史，了解患者生长发育史、性功能和生育史，有无慢性疾病、药物、毒物接触史和烟酒嗜好等，了解全身性疾病的诊治情况和家族有无遗传疾病等。

2. 体格检查

认真地进行体格检查，测量身高、指距、上下部量，注意毛发的分布和数量，男性乳腺发育情况，男性第二性征的发育，睾丸的部位、大小和质地。

3. 性激素水平的检测

睾酮、FSH、LH、DHT、SHBG 和 PRL 是常用的检查指标。正常成年男性血睾酮水平为 10～35 nmol/L，它反映间质细胞的功能。测定结果受 SHBG 的影响，雌激素和甲状腺激素可使 SHBG 升高，而睾酮和 GH 使之降低。性激素水平检查结果对男性生殖损害有定位提示作用：①当 FSH、LH 和睾酮水平均低时，表明可能有下丘脑、垂体的损害，应考虑进一步做垂体和下丘脑功能测定和影像学检查。② FSH、LH 呈高水平，而睾酮呈低水平时，提示睾丸间质细胞和生精上皮受损。③如果精液检查为无精或少精，而血 FSH、LH、睾酮水平正常，应考虑输精管的损害或射精障碍，可做进一步的睾丸活检和输精管检查。④如果 LH 和睾酮水平正常，FSH 高于正常，则表明原始生精管道有异常，而睾丸间质细胞不伴有损害，这种情况不必做睾丸活检（表 1-7）。

表 1-7 雄激素水平检查结果解读

睾丸功能状态	睾酮	卵泡激素	黄体生成素	泌乳素
正常	正常	正常	正常	正常
生精阻滞/梗阻性无精子症	正常	正常	正常	正常
原发性性腺功能减退（生精细胞发育不良）	相对低	高	正常/高	正常
继发性性腺功能减退	相对低	低/正常	低/正常	正常
高泌乳素血症	低	低	低	高
间质细胞瘤	高	正常/低	低	正常
服用氯米芬或雄激素抵抗	高/正常	高/正常	高/正常	正常

4. GnRH 兴奋试验

通过 GnRH 刺激，了解垂体促性腺激素的储备量。方法为 GnRH 50 μg，静脉注射，分别于 0 分钟、15 分钟、30 分钟、120 分钟采血测 LH 和 FSH。正常男性峰值出现在 15 ～ 30 分钟，LH 升高 2 ～ 5 倍，FSH 升高约 2 倍。垂体功能受损者的试验结果为低弱反应，下丘脑病变者呈延迟反应，原发性睾丸病变者呈过高反应。

hCG 的分子结构和生理功能与 LH 相似，hCG 刺激兴奋睾丸分泌睾酮的反应程度反映了间质细胞的储备功能。方法为肌内注射 hCG 4000 U、1 次 / 日，共 4 天，第 5 天抽血测睾酮水平。正常人血睾酮应成倍增加，低促性腺素性功能减退症者明显增高，高促性腺素性功能减退症者血睾酮无明显增高。

5. 精液检查

精液分析的目的在于了解睾丸的生精功能、精子形态、附属性腺的分泌功能及精子遗传物质是否完整。精液分析项目包括：精液量、液化程度、酸碱度、精子计数、精子活力、精子存活率、精子形态等（详见第三十三章“睾丸的生精功能及生精功能障碍”）。

6. 染色体检查

包括染色体核型分析及 Y 染色体无精子因子（azoospermia factor，AZF）微缺失检查。正常男性性染色体核型为 46，XY。口腔黏膜涂片检查性染色质，男性应为阴性。其适应证为：怀疑先天性导致的性腺功能低下，如严重弱精子、少精子或者无精子症、性分化异常等。

7. 睾丸活检组织检查

经上述检查未明确诊断时，可做细针活组织病理学检查。免疫组织化学法：凝集素（lectin）能识别糖蛋白及肽，特别是细胞膜表面的碳水化合物决定簇。已知一种凝集素具有只对某一种特异性糖基专一性结合的能力，凝集素同时又有多价结合能力，能与荧光素、生物素、酶、胶体金、铁蛋白等示踪物结合，在光镜、电镜水平显示所标记部位。应用凝集素进行输精管和睾丸研究，在支持细胞的分离、分析 Leyding 细胞形态改变和隐睾症的睾丸、附睾变化等方面已经取得了成果，为从细胞分子水平研究生殖组织微观生理变化和病理改变提供了更直观的依据。

8. 其他检查

（1）生化全项：包括肝肾功能、血脂等检查，了解患者全身情况及其他异常。

（2）头颅蝶鞍区影像学检查：包括 CT 或 MRI，对区别继发性男性性腺功能低下症的原因很有帮助。

（3）垂体前叶（腺垂体）功能测定，包括 ACTH-F、TSH-T_3、T_4、GH 等，确定为单纯性腺或垂体前叶多系统功能受损，怀疑垂体病变者需检查。

（4）泌尿系统彩超及生殖系统彩超。

（5）骨龄片（左手 X 线片）：观察骨龄是否与年龄相一致，间接判断性腺发育程度。

二、诊断流程及鉴别诊断

（1）性腺功能减退的诊断流程见图 1-9。

（2）男性性腺功能减退症的分类及特点见表 1-8。

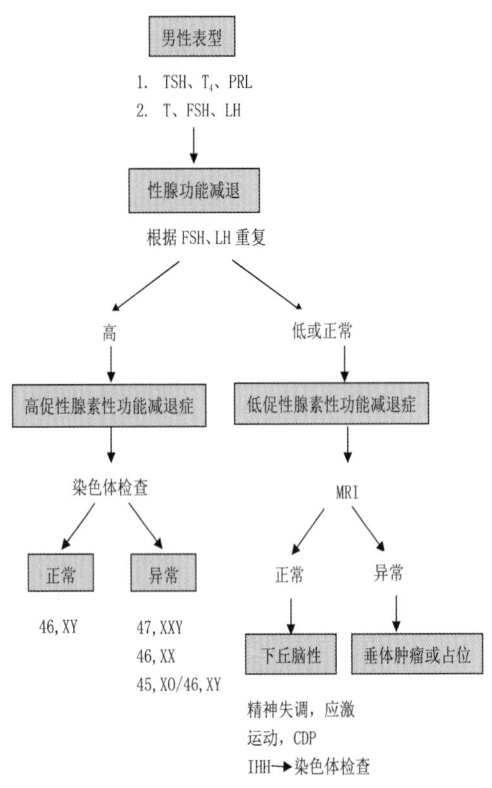

图1-9 性腺功能减退的诊断流程

表 1-8 男性性腺功能减退症的分类及特点

	低促性腺激素性性腺功能减退症（继发）	高促性腺激素性性腺功能减退症（原发）	雄激素作用异常	迟发性性腺功能减退（LOH）
病因	•先天性GnRH缺乏不足 •获得性GnRH缺乏 •卡尔曼综合征 •IHH •垂体功能减退症 •单纯LH或FSH缺乏症 •高乳酸血症 •分泌性促性腺激素肿瘤 •体质性青春期延迟	•无睾症 •睾丸下降不全 •生殖细胞发育不良 •精子发生阻滞 •克氏综合征 •XX男性综合征 •结构性染色体异常 •性腺发育不全 •睾酮合成障碍 •促性腺激素受体基因突变 •睾丸肿瘤 •睾丸炎	•雄激素受体异常 •5α-还原酶缺乏芳香酶缺乏	随年龄增大，患者血睾酮逐年下降，而促性腺激素反应性逐渐升高，但下丘脑－垂体性腺轴也因为老龄功能逐渐低下，导致睾酮不足
就诊原因	大多患者是因到青春期无性发育而求医，少数有青春期启动，但中途停滞，性成熟过程未能如期完成。智力较差	因不育、性功能低下就诊。智力影响较小	两性畸形、尿道下裂、隐睾、男性乳腺发育、不育	性功能低下和精力不足

续表

	低促性腺激素性性腺功能减退症（继发）	高促性腺激素性性腺功能减退症（原发）	雄激素作用异常	迟发性性腺功能减退（LOH）
临床表现	睾丸容积较大，可达到青春期Ⅱ期或Ⅲ期的水平，约90%的患者喉结小、阴毛和腋毛缺如，少数可有少量阴毛生长（Tanner阴毛Ⅱ期），80%的患者骨龄落后于实际年龄，40%的患者有嗅觉缺失或嗅觉减退，20%的患者有男子乳腺增生，可有小阴茎、隐睾和输精管缺如	不育、性功能低下、类无睾身材、男性乳房发育、睾丸发育差（体积小于2 mL）、无精子	两性畸形、尿道下裂、小阴茎、附睾及输精管发育不全、乳腺发育、睾丸小、无精子生成、不育	情绪异常、抑郁、烦躁、性功能低下、精力不足
实验室检查	睾酮低，LH/FSH低下	睾酮低，LH/FSH高		FSH正常或轻度升高，LH升高明显
治疗	GnRH或者hCG补充治疗、终身睾酮替代治疗	睾酮替代治疗	视患者社会性别给予相应治疗措施	睾酮替代治疗

第五节 男性性腺功能减退症的治疗

男性性腺功能减退症的治疗关键在于原发病的治疗，针对原发疾病治疗可使部分患者恢复性功能和生育能力，如无效，可对症处理，如提升睾酮或促生精及做辅助人工受孕治疗。

一、治疗原则

治疗的选择原则是模拟睾丸的正常功能

1. 全模拟治疗

常选用 GnRH 脉冲泵，适用于低促性腺素性功能减退症患者，原理是设定间隔时间，周期性皮下注射 GnRH 类似物（戈那瑞林），全模拟人下丘脑脉冲分泌 GnRH。间隔时间一般设定为 90 ～ 120 分钟，每次皮下注射的剂量为 GnRH 5 ～ 25 mg，连续应用。

2. 部分模拟治疗

一般采用促性腺激素 hCG 或 hCG+hMG 联合治疗低促性腺素性功能减退症患者，以促进睾丸生长和诱导精子发生。

3. 睾酮替代治疗

睾酮替代治疗的目的是促进第二性征的发育和维持性功能。睾酮替代治疗以小剂量开始，餐后或餐中服用十一酸睾酮胶丸 40 mg qd，逐渐增至 80 mg bid；或十一酸睾酮注射液 125 mg 深部肌内注射，每月一次，6 个月后逐渐增量到成人剂量；18 岁以下小阴茎患者可行短期小剂量睾酮治疗，给予十一酸睾酮胶丸 40 mg qd ～ bid，治疗 3 个月。这有助于患者阴茎增大，接近同龄人，一般不会影响患者骨龄和成年终身高。

刚开始治疗的 2 年内，一般需 2 ～ 3 个月随访监测一次第二性征、睾丸体积、阴茎长度、性激素变化。2 年后一般 1 年随诊一次，监测项目除上述外，还包括血红蛋白、骨密度及前列腺指检、超声检查、前列腺特异抗原等。如睾丸体积有进行性增大，应停药观察，警惕下丘脑 – 垂体 – 性腺轴功能逆转为正常的可能性。

二、治疗方案

1. 低促性腺激素性性腺功能减退症

低促性腺激素性性腺功能减退症是由下丘脑－垂体缺乏分泌促性腺激素引起，补充这类激素后可促进睾丸发育、精子生成。

（1）绒毛膜促性腺激素治疗：其剂量为1000～2000 U，每2～3天1次，肌内或皮下注射，连续治疗3～4个月，复查性激素。hCG作用类似于LH，能使睾丸体积增大、睾酮分泌增加，可改善男性第二性征。对有生育需求的患者，需加用人绝经期促性腺激素（每支内含LH和FSH各75 U），每2～3天1次，肌内或皮下注射，疗程同上，3～4个月复查。一般先用hCG，等睾丸体积增大到一定程度，男性化改善后再加用人绝经期促性腺激素，不推荐一开始就联合。每隔2～3个月复查一次性激素和精液，70%～85%的患者在联合使用6～24个月后会产生精子，大部分可以自然生育，成功生育后，可以应用睾酮替代治疗。

（2）促性腺激素释放激素脉冲治疗：其是模仿生理性GnRH的分泌节律，促进垂体LH和FSH的分泌，可促使精子生成。一般初始剂量为GnRH类似物戈那瑞林5～10 μg/90 min，24小时共16次脉冲，3天补充一次药物；调整剂量一般以5 μg递增，定期随访监测FSH、LH、睾酮及精液情况，依据患者具体情况调整药物剂量，尽可能使睾酮维持在正常中间值范围。

1）适用于：①戈那瑞林兴奋实验后LH值大于基础值3倍以上、FSH大于基础值2倍以上且二者值都大于1 IU/L者。②初次诊断的IHH者。③已诊断为IHH，停用hCG/hMG、睾酮或雌孕激素等药物至少一个月者。

2）禁用于：①戈那瑞林兴奋实验后LH值无升高者。②高促性腺激素性性腺功能减退症者。③有严重的心、肝功能障碍者。④下丘脑-垂体病变所致多种激素缺乏未经替代治疗恢复正常者。⑤意识障碍、精神病患者。⑥有内分泌肿瘤或处于恶性肿瘤活跃期或危重疾病应激期者。⑦正在进行抗抑郁治疗、免疫治疗、放化疗者。

2. 高促性腺素性功能减退症

（1）睾酮替代治疗：补充睾酮可促进和维持男性第二性征。青春期前睾酮缺乏的男性少年，补充睾酮能改善男性第二性征发育和躯体发育；成年男性治疗的目的是恢复、维持性欲和性功能。儿童补充睾酮可能导致长骨骨骺过早闭合，影响身高，应慎重使用。血清睾酮低下的Klinefelter综合征患者需要终身睾酮替代治疗，推荐使用十一酸睾酮。长期用药时，虽可保持男性化状态，但外源性睾酮能抑制垂体FSH和LH的分泌，反而会进一步抑制精子的生成。

（2）芳香化酶抑制剂治疗：可抑制雄激素向雌激素的转化，降低雌激素水平，通过下丘脑负反馈调节机制释放更多的LH/FSH，促进内源性睾酮的生成和精子产生。

3. 雄激素作用异常（受体酶缺乏）

（1）因雄激素不敏感或LH抵抗综合征、5α-还原酶缺乏、受体功能异常或受体后异常引起患者性发育异常。缺陷严重者表现为完全女性化，外表女性、外阴模糊、尿道下裂、隐睾等可直接补充双氢睾酮制剂。

（2）治疗原则：外生殖器有两性畸形者，性别的选择十分重要，要求选择的性别能使患者更好地适应社会生活及在青春期有较好的性发育。决定性别后，需进行生殖系统的矫形手术及必要的激素替代治疗。按女性抚养者，在适当时期应采用雌激素及孕激素周期治疗；按男性抚养者，宜在青春期开始长期应用雄激素治疗。

4. 男性迟发性性腺功能减退症

详见第五章“男性迟发性性腺功能减退症”。

5. 辅助生殖技术

对于有生育需求的男性患者如经上述药物治疗最终还是不能达到自然怀孕者，可考虑辅助生殖技术完成生育目标。

第六节 小结

男性性腺功能减退症（hypogonadism）是睾丸内外分泌功能障碍导致，主要是生精障碍和（或）睾酮缺乏引起的临床综合征，可能影响生育及多个器官和脏器功能，严重患者影响生活质量。男性性腺功能减退症的诊断必须包括持续的临床表现、生精异常和（或）睾酮缺乏的检验证据。睾酮由睾丸间质细胞产生，其分泌受下丘脑－垂体－睾丸轴调节。睾酮对性发育、勃起功能、生精功能等具有非常重要的作用。男性性腺功能减退症可分为四类：原发性性腺功能减退（高促性腺素性功能减退症）、继发性性腺功能减退（低促性腺素性功能减退症）、雄激素作用异常及睾酮缺乏综合征。诊断包括病史采集、体格检查、性激素水平检测、精液检查、染色体检查、睾丸组织检查及其他检查等。男性性腺功能减退症的治疗关键在于原发病的治疗。治疗选择原则上模拟睾丸正常功能，治疗方法可根据患者情况选择性腺轴调控的全模拟、部分模拟治疗或睾酮替代疗法。选择治疗方案是否合理有效，早期诊断、临床诊断和鉴别诊断尤为重要，青春期前的睾酮补充治疗，要结合患者的骨龄和代谢器官的功能选择合适的剂量和治疗时间。对于部分外生殖器有两性畸形者，性别的选择十分重要，需充分尊重患者或家属的知情选择，最终目的是能让患者更好地适应社会生活及在青春期有较好的性发育。有生育需求的患者应根据患者性腺功能减退的类别来向患者科学预测和充分告知，包括每种治疗方案的优缺点、药物的不良反应、治疗时间、治疗期间的随访监测项目及时间段等。

参考文献

[1] NIESCHLAG E，BEHRE H M，NIESCHLAG S. Andrology：male reproductive health and dysfunction.3rd.Berlin：Springer-Verlag，2010.

[2] KHERA M，ADAIKAN G，BUVAT J，et al.Diagnosis and treatment of testosterone deficiency：recommendations from the fourth international consultation for sexual medicine（ICSM 2015）.J Sex Med，2016，13（12）：1787-1804.

[3] WU F C，TAJAR A，PYE S R，et al. Hypothalamic-pituitary-testicular axis disruptions in older men are differentially linked to age and modifiable risk factors：the European Male Aging Study. J Clin Endocrinol Metab，2008，93（7）：2737-2745.

[4] HALL S A，ESCHE G R，ARAUJO A B，et al. Correlates of low testosterone and symptomatic androgen deficiency in a population-based sample. J Clin Endocrinol Metab，2008，93（10）：3870-3877.

[5] ZITZMANN M. Mechanisms of disease：pharmacogenetics of testosterone therapy in hypogonadal men. Nat Clin Pract Urol，2007，4（3）：161-166.

[6] 李淼风，杨毅坚，秦国政，等.2017 版 EAU《男性性腺功能减退症指南》解读.中国性科学，2018，27（1）：5-11.

[7] 白文俊，王晓峰.现代男科学临床聚焦.北京：科学出版社，2016：40-64.

[8] 刘贵中，牛远杰，白文俊.小阴茎诊疗进展.中华男科学杂志，2019，25（8）：754-757.

[9] 夏术阶，吕福泰，辛钟成，等.郭应禄男科学.2 版.北京：人民卫生出版社，2019：116-122，999-1018.

[10] 刘继红.男性性腺功能减退症.北京：人民卫生出版社，2017：42-53.

[11] 戴玉田，姜辉.男科学.北京：人民卫生出版社，2021：131，136.

[12] 廖二元.内分泌代谢病学.3 版.北京：人民卫生出版社，2012：655-667，743-791，976-984.

[13] NIESCHLAG E，BEHRE H M，NIESCHLAG S. 男科学－男性生殖健康与功能障碍.3 版.李宏军，李汉忠，主译.北京：北京大学医学出版社，2013：9-51，79-107，149-243，279-291.

[14] 吴阶平 . 泌尿外科学 . 济南：山东科学技术出版社，2005：471-492，1491-1522.
[15] WEIN A J，KAVOUSSI L R，NOVICK C A，et al. 坎贝尔 - 沃尔什泌尿外科学 . 9 版 . 郭应禄，周立群，主译 . 北京：北京大学医学出版社，2009：605-678，879-888.
[16] 李宏军，黄宇烽 . 实用男科学 . 北京：科学出版社，2009：129-160.

（杨永姣）

第三章　男性性腺功能减退症病例分析

男性性腺功能障碍主要是睾丸的生精和（或）睾酮合成分泌功能减退。临床上分为高促性腺素性功能减退症（即原发性性腺功能减退症，睾丸自身功能结构功能异常）、低促性腺素性功能减退症（即继发性性腺功能减退症，垂体 - 下丘脑及以上结构功能异常）、男性迟发性性腺功能减退症（即 LOH）和雄激素作用障碍（如雄激素受体异常）。分析典型病例如下。

病例一：Kallmann 综合征

患者，男性，14 岁，因“体检发现双侧睾丸发育不良半年”在当地治疗（绒毛膜促性腺激素 2000 IU，肌内注射，1 周 2 次，治疗 2 个月；十一酸睾酮 250 mg，肌内注射，每月 1 次，治疗 3 个月）。治疗结束 2 个月后检查。

【既往史】体健，否认毒物接触史及电离辐射史，否认外伤、手术史，否认药物过敏史。父母发育无异常。

【体格检查】一般情况良好，嗅觉完全缺失，身高 156 cm，体重 50 kg，胡须（+），乳腺（－）；pH 2～3，双侧睾丸约 1 mL，阴茎牵拉长度约 5 cm，包皮已环切。

【其他检查】手部骨龄：约 14 岁；MRI（鞍区）：未见异常；染色体核型分析：46，XY；B 超：前列腺及精囊腺发育欠佳；性激素检验：结果如表 1-9 所示。

表 1–9　性激素检验结果

检查项目	检查结果	参考范围	单位
黄体生成素	0.09 ↓	1.24～8.62	IU/L
卵泡激素	0.36 ↓	1.27～19.26	IU/L
睾酮	5.06 ↓	6.07～27.1	nmol/L
雌二醇	0.058	0～0.24	pmol/L
泌乳素	0.39	0.12～0.60	nmol/L

问题：

（1）该病例完整全面的诊断是什么疾病？是否需要进一步检查？

（2）该患者青春期发育有无问题？有哪些问题？

（3）表现为第二性征的胡须、外生殖器发育（pH 2 ～ 3）为何过早出现？骨龄如何解释？

（4）当地医院在患者的治疗过程中有无错误或不当？

（5）根据患者的病情，下一步该作何处理？是继续观察，还是给予 hCG 注射？ hCG 注射用药剂量如何掌握？是否可以用氯米芬治疗？用多大剂量？是否需用十一酸睾酮肌内注射治疗？注射剂量如何把握？口服十一酸睾酮如何用药？

讨论：

1. 本病例完整全面的诊断是什么疾病？是否需要进一步检查？

本病例首先应与体质性青春期发育延迟（constitutional delayed puberty，CDP）相鉴别。该患者因“体检发现双侧睾丸发育不良半年”就诊，双侧睾丸约 1 mL，阴茎长约 5 cm，其症状和体征符合青春期发育延迟，手部骨龄约 14 岁，符合实际年龄，嗅觉减退，提示病变在下丘脑垂体水平，可基本排除 CDP 的诊断。青春期发育延迟是指青春期特征出现的时间比同龄青少年明显延迟（超过 2.5 年）。一般认为，男孩在 14 岁时双侧睾丸小于 4 mL，或 15 岁时阴毛未现则可考虑为青春期发育延迟。造成青春期延迟的原因很复杂，大致可分为两大类，即先天遗传方面和后天营养、疾病等方面。体质性青春期发育延迟患者在出生至学龄前期身高和体重均在正常范围之内，但自学龄期起，其生长发育开始变得比同龄人缓慢，青春期以前的身材较同龄人矮小，性发育也显著延缓，他们的青春期一般出现较晚，多数到十六七岁后才开始出现青春期发育特征，其最终身高及生殖器官的发育大多能达到正常人水平。体质性青春期延迟患者大多有家族史，追溯其父母的生长发育史往往亦有青春发育延迟的情况（下丘脑 GnRH 启动晚）。对此类体质性青春延迟患者，一般只需定期测量其生长速度，观察其生长的总趋势，无须特殊治疗。慢性疾病或营养不良导致的功能性青春发育延迟，通常由一些慢性病如甲状腺功能低下、先天性心脏病、肝硬化、尿毒症、镰状细胞贫血、糖尿病、慢性腹泻、神经性厌食、慢性炎症性肠疾病（溃疡性结肠炎、克罗恩病）、严重的营养不良、营养代谢障碍等引起，上述疾病可对全身代谢及功能产生不良影响，导致下丘脑 – 垂体 – 性腺轴功能低下，出现青春期发育延迟。去除原发病，改善患者的营养状态后，患者青春期发育会自发出现并表现出追赶生长现象。

其次与克氏综合征相鉴别。患者血清性激素检查 LH 0.09 IU/L（参考值 1.24 ～ 8.62 IU/L）、FSH 0.36 IU/L（参考值 1.27 ～ 19.26 IU/L）、睾酮 5.06 nmol/L（参考值 6.07 ～ 27.1 nmol/L）。染色体核型分析为正常男性，B 超提示前列腺及精囊腺发育欠佳，提示患者为低促性腺素性性腺功能减退症，可除外克氏综合征。此外，与性腺功能减退症相鉴别，其分原发性（睾丸异常，少见）、继发性（下丘脑 - 垂体异常，多见）、雄激素抵抗（靶器官利用异常，罕见）。该例患者下丘脑 - 垂体 MRI 正常，雄激素治疗后第二性征发育良好，因此可排除原发性性腺功能减退症及雄激素抵抗。

综上所述，本病例完整全面的诊断为继发性低促性腺素性性腺功能减退症伴嗅觉缺失综合征，结合患者的症状体征及相关检查，符合 Kallmann 综合征的诊断。

该病例促性腺激素分泌缺乏，在临床上具有下列特征。

（1）性腺功能减退，雄激素水平下降，睾酮＜ 6.07 nmol/L。

（2）低促性腺激素水平，因为促性腺激素释放激素分泌缺乏或降低，伴有嗅觉缺失。

（3）垂体前叶其他激素试验正常。

（4）铁蛋白水平正常。

（5）下丘脑 - 垂体影像学检查多为正常。追问患者父母发育史，测定甲状腺激素排除甲状腺功能低下、排除作为其他慢性病导致的青春期发育延迟，有助于进一步明确诊断。

Kallmann 综合征

1856 年由 Maestrede San 首先报道大脑嗅觉结构与小睾症关联；1944 年，美国医学遗传学家 Kallmann 总结性腺功能减退症与嗅觉缺失为综合征，认为有遗传倾向；1950 年，瑞士解剖学家 de Morsier 进一步证实嗅球和嗅束发育不良或缺失与性腺功能减退症相关，其后数年发现性腺功能减退的原因是促性腺激素释放激素缺乏。该综合征表现为低促性腺素性性腺功能减退症及嗅觉缺失，是病因及临床表现差异较大的一组综合征。发病率男性约 1 ∶ 8000，女性约 1 ∶ 40 000。病因包括 X 连锁隐性遗传、*KAL1* 基因（位于 Xp22.3）变异、黏附蛋白功能缺陷、胚胎发育时 GnRH 神经元及嗅球神经元移动障碍、GnRH 未能与门脉系统会合；Y 染色体 *KAL1* 是假基因。因此 Kallmann 综合征患者脑 MRI 可能发现嗅球及嗅束的发育不良。

1. Kallmann 综合征的临床表现

（1）胚胎期（潜在患儿）：在第 15 ～ 24 周（早期发育）胎儿易出现小阴茎和隐睾。25 ～ 40 周时出现小阴茎、隐睾。

（2）出生后患者：新生儿～学龄期前表现为隐睾、小阴茎；少年时期表现为青春期发育延迟，第二性征不足；青壮年患者则多因不育症、性功能减退等就诊。此外，部分患者有眼动异常、先天性睑下垂、听力损害、单侧肾发育不良及缺齿等其他表现。

2. Kallmann 综合征的治疗

（1）新生儿 / 婴儿：通常因隐睾就诊。0 ～ 6 个月婴儿可予以观察；如 6 ～ 12 个月患儿睾丸仍未下降至阴囊，可给予 hCG 肌内注射，500 IU，每周 2 次，总量＜ 10 000 U；有学者认为 hCG 治疗可能有导致生精细胞凋亡增加的风险。若药物治疗失败，建议 6 ～ 18 个月内采取睾丸下降固定术。

（2）幼儿 / 学龄期儿童：通常因小阴茎就诊。小阴茎即阴茎牵拉长度小于平均值以下 2.5 SD；由于缺乏循证医学证据，目前对该年龄段 Kallmann 综合征患者的处理尚无统一共识。有学者根据患者年龄给予十一酸睾酮 40 mg/d 治疗 3 个月，发现患者阴茎及睾丸部分呈明显生长趋势。但过早应用雄激素对患者骨龄的影响尚不明确。

（3）青春期发育异常：Kallmann 综合征患者青春期发育异常的表现为青春期发育不能启动或不能完成、启动晚、启动慢或发育慢、发育不完全。对该时期的 Kallmann 综合征患者，根据患者的不同表现，部分患者可采取等待观察，其优点是减少了人为干预，可能等到自然启动发育，缺点是患者身体、第二性征发育慢于同龄人，可能对患者造成心理上的不良影响，导致自卑情绪，影响其生活学习。模拟青春期发育在多数男科中心得到较为广泛的应用，模拟青春期发育有全模拟（GnRH 脉冲泵）、部分模拟（hMG、hCG）、终端模拟（睾酮替代或补充）三种方式，应根据患者具体情况选择相应治疗。

（4）青壮年：无生育要求者，行睾酮替代治疗，以症状改善为主，兼顾血清睾酮生理水平；但需延期促性腺治疗。患者睾丸生精细胞凋亡、生育潜力及反应情况有待对照研究。有生育要求者可采取全模拟（GnRH 脉冲泵）、部分模拟（hMG、hCG）方式治疗，直至生育完成。初始治疗时，应选择小剂量、短效雄激素制剂（如口服十一酸睾酮），模拟青春发育早期雄激素分泌模式；达到满意身高或骨骺闭合、雄性化充足后可过渡到长效雄激素制剂；hCG 治疗也宜从小剂量起始。

2. 该患者青春期发育有无问题？有哪些问题？

Kallmann 综合征的临床表现：新生儿至学龄期前表现为隐睾、小阴茎；少年时期表现为青春期发育延迟，第二性征不足；青壮年患者则多因不育症、性功能减退等就诊。该患者 14 岁，双侧睾丸约 1 mL，阴茎长约 5 cm，第二性征发育慢于同龄人。

3. 表现为第二性征的胡须、外生殖器发育（pH 2 ～ 3）为何过早出现？骨龄如何解释？

患者就诊前在当地已给予 hCG 2 个月和十一酸睾酮 250 mg 肌内注射 3 个月治疗，大剂量的外源性睾酮促使患者第二性征及骨骼迅速发育。

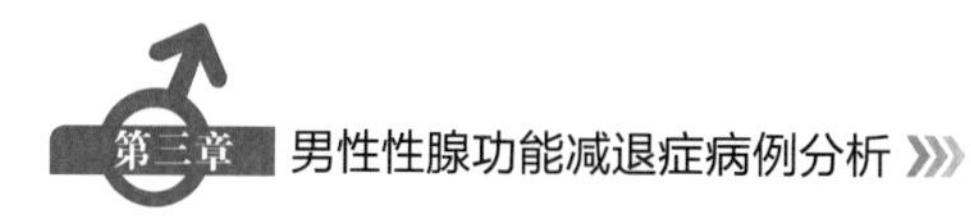

4. 当地医院在患者的治疗过程中有无错误或不当？

对青春期发育延迟的 Kallmann 综合征患者的治疗，应考虑到男性性腺发育与第二性征发育的同时治疗。早期可予观察，14 岁以后可予小剂量、短效雄激素制剂（如口服十一酸睾酮）治疗，模拟青春发育早期雄激素分泌模式，以促进男性第二性征发育，维持正常性功能、骨密度，同时有助于维持正常的情绪和认知。雄激素用量过大可导致骨骺早闭，影响患者成年后的终身高，因此治疗过程中要监测骨龄情况。hCG 治疗也宜从小剂量起始。在睾丸间质细胞及支持细胞未能有效增生时，hCG 治疗效果通常较差，因此 hCG 治疗同时应予以 hMG 治疗。在达到满意身高或骨骺闭合、雄性化充足后，可过渡到长效雄激素制剂。

5. 根据患者的病情，下一步该作何处理？是继续观察，还是 hCG 注射？hCG 注射用药剂量如何掌握？是否可以用氯米芬治疗？用多大剂量？是否需用十一酸睾酮肌内注射治疗？注射剂量如何把握？口服十一酸睾酮如何用药？

Kallmann 综合征的临床表现复杂，根据不同时期不同表现给予相应治疗。新生儿 / 婴儿的隐睾处理：0 ～ 6 个月有 mini 青春期，通常可以等待观察；6 ～ 12 个月给予人绒毛膜促性腺激素肌内注射，500 IU，每周 2 次，总量＜ 10 000 U；若药物治疗失败，6 ～ 18 个月内行睾丸下降固定术。幼儿 / 学龄期儿童的小阴茎处理给予十一酸睾酮 40 mg/d 治疗 3 个月，可发现患者阴茎及睾丸部分呈明显生长趋势，也有学者认为过早应用雄激素对患者骨龄的影响尚不明确。青春期发育异常的处理：Kallmann 综合征患者青春期发育异常的表现为不能启动或发育不完全，根据不同表现进行个体化治疗：①等待观察。优点是减少人为干预，缺点是患者身体、第二性征发育慢于同龄儿童。②模拟青春期发育：全模拟（GnRH 脉冲泵）；部分模拟（hMG、hCG）；终端模拟（睾酮替代或补充）。本例患者在当地已行绒毛膜促性腺激素 2 个月和十一酸睾酮 250 mg 肌内注射 3 个月，治疗后第二性征开始发育，建议可先继续给予低剂量的睾酮治疗，如十一酸睾酮 80 mg/d，口服，促进男性第二性征发育；促性腺激素（hCG、hMG）治疗：剂量为 hCG 1000 IU，每周 2 次，肌内注射；hMG 75 IU 肌内注射，每周 2 次。以上两种方法治疗的疗程要在 2 年或 2 年以上，使患者的睾丸容量增加，性发育成熟后，再更换睾酮补充治疗。如患者达到生育年龄有生育要求时，促性腺激素治疗剂量应加倍，以促进精子生成。睾酮的替代治疗应该是终身的，以维持第二性征和雄激素依赖的组织器官功能及防止骨质疏松，但对嗅觉障碍尚无有效的治疗方法。

小结：

Kallmann 综合征是特发性低促性腺激素性性腺功能减退症中伴有嗅觉缺失或减退的一种常见特殊类型，根据患者主诉、体检、激素化验（主要是 LH、FSH、睾酮均降低，低促性腺激素）和垂体核磁检查一般可得出诊断。Kallmann 综合征常导致男性青春期发育延迟或障碍，多数患儿 10 余岁即应就诊就治，早期治疗效果也更好。Kallmann 综合征和另一种常见的性腺功能减退症——克氏征（主要是 LH、FSH 升高，睾酮降低，高促性腺激素）不同的是，Kallmann 综合征染色体核型为正常的 46，XY，故一般不需要做染色体核型检查。至于基因变异检测，可根据患者具体情况（如经济状况等）或担心遗传者知情选择。Kallmann 综合征根据就诊时患者年龄和目的不同，选择不同的治疗方案。对于暂无生育要求的患者，可给予雄激素补充治疗，以促进性成熟发育。近期有生育需求的患者，则给予促性腺激素治疗，肌内注射 hCG 联合 hMG，跟踪检查性激素和精液常规，在生育完成后用睾酮补充治疗来维持患者雄激素依赖的身体结构、代谢和功能。

病例二：克氏综合征

患者，男性，27 岁，婚后不育 1 年，性功能正常。

【既往病史】否认腮腺睾丸炎、棉籽油食用及睾丸损伤史。

【体格检查】身高 174 cm，体重 79 kg，发音尖细，皮肤细白，胡须稀少，无喉结，双上肢长度 179 cm，P2G2，阴茎牵拉长度 4.0 cm，双侧睾丸约 3 mL，双侧乳腺发育。

【精液常规】无精子，精液量 2 mL，pH 7.2。

【性激素检验】结果如表 1-10 所示。

表 1-10　性激素检验结果

检查项目	检查结果	参考范围	单位
黄体生成素	16.1↑	1.24～8.62	IU/L
卵泡激素	28.5↑	1.27～19.26	IU/L
睾酮	7.69	6.07～27.1	nmol/L
雌二醇	0.133	0～0.24	pmol/L

【染色体核型分析】47，XXY。

【骨密度测定】骨质疏松，骨密度低于正常值的 2.9 SD。

【乳腺 B 超】双侧乳腺增生，符合男乳女化。

问题：

（1）该病例初步诊断是什么疾病？可能的病因是什么？

（2）为明确诊断，下一步需行哪些检查？

（3）最后诊断是什么？

（4）治疗方面：

1）患者有无睾酮缺乏情况，是否需要补充？

2）上肢过长的原因是什么？

3）生育问题如何解决？

4）乳腺增生及骨质疏松如何治疗？

（5）克氏综合征造成性腺功能减退的原因是什么？

讨论：

1. 该病例初步诊断是什么？可能的病因是什么？

初步诊断为无精子症、男性性腺功能减退、男性乳腺增生症。患者第二性征发育不足，双侧睾丸小，精液中无精子，无腮腺睾丸炎、棉籽油食用及睾丸损伤史，考虑克氏综合征可能性大，需进一步检查明确诊断。

克氏综合征又称先天性曲精小管发育不全，是一种性染色体异常所致的疾病，为临床上最常见的男性性功能减退疾病，系高促性腺素性性腺功能减退症。本病为 1942 年 Klinefelter 等报道，报道中 9 例患者主要表现为乳腺增生、体毛减少、小睾丸、无精子症。1959 年研究发现 Klinefelter 综合征的染色体核型为 47, XXY。该病患病率占新生男性婴儿的 1/1000，其智力障碍发生率为 1/100，占男性不育的 3%～4%。典型克氏综合征患者的染色体核型为 47，XXY，非典型克氏综合征患者的染色体核型或是嵌合型为 46，XY/47，XXY、46，XX/48，XXXY、46，X/46，XY/47，XXY 等；或是有两条以上 X 染色体，如 48，XXXY、49，XXXXY 等，为变异型。发病原因为配子在减数分裂（Ⅰ、Ⅱ）及受精卵细胞分裂时，性染色体未分离，目前认为父系可能性更大，母亲年龄越大风险越高。

本病患者的睾丸小而硬，组织学检查可见睾丸曲细精管纤维化或透明样变，管腔闭塞，无精子发生，间质细胞增生或聚集成团，偶可见支持细胞或精子，且功能低下，睾酮生成减慢，血睾酮浓度降低，对外源性促性腺激素刺激反应低，血 FSH 升高，血 LH 可升高或正常。由于血睾酮降低，血雌二醇水平升高，升高的雌二醇使睾酮结合蛋白增多和睾酮 / 雌二醇比值降低，从而使患者乳房发育呈现女性化倾向。男性乳房发育取决于睾酮/雌二醇的比值，比值越小，男性乳房发育越明显。患者易伴有其他疾病，如隐睾、尿道下裂等泌尿男性生殖疾病，也常合并一些内科疾病，如糖尿病、甲状腺功能减退。此外，这类患者还易患肺部疾病及乳腺癌等疾病。

克氏综合征患者青春期前一般无明显症状，部分患者的学习成绩较差，可能与其智力水平较低有关。至青春期，患者症状逐渐明显，表现为阴茎短小，睾丸小而硬，男性第二性征发育延迟甚至不发育，皮肤细白，全身体毛发育较差，阴毛、胡须稀少而腋毛常常缺如，喉结不明显，身材高，骨质疏松，下身长于上身，近半数患者乳房发育似女性乳房。患者性欲低下、性功能不良，除个别患者外，几乎均为无精子症而不能生育，因而常因不育或性功能障碍来就诊。不少患者智力较低、性格改变、行为异常，不易与人相处。究其原因可能与青春期大脑的重塑（结构与功能）有关，青春期大脑结构和功能的重塑有激素依赖和激素非依赖两种机制（如染色体）。部分克氏综合征患者有智力减退，表现为语言和学习能力弱，原因是遗传因素或认知不良。

2. 为明确诊断，下一步需行哪些检查项目?

克氏综合征是一种性染色体异常所致的疾病，临床表现为睾丸小而硬，睾丸曲细精管纤维化或透明样变，无精子发生，间质细胞功能低下，睾酮生成减慢，血睾酮浓度降低，血 FSH 升高，血 LH 可升高或正常。因此，检查血清性腺激素、染色体核型可进一步明确诊断。

3. 最后诊断是什么?

患者血清性腺轴激素：LH 16.1 IU/L（参考值 1.24 ～ 8.62 IU/L），FSH 28.5 IU/L（参考值 1.27 ～ 19.26 IU/L），睾酮 7.69 nmol/L（参考值 6.07 ～ 27.1 nmol/L），E_2 0.133 pmol/L（参考值 0 ～ 0.24 pmol/L）；染色体核型分析：47，XXY；骨密度测定：骨质疏松，骨密度低于正常值的 2.9 SD；乳腺 B 超：双侧乳腺增生，符合男乳女化。结合患者第二性征发育不足、双上肢长、双侧睾丸小、双侧乳腺发育、精液中无精子等临床表现，患者最后诊断为克氏综合征。

4. 治疗相关问题

（1）患者有无睾酮缺乏情况，是否需要补充?

（2）上肢过长的原因是什么?

（3）生育问题如何解决?

（4）乳腺增生及骨质疏松如何治疗?

克氏综合征患者睾丸小而硬，组织学上睾丸间质细胞增生，但睾丸间质细胞功能低下，睾酮生成减慢，血睾酮浓度降低，因此睾酮浓度处于缺乏状态。由于睾酮在男性青春期发育期间刺激骨质发育，加速骨骼生长，对成人骨骼的维持具有重要作用，因此克氏综合征患者因睾酮缺乏通常合并有骨质疏松。而雌二醇是影响青春期发育长骨骨骺闭合的重要因素，克氏综合征患者体内睾酮生成不足致使转换后的雌激素不足，患者长骨发育时间延长，多有四肢过长的表现。随着患者年龄增大，睾酮缺乏越明显。此类患者即使血睾酮和（或）性功能正常，但如有 LH 升高、雄性化不足、男乳女化、骨质疏松等，主张也应尽早补充睾酮。补充睾酮的剂量可从小剂量开始，可按十一酸睾酮胶丸 80 mg/d，口服，并定期复查性激素，直至 LH 维持正常水平。

克氏综合征患者出生时，多数睾丸内有精原细胞。约在青春期发育早到中期，精原细胞及初级精母细胞发生大规模凋亡（不能进入第一次减数分裂），以致发生无精子症；许多克氏综合征患者生育的男孩具有正常的染色体核型，提示在生殖干细胞增生的早期或减数分裂（纺锤体期）时，有检测机制能够克服 X 染色体多体；克氏综合征患者可能合并 Y 染色体 AZF 微缺失。约 50% 非嵌合型克氏综合征患者（精液中无精子者）睾丸显微取精成功，多数（49/50）克氏综合征患者以 ICSI 方式生育的孩子具有正常倍体染色体。克氏综合征正常倍体精子是来源于正常倍体精原细胞或是经减数分裂纠正，尚不得而知。

克氏综合征患者由于 LH 过度刺激及芳香化酶活性高，性激素结合球蛋白高，雌雄激素比例失调，导致男乳女化多发（1/3 ～ 1/2），乳癌发生率为 3% ～ 5%。患者在青春期发育过程中，乳腺发育早期以腺管上皮增生为主，晚期有管周结缔组织增生，并发生纤维化和透明样变。对于乳腺发育的克氏综合征患者，早期补充雄激素通常可取得较为理想的治疗效果；乳腺发育病程长者，药物治疗效果差，则需手术治疗。

5. 克氏综合征造成性腺功能减退的原因是什么？

性腺功能减退的原因不明，可能是以下机制：①减数分裂时纺锤体的检测点作用：纺锤体期不容许非整倍体的初级精母细胞进入周期。②性染色体的剂量效应：多余的 X 染色体逃避了选择性失活。③睾丸内激素不平衡。④精原干细胞缺陷。⑤支持细胞及间质细胞凋亡异常。

小结：

克氏综合征较为常见，典型核型为 47，XXY，其他核型包括 48，XXXY、49，XXXXY 和 46，XY 与 47，XXY 嵌合型等，其表型和生精功能障碍的差异很大。克氏综合征患者生精功能障碍的原因不明，推测与多余 X 染色体生精相关基因剂量、生精细胞减数分裂时纺锤体的检测点作用、性腺轴功能紊乱及生精细胞凋亡异常等因素相关。该无精子症患者染色体核型为 47，XXY，临床确诊为克氏综合征，要解决生育问题，建议睾丸显微取精，取精成功率为 50% ～ 60%（非嵌合型）。研究发现，克氏综合征患者睾丸精子多为正常的 23，X 或 23，Y，后代患克氏综合征的概率不高于正常人群，建议选择 ICSI，孕期进行 NPT 或羊膜穿刺遗传学检测。如患者未到育龄或已育，建议早期给予睾酮治疗，以保护睾丸结构和功能，并补充身体所需。

病例三：先天性垂体柄中断综合征

患者，男性，20 岁，因“发育不良”就诊，患者平时学习成绩差（高考 200 余分）。

【体格检查】身高 152 cm，体重 54 kg，第二性征未发育，无男乳女化，双侧睾丸约 2 mL、弹性好，阴茎牵拉长度 3 cm。

【性激素检验】结果如表 1-11 所示。

【垂体 MRI】垂体柄先天性异常。

【B 超】肝、胆、脾、双肾、肾上腺未见异常，前列腺小。

【右腕骨 X 片】骨龄约 12.5 岁。

表 1-11　性激素检查结果

检查项目	检查结果	参考范围	单位
LH	0.24↓	1.24～8.62	IU/L
FSH	0.82↓	1.27～19.26	IU/L
T	10.69	6.07～27.1	nmol/L
E_2	0.16	0～0.24	pmol/L
PRL	0.21	0.12～0.60	nmol/L
T_3	0.8↓	0.9～2.8	nmol/L
T_4	36.5↓	41.2～162.5	nmol/L
FT_3	2.86↓	3.5～6.5	pmol/L
FT_4	10.1↓	11.45～23.17	pmol/L
TSH	0.484	0.35～5.5	mIU/L
皮质醇（8am）	45.54↓	240.12～662	nmol/L
ACTH	3.44	0～10.20	pmol/L
GH	0.12↓	0.144～12	nmol/L

问题：

（1）该病例诊断是什么疾病?

（2）该疾病如何治疗?

（3）甲状腺素缺乏、肾上腺皮质激素缺乏如何处理?

讨论：

1. 该病例的诊断是什么?

本病例患者身材矮小，外生殖器及第二性征未发育，考虑生长激素及促性腺激素产生不足，提示垂体病变。进一步化验垂体相关激素水平，提示多种垂体激素产生不足，MRI 提示垂体柄先天性异常，因此本病例诊断为先天性垂体柄中断综合征（pituitary stalk interruption syndrome，PSIS）。该病是近年来在 MRI 的临床应用过程中被发现和认识的。其发病率极低，在活产新生儿中为 1/10 000 ～ 1/4000。其发病原因目前尚不明确，有学者认为围生期异常因素，包括胎位不正、难产、新生儿窒息、新生儿缺血缺氧等，会引起垂体血液供应障碍，致垂体柄损伤。生长发育迟缓是 PSIS 患者的主要表现。PSIS 患者通常有以生长激素缺乏为主的单一或多种腺垂体功能减退。原因可能为垂体前叶正常血液供应被破坏，垂体前叶发育不良，而且垂体柄阻断后，下丘脑分泌的激素不能完全到达垂体前叶，使垂体前叶功能减退。但 PSIS 患者一般不出现尿崩症。

垂体是人体最重要的内分泌腺，分前叶和后叶两部分。前叶分泌多种激素，如生长激素、促甲状腺激素、促肾上腺皮质激素、促性腺素、泌乳素等；后叶能够贮藏下丘脑分泌的抗利尿激素。下丘脑 – 垂体 – 性腺轴功能障碍时，必须特别注意有无下丘脑 – 垂体 – 靶腺轴的功能减退。任何一种垂体占位性病变往往首先损坏的是下丘脑 – 垂体 – 性腺轴和（或）下丘脑 – 垂体 – 生长激素轴。损伤性腺轴会导致性发育延迟，而损伤下丘脑 – 垂体 – 生长激素轴则导致生长速度慢而身材矮小。因此凡是生长迟缓伴青春发育延迟者均应关注这一问题。无论是鞍区占位性病变还是垂体发育不良，下丘脑 – 垂体 – 生长激素轴、下丘脑 - 垂体 - 甲状腺轴均有可能同样受到损伤，造成靶腺的功能减退，并可能具有明显的临床表现，但也可能表现隐匿。垂体疾病最多见的是垂体肿瘤，其中绝大部分是良性的，根据肿瘤细胞能否产生激素分为功能性垂体瘤和无功能性垂体瘤两大类。功能性垂体瘤分为生长激素瘤（表现为巨人症或肢端肥大症）、泌乳素瘤【闭经、溢乳、不孕（育）、高泌乳素血症及垂体占位性病变】、促肾上腺皮质激素瘤（表现为库欣综合征及其他少见的肿瘤）。垂体激素产生不足有垂体性侏儒（生长激素不足）、性腺功能低下（促性腺激素不足），有时整个垂体前叶功能都受损，多种激素分泌不足，如产后大出血引起的希恩综合征（Sheehan syndrome）。

（1）垂体后叶功能低下的病有尿崩症。

（2）垂体前叶功能紊乱：垂体前叶功能紊乱可仅影响某一种前叶细胞（单激素性），或同时影响数种前叶细胞（多激素性）。垂体功能紊乱的病因位于垂体者称为原发性垂体功能紊乱，位于下丘脑者称为继发性垂体功能紊乱。垂体本身破坏或受压症候群，一般认为垂体前叶组织破坏 60% 以上才出现症状，75% 以上症状较明显，95% 以上症状严重。根据垂体受累程度可分为全垂体前叶功能低下和部分性垂体前叶功能低下（仅选择性地损伤 1 ～ 2 个垂体激素），一般 GH 及 GnRH 常先受累，TSH 及 ACTH 后受累。

该患者第二性征发育差，外生殖器呈现幼稚型，前列腺小，均提示患者青春期发育延迟，睾酮水平低下。学习成绩差与患者青春期大脑结构与功能的重塑过程中睾酮缺失有关。垂体 MRI 示垂体柄先天性异常，垂体前叶各项激素水平低下，垂体受累程度已累及全垂体前叶。

2. 该疾病如何治疗?

关于 PSIS 的治疗，主要是根据垂体功能是否减退而进行激素补充治疗。对于生长激素缺乏、身高矮小患者，应先补充 GH 治疗，同时加小剂量口服的雄激素，促进 GH 作用，但对骨骺已闭合患者作用较小。

3. 甲状腺素缺乏、肾上腺皮质激素缺乏如何处理?

对于同时有甲状腺及肾上腺皮质功能减退者，应首先使用肾上腺皮质激素，或者两者同时应用，不宜先使用甲状腺素后使用盐皮质激素，以避免基础代谢率升高而促使肾上腺皮质功能进一步衰竭。遇有应激情况时，应适当增加剂量，此外还应给予对症支持疗法，尤其是迅速纠正各种代谢紊乱。肾上腺皮质激素补充不足或过量均抑制 GH 的促生长作用。性激素的过早使用会加速骨骺闭合，如有性腺功能不全、身高已达到患者的要求，可使用雄激素补充治疗。甲状腺激素类通常在 GH 治疗 2 ~ 3 个月后可见明显升高，补充治疗可提高 GH 疗效。

小结：

垂体柄中断综合征是指垂体柄缺如或明显变细，合并垂体后叶异位，下丘脑分泌的激素不能通过垂体柄输送到垂体，使垂体前叶发育不良所致的临床系列症候群。本病的发病机制尚不明确，多数人认为与围生期异常（臀位、足先露、剖宫产、早产和出生后窒息）或颅脑外伤有关。本病以生长激素缺乏为最常见表现，可合并多种垂体前叶激素缺乏，大部分垂体后叶激素功能正常。MRI 对本病的诊断具有重要价值，主要表现为垂体柄缺如或明显变细：垂体后叶高信号消失，异位至第三脑室漏斗隐窝底部的正中隆起；垂体前叶发育不良。本病例结合临床病史及生化检查，根据 MRI 表现，诊断应该不难。鉴别诊断主要需与垂体功能减退的各种病变相鉴别，主要依靠 MRI。由于该病易导致垂体功能减退，应定期检测各轴激素指标（生长激素、甲状腺激素、肾上腺皮质激素和性腺轴），以及时适量补充激素的不足，维持正常代谢水平，恢复生理功能。

病例四：完全性雄激素不敏感综合征

患者，女性，21 岁，因原发性闭经就诊。

【体格检查】身高 162 cm，体重 62 kg，第二性征为女性表型（声音尖细，无喉结），乳腺 B2 期，体毛（–），女性外阴，阴毛 PH1 期。

【性激素检验】结果如表 1-12 所示。

【染色体核型分析】46，XY。

【B 超】前列腺及精囊腺发育不良；子宫残基。

【CT 检查】双侧睾丸位于髂血管内侧，体积为 4.1 ~ 5.3 mL。

表 1-12　性激素检验结果

检查项目	检查结果	参考范围	单位
黄体生成素	23.1↑	1.24~8.62	IU/L
卵泡激素	28.5↑	1.27~19.26	IU/L
睾酮	11.7	6.07~27.1	nmol/L
雌二醇	0.05	0~0.24	pmol/L
泌乳素	0.21	0.12~0.60	nmol/L

问题：

（1）临床上遇到此类患者该如何处理？继续观察或进一步检查？

（2）下一步检查项目是什么？

（3）诊断是否明确？下一步如何处理？

（4）LH 为何升高？乳腺为何发育？体毛为何（–）？

讨论：

1. 临床上遇到此类患者该如何处理？继续观察或进一步检查？

月经周期性来潮是一个育龄妇女身体健康的标志，不管是原发性闭经还是继发性闭经，常常给患者造成很大困扰。闭经是妇科临床上的常见病，国外学者认为原发性闭经发病率低于1%，继发性闭经发病率为5%～7%。对于年龄达到14周岁月经仍未来潮、第二性征未发育的患者，或达到16岁月经未来潮无论第二性征有无发育的患者，均应及时诊治、积极检查、查找病因并给予相应处理。

2. 下一步检查项目是什么？

闭经的原因复杂，主要根据所导致闭经的部位，即从下丘脑-垂体-卵巢性腺轴及子宫、下生殖道分为4个层次（下丘脑性闭经、垂体性闭经、卵巢性闭经、子宫及下生殖道性闭经）及内分泌病变，包括甲状腺疾病、肾上腺疾病和胰岛素分泌异常等导致的闭经。染色体异常是导致原发性闭经的重要原因。故下一步检查项目应以此展开。

3. 诊断是否明确？下一步如何处理？

该病例外生殖器为女性，内生殖器为男性并发育不全，系典型的睾丸女性化综合征表现，为男性假两性畸形、男性假两性同体病例。

患者原发闭经，女性体型，体检乳房有发育但乳头发育差，无阴毛、腋毛，女性外阴，睾酮和雌二醇为男性水平，B超及CT提示内生殖器为男性，染色体为46，XY，故诊断为完全性雄激素不敏感综合征（complete androgen insensitivity syndrome，CAIS）。

性分化过程中，如睾丸决定因子或其他起关键作用的有关基因、因子或激素发生改变或异常，使性分化方向发生改变或停留在某个中间阶段，出现介于正常男性和女性之间的表型特征，称为两性畸形/两性同体，分为真两性同体和假两性同体两类。假两性同体又分为女假两性畸形/女性假两性同体和男假两性畸形/男性假两性同体。男假两性畸形/男性假两性同体是指染色体为46，XY（或45，X0/46，XY嵌合型），性腺为睾丸，而生殖导管和（或）外生殖器男性化不完全的一种临床现象，根据病因可分为睾酮生成障碍、睾酮利用障碍两类。睾酮利用障碍会导致雄激素的作用缺陷，引起男假两性畸形/男性假两性同体，又称雄激素不敏感综合征、睾丸女性化综合征。雄激素不敏感综合征是一种先天性遗传性疾病，在胚胎期由AR缺陷和5α-还原酶缺乏引起，分为完全性雄激素不敏感、不完全性雄激素不敏感两类。5α-还原酶缺乏者的性器官通常为女性外生殖器或为发育不全的男性外生殖器，内生殖器为男性。该疾病因受体缺陷的严重程度不同而临床表现不一：①AR功能全部缺失者，称为完全性雄激素不敏感综合征，表现为男假两性畸形/男性假两性同体，胎儿发育成为女性外生殖器，内生殖器为男性。②AR部分缺陷者称为部分性雄激素不敏感综合征，又称为Refenstein综合征，表现为尿道下裂、隐睾、小阴茎。③AR轻微缺陷者，表现为不育症。*AR*基因定位在Xq11-12，有A-H8个外显子，分别与受体基因转录（A）、DNA结合（B-C）及雄激素结合（D-H）相关。AR既能与睾酮结合，亦能与DHT结合，但是DHT的作用比睾酮强2倍（DHT-受体复合物更为稳定），AR与脱氢表雄酮、雄烯二酮等亲和力弱。

患者社会性别为女性，可继续按其社会性别生活。在下一步处理上，可采取腹腔镜下切除患者隐睾防止恶变，并补充雌激素治疗以维持或增强其女性化特征，CAIS切除男性性腺时机一般选择在青春期后进行，因青春期前性腺恶变概率低且可分泌睾酮转化为内源性雌激素以供机体所需。对于已分化出子宫的患者，可给以雌激素、孕激素以诱导人工月经。无子宫患者，采取单纯补充雌激素治疗，以维持其女性功能及特征。

4. LH为何升高？乳腺为何发育？体毛为何（-）？

完全性雄激素不敏感综合征患者青春期前睾酮和LH水平与正常人无差异。青春期后LH、睾酮、雌二醇显著升高，FSH水平正常或轻度升高。这是由于下丘脑-垂体水平的雄激素抵抗素使睾酮对促性腺激素的负反馈减弱，LH脉冲频率和幅度增高，刺激睾丸增加睾酮和雌二醇的分泌，外周组织（肝、皮肤等）

产生的雌激素也增多，引起女性化表现如乳腺发育和青春期身体直线生长加速。由雄激素介导的体毛则缺如。

小结：

完全性雄激素不敏感综合征在男科门诊比较罕见，患者往往因青春期以后“原发性闭经”而就诊，患者体貌特征偏向女性，所以男科不是首选就诊科室。诊断主要依靠查体、性激素、影像学和染色体检查。CAIS 患者的性腺通常为隐睾，影像学检查对睾丸和卵巢组织的鉴别比较困难，尤其是发育不良时。由于睾丸支持细胞功能尚好，抗苗勒管激素作用较充足，CAIS 患者也不会残留苗勒管组织。CAIS 患者性别选择通常为女性，与先前社会性别相同；如选择男性，后期治疗难度也很大。该例患者后期应密切随访，补充雌激素以维持女性特征及雌激素依赖性功能代谢，可解决性生活问题，但患者无法生育。如果阴道狭窄难以进行性生活，可给予阴道扩张处理。

病例五：46，XX 男性性逆转综合征

患者，男性，26 岁，婚后 2 年未育。

【现病史】患者结婚 2 年，性欲正常，性生活正常，精液量正常，未避孕未育，无腰酸腿软、疲劳乏力等。既往体健。女方检查未见异常。

【体格检查】身高 175 cm，体重 67 kg，第二性征发育不良，P3G5，阴茎皮肤细白，阴毛稀少，外阴部完全男性样，阴茎牵拉长度 8 cm，尿道外口位置正常，双侧睾丸体积约 3 mL，质地中等，附睾及输精管未触及结节，精索静脉无曲张。

【精液常规】精液量 1.5 mL，离心后高倍镜下未发现精子。

【性激素检验】结果如表 1-13 所示。

【外周血染色体核型】46，XX。

【Y 染色体】SRY（+），AZFa、b、c 段均缺失。

【生殖系统超声】前列腺 3.6 cm × 2.6 cm × 2.7 cm；精囊腺：左 15 mm × 8 mm，右 16 mm × 7 mm；左侧睾丸 1.9 cm × 1.2 cm × 1.0 cm，右侧睾丸 2.0 cm × 1.2 cm × 0.9 cm。

表 1–13　性激素检查结果

检查项目	检查结果	参考范围	单位
黄体生成素	9.76↑	1.24～8.62	IU/L
卵泡激素	14.85	1.27～19.26	IU/L
睾酮	0.20	6.07～27.1	nmol/L
泌乳素	11.28	0.12～0.60	nmol/L

问题：

（1）该病例初步诊断是什么？

（2）该病发病机制是什么？

（3）如何治疗？

讨论：

1. 该病例初步诊断是什么？

患者染色体核型为 46，XX，*SRY* 阳性，无精子症，男性表型，诊断为 46，XX 男性性逆转综合征。

2. 该病发病机制是什么?

性逆转综合征是指染色体性别与性腺性别不一致的性分化异常现象，又称为性反转综合征，包括46，XX男性和46，XY女性两型。46，XX男性综合征：SRY（+），表型为男性，而染色体核型为正常女性，乳腺可发育、须毛缺如、阴茎小、睾丸小、精索静脉正常，不能或只能产生少量精子，因而绝大多数无生育能力。46，XY女性综合征：*SRY*基因突变，表型为女性，染色体核型为正常男性，无乳腺发育、喉结缺如、没有月经、没有卵巢功能、外生殖器正常，绝大多数无法怀孕。

胚胎时期性腺分化发育过程：原始生殖细胞不断分裂繁殖，发育为精原干细胞；胚胎第4周性腺嵴分化成为原始性腺，男女性腺相同，包括皮质和髓质；胚胎第7～8周在*SRY*基因作用下，原始性腺髓质出现曲精小管、支持细胞及间质细胞，支持细胞构成睾丸索，启动睾丸分化，皮质萎缩；睾丸间质细胞分化成熟的第一个高峰在胚胎第8～14周，细胞数量增多，具备较强的合成和分泌雄激素的能力，在雄激素作用下生殖结节逐渐延长为阴茎，生殖褶融合、关闭，尿道口外移至阴茎顶端，生殖膨隆在中线融合为阴囊，睾丸下降至阴囊内；胚胎第12周在睾酮作用下中肾管开始发育为精囊、输精管和附睾，支持细胞分泌抗苗勒管激素抑制苗勒管分化为输卵管、子宫及阴道；胚胎第14周外生殖器分化完成；第15～40周外生殖器早期发育完成。青春期是发育的第二个高峰期，间质细胞显示出其功能与特性、具备良好的合成和分泌雄激素能力，睾丸、附睾、输精管、精囊腺、前列腺发育完成，阴囊及阴茎增大。

46，XX男性性逆转综合征男性表型，患者SRY（+），胚胎第7～8周在*SRY*基因作用下，原始性腺髓质出现曲精小管、支持细胞及间质细胞，支持细胞构成睾丸索，启动睾丸分化，向男性分化发育。46，XX性逆转综合征存在如下情况：① SRY（+），AZF（–），多数具有正常的男性特征和外生殖器，但表现为无精子症。② SRY（+），AZF（+），可具有正常男性特征及外生殖器，理论上有正常生精功能可能。③ *SRY*、*SOX9*、*WT-1*或*SF-1*决定胚胎原始生殖嵴向睾丸分化，SRY（–），*SOX9*过度表达，可出现46，XX男性表型，具有模糊的外生殖器，伴有尿道下裂、隐睾或小阴茎，AZF（–），无精子症。④ SRY（–），AZF（+），生殖器发育不良或两性畸形，伴有少弱精症。本例患者核型为46，XX，男性表型，小睾丸，无精子症，SRY（+），AZF缺失。患者的染色体异常，Y染色体缺失，睾丸发育不良，间质细胞及支持细胞减少，精曲小管发育不良。AZF缺失使得胚胎时期原始生殖细胞无法分化为精原细胞，表现为唯支持细胞综合征、无精子症。该患者因男性不育就诊，最终原因是46，XX男性综合征，由于缺乏Y染色体上其他生精有关的基因（AZFa、AZFb、AZFc全区段缺失），故无精子产生。

3. 如何治疗?

患者染色体核型为46，XX，SRY阳性，无精子症，AZFa、AZFb、AZFc全区段缺失，因不育就诊，建议患者供精人工授精或者领养。患者高促性性腺功能低下，建议口服睾酮治疗，促进和维持男性第二性征发育。

小结：

该患者临床表现为非梗阻性无精子症，染色体核型为46，X，del（X）(p2.1），AZF完全缺失，男性表型，最终诊断为46，XX，DSD（46，XX性分化异常，睾丸型）或男性性逆转综合征。睾丸分化由*SRY*等基因决定，该患者SRY阳性，考虑Yp-Xp可能性大，也不除外SRY或Y片段易位至常染色体的可能，FSH检测可准确定位*SRY*基因。至于X染色体片段缺失del（X）(p2.1）与表型如身高（Xp末端有*SHOX*基因）及生精功能障碍的关系，尚不明确。

46，XX，DSD睾丸型患者的身高一般较矮，如果早期发现（青春期发育结束前），可考虑使用生长激素治疗。阴茎、阴囊和前列腺的分化发育由雄激素决定。该患者睾酮在正常范围，内外生殖器发育基本正常，由于AZFa、AZFb、AZFc全区段缺失，认为其睾丸组织病理学表现是唯支持细胞综合征可能性很大，促生精治疗和显微取精不能奏效，建议供精人工授精。

病例六：部分性雄激素不敏感综合征

患者，男性，15岁，发现阴茎及睾丸发育不良1年来诊。患儿出生时尿道下裂，2岁时行尿道下裂修复术。

1 年前发现其阴茎及睾丸发育不良。

【体格检查】身高 170 cm，体重 65 kg，胡须稀疏，喉结略小，阴茎牵拉长度 5.0 cm，P3G2，双侧睾丸 4 ~ 5 mL。

【阴囊 B 超】左侧睾丸 3.8 cm × 2.4 cm × 1.8 cm，右侧睾丸 3.9 cm × 2.5 cm × 1.9 cm，双侧睾丸实质及血供未见异常。

【双侧乳腺 B 超】双侧乳腺区可见发育的乳腺组织回声。

【左手正位片】骨龄相当于 17 岁。

【染色体核型分析】46，XY。

【性激素检验】结果如表 1-14 所示。

表 1–14　性激素检验结果

检查项目	检查结果	参考范围	单位
黄体生成素	13.2 ↑	1.24～8.62	IU/L
卵泡激素	26.5 ↑	1.27～19.26	IU/L
睾酮	52.6 ↑	6.07～27.1	nmol/L
雌二醇	0.455 ↑	0～0.24	pmol/L
泌乳素	0.66 ↑	0.12～0.60	nmol/L

问题：

（1）该病例初步诊断？病因？

（2）发病机制？临床分型？

（3）如何治疗？

讨论：

1. 该病例初步诊断？病因？

初步诊断患者为部分性雄激素不敏感综合征。患者男性表型，第二性征发育不足，有尿道下裂病史，FSH、LH、睾酮、雌激素高，乳房发育，染色体核型为男性核型，考虑患者为部分性雄激素不敏感综合征可能性大。

2. 发病机制？临床分型？

雄激素不敏感综合征是 X 连锁遗传病，是患儿在胚胎期由雄激素受体缺陷而引起的一种男性表型异常综合征。

雄激素必须通过雄激素受体才能起作用，雄激素受体是一种对雄激素有高亲和力的结合蛋白，通过诱导靶基因的转录，发挥睾酮和双氢睾酮的生理效应。雄激素受体主要在细胞质中，大部分在核周区（主要是在内质网和高尔基体上）。雄激素与受体形成激活的雄激素—受体复合物，通过雄激素受体的 DNA 结合区与雄激素靶基因附近的雄激素反应元件结合，从而发挥雄激素作用。根据雄激素与受体的结合力大小，可以将雄激素不敏感综合征分为以下 4 类：①受体结合阴性：即缺乏与雄激素的特异性结合的受体，常导致完全性雄激素不敏感综合征。②受体结合下降：即结合的质量正常而受体数量减少，常引起临床不完全性雄激素不敏感综合征。③受体结合质量异常，常引起临床不完全性雄激素不敏感综合征。④受体结合阳性：即受体结合未发现异常，占雄激素不敏感综合征的 1/10 ～ 1/3。患者染色体核型为男性 46，XY，胚胎性腺发育成睾丸并分泌雄激素，睾丸 Sertoli 细胞分泌的抗苗勒管抑制因子则抑制苗勒管发育为输卵管、子宫及阴道。尿生殖窦在双氢睾酮作用下，进一步形成正常的男性外生殖器。因部分雄激素受体不敏感，故出现 FSH、LH、睾酮、雌激素高，乳房发育，男性第二性征发育不足。

根据受体敏感程度的差异，临床上分为完全性 AIS（CAIS）、部分性 AIS（PAIS）和轻型 AIS（MAIS）。CAIS 为 AIS 一种极端表型，是由于 AR 受体完全失活而表现为外生殖器正常的女性表型。其临床特点有：①有女性习惯、呈女性体形和女性脂肪分布；某些病例呈类去睾体型，四肢长、手脚大。②有正常女性乳房，常伴过度发育倾向，但乳头发育有时呈青少年型。③往往伴腋毛和阴毛缺如：头发呈正常女性分布且无脱发、无胡须。④呈女性外阴，但阴唇尤其小阴唇可能发育不良，阴蒂发育正常或细小，阴道呈盲管状，但通常足以进行性生活。⑤女性内生殖器缺如，但有时可见始基子宫或其类似物及输卵管（临床观察发现约近 1/3 的 CAIS 患者苗勒管退化不全，其发生机制不明，可能因雄激素受体参与苗勒管抑制因子作用所致）；睾丸在腹腔或腹股沟内。⑥性腺为未下降之睾丸，含有大量无生精功能的曲细精管，常伴间质细胞增生并常见管状腺瘤，在少数病例中可见大量纤维基质。⑦激素测定发现睾丸产生雄激素和雌激素，卵泡刺激素和黄体生成素在有些病例中升高。本例患者符合上述临床及病理特点，故诊断为雄激素不敏感综合征（部分型）。

3. 如何治疗？

AIS 的治疗目标主要是改善性征、维持性功能和生育功能（可能时），包括决定性别取向、外生殖器整形手术、性激素补充治疗、心理治疗等多个方面。阴茎体积的提升困难较大，可以尝试大剂量睾酮口服或肌内注射，双氢睾酮外敷，同时使用来曲唑延缓骨龄发育；治疗半年效果不理想者可选择阴茎再造。故早期确诊对患者的生理、心理及家庭极为重要，同时也为性别选择争取了时间，创造了条件。

（1）性别选择：性别选择是 AIS 治疗的核心。CAIS 患者心理似正常女性，大多数认同女性性别并满意目前性生活状态，故 CAIS 的患儿通常按女孩抚养。PAIS 患者则会有不同程度的男性化倾向，因此慎重决定是否进行早期性腺或外生殖器矫形手术，并咨询有经验的医疗团队及长期进行心理辅导是十分重要的。

（2）此类患者可进行激素补充治疗：使用激素补充治疗来诱导青春期，促进第二性征发育，抑制促性腺激素过度分泌。

小结：

雄激素不敏感综合征是 X 连锁遗传病，患者在胚胎期由雄激素受体缺陷而引起的一种男性表型异常综合征。AIS 因受体缺陷程度不同临床表现不同，此例患者表现为尿道下裂、隐睾和小阴茎，结合基因检测诊断为部分性雄激素不敏感综合征。治疗目标主要是改善其性征、维持性功能和生育功能（可能时），包括隐睾下降固定、尿道矫形修补和增加阴茎体积（长度及粗度）。阴茎体积的提升困难较大，可以尝试大剂量睾酮口服或肌内注射，双氢睾酮外敷，同时使用来曲唑延缓骨龄发育；治疗半年效果不理想者可选择阴茎再造。成年后的生育问题根据生精状况而定，无精子症者可以选择睾丸显微取精 + 卵胞浆内单精子显微注射技术（ICSI），并建议进行遗传学检测和咨询。

参考文献

[1] 白文俊，王晓峰 . 现代男科学临床聚焦 . 北京：科学出版社，2016：43-60.

[2] TRABARDO S，MAIONE L，BRY-GAUILLARD H，et al. Insulin-like peptide 3（INSL3）in men with congenital hypogonadotropic hypogonadism/Kallmann syndrome and effects of different modalities of hormonal treatment：a single-center study of 281 patients. J Clin Endocrinol Metab，2014，99（2）：E268-E275.

[3] STAMOU M I，GEORGOPOULOS N A. Kallmann syndrome：phenotype and genotype of hypogonadotropic hypogonadism. Metabolism，2018，86（9）：124-134.

[4] LAITINEN E M, TOMMISKA J, SANE T, et al.Reversible congenital hypogonadotropic hypogonadism in patients with CHD7, FGFR1 or GNRHR mutations.PLoS One, 2012, 7(6): e39450.
[5] 廖二元 . 内分泌代谢病学 .4 版 . 北京：人民卫生出版社，2019：655-667，743-791，976-984.
[6] 孙颖浩 . 吴阶平泌尿外科学 . 北京：人民卫生出版社，2019：471-492，1491-1522.
[7] WEIN A J, KAVOUSSI L R, NOVICK C A, et al. 坎贝尔 - 沃尔什泌尿外科学 .9 版 . 郭应禄，周立群，主译 . 北京：北京大学医学出版社，2009：605-678，879-888.
[8] 白文俊 . 男科疾病病例精解 . 北京：科学技术文献出版社，2018：13-26.
[9] 李宏军，黄宇烽 . 实用男科学 . 北京：科学出版社，2015：129-160.
[10] 刘继红 . 男性性腺功能减退症 . 北京：人民卫生出版社，2017：15-31，57-95，235-243.
[11] 王聪，吴庆华，史惠蓉 . 45,X/46,XY 嵌合体性发育异常诊治进展 . 国际生殖健康计划生育杂志，2016，35（2）：132-136.
[12] 刘贵中，牛远杰，吴宝军，等 . 46，XX 男性性逆转综合征五例报告 . 中华泌尿外科杂志，2019，40（4）：304-305.
[13] 王毅，巩纯秀，王希欧，等 . 27 例雄激素不敏感综合征患儿 AR 基因突变 . 中国科学生命科，2018，48（9）：80-87.
[14] 花克涵，杨磊，张晓威，等 . 完全性雄激素不敏感综合征合并膀胱瘘 1 例报道及文献回顾 . 北京大学学报（医学版），2017，49（4）：724-729.
[15] 宋明强，宋立，王海静，等 . 中国异位垂体瘤发生状况及特征 . 中华内分泌外科杂志，2019，13（1）：48-53.
[16] 杨晓玉，刘金勇，舒黎，等 . 41 例男性特发性低促性腺激素性性腺功能减退的临床分析 . 国际生殖健康计划生育杂志，2014，33（6）：418-422.

（龙伟 梁秀军）

第四章　男性青春期发育及其异常

第一节　概述

男性青春期发育是性分化和发育的第四个阶段（第一阶段：胚胎期 7 ～ 14 周分化；第二阶段：胚胎期 15 ～ 40 周早期发育；第三阶段：0 岁至青春期前静默；第四阶段：青春期成熟发育）。这一阶段由于下丘脑刺激垂体分泌促性腺激素，促使性腺发育成熟。性腺分泌充足的性激素，使第二性征进一步发育并使性腺功能得以完善。

青春期发育延迟：青春期发育落后于正常人群平均年龄 2 ～ 2.5 个标准差称为青春期延迟，通常指男性 14 岁以后仍无睾丸体积明显增大迹象（睾丸容积＜ 4 mL）和（或）无第二性征发育的征兆。此外，即便青春期启动正常，若其进程受阻，即男性青春期启动 5 年后仍未完成第二性征的发育也被认为是青春期延迟。

第二节 男性青春期发育的机制

青春期发育的机制具体尚不明确，目前认为有以下几种可能性。

（1）青春期“时钟”启动：下丘脑内置基因编码的转录因子网络，构成了青春期时钟。

（2）Kisspeptin 调控性腺轴：Kisspeptin 通过刺激促性腺激素释放激素释放而增加黄体生成素和卵泡刺激素的分泌，Kisspeptins 受体 gpr-54 失活变异可导致青春期延迟或缺失，而 gpr-54 活化变异导致性早熟。KiSS-1 神经元受环境（如光周期）和代谢因素的影响，而瘦素和褪黑素参与了对 Kisspeptin 的调控。

（3）中枢神经系统的“内在”抑制解除：无性激素分泌能力者如染色体核型为 45，X0 及其变异型患者的性腺为条索状物，不具有正常儿童那样的性激素分泌能力，但 LH 和 FSH 分泌水平在 6 ~ 8 岁时明显低于 4 岁以前，LH 和 FSH 在 10 岁以后分泌水平有自然升高，说明中枢神经系统存在不依赖于性类固醇反馈调节的内在抑制机制。

（4）下丘脑性腺调节中枢的敏感性下降：未成熟性腺分泌的少量性激素即足以有效地抑制 GnRH、LH 和 FSH 分泌。至青春期，性腺调节中枢的敏感性下降，导致促性腺激素和性激素的分泌相应增加，达到更高水平上的负反馈平衡。从青春期前至成年，性腺调节中枢的敏感性下降了 10 倍。

（5）躯体测量计启动机制：儿童期下丘脑跟踪循环中反映躯体发育状况的信息，适时启动躯体测量计。男性青春期发育机制目前仍未完全清楚，可能是多因素调节的综合机制，是大脑多种神经核与下丘脑神经内分泌细胞间相互作用的结果，受环境（如光周期）和代谢因素的影响等。

第三节 男性青春期发育的启动标志及发育过程

一、青春期性腺发育前表现

肾上腺功能初现：肾上腺雄性激素（脱氢表雄酮，硫酸脱氢表雄酮，雄烯二酮和雄酮）在青春期开始前 1 ~ 2 年显著增高，称为肾上腺功能初现。肾上腺雄激素与阴毛和腋毛的生长有关。

二、青春期启动的标志

青春期启动的内在表现是出现与非快速眼球运动相睡眠相关的 GnRH 脉冲分泌峰，约 90 分钟为一个周期，此后在白天亦出现分泌峰，但白天的分泌峰比夜间小，随着青春期的进展，这种差别逐渐消失。在成人中，24 小时平均为 12 个分泌周期（峰）。LH 和 FSH 的分泌受 GnRH 分泌的驱动，亦出现和 GnRH 同步的分泌脉冲，但是 FSH 与 GnRH 同步的特征不像 LH 表现的那样完全，可能与 FSH 分泌量小、半衰期长、分泌颗粒形式储备的激素量少等因素有关。青春期启动的外在表现为阴囊增大，变红而痒，睾丸增大（长径超过 2.5 cm 或容积大于 4 mL）。

青春发育期的激素分泌：睾丸的 Leydig 细胞分泌睾酮、少量雄烯二酮、雄烯二醇、二氢睾酮和雌二醇。青春期启动后，睾酮水平显著升高，为青春期前的 20 ~ 40 倍，雌二醇水平也有增加。

三、男性青春期发育过程

Marshall 和 Tanner 将男性青春期发育的主要指标——阴毛（PH）和生殖器（G）的发育过程分为五期。

1. 阴毛的发育（图 1-10）

Ⅰ期（PH1）：无阴毛期。

Ⅱ期（PH2）：阴茎根部有少数着色不深的长毛生长。

Ⅲ期（PH3）：毛色变黑，变粗，扩展至耻骨联合。

Ⅳ期（PH4）：毛的特征和成人相同，但是覆盖的面积较小，尚未扩展至股内侧面。

Ⅴ期（PH5）：阴毛进一步向脐部、股内侧和肛门四周扩展，典型的分布呈菱形。

2. 男性生殖器发育

Ⅰ期（G1）：青春期前状态。

Ⅱ期（G2）：睾丸开始长大，长径大于 2.5 cm。阴囊亦长大，肤色变红。

Ⅲ期（G3）：阴茎开始生长、增长、增粗，睾丸和阴囊进一步生长。

Ⅳ期（G4）：龟头开始发育，阴茎、睾丸和阴囊进一步生长，阴囊皮肤皱褶，色素加深。

Ⅴ期（G5）：生殖器的大小和形态如成人。

睾丸开始增大的年龄为 9 ～ 14 岁，平均 11.5 岁；睾丸长径超过 2.5 cm 或容积大于 4 mL 是青春期起始的标志；整个青春期过程历时 4 ～ 5 年，生殖器官和阴毛的发育并非完全同步，在生殖器发育之前已有阴毛生长或 G4 期仍无阴毛出现都可能是正常的。

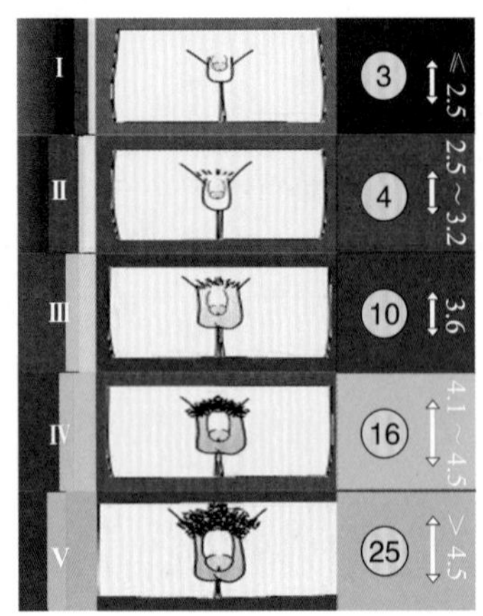

图1-10　男性青春期阴毛与外生殖器分期

四、青春期生精调控

青春期 GnRH、FSH、LH、睾酮、雌二醇、抑制素等激素均参与生精调控，睾酮及其代谢物对生精细胞减数分裂的完成及精子细胞成熟是必需的；多种旁分泌激素和细胞因子也参与其中。FSH 对支持细胞合成雄激素结合蛋白（androgen binding protein，ABP）及血 - 睾屏障（blood-testis barrier，BTB）的形成是必需的；ABP 维持曲细精管内的睾酮水平并转运睾酮至附睾；支持细胞功能正常发挥后，睾酮能单独维持生精过程，但 FSH 存在，可使精子生成增多，因为 FSH 能防止 A 型精原细胞分化的阻滞。

男性的首次射精约出现于青春期启动后的 12 个月，表现为手淫或遗精形式。首次射精的精液量少，初期的精液清亮，为胶冻状，不能液化；初期的精液，多数（90%）不含精子；少数有精子者，精子缺乏动力（97%）或动力异常（3%）；伴随青春期发育的进展，精液质量逐渐提高；首次射精后 12 ～ 14 个月，射出的精液可在短时间内液化；首次射精后 24 个月内，精液量、精子数量、精子活动力等指标达到成人水平。

五、青春期体格变化

在青春期，身高生长加速，称为青春期骤长。骤长过程约在青春期启动后 2 年开始，在 G4 期达到最高生长速度，此时平均生长速度为 10.3 cm/ 年；从骤长开始至生长停止，平均身高增长约 28 cm。骤长最先表现为双足的生长，4 个月后是小腿，然后是股；腿达到最高生长速度后约 6 个月，躯干才达到最高生长速度；在躯干达到最高生长速度前，身高已达到生长速度的最高点。男孩骤长的动力是雄激素（加速剂），生长激素类亦有一定作用。同时还需要适量的甲状腺激素类和肾上腺皮质激素。

睾酮是很强的生长刺激激素，可刺激骨细胞增生，加速毛细血管和血管周围间质细胞增生及钙盐沉积，从而促进骨骺的成熟和纵向生长。GH 类和促性腺激素缺乏的患者如只补充 GH，不出现正常的骤长。只补充睾酮，生长低于最适水平。现已证明青春期少年的 GH 水平比青春期前儿童高，血 IGF-1 水平在青春期亦显著增高。青春期前两性的瘦体量、骨量和体脂量是相同的；青春期后，男性的瘦体量和骨量分别为女性的 1.5 倍，而女性的体脂量为男性的 2 倍。男性肩带的软骨细胞受雄激素刺激产生增殖反应，形成肩宽、骨盆小的男性体型。

青春期大脑结构与功能也出现重塑，青春期生殖行为的成熟需要涉及性刺激感受、性冲动和性能力神经回路的重塑和活化。青春期大脑结构和功能的重塑有激素依赖和激素非依赖两种机制。

第四节　男性青春期发育异常的病因与分类

男性青春期发育异常按程度分类：发育能或不能（启动或不启动）、发育早或晚（性早熟或青春期发育延迟）、发育快或慢（发育期缩短或延长）、发育完全或不完全。

一、青春期发育异常按病因分类

（1）大脑原因：如瘦素、Kisspeptin、gpr-54 等异常。

（2）下丘脑原因：如基因异常、gpr-54 异常、Kallmann 综合征等。

（3）垂体原因：除基因异常外，更多为结构异常，如肿瘤、炎症、损伤等。

（4）睾丸原因：包括隐睾、无睾、睾丸炎、克氏综合征、LH 受体异常等。

（5）靶器官原因：如雄激素受体不敏感、5α- 还原酶缺乏、芳香化酶异常等。

二、青春期发育延迟

青春期发育延迟病因以体质性发育延迟（时钟慢）最常见，主要是启动晚，出生时身长、体重及幼儿期生长一般均在正常范围，自学龄期至 13 岁期间，直线生长速度减慢，骨龄落后于实际年龄；大多数仅延迟 2 ～ 3 年，有极个别患者可延迟到 20 岁左右才能自发出现，最终都可自主地完成青春期发育；病因未明，可能是 GnRH 脉冲发生器的再激活延迟；很多患者有家族史，推测与遗传基因有关，以常染色体显性遗传可能性大，但基因具体定位尚不明确。继发性（下丘脑 - 垂体及以上）性功能减退症次之，属于青春期启动障碍，也难以完成。

原发性（睾丸水平）性腺功能减退症导致的青春期发育延迟较少见，此类患者青春期发育能启动，可能发育慢而不完全。雄激素不敏感综合征罕见，青春期发育能启动，表现为发育障碍或发育不完全。应排除肠吸收不良，尤其是乳糜泻和克罗恩病，以及亚临床甲状腺功能减退或囊性纤维化。过度的体育活动可能是青春期延迟的原因，正如在接受长时间高强度训练的运动员身上观察到的那样。

三、性早熟

性早熟是指男孩 9 岁前，睾丸体积＞ 4 mL 或阴毛发育。

（1）中枢性性早熟：中枢性性早熟（central precocious puberty，CPP）具有与正常青春发育类同的下丘脑 – 垂体 – 性腺轴发动、成熟的程序性过程，直至生殖系统成熟；即由下丘脑提前分泌和释放 GnRH，激活垂体分泌促性腺激素使性腺发育并分泌性激素，从而使内、外生殖器发育和第二性征呈现。

（2）外周性性早熟：外周性性早熟是由各种原因引起的体内性甾体激素升高至青春期水平，故只有第二性征的早现，不具有完整的性发育程序性过程。

第五节　青春期发育异常的诊断

一、病史

首先应全面了解病史。既往史包括出生及生长发育史，生活史，智力水平，泌尿生殖系感染史，外伤史，腮腺炎性睾丸炎史，用药及避孕措施，特殊食物史，嗅觉等。家族史：父亲发育（身高骤长）的大概年龄，兄弟姐妹发育情况。另外还需要了解患儿及家长对疾病的认识及治疗期望。

二、体检

体检方面重点关注身高（测量上下部量、指尖距）、体重、体态、四肢长度、皮肤、发音等；第二性征，胡须、腋毛、阴毛、乳房发育等；阴囊、睾丸和阴茎等。

三、实验室检查

监测血清 LH、FSH、睾酮水平，主要是 LH 和 FSH，睾酮上升慢。对身高及骨龄明显低于同龄者，应测睾酮、T_3、T_4、TSH、ACTH、皮质醇、GH 等。对 LH、FSH 高于正常者，应做染色体核型分析，根据需要做精液常规检查。

四、影像学检查

通过 B 超、CT 检查肾上腺、双肾、膀胱、前列腺及精囊腺的情况并了解乳腺发育及隐睾位置，通过 MRI 检查鞍区和垂体有无肿瘤及发育有无异常。通过左手正位 X 线片判断骨龄。用 X 线测定不同年龄长骨干骺端骨化中心的出现时间、数目、形态的变化并将其标准化，即为骨龄。骨龄提前可见于性早熟和各种原因引起的雄激素增多，骨龄落后见于各种原因引起的生长发育延迟。男孩的骨龄与青春期启动有一定关系，一般约在青春期Ⅱ期（G2），相对应的骨龄为 12 岁。如骨龄超过 14 岁仍无青春期发育，则应进一步查找原因。骨龄延迟 2 岁被作为区分是否为体质性青春期发育延迟（constitutional delay of puberty，CDP）的切入点，但特异性差；骨龄＜生物年龄时，骨龄 11 ～ 12 岁，开始发育，提示 CDP；骨龄＞ 11 ～ 12 岁，无发育，提示性腺功能减退症。现多采用左手腕部 X 线拍片，根据骨化中心的发育形态来计算年龄。通过骨密度检查脊柱、股骨头等部位，以了解性功能减退导致的骨质疏松情况。

五、特殊检查

特殊检查包括：①人绒毛膜促性腺激素反应试验：明确青春期前儿童体内有无睾丸及 Leydig 细胞功能。②雌激素拮抗剂反应试验：检验下丘脑 – 垂体 – 睾丸轴的完整性，氯米芬 25 ～ 50 mg/d，连续服用 7 天，正常人血 LH 和 FSH 升高 2 倍以上。③ GnRH 刺激试验：鉴别诊断下丘脑性和垂体性性腺功能减退症，GnRH 100 μg，ih，30 ～ 45 min，LH 上升 3 ～ 6 倍，FSH 仅上升约 50%。

六、基因检测

青春期延迟具有很强的家族基础，其遗传类型是多变的，但最常见的是常染色体显性遗传。尽管有这种强大的遗传决定因素，但很少在自限性青春期延迟的病例中发现涉及下丘脑 – 垂体 – 性腺轴调节的基因突变，而通常发生在先天性低促性腺激素性腺功能减退患者的亲属（即 *FGFR1* 和 *GNRHR* 基因）。最近下一代测序（next generation sequencing，NGS）分析发现了一些新的基因（如 *IGSF10*、*HS6ST1*、*FTO* 和 *EAP1*），这些基因在某些家族中决定了孤立的自限性青春期延迟。尽管导致青春期延迟的遗传缺陷的异质性，但遗传检测可能成为正确分类和治疗青春期延迟患者的一种有用诊断工具。

在先天性低促性腺激素性性腺功能减退症（congenital hypogonadotropic hypogonadism，CHH）患者中，约 50% 的患者存在遗传原因。迄今为止，已有超过 30 个基因的突变被确认为是 CHH 的遗传原因，其中一些罕见位点涉及复杂综合征。至于其他几种疾病，NGS 技术在 CHH 诊断中的应用已导致与 CHH 的病因有关的越来越多的基因被确定。

在临床实践中应用基因检测来鉴别青春期延迟（delayed puberty，DP）和 GnRH 缺乏症，在诊断上具有很大的优势。最近的技术进步（即 NGS 技术）也使人们能够确定自限性青春期延迟的遗传原因。然而，单基因形式的自限性 DP 患者只占少数且不具备临床特征，使临床医生无法对其进行区分。此外，还需要进行体外和体内致病性检测和（或）对家系内表型分离评估，以证明发现的变异与自限性 DP 之间的因果关系。

基于这些原因及对 NGS 分析结果难以理解和具有挑战性的解释，目前自限性 DP 患者的基因分析仅限于研究范围内。然而在未来，随着人们对青春期延迟的基因结构的认识不断丰富，基因检测在临床实践中也将突显出其诊断价值。

第六节　青春期发育异常的治疗

青春期发育异常处理前，应鉴别体质性发育延迟和性腺功能减退。原发性性腺功能减退症或雄激素不敏感者鉴别较容易，因为有高促性腺素（FSH、LH）和染色体核型异常（如克氏综合征）；而继发性性腺功能减退者鉴别较困难，除非有其他临床表现（如嗅觉减退或缺失等）。同时，要充分了解患儿的治疗预期。

一、处理选择

（1）等待观察：如年龄尚小，可等待观察，每半年随诊 1 次，观察第二性征发育情况，外生殖器发育状况，LH、FSH 等性激素水平，以及骨龄、身高、第二性征等。等待观察的优点是减少人为干预，可能等到自然启动发育，但缺点是患儿身体、第二性征发育慢于同龄人，可能对患儿心理产生不良影响，从而影响学习成绩等。

（2）处理选择（模拟青春期发育）：①全模拟：GnRH 脉冲泵，适用于下丘脑异常者。②部分模拟：基因重组人卵泡刺激素、人绝经期尿促性腺激素、hCG 注射，适用于下丘脑或垂体异常者。③终端模拟（睾酮替代或补充）：适用于睾丸异常或睾酮受体异常者。

二、个体化治疗

（1）对于体质性发育延迟，改善性征及心理感受，可以人工诱导（模拟）青春期发育，治疗可从 12 周至 4 岁开始，起始时短期应用小剂量睾酮（如十一酸睾酮，40 ～ 80 mg/d）；治疗中定期（1 次 / 2 ～ 3 个月）检测 LH、FSH 和睾酮水平，观察自身发育情况，如仍未启动，则根据具体情况并考虑患儿家长要求进行治疗。

（2）对于继发性性腺功能减退且无生育要求者，行睾酮替代治疗，以改善症状为主，兼顾血清睾酮生理水平（不同发育期）。2015 年欧洲 CHH 共识建议对 12 岁以上男性患儿先给予低剂量的睾酮（十一酸睾酮每日 40 mg 口服），然后根据开始治疗的年龄逐渐在 18 ～ 24 个月增加至成人剂量，治疗过程需定期随访 Tanner 分期、血清睾酮、LH、FSH、红细胞压积、骨龄、前列腺特异性抗原。但延期促性腺治疗，患者睾丸生精细胞凋亡及反应情况有待对照研究。有生育要求者，可以采用全模拟（GnRH 类似物注射泵脉冲式治疗）或部分模拟（hCG 或联合 hMG）治疗。

（3）对于原发性性腺功能减退症患者、青春期发育不能启动者（如无睾症）或发育不完全者（如克氏综合征），予以睾酮替代或补充治疗。

（4）对于雄激素不敏感综合征（不完全性）患者，可考虑给予大剂量睾酮补充治疗以改善阴茎及第二性征发育情况，但效果不理想。雄激素补充治疗的注意事项：初始治疗时，采用小剂量口服雄激素制剂（如口服十一酸睾酮），模拟青春发育早期雄激素分泌模式；达到满意身高或骨骺闭合、雄性化充足后可过渡到较大剂量雄激素制剂；hCG 治疗也宜从小剂量（如 500 IU/w）起始。

（5）对于垂体多种激素缺乏的患者，因病情复杂，建议与内分泌医师协商治疗方案。如生长激素缺乏（GH、IGF-1）：可补充生长激素弥补身高不足，骨骺闭合前应用有效，早期治疗效果显著。如甲状腺激素缺乏：左甲状腺素钠（优甲乐）小剂量（25 ～ 50 μg）开始治疗，密切观察。如肾上腺皮质激素缺乏：因代谢需要，优先补充氢化可的松或泼尼松（2.5 ～ 10 mg/d）；垂体病变不可逆致多种激素缺乏时，常需终身替代治疗。

三、疗效评价

男性青春期发育延迟治疗的疗效评价应以生殖器（睾丸、阴茎），第二性征（毛发、喉结），体型（身高、肌肉），体能、情绪及代谢的变化为主，血清睾酮水平为辅。

四、性早熟的治疗

原则是治疗原发病，压制性腺轴或减少睾酮合成分泌，延缓骨龄发育，增加最终身高。常用药物有GnRH类似物（亮丙瑞林等）、生长激素、芳香化酶抑制剂（来曲唑、阿那曲唑等）和泼尼松（治疗先天性肾上腺皮质增生患者）等。

第七节　小结

对于男性青春期发育机制的探索一直在进行中，从未停止。胎儿出生后，睾丸在组织学上虽然已具备了完整的结构，却不具备完善的功能，要经历10余年的时间才出现青春期发育。睾丸发育成熟后，才具有生殖和完整的内分泌功能，身体也出现骤长，逐渐形成男性体格。正常青春期发育必须具备有正常的内源性和外源性因素和条件。内源性环境因素包括调节青春期发育的激素、细胞因子及性腺轴的正常调控，性腺的组织学和激素的靶细胞正常发挥作用等；外源性因素包括适当的体力活动和营养供应，如果活动过少、过度劳累、营养不良或过剩均可能影响正常的青春期发育，导致青春期发育异常。男性青春期发育异常主要包括青春期发育迟缓和性早熟，青春期发育迟缓多见，临床表现不一。根据临床治疗诉求不同选择等待观察或个体化治疗，做好疗效评估及跟踪随访，早期干预，效果显著。

参考文献

[1] OEGER K M，GUZITK D S.The use of androgens in menopause.Clin Obstet Gynecol，1999，42(4)：883-894.

[2] ONGCOPE C，JAFFEE W，GRIFFING G.Production rates of androgens and estrogens in post-menopausal women.Maturitas，1981，3（3-4）：215-223.

[3] LABRIE F，BELANGER A，CUSAN L，et al.Marked decline in serum concentrations of adrenal C19 sex steroid precursors and conjugated androgen metabolites during aging.J Clin Endocrinol Metab，1997，82（2）：2396-2402.

[4] SISK C L，FOSTER D L.The neural basis of puberty and adolescence.Nature Neuroscience，2004，7（10）：1040-1047.

[5] ROSEWEIR A K.The role of kisspeptin in the control of gonadotrophin secretion.Human Reproduction Update，2009，15（2）：203-212.

[6] SAM A H，DHILLO W S.Kisspeptin：a critical regulator of puberty and reproductive function.Curr Drug Targets，2010，11（8）：971-977.

[7] 李堂．男孩性腺功能低下诊治．中国实用儿科杂志，2013，28（10）：745-748.

[8] 中华医学会男科分会．男性生殖相关基因检测专家共识．中华男科学杂志 .2020，26（9）：844-851.

（于志勇　吴宁）

第五章　男性迟发性性腺功能减退症

第一节　概述

一、定义

男性迟发性性腺功能减退症（late-onset hypogonadism，LOH）过去称为男性更年期综合征，常见于中老年男性，好发于40岁以后男性，是雄激素缺乏导致的一系列临床表现，又称为中老年男性雄激素部分缺乏综合征（partial androgen deficiecy of the aging male，PADAM）。随着年龄增长，LOH患者血清睾酮水平的下降是一个缓慢渐变的过程，患者表现出不同程度的雄激素缺乏症状。典型表现是精神心理障碍、体力精力下降、性功能障碍等，具体表现为勃起功能障碍、射精功能障碍、疲劳易怒、心烦气躁、失眠多梦、焦虑易怒、认知功能下降、记忆能力减退、骨质疏松、多汗过敏等，严重影响男性生活质量。

二、流行病学特点

我国与西方国家在LOH患病率方面存在差异，东方人种发病率为10%～20%：2009年11月—2010年6月上海针对977名40～70岁的中老年男性的调查结果显示，以总睾酮小于9.1 nmol/L为标准，PADAM患病率为9.1%；对3551名46～69岁大样本的江苏省老年男性健康调查发现，以总睾酮小于27 ng/dL为诊断标准时，PADAM发病率仅为2.3%。而西方人中LOH发病率为16%～40%：巴尔的摩增龄研究对890名40～69岁的男性调查发现，60岁以上的LOH发病率为20%，70岁以上为30%；欧洲8个研究中心的3369例男性研究则报道LOH发病率约为23.3%；著名的马萨诸塞州老年男性研究报道发病率约为12.3/1000。这种差异不但与种族、饮食和文化差异有关，而且和调查人群的选择、调查方法的差异及不同的诊断标准关系密切。通过对比会发现，这些调查所采用的诊断标准有差异，睾酮的临界值有较大变化，并且对症状的纳入标准也有差异，这也在一定程度上导致了不同研究的LOH患病率出现较明显的差异。

第二节　病因与发病机制

LOH的病因复杂，发病机制并不十分明确，高龄是LOH的发病基础，血清雄激素水平缺乏和（或）靶器官作用障碍是LOH发生的重要因素，其他的诸多影响雄激素水平的因素都是发生LOH的可能原因。

一、年龄

LOH多发生在40岁以上男性，特别是45岁以上男性高发。随着年龄增加，睾丸功能逐渐减退，体内雄激素缺乏，出现性欲减退、勃起功能障碍、肌力下降、骨质疏松、记忆力减退等LOH的典型症状，年龄增长导致睾丸间质细胞数量减少或功能低下，细胞内线粒体和滑面内质网空泡化，对促性腺激素反应差，睾酮合成酶活性下降，导致睾丸间质细胞合成和分泌睾酮能力下降，中老年男性出现血清睾酮水平降低是本病发生的主要原因。

二、雄激素缺乏

睾丸是男性体内合成和分泌睾酮的主要器官，95%的睾酮由睾丸间质细胞生成，主要接受下丘脑－垂体－性腺内分泌轴调控，睾酮合成需要LH和睾丸间质细胞膜LH受体结合，通过一系列酶联反应完成转化。睾丸可合成和分泌睾酮、雌二醇、抑制素等，睾丸的内分泌和生精功能接受下丘脑和垂体促性腺激素调控，同时睾丸分泌的激素对促性腺激素有反馈调节作用。睾酮以三种形式存在于血液中，即游离睾酮（free testosterone，FT）、白蛋白结合睾酮和性激素结合球蛋白睾酮。游离睾酮和白蛋白结合睾酮有活性，称为生物活性睾酮（可直接利用），占 30% ~ 40%；性激素结合球蛋白睾酮，不易解离，称为无生物活性睾酮，占 60% ~ 70%。随着年龄增长，男性血液中生物活性睾酮水平逐渐下降，而无生物活性睾酮逐渐增加。临床检查血清总睾酮水平正常，但 LOH 症状可能早已提前出现，需进一步检查游离睾酮以明确诊断。雄激素缺乏大体有以下三种原因。

1. 睾酮合成与分泌减少

95% 以上血清睾酮来源于睾丸间质细胞，睾丸接受下丘脑 – 垂体 – 睾丸轴调控，高龄睾丸间质细胞功能退化，分泌睾酮的昼夜节律减慢或消失；少量雄激素由肾上腺皮质网状带（ACTH 调控）直接分泌，包括脱氢表雄酮和雄烯二酮。

2. 睾酮转运与代谢异常

正常睾丸每天合成睾酮 5000 ~ 7000 μg，双氢睾酮 15 μg，雌二醇 6 μg，睾酮在外周组织 5α- 还原酶作用下转化为双氢睾酮（DHT）300 μg/d，睾酮在芳香化酶作用下转化为雌二醇 39 μg/d。血清睾酮大多（97%）以结合形式存在，50% ~ 60% 与白蛋白结合，半解离时间＜ 1 秒，30% ~ 40% 与性激素结合蛋白结合，半解离时间为 22 秒，游离睾酮（仅占 2%）和白蛋白结合睾酮有生物活性，而性激素结合蛋白主要作用是调节甾体激素的代谢率。

睾酮主要是在肝脏灭活，半数代谢产物是 17- 酮类固醇通过尿液排出，其余是二醇和三醇类化合物，少量经粪便排出。增龄使得睾丸受到氧化应激的损害，氧化应激会引起 Leydig 细胞雄激素合成相关酶的活性下降，影响睾酮的转运和代谢。

3. 睾酮水平调控障碍

下丘脑 – 垂体 – 睾丸轴调控睾酮生成，随着老龄化的进展，性腺轴也会逐渐退化，下丘脑促性腺激素释放激素（GnRH）神经元细胞减少，脉冲式分泌下降，导致 GnRH 分泌减少，垂体对 GnRH 应答也相应减少，导致 LH 脉冲式增加但不规则，振幅减小，LH 水平降低，睾酮昼夜分泌节律消失，睾酮生成和分泌减少。增龄过程中的氧化应激使 Leydig 细胞受到损伤，活性氧类物影响睾酮合成。

三、靶器官作用障碍

雄激素和雄激素受体（AR）结合才能发挥正常的生理功能，雄激素受体数量和敏感性随着年龄增长而逐年下降。血清睾酮水平正常，尤其是游离睾酮水平正常者出现 LOH 典型症状时，可能与雄激素受体数量减少或敏感性下降密切相关。雄激素受体基因定位于 Xq11-12，有 A ~ H 八个外显子，既能够与睾酮结合，又能够与 DHT 结合，后者作用是睾酮的 2 倍以上（DHT- 受体复合物更为稳定），脱氢表雄酮和雄烯二酮与 AR 亲和力弱。男性附属性腺生长发育和功能依赖雄激素和雄激素受体，*AR* 基因突变或受体作用障碍，表现为雄激素缺乏症状，乳腺的雌二醇作用超过睾酮发生男性乳腺发育。

四、其他因素

1. 肥胖

肥胖患者脂肪细胞增多，脂肪细胞内芳香化酶数量和活力增强，雄激素在芳香化酶作用下过多地转化为雌激素，导致肥胖男性体内雌激素水平升高或雌雄激素比例失调，下丘脑 – 垂体 – 性腺轴功能下调，睾酮生成减少。

2. 不良生活习惯

（1）吸烟：烟草尼古丁影响睾丸血管功能，诱发小动脉痉挛或硬化，导致睾丸动脉血流减少，分泌雄激素水平相应减少，而雌激素水平升高，进一步抑制下丘脑 GnRH 脉冲式分泌，减少睾酮产生。

（2）饮酒：酒精的成分为乙醇，直接抑制或通过代谢产物乙醛抑制参与睾酮合成的酶，导致睾丸合成和分泌睾酮障碍。

（3）熬夜：熬夜是一种不良的生活习惯，长期熬夜会影响内分泌激素水平，导致性腺轴功能下调，出现睾酮分泌减少。

3. 环境污染

食品添加剂、食物色素、防腐剂等物质导致睾丸生殖细胞变性，长期食用会影响睾酮分泌；有机磷、有机氯等农药和重金属如铅、镉、锰、汞等导致睾丸曲细精管变性、萎缩、坏死，睾酮分泌减少。

4. 系统性疾病

系统性疾病如糖尿病、代谢综合征、高血压病、冠心病、高脂血症、肝硬化、肾功能衰竭等干扰睾酮的产生，直接影响睾丸功能或间接调控性腺轴，加快 LOH 患者睾酮水平下降速度。

5. 睾丸疾病

睾丸损伤、隐睾、睾丸扭转、睾丸炎、精索静脉曲张等疾病导致睾丸功能减退或睾丸萎缩，睾酮分泌减少；睾丸肿瘤术后、睾丸活检或睾丸取精术后，加重雄激素缺乏。

6. 药物影响

己烯雌酚、阿片制剂、大麻、酮康唑、聚氯联二苯、巴比妥类、苯妥英钠、糖皮质激素、螺内酯、西咪替丁、地高辛、GnRH 活性药物和拮抗剂、黄体酮、噻嗪类利尿剂、乙胺碘佛醇、环孢素、阿立哌唑、齐拉西酮、氯米帕明等药物影响睾酮的水平。

第三节　临床表现

雄激素受体遍布于全身多个组织脏器，生理需要量的睾酮可促进毛发生长、皮脂腺分泌、白蛋白合成和精子生成，增加肌肉强度和力量，刺激骨髓造血干细胞的功能，加速骨骼生长，维持性欲、勃起功能和射精功能等。睾酮缺乏导致 LOH 临床表现各异，缺乏特异性，绝大多数 LOH 患者为功能性病变，主要表现为精力体力下降、精神心理障碍及性功能障碍，器质性病变少见（图 1-11）。

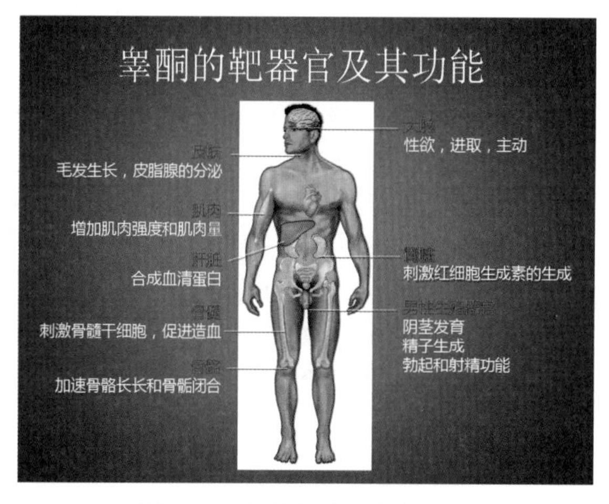

图1-11　雄激素受体分布与作用

（1）性功能减退症状：性欲低下和勃起功能障碍是 LOH 常见的症状，表现为晨勃减少或消失，对性刺激缺乏反应，性欲减退，甚至无动于衷，勃起不硬不持久或中途疲软，性满足感下降，性生活次数减少，精液量下降，射精无力，阴毛稀疏或睾丸萎缩等。

（2）循环系统症状：潮热、多汗、心前区不适、心悸、胸闷、头晕、血细胞比容下降、贫血、心血管不良事件发生率增加。

（3）神经精神症状：失眠、多梦、注意力不集中、记忆力减退、烦躁、易怒、恐惧感、焦虑、抑郁、兴趣减少、自信心下降等。

（4）骨骼肌肉系统症状：肌肉体积和肌力下降、肌肉萎缩、体力下降、耐力下降、疲乏无力、肌肉疼痛、骨与关节疼痛、骨质疏松、骨折发生率增加等。

（5）营养代谢症状：代谢综合征、内脏脂肪增加、腹型肥胖、胰岛素抵抗、瘦体质量减少、体毛减少、皮肤干燥等。

第四节　诊断与鉴别诊断

国内外对于 LOH 诊断标准不统一，一般结合临床症状、血清生殖激素测定及雄激素补充治疗综合判断。诊断 LOH 需同时满足 3 种以上性功能减退症状：如晨勃减少、性欲减退、阴茎勃起功能障碍、血清睾酮下降（TT ＜ 11 nmol/L 或 3200 ng/L，FT ＜ 220 pmol/L 或 64 ng/L）。具有潜在或明显睾酮缺乏症状、晨起睾酮＜ 12 nmol/L 时，若应用睾酮补充治疗有效可进一步明确 LOH。

一、诊断

1. 病史

LOH 易与多种疾病混淆，如冠心病、糖尿病、高血压、慢性肝肾疾病、恶性肿瘤、甲状腺疾病、阿尔茨海默病、抑郁症、精神分裂症等，而且合并性腺功能减退的男性会加重上述疾病的症状和体征，因此，采集病史时应详细询问患者既往史、现病史和用药史。

2. 体格检查

观察患者神志、精神状态、皮肤状态和肌肉力量等，了解有无毛发稀疏或脱落现象，包括头发、胡须、腋毛、阴毛等，注意有无腹型肥胖和男性乳腺发育，了解男性第二性征发育情况，如阴茎牵拉长度、睾丸大小和质地等，测量身高、体重指数、腹围、臀围。向心性肥胖作为男性代谢综合征的关键特征，常与血清睾酮缺乏有关，代谢综合征也是血清睾酮缺乏的危险因素，这种影响不但存在于 BMI 偏高的男性中，也存在于 BMI 正常腹围增加的男性中。腹部检查应注意肝脏大小、肋缘是否触及、肝区有无叩痛等；患者若有脊柱驼背，可能提示存在骨质疏松。

3. 实验室检查

（1）一般检查：心电图、血尿常规、肝肾功能、血糖和血脂等。

（2）生殖内分泌激素：泌乳素、睾酮、游离睾酮、雌二醇、黄体生成素、卵泡刺激素和甲状腺素检测。男性 24 小时体内睾酮水平呈节律变化，一般在清晨 7：00—9：00 处于较高水平，睾酮低伴有 LH 水平低下时诊断为继发性性腺功能减退，考虑下丘脑和（或）垂体问题，应进一步查垂体 MR 以除外垂体结构性病变。垂体泌乳素瘤致 PRL 增高（PRL ≥ 100 ng/mL）可引起性欲低下伴勃起功能障碍，服用雌激素、甲氰咪胍、氯米芬、甲基多巴、吩噻嗪等也可以引起 PRL 增高。甲状腺功能异常也会引起勃起功能障碍，可疑甲状腺功能亢进及低下者，应行甲状腺素测定。

（3）前列腺评估：直肠指检、前列腺特异性抗原（prostate-specific antigen，PSA）筛查和经直肠前列腺超声，LOH 合并良性前列腺增生症优先评估下尿路症状严重程度，PSA 升高者应进一步排除前列腺癌可能性，下尿路梗阻症状严重或可疑前列腺癌者是睾酮补充的禁忌证。

4. LOH 的症状评价表（表 1–15，表 1–16）

表 1–15　中老年男子症状问卷（AMS）

症状	无症状	轻微	中度	严重	非常严重
	1	2	3	4	5
1.感到总体健康状况下降（总体健康状况，主观感受） 2.关节痛与肌肉痛（腰痛、关节痛征、四肢痛、全背痛） 3.多汗（非预期的或突然的阵汗，非劳力性潮热） 4.睡眠障碍（入睡困难、睡眠过程障碍、早醒和感觉疲劳、睡眠不好、失眠） 5.需要增加睡眠时间，常常感到疲劳 6.烦躁易怒（爱发脾气、为小事生气、情绪化） 7.神经质（内心压抑、焦虑、烦躁不安） 8.焦虑不安（感到惊恐） 9.体力极差，缺乏活力（表现总体下降、活动减少、对休闲活动缺乏兴趣、感到做事少和收获少、感到必须强迫自己参加一些活动） 10.肌肉力量减少（感到无力） 11.情绪忧郁（情绪低落、忧伤、几乎落泪、缺乏动力、情绪波动、感到做什么事都没有意思） 12.感到个人已走了下坡路					

续表

症状	无症状	轻微	中度	严重	非常严重
	1	2	3	4	5
13.感到精疲力竭，人生已到了最低点					
14.胡须生长减少					
15.性活动的能力及频率减少					
16.晨间勃起次数减少					
17.性欲减退（性活动失去愉悦感，缺乏性交欲望）					
除了上述症状之外，您是否还有其他症状？如果有，请描述：是□ 否□					

总分	17～26分	27～36分	37～49分	≥50分
症状严重程度	无	轻度	中度	重度

表 1–16　中老年男子雄激素缺乏（ADAM）问卷

1.是否有性欲减退?
2.是否有体能下降?
3.是否有体力和（或）耐力下降?
4.是否有身高降低?
5.是否有生活乐趣降低?
6.是否有忧伤和（或）脾气不好?
7.是否有勃起不坚?
8.体育活动能力最近是否有下降?
9.餐后是否爱打瞌睡?
10.最近的工作表现是否不佳?

评价：对每个问题回答“是”或“否”；问题1或问题7或任何3个其他问题回答“是”即定为阳性答卷。

5. 诊断性睾酮补充治疗

疑似LOH患者在排除禁忌证后可行3T试验（testosterone therapy test）：睾酮补充治疗前、睾酮治疗期间（4周后）、睾酮治疗后（3个月后），治疗前后量表各项症状积分明显改善，即可诊断LOH。有效检验：ADAM调查表敏感度为88%，特异度为60%。ADAM问卷敏感度高，省时且易操作，可作为筛查量表使用，而AMS量表特异性高，可作为疗效监测使用，两者联合用于LOH的筛查、诊断和监测。

二、鉴别诊断

LOH临床表现复杂，易与多种疾病混淆，应与性腺功能减退症、精神疾病及慢性内科疾病等鉴别。

（1）原发性性腺功能减退症：病变部位在睾丸，病因可为先天性因素（克氏综合征、性逆转综合征等）或后天性因素（腮腺炎性睾丸炎、隐睾、睾丸损伤等），LH和FSH明显增高，睾酮减低，临床表现类似LOH症状。

（2）继发性性腺功能减退症：发病部位在下丘脑或垂体，病因可为先天性因素（卡尔曼综合征、低促性性腺功能减退症等）和后天性因素（垂体泌乳素瘤、垂体损伤等），LH和FSH低下，睾酮减低，类似于LOH表现。

（3）精神心理疾病：中老年男性的多种神经精神系统疾病，如心脏神经官能症、躁狂症、忧郁症等，往往临床表现与LOH类似，进行血清睾酮测定、补充睾酮试验性治疗可予鉴别。

（4）慢性疾病：内科慢性疾病发病往往有一个过程，疾病演变到一定阶段表现为或伴随有LOH症状，如高血压、糖尿病、肝肾功能障碍、恶性肿瘤晚期及甲状腺功能减退等，常常出现性功能障碍、性欲减退、疲乏无力、胸闷不适等症状，详细询问患者既往病史，结合临床表现和实验室检查，不难鉴别诊断。

第五节 治疗

LOH治疗方法主要是睾酮补充治疗（testosterone supplement therapy，TST），排除禁忌证后可长期应用。睾酮对于LOH治疗安全有效，中老年男性出现上述LOH症状，伴有血清睾酮水平降低，血清总睾酮< 8 nmol/L（230 ng/dL）或血清游离睾酮< 8.5 pg/mL时，推荐TST治疗。LOH临床表现明显但血清睾酮或游离睾酮下降不明显时，选择TST试验性治疗。游离睾酮> 11.8 pg/mL时，不推荐TST。

一、一般治疗

（1）保持健康的生活方式，如适当锻炼、平衡膳食、戒烟限酒、心态平和、作息规律和控制体重等。增加日常体育锻炼，每周坚持3次以上有氧运动，每次运动坚持30分钟以上，体育锻炼可消耗热量、减轻体重、改善微循环、提高新陈代谢，有效防治LOH。健康的饮食结构是荤素搭配，以清淡饮食为主。适当补充肉类食物有利于提高睾酮水平。

（2）骨质疏松者应适当运动，多晒太阳，补充钙剂、维生素D_3，甲状腺功能减退者补充甲状腺素。

（3）精神症状显著者建议进行心理咨询或应用精神类药物治疗，如5-羟色胺再摄取抑制剂等，改善患者心理健康。

（4）严格控制严重原发慢性内科疾病，如高血压控制血压平稳，糖尿病给予降血糖治疗，冠心病给予改善心肌供血治疗。

二、睾酮补充治疗

1. 治疗目标

（1）补充睾酮生理需要量，恢复血清睾酮水平，提高性欲，改善勃起功能。

（2）缓解精神心理障碍，纠正情绪异常。

（3）增加肌肉容量和肌肉力量，增强精力体力，恢复身体功能。

（4）减少体脂率（特别是腹部和内脏脂肪），降低心脑血管和糖尿病发病风险。

（5）增强骨质密度，增加骨量，预防跌倒和骨折发生。

2. 禁忌证

（1）前列腺癌或可疑前列腺癌，PSA升高明显者：虽补充睾酮并不能增加前列腺腺体内睾酮水平，与前列腺癌发病并无明确相关性，但补充睾酮有增加前列腺癌转移的可能。

（2）男性乳腺癌：乳腺癌的发生发展与雌激素水平密切相关，补充外源性睾酮后其转化为雌激素的水平增高，有加重患乳腺癌的可能。

（3）红细胞增多症。

（4）严重睡眠呼吸暂停综合征。

（5）前列腺增生伴有下尿路梗阻症状严重者。

（6）未控制的严重心脏或肝脏功能衰竭者。

3. 睾酮制剂种类和用法

睾酮制剂分为口服、肌内注射、凝胶或经皮给药、皮下埋植制剂等，应根据个体化治疗原则选择不同制剂。

（1）口服药：LOH推荐首选，十一酸睾酮胶丸40 mg含睾酮25 mg，口服后经小肠淋巴结吸收，经胸导管进入体循环，避免烷基化睾酮的弊端，推荐剂量为120 ~ 160 mg，维持量为40 ~ 120 mg，分两次餐中口服效果更佳，疗效肯定，价格适中。

（2）注射剂（酮酯类）：十一酸睾酮注射液，推荐剂量为每 4 ～ 6 周 250 mg 肌内注射。单剂注射后峰浓度超生理高浓度，5 周后下降至正常水平以下。

（3）睾酮皮肤贴剂：阴囊皮肤贴剂，剃毛后晨起贴敷于阴囊，每天释放睾酮，贴剂规格和使用频率因厂家不同而有差异。

（4）睾酮皮肤凝胶：含睾酮 1%，剂量为 5 ～ 10 g，每克含睾酮 10 mg，每日一次，涂抹于皮肤上，峰浓度达 20 ～ 40 nmol/L，峰浓度与使用剂量呈正相关。

4. LOH 的疗程

LOH 多是睾酮部分缺乏，改变生活方式及体育锻炼有益于改善下丘脑 – 垂体 – 睾丸轴的调控功能，增加内源性睾酮的合成与分泌，经过 TST 一段时间有自行恢复的可能。对于睾丸功能不能自行恢复者，为了控制 LOH 症状或可能带来的并发症如骨质疏松和心血管疾病等，可能需要终身持续 TST。

5. LOH 和 TST 疗效评价指标

TST 并不能完全祛除 LOH 所有症状，换言之，LOH 的发生还有其他未知因素参与，因此，TST 过程中应对患者的睾酮水平和疗效进行监测与评估，以及时适当调整药物剂量或者适时终止 TST，重新查找原因并进行相应处理。疗效评估包括睾酮缺乏相关症状和体征是否好转，如性欲、性功能、肌肉功能、体脂及骨密度改善情况。

TST 前均应行前列腺特异抗原（prostate-specific antigen，PSA）检测、直肠指检（digital rectal examination，DRE）和前列腺超声检查，必要时行经直肠超声引导下前列腺穿刺活检除外前列腺癌，充分评估前列腺健康状态；TST 后 3 个月复查 PSA 和 DRE，以后 1 年内每 3 个月复查一次，之后每年全面评估一次。

三、中医中药治疗

中医学对本病的认识较早，中医解释 LOH 是中老年男性随着年龄增加出现体内阴阳平衡失调、脏腑功能紊乱而导致的一系列综合征。中医的“虚劳”“郁症”“阳痿”“脏燥”“眩晕”“心悸”“不寐”都是 LOH 的核心症状。

LOH 启动因素在肾虚，致病之枢在肝郁，肾虚肝郁是 LOH 的核心病机。LOH 中医证型主要是肾阴亏虚证、肾阳亏虚证、心肾不交证、肝气郁结证、肝阴虚证等，肝肾阴虚证和肾阳亏虚证多见，占 50% 以上。肾阳亏虚主要表现为性功能障碍，肾虚肝郁主要是精神心理表现，临床上常在辨证论治的基础上选用左归丸、右归丸、逍遥丸、复方玄驹胶囊、疏肝益阳胶囊等。

第六节　小结

LOH 是一种睾丸功能减退致雄激素缺乏的慢性疾病，常见于中老年男性，45 岁以上多发。LOH 典型临床表现是性功能障碍、循环系统症状、神经精神症状、骨骼肌肉系统症状、营养代谢改变等。睾酮补充治疗是 LOH 首选方案，用药前应了解患者精神心理状态，排除禁忌证，评估睾酮补充治疗的获益与风险，实施个体化治疗。

参考文献

[1] WANG C，NIESCHLAG E，SWERDLOFF R. European Association of Urology 2009，Guidelines. Investigation，treatment and monitoring of Late-Onset Hypogonadism in Males：ISA，ISSAM，EAU，EAA and ASA Recommendations. Eur Urol，2009，55：121-130.

[2] 李宏军，谷翊群．男性迟发性性腺功能减退症的发病机制与流行病学．国际生殖健康 / 计划生育杂志，2011，30（1）：10-13.
[3] BASARIA S. Reproductive aging in men. Endocrinol Metab Clin N Am，2013，42（2）：255-270.
[4] DUDEK P KOZAKOWSKI J，ZGLICZYNSKI W. Late-onset hypogonadism. Menopause Rev，2017，16（2）：66-69.
[5] 中华医学会男科学分会编．中国男科疾病诊断治疗指南与专家共识（2016 版）．北京：人民卫生出版社，2017：141-190.
[6] DECAROLI MC，ROCHIRA V. Aging and sex hormones in males. Virulence，2017，8（5）：545-570.
[7] KLONER RA，CARSON C，DOBS A，et al. Testosterone and cardiovascular disease. J Am Call Cardiol，2016，67（5）：545-557.
[8] MCBRIDE J A，CARSON C C，COWARD R M. Testosterone deficiency in the aging male. Ther Adv Urol，2016，8（1）：47-60.
[9] SAMIPOOR F，PAKSERESHT S，REZASOLTANI P，et al. The association between hypogonadism symptoms with serum testosterone，FSH and LH in men. The Aging Male，2017，21（1）：1-8.
[10] 李宏军．男性更年期综合征．北京：人民卫生出版社，2019，4：204-210.
[11] 白文俊，刘贵中．如何面对男性更年期综合征．中老年保健，2019，1（10）：16-22.
[12] 孙颖浩．吴阶平泌尿外科学．北京：人民卫生出版社，2019，8：2042-2050.
[13] 徐福松，秦国政，金宝方．男子更年期综合征．徐福松实用中医男科学，2011：5705-5716.
[14] 闵潇，解圣麟，焦拥政．迟发性性腺功能减退症中医治疗思路与方法．中医杂志，2017，58（6）：479-481.

（孙寿媛　李剑　刘贵中）

第六章　隐睾症

隐睾症（cryptorchidism）是指婴儿出生时一侧或双侧睾丸未降入阴囊而停留在睾丸下降途径中的某一个部位，如腹膜后、腹股沟管等处。1786 年 John Hunter 首先报道了有关隐睾的研究。隐睾是男性生殖系统常见的先天性发育畸形之一，其发病率呈上升趋势，足月儿约为 3.4%，早产儿约为 30%；左侧隐睾的发生率为 30%，右侧为 50%，双侧为 20%。大部分隐睾会在出生后 3 个月内自行下降，但出生后 6 个月继续下降的机会明显减少。隐睾对患者的危害包括心理障碍、睾丸扭转与损伤，最大的危害是引起男性不育和睾丸恶变，所以，隐睾症一旦确诊应积极治疗，以手术治疗为主，药物治疗为辅。

第一节　病因、发病机制及分类

在胚胎发育的第 10 ～ 15 周，睾丸开始形成尾部系带，在睾丸下降至腹股沟管的内环处之前系带始终存在。尾部系带起源于直肠系膜尾部和肾原基，经转变形成索状引带，从孕期第 25 周起，索状引带经过短暂的扩张期后开始逐渐变短，同时头部系带开始退化，这些变化保证睾丸在索状引带的牵引下，自后腹膜下降至腹股沟内环，在腹股沟管处带动腹膜形成腹膜鞘状突，并推动皮肤形成阴囊后降入其中。睾丸索状引带的发育依赖间质细胞表达的胰岛素样因子 -3（insulin-like peptide -3，Insl-3）基因及蛋白，Insl-3 使睾丸索状引带增大增粗。抗苗勒管激素（anti-Müllerian hormone，AMH）调控睾丸后腹膜段的下降，生殖股神经释放的降钙素基因相关肽（calcitonin gene related peptide，CGRP）与睾丸引带上的 CGRP 受体紧密结合，引导睾丸降至阴囊。到第 28 周前，睾丸及附睾穿过腹股沟管，睾丸索状引带开始退化，出生时睾丸可降至阴囊底。97% 睾丸未完全下降的新生儿在出生后 12 周以内睾丸可以降至阴囊内。

一、病因及发病机制

隐睾症的病因和发病机制尚不清楚，可能与下列因素有关。

1. 遗传因素

隐睾具有遗传倾向性，家族中发病率接近 14%。文献报道，与隐睾发生可能相关的基因有 *Insl-3*、*Tsg23*、*Bcl-2*、*AR* 基因、诱生型一氧化氮合成酶（*iNOS*）基因、*SRD5A2*、热休克蛋白 70-2（*Hsp70-2*）基因、雌激素和雌激素受体基因等。

2. 内分泌因素

睾丸下降过程与睾酮水平密切相关，睾酮 - 双氢睾酮与精索和阴囊表面的受体蛋白结合，促使睾丸下降。下丘脑 – 垂体 – 睾丸轴失衡导致隐睾患者睾酮水平低于正常，内分泌因素所致的隐睾多为双侧隐睾。近期有人在隐睾患者血中发现抗促性腺激素细胞抗体，提出隐睾可能是患者垂体自身免疫性疾病。

3. 解剖因素

（1）睾丸引带缺如或收缩不良，直接可导致睾丸不能由原位降入阴囊。

（2）鞘状突未关闭，隐睾患者鞘状突多终止于耻骨结节或阴囊上方，而异常的引带残余及筋膜覆盖阴囊入口，这些因素都可阻止睾丸下降。

4. 其他因素

睾丸本身的缺陷，如精索血管或输精管先天发育过短、睾丸与附睾分离、附睾缺如等也可阻碍睾丸下降，引起隐睾的发生。

二、分类

1. 根据睾丸下降的位置分类

（1）腹股沟上型：位于腹股沟内环以上及腹膜后，通常称为高位隐睾。

（2）腹股沟型：位于腹股沟区内环与外环之间。

（3）腹股沟下型：位于腹股沟外环以下阴囊上部，通常称为低位隐睾。

2. 根据隐睾的临床表现分类

（1）可触及睾丸型：在阴囊上方及腹股沟管内可触及睾丸样肿块。

（2）未触及睾丸型：在阴囊内及腹股沟管内均未能触及睾丸样肿块。

第二节 危害

隐睾症对患者的危害包括躯体和心理两方面，处于青春期发育的男孩心理影响压力比较明显，隐睾还可以增加睾丸扭转与损伤的风险和概率，隐睾症最大的危害是引起男性不育和诱发睾丸恶变。

一、对睾丸生精功能的影响

隐睾导致生精功能障碍的机制包括睾丸发育不良、性腺轴异常、免疫学损害及梗阻。刚出生的隐睾患者的睾丸中存在生殖细胞，出生 15 个月后，其生殖细胞显著减少。正常情况下，睾丸生殖母细胞从出生后 3 个月开始转化成 A 类精原细胞，约到 1 岁时完成。隐睾患者该过程是异常的，A 类细胞的减少导致精子形成所需的生精干细胞不足，随后导致精子数量少从而引起男性不育。因此，出生3个月到1岁之间是能否保存生育力的关键时期。隐睾位置是生精功能障碍程度的预测因素，隐睾位置越高睾丸体积越小，生殖细胞受损越严重。一般认为单侧隐睾对睾丸生精功能影响较小。

二、发生睾丸肿瘤的风险

隐睾患者睾丸肿瘤发生率平均为9.8%，比正常位置睾丸高近40倍。隐睾睾丸肿瘤发生的原因目前尚未完全明确，一般认为与隐睾温度提高、生殖细胞分化异常、循环异常、内分泌失调等因素相关。推测隐睾睾丸肿瘤发生可能与部分未降睾丸中多核精原细胞有关。隐睾睾丸肿瘤大多数是生殖细胞性肿瘤，75%～80%为精原细胞瘤，其余为畸胎瘤、胚胎瘤、绒癌等。隐睾睾丸肿瘤发病年龄多在30岁之后。高位隐睾，特别是腹膜后隐睾，其睾丸肿瘤发生率比低位隐睾高6倍。6岁以前行睾丸下降固定术比而后行手术发生睾丸肿瘤的概率明显较低。此外，一侧睾丸生殖细胞肿瘤可以增加对侧睾丸发生肿瘤的风险，应密切随访。

第三节 临床表现、相关检查及诊断与鉴别诊断

一、临床表现

隐睾的临床表现主要是一侧或双侧阴囊空虚无睾丸，大多数情况下，在腹股沟处可见局部膨隆，此处常为睾丸所在部位，只要用手轻柔可推动睾丸。如果腹股沟处未触及睾丸，需要做进一步的辅助检查来寻找睾丸。

二、相关检查

1. 体格检查

在室内温度适宜的条件下，患者保持站立体位，检查者动作注意轻柔，很容易发现一侧或双侧阴囊空虚，阴囊内触及不到睾丸。大多数隐睾可触及，40%靠近阴囊上部，位于腹股沟外环处；30%位于腹股沟管处；5%异位于会阴或大腿内侧处。25%隐睾不可触及，需要进一步辅助检查才能确诊。

2. 实验室检查

（1）性腺轴激素试验：双侧隐睾伴随阴茎短小、尿道下裂等需要鉴别无睾症，可进行hCG刺激试验，检查睾酮、FSH、LH、MIS/AMH测定等。当血FSH及LH升高、睾酮水平低下时，应用大剂量hCG肌内注射后睾酮水平无升高为激发试验阴性，预示无睾症或先天性睾丸发育极度不良，其hCG阳性预测值为89%，阴性预测值为100%。hCG刺激试验方法为注射hCG 1500 IU，隔日1次，共3次，注射前后检查血清中睾酮水平，如果注射后血清睾酮水平升高，表示有功能性睾丸组织存在。

（2）染色体核型分析：如果未找到睾丸，伴随阴茎短小、尿道下裂等，须进行染色体核型、遗传基因、AMH测定等检查。

3. 影像学检查

（1）超声检查：超声检查具有无创、简便、价格低廉且诊断率高的特点，可作为隐睾检查的首选方法。对腹股沟部位隐睾的诊断准确性极高，对腹腔内隐睾，因受肠道积气的影响，诊断有一定难度。

（2）CT检查：CT检查对腹股沟部位的隐睾诊断有重要意义，缺点是有X线辐射。

（3）MRI检查：MRI检查对不可触及型隐睾的诊断有重要价值，可更好地区分睾丸组织与周围软组织，特别在肥胖患者的诊断中，MRI优于超声，但价格昂贵、小儿不易配合。

（4）腹腔镜探查：腹腔镜探查是没有性发育障碍证据的不可触及隐睾患者诊断的金标准，腹腔镜识别腹腔内隐睾的敏感性和特异性几乎达100%。

三、诊断与鉴别诊断

通过询问病史、体格检查及必要的辅助检查很容易确诊隐睾症。做出诊断后，还应了解以下关于隐睾的鉴别诊断。

1. 无睾症

无睾症是指体检及影像学检查不能找到睾丸，睾酮基础水平低（青春期前水平），基础 FSH 和 LH 水平高（9 岁以前可不升高），染色体核型正常。hCG 刺激试验睾酮无反应提示无睾症。患者血浆中未检测到 AMH 则进一步提示无睾。无睾症患者一经确诊，在达到青春期年龄时（13 ~ 14 岁），可以开始睾酮替代治疗。

2. 睾丸回缩

睾丸回缩是指在寒冷等刺激作用下提睾肌发生强烈反射，睾丸回缩至腹股沟管内，待温度恢复后睾丸可复现。如果新生儿期可触及睾丸，但以后的体检中却触不到，则可能诊断为睾丸回缩。体检如果睾丸位于阴囊上位置，牵拉后可降至阴囊并停留则诊断为睾丸回缩，如果牵拉不能降至阴囊或不能在阴囊内停留则诊断为隐睾。睾丸回缩者生育能力一般正常，且有自然降至阴囊内的趋势，多无须手术矫正。

3. 睾丸异位

睾丸异位是指睾丸已出腹股沟管外环，未进入阴囊，而在正常下降通路之外，位于浅表腹股沟凹陷、会阴部、股管、耻骨上区，极少数患者位于对侧阴囊内。

第四节　治疗

隐睾症在病理上存在着睾丸退行性病变的可能，并且随着年龄的增大而增加发生睾丸恶变的风险，因此，隐睾症确诊后，为了更大可能保护睾丸的正常功能，减少和预防睾丸肿瘤的发生，应该尽快治疗。

1. 门诊随访观察

3.4% 的足月男婴和 30% 早产男婴出现单侧或双侧隐睾，但是大多数在出生后 3 个月内会降至阴囊（得益于出生后半年内的模拟青春期，性腺轴短期活化），至 1 岁时，隐睾的发病率降至 0.8%。绝大多数隐睾患者出生后前 6 个月生殖细胞的总数是在正常范围内，6 个月后睾丸下降率明显降低而且对睾丸损害增加，在 1 岁以上的隐睾患者中可见到生精上皮的超微结构变化。鉴于 3 个月到 1 岁之间是保存生育力的关键时期，推荐门诊随访观察，等待时间最迟为 6 ~ 12 个月。

2. 药物治疗

由于目前对隐睾尚无统一的分类，疗效也缺乏统一客观的评价标准，各学者之间有很大差异。文献报道激素治疗成功率为 6% ~ 75%，总体约 20%，治疗后由于睾丸的再次上升而有效率下降到 15% 左右。目前应用的内分泌激素有以下几种。

（1）绒毛膜促性腺激素：绒毛膜促性腺激素类似于 LH 作用，刺激间质细胞，增加内源性睾酮水平。一般使用一个疗程，总剂量 5000 ~ 10 000 单位，分 10 次，间隔 1 ~ 3 天，注射完成。

（2）促性腺激素释放激素：GnRH 作用于垂体前叶，促使垂体释放 LH 和 FSH，被释放的 LH 发挥与 hCG 相同的作用。LHRH 的优点是可采用鼻黏膜喷雾给药，每侧鼻孔 200 μg，每天 3 次，每天总量 1.2 mg，连续 28 天，鼻黏膜喷雾给药无任何痛苦，即使感冒流涕仍可继续治疗。对经术前应用 LHRH 治疗，睾丸未能下降的隐睾进行活检，结果显示其组织学表现较之未接受激素治疗者有明显改善。

激素治疗的效果与隐睾所处的位置关系密切，位置越低，治疗效果往往越好。腹内隐睾的激素治疗几乎无效。在可回缩睾丸或获得性隐睾的治疗中，激素有效率高。近年来国内外相关研究发现，在 1 ~ 3 岁的小儿隐睾患者中使用 hCG 治疗，因生精细胞尚未发育，随访发现成年后出现睾丸发育不良，体积缩小，生殖功能降低。目前，美国及欧洲泌尿外科学会的隐睾治疗指南已不推荐该疗法。

3. 手术治疗

睾丸下降固定术是治疗隐睾症的主要方法。睾丸下降固定术能将睾丸解剖复位的成功率升高到95%，并发症风险率降低1%。在出生15～18个月后，一些隐睾患者睾丸生殖细胞出现减少，3岁以后生精细胞缺失率高达93%，所以睾丸下降固定术最佳手术年龄应该在6～12个月，最迟18个月内进行手术，无须常规活检。如果隐睾是这个年龄段之后发现的，确诊后应尽快手术。手术治疗的要点是充分游离松解精索，同时修复存在的疝囊，把睾丸解剖复位固定在阴囊内达到一期手术效果，如果遇到复杂情况不能达到解剖复位，可以分期手术治疗。

（1）一期睾丸下降固定术：一期睾丸下降固定术适用于可触及的低位隐睾。经腹股沟入路，采用腹股沟斜切口，游离精索，结扎未闭的鞘状突或疝囊，放置睾丸于肉膜囊（在阴囊皮肤与下方平滑肌层间）。手术中需游离足够长度的精索血管以使睾丸无张力放入阴囊，将睾丸通过腹股沟管时，应避免精索血管或腹膜蒂扭转。

（2）分期睾丸固定术：分期睾丸固定术适用于高位隐睾或少数低位隐睾虽经广泛游离但精索长度仍不足以将睾丸无张力放入阴囊。手术可先将睾丸固定于当前所能达到的最低位置，半年至一年后行二期手术将睾丸固定于阴囊。这期间可使用一个疗程的hCG，有助于精索的发育增长及睾丸的下降。绝大多数病例通过分期手术可将睾丸放入阴囊。为防治二次手术时局部粘连较重而使手术难度增大，可使用精索硅胶护套让二期手术更容易完成。

（3）Fowler-Stephens 睾丸固定术：Fowler-Stephens 睾丸固定术适用于长襻输精管、侧支循环丰富且睾丸发育良好的高位隐睾。Fowler-Stephens 睾丸固定术高位离断精索血管，保留足够的侧支循环血管，将睾丸固定于阴囊。其理论基础是高位离断精索动静脉而保留输精管和输精管动脉，侧支循环能够为睾丸提供足够的血液循环。在切断精索血管前需先做睾丸出血试验：在切断精索血管处用无创伤血管钳阻断血液循环5分钟后，在睾丸白膜上切一小口。如果无出血或5分钟内停止出血表示供血不足，不宜切断精索；如果流出新鲜血5分钟以上，表示侧支循环丰富，可以切断精索血管，再将睾丸固定于阴囊。也可以分期手术，即一期仅做精索血管离断，待侧支循环增强，睾丸有足够血供时（6～12个月后）再游离睾丸并固定于阴囊内。

（4）腹腔镜手术：所有不可触及睾丸、可疑隐睾恶变、腹腔内高位睾丸切除等都可以采用腹腔镜手术。腹腔镜手术疗效确切，目前已成为临床上治疗高位隐睾不可替代的手术方式。低位腹腔型隐睾，精索比较松弛，可通过腹腔镜松解腹腔段精索，结合腹股沟切口将睾丸固定于阴囊。高位腹腔型隐睾，精索长度足够者可行一期睾丸下降固定术；如果精索长度不够，可行 Fowler-Stephens 一期或分期睾丸下降固定术。睾丸严重发育不良或可疑恶变者，可在腹腔镜下行睾丸切除术。

（5）睾丸移植术：睾丸移植术是治疗腹腔内高位隐睾重要和有效的方法，分为自体睾丸移植和异体睾丸移植。自体睾丸移植主要应用于睾丸发育良好但由于解剖因素不能经上述手术方法降至阴囊内的患者。异体睾丸移植主要适用于先天性睾丸发育不良、无睾症、严重睾丸萎缩和睾丸坏死者，目前多用于动物实验。

（6）睾丸切除并假体植入：睾丸切除适用于睾丸严重发育不良或存在可疑恶变，以及隐睾术后睾丸萎缩坏死者。睾丸假体植入有利于恢复阴囊正常外观，减轻患者心理方面的障碍。目前临床常用硅胶材料的睾丸假体。

4. 未能触及睾丸的处理

双侧未能触及睾丸者，视外生殖器情况做染色体检查，并可通过hCG激发试验来初步判断睾丸的存在与否，但手术探查是唯一可靠的办法。在腹股沟管内未能找到睾丸，但如发现有精索盲端，则提示已无睾丸，不必再做广泛探查。如果只发现盲端输精管或附睾，应考虑输精管、附睾可能与睾丸完全分离，必须继续在腹膜后探查，直至睾丸原始发育的部位。睾丸原始发育虽为腹膜后器官，但不少高位隐睾在腹膜腔内，精索周围常有腹膜包裹，形成系膜，在探查时应加以注意。对于10岁以上腹腔内隐睾患者，如果对侧睾丸正常，为了减少其恶变风险，建议行隐睾切除术。

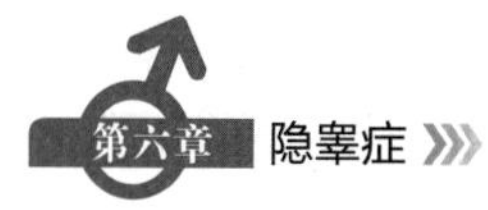

5. 萎缩睾丸的处理

少数萎缩睾丸估计已无内分泌功能，青春期发现的单侧隐睾者或已有可疑恶变者应行睾丸切除。双侧发育不良的小睾丸应尽量保留，放入阴囊或皮下，恶变时易于发现。

总之，隐睾症的诊断应在出生后 6 ～ 12 个月进行。腹腔镜是诊断和治疗腹腔内睾丸的最佳方式。睾丸下降固定术是将睾丸降至阴囊最成功的治疗方式，最佳手术年龄应该在 6 ～ 12 个月，不推荐激素治疗。尽早发现及时就诊，以及选择正确的治疗方法可以减少隐睾症对男性不育方面的影响，有效预防睾丸肿瘤的发生。

第五节　小结

随着人们文化水平的提高和医疗常识的普及，多数隐睾症患者可及时到医院就诊，隐睾症的临床症状比较明显，只要患者和家属细心很容易及早发现，在医生的指导下，以及时做出正确诊断和治疗。建议发现隐睾后积极就诊，在出生后的 6 ～ 12 个月期间完成治疗，最迟在 18 个月内进行隐睾下降固定术，等待青春期时注意监测性激素水平是否正常，必要时进行睾丸超声及 CT 检查，术后应随访观察 2 年。对于隐睾症的患者应做到早发现、早诊断、早治疗，最大可能保护睾丸的功能，减少隐睾症带来的危害，尤其是减少隐睾症对生育的影响及预防睾丸肿瘤的发生。

参考文献

[1] 李宏军，黄宇烽 . 实用男科学 . 北京：科学出版社，2015：283-285.

[2] RODPRASERT W，VIRTANEN H E，MÄKELÄ J A，et al.Hypogonadism and cryptorchidism. Frontiers in Endocrinology，2020，10（906）：15-18.

[3] RAITIO A，SYVÄNEN J，TAURIAINEN A，et al.Congenital abdominal wall defects and cryptorchidism：a population-based study. Pediatr Surg Int，2021，37（7）：837-841.

[4] KOCH T，HANSEN A H，PRISKORN L，et al. A history of cryptorchidism is associated with impaired testicular function in early adulthood：a cross-sectional study of 6376 men from the general population. Human Reproduction，2020，35（8）：1765-1780.

[5] MUNCEY W，DUTTA R，TERLECKI R P，et al.Fertility potential in adult men treated for uncorrected bilateral cryptorchidism：a systematic literature review and analysis of case reports. Andrology，2021，9（3）：781-791.

[6] HILDORF S，CLASEN-LINDE E，CORTES D，et al.Fertility potential is compromised in 20% to 25% of boys with nonsyndromic cryptorchidism despite orchiopexy within the first year of life. Journal of Urology，2020，203（4）：832-840.

[7] GURNEY J K，MCGLYNN K A，STANLEY J，et al.Risk factors for cryptorchidism. Nature Reviews Urology，2017，14（9）：534-548.

[8] KALFA N，GASPARI L，OLLIVIER M，et al.Molecular genetics of hypospadias and cryptorchidism recent developments.Clinical Genetics，2019，95（1）：122-131.

[9] KUIRI-HÄNNINEN T，KOSKENNIEMI J，DUNKEL L，et al.Postnatal testicular activity in healthy boys and boys with cryptorchidism. Frontiers in Endocrinology，2019，10（489）：4-7.

[10] WANG Q，GE X，WANG H X，et al. Association of androgen receptor gene CAG and GGN repeat polymorphism with cryptorchidism：a meta-analysis. Andrologia，2018，50（3）：209.

（李建新　王界宇）

第七章　小阴茎和隐匿阴茎

第一节　小阴茎

一、概述

小阴茎是阴茎牵拉长度（stretched penile length，SPL）小于相同年龄、正常性发育状态人群的阴茎长度平均值2.5标准差以上者（表1-17）。正确的测量方法是诊断小阴茎的基础，SPL测量需在室温≥18 ℃下进行，患者取站立位或卧位，检查者手提捏阴茎，向外牵拉至最大长度，然后用硬质直尺抵住耻骨联合，测量生殖器远端到阴茎根部的距离，不包括包皮长度（图1-12）。小阴茎患者解剖结构和外观形态正常，无女性化特征，无尿道下裂等表现。小阴茎是一些内分泌、遗传性疾病的外在表现，是男性化不全的常见体征。因本病可严重影响患者生理及心理健康且关系到成年后生育能力及性生活质量，近年来备受临床关注。

表1–17　不同年龄段男性正常SPL及–2.5标准差

年龄	均值±标准差（cm）	均值–2.5标准差（cm）
新生儿，孕30周	2.5 ± 0.4	1.5
新生儿，孕34周	3.0 ± 0.4	2.0
0～5个月	3.9 ± 0.8	1.9
6～12个月	4.3 ± 0.8	2.3
1～2岁	4.7 ± 0.8	2.6
2～3岁	5.1 ± 0.9	2.9
3～4岁	5.5 ± 0.9	3.3
4～5岁	5.7 ± 0.9	3.5
5～6岁	6.0 ± 0.9	3.8
6～7岁	6.1 ± 0.9	3.9
7～8岁	6.2 ± 1.0	3.7
8～9岁	6.3 ± 1.0	3.8
9～10岁	6.3 ± 1.0	3.8
10～11岁	6.4 ± 1.1	3.7
成年	13.3 ± 1.6	9.3

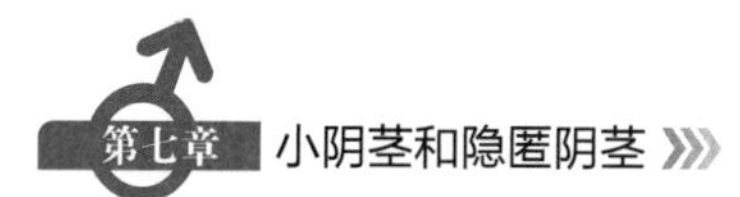

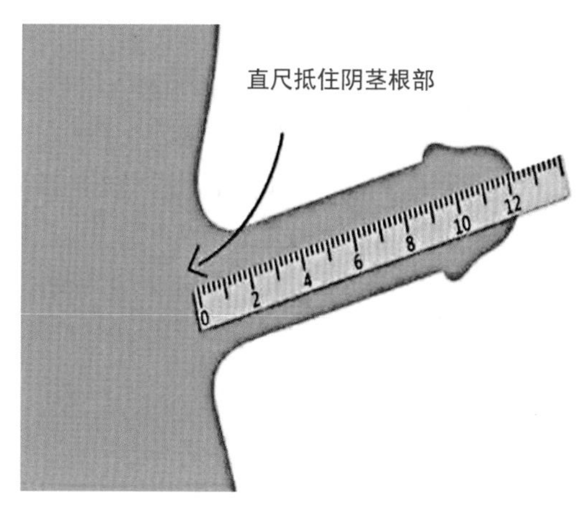

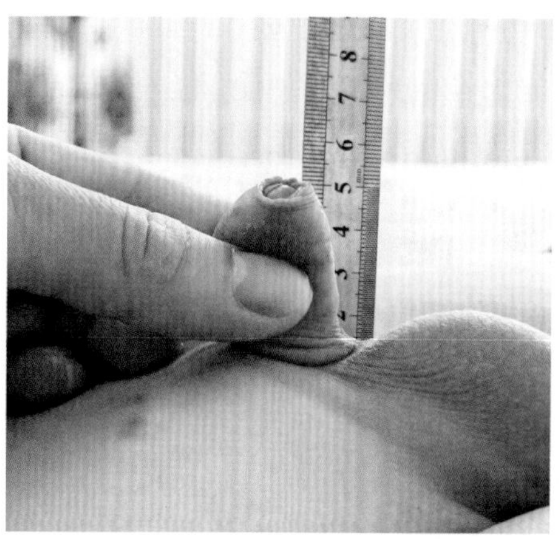

图1-12 正确测量SPL的方法

二、分化与发育

胚胎第4周出现性腺嵴，以后发展为原始性腺，包括皮质和髓质。原始性腺在胚胎期7～8周在*SRY*基因等作用下，髓质出现生精小管雏形（睾丸索）和支持细胞，原始性腺间充质细胞分化为胚胎支持细胞，睾丸索间结缔组织分化为胚胎期间质细胞，皮质萎缩，初具睾丸形态。胚胎期12～14周睾丸支持细胞分化苗勒管抑制物，副中肾管退化，在母体胎盘hCG作用下，促胎儿睾丸间质细胞分泌睾酮，睾酮在外周组织5α-还原酶作用下转化为双氢睾酮，后者与靶器官雄激素受体结合发挥作用，促使阴茎、阴囊和前列腺分化发育。胚胎期14～15周垂体和下丘脑发育成熟，下丘脑产生促性腺激素释放激素，刺激垂体分泌促性腺激素，与母体hCG共同作用，刺激睾丸间质细胞分泌睾酮，胚胎期15～40周内外生殖器早期发育完成。

胎儿出生后6个月内自身性腺轴处于活跃状态，FSH和LH促进睾酮、抑制素B和抗苗勒管激素分泌，称为微小（Mini）青春期，阴茎进一步生长发育。6个月至青春期前，睾丸处于静默状态，阴茎依赖生长激素缓慢生长。青春期前1～2年肾上腺分泌雄激素增多，阴毛和腋毛发育。青春期下丘脑调节中枢敏感性下降，中枢内在抑制解除，下丘脑GnRH神经元活化，垂体分泌LH和FSH增加，睾丸间质细胞分泌睾酮增加，睾酮与GH协同作用，促进男性第二性征发育，表现为阴茎增长，睾丸增大，生精细胞增多，生精小管直径和长度增加。青春期后，骨骺逐渐闭合，海绵体和白膜雄激素受体逐渐减少，直至消失，阴茎停止生长。

三、病因分类

1. 低促性腺素性性腺功能减退症

（1）下丘脑GnRH缺乏：包括先天性或特发性GnRH缺乏及获得性GnRH缺乏，前者如Laurence-Moon-Biedle综合征、Kallmann综合征、Prader-Willi综合征和Demorsier综合征等，后者由下丘脑炎症、肿瘤、损伤引起。

（2）垂体促性腺激素缺乏：包括先天性或特发性及获得性促性腺激素缺乏，前者如特发性垂体功能减退症、单纯性LH或FSH缺乏症、GnRH受体缺乏，后者为垂体炎症、肿 瘤、损伤引起。

2. 高促性腺素性功能减退症

有LH、FSH受体缺陷，先天性睾丸缺如，隐睾，睾丸炎症、外伤，雄激素合成及外周作用障碍（如5α-还原酶缺乏症）。

3. 雄激素作用障碍或受体缺陷

如轻型或部分性雄激素不敏感综合征。

4. 性染色体或常染色体异常

常见于先天性睾丸发育不全综合征（Klinefelter 综合征）。染色体核型有 1 条 Y 染色体，男性表型，多了一条或几条 X 染色体。常见核型为 47，XXY，其他还有 48，XXXY、47，XXY/46，XY、47，XXY/46，XX、49，XXXXY 等。常染色体异常见于唐氏综合征（21- 三体综合征）和部分 7q 三体、14 号长臂缺失等染色体异常。

5. 先天性肾上腺皮质增生症

主要是睾酮合成减少的先天性肾上腺皮质增生症类型。

6. 其他激素或生长因子缺乏

生长激素或胰岛素样生长因子 1 缺乏导致矮小症和小阴茎；甲状腺激素缺乏导致儿童智力低下，身材矮小伴有小阴茎。

7. 特发性小阴茎

原因不明者，其中部分患者下丘脑 – 垂体 – 性腺轴分泌功能正常，青春期时阴茎能正常增长，正常男性化。

四、病因及发病机制

受体基因突变是小阴茎发生的重要分子生物学基础，GnRH、LH、FSH、睾酮受体均属于 G 蛋白受体家族，基因突变导致遗传性受体功能异常。GnRH 及其受体突变引起低促性腺激素性性腺功能减退症，表现为青春期发育迟缓，临床常见小阴茎、隐睾等。GnRH 分泌受数个基因调控：*KAL* 基因突变导致卡尔曼综合征，下丘脑 GnRH 神经元迁移障碍、GnRH 分泌或合成不足，LH 和 FSH 减少，伴随有嗅觉减退或消失；*GnRH* 基因突变导致激素信号传递异常，发生低促性腺激素性性腺功能减退症。*CYP17A1* 基因突变，导致 17α- 羟化酶缺陷症，睾酮、脱氢表雄酮、雄烯二酮合成受阻，发生小阴茎；*HSD17B3* 基因突变导致 17β - 类固醇脱氢酶缺乏致睾酮合成障碍，发生（46，XY）性发育异常，合并小阴茎、外生殖器模糊、女性外生殖表型；*NR5N1* 基因调节许多参与胆固醇和类固醇激素合成过程起关键因子的表达，其突变导致类固醇生成因子 -1 缺乏，影响睾丸发育，出现性发育异常；SRD5A1 和 SRD5A2 编码的 5α- 还原酶催化睾酮转化为作用更强的 DHT，其基因突变致 5α- 还原酶缺乏症，DHT 减少，胚胎时期易发生尿道下裂、隐睾和小阴茎；雄激素受体突变导致雄激素作用障碍，部分雄激素不敏感者出现第二性征模糊，小阴茎、尿道下裂或隐睾等；*GH1*、*GHRHR*、*BTK* 基因突变出现 GH 不足，常发生矮小症和小阴茎。

染色体减数分裂时 X 染色体不分离导致 X 染色体增多，发生 47，XXY 或 46，XY /47，XXY 嵌合型，称为 Klinefelter 综合征，常常伴有小阴茎、小睾丸；*AMH* 基因缺陷导致睾丸支持细胞分泌 AMH 不足，抑制素 B 正常，发生苗勒管综合征。

男性青春期发育启动机制目前尚不明确，可能是大脑多种神经核与下丘脑神经内分泌细胞间相互作用的结果，受环境和代谢因素影响。瘦素和褪黑激素对 Kisspeptin 及 GPR-54 的调节作用与下丘脑 – 垂体 – 性腺轴的适时活化等有关。Kisspeptin 是 *KISS1* 基因的产物，与受体 GPR-54 /KISS1R 结合，通过刺激 GnRH 释放而增加 LH 和 FSH 的分泌，调控性腺轴；KISS-1 神经元受环境和代谢因素影响，而瘦素和褪黑激素参与了 Kisspeptin 的调控。青春期启动的标志是出现与非快速眼动睡眠相关的 GnRH 脉冲分泌峰（每 90 分钟），此后在白天亦出现分泌峰。LH 和 FSH 出现与 GnRH 同样的分泌脉冲，使阴囊增大，变红而痒，睾丸长径> 2.5 cm 或容积> 4 mL。阴茎的发育依赖于下丘脑 – 垂体 – 性腺轴正常发挥作用，其任何环节异常，均可导致阴茎发育障碍，发生小阴茎。

五、诊断

对小阴茎做出正确诊断，首先应排除蹼状阴茎和隐匿阴茎。虽然大多小阴茎通过视诊即可做出初步诊断，但可因不同年龄段正常阴茎长度不同而判断失误，因此，必须测量阴茎牵拉长度，即用手尽量拉直阴茎，测量耻骨联合至阴茎头顶端的距离并与同龄儿正常值比较，低于其平均值 2.5 个标准差以上者才可诊断。

（一）病史及体格检查

小阴茎患儿就诊后应积极寻找病因，记录就诊时身高、体重、年龄、骨龄、SPL、第二性征发育情况，关注患儿家族史、生长发育史、智力水平、腮腺炎性睾丸炎史、用药史、嗅觉等，注意患儿胡须、腋毛、阴毛、睾丸、阴囊、阴茎及乳房发育情况。

（二）实验室检查

1. 染色体检查

进行染色体核型分析，必要时行 *SRY* 基因及相关基因的检查。

2. 激素检查

（1）下丘脑 – 垂体 – 性腺轴功能的检查：包括促性腺激素（FSH、LH）和性腺激素（睾酮、DTH），协助 5α- 还原酶缺乏的诊断。GnRH 兴奋试验评估垂体促性腺激素的分泌功能，正常反应为 LH 在 30 ～ 50 分钟升高 3 ～ 6 倍，FSH 增加 20% ～ 50%，无反应常为垂体促性腺激素缺乏。hCG 激发试验可判断机体合成雄激素能力，评估睾丸分泌睾酮的功能状况，鉴别 5α- 还原酶缺乏及 17β - 羟基类固醇脱氢酶缺乏。现常用多次注射法：hCG 1500 IU，肌内注射，隔日 1 次，共 3 次。注射前及第 3 次注射后次日清晨留取血标本，测睾酮、DHT。必要时需进行 GnRH 兴奋试验序贯 hCG 激发试验。

（2）雄激素治疗性诊断：该方法用于检测有无雄激素不敏感。口服十一酸睾酮每日 80 ～ 160 mg，3 个月。治疗有效者阴茎至少应比治疗前增长 2.5 cm。

（3）AMH 及抑制素 B 的测定：AMH、抑制素 B 均为男性支持细胞的产物，水平低下提示一定程度的睾丸发育不全。

（4）先天性肾上腺皮质增生症常见原因是 3β - 羟类固醇脱氢酶缺乏、17α- 羟化酶缺乏和 P450 氧化还原酶缺乏等，需要进行促肾上腺皮质激素、皮质醇、肾素 – 醛固酮、电解质、尿液分析、17- 羟孕酮、硫酸脱氢表雄酮等测定。

（5）肾上腺皮质功能不全：需行 ACTH 激发试验。本试验是引入外源性 ACTH，然后测定血或尿中 17- 羟皮质类固醇、17- 酮皮质类固醇或血中嗜酸性粒细胞，通过试验前后的对照来判断肾上腺皮质功能状态，以鉴别肾上腺皮质功能异常是原发性还是继发性。

（6）多种垂体激素缺乏症：除检查性腺激素外，还需检查 ACTH、促甲状腺激素、生长激素及泌乳素等。

（三）影像学检查

（1）盆腔 B 超：了解内生殖器官结构。

（2）肾上腺 CT：了解有无肾上腺皮质增生、肿瘤等。

（3）磁共振成像：垂体 MR 了解性腺轴发育缺陷，如垂体柄发育不良综合征、中枢性尿崩症等。

六、鉴别诊断

小阴茎常常被误诊或漏诊，肥胖导致阴茎埋藏、阴茎牵拉长度测量错误、阴茎长度标准知识缺乏是发生漏诊、误诊的主要原因。肥胖儿童阴茎常常埋藏于皮下组织中，用手按压阴茎根部阴茎显露良好，SPL 正常，锻炼减肥即可。隐匿型阴茎患儿，由于阴茎皮肤固定不良或手术后瘢痕形成等造成发育正常的阴茎隐匿于皮下组织中，手按阴茎根部显露不佳，需要手术干预治疗。

七、治疗

小阴茎的治疗原则：个体化原则，模拟青春期发育，减少器官干预。治疗时应重视阴茎的大小，改善患者的第二性征，维持正常的性功能和站立排尿功能。

1. 治疗时机的选择

关于干预年龄，以往多建议在 12 ～ 13 岁达到青春期后才开始进行，现认为早期诊断、早期治疗，使小阴茎在青春期前或青春期得到纠正，可减少成长过程中因小阴茎造成的心理不良影响。

2. 内分泌治疗

内分泌治疗是治疗小阴茎的主要方法，不同病因的治疗方法不同，应在准确诊断的基础上进行治疗。目前主要有以下几种治疗方法：GnRH 脉冲治疗、促性腺激素（hCG、hMG）及雄激素替代或补充治疗。

（1）低促性腺素性功能减退症：①下丘脑 GnRH 缺乏：采用 GnRH 微量泵模拟下丘脑脉冲式给药方式，每 90 分钟脉冲式泵药 1 次，每次 5 ～ 20 μg，以提高睾酮水平并改善精子活力，规律治疗效果肯定。②垂体促性腺激素缺乏：应用 hCG 1000 ～ 2000 IU 肌内注射治疗，以提高内源性睾酮水平，促进阴茎生长发育；适时联合 hMG 75 ～ 150 IU 肌内注射，每周 1 ～ 2 次，促进生精小管发育和精子发生与成熟，优于单纯使用一种药物。有报道 hCG 联合 GH 治疗先天性小阴茎，优于单纯使用 hCG。外源性补充雄激素也适用于低促性腺素性功能减退症导致的小阴茎。

（2）高促性腺素性功能减退症：雄激素分泌或合成障碍者给予外源性雄激素替代治疗，主要药物包括庚酸睾酮、十一酸睾酮和双氢睾酮等，给药方式包括针剂、口服制剂、外用软膏和贴剂等。有报道 5 α- 还原酶缺乏症的小阴茎患者，使用 DHT 软膏 0.2 ～ 0.3 mg/（kg · d），3 ～ 4 个月有效且血清 DHT 达到正常范围。

（3）雄激素作用障碍：部分性雄激素不敏感，使用高剂量外源性睾酮可增大阴茎，但效果不理想。

（4）其他激素或生长因子缺乏：小阴茎患儿合并生长激素或生长因子缺乏时，给予生长激素或生长因子治疗；存在甲状腺激素分泌不足时，给予甲状腺激素治疗。

（5）特发性小阴茎：单纯性小阴茎男童，补充睾酮治疗或外用 DHT 软膏均有效。

3. 手术治疗

手术适用于药物治疗效果不佳或无效者，小阴茎患儿慎重选择手术治疗，目前大多数学者认为成年后小阴茎（SPL ＜ 7 cm）可选择手术方案。根据小阴茎患儿具体情况，手术可选择 Shiraki、Johnston、Devine 术式，耻骨弓前海绵体延伸术，术中切断阴茎浅悬韧带，进行自体脂肪填充，能有效延长阴茎长度 4 ～ 6 cm。

4. 随访

小阴茎患儿用药期间每月复诊，观察第二性征发育情况，测量 SPL 和睾丸体积，监测生殖激素水平，适时调整用药剂量或治疗方案，待阴茎达到满意长度停药观察。青春期小阴茎患儿临床干预前，务必关注就诊时患儿身高水平，因睾酮升高转化为雌二醇水平相应升高，后者有促使骨龄过早闭合作用，影响患儿终身高。如雌激素明显升高和（或）骨龄提前者（＞ 1 岁）可联合来曲唑治疗，后者降低雌二醇对骨骼的促进作用，延迟骨龄发育；如小阴茎患儿合并矮小症（身高低于同龄、同性别儿童 2 个标准差以上者），首先明确矮小症病因，并补充 GH 及生长因子治疗矮小症，待患儿身高欠缺纠正后再治疗小阴茎。

八、小结

小阴茎属于性发育异常的一种疾病，机制不明，可能与染色体或基因异常、青春期发育或内分泌异常等因素相关，低促性腺激素性性腺功能减退者小阴茎常见。小阴茎患者常常合并小睾丸、身材矮小、男性第二性征不足，成年后不育症发生率高。关注小阴茎患者，精准测量阴茎牵拉长度，做到早期发现；积极筛查明确病因，重视小阴茎与埋藏阴茎和隐匿阴茎的鉴别，做到早期诊断；小阴茎患者确诊后积极临床干预，做到早期治疗，有效改善预后，提高生活质量。

第二节 隐匿阴茎

一、概述

隐匿阴茎是一种阴茎体发育正常，阴茎埋藏于耻骨上脂肪垫的一种疾病。在阴茎疲软时其外形常呈鸟嘴样，阴茎正常形态消失，形似小阴茎，常合并包茎及阴阜周围皮下脂肪堆积（图 1-13，图 1-14）。患者可出现排尿困难、尿潴留、泌尿系感染、阴茎勃起痛、性交困难及性心理障碍等问题。过去几十年，由于这类现象的病因不同、命名各异，造成这类疾病的命名、分类、分型等方面存在混淆。本节参考多数学者的建议，将先天性的隐匿性阴茎定名为隐匿阴茎，而后天获得性（因肥胖所致）的隐匿性阴茎定名为埋藏阴茎。隐匿阴茎分为完全型和部分型，完全型应该行手术矫治，部分型可能会随着年龄的增长而逐渐好转或自行缓解。根据其解剖形态学特点将隐匿阴茎分为以下三型：Ⅰ型，部分隐匿型（轻度）；Ⅱ型，阴茎头型（中度）；Ⅲ型，皮丘型（重度）（表 1-18）。

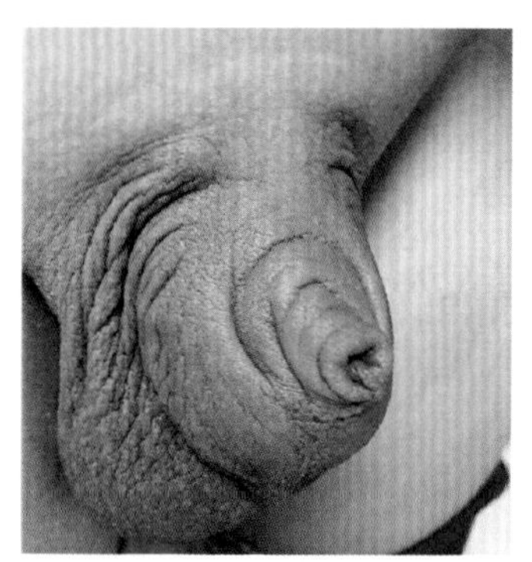
图1-13 隐匿阴茎外观

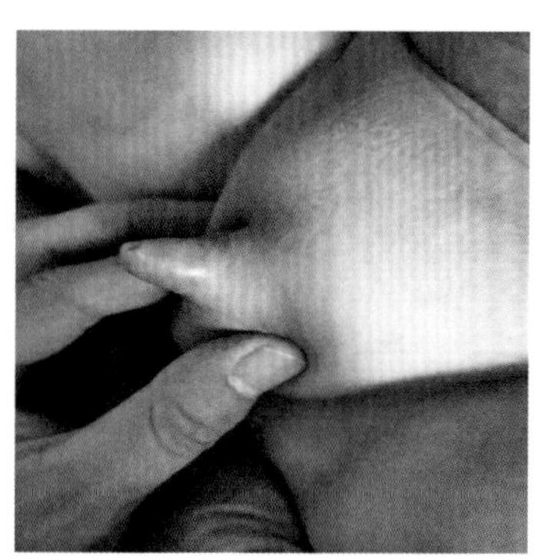
图1-14 阴茎外观呈"鸟嘴样"

表 1-18 隐匿阴茎分型

分型	阴茎外观（主观判断）	阴囊阴茎角（客观评价）
Ⅰ型	阴茎少部分隐匿于皮下，在锥状皮丘内可见阴茎头及部分阴茎体突出，排除包茎及小阴茎者	30° ～45°
Ⅱ型	阴茎大部分隐匿于皮下，牵拉阴茎头，阴茎体大部分能外露，但松开后很快回缩者	45° ～90°
Ⅲ型	阴茎完全隐匿于皮下，阴茎处仅见锥形皮丘，无阴茎显露，腹壁皮肤平面仅能扪及包皮者	>90°

二、发生机制

隐匿阴茎的病因仍不清楚，一般认为主要的原因是 Dartor 筋膜发育不良，形成无弹性的纤维条索并异常附着于阴茎体的远侧，限制阴茎体地伸出。异常肉膜附着越近冠状沟，阴茎隐匿程度越重。隐匿阴茎发病原因包括：①会阴部下腹壁的 Camper 筋膜脂肪层未延伸至阴茎根部或者体部。②会阴部 Scarpa 筋膜与深筋膜之间相连的疏松组织中有异常脂肪组织堆积。③由于 Dartor 筋膜与阴茎 Buck 筋膜之间存在脂肪组织，使筋膜无法像正常情况那样从阴茎根部向远侧套状附着于阴茎体上，而是直接附着于阴茎远侧。④ Dartor 筋膜中的弹性纤维增厚、弹性差，Dartor 筋膜异常附着于阴茎体远侧。

三、诊断与鉴别诊断

国内大多数学者支持以下五点诊断标准：①阴茎外观短小。②阴茎体发育正常。③向后推挤阴茎根的皮肤可见正常的阴茎体显露，松开后阴茎体迅速回缩。④排除其他阴茎畸形，如尿道下裂或上裂、特发性小阴茎等。⑤排除肥胖患者阴茎体埋藏于耻骨前脂肪堆中这一情况（图 1-15）。隐匿阴茎在诊断中的重点应该是与埋藏阴茎、蹼状阴茎、束缚阴茎、小阴茎相鉴别，因为各种类型的处理和治疗方法各异。对于肥胖患者应当更加重视其耻骨前脂肪堆积造成阴茎显露不良的可能，当先行保守减肥这一诊断性治疗手段排除肥胖因素后，再根据术前体格检查诊断法进行诊断。蹼状阴茎是阴茎腹侧包皮与阴囊中缝呈蹼状连接，失去了阴茎阴囊角的阴茎显露异常。束缚阴茎是包皮环切手术的设计问题导致包皮口瘢痕挛缩，限制了阴茎伸出，属于后天性的阴茎显露异常。小阴茎是由内分泌缺陷导致形态正常的阴茎长度短于同龄人阴茎长度的 2.5 个标准差。需要注意的是隐匿阴茎状态下也时常伴有尿道上裂和尿道下裂，尿道上裂往往是以远侧型（龟头型或冠状沟型）为主，尿道下裂以巨尿道口型为主。

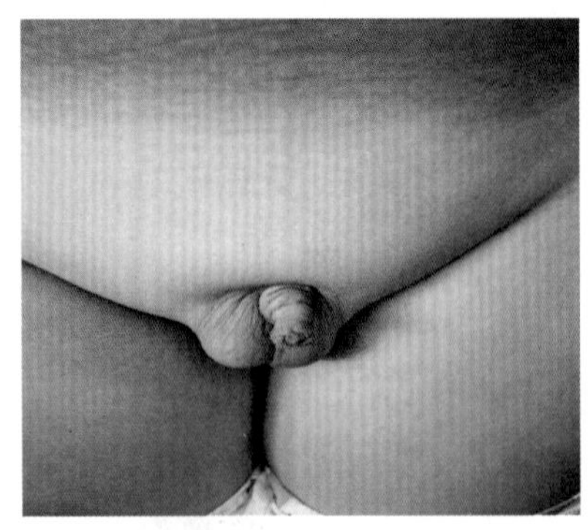

图1-15 阴茎埋藏

四、治疗

隐匿阴茎的治疗，应以患者为中心，在明确诊断和分型的基础上，充分评估患者病情，针对患者产生隐匿阴茎的病因，制订相对应的治疗方案。目前大多数学者认为隐匿阴茎的手术治疗是必要的，但应该严格控制手术指征。

1. 治疗时机

隐匿阴茎手术时机的选择尚未达成统一。主要是根据患者和家长意愿及手术可操作性两方面来考虑。多数学者同意在明确诊断隐匿阴茎后，对具有手术指征的患者应尽早进行手术。手术目的是改善阴茎外观，减少因外观异常带来的心理不良影响。

2. 手术治疗

隐匿阴茎矫治的基本目标是充分松解阴茎体，恢复阴茎体自然长度，防止阴茎体回缩，恢复阴茎阴囊角，有效利用包皮对阴茎体覆盖，要使成形后的阴茎外观接近包皮环切术后的形态。

目前较为公认的手术指征为：①包皮外口严重狭窄，经保守治疗无效。②除小阴茎和肥胖外，阴茎外观短小，阴茎体发育正常。③影响患者排尿，排尿时把持阴茎困难，包皮不能上翻影响阴茎头的清洁，导致反复感染。④阴茎体部皮肤严重缺失，阴茎外观严重短小，对患者及家属造成心理障碍。

隐匿阴茎的手术方法繁多，从早期的 Shiraki 法、Johnston 法、Devine 法，到后来的 Brisson 法、Sugita 法和带蒂岛状包皮瓣转移手术。目前应用较多的有 Devine 手术、改良 Brisson 术，因其手术操作简单，术后效果好，并发症少，逐渐成为隐匿阴茎治疗主流的手术方式。

我们开展的阴囊入路隐匿阴茎成形术（图 1-16 至图 1-18），主要手术步骤和要点：①阴囊正中做纵向切口，切开阴囊皮肤及肉膜层。②在阴茎深浅筋膜之间向下游离至根部（反向脱套）。③离断肉膜和纤维条索组织，充分游离阴茎体。④将阴茎根部 2 点、10 点处真皮层与耻骨前方骨膜缝合固定。⑤轻扩包皮狭窄环，背侧切开嵌插缝合解除包皮口狭窄。⑥阴囊伤口放置引流条，24 ~ 48 小时拔除，弹力绷带包扎阴茎体 1 周。

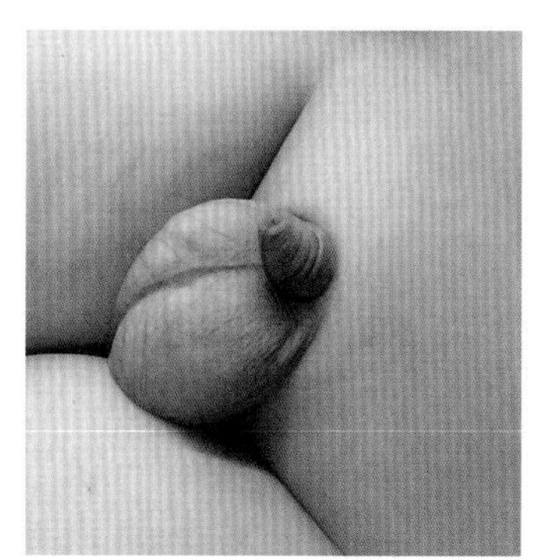
图1-16 阴茎隐匿

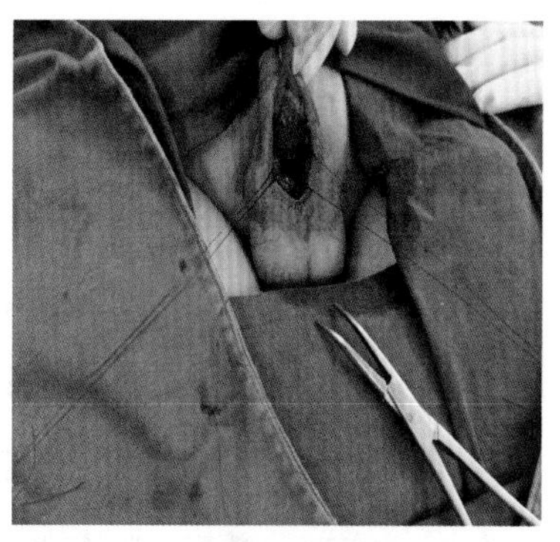
图1-17 阴茎两侧真皮层固定于耻骨梳韧带

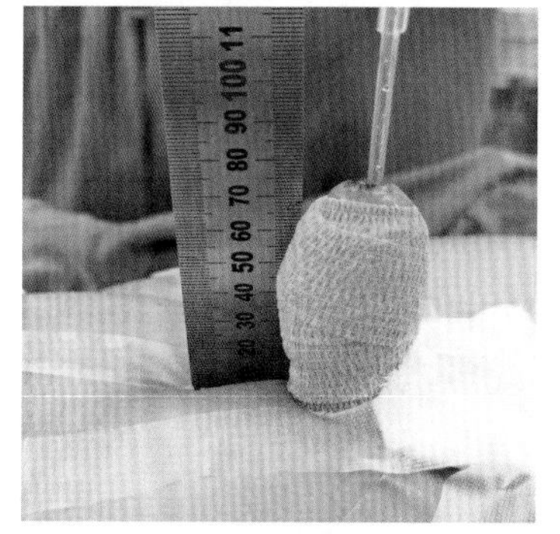
图1-18 术后阴茎长度超过7 cm

3. 手术常见并发症

手术近期并发症主要包括伤口出血、皮下血肿、伤口感染、皮瓣缺血坏死、包皮淋巴水肿。切口出血与皮瓣缺血坏死往往是止血技术使用不恰当造成的；大多数包皮淋巴水肿会在术后 3 ～ 6 周自行消退，少数顽固性淋巴水肿在术后 3 ～ 4 个月自行消退。远期并发症是复发，其主要原因与阴茎体白膜与皮肤真皮层的固定失败和患儿发生肥胖有关。

五、小结

由于隐匿阴茎会引起排尿困难、尿潴留、泌尿系感染、阴茎勃起痛、性交困难及性心理障碍等问题，对隐匿阴茎进行合理的干预是非常有必要的。然而，隐匿阴茎在病因及病理上的不明确导致分类、诊断及手术等各方面的不统一，需进一步开展病因及病理方面的研究并进一步探讨治疗时机。尽管各种术式短期内均能取得满意的效果，但由于缺乏长期随访资料，远期疗效尚未明确，导致其在手术适应证、手术时机及最恰当的术式上难以达成共识。考虑时间、成本等因素，临床上可在术后充分考虑并发症的基础上加强随访，从而确定隐匿阴茎的远期治疗方向，确定合适的手术时机及合理的手术方式，使患者得到正确的治疗和减少并发症的发生。需强调的是，隐匿阴茎的手术治疗基于对每个病例病变特点的充分了解和对拟采用手术方案的深刻认识才能达到更为满意的手术效果。

参考文献

[1] CAMPBELL J, GILLIS J. A review of penile elongation surgery. Transl Androl Urol，2017，6（1）: 69-78.

[2] XU D，LU L，XI L，et al. Efficacy and safety of percutaneous administration of dihydrotestosterone in children of different genetic backgrounds with micropenis. J Pediatr Endocrinol Metab，2017，30（12）: 1285-1291.

[3] HAN J H，LEE J P，LEE J S，et al. Fate of the micropenis and constitutional small penis: do they grow to normalcy in puberty. Journal of Pediatric Urology，2019，15（5）: 526.

[4] 刘贵中，牛远杰，白文俊 . 小阴茎诊疗进展 . 中华男科学杂志，2019，25（8）: 754-757.

[5] 杨艳艳，王敏，郭清华，等 . 表现为小阴茎、隐睾的 5α- 还原酶 2 型缺陷症一例 . 中华内科杂志，2020，59（10）: 810-813.

[6] 刘贵中，牛远杰，白文俊，等 . 青春期小阴茎的规范性诊疗 . 国际泌尿系统杂志，2020（3）: 525-527.

[7] 王斐，余玲 . 先天性小阴茎内分泌评估和手术治疗价值研究 . 临床小儿外科杂志，2019，18(10)：849-853.

[8] FU C P，LEE I T.Kallmann syndrome with micropenis.The American Journal of the Medical Sciences，2018，356（2）：e23.

[9] 肖延风，尹春燕 . 男童小阴茎的诊断与治疗 . 中国儿童保健杂志，2018，26（6）：581-583.

[10] CALLENS N，DE CUYPERE G，VAN HOECKE E，et al. Sexual quality of life after hormonal and surgical treatment，including phalloplasty，in men with micropenis：a review. The Journal of Sexual Medicine，2013，10（12）：2890-2903.

[11] TANG Y，WANG X，MAO Y，et al. Simultaneous defatting with hypospadias repair to correct inconspicuous penis. Journal of Pediatric Urology，2020，1（16）：S46.

[12] CIMADOR M，CATALANO P，ORTOLANO R，et al. The inconspicuous penis in children. Nature Reviews Urology，2015，12（4）：205-215.

[13] ZHANG H，ZHAO G，FENG G，et al. A new surgical technique for the treatment of congenital concealed penis based on anatomical finding. The Journal of Urology，2020，204（6）：1341-1348.

[14] ERGASHEV K，CHUNG J M，LEE S D. Concealed index for concealed penis in prepubertal children. Investigative and Clinical Urology，2021，62（2）：217-223.

[15] 孙杰，赵海腾，钟量，等 . 阴茎指数在儿童隐匿阴茎诊断及手术效果评估中的应用 . 中华医学杂志，2020，100（22）：1708-1710.

[16] LI G，MAO J，YANG D，et al. A new technique for correction of the concealed penis in children：step-by-step technique and 1–5 year outcomes. Asian Journal of Surgery，2020，43（8）：845-846.

[17] 杨屹，许卓凡 . 隐匿阴茎手术治疗争议及随访研究进展 . 临床小儿外科杂志，2018，17（12）：881-885.

[18] 黄鲁刚，曾莉 . 儿童隐匿阴茎的诊治现状及最新进展 . 临床小儿外科杂志，2018，17（12）：886-890.

[19] 李振武，宋宏程，张潍平，等 . 先天性隐匿阴茎的分型及治疗探讨 . 临床小儿外科杂志，2018，17（12）：894-897.

[20] 樊胜海，李学德 . 隐匿阴茎研究进展 . 中华男科学杂志，2015，21（9）：852-854.

[21] 陈文军，曹靖，赵锦刚，等 . 成年男性隐匿阴茎诊治 63 例报告 . 中华男科学杂志，2016，22(4)：361-364.

[22] 高志翔，刘晓龙 . 隐匿阴茎的诊治进展 . 中国男科学杂志，2021，35（1）：73-75，80.

[23] 阎景铁，张大森，李明伟 . 改良 Devine 术 + 包皮远端皮瓣转移治疗小儿重度隐匿性阴茎的效果 . 临床小儿外科杂志，2017，16（4）：406-408.

[24] 刘项，彭博，褚晗，等 . 竖形带蒂皮瓣横置法治疗重度小儿隐匿阴茎的应用研究 . 中华男科学杂志，2017，23（6）：527-530.

[25] KIM J J，LEE D G，PARK K H，et al. A novel technique of con- cealed penis repair. Eur J Pediatr Surg，2014，24（2）：158-162.

（韩亮　刘清尧　刘贵中）

第八章 男性乳房发育症

男性乳房发育症是男性乳腺常见的良性疾病，通常表现为乳房无痛性、进行性增大或乳晕深部团状肿块，严重者造成男性胸部类似女性化胸部改变，影响男性社交生活。早发现、早诊断、早治疗，对男性患者尤其是青少年患者身心健康有重要意义。

第一节 概述

一、定义

男性乳房发育症（gynecomastia，GYN）又称男性乳腺增生症，是由男性乳腺的导管组织、间质和（或）脂肪异常发育、增生引起的一种乳房疾病。临床多表现为男性单侧或双侧乳房发育，呈女性乳房外观，多为无痛性（部分患者有疼痛或触痛）肿块，可伴有乳汁样分泌物，亦可伴有性功能障碍，严重时影响其生理和心理健康。

二、流行病学

GYN 在男性中的发生率为 32% ~ 75%，占男性乳房疾病的 60% ~ 80%。男性婴儿乳房明显增大被认为是正常的，这是由于来自母体 - 胎盘的雌激素对婴儿乳房实质作用的结果，经过 2 ~ 3 周后逐渐消退。青春期男性乳房发育症的发生率为 30% ~ 60%，通常在 10 ~ 12 岁开始，12 ~ 14 岁高度流行，16 ~ 17 岁完全消退，5% ~ 15% 的青春期男性表现为乳房发育持续存在。老年期男性乳房发育症的发生率约为 40%，多在 50 岁以后出现。体重指数高于 25 kg/m^2 的男性中有 80% 以上患有男性乳房发育症。近年来，随着人们生活、饮食结构的改变，GYN 的发病率逐年升高。

第二节 乳房的解剖

一、乳房的大体解剖

乳房位于前胸部，胸骨缘以外、腋中线以内，第二肋骨以下、第六肋骨以上，大部分位于胸大肌表面，小部分位于前锯肌、腹外斜肌及腹直肌前鞘的表面，有时可向外上方延伸至腋窝，成为乳房的尾部，又称 Spence 腋尾，应与腋窝的副乳腺相鉴别，当其内有小叶增生或纤维腺瘤时应与腋窝肿大的淋巴结相鉴别。

二、乳房的组织结构

乳房是由表面的皮肤、皮下纤维结缔组织及腺体组织共同组成，腺体组织内又包含着纤维结缔组织组成的间质和乳腺小叶导管系统所组成的实质（图 1-19，图 1-20）。

（1）乳腺腺叶：乳腺是一种复管泡状腺体，腺泡、腺泡管及终末导管共同组成了乳腺小叶，多个乳腺小叶构成乳腺腺叶。腺叶呈放射状排列，腺叶之间互不交通，故在手术切开乳腺实质时，应取放射状切口，这样对乳腺腺叶的影响最小。而男性的乳腺与女性不同之处就是无小叶结构，故男性乳腺癌无小叶癌。

（2）输乳管：乳腺的导管系统是构成乳腺实质的重要结构，是乳腺腺泡分泌乳汁的排出通道，与腺泡直接相通的导管为腺泡管，向外依次为终末导管、分枝导管、输乳管及乳管壶腹，向外开口于乳头。乳头、乳晕部的手术若有必要应垂直状切开乳头或放射状切开乳晕，这样可减少对无病变导管的破坏。

（3）乳腺脂肪结缔组织：乳腺小叶内的结缔组织可随着月经周期的变化而增生复原。在乳腺癌组织中该处的纤维细胞可表达一些金属蛋白酶和芳香化酶等物质。金属蛋白酶的过度表达可促进乳腺癌细胞转移，芳香化酶可在乳腺原位合成雌激素，导致局部微环境内雌激素增高，促进雌激素依赖性乳腺癌细胞的增生。乳腺小叶间纤维组织为较致密的结缔组织，不随月经周期的变化而变化。

（4）乳房悬韧带：在乳房组织内，存在着垂直于胸壁的纵向条索状纤维结构，其向表面连接着浅筋膜的浅层，向深面连接着浅筋膜的深层，中间有乳腺小叶导管贯穿，起着固定和支持乳房结构的作用，称为乳房悬韧带（Cooper 韧带）。当乳腺癌变、术后瘢痕或外伤引起乳腺脂肪变性坏死累及悬韧带时，Cooper 韧带受到不同程度的牵拉使病变表面皮肤出现不同程度的凹陷，临床上称为“酒窝征”，在临床体检中应予以重视。

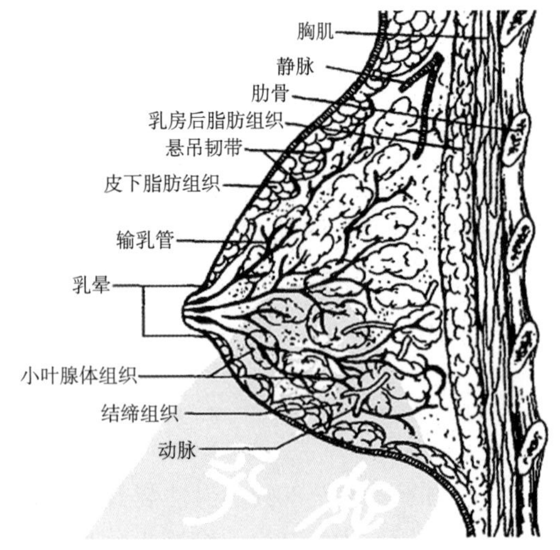

图1-19　正常乳腺结构示意

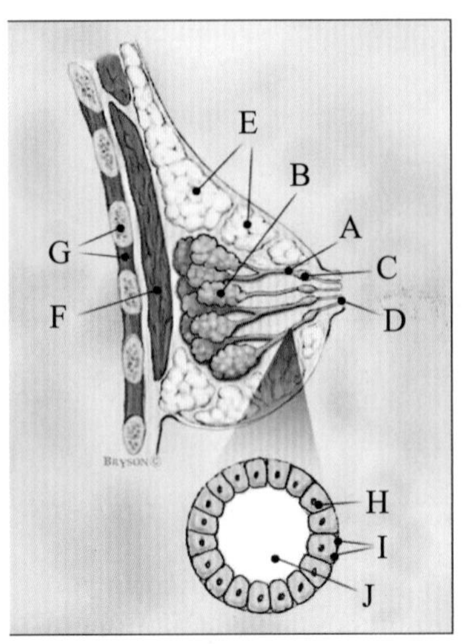

A. 输乳管，B. 乳腺小叶，C. 输乳管窦，D. 乳头，E. 脂肪组织，F. 胸大肌，G. 肋骨。腺体放大示意：H. 正常腺体细胞，I. 基底细胞膜，J. 腺体中央。

图1-20　乳腺组织结构示意

三、乳房分区

以乳头乳晕为中心按水平线和垂直线将乳房分为外上、外下、内上、内下及乳头乳晕所在的中央区（图1-21），临床体检时可按一定的顺序进行，不应漏掉任何一个区域。

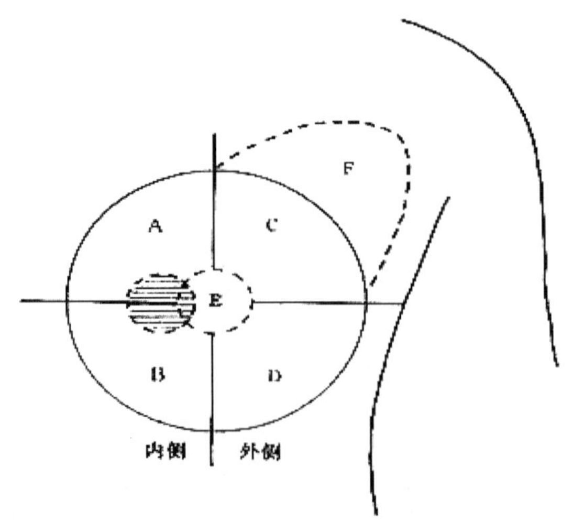

A. 内上限，B. 内下限，C. 外上限，D. 外下限，E. 乳晕区，F. 乳腺尾叶，阴影部分占三区域，记载为 ABE。

图1-21　乳房区域划分

第三节　病因

男性乳房发育根据病因可分为原发性和继发性，根据病变特点可分为生理性、病理性和特发性。多数患者没有原发疾病，激素水平正常，称为原发性男性乳房发育症。继发性男性乳房发育症目前认为与各种原因引起的雌 / 雄激素比例失衡、体内雌激素水平升高、雌激素不能被肝脏灭活及乳腺组织对雌激素的敏感性增高有关。

一、生理性

（1）新生儿期乳房发育：男婴乳房受母体 - 胎盘的雌激素作用而明显增大，多数经过 2 ～ 3 周后逐渐退缩，期间产生少量的分泌物又叫“新生儿乳”。

（2）青春期男性乳房发育可能与生长激素、性激素及肾上腺激素对乳腺的刺激有关。乳房发育症的男孩皮肤成纤维细胞的芳香化酶活性较高、血浆雌二醇平均水平较高，从而使这些男孩血浆睾酮达到成人水平之前，血浆雌二醇浓度已达到成人水平，导致雌激素 / 雄激素比值增高。大多数乳房发育的男孩随年龄的增长，发育期结束后乳房发育亦可消退，一般为 3 年。仅有少数男孩一侧或双侧乳房发育残留不能完全消退的乳腺组织，极少数男孩一侧或双侧乳房发育比较显著，类似少女乳房（青春期巨乳症）并可一直持续到成人阶段。

（3）老年期男性乳房发育症可能与体内雄激素水平的全面下降有关：①睾丸功能下降，血浆 LH 和 FSH 升高，血浆睾酮的昼夜节律变化消失或减弱，雌激素 / 雄激素比例增高。②老年人身体组成中脂肪含量增高，外周组织的芳香化酶作用增强，血浆雌激素水平升高。③ 20 岁后男性血液中性激素结合球蛋白（sex hormone binding globulin，SHBG）随年龄逐渐增高，85 岁以上老人的 SHBG 浓度水平约为 20 岁青年的 2 倍，由于 SHBG 对雌激素的亲和力（结合强度和结合密切程度）较睾酮低，老年男性乳房组织中的雌激素 / 睾酮比例增加。

二、病理性

病理性男性乳房发育症主要是由于肥胖、芳香化酶先天性激活突变、肿瘤等诸多因素导致内分泌紊乱，尤其是性激素代谢紊乱、雌雄激素比例失调，造成雌激素水平绝对或相对升高、乳腺组织对雌激素的敏感性增加而发生，常见有以下几种情况。

（1）雄激素分泌过少或受体对雄激素不敏感：①先天性无睾症：本病罕见，常为家族性，患者体内无睾丸组织，约有 50% 无睾症发生乳房发育症；其发生取决于睾酮和雌二醇的比值，若没有一定量雄激素的拮抗作用，低于正常水平的雌二醇也能产生女性化效应。②雄激素抵抗综合征：睾丸和睾酮水平正常，但机体对内源性和外源性雄激素有不同程度的抵抗，可能与靶细胞内雄激素受体遗传性缺陷有关，严重病例表现为女性，较轻的病例表现为尿道下裂和乳房发育。③外伤：是成年男子获得性睾丸萎缩最常见的原因之一，男子去势后也可发生乳房发育症，这些患者雄激素和雌激素比值的失调类似于先天性无睾症。④病毒性睾丸炎：是青春期后发生睾丸功能衰竭的主要原因之一，其中最常见的是流行性腮腺炎并发的睾丸炎，导致睾丸萎缩，其分泌的睾酮不足正常的 1/5，结果是雄激素与雌激素的比值降低，乳房发育。⑤慢性肾功能衰竭：男性乳房发育症在长期进行血液透析的患者中发生率约为 50%。当肌酐清除率小于 4 mL/min 时，血浆中 LH 和 FSH 水平增高，睾酮水平降低，睾丸体积缩小，睾丸的生精小管受损，睾酮对 hCG 的反应低于正常，雌激素与雄激素比例增高，乳房发育。

（2）染色体异常：① Klinefelter 综合征：是一种性染色体异常疾病，常见核型为 47，XXY，约有一半患者在青春期后发生男性乳房发育症，其原因是雌激素 / 雄激素比值增高，这些患者乳腺癌的发生率高于普通人群，需重视。②有些男性乳房发育与染色体结构缺失等有关，这些患者可能发生乳腺肿瘤。

（3）雌雄激素平衡失调主要见于以下疾病或状态：①肝硬化、酒精中毒、肝功能减退等使雌激素降解减弱，同时雄激素的芳香化作用增强，雌激素相对增多。②甲状腺功能亢进：甲状腺激素对外周芳香

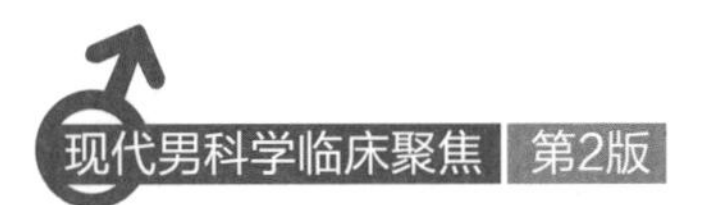

化酶也有促进作用，使睾酮转化雌二醇增多。③慢性肾功能衰竭：有毒物质堆积抑制睾丸功能，睾酮水平降低，同时 LH、FSH 升高伴 PRL 升高。④营养不良：垂体促性腺激素合成和分泌受抑制，睾酮产生的抑制作用比雌激素更严重，雄激素合成下降，当营养改善后，垂体的这种抑制作用消失，雌激素生成增多比睾酮更早、更快。

（4）雌激素生成增加见于以下情况：①睾丸肿瘤：有些睾丸肿瘤（如绒癌、畸胎瘤及少数精原细胞瘤）能产生 hCG，可使睾丸残存组织合成睾酮和雌二醇增加，由于癌组织芳香化酶浓度较高，使雄激素过多地转化成雌激素。②肾上腺肿瘤：某些肾上腺肿瘤能产生大量的雌激素或其前体雄烯二酮等物质，这些前体又可在周围组织内被芳香化酶转化成雌二醇，同时，本病患者垂体促性腺激素分泌被抑制，睾酮分泌减少。③支气管癌和其他肿瘤：有些支气管癌能分泌 hCG，使雌激素产生增加，导致乳房发育，临床上任何分泌 hCG 的肿瘤，如有些胃肠道肿瘤、泌尿系肿瘤都可出现女性化表现。④真性两性畸形：患者性腺含有卵巢和睾丸两种组织，在青春期阶段可出现女性化和男性化的混合性临床表现，男性乳房发育是性腺分泌雌激素的结果；或是患者出现性别认知错误，过多使用含有雌激素的药物或生活用品，导致雌激素增多。⑤肾上腺外芳香化酶作用增强：外周组织芳香化酶活性增强，使雌激素产生增多，这种病例较少见，其基本临床特点是在肾上腺皮质功能初现时发生男性乳房发育症，即正常青春期前发病。

（5）甲状腺功能亢进或甲状腺功能减退：甲状腺功能亢进患者偶伴有男性乳房发育的原因未明，经抗甲状腺功能亢进药物治疗后消失。甲状腺功能减退伴男性乳房发育可能与 PRL 分泌过多、雌激素产生不足等有关。多神经病 - 组织肥大症 - 内分泌病 -M 蛋白病 - 皮肤损害综合征伴发的乳房发育主要可能与甲状腺功能减退有关。

（6）药物影响：①雌激素及其类似物：青春期男性对雌激素特别敏感，在生活或工作中接触到雌激素或使用了含有雌激素的外用药或化妆品之类的化学品可引起乳房发育，曾有国家发生过男童乳房发育症的流行，原因是他们食用了注射过雌激素奶牛的奶或注射过己烯雌酚牛的牛肉。②增加内源性雌激素生成的药物，hCG 能引起男性乳房发育症，这种药能使睾丸分泌雌二醇增加，氯米芬具有双重作用，既有很弱的雌激素作用，又有抗雌激素作用，被用于治疗男性乳房发育症，但在撤药时反而造成乳房发育，其原因可能是增加了 LH 的分泌，导致睾丸产生雌二醇增加。③抑制睾酮合成作用的药物：抗霉菌药物如酮康唑能阻断睾丸 Leydig 细胞合成类固醇激素，可能阻断了关键性的 P450C17 的 17，20 碳链裂解酶的裂链作用，使睾酮合成减少，雌激素 / 雄激素比值升高。④某些抗肿瘤药物也对睾酮的合成产生持续抑制，其机制为药物对 Leydig 细胞的直接毒性作用。⑤治疗前列腺疾病的抗雄激素药物能抑制睾酮与受体结合而导致男性乳房发育。⑥西咪替丁常见的不良反应是男性乳房发育症，其机制为西咪替丁能阻止雄激素与受体结合，阻断组织胺与 H_2 受体结合，还能抑制雌二醇的分解代谢。⑦螺内酯：应用大剂量螺内酯（150 mg/d）的男性中约有一半发生乳房发育，作用机制主要有：通过抑制 17，20 裂链酶作用抑制睾酮的生物合成，从而阻止雄激素与其受体结合。⑧洋地黄制剂：应用洋地黄一年的男性中约有 10% 发生乳房发育，其作用机制是洋地黄具有雄激素或雌激素的前体物质作用，地高辛可与人体雌激素受体结合，洋地黄毒苷可增强内源性雌激素的作用。⑨一些药物作用机制不明：如白消安、异烟肼、甲基多巴、利血平；钙拮抗剂如维拉帕米、硝苯地平；硫氮唑酮、ACEI 制剂、三环类抗抑郁药、安定、大麻、海洛因、茶碱、奥美拉唑等。

（7）其他原因：男性乳房发育症还可见于 Kallman 综合征，垂体前叶功能减低（GnRH 产生神经元的功能衰竭），下丘脑、垂体或松果体肿瘤，垂体泌乳素瘤，与化疗或辐射有关的睾丸间质细胞损伤，长期服用某些药物（如避孕药等），肥胖，衰老，遗传因素等。

三、特发性男性乳房发育症

特发性男性乳房发育是指查不到原因的男性乳房发育。此类属于病理性还是生理性目前说法不一，国外文献多将其归类为病理性，国内部分学者将其归类为生理性。组织学检查男性乳腺发育通常表现为导管扩张，伴导管周围纤维化、间质玻璃样变、乳晕下脂肪增加，伴疼痛或触痛的男性乳房发育症患者通常是新发病例，组织学常表现为导管上皮增生、导管周围组织炎性细胞浸润。

研究表明雌二醇增高、雌激素受体和孕激素受体阳性、BMI 高、爱吃零食、有睾丸疾病史和家族史是男性乳房发育症的高危因素。

第四节 组织病理学表现与发病机制

一、组织病理学表现

男性乳房发育的病理生理机制包含了作用于乳腺组织的游离雌激素和游离雄激素的平衡。如果存在雄激素缺乏或雄激素抑制，即使正常水平的雌激素也可产生明显作用。雌激素过量或雌激素敏感性增加刺激乳腺导管上皮增殖，最终使雌激素水平增加。在青春期，生长激素、胰岛素样生长因子 -1、卵泡刺激素和黄体生成素的显著增加驱动了雌激素和睾酮的产生，但雌激素峰值先于睾酮峰值，于是伴发乳房发育。初发时主要是成纤维细胞基质和腺管系统增殖，腺管变长，出现新的管芽和分支；随着病程进展，上皮增殖开始消退，腺体出现进行性纤维样变和玻璃样变。病程在 1 年以内去除病因后，腺管上皮细胞缩小，数目减少，导管逐渐消失，残留的透明带最终消失，发育增生的乳腺可部分或全部恢复原状；病程迁延 1 年以上，腺体出现广泛的纤维样变和玻璃样变，即使去除病因后，已发育增生的乳腺也不能完全消退。

二、发病机制

睾酮是男性体内一种主要的雄激素，也是一种激素前体物质，在外周组织中睾酮可转化为两种活性激素。正常男子每天的睾酮产量比雌二醇高 1000 多倍，通常情况下，睾丸分泌的雌二醇无重要意义，但在某些非生理状态下可起重要作用（图 1-22）。

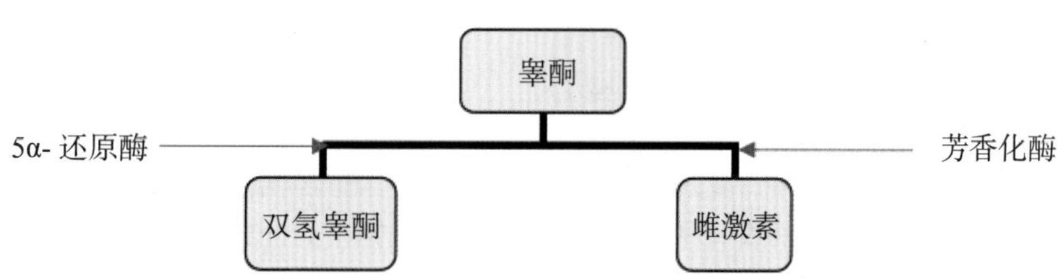

图1-22 睾酮的生理作用是睾酮加上雌激素和双氢睾酮的综合效应

（1）雌二醇对男性乳腺如同女性乳腺一样，具有促进生长发育的作用，给予男性雌激素亦可导致乳房发育，在组织学上不能和其他原因引起的乳房发育相区分。雌激素过多是男性乳房发育症的主要原因，给男性使用外源性雌激素制剂，如前列腺癌患者用雌激素治疗、变性男子长期使用雌激素及肾上腺或睾丸肿瘤分泌过多的雌激素均可导致乳房发育症。

（2）有些男性乳房发育症的患者血浆雌激素水平正常，但雄激素（主要是睾酮）水平低于正常，导致雌激素 / 雄激素比例增高，是乳房发育的主要原因。

（3）血液中的睾酮几乎全部来自睾丸，雄烯二酮来自睾丸和肾上腺，睾丸功能减退时，雄激素分泌减少，但对雌激素的影响不大，因为雌激素主要由来自肾上腺组织的雄激素在外周组织转化而来。因此睾丸疾病时，雌激素 / 雄激素比值上升，导致男性乳房发育症。

（4）某些情况下，血液中性激素水平正常，但组织对性激素的反应异常，雄激素受体对睾酮不敏感（即雄激素抵抗），因而在乳腺局部雌激素 / 雄激素作用比例失调，雄激素作用减弱，雌激素作用相对增强，这种情况见于男性女性化患者和使用抗雄激素药物的患者。另一种情况为乳腺局部的芳香化酶活性增强，使更多的雄激素转变成雌激素，出现局部雌激素过多，雌激素 / 雄激素比例增高，乳房发育。

（5）促性腺激素也影响雌激素 / 雄激素的比值。原发性睾丸功能减退时，LH 反馈性升高或肿瘤分

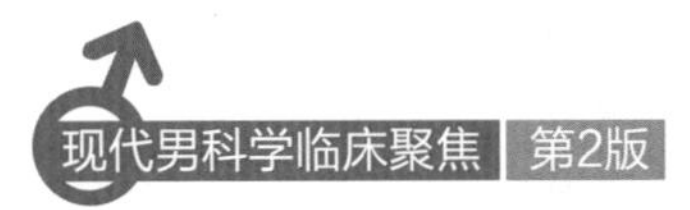

泌 hCG，刺激 Leydig 细胞分泌睾酮，其中部分睾酮在外周转化为雌激素。另外，促性腺激素也能增强 Leydig 细胞的芳香化酶活性，使睾丸产生雌激素增加，两者最终结果为雌激素 / 雄激素比值增高。

（6）睾丸肿瘤产生雌激素增加时，反馈抑制 LH 分泌，导致雄激素分泌继发性减少。雌激素分泌增多对睾酮合成酶也有影响，进一步使睾酮合成减少，导致雌激素 / 雄激素比例明显增高，出现乳房发育。

（7）约有一半及以上的男性乳房发育症找不到明确的原因，各种实验室检查均正常，称为特发性男性乳房发育症，但要注意其中一些患者可能曾经有过短暂的致女性化因素，就诊时这些因素已不存在，他们可能在工作和（或）生活中接触过少量雌激素或抗雄激素物质或曾经有轻度的内分泌功能障碍。

第五节　临床表现与诊断

一、临床表现

男性单侧或双侧乳房增大，异常凸显，呈女性乳房外观，以乳头正下方凸起为主，乳晕周围出现深色肿块等（图 1-23，图 1-24），部分患者伴有乳汁样分泌物，可伴有外生殖器发育异常，如阴茎短小、睾丸发育迟缓等，极易导致患者出现自卑心理，从而影响其社交活动、心理健康，出现严重的焦虑、抑郁以致社交障碍等。因此，患者迫切希望通过手术恢复男性胸部外形。

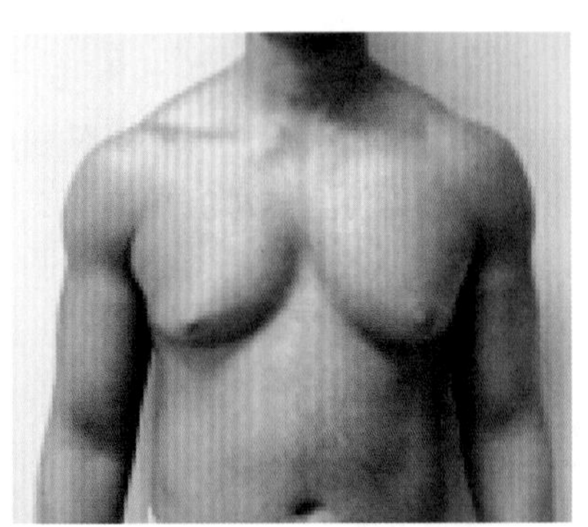
图1-23　男性乳房发育（正面）

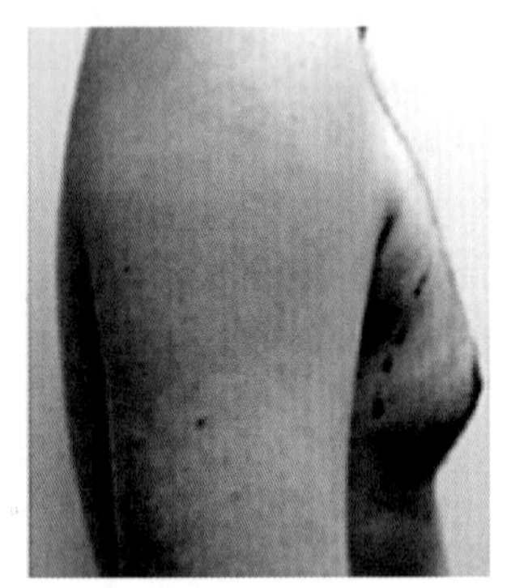
图1-24　男性乳房发育（侧面）

1. 临床 GYN 分类多采用 Simon E 于 1973 年提出的分类标准

Ⅰ级：乳房轻度肥大，无皮肤增多。

Ⅱ a 级：乳房中度肥大，无皮肤增多。

Ⅱ b 级：乳房中度肥大，伴皮肤增多。

Ⅲ级：乳房重度肥大，伴皮肤明显冗余（类似于女性乳房）。

2. 按乳腺组织中乳腺实质与脂肪组织的比例分类

Ⅰ级：增大的乳房以乳腺实质增殖为主。

Ⅱ级：增大的乳房以脂肪组织增殖为主，多见于肥胖男性减肥后出现的乳房增大。

Ⅲ级：增大的乳房中乳腺实质和脂肪组织均有增殖。

二、诊断

1. 仔细询问病史

病史包括头痛或视力丧失史、用药史、肝肾病史、睾丸炎史、放化疗史、性功能史、工作生活的环境状况（雌激素和雄激素的暴露、使用含有雌激素的化妆品）等。收集分析患者发病原因、单双侧、是否有疼痛、乳头溢液、是否有勃起功能障碍、性欲减退、既往史、外伤史、个人史、家族史等相关资料。

2. 体格检查

（1）全身体格检查：观察患者体型，有无营养不良、女性脂肪分布；寻找肝、肾疾病的体征；评估甲状腺功能情况，如甲状腺肿大、体重减轻、心动过速、震颤、突眼等；寻找性腺功能减退的征象，如睾丸体积改变、体毛减少或脱落、力量下降等；检查腹部及睾丸有无肿块等。

（2）乳腺检查：应对男性乳房进行视诊与触诊，主要检查有无腺体组织、明确肿物大小、单侧还是双侧、有无分泌物和触痛，要确定增大的组织是否为乳房组织。男性乳房发育可触及乳晕下坚实的乳腺组织，底端游离，直径大于 2 cm。检查方法是让患者将手放于枕后、取仰卧位，使其胸部肌肉伸展而容易视诊和触诊。拇指和示指放在乳房的外缘和内缘，沿胸壁以钳形运动的方式合拢，直到它们到达同心位于乳头 / 乳晕下方的一堆坚固的乳房组织，用直尺或卷尺测量直径，≤ 2.0 cm 被认为是正常的。另外，需要对外生殖器发育情况进行检查，睾丸检查应评估大小、质地、有无肿块（可能提示产生 hCG 的肿瘤）。外源性雄激素暴露表现为肌肉发育良好、睾丸小而坚硬、成人痤疮；性腺功能减退表现为体毛减少、女性脂肪分布、肌力下降或睾丸小或软。

3. X 线诊断

男性乳房发育症的 X 线片有三种不同表现形式：结节型（急性扩增阶段）、树枝型（慢性纤维化阶段）、弥漫型。

（1）结节型：主要出现在早期，始于导管数目增多和轻度上皮增生，该阶段可逆，特征是伴有小叶或毛刺的低回声肿块。

（2）树枝型：主要出现在男性乳房发育症的晚期，伴扩张的导管、中度上皮增生和纤维化。通常情况下，树枝型乳房发育症的病灶体积小于结节型。

（3）弥漫型：常见于雌激素水平较高的男性，如前列腺癌患者经雌激素治疗后。此类患者通常伴随导管和基质增生，病灶与周围脂肪组织融合，乳房边界模糊。

4. 超声诊断

高频彩色多普勒超声常被用于男性乳房发育的评估，可直观显示男性乳腺增生的厚度、形态、内部回声、血流分布情况及与周围组织的关系，有助于鉴别乳房肿块的性质，是重要的临床评估手段。但超声特异性较差，术前评估容易出现误差。

5. 乳房 MRI 检查

Cil 等以 MRI 对乳房中腺体和脂肪含量的比例进行分级，其根据乳房的脂肪组织比例将乳房分为 3 级。

Ⅰ级：男性乳房发育的脂肪组织 / 全部乳房组织的比值＜ 0.3。

Ⅱ级：男性乳房发育的脂肪组织 / 全部乳房组织的比值为 0.3 ～ 0.5。

Ⅲ级：男性乳房发育的脂肪组织 / 全部乳房组织的比值＞ 0.6。乳房的影像学检查是术前评估的重要依据，影像学的分级可以更直观地明确腺体和脂肪，对手术有重要的指导意义。

6. 实验室检查

（1）各类常规检查及内分泌检测，如 FSH、LH、PRL、睾酮、雌二醇、性激素结合蛋白、β-hCG、硫酸脱氢表雄酮、泌乳素、GH、IGF-1 等，都是男性乳房发育的重要内分泌因素。

（2）性激素和促性腺激素测定有助于诊断原发性或继发性睾丸功能减退症。

（3）LH 和睾酮都低提示垂体功能减退，LH 和睾酮都高提示雄激素抵抗，雌二醇或 hCG 明显增高提示存在分泌此种激素的肿瘤。

（4）ACTH、皮质醇、17-OHP 可协助先天性肾上腺皮质增生症的诊断。

（5）肝肾功能检查有助于了解肝肾功能情况，甲状腺激素测定可除外甲状腺功能亢进、甲状腺功能减退。

（6）染色体核型分析。

（7）如上述检查结果均正常，则考虑为特发性男性乳房发育症。

7. 其他检查

X 线片或胸部 CT 了解有无肺部占位性病变；腹部 B 超检查了解有无肝、肾上腺等病变；头颅 CT 或 MRI 排除脑垂体病变；阴囊超声检查了解睾丸情况；怀疑有恶变时可穿刺活检。

三、诊断依据

（1）男性出现单侧或双侧乳房明显增大。

（2）体检乳头周围可触及盘状硬性结节或增生的乳腺组织。

（3）超声检查提示存在发育或增生的乳腺或脂肪组织。

四、鉴别诊断

（1）真性男性乳房发育症：男性乳房类似女性乳房圆隆，乳头周围对称分布，同心圆式，弹性肿块，为乳腺腺体增生所致，通常是双侧，影像学可辅助鉴别。

（2）假性男性乳房发育症：男性乳房膨大为脂肪堆积而成，无腺体组织增生，多为双侧发生，超声可辅助鉴别。

（3）乳腺癌：发生在乳腺上皮组织的恶性肿瘤，肿块可能是偏心的（不是位于乳晕下），多为单发、质硬，边缘不规则，表面欠光滑。大多数乳腺癌为无痛性肿块，皮肤凹陷，乳头回缩，少数伴乳头畸形或分泌物，或皮肤红色、增厚或溃烂，可伴有腋窝淋巴结肿大，乳腺癌 99% 发生于女性，男性仅占 1%，肿块穿刺活检可明确诊断。

（4）脂肪肉瘤：是一种非常罕见的疾病，通常生长缓慢伴疼痛，其主要成分是液质，而非常见的脂肪，根据 CT 图像中病灶密度可鉴别。

第六节　治疗

对于男性乳房发育症，最主要的治疗是对因治疗，治疗目标是改善外观和（或）减轻疼痛。如果没有发现确切的病因，可以进行密切观察，但如果男性乳房发育症状较重，影响其正常的社会活动，影响心理健康，需尝试药物治疗，药物治疗无效时，则采用手术治疗。

一、等待观察

（1）健康青少年，正常发育阶段诊断为男性乳房发育症，先寻找原因，再对因治疗（如减肥、减少雌激素接触、停止相关药物等），原因未明时以临床密切随访为主。

（2）药物引起的男性乳房发育症，需停药后重新评估。

上述情况 85% 患者均可自愈。

二、药物治疗

男性乳房发育症患者症状持续存在，到青春期后期，出现乳房疼痛、触痛，社会心理窘迫等，需药物辅助治疗。

1. 雄激素制剂

（1）睾酮：对男性乳房发育同时合并睾丸功能减退患者疗效较好。否则，补充的外源性睾酮在芳香化酶的作用下转化为雌激素，加剧男性乳房发育。常用十一酸睾酮，每日 40 ～ 80 mg，口服给药。

（2）双氢睾酮庚烷盐：Eberle 认为双氢睾酮庚烷盐可直接作用于靶细胞而不受芳香化酶的作用，效果较好。

2. 雌激素拮抗剂

他莫昔芬（三苯氧胺）能与靶组织的 ER 结合，具有阻断雌激素的作用。每日 20 mg 服用 1 个月可减轻乳房疼痛，连续服用3个月，60%的男性乳房发育可完全消退，尤其对使用比卡鲁胺等治疗前列腺癌的患者合并男性乳房发育症时疗效较好，亦可作为抗前列腺癌治疗时发生男性乳房发育症的预防用药。

3. 抗雌激素药物

氯米芬为内源性睾酮刺激药物，可提高血液中睾酮水平，对性腺功能减退引起的男性乳房发育作用明显，可替代单纯睾酮治疗。每日25～50 mg，口服给药，定期复查性激素。

4. 抗绒毛膜促性腺激素

达那唑为合成雄激素，具有弱雄激素活性，兼有蛋白同化作用和抗雌激素作用，但无孕激素和雌激素活性。本药是促性腺激素抑制药，可使FSH和LH释放减少，对成人和青春期乳腺发育均有效，可减轻疼痛和乳房发育的程度。但有水肿、恶心、脂溢性皮炎、体重增加等不良反应。每日200～600 mg，口服给药。

5. 芳香化酶抑制剂

来曲唑为高选择性非甾体类芳香化酶抑制剂，通过抑制芳香化酶作用，使血浆中的雌激素水平下降。对睾丸功能正常但雌激素水平较高的男性乳房发育症患者安全有效。每日2.5 mg，口服给药，注意定期复查性激素。

6. 中药治疗

（1）肝气郁结证：治法为疏肝理气，化痰散结。可以选用逍遥丸、柴胡疏肝散配合小金丸，红花逍遥丸等。

（2）肾气亏虚证：治法为补益肝肾，化痰软坚。肾阳虚者，宜温阳化痰，可用右归丸；偏肾阴虚者，宜滋阴化痰，可用左归丸。

（3）痰瘀互结证：治法为行气活血，软坚散结。可选用乳癖散结胶囊。

三、手术治疗

青春期一般不建议手术治疗。如果有手术指征（症状严重，药物治疗无效），通常推迟到睾丸达到成人大小（或男性乳房发育症最初发现后2年）和青春期接近完成时，睾酮/雌激素比例达到成人状态后方可实施。当青春期发育结束或成年男性乳房增生明显，严重影响外观，病程较长，药物治疗无效时可考虑手术。

1. 手术适应证

（1）乳腺体积大，且持续24个月不能消退者。

（2）症状明显者且持续存在。

（3）继发性或药物性男性乳房发育症患者，原发病治愈或停药后1～2年，乳房发育未消退者。

（4）心理负担过重，强烈要求手术恢复胸部外观者。

（5）药物治疗无效者。

（6）有恶变风险者。

2. 手术治疗目标

要达到“5S”，即乳腺组织尽可能全部去除（sweep），切口瘢痕隐蔽（scar），两侧对称（symmetry），正常男性胸廓形态（shape）和术后皮肤外观平整（smoothing）。

3. 手术方式

（1）脂肪抽吸术（又称吸脂术）：主要适用于以脂肪增生为主的患者，最常见的并发症是术后以腺体组织为主的乳房残存包块，触诊时仍有明显的凹凸不平。

（2）腺体切除术：适用于以乳腺实质增生为主或以乳腺实质和脂肪组织均有增生的男性乳房发育症患者，此种方法术后易形成血肿、皮下积液、感染、永久性感觉丧失、瘢痕和少见的乳头乳晕缺血坏死。

（3）脂肪抽吸联合腺体切除术：对于乳腺实质和脂肪组织均有增生的患者亦可采用先吸脂后切除增生腺体的方式，脂肪组织的抽吸有利于乳房轮廓的塑形并为切除增生的腺体组织提供方便。此种方法的不足在于手术操作烦琐。

第七节　小结

男性乳房发育症根据病因种类可分为：性腺功能减退症、性腺肿瘤、全身性疾病、药物等；根据病因来源也可分为：外源性雌激素增加、内源性雌激素增加、雄激素相对或绝对减少、雄激素抵抗、遗传性因素或两性畸形、药物或毒品等。男性乳房发育症应通过详细询问病史和体格检查来确定其病因，必须对男性性腺轴全面检查，包括体格检查、实验室检查和影像学检查。对影响雌激素 / 雄激素比例的所有因素尽可能详细检查，寻找病因，为下一步治疗奠定基础。经临床诊断评估后，对青春期男性乳房发育症伴肥胖者建议先减肥，给予心理安慰与体格检查并定期随访观察，多数可自愈；如临床随访症状无明显改善，且有进一步加重趋势，可根据病因选择药物治疗；如药物治疗效果欠佳，病程较长，严重影响患者心身健康，则按照手术适应证选择合适的手术方式治疗。

参考文献

[1] 邓萌，马桂娥 . 男性乳房发育症的外科治疗进展 . 中国美容医学，2012，21（4）：679- 681.

[2] 白文俊，王晓峰 . 现代男科学临床聚焦 // 庞华 . 男性乳房发育症 . 北京：科学出版社，2017：33-35.

[3] 梁卓虹，杨婷，欧阳杰 . 环乳晕切口对男性乳房发育症患者瘢痕宽度和乳晕区感觉神经的影响 . 现代医学与健康研究，2020，4（5）：7-8.

[4] 苏微微，李秀萍 . 环乳晕切口治疗乳腺纤维瘤患者的临床疗效及减轻乳晕区感觉神经损伤的作用探究 . 浙江创伤外科，2018，23（4）：776-778.

[5] VARLET F，RAIA-BARJAT T，BUSTANGI N，et al. Treatment of gynecomastia by endo- scopic subcutaneous mastectomy in adolescents. Laparoendosc Adv Surg Tech A，2019，29（8）：1073-1076.

[6] SOLLIE M. ManagemenI of gynecomastia-changes in psychological aspects after surgery-a systematic review. GIand Surg，2018，7（1）：S70-S76.

[7] 杨燕，穆大力 . 男性乳房发育症微创术式应用进展 . 中国美容整形外科杂志，2020，10（31）：630-632.

[8] 骆成玉．乳腔镜男子乳腺发育微创手术的关键问题 . 中国微创外科杂志，2019，19（1）：4-5.

[9] 徐晨，栗勇，王钠，等 . 男性乳房发育症治疗的新进展 . 中国美容整形外科杂志，2013，12(21）：760-762.

[10] BAUTISTA-VIDAL C，BARNOIU O，GAICIA-GALISTEO E，et al. Treatment of gynecomastia in patients with prostate cancer and androgen deprivation. Actas Urol Esp，2014，38（1）：34-40.

[11] DICKSON G. Gynecomastia. American Family Physician，2012，85（7）：717-721.

[12] 郑新宇，王守涛 . 男性乳房发育症的治疗策略 . 中国实用外科杂志，2009，29（3）：212-215.

[13] 钱会利，蔡景龙，王忠媛 . 男性乳房发育症的分类和外科治疗 . 实用美容整形外科杂志，2003（3）：149-151.

[14] 郭海凌，莫小勤，汤凯莉 . 男性乳房发育中西医诊疗概况 . 世界最新医学信息文摘，2019，19（96）：33-34.

[15] 辛智芳 . 男性乳房发育症的处理 . 中华乳腺病杂志（电子版），2009，3（4）：412-418.

[16] 朱逞 . 肥胖与青春期发育 . 中国实用儿科杂志，2006（7）：503-504.

[17] BRAUNSTEIN G D. Aromatase and gynecomastia. Endocr Relat Cancer，1999，6（2）：315-324.

[18] 马新瑜，李瑞珍，丁艳，等 . 240 例男性儿童乳房发育症临床影像分析 . 中国现代药物应用，2007（2）：9-10.

[19] 贺科文，刘兆芸，于志勇 . 男性乳腺癌与男性乳房发育症的鉴别及相关研究进展 . 中国肿瘤外科杂志，2016，3（8）：163-166.

[20] 许雯煜，陈苏宁. 高频彩色多普勒超声对男性乳腺发育症的诊断. 同济大学学报（医学版），2013，34（4）：76-78.

[21] 王晨羽，曾昂，龙笑，等 . 青春期前男性乳腺发育症的手术治疗 . 中国美容整形外科杂志，2020，10（31）：618-620.

[22] LOTTI F，MAGGI M. Ultrasound of the male genital tract in relation to male reproductive health. Hum Reprod Update，2015，21（1）：56-83.

[23] LEUNG A K C，LEUNG A A C. Gynecomastia in infants，children，and adolescents. Recent Pat Endocr Metab Immune Drug Discov，2017，10（2）：127-137.

[24] KANAKIS A，NORDKAP L，BANG A K，et al. EAA clinical practice guidelines-gynecomastia evaluation and management. Andrology，2019，7（6）：778-793.

[25] LAPID O，JOLINK F. Surgical management of gynecomastia：20 years'experience. Scand J Surg，2014，130（1）：41-45.

[26] 陈达丰，周松，张雪惠，等 . 青年男性乳房发育症的流行病学特点及其危险因素分析 . 中国实验诊断学，2019，7（23）：1151-1155.

[27] 周新丽，徐进，郭军，等 . 男性乳腺发育症 . 山东医药，2010，30（17）：110.

[28] 王子良，张维民，郑香云，等 . 微创旋切联合脂肪抽吸治疗男性乳房发育症 . 局解手术学杂志，2016，25（12）：890-893.

[29] BRAUNSTEIN G D. Clinical practice. Gynecomastia. N Engl J Med，2007，357（12）：1229-1237.

[30] GEORGIADIS E，PAPANDREOU L，EVANGELOPOULOU C，et al. Incidence of gynecomastia in 954 young males and its relationship to somatometric parameters. Ann Hum Biol，1994，21（6）：579-587.

[31] HARRIS J R. 乳腺病学 . 3 版 . 王永胜，于金明，叶林，译 . 济南：山东科学技术出版社，2006：67-74.

[32] 周正波，王永胜，左文述 . 男性乳房发育症与男性乳腺癌 // 左文述 . 现代乳腺肿瘤学 . 2 版 . 济南：山东科学技术出版社，2006：1324-1338.

[33] ANDERSEN J A，GRAM J B. Gynecomasty：histological aspects in a surgical material. Acta Pathol Microbiol Immunol Scand，1982，90（3）：185-190.

[34] EBERLE A J，SPARROW J T，KEENAN B S. Treatment of persistent pubertal gynecomastia with dihydrotestosterone heptanoate. J Pediatr，1986，109（1）：144-149.

[35] HANAVDI S，BANERJEE D，MONYPENNY I J，et al. The role of tamoxifen in the management of gynaecomastia. Breast，2006，15（2）：276-280.

[36] FRADET Y，EGERDIE B，ANDERSEN M，et al. Tamoxifen as prophylaxis for prevention of gynae- comastia and breast pain associated with bicalutamide 150 mg monotherapy in patients with pros- tate cancer：a randomised，placebo-controlled，dose-response study. Eur Urol，2007，52（1）：106-114.

[37] 陈凌枫，吴包金．男性乳房发育的分类与分级．中华整形外科杂志，2019，35（10）：1045-1048.

[38] CIL Y，BABAYI IT M A，AKTAS G，et al. Adipose tissue measurement in gyneco- mastia with computerized tomography. Erciyes Med J，2012，34（1）：15-19.

[39] 何林，孙峰，贾方艳，等．经脐入路脂肪抽吸术治疗男性乳房发育症．中国美容医学，2012，21（12）：2154-2156.

[40] 路玮，王凌峰，孙一凡，等．男性乳房发育症三种手术治疗的比较．中华损伤与修复杂志（电子版），2012，7（2）：61-62.

（马伟国）

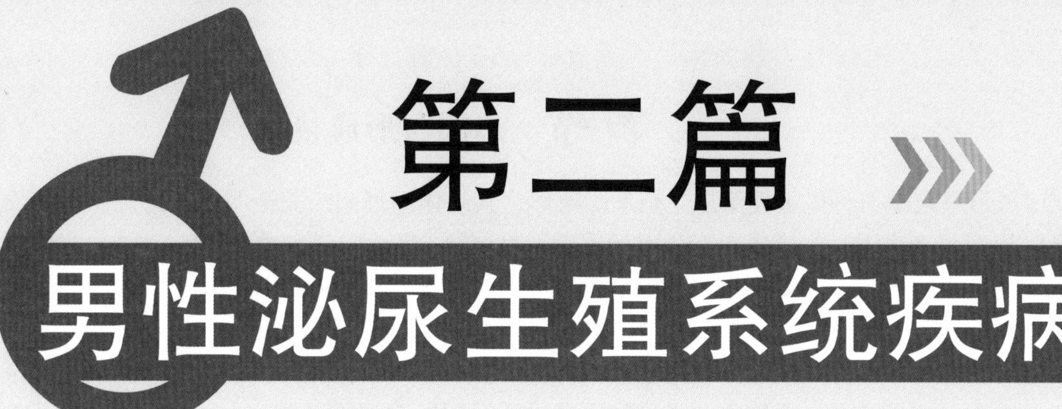

第二篇 男性泌尿生殖系统疾病

第九章　尿道下裂

男性尿道起自膀胱，止于阴茎头顶端。胚胎发育时期，在生殖结节腹侧形成一条纵行尿生殖沟，此沟槽自后向前闭合，形成尿道。如果该闭合过程异常终止，就会形成不同程度的尿道下裂。尿道下裂是最常见的男性外生殖器先天畸形。从报道来看，全球范围内，各国、各地区的研究显示尿道下裂的发病率、发病趋势均存在较大差异：李月华等采用医院系统出生缺陷调查，报道 1996 年至 2008 年我国部分地区尿道发病率达 9.03/10 000 新生儿，且中东部最高；Jorieke E. H. Bergman 等对西欧多国 2001—2010 年出生的尿道下裂患儿的研究显示，总体发病率为 18.6/10 000 新生儿，同时发现，各国同期的发病率的增减趋势并不一致。

第一节　病因与形成机制

尿道下裂是一种先天性泌尿生殖系统畸形，其具体病因尚未完全明确，只有约 20% 的尿道下裂患者可以找到明确病因且主要集中在相对严重者。目前研究发现，在胚胎发育过程中，胎儿雄激素产生不足或雄激素不敏感，可导致尿道沟闭合停顿，形成尿道下裂；存在家族聚集性、有尿道下裂家族史的人群，尿道下裂发生率明显高于正常人群；母亲使用药物辅助生殖、孕期接触激素或某些化学毒物，如多氯联苯、二噁英、邻苯二甲酸、杀虫剂等，可增加婴儿罹患尿道下裂的风险；另外，高龄产妇（也有研究结论否定这一因素）、早产儿、低体重儿也增加罹患尿道下裂风险。随着测序技术发展，研究发现基因突变与尿道下裂也存在一定相关性，如 *WT1*、*AR*、*BMP*、*SRD5A2*、*ATF3*、*HOXA* 等基因，涵盖了性别基因的转录、性激素合成及相关基因的信号传导。单核苷酸多态性似乎只影响尿道下裂风险暴露的病例，因此，目前认为，尿道下裂是多基因、多因素综合作用的结果。

第二节　临床分型和分类

目前多采用 Duckett 分型标准，即根据尿道外口所在位置的不同（图 2-1），将尿道下裂分为：①远端 - 前尿道下裂：尿道外口位于龟头或阴茎远端，多呈裂隙状（图 2-2），一般仅伴有轻度阴茎弯曲，多不影响性生活及生育，是最常见的尿道下裂。②中段型尿道下裂：尿道口位于阴茎体部下方（腹侧），尿道外口可位于冠状沟到阴囊阴茎交接处之间的任何位置，常伴有阴茎下弯（图 2-3）。③近端 - 后尿道下裂：尿道口位于阴茎阴囊交界部或会阴，常伴有阴囊分裂，阴茎发育不良并严重向下弯曲，严重者阴茎短小、弯曲并被包皮和阴囊遮盖，外生殖器酷似女性（图 2-4）。

但病情的严重性与复杂性并不能仅靠尿道口位置来判断，因为术中皮肤松解后尿道口位置会发生变化。因此在综合阴茎长度，弯曲程度，阴茎头大小、形状及尿道板质量评估后，依据其严重性可分为轻度尿道下裂（阴茎头或阴茎部尿道下裂，没有相关的阴茎下弯畸形、小阴茎或阴囊异常）和重度尿道下裂（阴茎下部、会阴部尿道下裂伴有相关的阴茎下弯畸形和阴囊异常）。

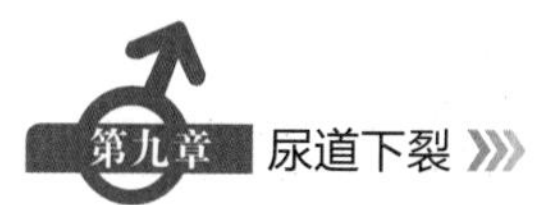

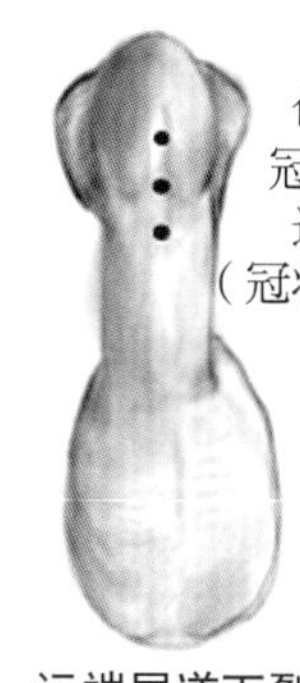

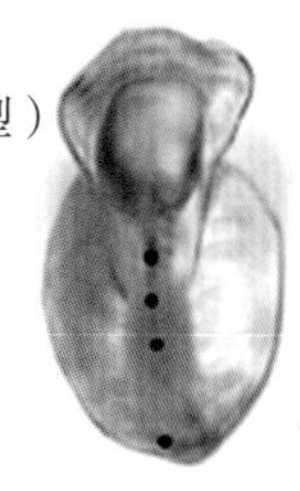

图2-1　不同尿道开口位置的尿道下裂图解

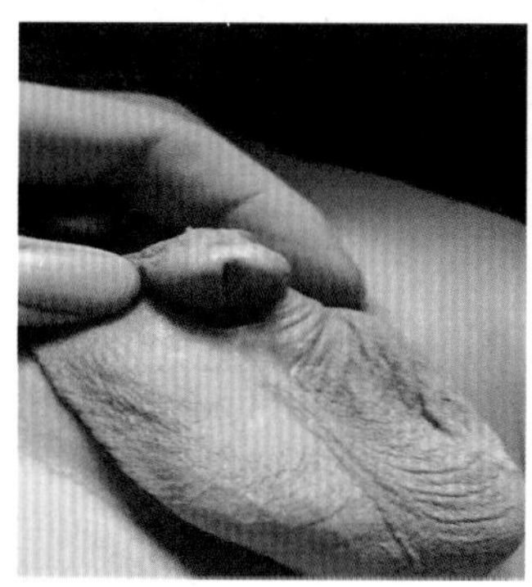
图2-2　远端-前尿道下裂

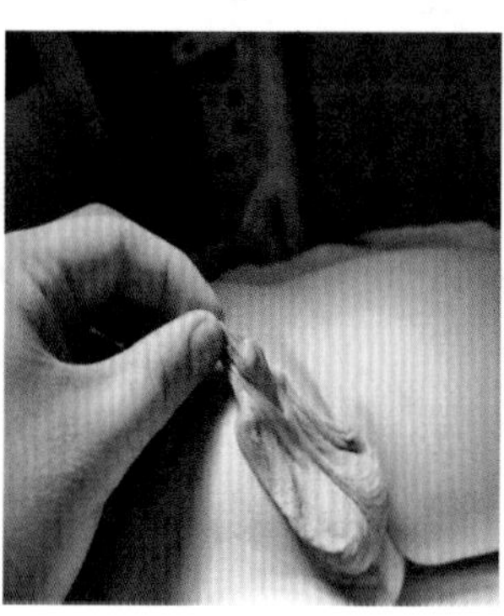
图2-3　中段型尿道下裂

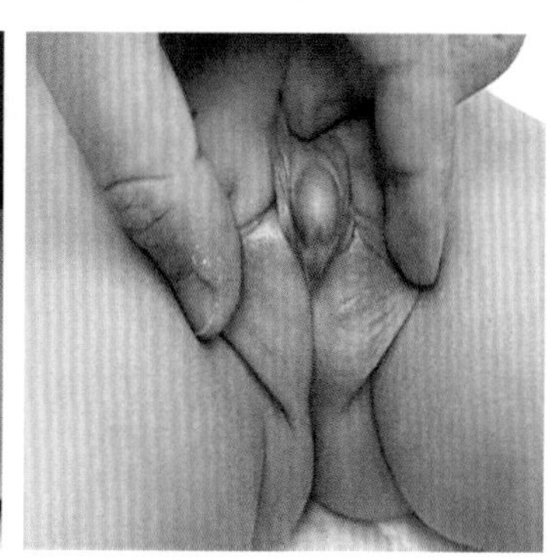
图2-4　尿道下裂合并阴囊分裂

第三节　临床表现与辅助检查

患者主要表现为尿道口位置异常，尿流异常，容易尿湿衣裤，被迫下蹲排尿；常伴有阴茎向下弯曲，严重者无法完成正常性生活；严重者包皮在阴茎头部背侧呈帽状堆积，阴茎阴囊转位、阴囊裂开状；亦有伴发睾丸下降不全、睾丸鞘膜积液、腹股沟斜疝，少数患者可合并肛门直肠畸形。

尿道下裂是外生殖器畸形，根据典型临床表现和体格检查很容易确诊。确诊后尚需进一步检查有无伴发畸形，严重的尿道下裂需进一步进行泌尿系统检查，以除外其他泌尿系统畸形。当尿道下裂合并双侧隐睾时要注意有无性别异常。主要检查如下。

（1）体格检查：观察患者的体形、身体发育、第二性征、双侧睾丸质地和体积、有无阴道。

（2）腹部超声（必要时 CT）：确认睾丸的存在及位置。

（3）染色体核型分析及 *SRY*、雄激素受体基因检查：确认其基因型及有无相关基因异常。

（4）尿 17- 酮类固醇测定：尿 17- 酮类固醇为睾酮代谢物，能从侧面定量测定睾酮水平。

（5）腹腔镜检查及性腺活检：CT 找不到性腺的情况下，寻找可能的性腺并检查。

第四节　诊断与鉴别诊断

依据典型外观，即可做出诊断。但个别阴茎头、远端型尿道下裂因包皮完全覆盖阴茎头，需上翻包皮才能发现异位的尿道口。部分近端 - 后尿道下裂患者因阴茎较小而需与小阴茎、隐匿阴茎、性发育异常相鉴别。小阴茎系单纯阴茎短小，隐匿阴茎系阴茎因肥胖等因素隐藏于皮下脂肪中，两者并不伴有尿道开口位置异常，鉴别较为容易。性发育异常则不同，与部分近端 - 后尿道下裂患者的外观鉴别有些难度，需要通过染色体核型分析等辅助检查来区分。

第五节　治疗

手术是尿道下裂主要的治疗方法。除尿道口接近阴茎顶端、阴茎形态和功能完好的患者外，其他大部分患者均需手术治疗。

1. 手术时机

手术时机倾向于尽早，有学者推荐首次手术时间在出生后 6 ～ 18 个月，最迟应在学龄前进行。在此期间患儿阴茎发育缓慢，心理负担较轻。术前务必向患者家属详细介绍手术的适应证、对外观的改善程度及可能的并发症。

2. 手术方式

手术包括阴茎弯曲矫正和尿道成形，尿道外口和阴茎头部的重建，以及阴茎体皮肤覆盖，以期尽可能恢复阴茎正常外形。多数尿道下裂可以通过一期修复。但对于阴囊型或会阴型尿道下裂，严重阴茎弯曲及小阴茎者，推荐二期修复术。

新尿道成形手术方法有很多，文献报道有 300 余种，目前尚无统一的尿道下裂尿道成形方法。针对不同程度的尿道下裂，常用术式有尿道板纵切卷管尿道成形术（tubularized incised plate，TIP），游离移植物镶嵌式尿道成形术，加盖岛状皮瓣法，尿道口前移、阴茎头成形法（meatal advancement and glanuloplasty incorporated procedure，MAGPI），尿道口基底血管皮瓣法，皮瓣尿道卷管尿道成形术等，且各种改良方法不断被报道。但不论哪种方法，术后均应能够达到目前公认的治愈标准：①阴茎下弯完全矫正。②尿道口正位于阴茎头。③阴茎外观接近正常，患者可站立排尿，成年后能够完成正常性生活。

3. 并发症

术后可能出现一些并发症，如尿道瘘、尿道狭窄、尿道憩室样扩张、阴茎头开裂等。尿道瘘是最常见的并发症，其公认的发病率为 15% ～ 30%，多发生在冠状沟及尿道吻合口处，一旦形成，建议 6 ～ 12 个月后进行手术修补。尿道狭窄是术后较严重并发症，发生率为 10% ～ 20%；短段狭窄可尝试尿道探子、球囊扩张或冷刀、激光内切开，最主要的方法是尿道腔扩大成形术。尿道憩室的形成主要是因为新尿道周围缺乏必要的支持组织，治疗关键在于减低尿道内的排尿阻力。阴茎头开裂常见于多次手术患儿及近端尿道下裂患儿，阴茎头直径小于 14 mm 也是危险因素；轻度开裂可不予处理，常用的修补方法包括 TIP 手术或尿道 Inlay 式修补成形术。所有患者术后需随访至青春期后，以期早发现、处理各种并发症。术后一年，有报道多达 50% 的并发症需要再次手术。

第六节　小结

尿道下裂是男性泌尿系统最常见的先天畸形之一，对患者的排尿功能和心理有一定负面影响，病因尚未完全明确，倾向于其系由多基因、多因素联合相互作用的结果。依据典型的外观，多数可轻易做出诊断。手术是其主要治疗方法。但手术方法众多，尚无统一、规范术式，且对于手术医师心理素质、手术技巧有一定要求。手术并发症是不能完全避免的，但绝大部分是可以有效处理和解决的，常常需要再次手术，因此，术前务必充分沟通交流手术适应证、对外观的改善程度及可能的并发症。患者术后需随访至青春期后，以期早期发现、处理各种并发症。

参考文献

[1] 黄健 . 中国泌尿外科和男科疾病诊断治疗指南 . 北京：科学出版社，2019.

[2] VAN DER HORST H J，DE WALL L L. Hypospadias，all there is to know. Eur J Pediatr，2017，176(4)：435-441.

[3] AULAGNE M B，HARPER L，DE NAPOLI-COCCI S，et al.Long-term outcome of severe hypospa-

dias.J Pediatr Urol，2010，6（5）：469-472.

[4] BERGMAN J E，LOANE M，VRIJHEID M，et al. Epidemiology of hypospadias in Europe：a registry-based study.World J Urol，2015，33（12）：2159-2167.

[5] HUISMA F，THOMAS M，ARMSTRONG L. Severe hypospadias and its association with maternal-placental factors. Am J Med Genet A，2013，161A（9）：2183-2187.

[6] SÁGODI L，KISS A，KISS-TÓTH E，et al.Prevalence and possible causes of hypospadias.Orv Hetil，2014，155（25）：978-985.

[7] SPRINGER A，VAN DEN HEIJKANT M，BAUMANN S. Worldwide prevalence of hypospadias. J Pediatr Urol，2016，12（3）：152，e1-e7.

[8] RUPPEN-GREEFF N K，LANDOLT M A，GOBET R，et al. Appraisal of adult genitalia after hypospadias repair：do laypersons mind the difference? J Pediatr Urol，2016，12（1）：32，e1-e8.

[9] YAKUSHIJI-KAMINATSUI N，LOPEZ-DELISLE L，BOLT C C，et al. Similarities and differences in the regulation of HoxD genes during chick and mouse limb development.PLoS Biol，2018，16(11)：e3000004.

[10] DIPOSAROSA R，PAMUNGKAS K O，SRIBUDIANI Y，et al. Description of mutation spectrum and polymorphism of Wilms' tumor 1（WT1）gene in hypospadias patients in the Indonesian population. J Pediatr Urol，2018，14（3）：237，e1-e7.

[11] TAS E，SEBASTIAN J，MADAN-KHETARPAL S，et al. Familial deletion of the HOXA gene cluster associated with Hand-Foot-Genital syndrome and phenotypic variability. Am J Med Genet A，2017，173（1）：221-224.

（董业浩　赵素顺）

第十章　小儿包皮

第一节　概述

一、定义及流行病学特点

1. 定义

包皮指阴茎皮肤至阴茎冠状沟部游离向前形成包绕阴茎头的双层环形皱襞。包皮过长指阴茎在自然状态下，包皮包裹阴茎头，但包皮可上翻显露阴茎头。而包茎指包皮口狭窄或包皮与阴茎头粘连，使包皮不能上翻显露阴茎头。新生儿和婴幼儿的包皮与阴茎头常有上皮粘连，3～4岁以内上皮粘连逐渐被吸收，包皮与阴茎头便自行分开。小儿包皮过长是正常现象，但在青春期前阴茎头应逐渐外露。

2. 流行病学特点

包茎和包皮过长在不同的国家和民族差异非常大，以色列等国家在年龄很小时就行包皮环切术，所以几乎很少看到包茎和包皮过长患者；在伊斯兰国家患病率也极低；西方发达国家由于健康意识强，对疾病的认识程度高，所以患病率也非常低；在亚、非、拉美等欠发达地区，包茎和包皮过长患病率很高。在我国其患病率也很高，各家报道的也不一致，差异较大，且确切发病率在各个年龄段是不一样的。

有人统计 39 所小学学前班和小学阶段的男性儿童包茎患病率，结果发现学前班的患病率为 23.08%，而小学阶段为 17.21%。欧阳习正分析了邵阳地区少儿包茎患病率，3 岁组为 38.95%（74/190），4 岁组为 29.27%（84/287），5 岁组为 26.14%（23/88），随着年龄的增长包茎患病率降低。宗勇南等分析了 15 798 例男性婚前医学检查，发现包皮过长有 11.23%（1774/15 798），占男性生殖系统疾病与异常的 90.97%，包茎 0.35%（56/15 798）。梁朝朝等分析了合肥地区男性青少年包皮过长和包茎的患病率，结果发现 7～10 岁组包皮过长和包茎患病率分别为 65.64%（511/780）和 30.51%（238/780）；11～14 岁组包皮过长和包茎患病率分别为 76.82%（1064/1385）和 10.05%（153/1385）；15～18 岁组包皮过长和包茎患病率分别为 75.42%（494/655）和 4.12%（27/655）；19～22 岁组包皮过长和包茎患病率分别为 61.10%（1437/2352）和 4.42%（104/2352）。据此，他们认为不同年龄段的男性青少年包皮过长并无显著性差异，而随年龄的增长，男性青少年包茎患病率逐渐下降，但 15 岁以后，包茎的患病率趋于稳定，15 岁以前和 15 岁以后包茎患病率差异有非常显著意义。杨超等对重庆地区 10 421 名 0～18 岁儿童统计发现：新生儿期（0～28 天）、婴儿期（28 天～1 岁）、幼儿期（1～3 岁）、学龄前期（3～6 岁）、学龄期（7～10 岁）及青春期（11～18 岁）包茎的发生率分别为 99.70%、84.43%、48.13%、27.12%、11.57% 和 6.81%。显示包皮可完全上翻的比例随年龄增长而逐渐增加。因此包皮过长在小儿多为生理性，应避免对其过度诊断和治疗。总之，包茎与包皮过长是男性外生殖器两种常见的疾病，其患病率随年龄变化而变化。

3. 小儿包皮的利与弊

（1）包皮如同指尖和嘴唇一样敏感，它含有极为丰富多样的、比阴茎其他任何部位密度都高的特异性神经受体，这些特殊的神经末梢能够辨别动感、细微的温度变化和组织结构的层次感。

（2）包茎和包皮过长有以下危害：①易在包皮下集聚由皮脂腺分泌物和上皮脱屑组成的包皮垢或包皮结石，引发阴茎头包皮炎。②炎症性粘连可形成继发性包茎，甚至导致尿道外口狭窄。③包皮口较紧者，如将包皮勉强上翻，而不及时复位，包皮口紧勒在阴茎冠状沟部，引起包皮和阴茎头血液及淋巴回流障碍，发生淤血、水肿和疼痛，即为嵌顿性包茎。如不及时处理，包皮和包茎可发生溃烂，甚至广泛坏死。④包皮垢的慢性刺激和阴茎头包皮炎的反复发作，曾被认为是阴茎癌发生的重要因素。⑤严重的包茎，包皮开口狭小如针孔，排尿时包皮鼓起如球，排尿困难。还可能同时存在先天性或炎症瘢痕所导致的尿道外口狭窄，更加重排尿困难。由于尿流阻滞，不但易继发感染且可引起上尿路扩张和肾功能损害。

二、分类及机制

包皮可分为三大类：正常包皮、包茎和包皮过长。

1. 正常包皮

正常包皮位于阴茎冠状沟。

2. 包茎

（1）原发性包茎：又称生理性包茎，正常的新生儿和婴幼儿常会出现包茎，这是先天性的，包皮与阴茎头也会存在粘连，系膜性粘连，随着阴茎的发育，膜性粘连逐渐被吸收，包皮与阴茎头逐渐分离，阴茎头也逐渐外露，这种包茎称为原发性包茎。

（2）继发性包茎：是指包皮过长，常因创伤、感染引起包皮口瘢痕形成，造成包皮口狭窄，包皮不能上翻，这种包茎称为继发性包茎。

（3）真性包茎：是指 3 岁以后包皮仍不能翻转至冠状沟者，有时包皮口小如针尖，排尿时尿液在包皮内积聚，使包皮膨大如球。

（4）假性包茎：勃起时只需用手将之拉下，就会露出龟头，甚至在勃起时自动突围而出。

（5）萎缩性包茎：是指包皮短而薄，紧包阴茎头，包皮与阴茎头粘连在一起，使阴茎头发育受到限制，因此阴茎短小，阴茎头变形，甚至呈挛缩的硬韧结构。

（6）肥厚性包茎：是指包皮肥厚过长，导致排尿费力，尿线变细而分叉；包皮口狭窄严重者，排尿时包皮囊先被尿液充盈，而呈球状，然后排出尿液。

（7）包皮嵌顿：是指包茎的并发症，由于包皮口狭窄，若强行将包皮翻转到冠状沟，狭窄的包皮口在该处会形成一很紧束的狭窄环，即产生了嵌顿包茎。这会使阴茎头血液出现循环障碍，造成患者疼痛难忍，如不及时处理，狭窄处可形成糜烂、溃疡，甚至阴茎头坏死、脱落。

3. 包皮过长

（1）真性包皮过长：指阴茎在自然状态下，包皮包裹阴茎头不能外露，且在勃起状态下，阴茎头仍然不能完全外露。真性包皮过长又可分为半包型、全包型、先天粘连型、包皮嵌顿型四种类型：①半包型：自然状态下，阴茎头只露出一半，如果包皮口过于狭窄，阴茎勃起时阴茎头充血膨大，不能穿过狭窄的包皮口，使包皮过度牵拉导致疼痛难忍。②全包型：是指包皮完全包裹阴茎头，但是能上翻显露阴茎头，包皮可复位，较常见。③先大粘连型：指包皮将整个阴茎头包裹，且包皮内板皮肤与阴茎头粘连。④包皮嵌顿型：是指勉强可以将包皮上翻，但包皮口很紧，当强力上翻时，使得狭窄的包皮口卡在冠状沟处，不能还纳，导致阴茎头疼痛、充血、水肿，如不及时处理，将会导致阴茎头发生坏死。

（2）假性包皮过长：是指自然状态下阴茎头不能完全外露，但在阴茎勃起后阴茎头则可以完全外露。

三、小儿包皮的影响因素

（1）生理因素：每一个正常男性新生儿及婴幼儿均会出现包茎，这是生理性的。一般包皮和阴茎头之间可能会存在粘连，生后数月其粘连可以吸收。之后，随着阴茎体及阴茎头的生长及出现的包皮垢可使包皮与阴茎头逐渐分离，最终阴茎头可以暴露在包皮口外。一般不影响排尿和阴茎发育。

（2）病理因素：小儿包皮在生长发育过程中，因包茎增加细菌感染机会，导致包皮阴茎头炎、包皮嵌顿、尿道感染、阴茎包皮水肿等，甚至形成继发性包茎。在成年男性性交过程中，由于包茎的束缚，影响性生活质量。

（3）阴茎异常包皮：多与阴茎发育异常有关。如隐匿阴茎、蹼状阴茎、埋藏阴茎、小阴茎、尿道下裂、尿道上裂、阴茎弯曲畸形等出现的各种形状的包皮。这种包皮很重要，不能轻易切除，过长的包皮是阴茎整形所需的重要材料。

（4）医源性因素：婴幼儿早期强力上翻包皮，去除包皮垢，也就去除了包皮和阴茎头之间的“隔离带”，可以再次引起包皮和阴茎头的粘连，部分患者出现包皮远端瘢痕挛缩，形成继发性包茎。

（5）外伤因素：各种自身及外部因素导致的包皮损伤，如利器割裂伤、撞击撕裂伤、踢伤、动物咬伤等。

第二节　处理方法

小儿包皮过长和包茎不影响阴茎的正常发育，无须早期手术切除。割包皮存在误区，有学者主张要给 90% 以上的男孩子进行包皮环切术，有过度治疗嫌疑。青春期发育后包茎发生率不足 5%，该部分患者需要手术切除，包皮过长者（约 20%）无需手术。

一、待观察

对于婴幼儿包茎者，不建议反复外翻刺激包皮，以免因人为或者医源性因素增加包皮阴茎头感染，诱发继发性包茎；青春期前儿童，如果没有因包茎诱发反复感染，且不影响站立排尿功能，可以等待观察，不必急于处理。

二、药物治疗

婴幼儿出现包皮炎或者阴茎头感染时，局部外用红霉素软膏、四环素软膏、曲安西龙软膏、氟轻松乳膏等，疗程 1 周，每日外敷 2 次，并嘱咐患儿及家属局部清洗干净，避免局部尿液刺激。

三、手术治疗

1. 手术指征

（1）继发性包茎（包皮远端瘢痕狭窄）。

（2）包皮阴茎头炎症反复发作。

（3）包皮嵌顿不能手法复位。

（4）包皮过长或包茎影响心理健康和美观。

2. 禁忌证

（1）隐匿阴茎、尿道下裂、不伴有尿道下裂的阴茎下弯畸形、背侧包皮帽状堆积、蹼状阴茎、小阴茎等禁忌行包皮环切术，而应把包皮保留以满足后续矫形手术所需。

（2）肥胖导致的埋藏阴茎首要任务是减肥，减少下腹部脂肪堆积，让被埋藏的阴茎体挺身而出，慎重选择包皮环切术，以免术后影响生殖器外观。

（3）急性包皮阴茎头感染：需要感染控制后择期手术。

（4）其他：全身系统性疾病，如凝血功能异常未纠正、肝肾功能衰竭、活动性肝炎或肺结核等。

3. 手术时机

选择包皮手术没有最佳年龄，只有适不适合和应不应该手术。一般认为，符合手术指征应尽早完成包皮环切术；指征不明确，可以等待观察到青春期后再做决定。近年来被多家医疗机构泌尿外科青睐的“包皮手术季”，即暑假和寒假时，有大批 5 岁以上的儿童接受包皮环切手术，患者局麻下即可顺利完成手术。

4. 手术方式

包皮环切术分为传统包皮环切术，包皮内、外板分别切除术，改良包皮环切术和器械辅助包皮环切术（商环套扎器类、吻合器类）。每种术式各有优缺点，从手术时间与出血量比较，商环手术和吻合器手术均优于传统或改良包皮环切术；从伤口对合与愈合时间比较，传统包皮环切术与吻合器手术均优于商环手术；从手术后到伤口愈合，随着时间的延长，传统包皮环切术与吻合器手术后患者疼痛逐渐减轻，而商环手术患者却发现有加重。

（1）传统包皮环切术：适合所有患儿，用两把血管钳于相距 0.5 cm 处夹住包皮背侧正中部位，用剪刀于两钳间同时剪开包皮内、外板，剪至距冠状沟 0.5 cm 处，保留包皮内板 0.5 cm，系带 0.8 cm，分别剪去左、右侧包皮，止血后采用“3-0”或“5-0”的丝线或“6-0”可吸收缝线靠切缘缝合，缝合丝线基本可以自行脱落，2～3 周不能自行脱落者行伤口拆线。

该术式的缺点：①不容易剪切整齐。原因是包皮内、外板厚薄不同而致弹性不一，而且内、外板之间滑动，当提起包皮剪切时很难将内、外板对齐在同一平面，所以切缘参差不齐，反复修剪仍很难收到满意效果。②剪切包皮是在目测下进行，另外牵拉包皮松紧不一，很难做到左右长度一致，剪切后常出现一侧长另一侧短，有需要反复修剪的可能。

（2）包皮内、外板分别切除术：首先在拟切除包皮外板画线，阴茎根部上止血带，沿画线环形剪开包皮外板，然后直视下环形剪切包皮内板，松止血带，止血后缝合伤口。该术式解决了内、外板同切不整齐的矛盾。但内板仍是在目测下剪切，有时也存在内板保留长短不一的现象，也需反复修剪。该术式手术效果比较满意，但手术耗时较长。

（3）改良包皮环切术：以传统包皮环切术为基础，在阴茎自然状态下，先于阴茎背侧正中上两把血管钳夹住包皮内、外板，钳尖距阴茎头冠状沟 0.5 cm 以远，两钳间剪开包皮内、外板，再于系带侧

0.8 cm 以远上一把血管钳，将背侧两把血管钳向两侧展开，与系带侧血管钳之间再各上一把血管钳，使一侧三把钳尖连线呈弧线或直线，然后用剪刀分别于两钳尖连线上剪开包皮，一次剪切到位避免重复剪切造成参差不齐的现象。优点是包皮切缘整齐，呈自然弧形，左、右长短对称，不用修剪，不会出现保留的包皮或系带过长、过短问题，手术方法简单实用，容易掌握，耗时短，费用低廉。

（4）商环包皮环切术：是目前小儿外科应用最多的方法，商环环切法是根据阴茎头大小选择不同型号商环，分为内置法和外置法。应用商环与传统手术比较，具有手术时间短、术中出血少、疼痛轻、患者满意度高等优点，而且血肿罕见，自动脱环，但恢复时间稍长。麻醉可根据患儿年龄及配合程度，选用局麻或全麻、阴茎背神经阻滞麻醉（1% 利多卡因注射液）、复方利多卡因乳膏涂抹于阴茎头及包皮手术区域可达到满意的麻醉效果，提高患儿的依从性。

（5）吻合器包皮环切术：一次性包皮环切吻合器是目前比较流行的包皮环切器械，具有手术时间短（3～5 分钟）、出血少、切缘光整、瘢痕小、水肿轻、治疗效果理想等特点，针对阴茎大小，吻合器分不同型号，儿童和成人均可使用，可在局部黏膜麻醉下顺利完成吻合器包皮环切术。吻合钉在术后 1～3 周自行脱落，部分患者有脱钉延迟现象，超过 3～4 周吻合钉不脱落或脱落不全者，建议手动拆钉。

5. 手术相关并发症

（1）出血：切口渗血少可观察或纱布稍加压包扎止血，出血过多需要再次手术探查，重新止血。

（2）包皮水肿：轻度水肿无须特殊处理，中重度水肿局部加压包扎，或口服迈之灵治疗。

（3）感染：术前消毒彻底，术中保持无菌，术后敷料干燥以预防感染，术后伤口可用红霉素软膏外敷预防感染。

（4）阴茎粘连：多见于包皮阴茎头反复感染者，已经存在包皮阴茎头粘连，由于手术的分离形成新的创面，术后再次粘连的概率较高，所以术后局部清洁，以及时换药，分离粘连组织。

（5）伤口裂开：术后伤口裂开与阴茎勃起有关，全层裂开可能是缝合不严密或线结脱落，需要再次清创缝合。

（6）包皮口瘢痕挛缩：术后保留过长的包皮后出现包皮口狭窄环，往往需要再次手术切除。

第三节　小结

包茎是包皮口狭窄或包皮与阴茎头粘连，使包皮不能上翻显露阴茎头。常见的分型有原发性和继发性包茎。包皮过长是指阴茎的包皮覆盖于阴茎头和尿道口，但能上翻显露阴茎头及尿道口，有真性和假性包皮过长之分。对于婴幼儿包茎及包皮过长的，不推荐暴力外翻包皮，以免人为因素增加感染机会。青春期前儿童无包皮阴茎头反复感染，不影响站立排尿功能者，可以等待观察。严格掌握包皮环切术手术指征，选择包皮手术没有最佳年龄，只有适不适合和应不应该手术，一般情况下，5 岁以上患儿配合度高，局麻即可完成包皮环切手术。临床上常用的手术方法有传统包皮环切术、吻合器包皮环切术和商环包皮环切术等，后两者是目前临床选择最多的手术方式。对于包皮过长或包茎合并隐匿阴茎、尿道下裂、两性畸形等患儿，禁忌行包皮环切术。

参考文献

[1] 欧阳习正．邵阳市小儿包茎发病情况分析．实用预防医学，2000，7（2）：55-56.

[2] 宗勇南，米涵 .31596 例婚前医学检查情况分析．中国初级卫生保健，2003，17（5）：81.

[3] 颜培宏．包皮环切术式的改进及比较．贵州医药，2006，30（11）：1026-1027.

[4] 李兴华，郑少斌．应用商环治疗儿童包皮过长和包茎的体会．中华男科学杂志，2011，17（6）：542-545.

[5] 曹德宏，柳良仁，杨璐，等．商环包皮环切术两种术式比较的 Meta 分析．中华男科学杂志，2014，20（12）：1113-1119.

[6] 霍仲超，刘刚，王伟，等．一次性包皮环切缝合器行包皮环切术的临床疗效观察．中华男科学杂志，2015，21（4）：330-333.

[7] 王立新，曹志强，史俊萍．男性包皮整形手术图谱．沈阳：东北大学出版社，2017：1-149.

[8] 白文俊，王晓峰．现代男科学临床聚焦．北京：科学出版社，2017：71-74.

[9] 程跃，彭弋峰，严泽军．包皮过长．北京：人民卫生出版社，2015：1-143.

[10] LI P S，BARONE M A. 商环男性包皮环切术手术指南．周任远，吕年青，译．上海：上海科学技术出版社，2019：1-147.

[11] 李云龙．实用包皮环切缝合器手术技巧．北京：人民卫生出版社，2014：1-100.

（吕金萍）

第十一章　阴茎弯曲

第一节　概述与分类

一、概述

阴茎弯曲（penile curvature）属于阴茎方向异常的一种，包含阴茎下曲、阴茎背曲和阴茎向左右侧弯曲。阴茎弯曲被认为是一种相对少见的情况，发病率为 0.4% ～ 0.6%，有观点认为，由于误诊和对这种疾病的认识不足，患病率可能高达 10%。也有学者报告 0.5% ～ 10% 的发病率可能被低估了，因为许多病例直到性行为中遇到功能限制时才被发现。最近，一项基于澳大利亚城市和农村人群的横断面研究发现，在 1782 名男性受访者中，333 名男性（19%）报告他们有阴茎弯曲，且城市和农村男性的阴茎弯曲特征没有明显的差异。

二、分类

阴茎弯曲主要有先天性阴茎弯曲和获得性阴茎弯曲两种，临床中先天性阴茎弯曲较为少见。后天性因素，包括感染、创伤、阴茎硬结症及皮肤硬化症等因素引起的阴茎弯曲，称为获得性阴茎弯曲。

1. 先天性阴茎弯曲

先天性阴茎弯曲（congenital penile curvature，CPC）是一种相对少见的疾病，其特征是勃起的阴茎成角度，最常见的是腹侧和（或）外侧（图 2-5，图 2-6）。CPC 被认为是海绵体白膜发育不均衡、体长不成比例及尿道发育不良、尿道海绵体缺乏的结果。在勃起过程中，白膜阻止了阴茎的对称性增大，并向发育不良的一侧弯曲。虽然 CPC 很少与尿道板畸形（如尿道下裂、尿道上裂或尿道板缩短）相关，但典型的临床表现是孤立的阴茎偏曲，通常发生在腹侧，并有原位尿道口。在没有尿道下裂的情况下，CPC 潜在的病因包括体长不对称（体长不匀称）、尿道纤维化症或阴茎深筋膜，甚至先天性尿道缩短。

阴茎弯曲的分类目前尚无共识。Donnahoo 根据解剖上受累层面不同，将阴茎弯曲畸形分为：① I 型即皮肤型：由阴茎皮肤短缩或阴茎皮下浅筋膜挛缩牵拉阴茎导致，一般可通过阴茎皮肤脱套矫正。② II 型即筋膜型：一些增厚的纤维条索分布于尿道周围的筋膜组织内，牵拉阴茎导致弯曲，在脱套的基础上，需要切除这些异常纤维条索才能矫正弯曲。③Ⅲ型即海绵体型：海绵体发育不对称，尿道发育无明显异常，可通过白膜折叠或补片矫正。④Ⅳ型即尿道型：由尿道长度不足导致，需要行尿道重建术重建缺损的尿道。

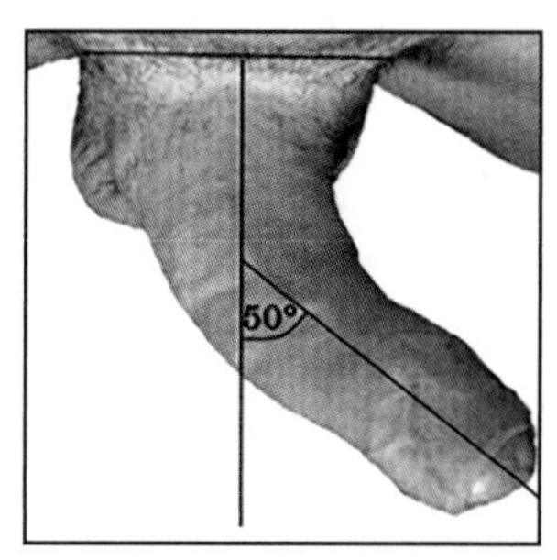

图2-5　阴茎左侧弯曲

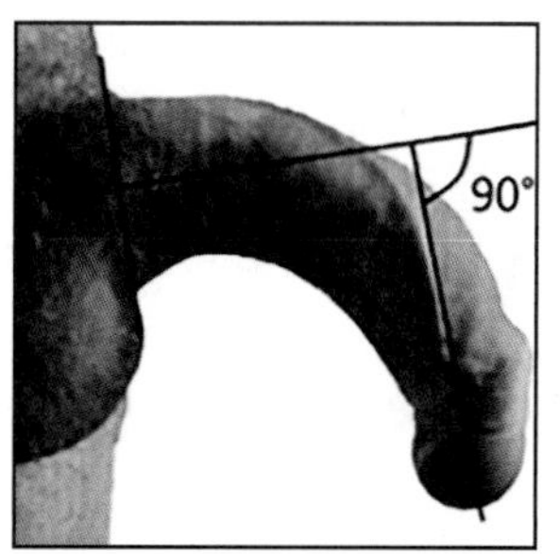

图2-6　阴茎腹侧弯曲

2. 获得性阴茎弯曲

致使阴茎弯曲的原因除先天性因素外，还有创伤、感染等后天性因素。阴茎硬结症、感染、创伤及皮肤硬化症是致使继发性阴茎弯曲的主要原因，其中阴茎硬结症是引起继发性阴茎弯曲最为常见的因素，发病机制主要是阴茎局部瘢痕牵拉所致。

第二节　发病机制与病理生理

阴茎弯曲与其生理结构有关。阴茎的内部由三个长柱状海绵体组成，阴茎上部两个并列的海绵体叫作阴茎海绵体，阴茎下部的海绵体内有尿道穿过，叫作尿道海绵体。性兴奋时，阴茎海绵体内的腔隙为充血状态，阴茎会增粗变硬，即阴茎勃起，阴茎会弯向充血较少、弹力差的一侧海绵体，这是阴茎弯曲最常见的原因。阴茎海绵体与尿道海绵体两者发育不匀称时，即发生腹侧或背侧弯曲；两侧阴茎海绵体发育不对称时，阴茎则会发生左右侧弯。另外，在胚胎发育过程中如果尿道沟已融合，而尿道海绵体发育障碍形成纤维索，会牵拉阴茎导致弯曲。临床上可见尿道仅有一层黏膜，周围为纤维组织，缺乏尿道海绵体组织，而且缺乏越多，阴茎弯曲也越严重。阴茎及尿路损伤、感染会导致尿道内瘢痕形成，瘢痕牵拉挛缩易引起阴茎弯曲。

一、先天性阴茎弯曲

先天性阴茎弯曲病因尚不完全清楚。临床上先天性阴茎弯曲较少见，总发病率为37/10万。不伴尿道下裂的先天性阴茎弯曲，称为原发性阴茎弯曲或先天性单纯阴茎弯曲，占先天性阴茎弯曲患者的4%～10%。

先天性阴茎弯曲的原因主要如下。

（1）阴茎皮肤发育异常：阴茎体与皮肤粘连，导致阴茎弯曲。

（2）阴茎筋膜发育异常：Buck 筋膜和皮下肉膜发育异常。

（3）阴茎白膜发育异常：阴茎腹背侧白膜一侧过短，对侧相对过长，致使阴茎弯曲。

（4）尿道及阴茎海绵体发育异常：在胚胎期因雄激素缺乏或不敏感导致尿道及海绵体发育停顿或发育不良所致。

二、获得性阴茎弯曲

获得性阴茎弯曲由阴茎硬结症、创伤、感染及皮肤硬化症等疾病引起，其中由阴茎硬结症引起者较为常见。

阴茎硬结症（Peyronie’s disease，PD）是指阴茎海绵体白膜的纤维化病变，导致阴茎背侧或外侧出现单个或数个斑块或硬结，又称为阴茎硬结症。绝大多数患者只在勃起时出现阴茎弯曲，阴茎上侧的硬块会使阴茎向上弯曲，阴茎下侧的硬块会使阴茎向下弯曲。这种病理性弯曲的角度，一般都比较大，呈向上或向下或向左右两侧弯曲。一般认为，阴茎勃起后向上弯曲角度小于 40° ，向下或向左右两侧弯曲的角度小于 30° ，对性生活影响不大。

除此之外，阴茎及尿路损伤，如不当性交、外伤、尿路感染、反复尿道内操作、盆腔术后留置导尿管，以及穿紧身内裤使阴茎长期向一侧偏斜等均可导致阴茎弯曲。

第三节 临床表现与诊断

一、临床表现

1. 勃起时阴茎弯曲

据统计有 2/3 的成年男性在阴茎勃起时都有不同程度的弯曲，并且阴茎弯曲的方向、部位和角度都不相同。阴茎弯曲多半是向左侧或向右侧弯曲，也有的是向上方、斜上方或斜下方弯曲。弯曲的部位有的在阴茎的前端，有的在阴茎的中段或后端。按弯曲严重程度（即在勃起状态下测量阴茎弯曲程度）分类如下。

（1）轻型：弯曲小于 15° 。

（2）中型：弯曲在 15° ～35° 。

（3）重型：弯曲大于 35° 。

多数医师认为大于 35° 的弯曲需积极手术矫治。

2. 性交困难和勃起障碍

阴茎弯曲发生于阴茎腹侧或外侧时，由于与正常进入阴道的角度偏差过大，难以进行性交。通常认为阴茎向上弯曲角度大于 40° 或向下、向左右两侧弯曲的角度大于 30° ，会影响性生活。广泛的阴茎硬结病变可能导致阴茎环形斑块，形成所谓连枷状阴茎而无法性交。约 30% 的阴茎硬结症患者可能同时存在阴茎血管疾病而影响性功能。彩色多普勒和海绵体测压可以评估阴茎的勃起功能。有研究表明阴茎硬结症中 36% 有阴茎动脉的异常，59% 有静脉关闭机制的改变，阴茎白膜顺应性的减少影响了正常勃起时静脉的压迫关闭。

3. 尿道下裂尿流改变

如蹲下排尿。

4. 阴茎硬结疼痛

勃起时疼痛明显。

二、诊断

阴茎弯曲通过体检视诊即可诊断，术前应观察阴茎勃起状态下的弯曲程度，同时应仔细检查尿道有无发育不良及阴茎腹侧皮肤与尿道关系等。

第四节 治疗

阴茎勃起时轻度弯曲（15° ～30° 以内），对性生活和生育没有影响，通常等待观察即可，不需要进行手术矫正。阴茎弯曲严重，伴有阴茎硬结症，性交困难常常需要手术治疗，手术治疗是目前阴茎弯曲的主要治疗方法。

一、手术治疗适应证

1. 性交障碍

阴茎弯曲严重（30° 以上），患者会出现疼痛、性交困难等症状，观察 6 ～ 9 个月确定阴茎弯曲稳定后，通过手术进行矫正。先天性阴茎弯曲经手术整形后，绝大多数可获得明显的改善。选择治疗的时机以 18 岁以后为宜，因为在阴茎发育时期加以矫正，可能会“矫枉过正”或复发。

2. 阴茎弯曲合并有其他症状

如外伤或感染引起阴茎局部瘢痕组织、先天性包皮系带过短、尿道下裂、阴茎硬结症及性病（如梅毒）等。

二、主要的手术方式

根据阴茎弯曲的类型选择不同的手术方式，主要的手术方式有以下几种。

1. Ⅰ型阴茎皮肤脱套矫正术

先天性单纯阴茎弯曲患者可采用阴茎皮肤袖状脱套和可吸收缝线单纯阴茎白膜折叠术矫正弯曲。即在冠状沟的 0.5 cm 处切包皮，然后沿筋膜表面袖套状将其剥离至阴茎根部，松解尿道，并将尿道周围的挛缩纤维组织进行彻底的切除。若松解后效果欠佳，可以从其弯曲最明显处做 0.5 ～ 0.8 cm 的纵向切口，间断横向缝合；效果仍欠佳者，可以选择在其背侧切开或者是在阴茎海绵体腹侧做横切纵缝，以此延长腹侧海绵体白膜，从而减少对腹侧的张力。所有的患者进行矫正手术后，需再一次进行人工勃起试验验证，以此观察阴茎勃起后弯曲矫正情况，并采用弹力网纱对其包扎 7 ～ 14 天。

2. Ⅱ型皮肤脱套联合异常纤维条索切除术

Ⅱ型阴茎弯曲的尿道黏膜完整，有尿道海绵体，缺乏阴茎筋膜及肉膜组织。在距冠状沟 0.8 cm 处做环状切口，至阴茎腹侧菲薄处切口向尿道近端斜行，使成“U”形，绕过菲薄尿道，以保证不损伤远端菲薄尿道。将阴茎皮肤自白膜表面脱蜕至阴茎根部，切断发育不佳的束缚阴茎伸直的深、浅筋膜，切除无弹性的纤维索。阴茎仍弯曲者，可在弯曲部位阴茎背侧做适当折叠。

3. Ⅲ型白膜折叠联合补片矫正术

术前阴茎海绵体内注射罂粟 30 ～ 60 mg 诱发勃起，明确弯曲的部位、方向和程度，并测量勃起长度。距冠状沟 1 cm 处环形切开皮肤及 Colle 筋膜，将皮肤和筋膜分离并推至阴茎根部，暴露白膜，在阴茎根部置橡皮止血带，一侧海绵体灌注生理盐水（40 ～ 80 mL）诱发完全勃起，确定受损白膜的部位和范围。阴茎腹侧弯曲者分离两侧阴茎背血管神经束，阴茎背侧弯曲者插导尿管后分离尿道海绵体，并牵开保护。于弯曲凸面用小圆刀卵圆形削除双侧白膜浅层，以不损伤海绵体血窦引起出血为宜，4-0 丝线内翻折叠缝合受损白膜 2 ～ 3 针，结扎线埋入皱折内。再次推注盐水诱发勃起，了解弯曲矫正效果，若矫正不够，可重复上述削除 - 折叠缝合过程，直至完全矫直。为了避免 Nesbit 手术术后阴茎缩短的可能，手术不切除椭圆形白膜，仅在阴茎最大弯曲的凸面白膜上做 2 条平行横切口，或做横 H 形切口，然后把切口近端与另一切口的远端缝合，根据矫正弯曲的需要，平行横切口可以再增加 2 条，轻中度的阴茎弯曲者采用白膜折叠术最为合适。

阴茎白膜延长 / 生物片移植术阴茎白膜延长需做斑块切除术或斑块切开术，此类术式可避免 Nesbit 术所致的阴茎缩短，一般适用于阴茎弯曲严重者（＞45° ）。但斑块切除术可能造成海绵体白膜缺失过多，术后可能导致勃起功能障碍率较高。无论做斑块切除术还是斑块切开术，都需生物片移植修补白膜缺损。常用的移植片包括自体组织、异体组织或医用合成材料等。可用的自体组织如皮肤、大隐静脉壁、睾丸鞘膜、口腔颊黏膜、腹直肌腱膜或阔筋膜等。

4. Ⅳ型阴茎向下弯曲矫治联合尿道成形

主要步骤：①患者取平卧位，阴茎头正中用 4 号丝线牵引，测量尿道板宽度 6 ～ 8 mm 并画线标记，近端越过尿道下裂开口处 2 mm，远端达阴茎头端。② 1 ： 20 万肾上腺素液沿标记线注射浸润后沿标记线切开，至阴茎海绵体白膜并游离尿道板使其呈翼状展开。在尿道板正中切开直至阴茎海绵体白膜，以形成两个尿道板条。③选择 6–8 F 硅胶管经尿道下裂开口处插入膀胱，用 6-0 Dexon 线沿硅胶管经尿道下裂开口处，连续缝合尿道板腹侧至阴茎头正位。切开尿道板背侧不需缝合使其上皮化。④海绵体注入生理盐水待阴茎勃起后观察阴茎下弯有无纠正。⑤冠状沟下 2 mm 环行切开，使阴茎脱套，背侧多余皮瓣移至腹侧，使管状化的尿道板至少有三层组织覆盖，并保证无张力。

5. 系带过短行系带延长成形术

阴茎系带末端行 1.5 ～ 2.0 cm 横向切口，切开皮肤、皮下组织，至 Buck 筋膜，锐性分离组织。将浅筋膜止血，修剪多余皮肤，纵形缝合阴茎皮肤 2 ～ 3 针。缝合线采用 6-0 可吸收线。阴茎系带重建术环形切除阴茎系带周围瘢痕组织，留取足量皮肤，锐性分离皮下组织至 Buck 筋膜，使阴茎处于背伸状态。采用 6-0 可吸收线纵向缝合浅筋膜、结扎止血。适当修剪皮肤，纵向间断缝合皮肤。术后采用弹力绷带包扎即可。术后隔日换药 1 次，禁欲 1 个月。

6. 阴茎假体植入手术

阴茎假体经历了由单件套到三件套、从非膨胀型到可膨胀型的发展历程。目前临床常用的有半硬性可屈性假体和单件套、双件套、三件套可膨胀性假体。三件套可膨胀性假体的出现和完善使 ED 的手术治疗发生了革命性的变化，目前美国泌尿外科协会已将假体植入术定为 ED 治疗的金标准。植入三件套假体后，阴茎外观上接近生理疲软和勃起状态，而且隐蔽性好，患者乐意接受。

阴茎假体植入术的适应证为阴茎硬结症伴对药物治疗无效的勃起功能障碍患者，大多数轻、中度弯曲患者，植入阴茎假体可以伸直阴茎而不需要另外手术，但严重屈曲畸形的患者，植入假体前阴茎斑块处白膜必须做网状切开，使阴茎达到完全伸直的程度。

三、手术并发症

（1）早期并发症：出血、皮肤坏死和感染较为常见。通过术中仔细操作、注意保护阴茎背侧血管神经、冠状沟下切口距离冠状沟的远近和术后采用弹力绷带适度包扎等措施可加以避免。

（2）尿道狭窄及尿瘘：尿道重建术后常见尿道狭窄及尿瘘。狭窄为尿道吻合口缝合方法不合理或吻合口瘢痕所致，可在术中采用正确的吻合方法避免和定期行尿道扩张治疗；尿瘘为吻合口张力过大所致，应该在术中采用无张力吻合。一旦尿瘘形成，基本上需要再次手术重建或修补。

（3）阴茎缩短：一般出现在采用折叠术矫治弯曲的患者，出现这种情况宜采用延长弯曲侧的补片移植术纠正弯曲以避免阴茎缩短。

（4）残留弯曲：残留弯曲往往是术者对弯曲原因和弯曲程度判断不精准所致，重度弯曲患者术后常见。仔细分析弯曲的原因，精准判断弯曲程度，应用人工勃起试验检验矫治效果，常能避免此类情况发生。如残留弯曲严重并有功能障碍，可再次手术矫治。

第五节　小结

阴茎弯曲发病率高，确切病因及病理生理机制尚不明确，导致疾病治疗进展受限。阴茎弯曲常见症状是勃起后阴茎弯曲、性交困难、勃起障碍、阴茎硬结或阴茎勃起疼痛等。阴茎弯曲就诊后详细检查了解阴茎弯曲程度，医生需要详尽、全面地将病情及预后告知患者，使患者认识到疾病治疗的目的。保守治疗主要针对疾病早期患者，最终的手术治疗仍是矫正阴茎弯曲的金标准。手术选择宜在阴茎弯曲稳定 6 ～ 9 个月后，手术目的是矫正畸形和改善勃起功能，从而使患者可以进行正常的性生活。术前做好充分的沟通与交流，预防手术后并发症发生，提高手术成功率，改善生活质量。

参考文献

[1] SEFTEL A D. Re：The prevalence of Peyronie's disease in the United States：a population-based study.J Urol，2016，196（4）：1229.

[2] YACHIA D，BEYAR M，ARIDOGAN I，et al. The incidence of congenital penile curvature.J Urol，1993，150（5 Pt 1）：1478-1479.

[3] CHUNG E，GILLMAN M，RUSHTON D，et al. Prevalence of penile curvature：a population-based cross-sectional study in metropolitan and rural cities in Australia.BJU Int，2018，122（5）：42-49.

[4] MAKOVEY I，HIGUCHI T，MONTAGUE D，et al. Congenital penile curvature：update and management.Curr Urol Rep，2012，13（4）：290-297.

[5] DONNAHOO K，CAIN M，POPE J，et al. Etiology，management and surgical complications of congenital chordee without hypospadias.J Urol，1998，160（3 Pt 2）：1120-1122.

[6] SOKOLAKIS I，HATZICHRISTODOULOU G. Current trends in the surgical treatment of congenital penile curvature. Int J Impot Res，2020，32（1）：64-74.

[7] KRAFT K，SHUKLA A，CANNING D A.Proximal hypospadias.Scientific World Journal，2011，11：894-906.

[8] 李刚，李涛正，白文俊 . 阴茎弯曲的诊断及治疗 . 大家健康（学术版），2015，9（7）：97-98.

（王晓利　刘立新）

第十二章　阴茎海绵状血管瘤

第一节　概述与形成机制

一、概述

血管瘤是以血管内皮细胞异常增生为基础的良性肿瘤或是中胚层发育异常造成的血管畸形，出生后即可出现，1 岁前有消退可能，随年龄增长也有逐渐增大趋势。阴茎海绵状血管瘤可见阴茎头或阴茎体上有大小不等的暗红色或暗蓝色质软团块，单发或多发，按压疲软褪色，松开后又迅速充盈还原为暗蓝色。严重者表现为阴茎巨大，海绵体整体血管瘤样改变，充血后海绵体压力不足，发生勃起功能障碍，影响性生活。

二、形成机制

血管瘤分为蔓状血管瘤、海绵状血管瘤和毛细血管型血管瘤。多数学者认为血管瘤是先天性疾病，胚胎时期基因突变（*VEGFR2*、*GNA11*、*GNAQ*、*GNA14*、*SOX18*、*TFE3*、*PTEN* 等）致组织分化异常发生血管瘤，胚胎中晚期，原始脉管内皮细胞变异，保持了胚胎干细胞的生长能力，内皮细胞异常增生，表现为发生在皮肤或软组织的良性肿瘤；也有学者认为血管瘤形成与局部慢性刺激和静脉曲张相关。

血管瘤病理（图 2-7）可见移行上皮覆盖，内有大小不等的血管扩张呈裂隙状、筛状或结节状，血管管腔扩张淤血，间质为疏松结缔组织，可见少量淋巴细胞浸润并有新生毛细血管和上皮样细胞组成的肉芽组织。

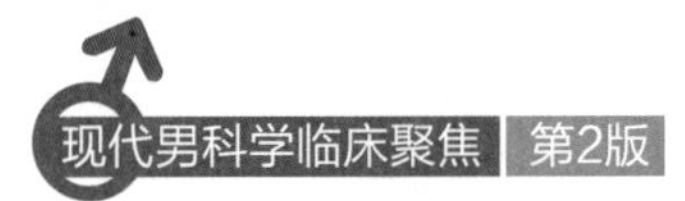

海绵体整体血管瘤样改变的巨阴茎可能是遗传因素，如基因异常导致阴茎分化发育中海绵体形成障碍，但有待研究证实。

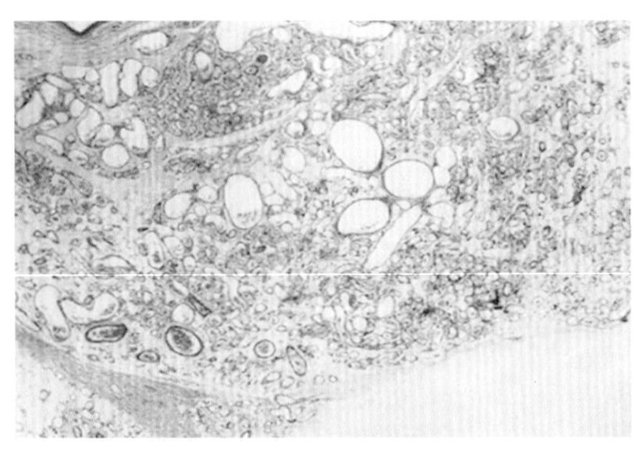

图2-7 血管瘤病理

第二节 临床表现与辅助检查

一、临床表现

血管瘤多发生在头、颈及四肢部位，阴茎头或阴茎体发生率低于2%。阴茎海绵状血管瘤属静脉血管畸形，累及部位以阴茎头为主（图2-8），尿道海绵体、尿道黏膜、阴茎根部和阴囊等部位也有发生（图2-9）。阴茎海绵体血管瘤单发或多发，广基，边界清楚，位于黏膜下浅层，黏膜表面呈暗蓝色改变，局部膨隆，高低错落，起伏不平，曲张盘旋的血管隐约可见，容易发现。本病初期无症状或症状不明显，生长缓慢，随着病程延长，压迫尿道，不仅需要下蹲排尿，还可能因伴发阴茎下曲畸形，影响阴茎正常发育，至青春期阴茎勃起时弯曲更为严重，且可伴疼痛及性生活困难，一般不易恶变。

阴茎海绵状血管瘤可累及部分或整个阴茎，使其增大变形，也可扩展至阴茎周围软组织及大腿内侧，甚至可破溃、出血，不但影响阴茎外观形状，还易形成钙化结节，随后出现性交疼痛或破裂出血，累及阴茎血管时可引起循环障碍，并发溃疡经久不愈或勃起功能障碍和射精功能障碍。

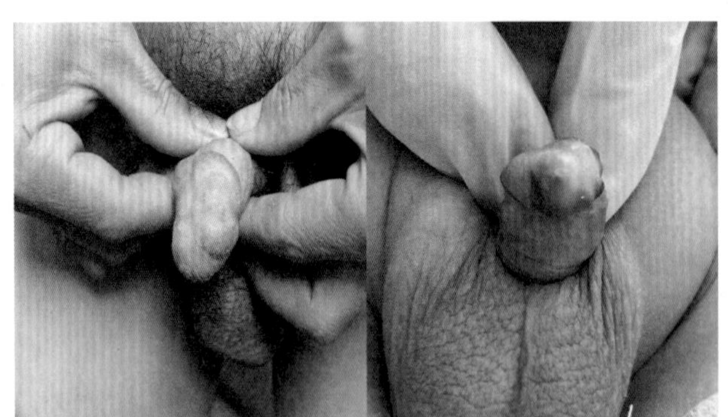

图2-8 阴茎海绵状血管瘤

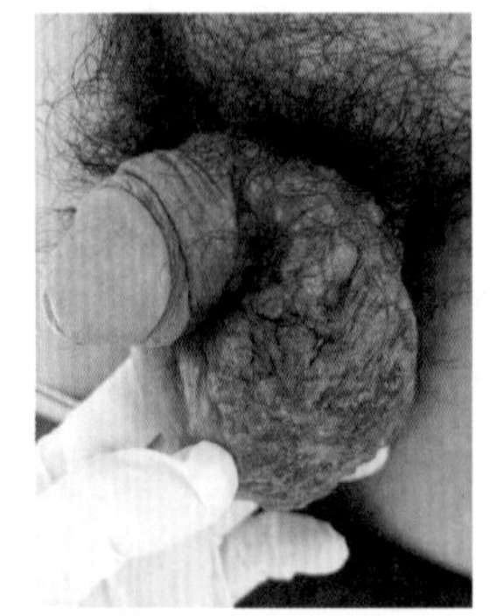

图2-9 阴囊海绵状血管瘤

二、辅助检查

（1）超声：阴茎海绵状血管瘤表现典型，通过彩色多普勒超声显示异常迂曲、扩张的血管融合成团。

（2）MRI：T_1WI等信号或不均匀高信号，等信号病变内可见线或斑点状高信号，病变区可出现血管流空效应，T_2WI呈不均匀或均匀高信号，增强扫描呈不均匀强化；选择性阴部内动脉造影对于阴茎海绵体海绵状血管瘤的诊断较为准确：常规消毒铺巾，用seldinger技术进行右侧股动脉穿刺，将4F-Cobra导管头端分别超选择至双侧髂内动脉及双侧阴部内动脉内行DSA检查。

（3）DSA：阴茎海绵体见血管湖形成，造影剂消退缓慢，早期未见静脉显影，双侧海绵体动脉未见显影，提示异常血管结构导致阴茎血供异常，进而导致功能障碍（图2-10至图2-12）。

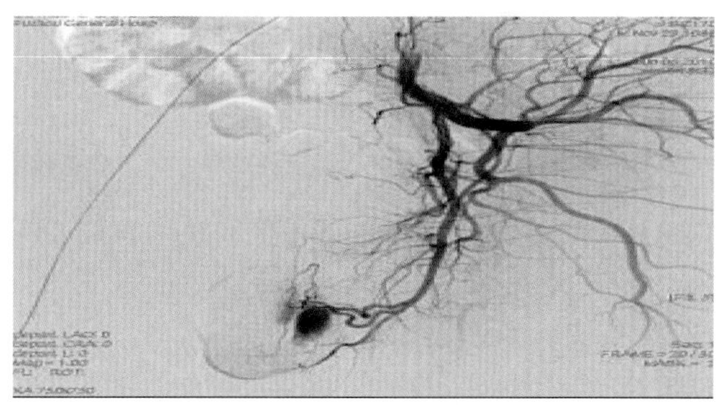

图2-10　双侧阴部内动脉、闭孔动脉、阴茎动脉、右侧阴茎背动脉显影

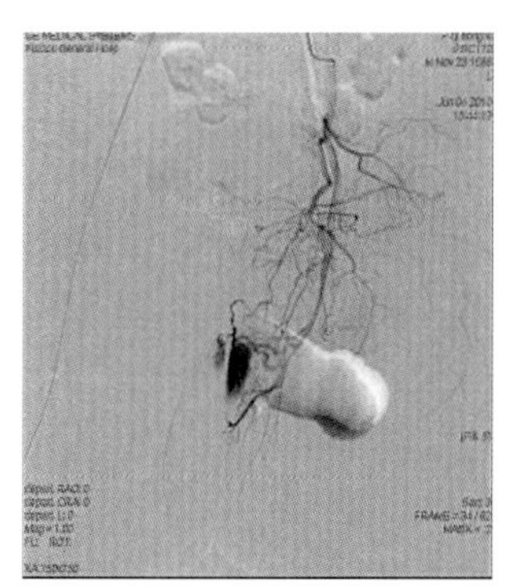

图2-11　双侧阴茎海绵体动脉未见显影

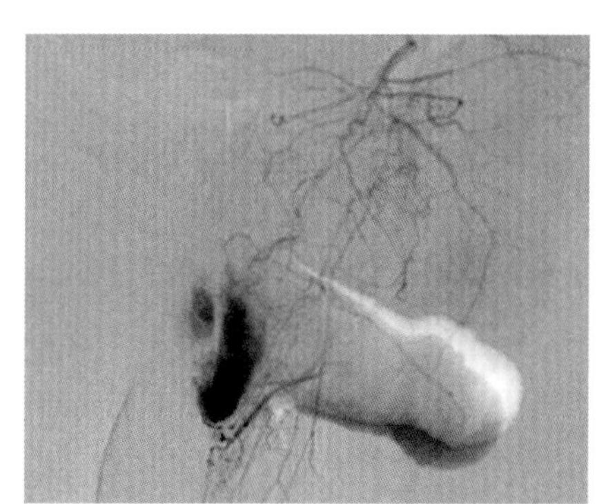

图2-12　阴部内动脉造影

第三节　诊断与鉴别诊断

一、诊断

阴茎海绵状血管瘤是一种良性病变，呈缓慢进程，具有典型临床表现，通过超声、MR或DSA可诊断，并可进一步了解血管瘤大小和深度，以便于指导下一步临床治疗方式的选择。

二、鉴别诊断

（1）阴茎肿瘤：多见于中老年人，与HPV感染有关，阴茎可见局部乳头状突起，典型肿物呈菜花样，质韧或硬，触碰易出血，容易发生淋巴结转移，病理活检可明确诊断。

（2）阴茎感染：阴茎红肿疼痛，触痛明显，局部可表现为充血肿胀，按压疲软不显著，松开后不会迅速复原，可予鉴别。

（3）阴茎损伤：多有外伤史，阴茎局部肿胀疼痛，可见局部青紫淤血，压痛明显，超声可予鉴别。

第四节　治疗

阴茎海绵体血管瘤由于其病变部位的特殊性，部分患者讳疾忌医，直至瘤体直径增大或出现并发症时才就诊。未能及时治疗是导致瘤体直径较大血管瘤治愈率降低的主要原因。关于治疗的最佳时间，目前普遍认为应在学龄前完成或再早一些以减少患儿心理上的创伤。根据患者的个体差异，制订个体化的治疗方案，治疗应遵循“早发现、早治疗”的原则，若及时治疗，完全治愈的概率较大。根据血管瘤部位、类别、大小可选用药物治疗、物理治疗、手术治疗，生殖器海绵状血管瘤患儿经超导介入消融技术治疗后大多可取得满意效果。

一、药物治疗

药物治疗包括激素治疗、干扰素治疗；局部注射包括尿素、平阳霉素等药物；也有报道采用普萘洛尔等药物，普萘洛尔为非选择性 β- 肾上腺素能阻断剂，抑制 SOX18 转录，是婴儿血管瘤的一线治疗药物。

（1）激素治疗较好的方法是“大剂量短程”类固醇全身使用。每天（或隔日）口服泼尼松 20 ～ 40 mg，2 ～ 3 周即可见到血管瘤停止生长或明显缩小，溃疡愈合。完全皱缩需连续用药 1 ～ 3 个月，停药后如又增大可再重复 2 ～ 3 个疗程仍然有效。局部注射泼尼松作用微弱，不作为推荐。Beta-methasone 乳剂局部外搽一日 4 次对婴儿浅层毛细管海绵状血管瘤有效。关于类固醇治疗血管瘤的机制仍不明，但由于激素治疗的众多不良反应，如库欣表现（满月脸、水牛背和向心性肥胖）及生长发育抑制等，使其临床应用受到一定限制。

（2）α 干扰素由于能使血管瘤瘤体在较短时间内有较大程度的缩小，并减轻肿瘤快速增长引起的并发症，是多发性巨大血管瘤治疗的另一种新选择。干扰素也被证实有抗血管生成的作用，可作为血管生成抑制剂。干扰素治疗血管瘤的机制尚不明确，其中，诱导血管内皮细胞凋亡为重要途径之一。干扰素的不良作用主要有流感样症状，如低热、嗜睡、厌食、腹泻、便秘等，服药期间一般都出现中性粒细胞减少和血清转氨酶升高。与激素相比，干扰素治疗血管瘤疗效好、疗程短、不良反应少，对各期血管瘤均有效，缺点是费用较激素高。国外文献有应用 α 干扰素治疗婴幼儿血管瘤的报道且取得了很好的临床疗效，但国内文献尚无应用 α 干扰素皮下注射治疗血管瘤的报道。

（3）行尿素瘤体内注射治疗阴茎头海绵状血管瘤疗效满意。瘤体内注射尿素后，血管瘤组织立即出现无菌性急性炎症改变，变质、渗透、增生，1 ～ 2 周后炎症消退，新生的结缔组织可取代血管瘤组织。因此尿素注射后 1 ～ 2 天局部肿胀达高峰，5 ～ 7 天肿胀基本消退。此外，瘤体内注射 40% 高浓度尿素可使阴茎海绵状血管瘤内畸形血管的内皮细胞萎缩，局部组织纤维化的同时，使瘤体血管腔内形成血栓。尿素注射剂量可根据病变大小、部位、年龄等决定，每次注药量以瘤体颜色变苍白、患者诉局部有轻度胀痛感为度，注射过程中注意观察阴茎皮肤颜色和硬化范围。研究结果表示，尿素对不同直径阴茎头海绵状血管瘤均有效，因此临床可以将尿素治疗作为阴茎头海绵状血管瘤的首选方法。

（4）局部注射平阳霉素治疗尿道海绵体海绵状血管瘤前可先行排泄性尿道造影，待明确诊断后再行介入治疗，将平阳霉素 8 mg 用 2% 利多卡因 5 mL 溶解后与 76% 泛影葡胺 4 mL 及地塞米松 5 mg 混合待用，用左手拇指、示指、中指环形压迫患者瘤体周围，在透视观察下向瘤体内缓慢注药使其变苍白，轻微肿胀后停止注药并摄片，穿刺点压迫止血 5 分钟，术后回病房给予抗感染、止血等对症处理。必要时 1 周后再借助介入技术将平阳霉素联合地塞米松局部注射，尿道口出血停止，原病变处局部黏膜萎缩，有色素沉着。

青少年时期的海绵状血管瘤采用注射治疗，一般不主张手术切除，平阳霉素 8 mg 用生理盐水 3 ～ 5 mL 溶解备用，麻醉满意后，直接用皮试针头刺入肿块基底部注药，一般穿刺 1 ～ 3 个点（视肿块大小而定），每个穿刺点注射一次，注射后以血管瘤变苍白和肿胀为准，穿刺点压迫止血 1 ～ 3 分钟。术后一般不必常规留置导尿管，当天注意观察穿刺点有无继发出血，给予口服抗生素预防感染 3 ～ 5 天，穿刺点局部给予 0.1% 新洁尔灭液擦洗，3 ～ 5 次 / 日，术后 1 ～ 2 周阴茎头暗红色肿块肉眼观可完全消退。

局部注射平阳霉素治疗小儿阴茎头海绵状血管瘤的操作简单易行、安全、创伤小、疗程短、疗效好，只需给患儿适当的镇静镇痛即可。

采用本法治疗时应注意以下几点：①局部注药前应行排泄性尿道造影以明确血管瘤的血供情况，透视监测下局部注射以便控制药液进入的范围。②严格掌握注药量，婴幼儿每次剂量控制在 4 mg 以内，如瘤体较大，则采用分次注射的方法，避免引发不良反应。③皮肤黏膜穿刺点与瘤体进针点应有一定的距离，避免在同一个平面上，以防止平阳霉素溢出。④注意注药深度，如注药点过深，超过瘤体达深部组织，则可出现变性坏死，导致局部组织挛缩，影响体表美观。⑤注意局部清洁卫生，保护好病灶皮肤黏膜，以免发生感染、遗留瘢痕。

二、物理治疗

物理治疗包括激光疗法、微波疗法、液氮冷冻法、放射疗法、铜针疗法等。

（1）CO_2 激光及微波对本病治疗指征小、效果均较差，据文献报道采用 Nd+3：YAG 激光治疗阴茎龟头海绵状血管瘤可取得满意效果，治疗中选用 JY-100C 型 Nd+3：YAG 激光医疗机治疗，波长 1.06 μm，最大输出功率 100 W，治疗功率 25 W，均采用局部浸润麻醉或黏膜麻醉下照射使局部呈灰白色改变，不留瘢痕。

（2）液氮冷冻法可作为其他治疗方法的补充治疗手段。

（3）放射治疗主要针对婴幼儿血管瘤患者，采用深部 X 线放疗，电压 100 ~ 120 kV，电流 12 mA，每次 1.5 ~ 2.0 Gy，每周一、三、五照射，总剂量 12 ~ 18 Gy，分段放疗，剂量达一半时，休息 4 周。根据患儿的年龄、病变大小及深度不同可选用不同的条件及剂量，其原则是宁浅勿深，宁小勿大。对于生长较快、影响机体功能的病变，治疗的目的在于控制病情的发展，为其他治疗创造条件。因为血管瘤有相当一部分可以自愈，如不能自愈，只能控制其发展，当患儿长到适宜的时候，亦可采取手术或其他适当的方法治疗，以减少各种治疗带来的不良反应及复发率，提高治愈率，这样可以避免片面强调治愈率而带来的一些后遗症。

（4）采用铜针刺入血管腔的方法治疗阴茎龟头海绵状血管瘤，疗效满意。取直径 0.5 ~ 1.0 mm 的铜丝（电线铜芯即可），截取 2 ~ 3 cm 长短不等数条，其一端磨成针尖状，一端弯曲成直径 0.5 cm 左右的环状，消毒后备用。将外生殖器及周围皮肤消毒后，铺无菌巾。根据龟头大小及血管瘤长，取不同长短铜针，沿血管走行方向刺入血管腔，勿穿透血管进入阴茎内组织，铜针环状一端留在血管外部。同样方法尽量在全部血管腔内置入铜针。置针后局部消毒，无菌纱布包扎固定。距尿道口较近的血管瘤在术前置双腔导尿管持续导尿，以避免术后排尿时污染敷料，造成感染。出现局部水肿，予对症及抗感染治疗。术后 10 天取出铜针，取出铜针后应局部消毒，无菌包扎。治愈机制可能系铜针在血管组织内产生的氧化反应，致使血管组织干瘪、结痂、坏死后脱落，该方法简单易行，经临床应用无明显并发症。

三、手术治疗

手术治疗包括局部切除、分次多部位环扎术及阴茎切除再造术等。

（1）对较大的阴茎海绵体血管瘤可选择手术治疗，术前均行阴茎海绵体造影以显示瘤大小及边界，有助于手术中完整切除肿块，减少术后复发。术前放置双腔导尿管，术中短暂阻断阴茎血流，待肿块缩小后，沿肿块包膜逐渐分离，完整切除肿瘤组织，缝合手术创口，弹力胶带包扎伤口。

（2）栓塞硬化联合手术治疗阴茎头海绵状血管瘤，静脉全麻，放置气囊导尿管。阴茎头瘤体中心穿刺回血，用左手拇指、示指、中指环形压迫瘤体近端，分次注入 0.2 mL 无水酒精，见回抽液中富有凝血颗粒，提示瘤体回流静脉大部分栓塞，此时瘤体略变硬，共注射无水酒精 1.0 mL，随即注入 10% 明矾液 2.0 mL，瘤体变硬，注射过程中注意观察阴茎皮肤颜色和硬化范围，治疗后 2 天内肿胀达高峰，7 天内肿胀基本消退，10 天后瘤体表面皮肤黑痂坏死，梭形切除瘤体及坏死组织，清除血栓，包扎伤口，治疗后随访 1 年。阴茎头海绵状血管瘤较表浅，常缓慢增大，与阴茎海绵体血窦吻合丰富，常规切除瘤体，出血多，易复发；扩大切除易影响阴茎头形态和功能；无水酒精及硬化剂栓塞硬化后，只需切除瘤体及表面坏死组织，可最大限度保留血管瘤周围血管浸润的正常组织，阴茎头形态基本不受影响，损伤小，出血少且不易复发，本方法仅适于阴茎头小范围的血管瘤。

（3）阴茎海绵状血管瘤体积过大，范围累及阴茎海绵体，造成勃起功能障碍者，假体植入难以奏效（白膜发育不良，不能支撑柱状体），可考虑阴茎海绵状血管瘤切除及阴茎再造术。目前较常用的阴茎再造术包括吻合血管游离肩胛皮瓣法、带蒂髂腹股沟皮瓣法、旋股外侧血管岛状股前外侧皮瓣法、带蒂股前外侧皮瓣法、前臂游离皮瓣法、皮瓣复合肌肉功能性阴茎再造术、“旗形”胸脐皮瓣结合自体肋软骨支架阴茎再造术等。然而，目前的阴茎再造术主要采用各种非生殖器官组织，此类手术方法所导致的相关并发症仍然是一个难以逾越的障碍。同种异体阴茎移植术虽然在动物上取得了初步成果，但应用于人类不仅存在免疫排斥方面的问题，而且获得合适的供体来源亦极为困难。为此，利用组织工程技术创建自身组织的阴茎结构，也许是未来开拓的新途径。目前，组织工程的应用研究，已经在睾丸间质细胞、睾丸假体、阴茎海绵体、阴茎假体、尿道等方面取得了可喜的成果。

第五节　小结

阴茎血管瘤是一种良性肿瘤，呈缓慢病程，有自愈可能，发病率约为2%。本病初期无症状或症状不明显，阴茎海绵体血管瘤位置表浅，容易发现，属于静脉血管畸形，累及部位以阴茎头为主，常常导致出血或排尿异常等，血管瘤单发或多发，广基，边界清楚，表现为大小不等的暗红色或青紫色质软团块，按压疲软褪色，松开后又迅速充盈色泽还原。阴茎海绵状血管瘤治疗应遵循早发现、早诊断、早治疗的原则，全面了解阴茎血管瘤的临床表现及对患者的影响，根据血管瘤的类别和大小个体化治疗，选择以物理治疗或药物治疗为主，辅以外科手术治疗，预后良好。

参考文献

[1] 龙德云，邵伟新，毛庆聪，等.左侧阴茎根部海绵体血管瘤一例.中华放射学杂志，2009，43(1)：26.

[2] 梁思敏，苟欣.男性尿道血管瘤的诊治：附3例报告，罕见疾病杂志，2006，13（4）：43-44.

[3] 杨利，杨熙章，陈自谦.DSA诊断阴茎海绵状血管瘤致勃起障碍一例.当代医学，2010，16(29)：628-629.

[4] 赖国强，曾宗渊，陈福进.皮质类固醇治疗婴幼儿血管瘤.中华肿瘤杂志，1991，13（2）：149-151.

[5] 雷红召，董长宪，马玉春，等.尿素与甲波尼龙联合治疗四肢巨大血管瘤伴血小板减少.实用诊断与治疗杂志，2008，22（5）：357-359.

[6] 范志强，乔军波，孙斌，等.尿素在阴茎头海绵状血管瘤治疗中的应用.中华整形外科杂志，2015，31（3）：228-229.

[7] 郑家伟，陈传俊，张志愿.平阳霉素瘤内注射治疗口腔颌面部血管瘤、血管畸形的系统评价.中国口腔颌面外科杂志，2003，6（2）：102-105.

[8] 朱甄慧.平阳霉素局部注射治疗血管瘤机制初探.中国肿瘤临床，1999，26（4）：301-303.

[9] 吴洪涛，杨罗艳，欧阳时锋.平阳霉素局部注射治疗小儿阴茎头海绵状血管瘤五例.中华小儿外科杂志，2002，23（5）：403.

[10] SASAKI G H.Pathogenesis and treatment of infant skin strawberry hemangiomas：clinical and in vitro studies of hormonal effects.Plast Reconstr Surg，1984，73（3）：359-370.

[11] BENET A E.Melmail A.Urol Clin North Am，1995，22（4）：669-709.

[12] 胡剑麟，陈斌．血管性勃起功能障碍的诊疗现状及进展．中国男科学杂志，2007，21（1）：56-59.
[13] 陈冠培．阴茎龟头海绵状血管瘤手术治疗．宁波医学，1998，10（4）：196.
[14] 王延伟，赵骥，牛志宏，等．阴茎龟头海绵状血管瘤的治疗新技术探讨（附5例报告）．中国综合临床，2001，17（5）：374.
[15] 欧阳天祥，孙颖浩，邢新，等．栓塞硬化联合手术治疗阴茎头海绵状血管瘤二例报告．中华泌尿外科杂志，2002，23（12）：721.
[16] 沈运彪，郭树忠，卢丙仑．尿道海绵体部海绵状血管瘤手术治疗1例报告．整形再造外科杂志，2005，2（2）：121.
[17] YIN G，ZHANG J，ZHENG C，et al. Experimental and clinical research on treatment of vascular malformations with retained copper needles. Ann Plast Surg，2008，60（2）：204-208.
[18] 梁杰，吴泽勇．海绵状血管瘤铜针埋置术后的病理分析．中国实用医药，2010，5（15）：74-75.
[19] 王添印，孙鹏，吴桐，等．铜丝穿刺治疗阴茎血管瘤10例．山东大学学报（医学版），2017，55（11）：85-88.
[20] 李文鹏，江华．阴茎再造术的进展．中华男科学杂志，2004，12：937-940.
[21] 杨喆，李养群，唐勇，等．带蒂股前外侧皮瓣阴茎再造术的临床应用．中华整形外科杂志，2015，31（6）：406-410.
[22] 薛兵建，刘立强，殷竹鸣，等．皮瓣复合肌肉功能性阴茎再造术的临床前研究．中华整形外科杂志，2016，32（5）：354-358.
[23] 朱李霞，夏文森，王晓红．女变男前臂游离皮瓣行阴茎再造术16例围手术期的护理体会．中国美容医学，2017，26（2）：127-129.
[24] 董玉林，董立维，夏文森．“旗形”胸脐皮瓣结合自体肋软骨支架在阴茎再造术中的应用．中国美容医学，2018，27（11）：16-19.

（陈勇）

第十三章　阴茎硬结症

第一节　定义与流行病学特点

一、定义

阴茎硬结症（Peyronie’s disease，PD）是以阴茎白膜形成纤维样斑块为特征的男科疾病。PD是一种良性病变，通常引起阴茎的畸形继而造成不同程度的勃起功能障碍、阴茎弯曲和（或）勃起时疼痛。

二、流行病学特点

阴茎硬结症又名Peyronie’s病，1743年由Peyronie首次提出，属于阴茎白膜的慢性纤维化疾病，以阴茎白膜下形成纤维化斑块硬结为特征，目前为止没有根治性治疗手段，影响了全世界许多男性病患。Lindsag统计35年间每年该病发病率为0.3%，Schwarzer对30～80岁的8000名男性居民进行流行病学研究，其发病率为3.2%，随年龄增长发病率增加。30～39岁为1.5%，40～59岁为3.0%，60～69岁为4.0%，大于 70 岁者为 6.5%。但实际发病率可能更高，因有一些患者基于文化和心理的原因不愿就诊，多数患者发病年龄为 40 ～ 60 岁。

分析造成此疾病发病年龄特点的原因可能为：年轻人性交时勃起充分，海绵体压力大，阴茎不易发生弯曲且年轻人白膜组织弹性好，不易造成损伤；中年人白膜组织弹性、勃起硬度均有所下降，易发生阴茎弯曲和损伤；老年人虽然组织弹性及勃起硬度更差，但性交的频率和强度明显减少，反而不容易损伤。

第二节　病因、诱因及遗传易感因素

一、病因

阴茎硬结症病因不明确，可能是遗传因素、外伤和炎症相互作用的结果，白膜的损害（反复发作的微血管损伤或外伤）是目前最被广泛接受的假设。

阴茎白膜受解剖结构及功能因素影响，容易发生屈曲性阴茎损伤，损伤后启动损伤修复机制，白膜下血浆渗出、纤维蛋白沉淀，成纤维细胞向肌纤维细胞分化，后者分泌并激活转化生长因子 β（transforming growth factor β，TGF-β），驱动成肌纤维细胞分化，TGF-β 促进胶原蛋白合成，胶原酶组织抑制因子生成增加，后者抑制胶原酶活性，避免胶原蛋白裂解和结缔组织分解；TGF-β 通过 Smad2/3 和 Smad 依赖的蛋白激酶和 PI3 激酶 /Akt 通路起作用，导致细胞外基质（extracellular matrix，ECM）沉积，ECM 可以直接结合并释放生长因子，隔离并保护生长因子免于降解并增强其活性，维持 ECM 的动态平衡。微血管的损伤和修复是造成纤维蛋白沉积的结果，PD 的形成是局部白膜异常愈合所致，涉及损伤修复、纤维化、瘢痕形成和瘢痕重塑等环节。

二、诱因

PD 可能与 Dupuytren 挛缩、足底筋膜挛缩、鼓室硬化、创伤、尿道器械操作、糖尿病、痛风、Paget 病、感染、结缔组织病、自身免疫疾病及使用 β 受体阻滞剂有关。PD 的危险因素还包括非淋菌性尿道炎、吸烟、性伴侣有炎性生殖器疾病、生殖道纤维瘤病变和生殖道手术史等。糖尿病可能引起阴茎海绵体平滑肌细胞外基质增多，平滑肌细胞和内皮细胞损伤，加之局部缺血缺氧导致功能性平滑肌细胞减少。

三、遗传易感因素

这一疾病表现出家族遗传倾向，2% 阴茎硬结症患者具有家族史。Dupuytren 挛缩患者后代 20% 男子可能会发生阴茎硬结症。一些组织相容性抗原（如 HLA-A1、HLA-B8、HLA-Cw7、HLA-DR3、HLA-DQw2 和 HLA-B7）和 PD 之间的相关性有力支持了该疾病存在遗传易感性的假说。

第三节　解剖与病理生理

一、解剖基础

阴茎白膜是多层结构，外层纵行纤维，内层环行纤维，两阴茎海绵体中线由中隔纤维相连。中隔纤维与白膜内层环行纤维相互交织。白膜厚度不对称，背侧及尿道海绵体附着处附近最厚，两侧最薄（图 2-13）。

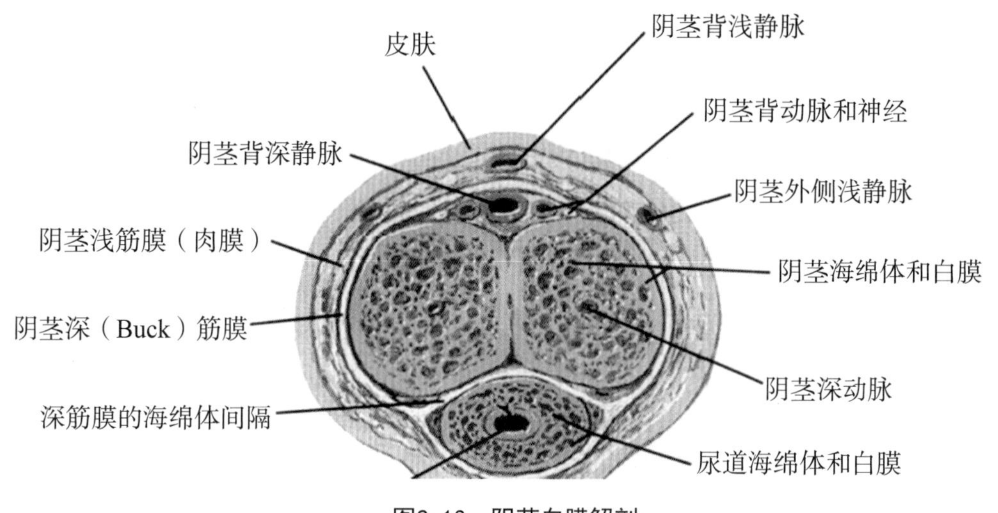

图2-13　阴茎白膜解剖

二、解剖特点及病理过程

阴茎白膜解剖因素使背侧易于发生屈曲损伤，阴茎屈曲损伤导致白膜受损，加之背侧白膜为双层结构，阴茎白膜周围血管网的解剖是独特的。动脉位于外侧，被疏松的结缔组织保护，而静脉与阴茎白膜的纤维部分直接接触，屈曲损伤可使双层结构分离、损伤，血液内渗，造成白膜下层出现液体或纤维蛋白原渗出。纤维蛋白沉淀可能是启动创伤异常愈合反映的关键。

阴茎硬结症被公认是微血管的损伤及修复造成纤维蛋白沉积的结果。阴茎硬结症是一种局部伤口异常愈合的过程，涉及损伤的愈合、纤维化、瘢痕形成及瘢痕重塑等环节。早期在白膜与海绵体之间的血管周围有炎性细胞浸润，形成袖口状结构，相继发生纤维化，局部正常的弹力结缔组织被玻璃样变性或纤维瘢痕组织代替，长期发展可钙化或骨化，在一些严重病例中可形成钙化灶。炎症细胞浸润包括 T 淋巴细胞、巨噬细胞及其他血浆细胞。最终启动细胞因子系统，导致纤维化的形成。

三、参与的因子

PD 调控因子分为两类，促纤维化和抗纤维化因子，特别是转化生长因子 -β1（transforming growth factor-β1，TGF-β1）及纤溶酶原激活物抑制因子 1（plasminogen activator inhibitor-1，PAI-1）在此过程中发挥着重要作用，如何合理调节这些因子为以后的治疗提供了方向。在经历创伤、炎症、修复后最终愈合形成斑块，此斑块是瘢痕组织而不是炎症或自身免疫反应的结果。

TGF-β1 与血小板源性生长因子、成纤维细胞生长因子等细胞因子相互作用，可促进成纤维细胞增生和聚集，成纤维细胞的过度增生和细胞外基质的沉积会进一步加剧组织纤维化。PAI-1 是纤溶系统的主要抑制物，其水平的升高和活性的增强能抑制纤维蛋白的水解和细胞外基质降解，导致纤维蛋白的沉淀和细胞外基质积聚，诱发器官纤维化。

第四节　临床表现与分型

一、临床表现

阴茎硬结症发病部位在阴茎海绵体白膜，硬结位于阴茎白膜与筋膜之间，病变并不侵犯海绵体组织，极少在尿道海绵体发病。阴茎勃起时受到白膜下硬结的牵拉，使得局部白膜不能充分舒张，导致阴茎发生勃起时弯曲，弯曲方向可能向阴茎背侧、腹侧或两侧方，当阴茎勃起时弯曲角度过大（一般认为>

30° ～45° ）时，易发生性交困难，常伴有勃起时疼痛，影响勃起功能和性生活质量，给患者造成了极大痛苦。阴茎硬结症根据疾病的发生与发展主要分为以下两个阶段。

1. 急性进展期

急性进展期也称为早期、炎症期或急性期。主要是一些炎症表现，如勃起疼痛和阴茎弯曲畸形，约1/3 的患者出现无痛性弯曲；阴茎疼痛通常都能忍受且多于 12 ～ 18 个月后得到控制。个别患者急性起病，疼痛明显，程度较重，局部注射地塞米松治疗有效。

2. 稳定期

稳定期也称为延迟期、成熟期或静止期。临床特点是阴茎弯曲畸形稳定和勃起疼痛消失，部分阴茎硬结症患者伴有勃起功能障碍。勃起障碍的原因包括心理性因素，如焦虑、抑郁等；器质性因素，如阴茎严重变形、连枷阴茎、海绵体纤维化等。阴茎弯曲发生于腹侧或侧方角度大时，难以完成性交。广泛的阴茎硬结病变可能导致阴茎环形斑块形成，即连枷状阴茎而无法性交。斑块可引起白膜顺应性降低，勃起时白膜下静脉不能充分受压而影响静脉闭塞功能。

二、分型

根据 Kalam 方法分型如下。

（1）Ⅰ型弯曲度＜ 30° ，斑块＜ 2 cm。

（2）Ⅱ型弯曲度 30° ～60° ，斑块 2 ～ 4 cm。

（3）Ⅲ型弯曲度＞ 60° ，斑块＞ 4 cm。

第五节　诊断与鉴别诊断

一、诊断

根据典型临床表现及辅助检查，诊断 PD 不难，但临床检查应提供关于畸形、最大曲率点、斑块存在位置、大小、阴茎长度和压痛面积的基线信息。检查者应充分拉伸阴茎，以评估阴茎长度和触诊是否存在任何阴茎斑块。

（1）阴茎彩色多普勒超声（colour Duplex ultrasound，CDU）是首选的诊断方法。阴茎 CDU 特征包括白膜增厚和（或）钙化，海绵体内或间隔纤维化和（或）钙化及混合特征。阴茎斑块的超声回声改变与斑块病理成分及病程长短有关：阴茎低回声斑块，斑块内部或周边血流信号通常提示病变处于早期，此时间质水肿占主导地位而纤维化程度较轻；高回声斑块及钙化通常提示非早期病变，更大的斑块和海绵体动脉血流受损与 ED 密切相关，广泛的斑块钙化可能意味着慢性疾病，阴茎 CDU 可以提供阴茎潜在血管血流变量和 ED 可能原因的有用信息。

（2）海绵体注射药物诱发勃起可了解阴茎的弯曲程度，血管活性药物注射同时进行 CDU 检查可更加直观地了解 PD 所累及白膜的范围和程度，有效指导临床诊治。

（3）MRI 可提供阴茎结构不重叠影像，进一步指导临床分期判定。

（4）手足检查可以除外 Dupuytren’s 挛缩及 Leddrhose 病（跖底筋膜炎）。

（5）中耳检查可以发现鼓室硬化症。

二、鉴别诊断

PD 易与阴茎硬化性淋巴管炎、阴茎癌、先天性阴茎弯曲等疾病混淆。

（1）阴茎硬化性淋巴管炎：阴茎皮下不规则管状凸起，视诊、触诊明显，多数无症状，少部分因摩擦、局部张力过高出现疼痛。此病为自限性疾病，观察等待即可，无须特殊处理。

（2）阴茎肿瘤：阴茎癌常表现为阴茎头或阴茎体硬块，隆起于皮肤表面，进行性增大，肿块不规则，质硬，呈菜花样，易破溃出血或继发感染，切取病理可明确诊断。阴茎肿瘤多数易与此疾病区分，大部分为阴茎龟头表面即可见病变。但部分阴茎肿瘤起病隐匿，位于阴茎根部皮下，起初表现为阴茎海绵体硬结。阴茎海绵体肿瘤多为进行性增大肿块，常表现为阴茎近端缓慢增大的单个或多个硬结，可伴有疼痛感，肿块增大时可压迫或侵犯尿道，造成狭窄，出现尿频、尿急、排尿困难等尿道梗阻症状，部分患者因勃起弯曲或疼痛而就诊。如有此类表现，应警惕阴茎肿瘤甚至转移瘤风险。

（3）先天性阴茎弯曲：先天性阴茎弯曲涉及海绵体之间的不均衡生长，无可触及的阴茎硬结或斑块。临床上先天性阴茎弯曲较少见，常伴有先天性尿道下裂。

第六节　治疗

一、非手术治疗

阴茎硬结症是慢性进展性疾病，随着时间的推移，30% ～ 50% 的患者疾病进展，47% ～ 67% 的患者病情稳定，3% ～ 13% 的患者好转。急性期的治疗目的是稳定炎症、减少纤维化的形成，使阴茎弯曲最小化，减轻阴茎勃起疼痛。目前常用的治疗方法有：口服药物、局部用药、机械拉伸、ESWL、电离子透入治疗及局部注射治疗。

（一）口服药物治疗

1. 维生素 E

维生素 E 是常用的口服药物，100 mg tid，疗程 3 ～ 6 个月，并警惕抗凝效应和对心功能的影响。1948 年由 Scardino 等最先报道，后期相关研究结果显示，维生素 E 可清除自由基，具有抗氧化的特性，在改善疼痛、阴茎曲度及性交能力方面没有明显的治疗作用，且有相互矛盾的证据。尽管如此，维生素 E 因价廉、安全且具有一定的疗效而被广泛应用。在疾病的早期应用维生素 E 是相对合理的治疗。

2. 他莫昔芬（tamoxifen）

推荐口服剂量为 10 ～ 20 mg bid。不良反应有脱发、头痛、恶心、呕吐和性欲减退。他莫昔芬对于早期炎性阴茎硬结症有益处。雌激素在体内环境中可能通过促进 TGF-β_1 等生长因子的产生间接刺激成纤维细胞的增生、促进胶原合成，引起瘢痕和纤维化的发生。他莫昔芬是非甾体类抗雌激素药物，其作用机制是在靶组织内与雌激素竞争性结合雌激素受体，从而抑制雌激素的上述作用。这种抑制的机制可能与增生性瘢痕成纤维细胞膜受体、细胞内代谢及信号传导途径的某个环节存在对他莫昔芬更敏感的反应性有关。除与雌激素受体竞争性结合抑制细胞增生外，还可抑制靶细胞的鸟氨酸脱羧酶活性和胆甾醇合成，干扰微粒体脂质过氧化反应，改变蛋白激酶 C 活性等。

3. 秋水仙碱

推荐剂量 0.6 ～ 1.2 mg，2 次 / 日，连续服用 3 个月以上，可单独使用，也可与其他抗阴茎硬结症的药物合用。秋水仙碱是一种抗痛风药，具有抗纤维化和胶原沉积的作用。其可与微管蛋白结合，导致其解聚，从而抑制粒细胞移行及黏附；破坏梭形纤维细胞，抑制细胞有丝分裂；阻碍精氨琥珀酸代谢中的脂氧化通路，起到抗炎作用；干扰胶原蛋白细胞穿透能力。Kadioglu 等用秋水仙碱治疗 60 例急性期阴茎硬结症患者，发现对无心血管病史、发病 6 个月以内、阴茎弯曲小于 30° 的患者效果好。有研究报道秋水仙碱对于病程较长的阴茎硬结症患者效果不佳。

4. 己酮可可碱

己酮可可碱（pentoxifylline，PTX）400 mg，每日 3 次，口服，疗程通常超过 6 个月。PTX 是非特异性磷酸二酯酶抑制剂，能增加细胞内 cAMP，通过降低 iNOS 和胶原表达及刺激白膜内成纤维细胞凋亡，起到改善血流动力学、免疫抑制和抗纤维化的作用。PTX 抑制血小板聚集，通过增加红细胞和白细胞改善血流量可变形性，对 TGF-β_1 的作用导致弹性蛋白和胶原的分泌和产生减少。PTX 已被证明具有羟基自由基清除活性，可减少促炎症反应细胞因子表达；具有抗纤维化特性，还可以减少胶原蛋白的沉积，同时具有很强的对成纤维细胞增生、合成的抑制作用。不良反应主要是恶心、呕吐、消化不良，治疗期间应监测血压，可出现由于周围血管扩张导致的低血压。

5. 5 型磷酸二酯酶抑制剂（phosphodiesterase-type 5 inhibitor，PDE5i）

他达拉非 5 mg qd，西地那非 0.1 g 性生活前 1 小时使用，可增加阴茎血流灌注，改善勃起功能。

（二）中医疗法

中医一般认为阴茎硬结症的基本病理变化是气滞痰凝血瘀，其中气滞是主要病理特点，痰凝是主要致病因素，血瘀是最终病理趋势与病理产物。中医药治疗本病以行气、化痰、活血为主，其现代医学机制大致可围绕以下方面探讨。

（1）调理体质，调节人体功能。

（2）行气、化痰、活血类中药具有改善阴茎局部血供、抗纤维化、增加胶原酶活性等作用。

（3）不仅改善原发疾病症状，同时改善伴随症状。

常用的中药有：①活血通络类：当归、川芎、川牛膝、赤芍、红花、炮山甲、烫水蛭等。②理气行滞类：柴胡、炒枳实、青皮、郁金、荔枝核、盐橘核等。③燥湿化痰类：姜半夏、白芥子、陈皮、茯苓、苍术、胆南星等。④软坚散结类：牡蛎、海藻、昆布、炒鳖甲等。

Ⅰ型可根据患者病情单纯采用中药或者西药治疗，或中西医药结合治疗。辨证采用活血通络、理气行滞、燥湿化痰、软坚散结之类中药，此时邪气初成，多责之于气滞痰凝，故注重行气化痰之法的运用。

Ⅱ型主张中西药结合治疗，西药治疗的重点除了口服药物外，应重视局部注射药物的应用，一般治疗半年以上。此时中药治疗尤要注意血瘀痰凝的致病因素，注重活血通络、化痰散结之法的运用。对于血瘀者，可选用上述活血药，但血瘀明显者，久病入络，此时应佐加动物药，化瘀以通络，常用烫水蛭、炮山甲、干地龙等，主张小剂量研末冲服。而对于痰凝者，除选用上述化痰药外，还应注意温阳药配伍，此法乃张仲景“病痰饮者，当以温药和之”之义，故常少佐桂枝、细辛之品。而对于痰凝入络者，当佐加搜风祛痰之品，方可显效，常用炒僵蚕、炙全蝎等，亦主张小剂量研末冲服。痰瘀互结者，当合而用之；此时无论何种证型，都主张佐加软坚散结类中药，以消其结。

Ⅲ型患者如保守治疗失败或非手术治疗、阴茎畸形超过 12 个月，并导致性交困难时，可行手术治疗。术后则根据患者病情建议采用中药调理。注意术后正气受损、易虚易瘀的病理特点，注意以补虚为主，兼以祛邪，注重补气化瘀之法的恰当运用。

（三）体外冲击波治疗

Bellorofonte 等从 1989 年开始使用低能量体外冲击波治疗（extracorporeal shock-wave therapy，ESWT）阴茎硬结症。体外冲击波是一种携带能量的特殊声波，压强高、周期短，当冲击波穿透某一介质时，可聚焦定位作用于选定的深部组织部位。ESW 在水中的传递效果最好，不同强度的 ESW 具有不同的功能及临床应用，高强度 ESW 因其具有可聚焦的机械性破坏特性应用于碎石治疗，中强度 ESW 则具有抗炎性功能而应用于外科中的多种情况，如非结合性骨折、肌腱炎、滑液囊炎等，低强度 ESW 具有促血管生成作用，能够改善局部灌注，有效地促进伤口的愈合。低能量体外冲击波治疗能够促进血管内皮生长因子（vascular endothelial growth factor，VEGF）及其受体 fms 样酪氨酸激酶 -1（fms- like tyrosine kinase-1，FLT-1）的表达，并可以诱发新血管生成，促进血管增生及内皮型一氧化氮合酶的生成和一氧化氮的释放，激活大量细胞内的信号通道，导致血管生成因子释放，引起血管扩张并改善组织微循环情况。相对自然病程而言，ESWT 可减轻阴茎勃起疼痛及改善性功能，急性期进行低能量冲击波治疗可使部分硬结吸收消散，但对阴茎弯曲无明显改善效果。目前有关低能量冲击波治疗的具体方案较多，常用方法如每 2 周治疗 1 次，共 5 次，能量强度为 0.07 ～ 0.17 mJ/mm^2；或在斑块正上方进行，斑块右侧 1500 个脉冲，左侧 1500 个脉冲（3000 次击打，能量 0.25 mJ/mm^2），每周一次，持续 6 周。该治疗方法患者耐受性较好，不良反应主要是局部皮肤刺激，多不需特殊处理。

（四）局部注射治疗

PD 局部注射常用药物包括维拉帕米、干扰素、泼尼松龙混悬液等。

（1）维拉帕米是一种钙通道阻滞剂，通过降低成纤维细胞代谢，破坏细胞外基质，降低Ⅰ型和Ⅲ型胶原的表达，增强胶原酶和金属蛋白酶的活性，抑制胶原生成。体外研究已经证明维拉帕米对成纤维细胞的长期作用，甚至在药物局部清除后持续一周。Levine 等研究显示维拉帕米用于治疗阴茎硬结症具有显著效果，应用多点穿刺技术，10 mg 的维拉帕米稀释成 10 mL，通过硬结注射，每两周一次，共 12 次，60% 的患者阴茎弯曲度有改善，71% 的患者性功能有提高。主要的不良反应是淤斑，目前这是最常用于阴茎硬结症的损伤局部治疗的方法。

（2）干扰素可以减少细胞外胶原的合成，增加胶原酶的合成，软化斑块，改善症状，轻度改善弯曲，但因费用高和感冒样副反应使其使用受限。使用剂量尚不统一，包括 5×10^6 IU，每两周一次，共 12 周或 2×10^6 IU，每周 2 次，共 6 周。

（3）溶组织梭菌胶原酶（collagenase clostridium histolyticum，CCH）现在得到美国 FDA 批准，它是两种胶原酶的混合物（AUX-1 和 AUX-2），主要用于有明显斑块和曲度大于 30° 的患者。CCH 作为 AUX-1 和 AUX-2 胶原酶的混合物，已被证明在消化斑块、抑制成纤维细胞、抑制 TGF-β 和纤维连接蛋白的释放方面具有协同作用。

局部注射治疗不良反应明显，常常出现注射部位疼痛，需多次注射，注射后白膜局部组织的改变使日后手术治疗变得困难，故该种治疗方法近年国内应用较少。

（五）负压牵引治疗

负压牵引的机制是负压环境致阴茎勃起使白膜的厚度变薄，强制延伸病变组织，恢复组织弹性，促进硬结软化、吸收，达到改善阴茎弯曲和短缩的效果。真空负压牵引源于勃起功能障碍的治疗，通过负压的吸引使阴茎海绵体被动扩张、拉伸，刺激阴茎海绵体神经、肌肉、血管等组织，释放更多神经递质，如一氧化氮（nitric oxide，NO），同时海绵体扩张可增加血流速度，提高流体切应力，有助于激活内皮性一氧化氮合酶活性，从而增加一氧化氮的释放，有助于阴茎海绵体进一步舒张和伸展，通过负压的抽吸作用，阴茎血液循环加速可减少血栓的形成，疏通堵塞的血管，改善患者阴茎海绵体血管内皮细胞的功能，物理牵拉可能引起斑块重建，能在一定程度上保护海绵体平滑肌，抑制纤维化的进展。

（六）电离子渗入疗法

通过以下药物组合，地塞米松、利多卡因、维拉帕米、奥古蛋白（orgotein，超氧化物歧化酶为非甾体抗炎镇痛药），地塞米松与利多卡因或维拉帕米与地塞米松等进行电离子渗入疗法。优点是无痛、无药物不良反应。Di stasi 等进行的一组随机、双盲、对照试验显示电离子渗入疗法治疗阴茎硬结症具有循证医学意义，研究结果显示维拉帕米、地塞米松电离子渗入疗法对于斑块缩小、痛性勃起和弯曲畸形改善等有显著统计学差异。

二、手术治疗

手术治疗适用于保守治疗失败、阴茎勃起时严重弯曲、伴有勃起功能障碍者。手术时机一般等待病变稳定，通常在发病 1 年后或病变稳定至少 6 个月以上。首选具有抗炎、抑制免疫反应和成纤维细胞增生等药物，减轻机体对各种刺激性损伤引起的病理反应作用。Ralph 等认为其活动观察期为 1 年，此期间可保守治疗，如出现纤维化、钙化、骨化，则疾病不可逆转且药物或物理治疗已无效，此时选择手术治疗。常用的手术方法有阴茎白膜折叠术、斑块切除补片移植术、阴茎假体植入术。

手术方式取决于阴茎弯曲程度、硬结部位、畸形类型、阴茎长度及术前勃起功能状态。术前评估勃起功能，包括病史、性生活史、阴茎勃起硬度、弯曲程度及阴茎血管状态等，以明确手术方式（重建或假体植入），术前必须充分评估阴茎长度，了解患者对手术的期望值。

1. 阴茎白膜折叠术

1965 年 Nesbit 首先采用阴茎弯曲凸面白膜开窗缝合的方法治疗先天性阴茎弯曲获得成功，被称为 Nesbit 手术。如果阴茎长度足够，勃起功能正常，首选 Nesbit 法。1979 年 Pryor 将 Nesbit 手术用于阴茎海绵体硬结症的治疗并获得良好的效果。Nesbit 手术要点是在阴茎最大弯曲的对侧凸面，切除椭圆形白膜，缝合白膜，缩短硬结对侧的阴茎海绵体，使两侧阴茎海绵体在勃起时等长、对称。白膜折叠法是 Nesbit 方法的一种改良，其目的是减少对勃起组织的创伤，减少并发症。从远期结果看，还是原始 Nesbit 法效果比较可靠。有学者指出白膜折叠术长期随访复发率高且缝线因白膜较厚而致密，形成较大的缝线硬结导致手术效果欠佳。手术适用于阴茎弯曲度＜ 60° 、没有特殊畸形和预期损失长度少于勃起总长度 20% 的患者。可以通过术前阴茎勃起测量阴茎的长侧和短侧之间的长度差异来确定阴茎长度的预期损失。所有的折叠术式都会导致阴茎长度减少，但实际结果是大部分并不影响性交。

2. 阴茎硬结斑块切除术

斑块切除和移植术适用于病情复杂的 PD 患者，如阴茎弯曲度＞ 60° 、阴茎长度不足、有特殊畸形和广泛的斑块钙化。硬结斑块切除曾经是标准治疗方法，但阴茎硬结斑块的病理过程范围常常超越斑块，取出大片白膜会损伤勃起功能，这被认为是一种与斑块相关的静脉性阴茎勃起功能障碍。补片可引起中等程度纤维化，而白膜纤维化被认为是造成静脉闭合障碍的原因之一，最终可导致勃起功能障碍（erectile dysfunction，ED）。由斑块切除所致的勃起功能障碍发生率高、移植物挛缩、后期的复发及长期效果不好，所以目前国际上主张行斑块切开移植物补片法治疗阴茎硬结症。

3. 阴茎硬结斑块切开术

由于阴茎硬结斑块切除可能造成阴茎白膜海绵体缺损过大，有较高的导致勃起功能障碍的危险，故一般仅行斑块切开术。在阴茎勃起状态最大弯曲处切开斑块，用生物材料修补缺损区。硬结斑块切开静脉补片是最常用的方法，具体操作方法是：切开 Buck 筋膜，游离阴茎背侧的血管神经束，牵开暴露斑块及其周围的白膜，在斑块做一个横行的 H 形切口，然后取部分大隐静脉（腹股沟下方大隐静脉比较方便）剖开成片状静脉，根据缺损的大小，可能需要合并缝合几个静脉，静脉补片面积略大于缺损，血管内皮面朝向海绵体组织，采用 3-0 普迪丝（PDS Ⅱ）间断缝合。斑块切开移植物补片法是当前国际流行的治疗方法。常用移植物包括自身组织（皮肤、静脉壁、睾丸鞘膜、腹直肌腱膜、口腔颊黏膜）、尸体组织（心包、冰冻脑膜）、猪的小肠黏膜下组织及合成材料涤纶等。一般认为自身大隐静脉从弹性和组织相容性来看最为理想，可以从踝部或腹股沟切取大隐静脉，从腹股沟处取静脉距离阴茎近，取材方便，不需另开口。缺点是手术时间长。目前使用的两种最常见的移植物是处理过的人和牛的心包及猪小肠黏膜下层。最近有研究报道，颊黏膜移植因术后勃起功能恢复好且对挛缩具有预防作用，被认为是一种更为合理的选择。人脱细胞异体真皮是取材于人体的皮肤组织，通过生物技术去除表皮、脱细胞，去除了引起免疫排斥反应的抗原成分，保留了人体真皮组织的细胞外基质和三维框架结构，植入人体后具有稳定长效的支架模板功能，宿主细胞能快速有序长入并血管化进而实现组织再生，真皮基质最终被自体组织替代。近年来人脱细胞异体真皮在泌尿男科领域应用逐渐开展，并应用于阴茎硬结症。

在过去的十年里，许多自体和非自体移植材料被引入，手术结果各不相同。最佳的移植物必须容易获得、经济有效、易于处理、节省时间且在止血和愈合方面方便有效。当 PD 患者的病情稳定并发生阴茎畸形，尽管勃起僵硬，但无法进行满意的性交时，建议将移植作为唯一的治疗方法。在进行不同移植类型及其手术选择之前，移植技术的选择仍将取决于外科医生自己的经验、移植的可获得性和成本、阴茎畸形的类型和患者的意愿。最后，对患者进行适当的术前咨询，并充分告知其治疗计划的所有相关细节，对于治疗的整体成功和患者满意度是至关重要的。

4. 阴茎假体植入术

阴茎硬结症伴对药物治疗无效的勃起功能障碍患者，常用假体植入同时切开或不切开阴茎白膜。多数轻、中度弯曲患者，嵌入阴茎假体可以伸直阴茎体，严重屈曲畸形者，植入假体前阴茎斑块处白膜必须做网状切开，使阴茎达到完全伸直的程度。

第七节　小结

阴茎硬结症常常出现勃起疼痛、阴茎弯曲和勃起功能障碍，影响患者身心健康，而且严重影响夫妻感情和性生活质量。病史是诊断PD的充分依据，阴茎海绵体内注射血管活性药物联合CDU检查是评估侵入性干预前阴茎畸形的金标准。PD治疗前后需要进行细致的咨询，医患共同决策，首选具有抗炎、抑制免疫反应和成纤维细胞增生作用的药物，急性期低能量冲击波治疗阴茎硬结症可以迅速缓解勃起疼痛，促进硬结吸收消散。对于阴茎长度满意、勃起功能正常的患者，选择白膜折叠术、斑块切开联合补片移植术；而对于勃起功能障碍的PD患者，首选PDE5i治疗，药物治疗无效时，可以选择阴茎假体植入术，改善阴茎勃起功能，同时治疗阴茎硬结症。手术时机一般等待病变稳定，通常在发病1年后进行，避免术后复发。

参考文献

[1] RAGHEB A，ERAKY A，OSMONOV D. A decade of grafting techniques as a sole treatment for Peyronie’s disease. Andrology，2020，8（6）：1651–1659.

[2] EL-SAKKA A I. Medical，non-invasive，and minimally invasive treatment for Peyronie’s disease：a systematic review. Andrology，2021，9（2）：511–528.

[3] CHUNG E，GILLMAN M，TUCKEY J，et al. A clinical pathway for the management of Peyronie’s disease：integrating clinical guidelines from the International Society of Sexual Medicine，American Urological Association and European Urological Association. BJU Int，2020，126（1）：12–17.

[4] NGUYEN H M T，YOUSIF A，CHUNG A，et al. Safety and efficacy of collagenase clostridium histolyticum in the treatment of acute phase Peyronie’s Disease：a multi-institutional analysis. Urology，2020，145：147-151.

[5] CHOI E J，SCHNEIDER D，XU P，et al. Future concepts and therapy approaches for Peyronie’s disease. Expert Opinion On Orphan Drugs，2020，8（8）：273–284.

[6] ZIEGELMANN M J，BAJIC P，LEVINE L A. Peyronie’s disease：contemporary evaluation and management. International Journal of Urology，2020，27（6）：504-516.

[7] GUL M，CARVAJAL A，SEREFOGLU E C，et al. European association of urology guidelines for sexual and reproductive health 2020：what is new? Your Sexual Medicine Journal，2020，32（5）：477–479.

[8] 孙自学，李鹏超. 从中西医结合角度探讨阴茎硬结症的治疗思路. 中华中医药杂志，2020，35（4）：1888-1890.

（崔刚　耿冲）

第十四章　血精症及性生活相关性血尿

第一节　概述与定义

一、概述

正常精液呈乳白色、灰白色或淡黄色，而血精则呈粉红色、鲜红色、棕红色（陈旧性血精可出现酱油色）或带有血丝，在光学显微镜下观察，精液中可见红细胞。血精是临床常见病症，每个泌尿外科或男科医生都会遇到因血精就诊的患者，导致血精的病因多种多样。性生活相关性血尿（射精后血尿）（post-ejaculation hematuria，PEH）则是男科医生或泌尿科医生在临床工作中较少见到的病例，国外多见个案报道。很多男科医生或泌尿科医生对此疾病认识不足，常常出现困惑。本章内容主要探讨血精及性生活相关性血尿的可能性机制及治疗方案。

二、定义

（1）血精症是指在性生活射精或遗精时排出血性精液，包括显微镜下精液中可见红细胞。血精症按其发病机制可分为生理性血精及病理性血精。

1）生理性血精：过度性生活或手淫，突然性交中断或长时间的禁欲均可出现一过性血精。

2）病理性血精：可分为全身疾病及局部病变所致血精。

（2）性生活相关性血尿（射精后血尿）是指射精后出现肉眼血尿且与射精相关，临床较少见。

第二节　病因、发病机制及临床表现

一、病因和发病机制

血精症分为生理性血精及病理性血精，绝大多数血精病因不明，称为特发性血精，部分血精与生殖道感染、结石、肿瘤病变有关。

1. 病理性血精

（1）泌尿生殖道感染：精囊、前列腺与泌尿道、直肠等器官毗邻，容易导致感染，感染后炎症反应可刺激小管和腺体黏膜，造成局部充血、水肿并导致出血。致病原包括病毒、细菌、分枝杆菌和寄生虫感染等，感染可能继发于前列腺或精囊结石、尿道异物（如尿道支架）、化学药品等。感染占比情况：①前列腺液约占精液的30%，罹患前列腺炎后，前列腺充血致腺管黏膜受损，毛细血管发生破裂，最终出现血精。②精囊腺液约占精液的60%，精囊发生炎症，精囊内出血致精囊分泌液被染成血色，当精液排出体外后，精液呈红色或者混有血丝即是血精。

（2）医源性创伤：如痔注射、阴茎注射、前列腺穿刺活检术、放射治疗、微波疗法、经尿道前列腺切除术、经尿道器械操作或盆腔手术致精囊损伤、尿道支架迁移等。

（3）射精管梗阻：射精管梗阻后可使梗阻的近端管道扩张和膨胀，导致黏膜血管破裂、出血，如射精管囊肿、苗勒管囊肿、精囊囊肿和前列腺囊肿等。

（4）泌尿生殖道肿瘤：良性和恶性膀胱肿瘤均可以引起血精，尿道中的异位前列腺组织、前列腺息肉和增生性尿路上皮等都可以引起血精。尿道、膀胱、前列腺、睾丸和精囊的恶性肿瘤可以引起血精。

（5）凝血及单纯血管因素：全身性疾病或者继发于肝脏疾病的抗凝异常等，可能导致血精。精囊、前列腺尿道和膀胱颈部的静脉曲张亦可致血精的发生，此外，青春期生殖系统血管异常可导致血精，包括动静脉畸形、前列腺血管瘤、精囊和罕见的精索血管瘤等。

（6）其他特发性因素：目前检查手段难以查到明确病因。

2. 性生活相关性血尿

国外研究显示射精后血尿与尿道血管瘤相关，膀胱下动脉供应近端尿道。血管瘤是由胚胎期间成血管细胞增生而形成的常见于皮肤和软组织内的先天性良性肿瘤或血管畸形。残余的胚胎成血管细胞增生，活跃的内皮样胚芽向邻近组织侵入，形成内皮样条索，经管化后与遗留下的血管相连而形成血管瘤，瘤内血管自成系统，不与周围血管相连。血管瘤可发生于全身各处，发生于口腔颌面部的血管瘤占全身血管瘤的 60%，其次是躯干（25%）和四肢（15%）。其中大多数发生于颜面皮肤、皮下组织及口腔黏膜，如舌、唇、口底等组织，少数发生于颌骨内或深部组织。女性多见，男女比例为 1 ∶ 3 ～ 1 ∶ 4。发生于后尿道（前列腺段尿道）的血管瘤极其罕见。

射精后血尿经查找国内外文献，循证医学证据均指向后尿道血管瘤。血管畸形是射精后血尿的主要原因，不排除其他病因。而国内有报道为后尿道静脉曲张（图 2-14），血管瘤与静脉曲张有着本质的不同，不排除将血管瘤认成静脉曲张。笔者临床工作中有 2 例患者射精前尿常规正常，射精后的第一次排尿为血尿，血尿的尿常规检测可见大量白细胞；第二次排尿尿常规正常，无法解释射精后第一次排出的血尿中存在大量白细胞的原因，可能是存在生殖道的感染炎性因素。推测出血机制为射精过程中两个关键步骤出现异常：第一是泌精，第二是射精。泌精时尿道内、外口尿道括约肌关闭，精液分泌至前列腺段尿道，前列腺段尿道压力增高，触发射精反射后，尿道内括约肌保持收缩，尿道外括约肌舒张，精液射出后再次收缩，平均 0.8 秒一次；此时前列腺段尿道内压力骤然减低，血管瘤破裂出血。国内外文献报道的后尿道血管瘤（posterior urethral hemangioma，PUH）患者直至目前仅数十例，是一种罕见的先天性病变，包括在前列腺尿道的息肉状或乳头状病变组中。其位置多位于前列腺尖部、精阜远端，是非静脉曲张性的血管病变。这种病变是导致各种症状的原因，这些症状可能是相关的或孤立的，有时是偶然发现的，包括射精后破裂出血。

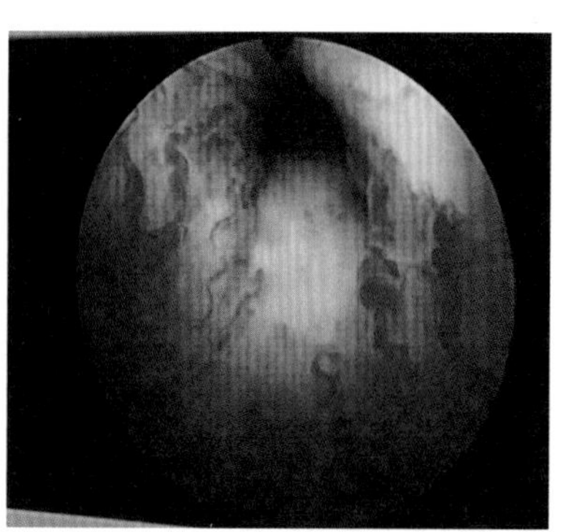

图2-14　后尿道静脉曲张

二、临床表现

（一）血精

1. 临床特点

排出的精液呈血性或在显微镜下精液中可见红细胞，少数患者伴有射精疼痛，小腹、阴囊或会阴部坠胀不适，多数患者伴随症状不明显，甚至无伴随症状。患病无年龄界限，各年龄段均可发病，一般以青壮年性活动旺盛期最为多见。一过性或者偶发性血精多为性行为原因，少数血精呈间歇性发作。临床上的一些血精患者，未经治疗也可自愈，但复发率高。

2. 临床分类

（1）根据含血量的多少分类：①肉眼血精：精液看上去呈血性，或有血凝块。②镜下血精：只有在显微镜下才能看到精液中有红细胞。

（2）根据病程特点分类：①急性血精：每月出现 3 次以上，病程小于 3 个月为急性血精。②慢性血精：每月出现 3 次以上，病程大于 3 个月为慢性血精。③偶发性血精：3 个月内出现 3 次以下为偶发性血精。

（3）根据病情特点分类：①单纯性血精：是指由一个单独病因导致的血精如单纯性精囊炎。②复杂性血精：是指同时由两个或两个以上病因导致的血精如射精管结石伴有精囊炎。

由于出血原因、部位、出血量及出血时间长短不同，血精的外观也有所区别：①炎症和损伤引起的出血，血精混合均匀。②来自于尿道黏膜的出血，表现为精液中混有鲜红色血丝，不与精液混匀。③出血贮存精囊时间较长时，常呈咖啡色。④少量出血者则呈粉红色。绝大多数血精患者出血量不大，可表现为初始、终末或全程血精。

（二）射精后血尿

射精后血尿的命名是临床症状，本身命名并不是以疾病命名。本病有以下几个特征。

（1）与射精密切相关，射精后第一次排尿为肉眼新鲜血尿，可有凝血块，第二次排尿多正常，大量出血可发生膀胱填塞。

（2）多数病例无血精、少数射精后血尿患者同时伴有血精，疼痛不明显。

（3）绝大多数患者排尿无异常，偶有晨勃后出现血尿，一般血尿不严重。

（4）初次射精少见血尿，后期获得性射精后血尿多见，与青壮年性生活旺盛有关。

（5）临床以反复出现射精后血尿多见。

第三节　诊断与鉴别诊断

一、临床诊断

1. 病史和体格检查

首次或偶发性血精，应明确有无生殖系统感染，包括性传播性疾病，警惕睾丸肿瘤和前列腺癌。详细了解病史，排除假性血精（即血尿或者性伴侣来源的血污染或者黑精症等）的诊断至关重要；外生殖器和直肠指诊是最重要的体格检查。

2. 检查项目

血常规、尿常规、凝血功能、肝肾功能、精液常规、前列腺特异性抗原、泌尿系及经直肠前列腺和精囊 B 超，必要时可行前列腺及精囊腺 MRI、膀胱镜及精囊镜检查。而射精后血尿多数患者诊断需典型的病史特征，注意平时有无明显其他临床症状，如尿频、尿急、尿痛、血尿等尿路症状。

（1）尿常规检查，包括射精前及射精后第一次、第二次排尿的尿常规检查，多数患者射精前及射精后第二次排尿均为正常尿常规。

（2）经直肠彩超检查，了解精囊腺、前列腺有无结构性异常病变。

（3）血精患者行精囊 MRI 检查有临床意义。

（4）尿道镜检查。尿道镜探查是诊断的金标准，有助于观察后尿道异常病变的大小和位置，观察精阜周围情况并可以同期发现问题及时处理。

（5）精囊镜探查及治疗可用于血精的诊断与治疗。

二、鉴别诊断

（1）运动后血尿：多发生于运动员或军人，在高强度运动后出现肉眼血尿，需鉴别于性生活后血尿。

（2）尿道肿瘤：临床上较少见，破裂出血多与性生活无关，可伴有尿频、尿急、尿痛或排尿困难，尿道镜检查可明确诊断。

（3）膀胱肿瘤：临床表现为无痛性肉眼血尿，与性生活无关，主要发病群体为中老年男性。

（4）泌尿系统感染：泌尿系统感染是发生血尿的重要原因之一，诊断主要依靠病史和体征及血常规、尿常规、血培养、尿培养等实验室检查，感染性血尿可伴有腰部酸胀、尿频、尿急等局部症状和寒战、发热、无力等全身症状。泌尿系统感染引起的血尿需与血精相鉴别。

第四节　治疗

一、一般治疗

建议适度性生活，中青年患者每周 2 ～ 3 次，不宜过频过激烈，也不宜禁欲时间过长。禁饮酒和食用辛辣刺激性食物，避免久坐或长距离骑车，以免造成病情反复。已生育者可以温水坐浴，水温 41 ～ 42 ℃，1 次 / 日，每次 15 ～ 20 分钟；对于有生育需求者，不推荐坐浴，以免高温损伤精子质量。

二、病因治疗

1. 心理疏导

反复血精合并焦虑抑郁，心理压力大，可以给予心理疏导和生活指导，必要时寻求心理医生诊疗。

2. 抗感染治疗

对于明确诊断由于泌尿生殖道感染引起的血精和射精后血尿患者，应按照诊疗原则进行原发病的治疗，检查精液培养，足量、足疗程、选择敏感广谱抗生素。

3. 外科手术

（1）精囊镜探查术：临床常用的诊断和治疗血精的办法。根据术中具体情况选择治疗方式，如发现精囊结石选择钬激光碎石取石术，对精囊炎症选择药物灌洗术。对血精症患者使用精囊镜技术进行诊疗安全、可靠，可提高对此病患者诊断和治疗的效果。文献报道精囊镜技术对治疗顽固性血精患者效果显著，但是存在一定复发率。

（2）尿道镜检查术：经尿道镜下血管瘤电切术或电灼术是一种临床常用的治疗方法，后尿道血管瘤和前列腺部异常血管是导致血精和射精后血尿的常见病因，经尿道镜下电切术或电灼术是一种微创、简单、安全、有效的治疗方法，术后并发症少、不易复发。

三、对症治疗

对于病因不明、出血较小者观察等待，积极随诊复查；如出血较多，应继续完善相关检查，口服云南白药或肌内注射巴曲亭等进行止血治疗。

四、中医药治疗

中医在治疗血精方面有许多验方，疗效较好，同时也可以配合饮食疗法。常辨证选用中成药，如八正散、知柏地黄丸、归脾丸、致康胶囊、云南白药胶囊、桂枝茯苓胶囊等。日常饮食中可常食用具有滋阴、清热、利湿及凉血止血的食物，如鸭肉、赤豆、荸荠、冬瓜、鲜藕、荠菜、莲子、大枣、薏米、生地黄、茯苓、山药、鲜鱼、鲜茅根等，并可选用合适的药膳进行调理。

病例分析

患者，男性，42 岁，教师。主诉：反复发作性血精 10 余年。

【现病史】10 年前性生活后出现血精，伴有腰骶、会阴部疼痛不适。当地医院诊断为“精囊炎”，给予抗炎、对症治疗后，疼痛不适消失，排精 3～5 次 / 月，血精持续存在，多次精液微生物培养阴性。期间间断给予抗生素、非那雄胺、中成药治疗效果不佳。2019 年 10 月，行精囊镜检术，精囊镜下见精阜饱满隆起，前列腺小囊腔扩张，黏膜粗糙，表面充血，炎性改变；射精管开口狭窄；两侧精囊均扩张，右侧更明显，皱褶变浅，囊液浑浊，可见砂粒样结石。

【处理】精囊镜下充分扩张双侧射精管开口，取净结石后双侧精囊分别用生理盐水予以冲洗，再用稀碘伏溶液进行冲洗。术后血精未再复发。

第五节　小结

血精多数病因不明，部分与生殖管道、生殖腺及尿道黏膜异常病变出血有关。对于反复发作的血精患者，尤其是中年以上男性，均需积极排除诱发因素，如生殖道感染、结石、肿瘤、血管瘤或凝血功能异常等，仔细追问病史，认真完善体格检查，进行必要的辅助检查，如经直肠超声、直肠指诊、精囊核磁等，关注射精后第一次尿液的检查。血精或射精后血尿轻微可以等待观察，出血量较多者应禁欲，并给予止血药物对症治疗，存在生殖道感染者给予积极控制感染治疗。精囊镜或经尿道镜探查，可以早期发现尿道黏膜或精囊异常病变，并可以同期进行手术处理。反复血精发作合并焦虑抑郁者给予心理疏导和生活指导。

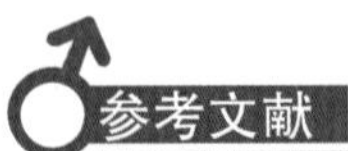

参考文献

[1] SUH Y，GANDHI J，JOSHI G，et al. Etiologic classification，evaluation，and management of hematospermia.Transl Androl Urol，2017，6（5）：959-972.

[2] CATTOLICA E V.Massive hemospermia：a new etiology and simplified treatment.J Urol，1982，128（1）：151-152.

[3] SAITO S.Posterior urethral hemangioma：one of the unknown causes of hematuria and/or hematospermia.Urology，2008，71（1）：168，e11-e14.

[4] HAN H，ZHOU X G，FAN D D，et al. An unusual etiology for hematospermia and treatments that were successful.Urology，2015，86（4）：740-743.

[5] 黄灶明，李彦锋，张勇，等.34 例尿道血管瘤临床特征及内镜诊治效果分析 . 第三军医大学学报，2019，41（20）：1995-1999.

[6] 刘贵中，胡海兵，吴宝军，等 . 男性性生活后严重血尿的病因和治疗方法 . 中华泌尿外科杂志，2020，41（10）：769-771.

[7] 田龙，韩虎，张小东 . 后尿道血管瘤的临床特点及长期随访结果 . 医学与哲学，2018，39（6）：51-53.

[8] 陈梓甫 . 血精症的病因诊断及治疗 . 中华男科学杂志，2008，14（10）：867-870.

[9] MATHERS M J，DEGENER S，SPERLING H，et al.Hematospermia symptom with many possible causes. Dtsch Arztebl Int，2017，114（11）：186-191.

[10] 肖恒军，刘小彭，张炎，等 . 顽固性血精症原因分析和治疗对策 . 中华腔镜泌尿外科杂志（电子

版），2012，6（5）：392-395.

[11] 丁见，汤育新，唐正严，等.经自然腔道精囊镜诊治顽固性血精的经验探讨.中国男科学杂志，2018，32（1）：37-41.

[12] 蒋庆峰.使用精囊镜技术对血精症患者进行诊疗的效果观察.当代医药论丛，2015，19：205-206.

[13] 程昭宝，许晓波，魏海彬，等.精囊镜手术联合八正散加减方治疗顽固性血精疗效观察.浙江中西医结合杂志，2021，3（7）：631-633.

（庞华　李志超）

第十五章　前列腺疼痛综合征

第一节　定义与流行病学

一、定义

前列腺疼痛综合征（prostate pain syndrom，PPS）是指主要症状是与排尿无关的“盆腔”痛、会阴部疼痛及尿道括约肌痉挛等症状，如会阴坠胀，阴茎、阴茎头、尿道痛，下腹坠胀，腹股沟、阴囊、睾丸疼痛，下腰背痛，大腿内侧痛，个别甚至脚或肩痛，轻重不一，有的只有2～3个症状，少数几乎所有这些疼痛都有，精神痛苦很大，以致失眠。有些患者主诉间歇性尿急、尿频、夜尿多和排尿困难。刺激性排尿困难不是主要主诉。许多患者意识到有不同的梗阻性排尿障碍症状，即排尿踌躇、尿流无力、尿线中断、所谓“脉冲”式排尿。前列腺疼痛综合征也称骨盆底张力性肌痛，诸如梨状肌综合征、尾骨痛、提肛肌痉挛综合征、痉挛性肛部痛（或直肠痛）是盆底肌肉的习惯性挛缩和痉挛，此种痛常和局部疼痛或炎症有关，是PPS最重要的症状。

传统的Meares-Stamey的“四杯法”是第一个规范的前列腺炎分类方法，通过比较初始尿液（VB1）、中段尿液（VB2）、前列腺按摩液（expressed prostatic secretions，EPS）、前列腺按摩后尿液（VB3）“四杯”标本中白细胞数量和细菌培养结果，将前列腺炎划分为：急性细菌性前列腺炎（acute bacterial prostatitis，ABP）、慢性细菌性前列腺炎（chronic bacterial prostatitis，CBP）、慢性非细菌性前列腺炎（chronic nonbacterial prostatitis，CNP）、前列腺痛（prostatodynia，PD）。1995年美国国立卫生研究院（National Institutes of Health，NIH）根据当时对前列腺炎的基础和临床研究情况，制定了一种新的分类方法。Ⅰ型：相当于传统分类方法中的ABP，起病急，可表现为突发的发热性疾病，伴有持续和明显的下尿路感染症状，尿液中白细胞数量升高，血液和（或）尿液中的细菌培养阳性。Ⅱ型：相当于传统分类方法中的CBP，占慢性前列腺炎的5%～8%，有反复发作的下尿路感染症状，持续时间超过3个月，EPS白细胞数量升高，细菌培养结果阳性。Ⅲ型：慢性前列腺炎/慢性骨盆疼痛综合征（chronic prostatitis/chronic pelvic pain syndrome，CP/CPPS），相当于传统分类方法中的CNP，是前列腺炎中最常见的类型，约占慢性前列腺炎的90%以上，主要表现为长期、反复的骨盆区域疼痛或不适，持续时间超过3个月，可伴有不同程度的排尿症状和性功能障碍，严重影响患者的生活质量；EPS/精液/VB3细菌培养结果阴性。据EPS/精液/VB3常规显微镜检结果，该型又可再分为ⅢA（炎症性CPPS）和ⅢB（非炎症性CPPS）2种亚型，ⅢA型患者的 EPS/ 精液 /NB3 中白细胞数量升高；Ⅲ B 型患者的 EPS/ 精液 /VB3 中白细胞在正常范围。Ⅳ型：无症状性前列腺炎（asymptomatic inflammatory prostatitis，AIP），无主观症状，仅在做有关前列腺方面的检查（EPS、精液、前列腺组织活检及前列腺切除标本的病理检查等）时发现炎症证据。以上分类方法将传统分类方法中的 CNP 和 PD 合并为一类，体现了将慢性前列腺炎（Ⅲ型）作为临床综合征的新认识，故此型也称为慢性盆腔疼痛综合征（chronic pelvic pain syndrome，CPPS），推荐用这一名词取代“慢性前列腺炎”。PPS 的发病机制、病理生理学改变还不十分清楚。目前认为，可能是在病原体和（或）某些非感染因素作用下，患者出现以骨盆区域疼痛或不适、排尿异常等症状为一致特征，具有各自独特病因、临床特点和结局的一组疾病。

二、流行病学

关于人口中 PPS 的真实流行率的信息有限。 由于 PPS 症状与其他疾病症状有显著重叠（如良性前列腺增生），纯粹基于症状定义的诊断病例可能不能反映 PPS 的真实患病率。据文献显示，基于人群的前列腺炎症状患病率为 1% ～ 14.2%。前列腺炎的风险随着年龄的增长而增加（50 ～ 59 岁的男性比 20 ～ 39 岁的男性高 3.1 倍）。前列腺炎是成年男性的常见疾病。有资料显示约有 50% 的男性在一生中的某个时期会受到前列腺炎的影响。前列腺炎患者占泌尿外科门诊患者的 8% ～ 25%。由于应用不同的流行病学调查方法及所选择调查人群结构的不同，造成不同文献中报道的前列腺炎患病率有较大差异。在美洲，20 ～ 79 岁男性前列腺炎患病率为 2.2% ～ 16.0%，在欧洲，男性前列腺炎患病率为 13.8%，在亚洲不同国家和地区，20 ～ 79 岁的男性前列腺炎患病率为 2.7% ～ 8.7%。在中国，15 ～ 60 岁男性被报道有前列腺炎症状的比例为 8.4%。另有研究报道，20 ～ 84 岁男性有前列腺炎症状的患病率为 12.4%。近年来研究发现良性前列腺增生的穿刺或手术标本中组织学炎症的检出率达 49.5% ～ 100%。前列腺炎发病可以影响各个年龄段的成年男性，50 岁以下的成年男性患病率较高。此外，前列腺炎发病也可能与季节、饮食、性活动、泌尿生殖道炎症、良性前列腺增生或下尿路症状、职业、社会经济状况及精神心理因素等有关。

第二节　解剖功能与发病机制

一、前列腺解剖及功能

1. 前列腺的解剖

前列腺为男性生殖器附属腺中最大的实质性器官，由腺体和肌性组织组成。尿道的前列腺部穿行于前列腺的实质内。前列腺的外形似栗子，质韧，色淡红且稍带灰白色。前列腺的近端宽大，称前列腺底，又名前列腺膀胱面，此面为前列腺最为宽大的部分，向上邻底，前部接膀胱颈，并有尿道在其中穿过，后部有左右射精管贯穿其中。前列腺的下端称前列腺的尖部，朝向前下方。尖部与底部之间为前列腺体部。前列腺底部宽 3.5 cm，前后径和上下径约为 2.5 cm。前列腺的动脉来自膀胱下动脉。膀胱下动脉的外下方与肛提肌前部接触，并有前列腺静脉丛包绕。前列腺的淋巴管起自前列腺实质和囊内的毛细淋巴管网，由腺实质内毛细淋巴管网发出的淋巴管，在小叶间结缔组织内与血管伴行，至前列腺囊，在囊内和囊下相互吻合成淋巴管丛。前列腺的神经主要来自盆腔神经丛，该神经丛位于腹膜后直肠两侧，距肛门 5 ～ 11 cm。来自盆腔神经丛的分支在前列腺周围组成前列腺神经丛，此神经丛含有副交感神经纤维和交感神经纤维。

2. 前列腺的功能

前列腺是男性体内最大的一个附属性腺，它的内部有许多腺体。第一，前列腺的一个重要功能是分泌前列腺液，产生的前列腺液通过开口于尿道的前列腺导管排泄到尿道。前列腺液是男性精液的重要组成成分，约占精液的 1/3。在男性的生育中起着重要的作用。第二，前列腺具有内分泌的功能，能分泌前列腺素等激素。第三，前列腺有控制排尿的功能，其环状的平滑肌纤维围绕前列腺尿道，参与构成尿道内括约肌，控制排尿动作。第四，在射精时前列腺和精囊腺的肌肉收缩，可将输精管和精囊中的内容物经射精管压入后尿道，进而排出体外。

二、病因和发病机制

PPS 发病机制未明，病因学十分复杂，存在广泛争议：可能是由一个始动因素引起的，也可能一开始便是多因素的，其中一种或几种因素起关键作用并相互影响；也可能是许多难以鉴别的不同疾病，但具有相同或相似的临床表现；甚至这些疾病已经治愈，而它所造成的损害与病理改变仍然持续独立起作用。多数学者认为其主要病因可能是病原体感染、炎症和异常的盆底神经肌肉活动和免疫、心理、神经内分泌异常等共同作用的结果。

（1）病原体感染：本型患者虽然常规细菌检查未能分离出病原体，但可能仍然与某些特殊病原体，如厌氧菌、L 型变形菌、纳米细菌或沙眼衣原体、支原体等感染有关。

（2）排尿功能障碍：某些因素引起尿道括约肌过度收缩，导致膀胱出口梗阻与残余尿形成，造成尿液反流入前列腺，不仅可将病原体带入前列腺，也可直接刺激前列腺，诱发无菌的“化学性前列腺炎”，引起排尿异常和骨盆区域疼痛等。

（3）精神心理因素：研究表明 PPS 的许多机制与中枢神经系统有关联。普通人群中抑郁和焦虑的男性，前列腺炎症状评分较高。经久不愈的前列腺炎患者中一半以上存在明显的精神心理因素和人格特征改变。如焦虑、压抑、疑病症、癔症，甚至自杀倾向。这些精神、心理因素的变化可引起自主神经功能紊乱，造成后尿道神经肌肉功能失调，导致骨盆区域疼痛及排尿功能失调；或引起下丘脑 – 垂体 – 性腺轴功能变化而影响性功能，进一步加重症状。消除精神紧张可使症状缓解或痊愈，但目前还不清楚精神心理改变是其直接原因，还是继发表现。

（4）神经内分泌因素：PPS 患者可能存在静息状态神经肌肉接头的改变，这些患者往往容易发生心率和血压的波动，表明可能与自主神经反应有关。前列腺痛具有内脏器官疼痛的特点，前列腺、尿道的局部病理刺激，通过前列腺的传入神经触发脊髓反射，激活腰、骶髓的星形胶质细胞，神经冲动通过生殖股神经和髂腹股沟神经传出冲动，交感神经末梢释放去甲肾上腺素、前列腺素、降钙素基因相关肽、P 物质等，引起膀胱尿道功能紊乱并导致会阴、盆底肌肉异常活动，在前列腺以外的相应区域出现持续的疼痛和牵涉痛。

（5）免疫反应异常：免疫因素在前列腺炎的发生发展和病程演变中发挥着非常重要的作用，研究显示，PPS 的患者血清 CD8 细胞水平较低，血清 IgG 水平较高。这表明细胞免疫和体液免疫都参与了 PPS 的发生和发展。

（6）氧化应激学说：PPS 患者氧自由基的产生过多和（或）自由基的清除体系作用相对降低，从而使机体抗氧化应激作用的反应能力降低、氧化应激作用产物和（或）副产物增加，使神经末梢致敏。

（7）盆腔相关疾病因素：部分 PPS 患者常伴有前列腺外周带静脉丛扩张、痔、精索静脉曲张等，提示部分慢性前列腺炎患者的症状可能与盆腔静脉充血、血液淤滞相关，这也可能是造成久治不愈的原因。

（8）下尿路上皮功能障碍：多项研究发现 PPS 与间质性膀胱炎（interstitial cystitis，IC）在临床表现、钾敏感试验和药物治疗等方面有诸多类似，推测两者具有非常相似的发病机制。

（9）环境、饮食和生活方式与 PPS 的发生相关：研究发现，日照时间越长，发生慢性前列腺炎症状的可能性越低。在冬季，PPS 的疼痛症状比其他季节更严重。吸烟、饮酒、熬夜、嗜辛辣食品、憋尿、性交频繁和延迟射精等不适当的性活动、久坐引起前列腺长时间充血和盆底肌肉长期慢性挤压、从事易发病职业、受凉、疲劳、压力和睡眠障碍等导致机体抵抗力下降或特异体质等都是前列腺炎发病的重要诱因，而饮水是其保护因素。体育锻炼越多，发生 PPS 的可能性越低。

第三节 临床表现、诊断及鉴别诊断

一、临床表现

PPS 患者病程长（3～6 个月以上），症状差异明显。首先，疼痛是 PPS 最主要的临床表现。会阴区是疼痛不适最常见的部位（63%），其次是睾丸（58%）、耻骨区（42%）及阴茎（32%）；疼痛还见于尿道、肛周、腹股沟、腰骶部及下背部。疼痛症状对患者生活质量的影响高于排尿症状，而疼痛的严重程度和频率比疼痛的部位和类型影响更大；当疼痛发生于骨盆外时，患者疼痛症状往往广泛，其社会心理健康及生活质量也较骨盆内者差。射精时或射精后的疼痛不适也是慢性前列腺炎重要的非特异性临床表现，约 45% 的患者会出现射精痛，其中 24% 患者射精痛较频繁。此外，约 62% 的患者还可伴性功能障碍，40% 患者出现早泄，且患者疼痛程度与性功能障碍密切相关。

二、临床诊断

（一）诊断原则

以患者临床表现为诊断的起点。PPS 为慢性病程，须详细询问病史（尤其是反复下泌尿道感染史）、全面体格检查（包括直肠指检）、尿液和前列腺按摩液常规检查。推荐应用慢性前列腺炎症状指数评分表（NIH-CPSI）进行症状评分。推荐“两杯法”或“四杯法”进行病原体定位试验。为明确诊断需对类似症状的疾病进行鉴别。

1. 必检项目

病史、体格检查（包括直肠指检）、尿常规检查和前列腺按摩液常规检查。

2. 推荐项目

NIH-CPSI、下尿路病原体定位检查（“四杯法”或“两杯法”）、经腹或经直肠 B 超（包括残余尿测定）。

3. 可选择项目

病原体检测（如沙眼衣原体、支原体、淋球菌、真菌等）、尿细胞学、PSA（年龄大于 50 岁为推荐）、器械检查、尿流率、尿动力学检查（包括压力流率测定或影像尿动力学）、膀胱尿道镜、影像学检查（CT、MRI）、前列腺穿刺活检。

（二）诊断方法

1. 询问病史

诊断 PPS 时，应详细询问患者病史，了解发病原因或诱因；询问疼痛性质、特点、部位、程度和排尿异常等症状；了解治疗经过和复发情况；评价疾病对生活质量的影响；了解既往史、个人史和性生活情况。PPS 患者病程长（3～6 个月以上）。由于诊断慢性前列腺炎的客观指标相对缺乏并存在诸多争议，因此，推荐应用 NIH-CPSI 进行症状评估。

2. 体格检查

诊断 PPS 应进行全面体格检查，重点是泌尿生殖系统检查。检查患者下腹部、腰骶部、会阴部、阴茎、尿道外口、睾丸、附睾和精索等有无异常，有助于进行诊断和鉴别诊断。直肠指检对 PPS 的诊断非常重要，且有助于鉴别会阴、直肠、神经病变或前列腺其他疾病。直肠指检可了解前列腺大小、质地、有无结节、有无压痛及其范围与程度，盆底肌肉的紧张度，盆壁有无压痛，还可按摩前列腺获得 EPS。直肠指检前，建议留取尿液进行常规分析和尿液细菌培养。

3. 实验室检查

（1）EPS 常规检查：如前列腺按摩后收集不到 EPS，不宜多次重复按摩，可让患者留取前列腺按摩后尿液进行分析。

（2）尿常规分析及尿沉渣检查：尿常规分析及尿沉渣检查是排除尿路感染、诊断 PPS 的辅助方法。

（3）细菌学检查：推荐“两杯法”或“四杯法”病原体定位试验。四杯法（表 2-1）是 1968 年 Meares 和 Stamey 提出采用依次收集患者的分段尿液和 EPS 分别进行分离培养的方法（简称“四杯法”），区分男性尿道、膀胱和前列腺感染。“四杯法”操作复杂、耗时、费用高，在实际临床工作中推荐“两杯法”。“两杯法”是通过获取前列腺按摩前、后的尿液，进行显微镜检查和细菌培养（表 2-2）。

表 2-1 “四杯法”诊断前列腺炎结果分析

类型	标本	初始尿液	中段尿液	前列腺按摩液	前列腺按摩后尿液
Ⅱ型	白细胞	–	+/–	+	+
	细菌培养	–	+/–	+	+
ⅢA型	白细胞	–	–	+	+
	细菌培养	–	–	–	–
ⅢB型	白细胞	–	–	–	–
	细菌培养	–	–	–	–

表 2-2 “两杯法”诊断前列腺炎结果分析

类型	标本	按摩前尿液	按摩后尿液
Ⅱ型	白细胞	+/–	+
	细菌培养	+/–	+
ⅢA型	白细胞	–	+
	细菌培养	–	–
ⅢB型	白细胞	–	–
	细菌培养	–	–

（4）其他病原体检查：沙眼衣原体，支原体，可能引起前列腺感染的支原体主要为溶脲脲原体和人型支原体。

（5）其他实验室检查：PPS 患者可能出现精液质量异常，如抗精子抗体阳性率增加、白细胞增多、精液不液化、血精和精子活力下降等改变，相当比例的 CP 患者同时患有慢性精囊炎。

4. 器械检查

（1）尿流率、尿动力学检查。

（2）膀胱尿道镜为有创性检查，不推荐常规进行此项检查。在某些情况下，如患者有血尿，尿液分析明显异常，其他检查提示有膀胱尿道病变时可选择膀胱尿道镜检查以明确诊断。

5. 影像学检查

（1）B 超：PPS 患者的前列腺超声表现易出现前列腺结石或钙化，B 超检查还可以发现前列腺回声不均、前列腺周围静脉丛扩张等表现，但各型之间无特异性表现，仍无法利用 B 超对前列腺炎进行分型。

（2）CT 和 MRI：对除外泌尿系统其他器质性病变，鉴别精囊、射精管等盆腔器官病变有潜在应用价值，多参数 MRI 对鉴别前列腺癌和前列腺组织学炎症有价值。

三、鉴别诊断

PPS 缺乏客观的、特异性的诊断依据，临床诊断时应与可能导致骨盆区域疼痛和排尿异常的疾病进行鉴别诊断。疼痛不适、排尿异常、性功能异常等症状并非 PPS 所特有。如膀胱充盈期疼痛是 IC 的典型特征，高达 45% 的 PPS 患者也有类似症状。良性前列腺增生、膀胱过度活动症、IC/ 膀胱疼痛综合征、膀胱原位癌、尿路感染、原发性膀胱颈梗阻、尿路结石等所表现的下尿路刺激征也可与慢性前列腺炎的排尿症状相似。

临床需要鉴别的疾病包括良性前列腺增生、睾丸附睾和精索疾病、膀胱过度活动症、神经源性膀胱、间质性膀胱炎、腺性膀胱炎、性传播疾病、原位癌等膀胱肿瘤、前列腺癌、男性生殖系结核、肛直肠疾病、腰椎疾病、中枢和外周神经病变等。主要依靠详细询问病史、体格检查及选择相应辅助检查明确鉴别诊断。随着经尿道前列腺增生手术、前列腺穿刺活检及卡介苗膀胱灌注的增加，肉芽肿性前列腺炎发病呈增加趋势。近期发生急性尿路感染，继而下尿路梗阻，同时前列腺迅速增大、变硬、出现硬结，血 PSA 可能升高，B 超发现前列腺内低回声结节或前列腺增大、密度不均，应考虑到肉芽肿性前列腺炎的可能。本病影像学表现类似前列腺癌，其鉴别有赖于 MRI、PET/CT 和穿刺活检。

第四节　治疗与预后

一、西医治疗

1. 一般治疗

健康教育、心理和行为辅导有积极作用。戒烟酒、忌食辛辣刺激食物、避免憋尿和久坐、注意保暖、加强体育锻炼及规律的性生活有助于改善前列腺炎患者的症状并维持疗效。

2. 药物治疗

最常用的药物是非甾体抗炎镇痛药、α 受体阻滞剂、抗生素、5α– 还原酶抑制剂、植物制剂，其他药物对缓解症状也有不同程度的疗效。

（1）抗生素治疗：临床上治疗 CPPS 应用最多的药物是抗生素。虽然没有细菌感染的证据，但抗生素对部分患者也确实有效。以左氧氟沙星为代表的氟喹诺酮类药物对部分 CPPS 的治疗有明显效果，可以作为首选用药。由于抗生素多为经验治疗，在后续的治疗中，还应根据药敏结果选用合适的抗生素。如果患者经过 4 周的抗生素治疗没有效果，且药敏培养结果为阴性时，应停止抗生素的使用。

（2）α 受体阻滞剂治疗：α 受体阻滞剂可以特异性地降低尿道、膀胱颈部及前列腺部平滑肌的兴奋性，减少排尿阻力，缓解排尿功能障碍，特别适用于有尿路梗阻症状的患者。治疗过程中应注意其不良反应，如发生眩晕、体位性低血压、鼻塞等，应选择高选择性的 α 受体阻滞剂，如坦索罗辛、坦洛新等。

（3）抗炎治疗：常使用非甾体类抗炎药（nonsteroidal antiinflammatory drugs，NSAIDs）。它们能抑制前列腺素合成，降低白细胞的运动，阻止炎性刺激物产生的细胞炎性反应。NSAIDs 在国外作为传统 3As 疗法的一部分，其疗效仍缺乏大规模的临床试验数据。动物研究显示：塞来昔布、双氯芬酸、布洛芬、萘普生四种 NSAIDs 中塞来昔布穿透前列腺包膜的能力最强。NSAIDs 的疗效只体现在治疗过程中，停药后症状迅速复发。同时，NSAIDs 长期服用的不良反应不容忽视，NSAIDs 可能仅适用于短期发作的控制。

（4）植物制剂治疗：植物制剂主要是从花粉和植物中得到物质。一项纳入 11 项研究、共 975 名受试者的 Meta 分析证明了包括槲皮素、花粉在内的多种类黄酮化合物可显著改善 CP/CPPS 患者前列腺炎症状判定标准 (National Institute of Health Chronic Prostatitis Symptom Index，NIH-CPSI 评分表) 评分。另一种天然成分白藜芦醇也在慢性前列腺炎大鼠模型中展现出了良好的疗效。中药及植物制剂治疗目前存在着诸如诊断不规范、疗效评价不统一等情况，并且临床上存在的有效剂型少，远不能满足临床需要，其治疗前景尚需进一步深入研究。

（5）5α–还原酶抑制剂治疗：5α–还原酶抑制剂如非那雄胺、爱普列特等通过抑制睾酮转化为双氢睾酮，可以减小前列腺体积，减轻前列腺水肿的压力，恢复患者排尿功能，使炎症反应局限化。因此5α–还原酶抑制剂尤其适合CP/CPPS伴随前列腺增生的老年患者。

（6）神经调节治疗：神经调节药物包括止痛药物，如加巴喷丁、普瑞巴林，以及抗抑郁药（舍曲林、帕罗西汀、度洛西汀）等，其中加巴喷丁已被证实比普瑞巴林疗效更好。

3. 前列腺注射治疗 / 经尿道前列腺灌注治疗

尚缺乏循证医学证据证实其疗效与安全性。

4. 手术治疗

经尿道膀胱颈切开术、经尿道前列腺切除术等手术对于PPS很难起到治疗作用，仅在合并前列腺相关疾病有手术适应证时选择上述手术。

二、中医治疗

辨证论治是中医学诊治前列腺炎的基本原则，以中医辨证理论为指导，结合前列腺炎的临床表现特点、局部症状特征（如直肠指诊）及男性的特殊生理病理，通过理、法、方、药，整体调节的治疗方法。常用方法：①常用方剂有八正散、前列腺汤等，常用的中成药有宁泌泰胶囊、双石通淋胶囊、前列舒通胶囊、前列欣胶囊等。②中药保留灌肠或栓剂塞肛如前列安栓。③中药离子透入。④坐浴疗法。⑤针灸治疗。⑥按摩疗法。

三、物理治疗

1. 传统疗法

定期进行前列腺按摩排挤前列腺液，前列腺区超短波、微波照射等，皆有一定疗效。

（1）热疗：前列腺区超短波、微波照射、热水坐浴等主要利用多种物理方法所产生的热力作用，促进前列腺腺体内温度均匀升高、血管扩张、血流加快、血液循环改善，白细胞吞噬功能增强，加快局部代谢产物和毒素的排出，增强抗生素的杀菌作用，促进炎症消退，消除组织水肿、缓解盆底肌肉痉挛，缓解症状。

45～50℃热水坐浴，每日1～2次，每次30分钟，坚持半年，效果显著。提醒有生育需求的患者，在坐浴的时候一定要将睾丸托出水面，并加以适当隔热措施，避免睾丸受热。

（2）前列腺按摩：前列腺按摩可促进前列腺血液循环、腺体排空，促进引流，并增加局部的药物浓度，进而缓解CP患者的症状，故推荐为PPS的辅助疗法，联合其他治疗可有效缩短病程。对不能耐受医师前列腺按摩的患者，定期排精亦可获得与前列腺按摩同等的疗效。

2. 电刺激治疗

20世纪90年代以来，随着PPS疼痛机制研究的深入，有学者认为通过刺激调控神经和肌肉功能有可能是治疗PPS顽固性疼痛的最有希望的途径。电刺激治疗原理：①模拟神经电活动，控制器官功能。②阻断 / 抑制神经电活动或增强神经电活动，改变器官功能。③直接作用于肌肉，改变其舒张和收缩状态。④长期、慢性刺激改变组织结构和功能，达到治疗目的。根据疼痛部位选择电刺激方式，如位置表浅，通常用经皮电刺激（transcutaneous electrical stimulation，TENS）治疗，如位置较深则行经直肠电刺激治疗。TENS参数：60～70 Hz以得长期效应，2～10 Hz以得短期效应。经直肠电刺激治疗深部疼痛，以低频（20 Hz）为主，是治疗慢性深部疼痛最有效的方法。电刺激采用以不引起盆底的本体感受或者盆底的极轻度收缩为宜（30～50 Hz），目的是增加本体感受器的感觉和促进自主收缩，松弛盆底。经过短期观察，临床效果较好。

3. 生物反馈疗法

盆底紧张性肌痛可能是PPS患者产生临床症状的主要原因，减少盆底肌肉痉挛可改善这些不适症状。

生物反馈疗法就是应用功能训练的方法来达到改善和协调局部肌肉和脏器功能状态的一种自然疗法。具体的做法是：指导患者认识并纠正排尿过程中的盆底肌肉收缩，进行收缩 / 舒张锻炼，使肌肉活动恢复到正常的动力学范围；鼓励在家庭中进行肌肉功能持续锻炼，松弛盆底肌肉，缓解发作性的疼痛；逐渐增加排尿间隔时间的排尿训练等，从而打破痉挛和疼痛的恶性循环状态，显著地改善慢性前列腺炎患者的疼痛和排尿异常。尤其适用于排尿异常、逼尿肌不稳定和局部疼痛明显的患者。治疗过程中需要患者与指导者密切配合并坚持下去才会获得满意的效果。

四、心理治疗

有 80% 以上的 PPS 患者出现有不同程度的心理障碍，以抑郁、焦虑为主，若单纯按 PPS 常规治疗，难以取得较好的效果。若经心理治疗及适当应用镇静及抗焦虑药后，可取得较好的效果。将 PPS 患者的临床症状完全集中归因于前列腺是不妥当的，几乎所有医学领域专业内的疼痛性疾病可能都有难以发现病因者，毫无疑问心理因素造成的 PPS，其相关临床症状往往难以有客观检查的直接证据存在，并使得许多对症的强化治疗最终丧失疗效。因此，心理支持和药物治疗至少对部分患者来说是十分重要和必要的，但是我们在诊断患者疾病时最好回避精神心理诊断，任何暗示患者的疾病属于非生理性因素所致（心理疾病）的诊断，如人格障碍、精神问题、神经病等，都会遭到患者的强烈抵触情绪。紧张和焦虑等精神心理症状一直是公认的导致或加重 PPS 重要因素之一。

PPS 治疗的一个重要方面是强调心理治疗，患者心理状况的改善和恢复也成为评价疗效的不可缺少的组成部分。同时对病情和预后进行细致的解释有利于缓解患者的紧张和恐惧情绪，使患者了解前列腺炎的症状与癌症、不育、勃起功能障碍或已知的性传播疾病并无直接关系，使其很好地配合治疗。对于表现出明显的精神心理症状的慢性前列腺炎患者，给予心理治疗是理所当然的事情；如果缺乏客观的阳性检查结果时，应尝试适当的心理治疗而慎重使用药物治疗，当 PPS 患者陈述有 3 个以上的疼痛部位或存在性问题时，也可选择心理治疗。由于 69% 的 PPS 患者存在对自身健康状况的明显忧虑，甚至于在无临床症状阶段也会有所担心，所以定期对这类患者进行常规的临床检查，确定患者处于健康状态或无任何严重疾病，同时给予必要的精神心理咨询，可能解除患者的疑虑情绪，有利于异常精神心理因素的改善，是前列腺炎患者综合治疗方法中的不可缺少的重要组成部分。此外，为了尽量减少患者的精神心理症状滋生因素，在治疗 PPS 患者时，追求早期显著疗效十分重要，让患者在就诊的初期就感受到疾病是完全可以战胜的，增强自信心，减少不良情绪。

五、预后

PPS 的临床治疗效果不佳，复发率较高，可达 20% ～ 50%。疗效标准：①治愈：症状完全消失，实验室结果阴性，前列腺白细胞阴性，卵磷脂小体满视野。②有效：症状减轻或缓解，前列腺液白细胞减少，卵磷脂小体增多。③无效：症状无好转，前列腺液检查无变化。

第五节　小结

前列腺疼痛综合征严重影响患者的生活质量，可以说是世界上最难治的泌尿生殖系疾病之一，虽然国内外出现各种治疗方法，但大多效果有限。目前需要的是适用于各种患者的综合疗法。多项临床研究显示，依据患者临床表现及实验室检查进行分型，进行个体化综合治疗的多模式疗法优于单一疗法。缓解疼痛症状，改善患者的生活质量是治疗的重点。对于难治性 PPS 患者要定期随访，应尽可能多地征求心理医生的意见并与其密切合作。应改变对于治疗成功的传统理解，对于 PPS 的治疗成功，并不表示患者一定要取得疼痛的完全缓解。对于 PPS 这样难治的疾病，在尽可能采用效果明显的治疗方案的同时，还应充分考虑到诸如治疗效果、不良反应、治疗费用、治疗满意度及生活质量的改善情况等综合评估治疗的结果。有关 PPS 治疗方面的研究尚待加强，只有充分利用现代科学技术和全新的手段，才能在诊断和治疗方面取得重大的进展。

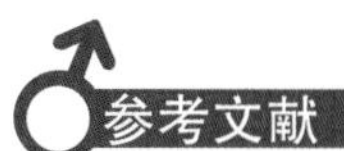

参考文献

[1] 郭应禄，那彦群，叶章群．中国泌尿外科和男科疾病诊断治疗指南．北京：科学出版社，2019，13（4）：447-451.

[2] 吴阶平．吴阶平泌尿外科学．济南：山东科学技术出版社，2006：579-586.

[3] 傅强，王法成，管理英．临床前列腺病学．济南：山东科学技术出版社，2008：43-78.

[4] 陈百成，张静．慢性盆腔疼痛．北京：人民卫生出版社，2003：293-294.

[5] 姜永光．实用前列腺临床．北京：科学技术出版社，2019：279-294.

[6] 金杰．前列腺外科学．北京：人民卫生出版社，2013：1-3.

（陈润强）

第十六章 阴囊疼痛综合征

第一节 定义与发病机制

一、定义

阴囊疼痛综合征是指持续存在或反复发作的阴囊内器官或组织的疼痛且无明确的感染及局部病变。简单说阴囊疼痛综合征是指疼痛部位不能确定在睾丸或附睾，疼痛不在阴囊皮肤，而在阴囊内。这种慢性的持续性或反复发作的阴囊内疼痛在任何年龄都可以表现出来。它可能起源于睾丸、附睾、睾丸旁结构和（或）精索。约 50% 的患者疼痛原因不明，常见的原因包括精索静脉曲张、附睾炎、精液囊肿、肿瘤、感染和扭转。这种综合征有许多名称，包括慢性睾丸痛、睾丸疼痛综合征、睾丸痛、慢性阴囊内容物疼痛（chronic scrotal content pain，CSCP）、输精管结扎术后睾丸痛、输精管结扎术后疼痛综合征（post-vasectomy pain syndrome，PVPS）、充血性附睾炎和慢性睾丸疼痛。一些专家建议使用慢性阴囊内容物疼痛一词，更适合这种情况。

二、病因及发病机制

阴囊疼痛综合征是一种常见的泌尿系统疾病，约占门诊新就诊患者的 2.5%。尽管如此，但因其病因复杂，病理机制多样，且病因和病理生理学尚多不清楚，许多患者未能得到充分的治疗。临床根据疼痛定位大致可分为局部痛和牵涉痛。

1. 局部疼痛

常常定位于睾丸、附睾、腹股沟神经或精索（输精管等）。包括病因明确的感染、肿瘤、腹股沟疝、鞘膜积液、精液囊肿、精索静脉曲张、牵涉痛、外伤或手术史。同时，有辅助诊断手段支持及明确、手术解剖证实等原因引起的疼痛也可归入局部疼痛，如腹股沟解剖异常、睾丸继发肿瘤、睾丸微石症、射精管结扎术后、射精管梗阻、睾丸生精小管囊性扩张等。

2. 牵涉痛（阴囊外区域）

根据会聚投射理论，脏器和躯体感觉传入神经会聚到相同的二级投射神经元，上位神经中枢不能区分感受信号的来源，定位欠精确。阴囊疼痛综合征的发病机制很复杂，从男性生殖器传入的感觉经过了复杂的感觉传入通路，这使得诊断神经损伤的疼痛定位和性质变得困难。

阴囊、睾丸、附睾和输精管具有丰富的血液循环，髂上腹部、髂腹股沟、膝部和阴部神经丰富，这些神经参与慢性阴囊疼痛。非阴囊病理刺激这些神经，就会导致阴囊疼痛。疼痛刺激从感受器触发开始，通过外周神经和脊神经传导，到达丘脑传递到中枢神经系统，并传递到大脑的各个区域，然后通过脑干下降调节可以抑制一些伤害性疼痛信号。多个上升和下降信号的整合最终导致疼痛的感知。损伤后由于神经的可塑性可能使伤害感受器异常敏感，最终导致慢性疼痛。

阴囊前外侧皮肤的感觉由生殖股神经、髂腹下和髂腹股沟神经传递；阴囊后部的感觉由阴部神经支配；阴茎海绵体的背面（上面）由生殖股神经、髂腹股沟和髂腹下神经支配；而其腹侧面（下面）则由股后皮神经的会阴支及阴部神经的分支支配，所有与阴囊相关的神经同时接受来自睾丸的神经传入，传统认为支配睾丸的神经是生殖股神经。阴部神经会阴支的浅支与股后皮神经的皮支支配会阴部皮肤；会阴深处的感觉及盆腔内器官的感觉通过阴部神经的深支传递。髂腹股沟神经、髂腹下神经和生殖股神经是阴囊主要的传入神经。一般认为，所有睾丸疼痛相关的神经均在精索内，可作为治疗的解剖基础；阴部神经分布于会阴部及阴囊后部皮肤，该区域的疼痛是阴部神经病变的特征性表现。

输尿管结石及腰部病变引起的阴囊疼痛，一般为放射至阴囊的牵涉性疼痛，因为有明确的病因，找到原发病后通常能予以明确。精神心理障碍引起的阴囊疼痛一般没有固定位置，而且有不确定性，往往伴随存在焦虑状况。

第二节　分类与诊断

一、分类

1. 睾丸疼痛综合征

持续存在或反复发作的睾丸疼痛，以往称为睾丸炎、睾丸痛及睾丸疼痛。具体病因不明，考虑与既往存在感染、外伤、手术史等原因有关。

2. 附睾疼痛综合征

持续存在或反复发作的附睾疼痛，行超声检查可能发现附睾的结构异常（囊肿、扩张），多发囊肿的患者可能因囊肿压迫附睾而产生疼痛。

3. 输精管术后疼痛综合征

输精管结扎术后的阴囊疼痛，其疼痛的病理生理基础考虑是射精管结扎后输精管的空腔结构丧失，与张力改变可能有关。输精管结扎是阴囊疼痛综合征的常见原因。

4. 疝修补术后疼痛综合征

典型的疝修补术后的慢性疼痛与精索内神经损伤有关，考虑与手术或补片对腹股沟管内的髂腹股沟神经、髂腹下神经和生殖股神经这三支神经产生牵涉或压迫有关，预防措施是手术中尽可能地识别并保护这三支腹股沟神经。

二、诊断

1. 体格检查

完整的体格检查包括阴囊的检查、直肠的触诊。阴囊的检查可以了解睾丸、附睾、精索的情况，是否有明显的触痛点或肿物。直肠触诊可以了解前列腺情况及盆底肌群情况。体格检查有时可以发现明显的阳性体征，但多数情况下体格检查正常，所以明确完整的病史和体格检查是诊断阴囊疼痛综合征最好的方法。如果患者缺乏明确的阳性体征，仅表现为疼痛则提示为慢性疼痛综合征，没有必要为了找到与临床症状相一致的病理学改变而进行更多检查。

2. 辅助检查

虽然体格检查没有发现明显的阴囊病变，但对阴囊和睾丸疼痛的患者进行超声波检查仍然是简便、快速、经济有效的方法，同时可以减轻患者的精神心理负担。但阴囊超声价值也是有限的，多数患者（＞80%）无阳性发现，许多患者阴囊疼痛的症状与超声波检查的结果并不相符。超声主要诊断鞘膜积液、睾丸微石症、精液囊肿、附睾囊肿、精索静脉曲张及肿瘤等。电子计算机断层扫描、核磁共振等检查对阴囊疼痛综合征的诊断不能提供明显帮助，一般不建议选择。

3. 诊断要点

慢性疼痛是一个复杂的过程，有多种因素。因此，对 CSCP 患者的评估应该以有条不紊和逐步的方式进行。最初应该集中在排除潜在的病因，如肿瘤、间歇性睾丸扭转、活动性感染或精索静脉曲张。应该充分描述患者疼痛的发作特点、部位、持续时间、严重程度、有无放射痛。持续疼痛被认为是经典 CSCP，而严重的且间歇性疼痛可能提示附睾炎、睾丸炎，甚至间歇性睾丸扭转。医生也应该努力找出诱发和减轻的因素，如久坐或便秘等。如果确诊有腹股沟疝或复发疝，应积极治疗原发病。患者既往的手术史（特别是阴囊、腹股沟、腹膜后和脊柱手术）都应该详细了解，输精管切除术的手术史特别重要，因为 20%～30% 的输精管切除术患者将伴发 PVPS。在这些情况下，输精管切除的时间和疼痛的发展之间的关联就成为诊断 PVPS 的重要依据。 适当地询问患者的社会情况和目前由于疼痛引起的损害程度，有助于对疾病的诊断。详尽的既往史应该包括任何其他慢性疼痛、损伤或精神疾病（如抑郁症）的病史。在诊疗过程中，应该与患者坦率地讨论疼痛有关的影响，包括对日常生活和工作的影响程度、治疗经过、是否愿意接受手术等，这样问题的沟通可以最大限度地了解患者目前的诊疗意向和目标，有助于指导医生的诊断和治疗。

第三节　治疗

一、非手术治疗

1. 心理治疗

据国内外现有的报道显示，约 25% 的慢性睾丸疼痛的患者没有发现器质性病因，心理学测试提示这些患者常常有强烈的焦虑和抑郁。

针对阴囊疼痛的患者应该请有疼痛治疗经验的心理医生会诊，对其行心理指导和人际关系疏导。医护人员不应该单纯实施药物或手术治疗，要对患者进行适当的精神心理健康宣教以使患者对其心理问题容易理解。建议早期行心理干预，随后配合必要的躯体治疗，可以缩短病程，疗效更佳，从而尽快地减轻或消除患者痛苦。躯体治疗包括盆底治疗、针灸治疗、放松训练和按摩、改变生活习惯（健康饮食，避免长距离骑自行车，改变工作地点）、使阴囊保持悬吊状态等，这可能对患者有益。还有比如经直肠或经尿道的热疗，在部分患者中治疗效果良好，但这方面的证据不足。把患者作为一个整体进行治疗更合适。

2. 药物治疗

药物治疗应该被认为是一线经验性治疗。

（1）如果患者有睾丸炎或附睾炎，应该开始使用抗生素，首选甲氧苄啶 / 磺胺甲噁唑或喹诺酮类抗生素，疗程 2～4 周。此类药物的亲脂性使它们可以很好地穿透睾丸和附睾。在没有任何感染迹象或症状的情况下，不建议使用抗生素经验性治疗。

（2）止痛治疗包括非甾体抗炎药、三环抗抑郁药或抗癫痫药等。具体：①非甾体抗炎药：每天口服塞来昔布 200 mg 或布洛芬 600 mg，每日 2 次，不建议长期用药，因为没有证据表明非甾体抗炎药物对潜在的病因有益。②如果非甾体抗炎药作用效果不佳，可以选择使用三环抗抑郁药（tricyclic antidepressant，TCA）。建议 10 ～ 20 mg 阿米替林晚间口服。辛克莱等发现，在有特发性睾丸疼痛患者的试验中，接受去甲替林治疗 3 个月后疼痛好转，TCA 通过抑制去甲肾上腺素和 5- 羟色胺在大脑中的再摄取而起作用，它们还抑制钠通道阻滞剂和 L 型钙通道，这被认为是通过在脊髓背角用二阶神经元突触调节一阶神经元突触来发挥镇痛作用的原因。据报道，阿米替林和氯米帕明比去甲替林对神经病理性疼痛更有效，但阿米替林和氯米帕明也与更多的镇静和体位性低血压有关，需要 2 ～ 3 周的治疗才能有效。③应用 1 个月的 TCA 效果不显著者，建议应用抗癫痫药。抗癫痫药也被证明对神经性疼痛有效，主要有加巴喷丁和普瑞巴林，不良反应较上一代抗惊厥药物少，建议每天 75 mg 普雷巴林，每日口服 3 次。辛克莱等发现，在 13 例试验中，有 61.5% 的特发性睾丸疼痛患者使用加巴喷丁治疗 3 个月后疼痛好转。加巴喷丁的治疗效果在多个大型、随机、安慰剂对照试验中得到了验证，如能减轻糖尿病多发性神经病性疼痛、带状疱疹后神经痛和其他类型神经痛。加巴喷丁作为一种镇痛剂，其作用机制是调节 N 型钙通道的 α-2-d 亚基，影响传入疼痛纤维。如果加巴喷丁或普瑞巴林在给药 4 周后疼痛持续存在，则被认为是无效的。

3. 物理治疗

盆底治疗（即生物反馈治疗）和针灸治疗对盆底肌功能不良的患者也是有益的，特别是那些有肌肉功能障碍或肌筋膜触发点的人。法雷尔等的研究表明，平均 12 次治疗后，50% 的患者疼痛好转，13.3% 的患者完全解除了疼痛，在生物反馈治疗之后，需要疼痛药物的受试者比生物反馈治疗之前少（44.0% *vs.* 73.3%，P=0.03）。临床上一般多推荐直肠指检疼痛的患者去接受盆底治疗和针灸治疗。慢性睾丸疼痛可能导致慢性盆腔疼痛，反之亦然。其他非手术技术包括精索脉冲射频等，但这些技术仅在小型非随机试验中得到报道。

4. 神经阻滞

神经阻滞破坏传入疼痛途径以减轻 CSCP。神经阻滞既可诊断又可治疗。然而，研究表明这种技术仅仅短时间内有效。此法是阻滞在腹股沟 - 阴囊交界处的精索，然后在耻骨结节水平的精索中使用 27 mm 针进行阻滞。通常将 20 mL 0.25% 盐酸布比卡因用于精索阻滞。如果患者有大于 90% 的临时疼痛得到缓解，可以使用 9 mL 的 0.75% 盐酸布比卡因联合 1 mL（10 mg）曲安奈德进行治疗。如果疼痛没有缓解，我们不建议重复这种治疗。根据我们的经验，这种技术很少能成功地长期缓解疼痛，特别是当慢性疼痛持续时间超过 6 个月时。

二、手术治疗

上述综合治疗效果不佳时可考虑手术干预。手术干预包括精索去神经手术、附睾切除、精子肉芽肿切除、输精管切除逆转术、睾丸切除术等。

1. 精索去神经手术

精索去神经手术（micro denervation of the spermatic cord，MDSC）是近年来的一种手术选择，在过去的 20 年里变得越来越流行。一项随机对照动物研究表明，MDSC 后输精管周围残留的神经纤维中位数比对照组（MDSC，3.5 条神经；Sham，15.5 条神经）减少，表明大多数神经被 MDSC 切断。该手术的目的是在保留所有动脉的同时，切除精索内的所有神经，术中尽量减少组织水肿的可能性。应告知患者：①术后疼痛仍然可能会持续，甚至更严重。出现这种情况很可能是由于来自阴部神经的副纤维、不完全的脊髓去神经、中枢神经系统敏化或畸形。②术后还可能有其他并发症，包括如果睾丸淋巴管受伤，则会出现鞘膜积液（＜ 1%）；如果睾丸动脉受伤，则会出现睾丸萎缩。

双侧阴囊内容物疼痛的患者应首先在更疼痛的一侧进行手术，以避免大量长时间的阴囊水肿和对两个睾丸的潜在损伤，也因为对侧可在 MDSC 之后解决。多项研究表明，MDSC 治疗慢性睾丸疼痛是有效的。在 191 名男性中，共有 152 人（79.6%）阴囊疼痛完全解除。最成功的系列报告是 Heidenreich 等的研究，其中 35 例患者中有 34 例（97%）疼痛完全解除，1 例患者经历了 MDSC 后疼痛部分解除。在 2008 年，

Strom 和 Levine 分析了 95 名接受 MDSC 治疗的患者，报告显示持久缓解率为 71%，另有 17% 患者部分缓解，12% 患者疼痛没有变化，但没有患者疼痛恶化。马可尼等最近发表一系列关于 CSCP 的 MDSC，其中 50 名患者接受 MDSC 治疗，40 名患者（80.0%）在手术后完全无疼痛，4 名患者（8.0%）没有缓解。迄今为止最大样本的研究结果是由 Calixte 等人发表的，他采用了一种改良的机器人 MDSC 技术，他们发现 84% 的患者（772 名）在随访 1 年中疼痛平均下降 79%。相反，先前手术失败的患者，包括附睾切除、精索静脉曲张切除和输精管切除术逆转行 MDSC 后，疼痛平均下降 67%。

2. 附睾切除术

附睾切除仍然是一种比 MDSC 更流行的方法，特别是在欧洲。附睾切除的成功率从 50% 到 92% 不等，如果在检查或超声检查中发现附睾结构异常（囊肿、肉芽肿或肿块），附睾切除则有更好的止痛效果。当在体检过程中发现患者有精索、附睾和（或）睾丸弥漫性疼痛时，应该进行 MDSC 而不是附睾切除术。在我们的实践中很少进行附睾切除术，因为大多数患者表现出更多的弥漫性疼痛而不是仅限于附睾的疼痛。

3. 输精管再通术

输精管切除术是目前最有效的男性避孕方法。 据估计，美国每年进行 50 万例输精管切除术，占男性中的 10.2‰（25 ~ 49 岁）。输精管造口术对 PVPS 引起的 CSCP 患者可能是有益的。输精管切除逆转似乎是 PVPS 的直观解决方案。手术的目的是减轻阻塞的压力，从而降低疼痛水平。这些手术的成功率仍然不清楚，因为只有一小部分男性患者接受输精管切除逆转术治疗，并且这些数据来自小型单中心研究。然而，这些研究表明，高达 100% 的患者在疼痛评分方面有一定的改善，疼痛消失的比例占 50% ~ 69%。这种方法的好处是解决潜在的疼痛和保存所有的筋膜内结构。Polackwich 等研究了 26 例进行输精管造口术的患者和 7 例进行 PVPS 附睾造口术的患者，共有 34% 的患者完全解决了疼痛，59% 的患者疼痛评分有所改善。Lee 等发现 32 例接受 PVPS 输精管切除术逆转的患者，并注意到通畅组（射精中有精子）术前和术后根据视觉模拟疼痛表观察，标准平均改善为（6.00 ± 1.25）分（范围 4 ~ 8 分），非通畅组为（4.43 ± 0.98）分（范围 3 ~ 6 分），作者得出结论：输精管切除术后患者的疼痛减轻与那些仍有障碍的患者相比有显著差异。然而，仍有阻塞的患者疼痛表评分分值很低，提示 PVPS 的作用机制可能不是由单独的输精管阻塞所致。Horovitz 等还发表一系列文章，描述 14 例接受 PVPS 输精管切除术的患者，50% 的患者没有疼痛，93% 的患者疼痛有所改善。迈尔斯等回顾了 32 例接受 PVPS 输精管切除术逆转的患者的记录，发现 24 例患者在初始手术后症状缓解；在 8 名反复或持续疼痛的男性中，6 人进行了第二次逆转，50% 的男性随后症状缓解。

4. 睾丸切除术

对其他治疗手段没有效果的患者，切除睾丸被认为是最后的手段。所有的文献对这一方法几乎都不支持。Costabile 等发现 80% 的患者在睾丸切除术后疼痛继续。基于这些结果，腹股沟睾丸切除术作为治疗慢性睾丸疼痛的所有其他治疗均不成功时的最终选择。

第四节　小结

阴囊疼痛综合征仍然是临床医生的一个挑战，大型、多中心、设计良好的试验对于建立一级证据以促进标准化统计至关重要。越来越多的证据表明，当没有找到明显原因时，心理因素在阴囊疼痛中起着重要作用，最广泛的特征是躯体化障碍、严重抑郁、焦虑和性功能障碍。一个多学科的方法，包括疼痛科专家、心理学家 / 精神病学家、盆底物理治疗师及泌尿科医生共同参与会诊的综合治疗是必要的。若综合治疗效果不佳，可以考虑手术治疗。当非手术治疗失败时，精索去神经手术仍然是一种有价值的方法，成功率高，并发症发生率低，并且可以显著提高患者的生活质量和恢复日常活动的能力。其他手术方式还包括附睾切除术、睾丸切除术、输精管再通术，部分患者可获益，但需严格掌握手术指征。

参考文献

[1] TATEM1 A，KOVAC J R.Chronic scrotal pain and microsurgical spermatic cord denervation：tricks of the trade.Transl Androl Urol，2017，6（1）：S30-S36.

[2] TAN W P，LEVINE L A. What can we do for chronic scrotal content pain?.World J Mens Health，2017，35（3）：146-155.

[3] ABHISHEK P. Patel anatomy and physiology of chronic scrotal pain. Transl Androl Urol，2017，6(1)：S51-S56.

[4] GORDHAN C G，SADEGHI-NEJAD H.Scrotal pain：evaluation and management Korean. J Urol，2015，56（1）：3-11.

[5] DAVIS B E，NOBLE M J，WEIGEL J W，et al. Analysis and management of chronic testicular pain. J Urol，1990，143（5）：936-939.

[6] LEVINE L A，HOEH M P. Evaluation and management of chronic scrotal content pain. Curr Urol Rep，2015，16（6）：36.

[7] CHRISTIANSEN C G，SANDLOW J I. Testicular pain following vasectomy：a review of post vasectomy pain syndrome. J Androl，2003，24（3）：293-298.

[8] TATEM A，KOVAC J R. Chronic scrotal pain and microsurgical spermatic cord denervation：tricks of the trade. Transl Androl Urol，2017，6（1）：S30-S36.

[9] STREBEL R T，LEIPPOLD T，LUGINBUEHL T，et al. Chronic scrotal pain syndrome：managem among urologists in Switzerland. Eur Urol，2005，47（6）：812-816.

[10] AL-KANDARI A M，KEHINDE E O，KHUDAIR S，et al. Intermittent testicular torsion in adults：an overlooked clinical condition. Med Princ Pract，2017，26（1）：30-34.

[11] MCMAHON A J，BUCKLEY J，TAYLOR A，et al. Chronic testicular pain following vasectomy. Br J Urol，1992，69（2）：188-191.

[12] QUALLICH S A，ARSLANIAN-ENGOREN C. Chronic testicular pain in adult men：an integrative literature review. Am J Mens Health，2013，7（5）：402-413.

[13] SINCLAIR A M，MILLER B，LEE L K. Chronic orchialgia：consider gabapentin or nortriptyline before considering surgery. Int J Urol，2007，14（7）：622-625.

[14] GALLAGHER R M. Management of neuropathic pain：translating mechanistic advances and evidence-based research into clinical practice. Clin J Pain，2006，22（1）：S2-S8.

[15] JACKSON K C 2nd，ST ONGE E L. Antidepressant pharmacotherapy：considerations for the pain clinician. Pain Pract，2003，3（2）：135-143.

[16] SANSONE R A，SANSONE L A. Pain，pain，go away：antidepressants and pain management. Psychiatry（Edgmont），2008，5（12）：16-19.

[17] BACKONJA M，BEYDOUN A，EDWARDS K R，et al. Gabapentin for the symptomatic treatment of painful neuropathy in patients with diabetes mellitus：a randomized controlled trial. JAMA，1998，280（21）：1831-1836.

[18] ROWBOTHAM M，HARDEN N，STACEY B，et al. Gabapentin for the treatment of postherpetic neuralgia：a randomized controlled trial. JAMA，1998，280（21）：1837-1842.

[19] RICE A S，MATON S. Gabapentin in postherpetic neuralgia：a randomised，double blind，placebo controlled study. Pain，2001，94（2）：215-224.

[20] FARRELL M R，DUGAN S A，LEVINE L A. Physical therapy for chronic scrotal content pain with associated pelvic floor pain on digital rectal exam. Can J Urol，2016，23（6）：8546-8550.

[21] TERKAWI A S，ROMDHANE K. Ultrasound-guided pulsed radiofrequency ablation of the genital

branch of the genitofemoral nerve for treatment of intractable orchalgia. Saudi J Anaesth，2014，8(2)：294-298.

[22] MISRA S，WARD S，COKER C. Pulsed radiofrequency for chronic testicular pain-a preliminary report. Pain Med，2009，10（4）：673-678.

[23] LEVINE L. Chronic orchialgia：evaluation and discussion of treatment options. Ther Adv Urol，2010，2（5-6）：209-214.

[24] HEIDENREICH A，OLBERT P，ENGELMANN U H. Management of chronic testalgia by microsurgical testicular denervation. Eur Urol，2002，41（4）：392-397.

[25] STROM K H，LEVINE L A. Microsurgical denervation of the spermatic cord for chronic orchialgia：long-term results from a single center. J Urol，2008，180（3）：949-953.

[26] LAUDANO M A，OSTERBERG E C，SHETH S，et al. Microsurgical denervation of rat spermatic cord：safety and efficacy data.BJU Int，2014，113（5）：795-800.

[27] LEVINE L A. Microsurgical denervation of the spermatic cord. J Sex Med，2008，5（3）：526-529.

[28] SWEENEY C A，OADES G M，FRASER M，et al. Does surgery have a role in management of chronic intra scrotal pain?. Urology，2008，71（6）：1099-1102.

[29] GRANITSIOTIS P，KIRK D. Chronic testicular pain：an overview. Eur Urol，2004，45（4）：430-436.

[30] KAVOUSSI P K，COSTABILE R A. Orchialgia and the chronic pelvic pain syndrome. World J Urol，2013，31（4）：773-778.

[31] CALLEARY J G，MASOOD J，HILL J T. Chronic epididymitis：is cpididymcctomy a valid surgical treatment?. Int J Androl，2009，32（5）：468-472.

[32] CHUNG J H，MOON H S，CHOI H Y，et al. Inhibition of adhesion and fibrosis improves the outcome of epididymectomy as a treatment for chronic epididymitis：a multicenter，randomized controlled，single blind study. J Urol，2013，189（5）：1730-1734.

[33] BARONE M A，HUTCHINSON P L，JOHNSON C H，et al. Vasectomy in the United States，2002. J Urol，2006，176（1）：232-236.

[34] POLACKWICH A S，TADROS N N，OSTROWSKI K A，et al.Vasectomy reversal for post vasectomy pain syndrome：a study and literature review.Urology，2015，86（2）：269-272.

[35] LEE J Y，CHANG J S，LEE S H，et al. Efficacy of vasectomy reversal according to patency for the surgical treatment of post vasectomy pain syndrome. Int J Impot Res，2012，24（5）：202-205.

[36] HOROVITZ D，TJONG V，DOMES T，et al. Vasectomy reversal provides long-term pain relief for men with the post-vasectomy pain syndrome.J Urol，2012，187（2）：613-617.

（邵鸿江）

第十七章　外阴部病毒性皮肤病及糖尿病性包皮病变

第一节　尖锐湿疣

一、流行病学

尖锐湿疣（condyloma acuminatum，CA）是由人乳头瘤病毒（human papilloma virus，HPV）所致的性传播疾病，常发生在肛门及外生殖器部位的皮肤黏膜上，主要通过性接触传染。CA是全球流行的、高发的性传播疾病，近年来在我国有明显增多的趋势。2008—2016年中国性病监测点尖锐湿疣报告发病率为（23.30～29.99）/10万，男女发病率基本相当，沿海地区居民比内地和边远地区居民的发病率高。

二、病因

1. 病原体

CA是一种主要发生在生殖器、肛门周围的皮肤与黏膜的疣瘤样良性病变，是由人乳头状瘤病毒引起的一种性传播疾病。人类是人乳头瘤病毒的唯一宿主。目前采用分子生物学技术将HPV分为200多种亚型，90%～95%的尖锐湿疣由非致癌HPV6或HPV11型引起，而HPV16/18/45/56等亚型为最常见的致癌高危型，导致大多数生殖器部位、肛门及口咽部癌和癌前病变。

HPV主要感染上皮组织，人体表面潮湿、温热的黏膜皮肤部位（如外生殖器部位，腋窝、大腿根部、脐窝、肛周及口腔等处）适于其生长。做过包皮切割术的男性较包皮过长者发病率低，说明包皮内潮湿环境适合HPV生长增殖。

2. 传染途径

（1）性交传染：与感染者发生性接触，是最主要的传染途径。与CA患者有性接触者，其中有2/3会被感染上，有多人性伴侣者，感染机会增多，传播更广。

（2）间接接触传染：少部分患者可能通过密切的非性接触感染，如接触带有HPV的日常生活用品，如马桶坐圈，共用浴盆、浴巾、内裤及手巾等，HPV可通过皮肤或黏膜的微小损伤进入接触者的皮肤黏膜。

（3）母婴传播：母亲分娩时婴儿可经产道接触，发生婴儿尖锐湿疣。

（4）易感因素：①接触HPV的数目。②接触的密切程度。③接触者对HPV的抵抗力。④接触者皮肤黏膜的损伤程度。

三、临床表现

本病好发生于性活跃的青、中年。潜伏期一般为1～8个月，平均为3个月。皮损初期为针头至绿豆大小丘疹，呈淡红色，后逐渐增大、融合，形成菜花状、乳头瘤状或鸡冠样突起，色泽可为淡粉色至深红色（非角化性皮损）、灰白色（表面角化）和棕黑色（伴有色素沉着）（图2-15）。未行包皮环切术的男性以龟头、冠状沟、包皮内侧面最常受累；而包皮环切术后男性以阴茎体最常累及；发现肛门尖锐湿疣提示可能为同性恋者，应检查直肠黏膜是否被感染；口交者口腔亦可出现皮损。患者初发时常无自觉症状，增大后可有瘙痒及压迫感，皮损可因脆性增加、摩擦等发生破溃、浸渍、出血、糜烂或继发感染等。

HPV亚临床感染和潜伏性感染近年来已引起男科、性病专家的重视。亚临床感染的皮肤黏膜外观正常，用5%醋酸溶液涂抹后可出现边界清楚的发白区域，组织病理学可见表皮的空泡化细胞改变；潜伏性感染的局部皮肤黏膜外观正常且醋酸白试验阴性，但通过分子生物学方法可检到HPV的存在。目前认为HPV潜伏性感染是尖锐湿疣复发的主要原因之一。

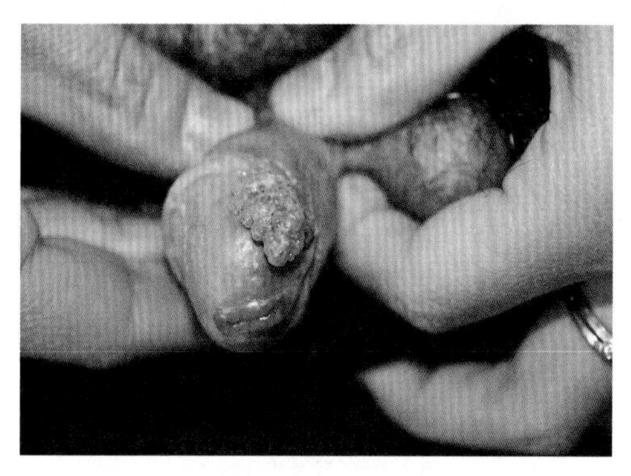

图2-15 阴茎头处尖锐湿疣皮疹

四、诊断

根据病史、典型体征，诊断比较容易，可采用醋酸白试验、皮肤镜等辅助诊断，必要时取可疑组织行活检和组织细胞检查和核酸检测。

（1）醋酸白试验：用棉棒蘸 3% ~ 5% 醋酸溶液涂于可疑病变处和周围皮肤黏膜，经 3 ~ 5 分钟，病灶处疣体或丘疹稍膨隆，局部变白者为阳性（图 2-16），在放大镜下观察更显著。但对典型病损的诊断需注意，必须结合临床表现、病程、皮疹大小、部位等因素综合考虑，因醋酸白试验的特异性与敏感性尚不清楚，局部炎症和皮肤损伤等均可能出现假阳性。

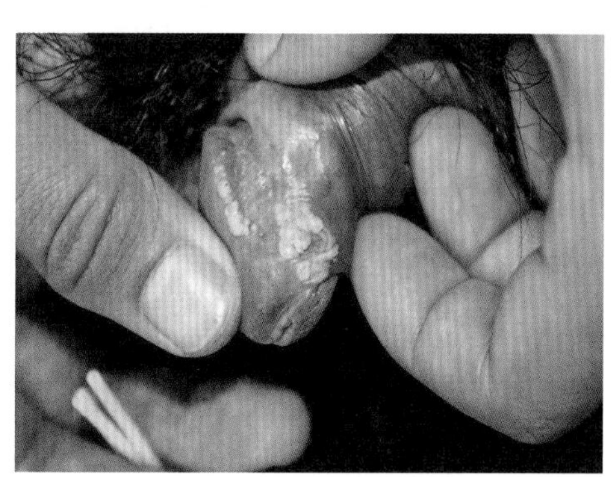

图2-16 醋酸白试验阳性

（2）皮肤镜：通过偏振光原理可以无创、便捷、清晰地识别皮损形态和增生的血管，提高尖锐湿疣的确诊率。在镜下可显示小球状血管、发夹状血管及点状血管等。建议检测生殖器部位时使用非接触式皮肤镜，利用保鲜膜等包裹镜头，避免交叉感染。

（3）组织学检查：表皮角化过度，片状角化不全，棘层高度肥厚，乳头样或疣状增生，颗粒层和棘层上部可见灶状、片状或散在分布的空泡化细胞，基底细胞增生。真皮浅层血管扩张，可见淋巴细胞为主的炎细胞浸润。

（4）核酸检测：扩增 HPV 特异性基因（L1、E6、E7 区基因）明确病原。目前常用聚合酶链反应、荧光实时 PCR、核酸探针杂交试验等。

（5）鉴别诊断：尖锐湿疣需与阴茎珍珠状丘疹、皮脂腺异位症、传染性软疣、扁平湿疣、阴茎或外阴鳞状细胞癌、生殖器鲍温样丘疹病相鉴别。鉴别诊断有赖于病理组织检查。

五、治疗

治疗目标为尽早去除疣体，同时尽可能消除疣体周围亚临床感染，减少和预防再次复发。目前尚无系统用药可以根除 HPV 病毒感染，通常建议根据疣体大小、数量、部位、患者免疫状态和经济条件等选择适合的治疗方案。所有的治疗方案均有复发概率，通常在 3 个月内发生，治疗后应定期随访。

1. 局部药物治疗

（1）0.5% 鬼臼毒素酊或 0.15% 鬼臼毒素乳膏（证据等级 A）：是从小檗科鬼臼属植物中提取到的木脂类抗肿瘤成分。用于男、女外生殖器及肛门周围部位的尖锐湿疣。涂药前清洗患处、擦干，将药物涂遍疣体，避免药液接触正常皮肤和黏膜，每日用药 2 次，连续 3 天，停药观察 4 天为 1 个疗程。如病灶尚有残留可重复 1 个疗程，但最多不超过 3 个疗程。注意局部刺激反应，在用药 1 ～ 4 小时后彻底清洗。对柔软、非角化增生性的较小皮损效果佳。

（2）5% 咪喹莫特乳膏（证据等级 A）：将药物涂于疣体上，隔夜一次，每周 3 次，用药 6 ～ 10 小时后彻底清洗用药部位，最长可用至 16 周。

（3）其他外用药物：茶多酚软膏（证据等级 A，我国尚未上市）、80% ～ 90% 三氯醋酸（证据等级 A）、皮损内注射干扰素（证据等级 A）、5- 氟尿嘧啶（证据等级 A）、中药（含鸦胆子、苦参、金银花、大青叶、白花蛇舌草、蛇床子等成分的复方外用药物，尚缺乏高质量证据）等，其中三氯醋酸对胎儿无明显不良反应，是目前唯一能用于治疗孕期 CA 的药物。

2. 局部物理疗法

（1）冷冻治疗（证据等级 A）：利用液氮低温直接破坏疣体，1 次 / 周，直至疣体消退，可能出现局部组织水肿、疼痛等不良反应，适用于大多数浅表疣体，禁用于腔体部位。

（2）电离子和高频电刀（证据等级 A）：通过电流产生热量破坏或切割疣体，治疗时注意深度，防止瘢痕形成。

（3）CO_2 激光治疗（证据等级 A）：治疗者需佩戴医用外科口罩防止气溶胶吸入，激光治疗利用红外线光束产生的热量破坏组织。

（4）其他物理治疗：微波治疗、温热治疗（缺乏高质量证据）等。

3. 手术切除

手术切除适用于数量少、带蒂或体积较大的疣，可在局麻下行切除术或剪切术，同时辅以电灼去除较小皮损、控制出血，对肛门周围的疣疗效较好。手术切除的清除率为 89% ～ 100%，复发率为 19% ～ 29%。

4. 光动力治疗

疣体和周围 1 cm 皮肤外用 10% ～ 20% 浓度的光敏剂 5- 氨基酮戊酸，再用红光（630 ～ 635 nm）照射治疗，通过光化学反应产生的单线态氧破坏组织。治疗 1 次 / 周，初发病例 3 ～ 4 次为一个疗程。

5. 复合治疗

鉴于各种治疗均有一定的复发率，临床中经常联合多重方法治疗。最初使用局部物理或手术方法均可提高局部药物治疗的渗透性。

6. 特殊情况

针对亚临床感染期患者，可给予相应的激光、冷冻、局部外用药物治疗或光动力疗法。潜伏期感染患者因无有效针对 HPV 病毒的药物，可暂不处理。

六、复发原因及分析

（1）原发损害治疗不彻底，激光治疗深度过浅。

（2）原发损害周围亚临床感染蔓延。

（3）性伴有 HPV 潜伏感染，再次反复感染。

（4）患者局部免疫状态低下。

（5）未去除不良因素，如包皮过长、阴道炎或宫颈炎。

七、小结

CA是一种主要发生在生殖器、肛门周围的皮肤与黏膜的疣瘤样良性病变，是由人乳头状瘤病毒引起的一种性传播疾病。引起尖锐湿疣的病毒主要是HPV6和HPV11等型，而HPV16/18/45/56型为最常见的致癌高危型。本病主要根据病史、典型临床表现和实验室检查结果进行诊断，治疗以局部药物或物理去除疣体为主，辅助抗病毒和提高免疫功能药物，如体积较大的疣，可在局麻下行疣切除术，同时辅以电灼去除较小皮损、控制出血，预后良好。

第二节 生殖器疱疹

一、概述

1. 病因

生殖器疱疹是由单纯疱疹病毒（herpes simplex virus，HSV）感染泌尿生殖器及肛周皮肤黏膜而引起的一种慢性性传播疾病。人类的HSV分为HSV-1和HSV-2，本病主要由HSV-2导致，但也可由HSV-1引起。目前本病在世界各国有上升趋势，尤以欧美国家为著，我国生殖器疱疹感染人数上升也比较快。

2. 传播途径

主要通过性接触感染，也可通过母婴传播及间接接触感染。生殖器疱疹患者、亚临床或无表现排毒者及不典型生殖器疱疹患者是主要传染源，有皮损表现者传染性强。

3. 发病机制

HSV经皮肤黏膜破损处进入人体内，即在皮肤黏膜内复制，不论有无临床表现，病毒在局部充分复制后感染感觉神经或自主神经末梢，并向周围细胞蔓延。HSV有嗜感觉神经节的特性，常潜伏在骶神经节区，这也是生殖器疱疹复发的原因。

二、临床表现

本病好发于15～45岁性活跃期男女。好发部位为生殖器及会阴部。男性多见于包皮、龟头、冠状沟等处；女性多见于大小阴唇、阴阜、阴蒂等处；生殖器疱疹的病程及病情严重程度与此病为原发感染还是复发有关，尚与是否为首次感染有关。

1. 原发性生殖器疱疹

全身及局部症状发生率高，持续时间长，但患者临床症状严重程度有很大差异，大多数患者均无症状。有症状者，潜伏期1周左右（2～12天），病程早期即出现发热、头痛、肌痛或全身不适等症状，在疾病发生后3～4天内最重。皮损可发生于阴茎头、冠状沟、尿道口、阴茎体及阴囊等部位，表现为红斑基础上聚集的丘疹或丘疱疹，有痒感，迅速进展为小水疱、溃疡，而后结痂（图2-17）。腹股沟淋巴结可触及肿大，压痛。

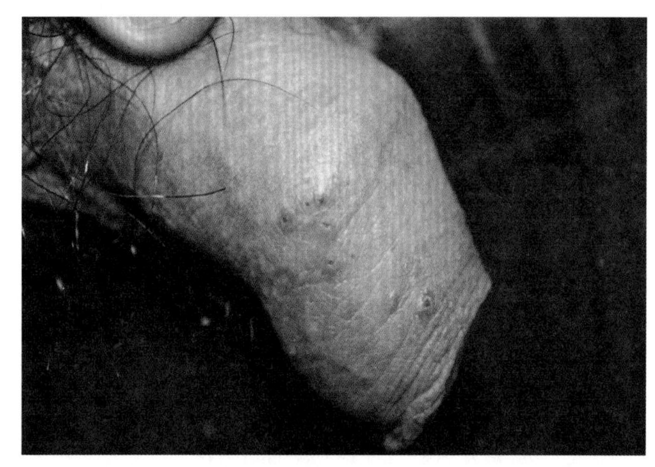

图2-17 单纯疱疹皮疹

2. 复发性生殖器疱疹

复发性生殖器疱疹指原发性生殖器疱疹皮损

消退后 1 ~ 4 个月内病情复发。皮损常于原位复发，类似于原发性生殖器疱疹，但症状较轻，约 50% 患者复发前有前驱症状，局部有瘙痒、烧灼或刺痛感。从出现水疱到结痂愈合时间为 7 ~ 10 日。全身症状不常见。在原发 HSV-2 感染后，20% 患者可有 10 次以上复发。

3. 亚临床型生殖器疱疹

亚临床型生殖器疱疹指无临床症状和体征的 HSV 感染者。50% 的 HSV-1 感染者和 70% ~ 80% 的 HSV-2 感染者缺乏典型临床表现，是生殖器疱疹主要的传染源。其不典型皮损可表现为生殖器部位的微小裂隙、溃疡等，易被忽略。

三、辅助检查

（1）病毒培养：HSV 细胞培养阳性是病原学诊断的金标准，初发生殖器疱疹病毒载量高于复发性，其中以水疱性皮损的病毒培养阳性率较高。

（2）核酸检测：实时荧光定量 PCR 法与病毒培养方法相比，免于严格的样品贮存和运输条件；比传统 PCR 法能更快速地对 HSV 进行检测和分型且污染风险更低。

（3）抗原检测：除非在资源极为有限的地区，目前不再推荐 HSV 病毒抗原检测（包括对皮损处标本的直接免疫荧光检测、酶联免疫分析、Tzanck 检测和巴氏染色）。

（4）特异性血清学检测：HSV 感染数星期后，机体持续产生两种 HSV 抗体特异性糖蛋白 G1 和糖蛋白 G2 型，可以对 HSV-1 和 HSV-2 病毒感染进行区分。HSV-2 抗体检测的敏感度介于 80% ~ 98%，因为几乎所有的 HSV-2 感染均通过性接触传播，因此 HSV-2 特异性抗体阳性意味着肛门生殖器的 HSV 感染。HSV-1 或 HSV-2 的 IgM 抗体为非特异性，在口腔疱疹或复发性生殖器疱疹发作时可能出现阳性，因此不推荐将 IgM 作为临床常规诊断方法。

四、诊断

根据病史及典型临床表现、反复发作，诊断并不困难，若原发疱疹自愈后反复发生疱疹，则更有诊断意义，病毒学检测及特异性血清学检测可辅助诊断。

五、鉴别诊断

需要与外阴溃疡性疾病相鉴别，如硬性下疳、软下疳、白塞病、糜烂性阴茎头炎、念珠菌性阴茎头炎、固定性药疹等疾病。

六、治疗

1. 系统性抗病毒治疗

口服抗病毒药物，针对初发 GH，复发性 GH 和频繁复发性 GH（每年复发超过 6 次），可用阿昔洛韦、伐昔洛韦、泛昔洛韦等治疗。以下是 2015 年美国 CDC 治疗指南的推荐方案。

（1）初发 GH：阿昔洛韦 400 mg，3 次 / 日，口服 7 ~ 10 日；或阿昔洛韦 200 mg，5 次 / 日，口服 7 ~ 10 日；或泛昔洛韦 250 mg，3 次 / 日，口服，7 ~ 10 日；或伐昔洛韦 1 g，2 次 / 日，口服，7 ~ 10 日。如果未完全治愈，治疗疗程可超过 10 日。

（2）复发性 GH：推荐在出现皮损 24 小时内或在疾病出现前驱症状时立即开始治疗。推荐治疗方案为阿昔洛韦 400 mg，3 次 / 日，口服 5 日；或阿昔洛韦 800 mg，2 次 / 日，口服 5 日；或阿昔洛韦 800 mg，3 次 / 日，口服 2 日；或泛昔洛韦 125 mg，2 次 / 日，口服 5 日；或泛昔洛韦 1 g，2 次 / 日，口服 1 日；或伐昔洛韦 500 mg，2 次 / 日，口服 3 日：或伐昔洛韦 1 g，1 次 / 日，口服 5 日。

（3）频繁复发性 GH：采取每日抑制疗法，具体为阿昔洛韦 400 mg，口服，2 次 / 日；或泛昔洛韦 250 mg，口服，2 次 / 日；或伐昔洛韦 500 mg，口服，1 次 / 日；或伐昔洛韦 1 g，口服，1 次 / 日。根据生殖器疱疹复发频率，临床医生可与患者探讨是否继续进行抑制治疗。

2. 联合免疫治疗

常用的免疫增强药有干扰素、聚肌胞、胸腺肽、转移因子、IL-2、左旋咪唑、卡介菌多糖和咪喹莫特等，但尚缺乏高质量证据。朱海元等报道的一项关于联合用药组口服泛昔洛韦片联合卡介菌多糖核酸对比对照组仅口服泛昔洛韦片治疗复发性生殖器疱疹的研究，随访了患者治疗结束后半年及1年内的复发率，结果显示联合用药组治疗复发性生殖器疱疹取得较好效果，不良反应轻，可降低GH复发率，具有治疗和预防复发双重作用。祖瑜等应用膦甲酸钠联合胸腺五肽与伐昔洛韦对照治疗生殖器疱疹，结果显示联合治疗组平均治愈时间明显短于对照组，随访6个月联合治疗组复发率（28.33%）明显低于对照组（46.67%）。李卫民等报道采用口服泛昔洛韦、卡介菌多糖核酸肌内注射、微波照射三种方法联合治疗GH，结果显示皮损消退迅速，组织修复完好，临床治疗结果理想，因此认为联合治疗疗效确切，明显优于常规治疗，操作简便，有利于临床开展。

3. 局部处理

保持患处清洁、干燥，局部防止继发感染，保持疱壁完整、清洁与干燥，每天用等渗盐水清洗2～3次；继发细菌感染时，选用敏感的抗生素治疗；局部疼痛明显时，可外用5%盐酸利多卡因软膏治疗。

七、小结

生殖器疱疹是由单纯疱疹病毒（HSV-2）感染泌尿生殖器及肛周皮肤黏膜而引起的一种慢性性传播疾病。传播途径主要通过性接触感染，也可通过母婴传播及间接接触感染。生殖器疱疹患者、亚临床或无表现排毒者及不典型生殖器疱疹患者是主要传染源，有皮损表现者传染性强。符合临床表现还要具备实验室检查中1项或1项以上阳性结果的患者才可确诊。生殖器疱疹治疗以系统性抗病毒治疗为主，局部治疗为辅。

第三节　传染性软疣

一、病因及发病机制

传染性软疣（molluscum contagiosum，MC）是一种传染性软疣病毒（molluscum contagiosum virus，MCV）感染所引起的皮肤或黏膜的传染性疾病，特点是阴囊及阴茎上出现多发性、散在、蜡样光泽的小丘疹，顶端凹陷，能挤出乳酪状软疣小体。

二、传播途径

该病毒具有亲表皮性，可通过直接接触或借媒介间接传染，可通过浴室、游泳池、运动设施或毛巾等传染，也可自体接种。部分患者也可通过性接触被传染。

三、临床表现

多见于儿童及青年人，潜伏期为14～50天。皮疹可发生在阴囊、阴茎甚至龟头，通常多发，呈散在分布，起初为米粒大小的球形丘疹，6～12周后逐渐增大至5～10 mm，中心微凹如脐窝，表面有蜡样光泽，早期质地坚韧，后逐渐变软，呈灰白色或珍珠色（图2-18）。挑破顶端后，可挤出白色乳酪样物质，称为软疣小体。

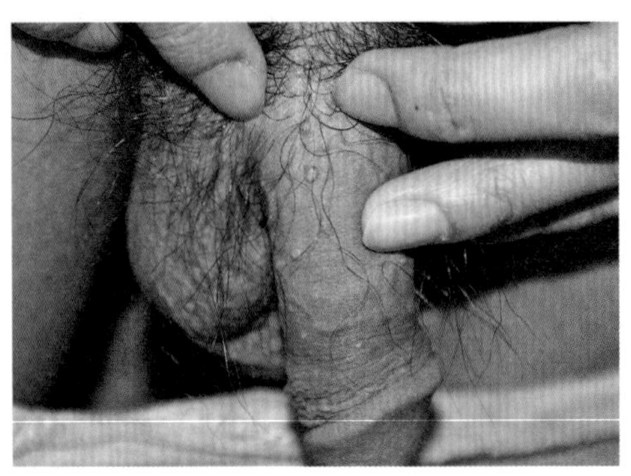

图2-18　传染性软疣皮疹

四、诊断及鉴别诊断

根据其皮疹顶端凹陷如脐窝、能挤出乳酪状物及发病部位、年龄等特点，一般容易诊断。对于单个较大的皮损，需与基底细胞癌、角化棘皮瘤等进行鉴别。对于部分融合、体积较大的皮疹临床上不易鉴别时可做病理组织检查。

五、治疗

传染性软疣有自愈倾向，治疗方法首选物理治疗，用精细镊将损害中的软疣小体完全挤出或挑除，涂以 2% 碘酒、苯酚或三氯醋酸并压迫止血，或用锐匙刮除后做电灼干燥。冷冻疗法可直接作用于病灶，治疗快速，仍被广泛应用，间隔 2 ～ 3 周治疗一次，直至皮疹消失。0.05% ～ 0.1% 维 A 酸霜、0.5% 鬼臼毒素、5% 咪喹莫特乳膏、3% 酞丁胺软膏等局部外用有效。脉冲染料激光、光动力治疗也可见成功治疗的报道。

六、小结

传染性软疣多为 MCV 病毒所致，儿童患者皮损多在面颈及四肢多见，成人患者多见于下腹部及生殖器部位。直接亲密接触是 MCV 的主要传播途径，媒介也可间接传播致病。根据典型临床表现诊断较为容易，以局部物理治疗为主。

第四节　糖尿病性包皮病变

一、概述

目前，我国社会人群中糖尿病患病率逐年升高，且趋于年轻化。我国 20 岁以上的成人糖尿病患病率已经达到 11.6%，相当多糖尿病患者起病时无典型的多饮、多食、多尿和消瘦等表现，甚至隐匿起病或以并发症、合并症首诊。在中国，大多数男性未行包皮环切术，包皮过长、包茎、包皮口狭窄很容易引起包皮阴茎头炎、白色念珠菌及 HPV 感染，同时也是上皮细胞肿瘤和鳞状细胞癌的高危因素。念珠菌性包皮阴茎头炎是糖尿病常见并发症，约 1/3 的包皮阴茎头炎患者由念珠菌引起感染，而包皮纵行裂隙是糖尿病患者的一个特殊临床表现。

二、病因及发病机制

发病机制不明确，可能有以下几个原因。

（1）糖尿病增加念珠菌在龟头定植的风险是一个重要诱发因素。糖尿病病程长，若未早期发现或血糖未得到控制，易致营养不良、体质下降而继发感染。

（2）高血糖可影响机体免疫功能。高血糖可能有助于念珠菌对上皮的黏附作用，同时削弱吞噬细胞的吞噬识别功能使局部免疫力下降，从而利于念珠菌的定植。

（3）高血糖可能通过削弱糖尿病患者的中性粒细胞趋化能力，导致机体对念珠菌的杀伤力降低。随着中性粒细胞氧化杀伤能力的削弱，糖尿病患者不能像非糖尿病患者一样清除病原体。皮肤组织含糖量增加，含糖的尿液容易浸渍包皮龟头，葡萄糖是良好培养基，为念珠菌大量生长繁殖提供了良好条件。

（4）皮肤生理改变，包括皮肤弹性改变、角质层水合作用减少、皮脂腺功能受损等原因导致皮肤表面皮脂丢失。

（5）生物力学因素的机械性刺激，包括排尿时反复回缩包皮、性交、包皮过长等。

三、临床表现

糖尿病性包皮炎症状体征一般较重，患者自觉包皮及龟头瘙痒，合并尿道炎时尿道刺痒、排尿灼热。查体可见包皮纵向皲裂多见，尤其是包皮过长患者，龟头症状较包皮轻，包皮和龟头等处可出现弥漫性红斑、散在性粟粒样丘疹和脱屑，包皮内侧及冠状沟覆有白色乳酪状分泌物，伴有局部瘙痒或疼痛（图 2-19）。仔细询问患者病史，多有口渴、尿频、体重减轻的糖尿病症状。

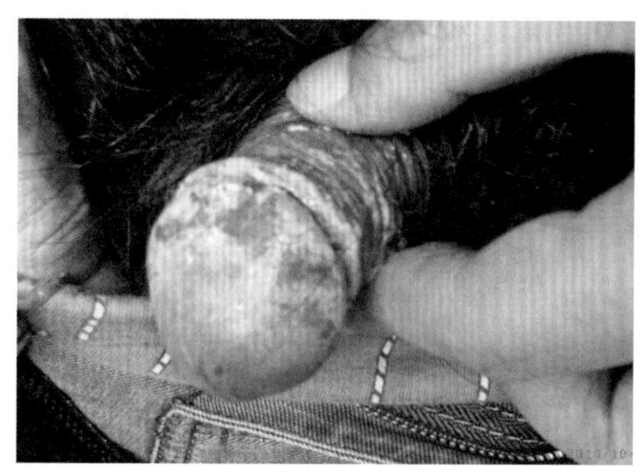

图2-19　包皮阴茎头炎皮疹

四、诊断

根据患者糖尿病病史及包皮纵行裂隙等临床表现可以明确诊断。分泌物真菌镜检可见孢子及假菌丝。

五、辅助检查

测定空腹血糖及餐后血糖、糖化血红蛋白，真菌学镜检及病原菌培养。

六、治疗

（1）治疗原发病：早期诊断，以及早治疗，治疗原发病是根本。治疗期间禁止性生活，要求性伴同治。

（2）系统治疗：包皮病变继发感染的患者应用抗生素抗感染治疗，检出念珠菌的患者给予氟康唑口服。

（3）局部治疗及外科治疗：治疗原发病的同时应该重视局部治疗，每晚清洗包皮龟头，保持局部清洁，穿着宽松的棉质内裤且每天更换。每次排尿后用清洁的卫生纸或药棉将尿道口彻底吸干，保持干燥。局部外用药物治疗可以每日早、晚各 1 次 3% 碳酸氢钠溶液、联苯苄唑溶液或 1 ∶ 5000 高锰酸钾溶液清洗，外用咪康唑、酮康唑、环吡酮类乳膏或曲安奈德益康唑乳膏（派瑞松霜）1 ～ 2 周，均匀涂搽于患处。症状体征消失、真菌直接镜检和（或）培养阴性为痊愈，否则为未愈。包皮过长者可于血糖控制平稳、皮疹消退后行包皮环切术，如发现包皮部位 CA，应该行包皮环切一次性切除，系带及阴茎头部位的 CA 可采用 CO_2 激光治疗。

七、小结

对于临床就诊的包皮阴茎头炎患者特别是反复发作的包皮阴茎头炎患者，我们建议常规检测血糖，同时行尿常规检查，了解是否存在尿糖阳性问题。包皮纵行裂隙是糖尿病患者的一个特殊临床表现。对于合并包皮内侧及冠状沟覆有白色乳酪状分泌物伴瘙痒、有尿道分泌物的患者需行病原体培养加药敏试验，排除合并真菌或合并尿道炎可能。单纯性包皮阴茎头炎患者建议仅做降糖处理即可，只要血糖控制平稳，炎症会自愈。继发感染的患者应用抗生素抗感染治疗，检出念珠菌的患者给予氟康唑口服。建议炎症控制后再做进一步处理如包皮环切术等。

参考文献

[1] 岳晓丽，龚向东，李婧，等．2008—2016 年中国性病监测点尖锐湿疣流行特征分析．中华皮肤科杂志，2017，50（5）：321-325.

[2] 龚以榜，吴雄飞．阴茎阴囊外科．北京：人民卫生出版社，2009：232-233，341-345.

[3] 中华医学会皮肤性病学分会，中国医师协会皮肤科医师分会，中国康复医学会皮肤性病委员会．中国尖锐湿疣临床诊疗指南（2021 完整版）．中国皮肤性病学杂志，2021，35（4）：359-374.

[4] 白文俊，王晓峰．现代男科学临床聚焦．北京：科学出版社，2017：120-123.

[5] 张学军．皮肤性病学．北京：人民卫生出版社，2015：232-234.

[6] 柯吴坚，杨斌．2017 年欧洲生殖器疱疹临床管理指南解读．中国皮肤性病学杂志，2019（1）：107-114.

[7] 柯吴坚，杨斌 .2015 年美国 CDC 生殖器疱疹治疗指南解读．中国皮肤性病学杂志，2016（5）：530-533.

[8] 刘干红，于小兵，钟华．念珠菌性包皮阴茎头炎合并糖尿病 54 例临床分析．中国麻风皮肤病杂志，2012（10）：745-746.

（王芳　隋广涛）

第十八章　男性外阴部常见皮肤病

第一节　阴茎皮肤病

一、包皮阴茎头炎

（一）概述

包皮阴茎头炎是由多种原因引起的包皮和阴茎头的急、慢性炎症，常同时累及阴茎头和包皮内侧黏膜面，故称之为包皮阴茎头炎。在包皮和（或）阴茎头疾病中发病率最高，临床很常见。病因各不相同，如包皮过长、不良理化刺激、各种感染因素等，不同原因导致的包皮阴茎头炎临床表现有类似之处，常表现为包皮和（或）阴茎头部位红斑、丘疹、糜烂，尿道口红肿，包皮垢增多，包皮腔内异味，自觉瘙痒不适等。因此，包皮阴茎头炎是描述性术语，是一组疾病的统称，而非单一病种。

（二）病因与发病机制

包皮阴茎头炎是一组炎症性疾病的统称，包括多个病种，其发病原因各不相同，有的是多种内外因素综合作用的结果，有的则到目前为止病因仍不明确。但一般认为包皮阴茎头炎的发生常与包皮功能障碍相关，以及时包皮环切有助于减轻病情或预防疾病的发生。常见的诱发因素包括包皮垢和尿液的刺激，衣物、药物等不良理化刺激，卫生条件差，清洗过于频繁等。常见病因如下。

（1）感染性：细菌、念珠菌、滴虫、阿米巴、支原体等。

（2）创伤性：物理性（如裤子拉链致使损伤）、化学性。

（3）刺激性：造成刺激的原因可以是出汗、皮脂、邻近皮肤的摩擦、卫生纸、污染物、自身或性伴侣的分泌物、衣物、洗涤剂、卫生用品、化妆品、避孕用品及一些外用药物等，这一部位也容易受到大小便等的刺激。

（4）变态反应性：药品、洗涤用品、避孕用品和一些外用药物等。

（5）病因不明：如浆细胞性阴茎头炎等。

另外，有些包皮阴茎头的炎症性损害可能是全身疾病的局部表现，如 Reiter 病、硬化性苔藓等，此时应关注患者全身情况，对这些疾病做出诊断，而不应笼统地以包皮阴茎头炎作为诊断。

（三）临床表现

1. 急性浅表性包皮阴茎头炎

主要由包皮过长或包茎内的包皮垢刺激、包皮阴茎头损伤、摩擦、接触可能的过敏性或刺激性药物（如避孕药、黏膜麻醉药等）及肥皂和清洁剂等物理因素刺激所致，多为非感染性因素。初起时阴茎皮肤发红、肿胀，包皮及阴茎头出现瘙痒与灼热感，翻开包皮可见充血、糜烂、有渗液甚至出血。如果混合有细菌感染，则可见到小而浅的溃疡。

2. 环状溃烂性包皮阴茎头炎

临床上可独立存在，也可为 Reiter 病的黏膜症状。既可由非感染因素引起，也可由霉菌、支原体、细菌等感染因素引起。表现为包皮与阴茎头的红斑，皮损逐渐扩大成环状，可形成浅表性溃疡面，瘙痒明显。包皮上翻不良者由于分泌物在局部积聚，常继发感染而使症状加重，这时会失去其环状特征而不易和急性浅表性包皮阴茎头炎区别。

3. 念珠菌性包皮阴茎头炎

临床最常见，主要为白色念珠菌感染。可为原发性，也可为继发性。后者常继发于糖尿病、老年消耗性疾病、艾滋病等免疫抑制性疾病及大量使用抗生素或糖皮质激素之后。包皮腔内的湿热环境非常适宜真菌生长，患者可通过性接触，被患有念珠菌性阴道炎的性伴传染，少数也可通过间接接触（如接触被念珠菌污染的公共浴池、游泳池、浴巾、衣物、马桶等）而感染。临床表现为包皮和阴茎头潮红，散在小丘疹、红斑，急性发作时有糜烂、渗液，可有薄壁脓疱，自觉疼痛、烧灼感，而瘙痒程度相对较轻。尿道口舟状窝受累时可产生尿频、尿痛。反复发作者可造成包皮干裂、纤维化等后果（图 2-20）。

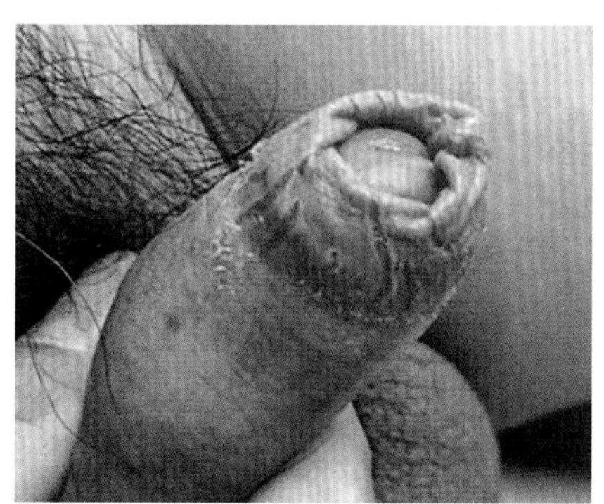

图2-20　念珠菌性包皮阴茎头炎：包皮皲裂、纤维化，类似足癣趾间裂隙，上翻困难

4. 滴虫性包皮阴茎头炎

多见于滴虫性阴道炎患者的男性性伴侣，症状可轻可重：轻者可没有明显症状或仅有尿道瘙痒不适，

排尿时明显；重症者阴茎头可见丘疹和红斑，逐渐扩大，边缘清楚，红斑上可见小水疱，破溃后糜烂，尿道口可有脓性分泌物，自觉尿道瘙痒，少数会出现排尿困难。若未及时治疗可转变为慢性病程，或进一步发展为滴虫性尿道炎、膀胱炎。

5. 阿米巴性包皮阴茎头炎

本病少见。患者原有包皮阴茎头炎，包皮丧失正常屏蔽作用，在此基础上被肠道阿米巴感染而引起包皮阴茎头炎。表现为包皮阴茎头糜烂、溃疡，组织坏死较为明显。

6. 特殊类型的包皮阴茎头炎

（1）糜烂性包皮阴茎头炎：主要见于包皮过长又不注意个人卫生的患者，由于包皮垢大量积聚刺激而发病，轻者仅为阴茎头和包皮内侧发红、瘙痒。较重者可见黄色、乳酪样、恶臭渗液，伴潮红、肿胀和包茎（图 2-21）。阴茎头炎和包茎严重时可影响排尿。患处常可找到 Vincent 杆菌和螺旋体，后者应注意与梅毒螺旋体区别开。

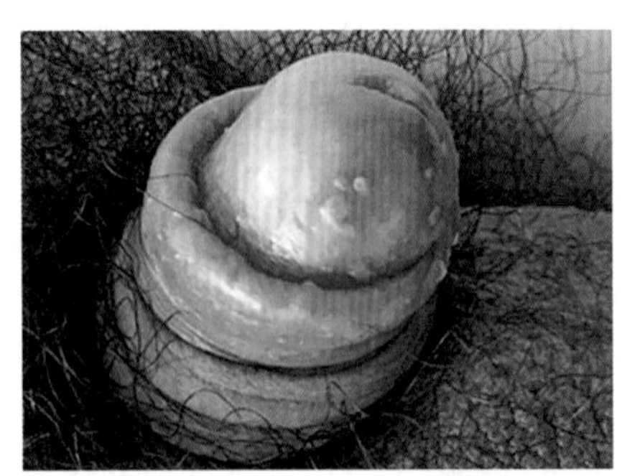

图2-21　糜烂性包皮阴茎头炎：阴茎头及包皮内板红肿、多处糜烂并有脓性渗出

（2）干燥性闭塞性包皮阴茎头炎：是发生于男性生殖器的硬化性苔藓。本病的发病率国内尚无准确数据，美国男性的发病率为 0.07%，发病年龄呈双峰分布，主要集中在 8 ～ 10 岁和 30 ～ 49 岁。病因不明，目前认为主要的病因包括自身免疫、感染（伯氏疏螺旋体、人类疱疹病毒、人乳头瘤病毒等）、遗传、包茎、长期慢性刺激等，其中包茎被认为是该病发生、发展的重要影响因素，儿童患者至少一半以上患有包茎。成人患者病变好发于阴茎头，尤其是尿道口周围的区域，特征性损害是无痛性、萎缩性色素减退斑，逐渐侵及尿道口周围的阴茎头表面。早期阴茎头表面呈灰白色或乳白色，阴茎头和包皮内侧可出现粟粒大小扁平角化性白色丘疹，丘疹可逐渐融合成斑片并缓慢发生萎缩、硬化，包皮变硬，不能回缩，形成继发性包茎及尿道口狭窄。晚期呈羊皮样萎缩并有毛细血管扩张。一般无明显瘙痒或仅有轻度瘙痒，尿道口狭窄者，排尿会受影响。当阴茎头萎缩和变硬时，阴茎会出现勃起性疼痛和性交痛，包皮与阴茎头的正常生理结构与弹性遭受破坏，影响阴茎的勃起功能，造成性交困难。儿童患者的病变部位以包皮为主，包皮上出现白色硬化性瘢痕，并逐渐形成继发性包茎，常伴有阴茎头的硬化和萎缩。临床医生对本病的儿童患者往往认识不足，实际上儿童患者的临床过程更趋于严重化，确诊时 80% 已处于中晚期。

（3）坏疽性阴茎头炎：又称崩溃性阴茎头炎（phagedenic balanitis），是发生于阴茎头和包皮处的一种崩蚀性、溃疡性病变，临床少见，类型特殊，病情严重。主要为各种原因造成的局部血液供应障碍，加上继发性感染所致，偶为性病性硬下疳、软下疳的并发症。患者可伴有糖尿病、免疫缺陷病或年老体弱等全身性因素。病程可呈急性或慢性，表现为包皮和（或）阴茎头疼痛性溃疡，质地稍硬似下疳，边缘隆起，基底为肉芽组织，易出血，溃疡面有脓性分泌物及坏死组织，周围皮肤呈暗红色伴水肿，局部淋巴结肿大。溃疡会逐渐蔓延至阴茎体、阴囊、阴茎根、耻骨处甚至下腹部，可使阴茎发生坏死、脱落、终致残毁。

（4）假上皮瘤样角化性和云母性阴茎头炎：临床罕见，病因不明。有人怀疑本病与人乳头瘤病毒感染有关，但尚无确定性证据，一般认为与包皮过长、长期未行包皮环切术有关，因为本病多发生于因包茎而在成年行包皮环切术的患者，多数患者发病年龄在 50 岁以上。皮损发生于阴茎头，表现为疣状赘生物或硬化性角化性斑块，表面覆盖云母状痂屑，可出现溃疡、皲裂和裂纹（图 2-22）。组织学表现为显著的角化过度、角化不全、棘层肥厚、表皮突延长，呈假上皮瘤样增生。临床和病理上需注意与疣状癌及银屑病鉴别。

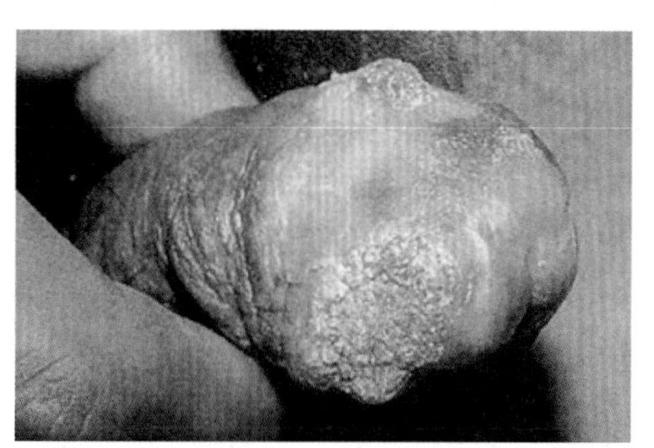

图2-22 假上皮瘤样角化性和云母性阴茎头炎：皮损发生于阴茎头，呈鳞屑性疣状赘生物

（5）浆细胞性阴茎头炎：又称 Zoon 阴茎头炎、慢性局限性浆细胞性包皮阴茎头炎。临床少见，多见于中老年未行包皮环切术的患者，病因尚未明确，可能与局部刺激如包皮过长、摩擦、感染等因素有关。有学者认为皮损多发生于阴茎头受摩擦部位及包皮冠状沟的位置，由于阴茎头和包皮的表面紧密贴合，导致不能充分分离或洗护不当，因而造成此处长期受尿液和鳞屑的刺激而发病。临床表现为一片或多片经久不愈的局限性暗红色斑，表面光滑，界限清楚，浸润明显，表面湿润或有少许脱屑，一般不形成溃疡，也无明显自觉症状。临床确诊主要依靠病理学检查，本病组织病理学改变具有特征性，表现为真皮乳头浆细胞的带状浸润，可见扩张的血管。临床上遇到中老年男性包皮、阴茎头部位长期持续性炎性红斑时，应高度警惕本病的发生，必要时及时做病理学检查。

（四）诊断与鉴别诊断

根据病史、发病部位、典型的临床表现结合必要的辅助检查一般不难诊断。应仔细询问患者病史，分析可能的致病因素，怀疑感染因素引起者需进行病原学检查，如可刮取或拭子蘸取病变处标本涂片送检，查见病原体如滴虫、阿米巴等即可确诊；查见真菌、细菌要分析是致病因素还是继发感染，必要时可做细菌或真菌培养和药敏试验，以进一步指导治疗；怀疑变态反应引起者，可行斑贴试验以明确致敏物；迁延不愈、反复发作者要分析患者全身状态，是否患有糖尿病等影响患者免疫状态的疾病；通过性接触传染者，要同时对患者的性伴进行诊治；对于某些特殊类型的包皮阴茎头炎，如干燥性闭塞性包皮阴茎头炎、假上皮瘤样角化性和云母性阴茎头炎、浆细胞性阴茎头炎等则需进行组织病理学检查以明确诊断。

包皮阴茎头部位可发生多种炎症性、肿瘤性皮肤病，如湿疹、脂溢性皮炎、银屑病、扁平苔藓、二期梅毒、固定性药疹、增殖性红斑、乳房外 Paget 病等，注意与这些疾病进行鉴别，上皮瘤样角化性和云母性阴茎头炎还应该注意与疣状癌相鉴别。另外，有些包皮阴茎头炎是某种疾病的局部表现，如环状溃烂性包皮阴茎头炎可为 Reiter 病的黏膜表现，干燥性闭塞性包皮阴茎头炎就是发生于男性生殖器的硬化性苔藓，此时应关注患者全身皮肤情况，对这些疾病做出诊断，而不要只是简单诊断为某种包皮阴茎头炎。

（五）治疗

包皮阴茎头炎是一组疾病的统称，不是单一病种，病因和临床表现上有共性，也有特殊性，这些都应该体现在治疗方法的选择上。治疗方法的选择既要针对皮损特点，又要针对不同的病因；既要考虑到包皮功能障碍、卫生条件差、不良理化刺激等共同发病因素，又要考虑到感染、自身免疫等特异性因素；既要关注局部表现，又要关注全身状况。

1. 一般治疗

注意保持生殖器部位的清洁，避免不良刺激。每日清洁包皮及阴茎头，以及时清除包皮腔内污垢，性生活前后更要及时清洗，严防感染和互相传染。可选用清水、生理盐水、刺激性弱的护理液或中药洗液进行清洗，避免长期使用肥皂水及其他刺激性较强的清洁剂和外用洗剂；对于夫妻一方有性器官疾病的要暂停性生活，直到治愈；如果其中一方患有滴虫性或念珠菌性感染，需要告知性伴，双方同时治疗；急性包皮阴茎头炎治疗期间应忌食辛辣刺激食物，戒酒。

2. 外用药物治疗

外用药物治疗是临床上主要的治疗手段，毒不良反应小，效果良好。根据皮损特点选择合适剂型，如糜烂、渗出明显者可选用溶液（如3%硼酸溶液）进行湿敷，干燥脱屑者可选用软膏、乳膏类制剂。根据病因和发病机制的不同选择合适的外用药种类，如念珠菌性包皮阴茎头炎，可用2%碳酸氢钠溶液清洗患处，外用克霉唑、酮康唑等抗真菌药物；对于急性浅表性包皮阴茎头炎、糜烂性包皮阴茎头炎、环状溃疡性包皮阴茎头炎和滴虫性包皮阴茎头炎等可选用1 ∶ 5000高锰酸钾溶液泡洗患处，每次15分钟，每天2次，继之外敷红霉素软膏、莫匹罗星软膏等；干燥性闭塞性包皮阴茎头炎可用糖皮质激素类药物外涂或病灶内注射以减轻局部症状；浆细胞性阴茎头炎可外用糖皮质激素类软膏或钙调磷酸酶抑制剂等；对于假上皮瘤样角化性和云母性阴茎头炎，可试用氟尿嘧啶软膏或维A酸软膏，但疗效不肯定。外用药物治疗时间一般不应少于1周。需要注意的是，对于感染因素引起的包皮阴茎头炎，要避免使用糖皮质激素类药膏，以免加重感染。同时要注意外用药物的刺激性，避免加重病情。

3. 系统药物治疗

对于病情严重、外用药物治疗3天以上效果不明显或症状顽固、经常复发者，可加用内服或注射药物治疗。普通细菌感染者，可服用抗生素，如喹诺酮类、头孢类或磷霉素等；滴虫感染者可服用甲硝唑或替硝唑；念珠菌感染者，可服用氟康唑或伊曲康唑；阿米巴性包皮阴茎头炎患者可给予依米丁（emetin）注射；伴有衣原体、支原体感染者，可服用红霉素或阿奇霉素等治疗。

4. 物理治疗

表现为红斑、肿胀、糜烂的包皮阴茎头炎在药物治疗的同时可配合使用红外线、半导体激光等物理治疗；干燥性闭塞性包皮阴茎头炎、浆细胞性阴茎头炎、假上皮瘤样角化性和云母性阴茎头炎，有使用CO_2激光、铒激光及光动力治疗的报道。

5. 手术治疗

对于包皮过长并反复感染、包茎、糜烂性包皮阴茎头炎、环状溃疡性包皮阴茎头炎及干燥性闭塞性包皮阴茎头炎等较顽固、较严重的病例，在充分保守治疗、急性炎症控制后宜适时进行包皮环切术或包皮松解术。尿道口狭窄者可行尿道扩张术。伴有糖尿病的患者，要注意控制好血糖后再实施。如已经形成溃疡或糜烂，要加强换药，可辅以理疗，并尽量保持干燥，这样有利于创面愈合，必要时做创面细菌培养加药敏试验或病理学检查。包皮手术尽量选择在炎症控制较好的状态进行，对于炎症顽固、保守治疗实在难以痊愈者，不必等炎症完全消退，宜适时实施手术，同时辅以抗生素治疗，可以缩短病程，一般也不会导致炎症扩散。对于坏疽性阴茎头炎，要注意补充营养、改善全身状况，治疗过程中注意清洁创面、通畅引流，全身或局部使用抗生素。保守治疗失败者，可以从坏疽部位的近心端做根治性切除。对于假上皮瘤样角化性和云母性阴茎头炎，常需Mohs显微外科术切除皮损，并做组织病理学检查。

（六）小结

包皮阴茎头炎是皮肤科、泌尿外科临床常见病，因发生于包皮、阴茎头部位，具有类似的临床表现而统称为包皮阴茎头炎。包皮阴茎头炎是描述性术语，是一组疾病的统称，而非单一病种。一般根据病史、发病部位、临床表现不难诊断，但不能止于包皮阴茎头炎的诊断，应进一步进行分类，分析可能的致病因素，进行相关的辅助检查，甚至组织病理检查。治疗上除了针对常见诱发因素的一般治疗外，还要根据致病因素、皮损特点、全身状况选择合适的治疗方案。

二、阴茎其他皮肤病

（一）阴茎硬化性淋巴管炎

1. 概述

阴茎硬化性淋巴管炎是以阴茎皮下条索状半透明肿块为特征，组织病理以血栓闭塞性淋巴管纤维化为主的阴茎皮肤病。

2. 病因与发病机制

阴茎硬化性淋巴管炎目前发病机制尚不清楚。一般认为本病是一种与阴茎淋巴管损伤有关的良性自限性疾病，各种机械性刺激引起的局部创伤是本病的主要诱因。多发生于局部机械损伤、手淫和过频、过度用力地剧烈性交引起的局部微损伤之后，这些局部创伤和阴茎海绵体长时间充血可导致阴茎皮下组织内的淋巴液回流障碍，引起淋巴管扩张和阻塞，产生无菌性炎症，造成其管壁增厚和栓子形成而发生条索状管状损害。

感染因素是否参与本病的发生目前还有争议，有研究认为本病的发生可能与淋病奈瑟菌、梅毒、单纯疱疹病毒、衣原体、支原体、结核杆菌和人乳头瘤病毒等病原微生物的感染有关。另外，包皮过长和局部解剖变异者性交时皮下淋巴管损伤的机会更大且损伤后更易出现淋巴液回流障碍，增加了本病的发病机会。

3. 临床表现

本病多发生于 20 ～ 40 岁青壮年，一般无自觉症状或仅有轻微疼痛、局部异物感，往往是患者自己偶然发现局部异样来诊，少数伴勃起疼痛，影响性生活。硬化性淋巴管炎典型皮损为弯曲隆起的条索状物，似蚯蚓状或分支状，向着阴茎根部延伸或围绕着冠状沟存在，长约 2 cm，皮色或偏红色、紫色，有光泽，半透明状，质地稍硬似软骨，可滑动，不与表面皮肤粘连（图 2-23），偶尔可形成溃疡。

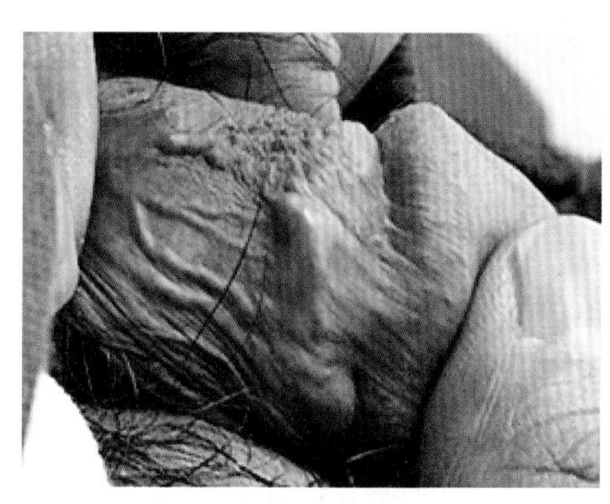

图2-23 阴茎硬化性淋巴管炎：阴茎皮下条索状半透明肿块

本病多发生于冠状沟或阴茎背侧的皮下浅淋巴管，病理改变为淋巴管壁增厚、纤维化，淋巴管内栓子形成，管腔扩张，淋巴液淤积，无或少量淋巴细胞浸润，有时伴有血栓性血管炎改变。

4. 诊断与鉴别诊断

根据病史、阴茎局部典型病变的视诊及触诊，基本可以确诊，可根据具体情况做相关病原微生物检查，一般不提倡早期活检。本病的诊断不难，但需与阴茎海绵体硬结症、梅毒硬下疳、阴茎中线囊肿等疾病相鉴别。

阴茎海绵体硬结症为海绵体间隔的慢性纤维组织增生形成的硬结，质硬，一个或多个，常位于阴茎背侧，其症状为勃起疼痛伴阴茎弯曲，无自限性，病理检查易鉴别。

梅毒硬下疳表现为无痛性圆形小溃疡，基底质硬如软骨样，可伴单侧或双侧腹股沟淋巴结肿大，结合病史、临床表现及血清学检查不难鉴别。

阴茎中线囊肿为先天异常，常位于阴茎头及阴茎腹侧，为质软的囊性肿块，易鉴别。

5. 治疗

阴茎硬化性淋巴管炎有自限性，多认为不需特殊处理，一般禁欲 4 ～ 6 周，大多数可自行吸收消退，也有个别患者长达数年才能消退。也有研究认为局部热敷，微波理疗，口服抗生素、维生素 E、迈之灵及抗病毒药物有助于缩短病程，促其消退。中医中药也会有帮助，可以辨证施治。对病程长、保守治疗效果不佳、精神压力大、焦虑不安者，或保守治疗后又复发者，可行手术切除。

总之，本病确诊后不难治疗，但应重视对患者的宣教和心理护理，消除恐惧、焦虑等不良情绪，嘱其避免不正常的性行为，防止复发。

6. 小结

阴茎硬化性淋巴管炎具体病因不清，多发生于各种原因造成的局部微损伤之后，因此认为是一种与阴茎淋巴管损伤有关的良性自限性疾病。表现为冠状沟或阴茎背侧弯曲隆起的条索状物，根据典型皮损表现，一般不难诊断。本病有自限性，禁欲 4 ～ 6 周后大多数可自行吸收消退，一般不需特殊处理，长期不愈者也可采用药物、物理治疗或手术治疗。

（二）固定性药疹

1. 概述

药物通过各种不同途径进入体内而引起的皮肤、黏膜的炎症性反应，称为药疹或药物性皮炎，这些途径可以是口服、注射、栓塞、含服、吸入、灌肠、漱口或外用（包括滴眼、滴鼻）等。固定性药疹（fixed drug eruption，FDE）是常见的药疹类型，占各类药疹的 30% ～ 40%，其特点是每次发病常在同一部位，主要好发于口唇、口周、手背、阴茎头、肛门等皮肤黏膜交界处，通常 2 周左右可消退。大多数药物都具有引起药疹的可能性，其中包括中草药，但以抗原性较强者引起的最常见，如解热镇痛药、安眠镇静剂、抗生素如磺胺类药等。

迄今为止，已发现有 100 余种药物可导致 FDE。临床上保泰松、吲哚美辛、苯妥英钠、巴比妥、增效联磺片等引起者较常见。随着不合理用药、新药不断研发及用药人群的扩大，发病率呈上升趋势。其中，女性高于男性，成人高于儿童。有先天过敏性疾病的患者及重要器官患有疾病的患者，发生药疹的危险性比较大。

2. 病因及发病机制

固定性药疹是由 $CD8^+$ T 淋巴细胞介导的一种延迟性超敏反应，致敏药物被认定为半抗原。半抗原优先与基底层角质形成细胞结合，释放抗体和淋巴因子并形成炎性物质，进一步损害基底细胞层，炎性物质最后经过不断积累形成了水疱样皮损。患者再次使用致敏药物时，可较快地引发过敏反应，产生固定性药疹。

3. 临床表现

固定性药疹形状特殊，较易识别。其特点是先有局部瘙痒，继而出现圆形或椭圆形红斑，一般不具有对称性，直径多为 1 ～ 4 cm，颜色为鲜红或紫红色，具水肿性，发作愈频色素愈深，严重者红斑上可出现水疱、大疱，可伴有糜烂渗出，愈后可遗留色素沉着。虽有痒感但一般无全身性症状。此皮疹与其他皮疹明显的区别在于，每次服用同样药物后常在同一部位发生。好发部位主要有外生殖器、口唇、手背和肛门等处。发生于唇、口周、阴茎头、肛门等皮肤黏膜交界部位者，常易出现糜烂或继发感染而引起疼痛（图 2-24）。固定性药疹发病具有一定的潜伏期和规律，一般在第一次用药后 4 ～ 20 日内发病。如重复用药，机体处于致敏状态，则会在 24 小时内发生，而敏感者起病急，在数分钟或数小时内即可发生，常常成为皮肤科急诊。对于复发者，最初症状为原皮损处瘙痒，继而出现同样损害并向周围扩大，表现为中央色素加深而边缘潮红样的损害。当然，其他部位亦可出现新皮损。

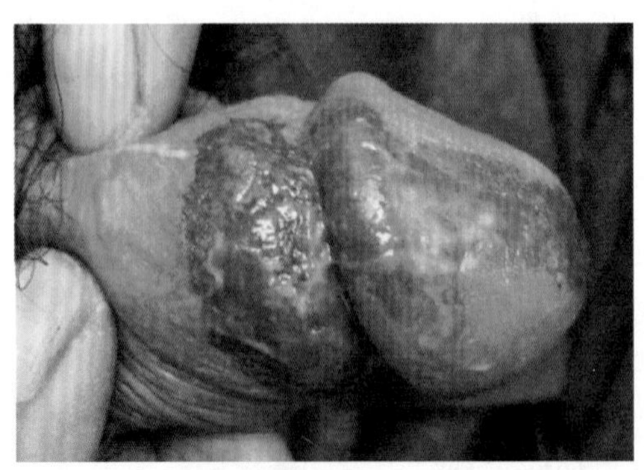

图2-24 固定性药疹：包皮阴茎头红斑，局部糜烂渗出

4. 诊断与鉴别诊断

根据症状、体征、用药史不难做出诊断。要注意询问患者既往史、用药史及过敏药物。鉴别诊断主要有包皮阴茎头炎、梅毒硬下疳、生殖器疱疹、接触性皮炎等。注意固定性药疹不仅会造成皮肤黏膜损害，严重者还可引发感染，造成肝肾功能障碍、电解质紊乱、过敏性休克等。

5. 治疗

（1）病因治疗：尽可能明确病因，立即停用致敏或可疑致敏药物及分子结构相似的药物，并终身禁用。减少使用药物种类，减少多价联合用药，避免交叉过敏或多价过敏。鼓励患者多饮水或输液以加速药物自体内的排出。

（2）全身治疗：①抗组胺药：首选第二代抗组胺药，如氯雷他定、西替利嗪，对瘙痒和水肿的缓解有一定效果。②糖皮质激素：对于全身症状明显者，可口服泼尼松 20 ～ 40 mg/d，皮疹消退后即可停药或减量。③抗休克与供氧：对伴发过敏性休克者要分秒必争，立即皮下或肌内注射 1 ∶ 1000 肾上腺素 0.3 ～ 0.5 mL。呼吸困难者予以吸氧，喉头水肿已堵塞呼吸道时，可考虑气管切开。④预防及治疗感染：出现明显水疱、大疱时可用注射器抽吸疱液，外用 3% 硼酸溶液湿敷，有继发感染时，根据病情选择外用或口服抗生素治疗。⑤其他：维生素 C 片、葡萄糖酸钙片等有辅助治疗作用。

（3）局部治疗：局部可外用炉甘石洗剂，有收敛、止痒的作用，也可外用糖皮质激素类乳膏。黏膜损害可外用康复新液，也可用生理盐水清洗干净后涂以抗生素软膏及糖皮质激素类乳膏。有明显糜烂渗液时可用 3% 硼酸溶液湿敷。

（4）治愈标准：皮疹消退，可留有色素沉着，全身和局部自觉症状消失。好转标准：皮疹减轻，停止发展，全身和局部自觉症状好转。

（5）预后：本病预后良好，对已确诊为固定性药疹者，应将致敏药物记入病历并嘱患者牢记，谨防复发。

6. 小结

固定性药疹是药疹中常见的类型，是由 $CD8^+$ T 淋巴细胞介导的一种延迟性超敏反应，主要好发于口唇、口周、手背、阴茎头、肛门等皮肤黏膜交界处，其特点是每次发病常在同一部位，通常 2 周左右可消退。皮损多表现为圆形或椭圆形红斑，一般不具有对称性，直径多为 1 ～ 4 cm，颜色为鲜红或紫红色，严重者红斑上可出现水疱、大疱，可伴有糜烂渗出，愈后可遗留色素沉着，发作愈频色素愈深。虽有痒感但一般无全身性症状。皮损一般在第一次用药后 4 ～ 20 日内发病。如重复用药，机体处于致敏状态，则会在 24 小时内发生。根据症状、体征、用药史、既往史不难做出诊断。

治疗上首先尽可能明确病因，立即停用致敏或可疑致敏性药物及分子结构相似的药物，并终身禁用。全身治疗可口服抗组胺药，严重者可口服糖皮质激素，辅以维生素 C 片、葡萄糖酸钙片等。局部治疗可根据皮损特点，按照皮肤科外用药原则，选用炉甘石洗剂、硼酸溶液、糖皮质激素类乳膏等。本病预后良好，应注意预防复发。

（三）鲍温样丘疹病

1. 概述

鲍温样丘疹病是一种好发于生殖器、肛门部位的扁平丘疹或斑丘疹性损害，临床表现多为良性经过，有自愈倾向，组织学上表现为低度恶性原位鳞状细胞癌——鲍温样改变。好发于性活跃的年轻患者，常有性接触史或包皮环切史，皮损多发生于腹股沟、生殖器和肛周的皮肤黏膜，偶尔也可见于生殖器外。免疫低下也是易发因素之一，艾滋病患者易患本病，是艾滋病常见皮肤肿瘤之一。

2. 病因与发病机制

病因和发病机制尚未完全明确。很多研究发现，在皮损组织中有 HPV11/16/34 型等相关 DNA 序列，多数学者认为 HPV16 感染与本病的发生密切相关。病毒对机体正常细胞的影响及相应肿瘤蛋白的作用及机体免疫监视系统的异常对鲍温样丘疹病的发生都有重要作用。

3. 临床表现

多发生于 21 ～ 30 岁性活跃的年轻患者，女性略多于男性。皮损单发或多发，大小不等，为直径 2 ～ 10 mm 的丘疹，可呈肤色、褐色、红褐色等。外形为圆形、椭圆形或不规则形，界限清楚，表面光滑可呈天鹅绒外观或轻度角化成疣状，一般散在分布、不融合，有的融合成斑块并缓慢扩大（图 2-25）。皮损好发于腹股沟、外生殖器和肛周的皮肤黏膜，男性多发生于阴茎。大多无自觉症状，少数患者有瘙痒或烧灼感。病程缓慢，少数可自然消退，也有复发倾向。部分患者有外阴尖锐湿疣病史或与尖锐湿疣并发。

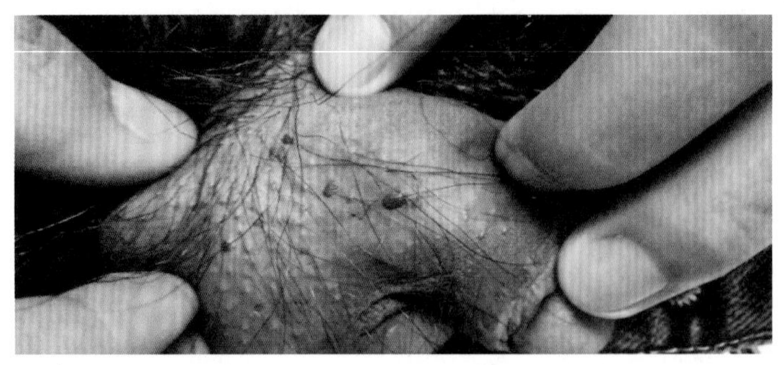

图2-25 阴茎鲍温样丘疹病：阴茎皮肤上棕黑色扁平丘疹

4. 诊断与鉴别诊断

根据好发于青年人，外阴或肛周出现单个或多个色素性丘疹，加上原位鳞癌的组织病理学改变可以确诊。组织病理在本病的诊断和鉴别诊断中具有决定性作用。

本病典型组织病理表现为角化过度，局灶性颗粒层增厚，棘层增厚、呈银屑病样增生，角质形成细胞排列混乱，呈多形性，部分细胞核大深染，可见多核细胞和不典型核分裂象，真皮浅层血管周围淋巴细胞和浆细胞浸润。极少数患者同时或同一损害中可见鲍温样丘疹病及尖锐湿疣两种病理改变共存的现象，HPV DNA 检测可呈阳性。

当临床考虑鲍温样丘疹病时，组织病理检查是必要的，注意与鲍温病、尖锐湿疣、扁平疣、扁平苔藓、脂溢性角化病、色素性基底细胞癌、鳞状细胞癌等鉴别。

5. 治疗

尽管一般认为本病是一种 HPV 相关的良性病变且部分患者可自行消退，但考虑到仍有进展为侵袭性鳞状细胞癌的报道且性伴间可互相传染，因此，建议对本病要早期治疗且对男性患者的性伴也应进行筛查并做宫颈 HPV16 和细胞学检查，以便早期发现宫颈、肛周等部位其他形式的上皮内瘤变。可采用的治疗方法很多，但任何方法均有一定的复发率，皮损较大者注意治疗后遗留瘢痕的可能。

（1）药物治疗：外涂 5-Fu 乳膏或咪喹莫特乳膏。

（2）物理治疗：冷冻、电灼、微波、CO_2 激光等均可采用。

（3）光动力治疗：光动力疗法作为一种创伤较小的新型治疗方法，可用于治疗尖锐湿疣、鲍温病等多种疾病，有报道认为光动力治疗本病疗效明确并可降低复发率。

（4）手术治疗：对于皮损数量不多、病灶面积较大者，以手术切除为宜。

6. 小结

鲍温样丘疹病是一种好发于肛门生殖器部位的增生性疾病，表现为单发或多发、大小不等的色素性丘疹，临床多为良性病程，病理呈低度恶性原位鳞状细胞癌的表现。病因尚未完全明确，一般认为与 HPV 感染相关。组织病理检查在本病的诊断和鉴别诊断中具有决定性的作用。尽管多呈良性过程且部分患者可自行消退，但仍有进展为侵袭性鳞状细胞癌的报道，且通过性接触可互相传染，因此，对本病应早诊断、早治疗，对男性患者的性伴也应进行相应的筛查。

（四）阴茎珍珠状丘疹

1. 概述

阴茎珍珠状丘疹，又称珍珠状阴茎丘疹、阴茎多毛样乳头瘤、毛状阴茎。是一种生理发育上的变异，患者无任何主观症状，可发生于青春期后任何年龄。

2. 病因与发病机制

以往曾有学者认为与包皮过长、局部潮湿、不良刺激等因素有关，但目前多认为是一种正常的生理变异，其发生与种族、性活动、包皮是否环切等均无关，不会对身体健康和阴茎功能造成影响，也不会通过性交感染和传播。

3. 临床表现

可发生于青春期后的任何年龄，但主要见于 18 ～ 45 岁青壮年男性，其发病率随着年龄增长而逐渐降低，正常人群的 10% ～ 20% 不同程度地患有本病。皮损好发于阴茎头的边缘与冠状沟交界处，直径为 1 ～ 2 mm，呈圆球状或毛发状，外观呈粉红色、肤色或珍珠状乳白色，互不融合，沿阴茎头后缘、冠状沟规则地排列成一行或数行，有时环绕整个阴茎头或冠状沟（图 2-26）。本病一般无特别的不适症状，大多数为患者偶然之间发现，或担心是否患有尖锐湿疣而就诊。

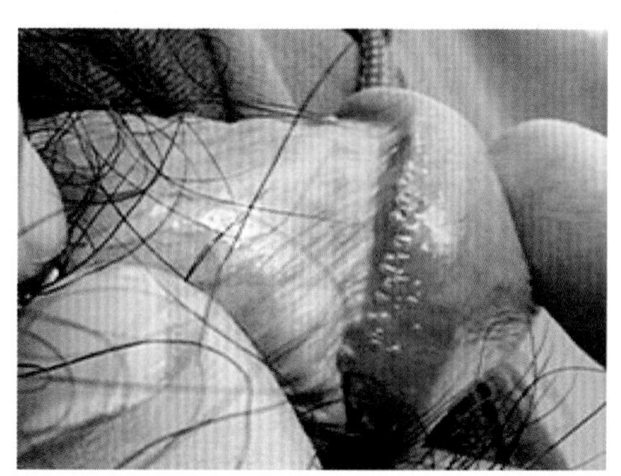

图2-26　阴茎珍珠状丘疹：珍珠状丘疹互不融合，沿阴茎头后缘冠状沟排列成一行或数行

4. 诊断与鉴别诊断

根据阴茎头、冠状沟部位典型珍珠状丘疹的形态和分布特点不难诊断。注意与尖锐湿疣、皮脂腺异位症等鉴别。

（1）尖锐湿疣：皮损呈疣状、菜花状，而非排列规则的珍珠状丘疹，通过随访观察可发现阴茎珍珠状丘疹大多长期无明显变化，而尖锐湿疣可持续增大、增多，对临床表现不易鉴别或患者心理压力较大者，可通过 PCR 检测 HPV 而与尖锐湿疣相鉴别。尖锐湿疣病理上表现为角化过度，棘层肥厚，表皮疣状增生，颗粒层及棘层上部细胞空泡化。

（2）皮脂腺异位症：表现为黄白色小丘疹，排列不规则。必要时可行组织病理检查，阴茎珍珠状丘疹病理表现为表皮大致正常，角质层稍薄，基底细胞色素增加，病变部位含有丰富的毛细血管网和成纤维细胞，四周绕以密集的结缔组织并有数量不等的淋巴细胞浸润。病理上无皮脂腺结构可排除皮脂腺异位症。

5. 治疗

本病属于生理性变异，良性经过，无传染性，无不适感，不影响健康，一般只需向患者交代病情，不需特殊治疗。如患者治疗意愿强烈，迫切要求祛除皮损，可行激光、电灼、微波、冷冻等治疗。

6. 小结

阴茎珍珠状丘疹多见于青壮年男性，正常人群的 10% ～ 20% 不同程度地患有本病，多表现为沿阴茎头后缘、冠状沟规则排列的珍珠状丘疹，本病是一种生理发育上的变异。根据典型皮损表现不难诊断。患者无任何主观症状，无传染性，一般只需向患者交代病情，不需治疗。

（五）光泽苔藓

1. 概述

光泽苔藓是一种病因不明的慢性丘疹性皮肤病，临床表现为针头大小、光泽的丘疹，多发，密集不融合，好发于儿童和青年男性，最常见于阴茎，也可发生于腹股沟、下腹部等处。

2. 病因与发病机制

光泽苔藓病因不明，以往认为与结核有关，但皮损组织内未找到结核杆菌，动物接种阴性，抗结核治疗无效。也有学者认为本病是扁平苔藓的一种异型，但二者临床表现、组织病理学有各自的特点，目前多认为是独立的疾病。另外，也有人认为本病是一种由变应原或感染引起的反应，也有人认为是独立的炎性肉芽肿，但均未证实。

3. 临床表现

皮损一般为 1 ～ 2 mm 大小扁平坚实的光泽丘疹，圆形或多角形，肤色或淡红、淡白色，丘疹中心可有凹陷。皮损多发，聚集但不融合，可逐渐增多，但大小始终不变，周围无明显炎症，表面可有细薄鳞屑，外伤、搔抓后可出现同形反应。好发于阴茎、包皮、阴茎头、阴囊，亦可见于臀部、下腹部及膝肘关节伸侧，一般不会发生于颜面部和头皮。掌跖受累可表现为对称性角化过度性红斑、皲裂、砂纸样改变，临床少见。偶见黏膜损害，呈细小灰白色扁平丘疹或斑块，类似扁平苔藓，主要累及颊黏膜、唇、硬腭等处。可有甲的改变，出现点状凹陷、纵嵴、脆裂、甲板增厚等，但比较少见。

本病一般无自觉症状，少数可伴瘙痒，有的甚至出现剧烈瘙痒，无全身症状。病程不一，部分可于数周内自行消退，但易复发，也有持久不消退者。

4. 诊断与鉴别诊断

临床表现具有一定特征性，但明确诊断多需依靠组织病理学检查。组织病理表现为以真皮乳头内淋巴细胞、组织细胞为主的灶状浸润，可见少量成纤维细胞、噬色素细胞，无干酪样坏死，其两侧表皮向下延伸，包绕浸润的细胞呈抱球状，灶状浸润顶部表皮变薄，基底层可出现液化变性。组织病理表现有特征性，具有诊断价值。注意与扁平苔藓和瘰疬性苔藓鉴别。

（1）扁平苔藓：皮损为紫红色，可融合，可见 Wickham 纹，好发于腕部、前臂、颈、大腿等部位，自觉瘙痒，黏膜损害常见，组织病理表现为角化过度，颗粒层楔形增厚，基底细胞液化变性，真皮浅层淋巴细胞带状浸润，有时两病可同时存在。

（2）瘰疬性苔藓：表现为与毛囊口一致的丘疹，圆锥状，体内可查见结核灶，组织病理表现为结核样灶状浸润，无基底细胞液化变性，很少有噬色素细胞。

5. 治疗

本病一般无自觉症状且病程为自限性，故大多无需治疗。可酌情服用维生素 A、D，或可促进其早期消退。局部可外用糖皮质激素类、水杨酸类、维 A 酸类软膏，注意外用药物的局部刺激性。少数孤立皮损、长期不消退者，可考虑冷冻、电灼、激光等治疗。

6. 小结

光泽苔藓是一种病因不明的慢性丘疹性皮肤病，临床表现为 1 ～ 2 mm 大小扁平坚实的光泽丘疹，密集不融合，好发于阴茎、包皮、阴茎头、阴囊等部位，一般无自觉症状，组织病理表现有特征性，具有诊断价值。病程有自限性，大多无须治疗。

（六）皮脂腺异位症

1. 概述

皮脂腺异位症又称 Fordyce 病、Fordyce 斑点，是皮脂腺发育的生理性变异，呈增生性改变。多见于唇部和口腔黏膜，有时也发生于阴茎头、包皮内板、小阴唇、乳晕等部位。一般发生于青春期前后，以后逐渐增多，至成年期不再发展。

2. 病因与发病机制

皮脂腺异位症病因不明，是一种皮脂腺疾病，由皮脂腺发育的生理性变异及增殖所致。可能与青春发育期的雄激素刺激有关。此外，局部刺激和创伤也可使皮脂腺呈增生性改变，吸烟患者的唇黏膜病变常更明显。

3. 临床表现

儿童罕见，多发生于青春期前后，发病率随年龄增长而增加，中壮年最多见。最常见于唇部和口腔黏膜，发生于男性包皮及阴茎头者少见，表现为针头大小、孤立的、稍高隆起、黄白色小丘疹，将黏膜拉紧时皮疹更明显。皮疹多少不定，可单个发生，也可多发、散在分布，有时许多小的皮疹相互融合成更大的黄白色斑块，稍隆起，边界清楚，外形不规则，触之有粗糙感（图 2-27）。一般无自觉症状，少数患者可有局部轻微刺激症状或烧灼感。

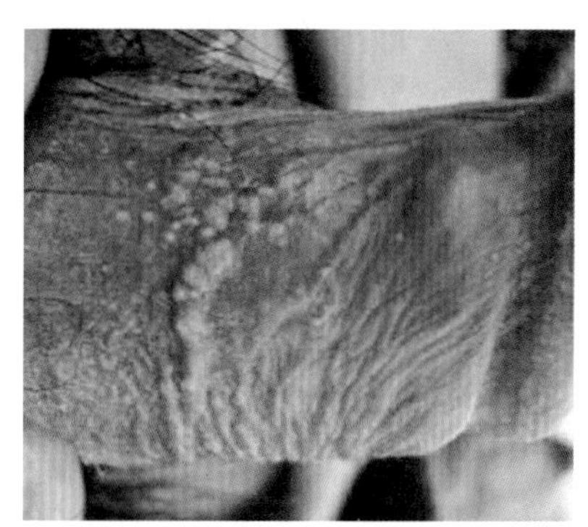

图2-27 皮脂腺异位症：包皮内板及冠状沟多个黄白色小丘疹

4. 诊断与鉴别诊断

根据皮疹分布部位和典型临床表现不难诊断。发生于男性生殖器者注意与尖锐湿疣、阴茎珍珠状丘疹、皮脂腺增生等鉴别。不典型病变可行组织病理检查，组织学上每一个黄色小丘疹就是一组小的成熟的皮脂腺小叶，小叶包绕着皮脂腺导管，这种病理表现明显不同于尖锐湿疣和珍珠状丘疹。本病和皮脂腺增生临床和组织病理表现基本相同，主要区别在于其发生部位是否有毛生长，发生于有毛皮肤的为皮脂腺增生。组织病理上本病单组皮脂腺小叶常＜ 15 个，而皮脂腺增生单组增生的皮脂腺数量＞ 15 个。

5. 治疗

一般不需治疗。向患者说明本病不影响健康和正常功能，成年后有自然消退的可能。如症状明显时可行激光、电凝或液氮冷冻等治疗，有报道认为口服异维 A 酸有一定疗效。

6. 小结

皮脂腺异位症是皮脂腺发育的生理性变异，多见于唇部和口腔黏膜，发生于包皮、阴茎头者少见，表现为针头大小黄白色丘疹，可单个发生，也可散在多发，多无自觉症状。根据皮疹分布部位和典型表现多可明确诊断，注意与皮脂腺增生相鉴别，主要区别在于其发生部位是否有毛生长及组织病理上皮脂腺小叶的数量。一般不需治疗，仅需向患者说明病情。

第二节　阴囊皮肤病

一、阴囊潮湿

（一）概述

阴囊潮湿是泌尿男科门诊常见的主诉，许多患者仅以此主诉就诊。其实所谓阴囊潮湿，往往是患者的主观感受，体格检查一般无明显异常发现。因为有些患者病因不明，难以明确诊断，所以“阴囊潮湿”可独立存在，并可实施对症治疗。

（二）病因与发病机制

阴囊潮湿属中医的脾肾两虚、湿热下注证。从西医的病因学上看，分为生理性和病理性两个方面。

1. 生理性因素

（1）阴囊皮肤汗腺丰富，适宜调节阴囊内温度，保证睾丸的生精功能。

（2）阴囊皮肤皱褶多，皱褶内水分挥发慢，引发潮湿。

（3）阴囊皮肤血管丰富，表面温度容易偏高，感觉湿热。

（4）阴囊所处位置隐蔽，表面衣物较厚，两侧有大腿紧邻，不利散热，久坐更会加重潮湿现象。

（5）穿着化纤衣物透气性不良、肥胖或活动量大，都会促发阴囊潮湿。

（6）局限性多汗症：患者本身爱出汗，多为功能性出汗增多，主要由于高度精神紧张、情绪刺激（如害怕、痛苦、焦虑等）引起神经系统失调，从而导致出汗增多。有时进食一些刺激性食物如麻、辣、烫，以及可可、咖啡等饮料后也可出现多汗。

2. 病理性因素

（1）阴囊湿疹：此为病理性阴囊潮湿，往往会伴有明显皮损。

（2）真菌感染：阴囊真菌感染或股癣会发生渗出，导致阴囊潮湿。

（3）精索静脉曲张：血液淤滞，局部温度高，导致出汗多而潮湿。

（4）前列腺炎：阴囊潮湿伴有尿频、尿急、尿痛、腰骶部酸痛等，则可能与慢性前列腺炎有关。阴囊皮肤分布有交感神经，而无副交感神经支配，前列腺炎可以引起自主神经功能紊乱，因无抑制性副交感神经作用，局部出汗多，遂产生潮湿感。

（三）临床表现

阴囊潮湿常局限于阴囊部位，严重者累及会阴和肛周。患者自觉局部潮湿，伴异味、不适感，阴囊粘贴内衣，部分患者有不同程度的瘙痒。

查体可见局部潮湿多汗，触之有黏腻感，严重者可出现红斑、浸渍，可继发糜烂、渗出、湿疹样变及细菌、真菌感染等。

（四）诊断与鉴别诊断

（1）详询病史，注意有无诱因、伴随症状。

（2）体格检查，注意是否存在皮损，是原发皮损还是继发皮损，有无精索静脉曲张，必要时查前列腺液。

（3）注意分析阴囊潮湿是生理性还是病理性的，是原发还是继发，避免只看到阴囊潮湿的表现，而忽视了原发疾病。

（五）治疗

1. 一般治疗

改善周围活动环境，尤其是夏季，应做好通风降温；穿着透气性好、吸水性强的棉质内裤，不穿化纤织品及其他吸水性和散热性差的织品；避免久坐，注意裆部通风；讲卫生，勤洗澡，防止汗液大量积聚造成局部刺激；合理饮食，避免肥胖，多吃新鲜蔬菜和水果，忌酒及少食辛辣刺激食物。

2. 药物治疗

生理性阴囊潮湿一般无须特殊治疗，对于严重患者可外敷爽身粉保持阴囊干燥凉爽，也可用3%硼酸溶液和一些具有干燥收敛作用的中药配方洗剂（如皮肤康洗液）清洗患处。有原发疾病如精索静脉曲张、慢性前列腺炎者，积极治疗原发病。有继发损害者，根据病情给予相应治疗。

3. 中医中药治疗

（1）中医辨证论治：①湿热证：典型临床表现为阴囊潮热、黏腻、臊臭、瘙痒明显，同时伴有口腻口苦、胁肋胀痛、烦躁易怒、小便黄热等症状，与情绪波动相关，舌红苔黄厚腻，脉弦数或滑数。中成药治疗：龙胆泻肝丸、四妙丸，当归苦参丸。②虚寒证：典型临床表现为阴部汗出、阴囊湿冷，伴有四肢、少腹及阴茎头寒冷，腰膝酸软无力，常伴有阳痿、早泄、遗精等。舌淡苔薄白，脉沉迟无力。中成药治疗：右归丸、金匮肾气丸。③瘀血证：典型临床表现为阴囊潮湿多汗，多伴小腹及阴囊坠胀刺痛不适，检查可发现精索静脉曲张，舌暗紫，重者舌下静脉迂曲，舌苔薄，脉弦涩。中成药治疗：血府逐瘀片。

（2）外治法：①中成药外涂：复方黄柏洗液、炉甘石洗液、皮肤康洗液。②中药汤剂外洗：蛇床子、苦参、百部、川椒、龙胆草、黄连、土茯苓、地肤子、大青叶、白鲜皮、滑石等水煎外洗。

（六）小结

阴囊潮湿往往是患者的主观感受，体格检查一般无明显异常。可为生理性，也可为其他疾病的伴随症状，多局限于阴囊部位，严重者可累及会阴和肛周。长期的阴囊潮湿可继发皮肤红肿、浸渍，甚至糜烂、渗出、湿疹样变及细菌、真菌感染等。检查诊断时要注意分析是生理性还是病理性的，是原发还是继发。生理性阴囊潮湿一般无须特殊治疗，有原发疾病者积极治疗原发病，有继发损害者，根据病情给予相应治疗。

二、阴囊瘙痒症

（一）概述

瘙痒症是指仅有皮肤瘙痒而无原发性皮疹的一种皮肤病，阴囊瘙痒症是其局限性类型，多限于阴囊，也可累及阴茎、会阴及肛门。

（二）病因与发病机制

阴囊瘙痒症病因复杂，目前尚不完全了解。致病因素包括内因、外因或兼而有之。内因多与某些系统性疾病有关，如尿毒症、胆汁性肝硬化、甲状腺功能亢进或减退、糖尿病、淋巴瘤、白血病及其他恶性肿瘤；其他如神经精神因素（如各种神经功能障碍或器质性病变及情绪紧张、焦虑、恐惧、激动和忧郁等）、药物反应、烟酒和辛辣食品等都有可能成为病因。外因则与各种外界刺激有关，季节气候变化、穿着化纤毛织品、使用碱性过强的肥皂、外用药物及接触各种化学物品、局部多汗、摩擦等都可促使本病发生。

（三）临床表现

最初瘙痒仅局限于一处，进而逐渐扩展至整个阴囊皮肤，也可波及阴茎、会阴及肛门。瘙痒常为阵发性，尤以夜间为重。饮酒之后、情绪变化、被褥温暖及搔抓摩擦，甚至某些暗示，都可促使瘙痒发作或加重。瘙痒的程度因人而异，有的轻微，时间也较短暂；有的剧烈，难以忍受，常不断搔抓，直至皮破血流有疼痛感觉。由于剧烈搔抓，往往引起条状表皮剥脱和血痂，亦可有湿疹样变、苔藓样变、感染等继发性损害。有继发感染时，可发生脓疱疮、毛囊炎、疖病、淋巴管炎及淋巴结炎等。由于长期剧烈的瘙痒，影响休息，患者可有头晕、精神抑郁、食欲不振等神经衰弱的症状。

（四）诊断与鉴别诊断

根据无原发性损害，仅有瘙痒，易于诊断。应注意与阴虱、阴囊湿疹、慢性单纯性苔藓等鉴别，阴虱可查到虱和虱卵。阴囊湿疹早期即出现原发性皮损并有病情演变过程。慢性单纯性苔藓的苔藓样变出现早且明显。仔细询问病史、认真查体有助于鉴别。诊断不难，但确定病因和诱发因素较困难，为寻找致病因素，有时需做全面的体格检查和实验室检查。

（五）治疗

应力求查明病因，明确有无系统性疾病并及时治疗，避免局部刺激，包括搔抓、烫洗及不恰当治疗，忌食刺激性食物。

1. 系统药物治疗

可选用抗组胺药物、钙剂、维生素 C 及镇静安眠药物，加巴喷丁口服在治疗难治性皮肤瘙痒方面有一定的作用。

2. 外用药物治疗

应以保湿、滋润、止痒为主，使用刺激性小的制剂。根据病情选用止痒剂（如炉甘石洗剂、樟脑软膏）、表面麻醉剂（如利多卡因乳膏）等；可短期使用糖皮质激素类软膏或霜剂，阴囊部位皮肤薄嫩，尽量避免使用强效、超强效激素；也可外用钙调磷酸酶抑制剂类药物（吡美莫司、他克莫司）。皮肤干燥脱屑者，可配合使用维生素 E 霜、硅油等，有继发湿疹样变、苔藓样变及细菌感染者，可根据皮损特点和病情选择相应药物。

3. 物理治疗

部分患者可配合熏蒸、淀粉浴、矿泉浴。

4. 中医中药

辨证施治，可配中药外洗（参照阴囊潮湿部分）。

（六）小结

阴囊瘙痒症是瘙痒症的局限型，仅有皮肤瘙痒而无原发性皮疹，多限于阴囊，也可累及会阴、阴茎及肛门。病因目前尚不完全清楚，致病因素包括内因、外因或兼而有之。由于长期、剧烈搔抓，可引起表皮剥脱、血痂、湿疹样变、苔藓样变、感染等继发性损害。易于诊断，但分析致病因素较为困难。应明确有无系统性疾病并及时治疗，避免局部不良刺激，可口服、外用药物或配合物理治疗，控制瘙痒是治疗的关键。

三、阴囊湿疹

（一）概述

湿疹是皮肤科常见疾病，阴囊是湿疹好发部位之一。本病是由多种内外因素相互作用引起的一种炎症性皮肤病，急性期有明显渗出倾向，慢性期则有浸润及肥厚，瘙痒剧烈，易反复发作。皮损多局限于阴囊，有时累及肛门周围，少数可延及阴茎。

（二）病因与发病机制

阴囊湿疹发病机制尚不清楚，可能与下列因素有关。

（1）内部因素：慢性感染病灶（如慢性胆囊炎、扁桃体炎、肠寄生虫病）、内分泌及代谢改变、血液循环障碍（如静脉曲张）、神经精神因素（如精神紧张、失眠、情绪变化）、遗传因素等。

（2）外部因素：湿疹的发生可由食物（如鱼、虾、牛羊肉）、吸入物（如花粉、屋尘螨）、外界刺激（如炎热、干燥、多汗、搔抓、摩擦）、动物皮毛、各种化学物质（如化妆品、肥皂、合成纤维）诱发或加重。

（三）临床表现

根据病程和临床特点可分为急性、亚急性和慢性湿疹，可以从任何一个阶段开始发病，并向其他阶段演变。

（1）急性湿疹：表现为红斑基础上针头至粟粒大小丘疹、丘疱疹，严重时可以出现小水疱，常融合成片，界限不清楚，皮疹周边丘疱疹逐渐稀疏，常因搔抓形成点状糜烂面，有明显浆液性渗出，阴囊皮肤肿胀、结痂及皲裂（图 2-28）。自觉瘙痒剧烈，搔抓、热水烫洗可加重皮损。如继发感染则可出现脓疱、脓痂、淋巴结肿大、发热等。

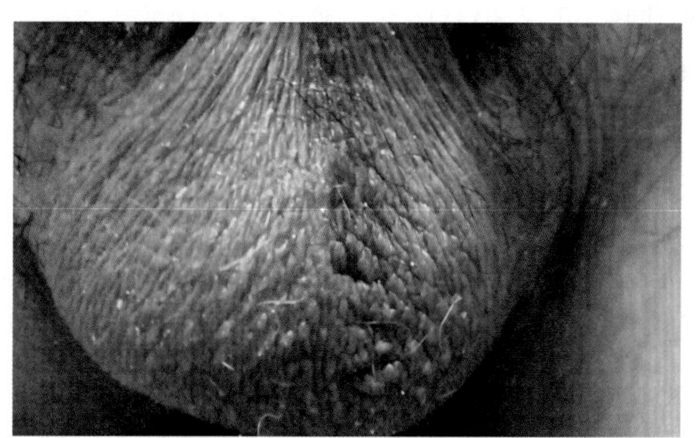

图2-28　阴囊湿疹：阴囊红斑，丘疹，表面干燥、脱屑

（2）亚急性湿疹：因急性湿疹炎症减轻或不适当处理后病程迁延发展而来，也可发病即为亚急性湿疹表现。红肿及渗出较急性期减轻，仍有丘疹及少量丘疱疹，皮损暗红，可有少量鳞屑及轻度浸润，剧烈瘙痒。新的刺激或处理不当可致急性发作，经久不愈可发展为慢性湿疹。

（3）慢性湿疹：多由急性湿疹或亚急性湿疹迁延而来，也可由于刺激轻微、持续，一开始就表现为慢性化。皮损表现为皮纹深阔、皮肤增厚、浸润，棕红色或棕灰色，色素沉着间或有部分色素脱失，表面粗糙，覆以少许糠秕样鳞屑，或抓破结痂，表现出不同程度的苔藓样变。病情时轻时重，迁延数月或更久。

（四）诊断与鉴别诊断

根据病史、皮疹形态和病程，一般不难诊断。湿疹的皮疹为多形性，急性期渗出明显，慢性期有浸润肥厚、苔藓化。病程不规则，常反复发作，瘙痒剧烈。

不同表现的阴囊湿疹应注意与接触性皮炎、固定性药疹、神经性皮炎、股癣、二期梅毒、乳房外Paget病等相鉴别，除详细询问病史和观察皮疹形态外，可行真菌镜检、梅毒血清学试验等相关实验室检查，必要时行组织病理检查。

（五）治疗

避免各种可疑致病因素，发病期间避免饮酒及食用辛辣刺激食物，避免过度烫洗及搔抓等不良刺激。

（1）系统药物治疗：首选第二代抗组胺药，夜间瘙痒明显影响睡眠者，可于睡前加用第一代抗组胺药，严重者可配合使用镇静安眠药物；维生素 B 族、维生素 C 及调节神经功能的药物也有帮助；糖皮质激素口服或注射一般不宜使用，因停药后很快复发，长期应用可引起诸多不良反应。

（2）外用药物治疗：根据皮损情况选用适当剂型和药物。急性期无渗液或渗出不多者可用氧化锌油、糖皮质激素霜剂，渗出多者可用3%硼酸溶液湿敷，渗出减少后再外用糖皮质激素霜剂，可和油剂交替使用；亚急性期选用糖皮质激素霜剂，为防止和控制继发性感染，可加用外用抗生素制剂；慢性期可选用软膏、硬膏，顽固性皮损者可用糖皮质激素进行皮损内注射。阴囊部位皮肤薄嫩，透皮吸收作用强，应注意外用激素的强度和疗程。近年来，外用钙调磷酸酶抑制剂（他克莫司、吡美莫司）也取得了很好的疗效，同时避免了长期外用激素的不良反应，但要注意药物的局部刺激。

（3）中医中药治疗：辨证施治，可配中药外洗（参照阴囊潮湿部分）。

（六）小结

阴囊湿疹是皮肤科常见病，病因不清，是多种内外因素综合作用的结果，根据病程和临床特点可分为急性、亚急性和慢性湿疹。急性湿疹渗出明显，慢性湿疹有浸润肥厚、苔藓化，亚急性湿疹介于二者之间。根据病史、皮疹形态和病程，一般不难诊断，但要特别关注湿疹的分期，因为直接关系到治疗时外用药剂型的选择。糖皮质激素类药物是阴囊湿疹最常用的外用药物，但阴囊部位皮肤薄嫩，透皮吸收作用强，应注意外用激素的强度和疗程。抗组胺药不仅对 H1 受体有拮抗作用，还具有抗炎作用，第一代抗组胺药还有一定的镇静安眠作用，目前仍是阴囊湿疹系统治疗的首选药物。除药物治疗外，还应进行患者教育，树立坚持治疗的信心，同时避免各种可能诱发或加重的因素。

四、阴虱病

（一）概述

阴虱病是由阴虱在宿主外阴有毛部位寄生、繁殖及叮咬所引起的外阴部及其邻近部位的瘙痒性寄生虫类传染性皮肤病，常经性接触传播，故也被列为性传播疾病（sexually transmitted disease，STD）之一。据报道，一次性行为感染阴虱的概率为95%。因带有阴虱或阴虱卵的阴毛脱落，偶可经马桶座盖、床上用品、毛巾和内衣裤传播。阴虱病多发于 15 ～ 25 岁的未婚青年，25 岁以上人群发病率逐步下降，35 岁以上人群则更少。15 ～ 19 岁的患者中，以女性居多，20 岁以上的患者多为男性。

（二）病因与发病机制

根据形态和寄生部位的不同，虱可分为头虱、体虱和阴虱 3 种，分别寄生于人的头发、内衣和阴毛上。本病的病原体为阴虱，属于节肢动物门、昆虫纲、虱目寄生虫，分雌雄两种，呈卵圆形灰色，较头虱和体虱小，体宽而短，雄虱体长 0.8 ～ 1.2 mm，雌虱长 1.5 ～ 2.0 mm，均有 3 对足，前足细长，中后足末端较大，呈钩状，紧握住阴毛和肛毛，也可趴伏在皮肤上，似一淡黄色或灰色斑点。胸腹相连处无明显分界，腹部宽短，略似螃蟹。阴虱的生活周期分 5 个阶段：卵、3 个若虫期和成虫期。各期均在宿主体表完成。虱卵，俗称“虮子”，长约 0.8 mm，宽约 0.3 mm，长圆形，乳白色，长轴方向与阴毛毛干同向，由一种雌虫分泌的黏性物质牢牢地固定阴毛上。卵体上有盖，经 5 ～ 10 天后孵化成若虫，孵化结束时卵盖脱落，若虫爬出。若虫经 27 ～ 33 天的 3 次蜕变后变为成虫而有繁殖能力，成虫可存活 1 个月。1 个雌性阴虱每天可产卵 3 ～ 4 枚，一生可产卵 26 枚。

阴虱的生存依赖于人的血液，取食时，阴虱将口器刺入宿主皮肤，注入其唾液以防血液凝固，然后将血液吸进其消化系统，阴虱取食时可排出深红色粪便。阴虱唾液内含有毒素和过敏源，阴虱叮咬的机械刺激、分泌物的化学刺激和分泌物导致的变态反应可引起外阴皮肤瘙痒和皮损。个别学者认为，在某些情况下，阴虱有传播斑疹伤寒和腹股沟肉芽肿的可能。阴虱主要寄生于外阴有毛部位，但只要毛发与阴虱的爪相匹配即可寄生，如腋毛、睫毛和眉毛等部位。阴虱离开宿主 48 小时即不能存活。

（三）临床表现

本病主要的发病部位在阴毛区和肛周附近，也可见于腋毛、胸毛等部位。最常见的自觉症状为外阴瘙痒，搔抓后常引起抓痕、血痂，或继发脓疱疮及毛囊炎等细菌感染。患者常因发现阴毛上可移动的或类似于皮屑的虫体，或发现内裤上有类似血迹的阴虱粪便而就诊。少数病例可在股内侧、下腹部和腰部出现灰青色或淡青色斑疹，称之为“青斑”，直径约 0.5 cm，指压后不褪色，不伴瘙痒，这是由于阴虱在吸血时，唾液进入血液而使血红蛋白变性所致，杀灭阴虱后，这种青色斑可持续存在数月之久。

（四）诊断与鉴别诊断

根据病史、临床症状及体检，容易诊断。确诊本病需进行虫体和虫卵的镜检。

（1）病史：患者有婚外性行为史、性伴感染史或与阴虱患者密切接触史。

（2）症状：以外阴瘙痒为主要症状，性伴可出现类似症状。

（3）查体：发现阴毛上有阴虱或阴虱卵，内裤上可见红色阴虱粪便附着，叮咬过的皮肤可见丘疹、血痂、抓痕。

（4）实验室检查：确诊依赖于检查到阴虱成虫或阴虱卵，可用放大镜或皮肤镜观察。用镊子取下虫体，或用剪刀剪下疑有阴虱或阴虱卵附着的阴毛，将标本置于载玻片，加一滴生理盐水或 10% KOH 溶液，盖上盖玻片，显微镜下观察。

本病应注意与疥疮、阴囊瘙痒症等相鉴别，出现继发皮损者，还应与湿疹、神经性皮炎、接触性皮炎、脓疱疮、毛囊炎等鉴别。还要注意患者是否同时合并其他性传播疾病。

（五）治疗

早期诊断，以及时治疗；治疗方案须个体化，规律治疗并随访；追查传染源，性伴应同时进行检查和治疗。

（1）一般治疗：剃除阴毛，内衣、内裤、床单、被褥及洗浴用具等应煮沸消毒或开水浸泡杀虫，保持清洁卫生。患者治疗期间应避免性生活，以免传染他人。

（2）杀虫治疗：理想的治疗药物应能同时有效杀灭阴虱成虫和虫卵。要有效杀灭虫卵，必须保证药物和虫卵接触 1 小时以上。常用药物有以下几种。

① 1% 林丹（γ- 六氯苯，γ-666）：剂型有洗剂、香波和霜剂。该药有杀灭阴虱成虫和虫卵的作用。使用方法是将该药涂于患处，8 小时后洗净药物，观察 3 ～ 5 天，如未愈，可重复治疗 1 次。使用前后最好淋浴，因该药过度吸收后可引起神经系统不良反应，甚至有报道对人造血干细胞有毒性，故应禁用于孕妇、儿童、哺乳期妇女、患处大片表皮脱落和阴囊上有多个皮损者。

② 0.5% 马拉硫磷洗剂（78% 乙醇中加 0.5% 马拉硫磷）：该药有杀灭阴虱成虫和虫卵的作用。使用方法是将该药涂于患处，8 ～ 12 小时后洗净。要注意的是该药由于水解释放巯基而有恶臭味，且在乙醇挥发完全之前易燃，故应小心使用。

③ 1% 扑灭司林霜：使用该药对感染部位充分洗涤 10 分钟后再用温水慢慢洗净，观察 7 ～ 10 天，如未愈，可重复治疗 1 次。

④ 6% 硫磺软膏：局部涂搽，2 次 / 日，连用 10 日为一疗程。该药适用于婴儿和孕产妇。

⑤ 10% 克罗米通霜：局部外用，若疗效不显著，3 天后应复治 1 次。

⑥ 25% 苯甲酸苄酯乳剂：外用，应隔天洗浴，并于 1 周后重复 1 次。

⑦复方除虫菊酯（含 0.3% 除虫菊酯和 3% 胡椒基丁醚）：常用剂型是溶液和香波，这两种药物对阴虱和阴虱卵均有效。有商品化的制剂，如 A-200 Pyrinate，含有 0.165% 除虫菊酯和 2% 胡椒基丁醚，常不能 1 次杀死阴虱卵，需在 7 日内使用 2 次。

对于孕妇、哺乳期妇女及未成年人最好选择 6% 硫磺软膏，也可选用 1% 扑灭司林霜或复方除虫菊酯。对于搔抓严重的病例，要考虑外用药经皮肤吸收的问题，最好不用毒性大的药物。

（3）对症治疗：若瘙痒剧烈可用抗组胺药以缓解瘙痒，如继发细菌感染可应用抗生素。

患者在首次疗程结束后 4 ～ 7 天应做随访。症状消失、体检无虱及虫卵，即可判愈。有时瘙痒可持续一段时间，主要是由变态反应或药物刺激所致，可予以对症处理，但不影响判愈；如仍可发现存活的成虫或虫卵，考虑前次治疗失败，应重新更换药物进行治疗。

（六）预防

（1）控制传染源：如发现阴虱患者除及时治疗外，还应追踪传染来源，特别是对其性伴，应予以检查治疗。患者在之前 1 个月内接触的性伴均应治疗，未治愈前避免性接触。要同时检查是否有其他性传播性疾病的存在，以便同时治疗。对患者使用的衣物、床上用品和污染物应煮沸灭虱或用熨斗熨烫。

（2）切断传播途径：预防阴虱病首先是要提倡安全的性行为，避免非婚性行为，杜绝卖淫、嫖娼和性乱，安全套是不能预防阴虱传播的。出差旅行时，不用公用浴巾，不穿他人内裤，不与他人共用卧具。讲究卫生，勤洗浴。

（七）小结

阴虱病是由阴虱在宿主外阴有毛部位寄生、繁殖及叮咬所引起的皮肤病，常经性接触而传播，故也被列为性传播疾病之一。阴虱唾液内含有毒素和过敏源，阴虱叮咬的机械刺激、分泌物的化学刺激和分泌物导致的变态反应可引起皮肤瘙痒和皮损，搔抓后可引起抓痕、血痂、细菌感染等继发损害。杀灭虫体和虫卵是治疗的关键，注意杀虫药物的局部刺激作用和吸收后的毒不良反应。同时，还应追踪传染源，特别是对患者的性伴，应予以检查治疗。对患者的衣物、床上用品和污染物应做消毒杀虫处理。

五、结节性疥疮

疥疮是由疥螨寄生于人体皮肤所致的传染性皮肤病。结节性疥疮是发生于阴囊、阴茎、阴茎头、大阴唇等部位的 3 ～ 5 mm 暗红色结节，为疥螨死亡后引起的异物反应。

（一）病因与发病机制

主要由人疥螨引起。疥螨体小呈圆形或卵圆形，黄白色，腹侧前后各有 2 对足，体表有多数棘。雌虫较大，腹部中央有产卵孔，后缘有肛门；雄虫较小，与雌虫交尾后即死亡。疥螨为表皮内寄生虫，雌虫受精后钻入皮肤表面角质层内掘成隧道，在其内产卵，经 1 ～ 2 个月排卵 40 ～ 50 个后死亡，卵经 3 ～ 4 天后孵成幼虫，幼虫爬出皮肤表面藏匿于毛囊口内，经 3 次蜕皮发育为成虫，整个过程约 15 天。疥螨离开人体后可存活 2 ～ 3 天，可通过气味和体温寻找新的宿主。本病为接触传染，集体宿舍或家庭内易发生流行，同卧一床、公用衣被甚至握手等行为均可传染。疥螨死亡后可引起异物反应，在阴囊、阴茎、阴茎头等处发生绿豆至黄豆大小半球形红色结节，称为结节性疥疮或疥疮结节。

（二）临床表现

结节性疥疮表现为阴囊、阴茎、阴茎头等处绿豆至黄豆大小淡红色至褐红色结节（图 2-29），多伴明显瘙痒，是疥螨死亡后引起的异物反应。结节性疥疮多伴有其他部位典型疥疮的表现。疥螨易侵入皮肤薄嫩处，如指缝、手腕、前臂、肘窝、腋窝、乳晕、脐周、下腹、臀部等部位（图 2-30），成人很少累及头皮和面部（婴幼儿除外）。皮损多对称，表现为丘疹、丘疱疹及隧道。丘疹呈小米粒大小，淡红色或正常肤色，可有炎性红晕；丘疱疹多见于指缝、腕部等处；隧道为灰白色或浅黑色浅纹，弯曲微隆起，末端可有丘疹和小水疱，为雌虫停留处，有的因搔抓或继发病变如感染、湿疹化及苔藓样变不易见到典型隧道，儿童可在掌跖等处见到隧道。高度敏感者皮损泛发，可有大疱。病程长者可表现为湿疹样、苔藓样变。

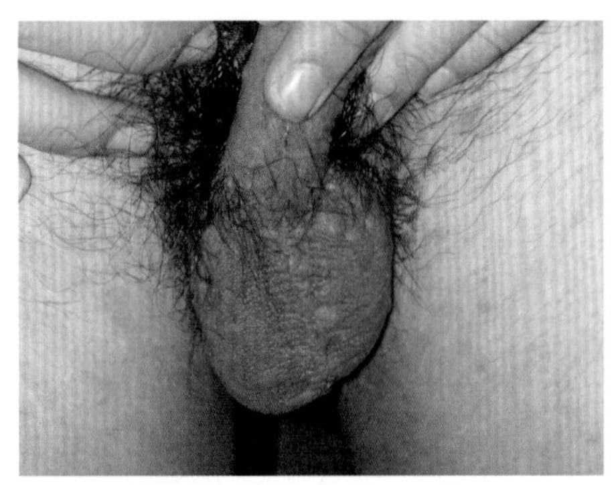

图2-29　疥疮结节：阴囊多发淡红色结节

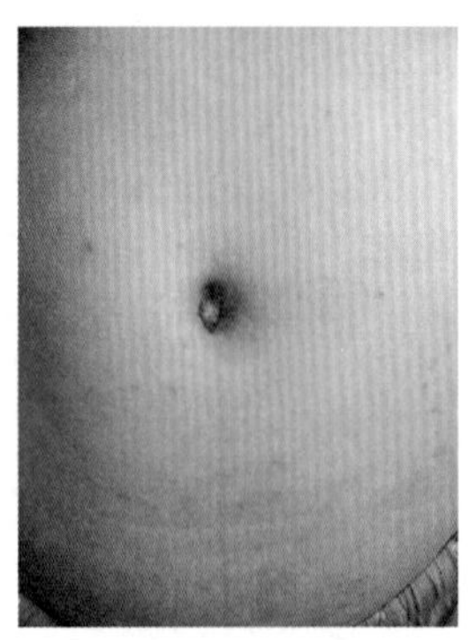

图2-30　疥疮：米粒大小丘疹，淡红色或正常肤色，可有炎性红晕

本病易继发细菌感染而发生脓疱、毛囊炎、疖、淋巴结炎甚至发展为肾炎等。剧痒，尤以夜间为甚。免疫功能缺陷人群和感觉功能减退人群，容易发生结痂性的疥疮（挪威疥疮），表现为大量鳞屑、结痂、红皮病或疣状斑块，手掌角化过度，毛发干枯，头皮和面部较厚的鳞屑和化脓结痂，局部淋巴结可肿大，有特殊臭味，患者身上可寄生很多疥螨，传染性极强，但瘙痒程度较轻。

（三）诊断与鉴别诊断

根据生殖器部位瘙痒性结节，结合接触传染史、指缝等皮肤薄嫩处典型皮损、夜间瘙痒剧烈等特点诊断不难。实验室检查在丘疹、水疱、隧道中找到疥螨或虫卵，即可确诊。

（四）治疗

结节性疥疮难以消退，可外用或在结节内注射糖皮质激素，也可行液氮冷冻或手术切除。更重要的是针对全身皮损进行杀虫、止痒等治疗，以外用药物为主，对瘙痒严重者辅以止痒镇静药物内服，继发感染者局部或系统使用抗生素。

1. 一般治疗

注意个人卫生，衣物和寝具煮沸消毒，家庭内成员或集体生活者应同时诊治。

2. 外用药物治疗

应从颈部到足涂擦全身，不要遗漏皮肤褶皱处。用药期间不洗澡、不更衣以保持药效。一次治疗未愈者，需间隔 1 ～ 2 周后重复使用。

（1）10% 硫磺软膏（婴幼儿用 5%）：先用热水和肥皂洗澡后用药，自颈部以下涂布全身，每天 1 ～ 2 次，连续 3 ～ 4 天为一疗程。

（2）5% 三氯苯醚菊酯霜：是合成除虫菊酯，可杀死疥螨但对人毒性低，外用 8 ～ 10 小时后洗去。

（3）25% 苯甲酸苄酯乳剂：杀虫力强，刺激性低，每天外用 1 ～ 2 次，共 2 ～ 3 天。

（4）1% γ-666 霜：有杀螨作用，无臭味，但有毒性，成人用量不超过 30 g，24 小时后用温水洗澡。皮肤破损面积大者不宜使用，儿童及孕妇禁用。

（5）10% 克罗米通乳剂或搽剂：每日早晚各 1 次，连用 3 天。

3. 系统药物治疗

伊维菌素是一种口服的半合成大环内酯类药物，国外报道治疗疥疮安全有效。剂量为 200 μg/kg 单次口服，适于治疗常规外用药物无效的疥疮、结痂性的疥疮、大范围流行或重复感染的疥疮。

（五）小结

疥疮是由疥螨寄生于人体皮肤所致的传染性皮肤病。结节性疥疮是发生于阴囊、阴茎、阴茎头、大阴唇等部位的 3 ～ 5 mm 暗红色结节，为疥螨死亡后引起的异物反应，瘙痒明显。结节性疥疮多同时具有其他部位典型疥疮表现，指缝、手腕等皮肤薄嫩处出现丘疹、丘疱疹及隧道，剧痒，尤以夜间为甚。结节性疥疮难以消退，可外用或在结节内注射糖皮质激素，也可行液氮冷冻或手术切除。更重要的是针对全身皮损进行杀虫、止痒等治疗，以 10% 硫磺软膏等外用药物为主。同时注意个人卫生，家庭内成员或集体生活者同时诊治，避免相互传染。

六、特发性阴囊钙沉着症

（一）概述

皮肤钙沉着症是由人体内不溶性钙盐沉积于皮肤组织引起的坚硬丘疹、结节，根据病因学可分为四类。

（1）营养障碍性皮肤钙沉着症。

（2）迁移性皮肤钙沉着症。

（3）医源性或损伤性皮肤钙沉着症。

（4）特发性皮肤钙沉着症。

其中特发性皮肤钙沉着症是指血清钙正常、不明原因的皮肤钙化类型，累及阴囊者称为特发性阴囊钙沉着症，最早由 Lewiuski 于 1883 年报道。

（二）病因与发病机制

病因目前仍不明确。多数学者争论的主要焦点在于：该病是否特发？阴囊真皮下钙沉着部位是否同阴囊结节一致？ Swinehart 等推测，特发性阴囊钙沉着症发病演变过程为结节感染、营养不良性钙化，进而钙沉着，而某种因素导致结节上皮细胞快速被吸收。Dubey 等历时 15 年追踪 100 例特发性阴囊钙沉着症患者，将每例患者的阴囊所有结节均行活检，结论符合营养不良性钙化学说。可以预见，随着对该病病因的进一步认识，其“特发性”称谓的应用范围肯定会逐步缩小。营养不良性钙化学说能否解释所有病例，尚需更多病例统一病检来检验。

（三）临床表现

本病好发于 20 ～ 40 岁男性，发病初始表现为阴囊皮肤出现多发无痛性硬性含钙丘疹、结节，进行性增多、增大。部分患者自觉结节有瘙痒、酸痛症状。皮损直径从针尖大小至3 cm不等，单发或多发，可散在分布，亦可融合成团，病灶较大者可有轻度沉重感，部分皮损可破溃及感染，排出白垩状内容物（图2-31）。组织病理特异性的表现为真皮下钙质沉着，HE染色呈深蓝色，沉积物周围可出现异物反应和炎症细胞浸润。

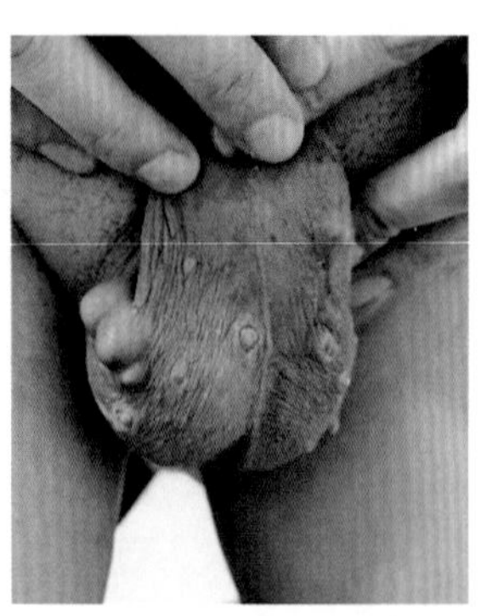

图2-31　特发性阴囊钙沉着症：阴囊皮肤多发结节，散在分布，部分结节可排出白垩状内容物

（四）诊断与鉴别诊断

根据病史及临床表现，容易诊断。主要鉴别诊断如下。

（1）继发性钙沉着症多继发于钙磷代谢异常、高钙血症、系统性硬皮病等全身免疫性疾病。

（2）疥疮结节、睾丸肿瘤、间质细胞瘤也可有局部钙化或软骨骨化。

（五）治疗

本病首选手术切除。一般采用良性肿瘤切除原则，剔除结节同时最大限度保留外观正常的阴囊组织。散在的结节分别切除，保持阴囊腔及肿物包膜的完整性。集结成团的结节则一并切除。对于小的结节或早期复发的结节，亦可用激光、电灼等作为补充治疗。

（六）小结

特发性阴囊钙沉着症是皮肤钙沉着症的一种特殊类型，病因目前仍不明确。本病好发于20～40岁男性，发病初始表现为阴囊皮肤出现多发无痛性硬性含钙丘疹、结节，进行性增多、增大。部分患者自觉瘙痒、酸痛。皮损直径从针尖大小至3 cm不等，单发或多发，可散在分布，亦可融合成团。部分结节可破溃及感染，排出白垩状内容物。组织病理特异性的表现为真皮下钙质沉着。根据病史及临床表现，容易诊断。对于成熟结节采取手术治疗。一般采用良性肿瘤切除原则，剔除结节，同时最大限度保留外观正常的阴囊组织。对于小的结节或早期复发的结节，亦可用激光、电灼等作为补充治疗。

七、皮脂腺增生

（一）概述

皮脂腺增生曾被认为是表皮附属器肿瘤中向皮脂腺分化的一种特殊的错构瘤，但组织病理仅表现为成熟的皮脂腺小叶数量增多，并未见肿瘤结构。目前认为本病是皮肤内正常皮脂腺增大所致，属于良性病变。可分为早熟性皮脂腺增生和老年性皮脂腺增生，多发生于面部，尤其是前额和面颊，少见于阴囊。

（二）病因与发病机制

确切的病因和发病机制尚不明确。女性绝经期和男性70岁后，皮脂腺小叶逐渐萎缩，皮脂分泌功能下降，据此推测，性激素水平增高可能与本病的发生相关。除性激素水平外，皮脂腺的分化和增生还受内部和外界多种因素的影响，外伤和局部慢性炎症刺激可能与皮脂腺增生形成有关。动物实验显示，局部接触巴豆油、苯扎溴铵（新洁尔灭）、柠檬醛等化学刺激物及长期紫外线照射均可诱导无毛小鼠形成皮脂腺增生。长期接受免疫抑制治疗的器官移植患者中16%存在本病。肢端肥大症和甲状旁腺激素增高者也可存在皮脂腺增生。另外，早熟性皮脂腺增生有家族史的报道。

（三）临床表现

皮脂腺增生可分为早熟性皮脂腺增生和老年性皮脂腺增生，多发生于面部，发生于阴囊者少见。早熟性皮脂腺增生通常于发育期或 20 ～ 30 岁发病，最常见于下颌部，表现为 1 ～ 2 mm 黄色丘疹，可集簇成片，个别皮损中央有脐凹。老年性皮脂腺增生可单发或多发，最好发于额部和颊部，通常为散在、隆起、圆形小丘疹，单个皮损比早熟性皮脂腺增生大，直径 2 ～ 3 mm，半球状，有时呈分叶状，质软，淡黄色或黄色，中央常见脐凹（图 2-32）。本病多无明显自觉症状，少数可出现轻微瘙痒。

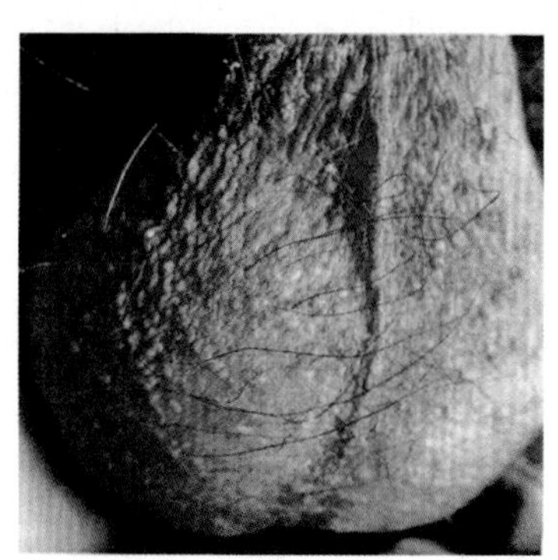

图2-32 皮脂腺增生：皮损可单发或多发，通常为散在、隆起、圆形小丘疹，质软，淡黄色或黄色，中央常见一脐状凹陷

（四）诊断与鉴别诊断

1993 年，Daley 提出了皮脂腺增生的诊断标准并得到了一定的认可，诊断皮脂腺增生首先临床必须存在典型皮损，组织病理显示增生皮脂腺小叶分化良好，单组增生的皮脂腺小叶数量＞ 15 个可诊断为本病，＜ 15 个可能为正常皮脂腺或皮脂腺异位症。皮脂腺增生和皮脂腺异位症均属于皮脂腺的良性增生且二者临床和组织病理改变基本相同，主要区别在于皮脂腺增生的发生部位有毛生长，组织病理上皮脂腺异位症单组皮脂腺小叶数量常＜ 15 个。

临床上还应注意与皮脂腺痣、胶样粟丘疹、毛发上皮瘤、皮脂腺瘤、黄色瘤、鼻赘等相鉴别，根据病史、发病年龄、皮损形态、分布特点等，通常不难鉴别，必要时可做组织病理检查。

（五）治疗

本病一般无自觉症状且属于良性病变，通常不需治疗，必要时可选择冷冻、电灼、激光、化学剥脱或手术切除等。口服雌激素治疗可获得暂时性疗效；有报道口服异维 A 酸可治愈皮损，但常复发；也有人尝试用光动力治疗，取得了较好疗效。

（六）小结

皮脂腺增生是皮肤内正常皮脂腺增大所致，病因不明，与性激素水平、外伤、局部不良刺激等多种内外因素相关。临床上可分为早熟性皮脂腺增生和老年性皮脂腺增生，多发生于面部，少见于阴囊，表现为单发或多发的黄色丘疹，多无明显自觉症状，临床可见典型皮损且组织病理上单组增生的皮脂腺小叶数量＞ 15 个，即可明确诊断。本病为良性病变，通常不需治疗。

八、阴囊血管角化瘤

（一）概述

1896 年，Fordyce 最早报道了一例 60 岁男性患者局限于阴囊的血管角化瘤，故阴囊血管角化瘤又称 Fordyce 血管角化瘤。本病主要发生于中、老年人的阴囊，偶见于阴茎、阴茎头、股部、阴唇等部位，常随年龄增长而增多。因属于良性病变，就诊率不高，准确发病率尚不清楚。

（二）病因与发病机制

病因尚不完全明确。目前认为，静脉压力的增高是形成阴囊血管角化瘤的主要原因，这又与潜在的腹内肿块、尿路肿瘤、精索静脉曲张、腹股沟斜疝、前列腺炎和弥漫性血管角化瘤（Fabry 综合征）等背景有关。双侧输精管结扎术可破坏精索内静脉回流通路，可能也是部分阴囊血管角化瘤患者症状较重的一个原因。

（三）临床表现

阴囊血管角化瘤患者一般无自觉症状，偶有瘙痒。阴囊部皮损呈多发性圆顶状丘疹，直径 1 ～ 4 mm。早期损害呈鲜红色，质软，压之可缩小；晚期暗红或紫色，质硬。往往沿浅表静脉或阴囊皮纹排列成线状，皮损表面常光滑，有时少许脱屑，压之可褪色，当角化明显时呈疣状增生（图 2-33）。有的皮损可在性生活、外伤或搔抓时自发或继发破裂出血。常伴有附睾肿瘤、疝、精索静脉曲张、口腔黏膜静脉曲张或阴囊弹力纤维缺陷等。

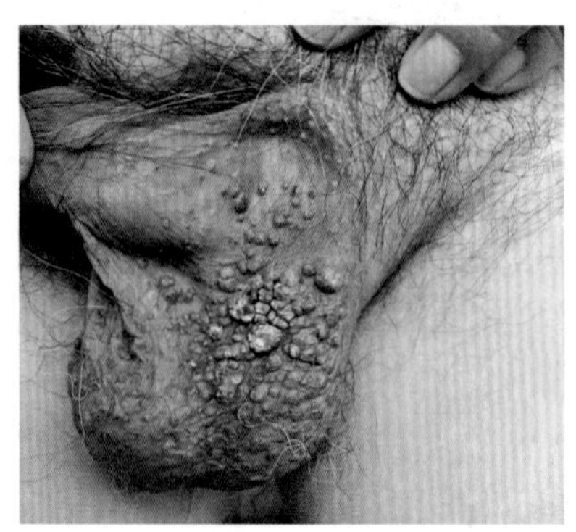

图2-33 阴囊血管角化瘤：阴囊多发圆顶状红色丘疹，质软，表面光滑，压之可缩小

（四）诊断与鉴别诊断

仔细询问病史，部分患者可伴有造成局部静脉压力增高的相关疾病。根据病史和典型皮损不难做出诊断，必要时行组织病理检查。其组织学特点为角化过度，表皮增生，真皮乳头层毛细血管扩张，部分扩张的毛细血管由向下延伸的表皮突包绕，血管周围可有少量炎症细胞浸润。阴囊部暗红色皮疹可通过玻片压诊法进行检查，如皮疹褪色，应首先考虑本病的可能。临床上注意与 Bowen 样丘疹病、阴囊黑棘皮病和尖锐湿疣等相鉴别。

（五）治疗

阴囊血管角化瘤大多采用随诊观察，不需特殊治疗。当患者出现流血导致焦虑及难堪时可给予激光、冷冻或微波治疗。治疗可在门诊局部麻醉或表面麻醉下进行。外科手术及电灼是传统的治疗方法，但易出血和留下瘢痕。

（六）小结

阴囊血管角化瘤又称 Fordyce 血管角化瘤，是主要发生于中老年人阴囊部位的良性血管性小肿瘤，常随年龄增长而增多。病因尚不完全明确。一般无自觉症状，偶有瘙痒。阴囊部皮损呈多发性圆顶状丘疹，直径 1 ～ 4 mm。早期损害呈鲜红色，质软，压之可缩小；晚期暗红或紫色，质硬。往往沿浅表静脉或阴囊皮纹排列成线状，皮损表面常光滑，有时少许脱屑，压之可褪色，当角化明显时呈疣状增生。有的可在性生活、外伤及搔抓时破裂出血。可伴有附睾肿瘤、疝、精索静脉曲张、口腔黏膜静脉曲张或阴囊弹力纤维缺陷等。其组织学特点是角化过度，表皮增生，真皮乳头层毛细血管扩张，血管周围可有少量炎症细胞浸润。根据合并疾病史和阴囊血管角化瘤特有的角化血管特征不难做出诊断。阴囊部暗红色皮疹可通过玻片压诊法进行检查，如皮疹褪色，应首先考虑本病的可能。治疗上大多采用随诊观察。当患者出现流血导致焦虑及难堪时可在局麻或表麻下给予激光、冷冻或微波治疗。

九、乳房外 Paget 病

（一）概述

Paget 病（Paget’s disease）又称为湿疹样癌，是一种特殊的恶性皮肤肿瘤，临床上表现为湿疹样皮损，组织病理表现为表皮内大而淡染的异常细胞（Paget 细胞）。根据皮损出现的部位，可分为乳房 Paget 病和乳房外 Paget 病，前者多发于女性乳房和乳头处，后者多发于男性阴囊、会阴和肛周等部位，亦可见于外阴以外顶泌汗腺分布区（如腋窝）。

（二）病因与发病机制

乳房外 Paget 病可分为原发性和继发性两型。原发性乳房外 Paget 病病因不清，起源尚无定论，目前多认为起源于顶泌汗腺导管开口部，并从该处沿导管和腺上皮向上和向下扩展，向上扩展至表皮形成 Paget 病皮损。继发性乳房外 Paget 病为深部恶性肿瘤向外扩展、转移侵袭皮肤所致，常见于直肠癌、前列腺癌、膀胱癌、宫颈癌等。

（三）临床表现

男女均可发病，更多见于男性。平均发病年龄大于乳房 Paget 病，常发生于 50 岁以后。多发生于外生殖器（如阴囊、阴茎、大小阴唇），少数见于会阴、肛周，偶见于阴部以外顶泌汗腺分布区如腋窝、耵聍腺分布部位（外耳道）和 Moll 腺分布部位（眼睑）。损害大多单发，多发者少见。皮损和乳房 Paget 病相似，但面积较大，呈界限清楚的红色斑片或斑块，表面呈湿疹样，糜烂、渗出、结痂，自觉瘙痒或疼痛。原发性乳房外 Paget 病一般预后较乳房 Paget 病好，由直肠癌、宫颈癌等扩展而来的继发性乳房外 Paget 病预后不良。

（四）诊断与鉴别诊断

中老年人外阴、阴囊、肛周等顶泌汗腺分布区出现慢性不对称性湿疹样浸润性红斑、斑块，病程慢性，长期按湿疹治疗效果不佳者，均应警惕本病的可能，组织病理检查可确诊。组织病理表现为表皮、毛囊或汗腺导管单个或成巢分布的 Paget 细胞，细胞大而透明，圆形或椭圆形，无细胞间桥，细胞内含一个大的胞核，胞质丰富淡染，甚至呈空泡状，PAS 反应阳性，耐淀粉酶，Paget 细胞周围角质形成细胞受挤压变形，真皮浅层炎症细胞浸润。免疫组化检查 CEA、CK7 阳性，原发性乳房外 Paget 病 GCDFP-15 阳性、CK20 阴性，继发性乳房外 Paget 病 GCDFP-15 阴性、CK20 阳性，同时通常具有与邻近原发肿瘤组织相同的免疫表型，如前列腺癌相关的继发性乳房外 Paget 病可表达前列腺特异性抗原。

结合临床表现、组织病理学特点和免疫组化检查，一般不难诊断，主要是要有相应的警惕性。注意与慢性湿疹、神经性皮炎、股癣、Bowen 病、基底细胞癌等相鉴别，注意区分原发性或继发性，排除原发的泌尿系统、消化系统、生殖系统等的腺癌。

（五）治疗

原发性乳房外 Paget 病首选的治疗方式为手术切除，应用最广泛的是 Mohs 显微描记手术，与单纯的局部扩大切除相比，可降低复发率，但仍有 18% 左右的复发率，定期随访很有必要。有手术禁忌证者、皮损面积过大者，可选择进行光动力治疗，该治疗可作为单一治疗方法，也可与其他治疗方式联合。

放疗、化疗目前尚无明确证据表明其有效性，有人认为可作为有手术禁忌证者的一种替代治疗，或作为术后辅助治疗。继发性乳房外 Paget 病的治疗应视其原发病变做相应的处理。

（六）小结

乳房外 Paget 病是一种特殊的恶性皮肤肿瘤，可分为原发性和继发性两型。原发性乳房外 Paget 病多认为起源于顶泌汗腺导管开口部；继发性乳房外 Paget 病为直肠癌、前列腺癌、宫颈癌等深部恶性肿瘤向外扩展、转移侵袭皮肤所致。多见于 50 岁以上男性，好发于阴囊、阴茎、大小阴唇、会阴、肛周等部位，表现为界限清楚的红色斑片或斑块，表面呈湿疹样。组织病理表现为表皮、毛囊或汗腺导管单个或成巢分布 Paget 细胞。结合临床表现、组织病理学特点和免疫组化检查，一般不难诊断，主要是临床医生要有相应的警惕性。原发性乳房外 Paget 病首选 Mohs 显微描记手术切除，继发性乳房外 Paget 病的治疗应视其原发病变做相应的处理。

参考文献

[1] 包振宇，邹先彪 . 解读欧洲包皮阴茎头炎指南 . 实用皮肤病学杂志，2015，8（6）：435-437.

[2] 李芃，王晓琴 . 包皮阴茎头炎 120 例临床分析 . 中国性科学，2012，21（11）：17-18.

[3] VERMA S B，WOLLINA U.Looking through the cracks of diabetic candidal balanoposthitis! Int J Gen Med，2011，4（7）：511.

[4] 周跃群 . 性伴告知在治疗复发性念珠菌性包皮阴茎头炎中的价值 . 中国皮肤性病学杂志，2011，25（5）：371-372.

[5] 许向前，邓列华，张弘，等 . 综合疗法治疗复发性念珠菌性包皮阴茎头炎 . 中国皮肤性病学杂志，2012，26（5）：419-420，439.

[6] 林励，周博洋，李邻峰 . 浆细胞性阴茎头炎一例并文献复习 . 中国麻风皮肤病学杂志，2020，36（2）：97-98.

[7] 邹祺，翟志芳，黄慧 . 浆细胞性阴茎头炎 1 例 . 皮肤病与性病，2018，40（6）：879-880.

[8] 王林，撒应龙 . 男性生殖器硬化性苔藓样变的临床诊疗进展 . 现代泌尿外科杂志，2016，21（8）：645-648.

[9] BUNKER C，SHIM T. Male genital lichen sclerosus. Indian J Dermatol，2015，60（2）：111-117.

[10] 朱慧玲，钟敏华，张馨月，等 . 云母状角化性假上皮瘤样阴茎头炎 5 例分析 . 中华皮肤科杂志，2015，48（6）：426-428.

[11] 林真民，余恒毅 . 盐酸莫西沙星片致严重固定性药疹 1 例 . 药物流行病学杂志，2020，29（5）：364-365.

[12] 董盈盈，陈岚，段铱，等 . 依托考昔致固定性药疹国内首报及文献复习 . 实用皮肤病学杂志，2015，8（6）：419-421.

[13] 詹志红，薛鸿林，费燕 .103 例药物致固定性药疹的文献分析 . 药学服务与研究，2016，16（4）：288-290.

[14] PAI V V，BHANDARI P，KIKKERI N N，et al.Fixed drug eruption to fluconazole：a case report and review of literature. Indian J Pharmacol，2012，44（5）：643-645.

[15] 赵俊峰，潘世杰，李豪，等 . 阴茎硬化性淋巴管炎的临床特点 . 吉林医学，2018，39（12）：2330-2331.

[16] 宋嘉言，燕群峰，刘国栋 . 阴茎硬化性淋巴管炎的诊断和治疗 . 中国男科学杂志，2015，29（12）：60-62.

[17] 徐益明，周蕾，刘继猛，等 .5- 氨基酮戊酸光动力疗法治疗鲍温样丘疹病临床疗效评价 . 中国中西医结合皮肤性病学杂志，2019，18（3）：237-238.

[18] 高第筱，孙俊，章楚光，等 . 人乳头状瘤病毒与阴茎癌及其癌前病变关系的初步研究 . 中国男科学杂志，2015，29（7）：32-36.

[19] 徐春兴，周来来，刘小明，等 . 鲍温样丘疹病患者人类乳头瘤病毒分型及疗效分析 . 皮肤病与性病，2014，36（5）：255-256.

[20] 张惠敏，李鸣 . 阴茎珍珠状丘疹误诊为尖锐湿疣 158 例分析 . 中国皮肤性病学杂志，2014，28（11）：1191.

[21] 葛兰，尹锐，向明明 . 皮脂腺异位症 1 例 . 临床皮肤病杂志，2007，36（10）：661.

[22] DUBEY S，SHARMA R，MAHESHWARI V. Scrotal calcinosis：idiopathic or dystrophic. J Dermatol Online，2010，16（2）：5.
[23] 叶晶，牛明智，高江平，等．特发性阴囊钙沉着症五例并文献复习．中国综合临床，2012，28（3）：315-317.
[24] SWINEHART J M，GOLITZ L E，SCROTAL C. Dystrophic calcification of epidemoid cysts. Arch Dermatol，1982，118（12）：985-988.
[25] DUBEY S，SHARMA R，MAHESHWARI V. Scrotal calcinosis：idiopathic or dystrophic. J Dermatol Online，2010，16（2）：5.
[26] PARLAKGUMUS A，CANPOLAT E T，CALISKAN K，et al. Scrotal calcinosis due to resorption of cyst walls：a case report. J Med Case Reports，2008，8（2）：375.
[27] 马慧军，朱文元．阴囊皮脂腺增生 1 例．临床皮肤科杂志，2005，34（7）：451-453.
[28] TRICKETT R，DOWD H. Angiokeratoma of the scrotum：a case of scrotal bleeding. Emerg Med J，2006，23（10）：e57.
[29] 沙艳伟，宋岳强，杨丹，等．阴囊血管角化瘤七例临床分析．中国医师进修杂志，2010，33（11）：53-54.
[30] 李梦莲，陈爱军．原发性乳房外 Paget 病的分期与治疗研究进展．山东医药，2020，60（20）：107-111.
[31] 张琛，高炳爱，刘岩，等．乳房外 Paget 病免疫组化研究进展．中国麻风皮肤病杂志，2015，31（2）：91-93.
[32] 徐世正．安德鲁斯临床皮肤病学 .10 版．北京：科学出版社，2008：321-323.
[33] 赵辨．中国临床皮肤病学．南京：江苏科学技术出版社，2011：1176-1177，1333-1336.
[34] 王侠生，廖康煌．杨国亮皮肤病学．上海：上海科学技术文献出版社，2005：214-218，781-785.
[35] 吴志华，樊翌明．皮肤性病诊断与鉴别诊断．北京：科学技术文献出版社，2009：214-216.
[36] 朱学俊，孙建方．皮肤病理学．北京：北京大学医学出版社，2007：528.
[37] 郭应禄，胡礼泉．男科学．北京：人民卫生出版社，2004：1358-1360.
[38] 张学军．皮肤性病学 .8 版．北京：人民卫生出版社，2013：109-111.
[39] 张建中．皮肤病治疗学 .3 版．北京：人民卫生出版社，2011：214-216.

（张继刚　刘德忠　陈朝晖）

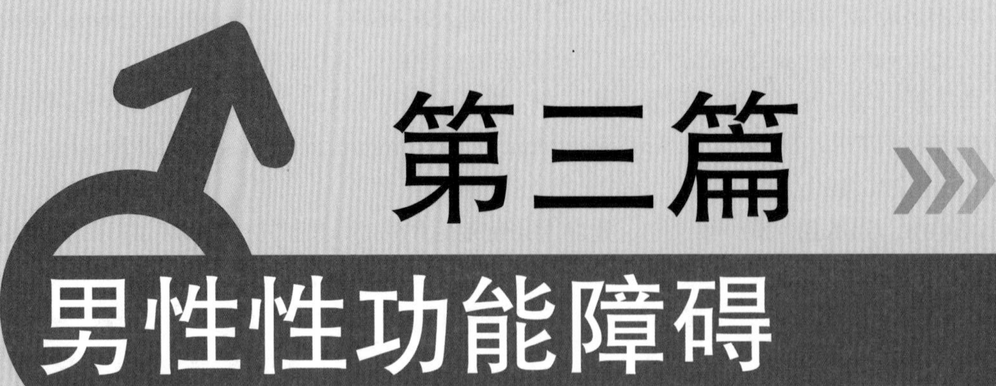

第三篇

男性性功能障碍

第十九章　性欲与性欲障碍

性欲即对性对象及性生活的冲动或欲望，是人性特征的一个方面，存在巨大的个体、环境和时段差异，受自身及外界多种因素影响，它可以是自发的或反应性的，也可以是孤立的、与夫妇间或其他方面刺激并存的。性欲受到生物 - 心理 - 社会三方面影响，是人类最为复杂的生理本能之一。人类的性欲中枢位于大脑边缘系统的伏隔核，基本细胞类型是中型多棘神经元，这类神经元产生的神经递质是 γ- 氨基丁酸，而中脑边缘通道腹侧被盖区的多巴胺调节伏隔核的神经元活动，对于新皮质系统发达的人类，刺激其隔核区域可增强性欲，诱发快感，进而将在感觉中枢的额联合区所感受的来自五官的信息（如异性的接触、环境、语言文字、图像等）及记忆的刺激输送至丘脑下部，同时性激素也起作用，产生性欲。而性欲的强弱同样受多种因素的影响，临床上可见于性欲减退和性欲亢进，前者较后者多见。

第一节　性欲减退

一、概述

男性性欲减退是指成年男子持续或反复对性幻想和性活动不感兴趣，出现与其自身年龄不相符的性欲望和性兴趣淡漠，进而表现性行为表达水平降低和性活动能力减弱，甚至完全缺失。男性在性生活中绝大多数处于主动地位，男性性欲减退可能对女性的影响更大，男性性欲减退导致性活动减少，容易造成患者自卑、焦虑、抑郁等心理障碍，所以更容易危害生活、家庭及社会交往。

二、病因

1. 精神心理因素

精神心理因素是性欲减退的最常见因素。精神心理状态和社会、人际关系、环境的恶劣影响可抑制性欲的产生，而心理素质脆弱者更容易受到外界影响，从而产生焦虑和压抑的不良心理状态，干扰大脑皮层的功能，导致性欲减退。常见的精神心理因素有：①夫妻感情不和，家庭不和睦，甚至对长期同一性生活方式厌倦、缺乏激情。②工作压力大，工作受挫折和被打击。③有婚外性生活史，产生压抑和罪恶感。④既往有不成功性交而被对方责怪、嘲弄的经历。⑤缺乏性教育或受到错误的性教育，存在对性的恐惧心理，如对性交感到忧虑、害怕感染性病等。⑥人际关系不协调、安全无保障等社会问题诱发的抑郁、焦虑。⑦宗教戒律和民族、社会传统的束缚。一般认为焦虑状态和抑郁状态等会导致性欲低下，但也有研究认为，焦虑和抑郁对性欲的影响也不完全如此，在一项对 919 名异性恋男性的调查中显示，有抑郁症状者 9% 性欲增加，而 42% 性欲减退，其中焦虑症状者，21% 性欲增加，28% 性欲减退。

2. 睾酮水平、雄激素 - 雌激素比例异常

多巴胺系统与 5- 羟色胺系统平衡关系可能决定了性欲及性功能表现，多巴胺系统提高性欲及性兴奋，去甲肾上腺素影响性唤起和性高潮，5- 羟色胺系统在性反应的消退期发挥作用，过多活跃可致性欲减退或性高潮延缓。睾酮是调节性欲最重要的性激素，有研究表明目前与性欲有关系的激素主要是雄激素和泌乳素，但睾酮对性欲是直接作用或通过转化为雌二醇的间接作用引起性欲减退，尚无直接证据，但目前观点更倾向于是通过雌二醇作用而影响性欲。

3. 引起性欲减退的疾病

（1）内分泌疾病：①低促性腺激素性性腺功能低下：主要有卡尔曼综合征、脑垂体手术。②高泌乳素血症：病理性泌乳素升高可干扰促性腺激素释放激素的周期性释放，消除促性腺激素的脉冲式分泌，可使 LH 和 FSH 释放减少，出现性欲减退等症状。泌乳素轻微升高一般不会出现性欲减退。③高促性腺激素性性腺功能低下：克氏综合征、睾丸萎缩等。④肾上腺疾病：主要有 Cushing 综合征，原因为高皮质醇对睾丸 Leydig 细胞的直接抑制作用。⑤其他：甲状腺疾病、女性化的睾丸肿瘤、女性化肾上腺皮质瘤等。

（2）代谢系统疾病：①糖尿病：糖尿病并发症主要是血管和神经病变，通常会导致勃起功能障碍和性欲减退。②慢性肾功能衰竭：可能是由于肾功能减退，体内毒素直接影响下丘脑 – 垂体 – 睾丸系统。③肝硬化等慢性病。

（3）精神神经系统疾病：①抑郁症：最常见，引起性欲减退可能与以下机制有关。5- 羟色胺及去甲肾上腺素的分泌影响性唤起和性高潮，而抑郁症患者两者分泌减少可出现性欲减退。多巴胺系统可提高性欲及性兴奋，神经影像学研究表明，性欲的启动有赖于大脑右侧眶额颞叶皮质的激活，以及左侧和内侧区眶额叶皮质、内侧海马神经元失活，同时，腹侧纹状体激活、杏仁核的临时激活及带状核、脑岛、脑内扣带回前叶皮质的激活都积极参与其中。而抑郁症患者脑内多巴胺水平明显降低，从而引起性欲减退。②其他：Shy-Dranger 综合征、小脑萎缩、帕金森病、多发硬化、精神分裂等。

4. 神经病变或损伤

如中枢或盆腔会阴神经的病变或损伤。视觉、听觉、嗅觉及发欲带的触觉的原发或继发功能下降甚至缺失，这都可以直接或间接降低性兴奋，进而影响性活动中的快感，从而降低性兴趣。

5. 药物因素

药物因素有：①降低神经兴奋性的药物，如镇静剂等。②使雄激素降低的药物，如抗肿瘤药物、抗雄激素药物等。③抗雌激素药物，如枸橼酸氯米芬、来曲唑等。④降压药物，如利血平、降压灵、螺内酯等。⑤抗过敏药物，如异丙嗪、氯苯那敏、苯海拉明等。⑥胃肠道药物，如西咪替丁、雷尼替丁等。⑦部分精神兴奋剂和麻醉剂，如可卡因、酒精等。

三、临床表现

男性性欲减退表现可以分为以下两种。

（1）性兴趣低下：表现为对性生活的兴趣淡漠，性幻想减少，即使对性刺激反应正常，但通过性交获得的乐趣明显下降。

（2）性兴奋低下：表现为在对性生活的要求、主观欲望正常甚至强烈的情况下难以引起性兴奋和性冲动，对各种强烈的性刺激反应低下，或无法在性活动中维持足够的兴奋度以完成性交。

上述两种情况可同时存在，或其中一项低下，但都可以导致性活动的减少，从性活动中获得的乐趣减低。

四、辅助检查

（1）性欲减退评测量表、心理健康自评量表。

（2）性激素：了解促性腺激素、雌激素和雄激素水平及比值、泌乳素水平。

（3）泌尿生殖彩超：了解泌尿系器官及性腺的结构、形态等有无异常表现。

（4）头颅 MRI：除外颅脑及垂体结构性异常病变。

（5）夜间阴茎勃起功能监测、阴茎血管超声多普勒：监测夜间勃起功能和阴茎血管情况。

（6）其他对因相关检查：神经系统检查，甲状腺、肾上腺功能检查，染色体核型分析等。

五、诊断

由于性欲强弱的主观性强，所以缺乏全面准确的定义，更缺乏客观的量化标准。国外有学者通过三维的调查工具更完整体现性欲的真实状况，即对特定另一半的性欲、对具有吸引力类型对象的总体性欲及自我独处时的性欲。但性欲的生理基础存在差异，多维度的性欲定义也不够全面准确。国内有学者将性欲定义如下。

（1）诊断标准（CCMD-3）：①符合非器质性性功能障碍的诊断标准。②性欲减退，甚至丧失，表现为性欲望、性爱好及有关的性思考或性幻想缺乏。③症状至少持续 3 个月。

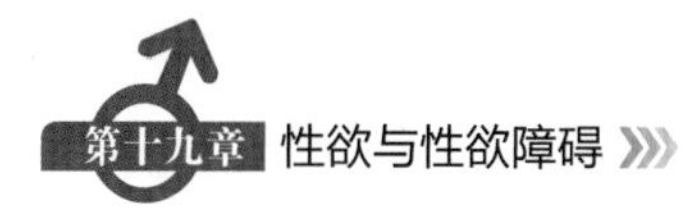

（2）性欲减退的诊断应当建立在耐心的病史询问和体格检查、神经内分泌等实验室检查基础上，需要对患者家属、性伴侣详细询问。根据 1993 年马晓年等提出的性欲减退诊断标准划分为以下 4 级：Ⅰ级：性欲较正常减弱，但可以接受配偶的性要求；Ⅱ级：性欲在某一阶段后出现减弱或只在特定境遇下才出现减弱；Ⅲ级：性欲一贯低下，每月性生活不足 2 次或虽然超过但属于被动；Ⅳ级：性欲一贯低下，中断性活动 6 个月以上。

诊断性欲减退应当区分属于精神心理性还是器质性，同时还要与自然性性欲低下（特别是进入老年期）鉴别。

六、治疗

性欲减退的治疗原则除缓解症状、控制病情外，也应注重根除病因，预防复发。治疗方法包括：心理辅导、行为疗法、药物治疗。

1. 精神心理性性欲减退的治疗

大多数性欲减退是由精神心理因素引起的，所以最主要的是采取咨询和指导为主的精神心理疗法。加速性教育普及，加强社会道德建设及家庭责任观念，对有不成功性经历的患者应剖析其原因，加强自信，心理压力大或表现为焦虑、抑郁等心理障碍者应先解除其心理障碍。部分患者可给予小剂量 PDE5i，通过改善阴茎勃起硬度，提高自身发欲带敏感度来增强性欲。心理行为治疗中同时需要妻子的通力协作。

2. 器质性性欲减退的治疗

首先是针对全身性器质性病变进行治疗，在自身不允许的情况下不必急于治疗性欲减退，待全身功能稳定后，根据年龄、家庭、夫妻状态、个人情况进行提高性欲治疗，对于睾丸功能减退、雄激素分泌减少的患者可以给予雄激素补充治疗，对于高泌乳素血症患者应用溴隐亭治疗有效。

3. 药物等化学因素所致性欲减退的治疗

避免服用降低神经兴奋性和降低雄激素水平及影响促性腺激素的药物。如必须服用可减少使用剂量，或改用其他药物。

4. 抑郁症所致性欲减退的治疗

治疗方法有：①心理行为治疗。②选择性 5- 羟色胺再摄取抑制剂，包括舍曲林、帕罗西汀、西酞普兰等，多用于中枢 5- 羟色胺减少的患者。③三环类抗抑郁药包括氯丙咪嗪、多虑平等通过减少去甲肾上腺素和 5- 羟色胺的重吸收提高性欲。④多巴胺受体激动剂，包括溴隐亭、普拉克索等，可提高中枢多巴胺分泌从而提高性欲。

5. 提高性欲的药物

主要有：①多巴胺及 5- 羟色胺 1A 受体（$5\text{-}HT_{1A}$）受体激动剂，如多巴丝肼、麦卡角林。②氟班色林等。

6. 中医治疗

（1）中医认为性欲减退的病因病机为：①禀赋不足，肾精亏虚。②思虑过度，心脾两虚。③心虚胆怯。④肝气郁结。⑤痰湿内阻。

（2）中医对性欲减退的辨证论治：①肾阳不足：表现为性欲减退，畏寒肢冷，腰膝酸软，尿频而清，舌淡白，脉沉弱，治法以温补肾阳为主，选用复方玄驹胶囊、右归丸等。②肾精亏虚：表现为性欲减退，精神倦怠，乏力，头晕，心烦，自汗或盗汗，口干舌燥，舌红少苔，脉细数，治法以补肾填精为主，选用左归丸、五子衍宗丸、苁蓉益肾胶囊等。③肝气郁结：表现为性欲减退，胸胁苦满，不思饮食，情绪低落，善太息，焦虑易怒，舌黯苔少，脉弦，治法以疏肝解郁为主，选用逍遥丸、柴胡舒肝丸等。④心脾两虚：表现为性欲减退，失眠健忘，心虚胆怯，面色无华，头晕神疲，食欲不振，大便溏稀，舌淡，脉细弱，治法以补益脾肾为主，选用归脾丸。⑤痰湿内蕴：表现为性欲减退，体型肥胖，痰涎壅盛，胸闷纳呆，肢体困重，小便黄，白腻，脉滑，治法以理气化痰为主，选用二陈丸、六君子丸等。

七、预防

普及性教育，解除不必要的性顾虑。对社会、工作中的各种压力，应学会坦然面对。通过适当放松、减压，培养夫妻感情，加强沟通与交流。注意饮食调理，可以药食并用，选择具有补肾填精作用的海参、骨髓、甲鱼、鸽肉等。

第二节 性欲亢进

一、概述

男性性欲亢进是指性欲过于旺盛，超过正常性交的强度和频率，出现频繁的性兴奋现象。对性生活有迫切要求，甚至不受场合、地点等环境因素的约束，如不能满足会出现烦躁、焦虑等精神系统症状。性欲亢进往往是某种心理或器质性疾病的伴随症状，可发生于青春期到老年期。

二、病因

（1）内分泌疾病：大脑或下丘脑病变可引起促性腺激素分泌增多或对性激素敏感性增强，下丘脑性欲中枢过度活跃，促性腺激素分泌增多，导致性激素分泌增多，可引起性欲亢进。有些具有内分泌功能的肿瘤，如垂体、肾上腺、性腺肿瘤，也可导致性激素分泌增多，从而引起性欲亢进。甲状腺功能亢进也会引起雄激素代谢障碍，从而导致性欲亢进。

（2）精神系统疾病：如躁狂症、精神分裂症、强迫症等，由于精神障碍造成性兴奋抑制能力下降，脑内神经递质分泌紊乱，可导致性欲亢进，常出现思维奔逸、易冲动、动作过多、情感高涨等精神系统表现。

（3）精神心理因素：受到某些性文化影响或长时间接触带有性刺激的书刊、视频等，导致沉溺于色情，纵欲过度，从而表现为性兴奋过多，长期处于一种持续、强烈的性冲动状态。

（4）神经系统疾病：如脑卒中、脑外伤、癫痫、血管性痴呆等会引起脑内神经递质分泌紊乱，从而引起性欲亢进。

（5）性激素代谢紊乱、过高或过低、雌雄比例失调等。

三、辅助检查

（1）性欲亢进评测量表、心理健康自评量表。

（2）性激素：了解促性腺激素、雌激素和雄激素水平及比值、泌乳素水平。

（3）泌尿生殖彩超：了解泌尿系器官及性腺的结构、形态等有无异常表现。

（4）头颅 MRI：除外颅脑及垂体结构性异常病变。

（5）其他对因相关检查：神经系统检查，甲状腺、肾上腺功能检查，染色体核型分析等。

四、临床表现和诊断

患者精力旺盛，食欲增加，情绪高涨，整天沉浸于性冲动之中，各方面都表现出对性的渴求，为了满足性欲，性生活频繁，寻找一切可能的性交或手淫机会。也可以表现为性兴奋出现过快，甚至拥抱、接吻都可以产生强烈的性兴奋。当这种欲望强烈又无法释放时，患者出现情绪不稳定、焦虑、烦躁、头晕等症状。

由于性欲强弱主观性强，个体性欲的生理基础不同，缺乏客观诊断标准，而且性交频率与时间也不能作为性欲亢进的客观指标，只有当性冲动特别强烈不能自控，并且有一系列伴随症状时才考虑诊断。

五、治疗

根据患者的临床症状及特点、疾病严重程度、是否有其他共患心理及躯体疾病，采取对因和对症治疗，

但都需要坚持生物 - 心理 - 社会医学模式心理治疗，并且需要精神科、神经内科等多科室联合治疗。

1. 对因治疗

性欲亢进应该首先明确病因，然后再对因治疗，如精神系统疾病、内分泌肿瘤等需专科治疗。

2. 对症治疗

病因不能明确者可以进行经验性治疗，但药物治疗的同时也要坚持心理治疗。药物一般选择镇静剂（安定、氯丙嗪等）、抗抑郁药（氟西汀、曲唑酮等）、激素（己烯雌酚、醋酸甲地孕酮、GnRH 激动剂等）。

3. 中医治疗

中医认为性欲亢进主要与心肝肾相关。

（1）病因病机：①心火亢盛。②肝郁化火。③阴虚火旺。

（2）辨证论治：①心火亢盛：表现为性欲亢进，阴茎易勃起，性交频繁，心烦失眠，口干咽燥，小便短赤，大便干燥，舌红绛，脉数，治法以清心宁神为主，选用黄连上清丸、导赤散等。②肝郁化火：表现为性欲亢进，急躁易怒，面红目赤，口苦或咽干，胸闷胁痛，舌红，苔薄黄，脉弦数，治法以疏肝泻火为主，选用丹栀逍遥丸、龙胆泻肝丸等。③阴虚火旺：表现为性欲亢进，阳强易举，五心烦热，盗汗，头晕耳鸣，腰膝酸软，小便黄赤，大便秘结，舌红，少苔，脉细数，治法以滋阴补肾为主，选用大补阴丸、知柏地黄丸。

六、预防

掌握正确的性知识，加强心理疏导，避免接触色情刺激读物或视频、图片，培养其他有益的兴趣爱好，转移注意力等。

七、小结

性欲是对性对象或性生活的冲动或欲望，是一种主观的感受，同时受到多重因素的影响，包括年龄、自身精神心理变化和疾病、性伴侣、药物、社会环境等。理论上按照性欲的强弱，可以分为性欲减退和性欲亢进，也是性欲障碍的两种极端，但是由于性欲的主观性强，很难有客观的、量化的标准，诊断也就多是通过患者的主诉而来，所以无论是何种原因导致的性欲变化，都是一种伴随症状或者功能性障碍。性欲减退或亢进的患者，都是因症状对自身造成困扰，影响日常生活而来就诊，虽然 DSM-V 中性欲障碍的分类，已经不包括性欲亢进的诊断，但是这种症状毕竟影响到了患者，所以无论性欲减退（与年龄相符的性欲减退除外）或亢进，只要对患者造成影响，我们都应该积极寻找病因，通过心理疏导或药物进行治疗。

参考文献

[1] 白文俊，于志勇，李睿 . 雄激素与勃起功能障碍 . 中国男科学杂志，2011，7（25）：65-68.

[2] 李宏军 . 男性高泌乳素血症与不育及性功能障碍 . 中华妇产科杂志，2008，4（43）：313-315.

[3] NIMBI F M，TRIPODI F，ROSSI R，et al. Male sexual desire：an overview of biological，psychological，sexual，relatonal，and cultural factors influencing desire. Sex Med Rev，2020，8（1）：59-91.

[4] GEORGIADIS J R. Functional neuroanatomy of human cortex cerebri in relation to wanting sex and having it. Clin Anat，2015，28：314-323.

[5] CHENG J C，SECONDARY J，BURKE W H，et al. Neuroimaging and sexual behavior：identification of regional and functional differences. Curr Psychiaty Rep，2015，17（7）：55.

[6] CACIOPPO S，BIANCHI-DEMICHELI F，FRUM C，et al. The common neural bases between sexual

desire and love：a multilevel kernel density fMRI analysis. J Sex Med，2012，9（4）：1048-1054.
[7] SEOK J W，SOHN J H，CHEONG C. Neural substrates of sexual arousal in heterosexual males：event-related fMR investigation. J Physiol Anthropol，2016，35：8.
[8] CORONA G，ISIDORI A M，AVERSA A，et al. Endocrinologic control of men's sexual desire and arousal/erection. J Sex Med，2016，13（3）：317-337.
[9] BANCROFT J，JANSSEN E，STRONG D，et al. The relation between mood and sexuality in heterosexual men. Arch Sex Behav，2003，32（3）：217-230.
[10] MOYANO N，VALLEJO-MEDINA P，SIERRA J C. Sexual desire inventory：two or three dimensions. J Sex Res，2017，54（1）：105-116.
[11] 李裕聪，邱鸿钟．基于“上病下治”治则治疗癫狂伴性欲亢进．中国性科学，2019，28（10）：75-76.
[12] 燕小辉，许远理，李艳艳．性欲，一种基本情绪．中国性科学，2013，22（5）：86.
[13] 李曰庆，李海松．新编实用中医男科学．北京：人民卫生出版社，2018：190-193.

（周文亮　刘清尧）

第二十章　阴茎勃起与勃起功能障碍

阴茎勃起功能障碍（erectile dysfunction，ED）是男科门诊最常见症状之一，与许多因素相关。调查表明我国40岁以上男性中40%以上有不同程度的阴茎勃起功能障碍或勃起相关问题，而诊断为阴茎勃起功能障碍的患者中有60%分布于30～50岁人群。

第一节　阴茎的解剖与生理

一、阴茎解剖

1. 阴茎基本解剖特点

阴茎是雄性动物的交配器官，由3条平行的长柱状海绵体组成：上方两条圆柱状阴茎海绵体和下方一条圆柱状尿道海绵体。每个海绵体的外面都包有一层厚而致密的纤维膜，分别称为阴茎海绵体白膜和尿道海绵体白膜。海绵体内部由许多海绵体小梁和腔隙构成，腔隙是与血管相通的窦隙。当腔隙充血时，阴茎即变粗变硬而勃起。三个海绵体外面共被阴茎皮肤和深浅筋膜等包绕。中国成年人静态阴茎长度为（6.9 ± 1.4）cm，直径为（2.5 ± 0.4）cm，勃起状态下阴茎长度为（11.6 ± 1.7）cm，直径为（3.3 ± 0.4）cm。

2. 阴茎血管解剖

阴茎动脉血液供应主要依靠两支阴部内动脉，每支阴部内动脉在会阴部分为两支，一支为球部和尿道动脉，供应尿道海绵体；另一支为阴茎动脉，在阴茎海绵体脚分为阴茎背动脉和海绵体动脉，阴茎背动脉位于Buck筋膜和白膜之间，分出4～5条螺旋动脉进入尿道海绵体，并延伸至阴茎头，与尿道动脉吻合，一对海绵体动脉穿透白膜与海绵体神经一起支配海绵体，血流能使阴茎远段膨胀勃起（图3-1）。

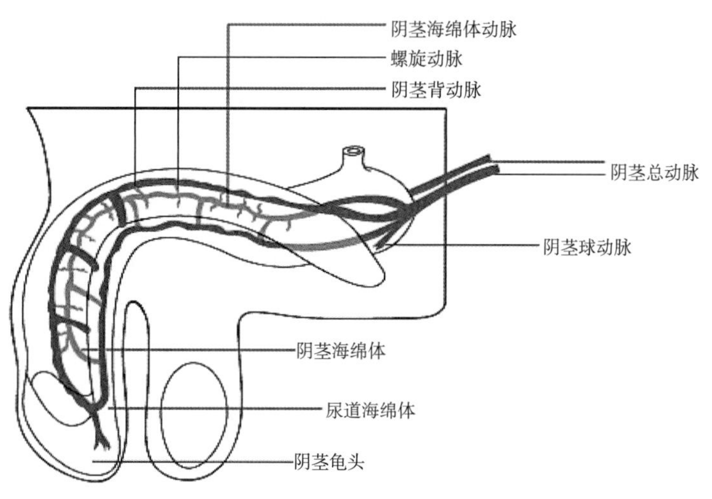

图3-1　阴茎动脉分布示例

阴茎静脉回流包括三个主要部分：表浅、中间及深部。表浅背静脉位于皮下和 Buck 筋膜之间；中间包括白膜浅表的阴茎背深静脉，接受阴茎头直接回流的静脉，贯穿海绵体白膜的导静脉及汇流尿道海绵体和阴茎海绵体的螺旋静脉，最后注入前列腺静脉丛。深部静脉包括球部、前后尿道及深部海绵体血管汇流至阴部静脉丛（图 3-2）。

3. 阴茎的神经解剖

支配阴茎勃起的外周神经包括自主神经（交感神经和副交感神经）和躯体神经（运动神经和感觉神经）。交感神经起于脊髓 $T_{10} \sim L_2$ 节段；通过分支进入交感链，部分神经进入肠系膜下神经丛及上腹下神经丛，最后经过下腹下神经进入盆神经丛支配阴茎。交感神经包括阴茎海绵体大、小神经，形成阴茎海绵体丛，是调节阴茎疲软的神经。副交感神经来自骶髓 $S_2 \sim S_4$，神经纤维离开脊髓前根经盆神经支配阴茎，通过调控阴茎血管和海绵体平滑肌的松弛作用而调控阴茎的勃起，故又称为勃起神经。所以阴茎受交感肾上腺素能神经和副交感胆碱能神经纤维的双重支配。支配阴茎的躯体神经为阴部神经，起于骶髓段 $S_2 \sim S_4$，含感觉、运动及节后交感神经纤维，分支为浅支、深支、直肠下及阴茎背神经。阴茎背神经进入泌尿生殖膈的后缘，支配球海绵体肌及坐骨海绵体肌，再进入泌尿生殖膈下筋膜后分支，支配阴茎海绵体、尿道海绵体及尿道，再穿过阴茎悬韧带向前在阴茎背面分支，支配皮肤、包皮及龟头。阴茎有丰富的感觉受体，阴茎背神经通过阴部神经将感觉冲动传至骶髓，与副交感传出神经共同支配和维持反射性勃起（图 3-3）。

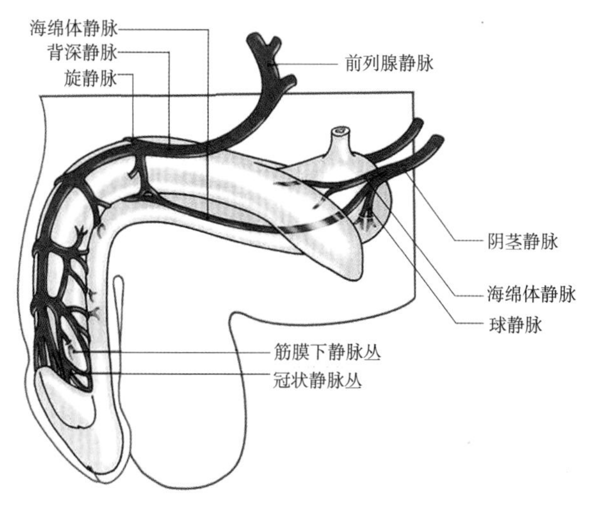

图3-2　阴茎静脉分布示例

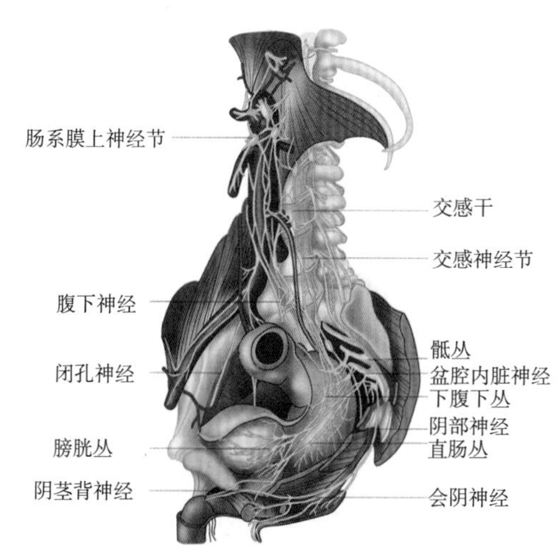

图3-3　阴茎神经分布示例

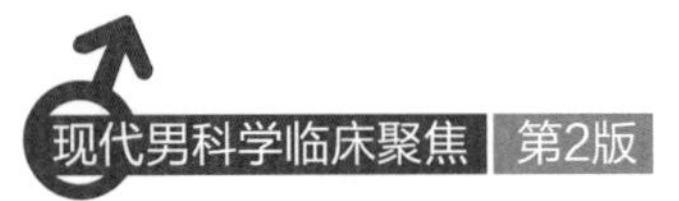

二、生理性勃起

阴茎海绵体由平滑肌细胞和结缔组织构成海绵体小梁，阴茎海绵体神经含有交感和副交感两种神经纤维。副交感神经来自 $S_2 \sim S_4$，副交感神经兴奋促进阴茎勃起；交感神经来自 $T_{10} \sim L_2$，交感神经兴奋导致阴茎疲软。阴茎背神经主要传递阴茎头、尿道、海绵体及阴茎体的感觉。阴茎勃起是一个复杂的心理生理过程，本质是一系列神经血管活动。

勃起的中枢机制尚未阐明，这是一个复杂的神经传导通路，目前的研究表明边缘系统和下丘脑起到关键作用，边缘系统是在解剖和功能上仍有一定争议的区域，主要由边缘叶、皮质、皮质下结构等三大部分组成，内含多个神经核。这些神经核又都与下丘脑及皮质上组织的许多区域有明显的联系。有多种中枢神经递质参与勃起过程，其中对性欲和勃起有促进作用的神经递质有：①多巴胺：人类大脑有四条多巴胺通路，分别为大脑皮质通路、黑质 - 纹状体通路、下丘脑 - 垂体通路和鼻通路，相互间有密切联系，其中下丘脑 - 垂体通路与生殖和性活动关系最密切，补充外源性多巴胺可提高性欲、促进阴茎勃起。②缩宫素：下丘脑 - 脑干 - 脊髓自主神经中枢的下行通路中含有缩宫素，具有促进阴茎勃起作用。③促肾上腺皮质激素：可作用于下丘脑促进阴茎勃起。抑制勃起的中枢神经递质有：①去甲肾上腺素：主要通过兴奋中枢 α_2- 受体对勃起产生抑制作用，如 α_2- 受体激动剂可乐定有抑制性欲和勃起的作用，研究也表明选择性 α_2- 受体阻断剂育亨宾对心理性勃起功能障碍有效而对器质性勃起功能障碍无效。②其他具有抑制勃起作用的神经递质：如阿片类、γ - 氨基丁酸、泌乳素、5-HT 等，但 5-HT 受体亚型对性欲和勃起的作用不确切，如 5-HT_{2C} 受体激活促进勃起，而 5-HT_{1A} 受体激活抑制勃起，故 5-HT 在性活动中有多样性作用。

大脑接受性刺激，从下丘脑或骶髓低级中枢发出冲动，神经冲动传至阴茎海绵体的副交感神经。副交感神经末梢、血管内皮细胞等在一氧化氮合酶（nitric oxide synthase，NOS）的催化下合成释放一氧化氮（nitric oxide，NO）增多。目前发现的 NOS 有三种，分别为神经型（neuronal nitric oxide synthase，nNOS）、内皮型（endothelial nitric oxide synthase，eNOS）和诱生型（inducible nitric oxide synthase，iNOS）。三种 NOS 在阴茎均有表达，但组织分布有差异。nNOS 主要分布于神经组织，在阴茎勃起起始阶段起关键作用，eNOS 分布于上皮组织和平滑肌，与 nNOS 协同维持勃起，而 iNOS 主要分布于平滑肌和巨噬细胞，具体作用不详。NO 进入平滑肌细胞内，激活鸟苷酸环化酶，使平滑肌细胞内的环磷酸鸟苷增多，后者激活蛋白酶 K，作用于钙离子通道，使细胞内钙离子浓度降低，平滑肌细胞舒张。除 NO 外，在外周促进平滑肌舒张、阴茎勃起的物质还包括乙酰胆碱、血管活性肠肽、降钙素基因相关肽等；与平滑肌收缩、阴茎疲软相关的物质有去甲肾上腺素、神经肽 Y、内皮素 -1、前列腺素、血管紧张素、5-HT 等。

阴茎勃起的血流动力学变化分期如下。Ⅰ期：小动脉扩张，收缩期和舒张期血流均增加，阴茎海绵窦扩张，静脉受牵拉而变细，贮血；Ⅱ期：白膜下静脉受压闭合，减少静脉回流；Ⅲ期：海绵窦进一步膨胀，穿支小静脉受压，静脉回流最少，海绵体内压达到 100 mmHg，阴茎充分勃起；Ⅳ期：坐骨海绵体肌收缩，使海绵体内压激增，达到 140 mmHg，阴茎强直勃起。平滑肌舒张、动脉血流量及流速、静脉血流出阻力是阴茎勃起三大要素。阴茎勃起产生的生物学效应为：阴茎海绵体内小动脉及血管窦的平滑肌细胞舒张，海绵体血管窦扩张，动脉血流量增加，阴茎海绵体充血胀大，胀大的阴茎海绵体压迫白膜下的小静脉，使静脉流出道关闭，盆底肌的收缩也可压迫海绵体，使之进一步胀大、坚硬而产生勃起。交感神经兴奋时小动脉及血管窦的平滑肌细胞收缩，海绵体压力下降，静脉开放，阴茎开始疲软。

三、阴茎勃起类型

勃起由大脑皮质受刺激引起者称为中枢性勃起，包括心理性勃起和夜间勃起；由阴茎局部有效刺激所产生的勃起称反射性勃起。心理性勃起与反射性勃起常协同作用而产生勃起，也可以各自独立发挥作用。阴茎勃起还包括人工诱导的勃起。

（1）心理性勃起（中枢性）：由有关性内容的听觉、视觉、嗅觉及思维、想象等刺激兴奋大脑皮质，并通过脊髓的胸腰段勃起中枢传出，作用于阴茎海绵体后使动脉扩张，大量血液流入阴茎海绵体，同时静脉回流减少，使阴茎迅速勃起。

（2）夜间勃起（中枢性）：白天交感神经处于兴奋状态，大脑抑制了阴茎的自发勃起，熟睡之后，副交感神经兴奋，同时大脑对阴茎勃起抑制作用消失，阴茎便自发出现勃起。睡眠处于快速眼动睡眠期和非快速眼动睡眠期的交替之间，也经历着勃起–疲软–再勃起–再疲软的生理过程，称为阴茎夜间勃起，是健康男性正常的生理过程。一般来说，健康男性每晚都会有 3～6 次、每次约 15 分钟的阴茎勃起，总共勃起时长可达 45～90 分钟，晨间勃起也是夜间勃起的延续。

（3）反射性勃起（外周性）：生殖器受到性刺激，如触摸、摩擦等局部刺激或接受来自内部的对直肠和膀胱等刺激时引起的反射性勃起，这是通过刺激骶髓的低级勃起中枢实现的。

（4）人工诱导的勃起：阴茎海绵体局部注射血管活性药物（前列腺素 E、罂粟碱）后阴茎动脉扩张，大量血液流入阴茎海绵体，同时静脉回流减少，导致阴茎被动勃起。海绵体内注射药物曾经是治疗 ED 具有里程碑意义的治疗方法。

第二节　阴茎勃起功能障碍

一、定义

阴茎勃起功能障碍（erectile dysfunction，ED）是指阴茎持续不能达到或维持足够的勃起以完成满意的性生活，病程达 3 个月以上。

二、流行病学

我国 11 个城市医院门诊就诊的 ED 患者中，30～50 岁的 ED 患者占 60% 以上，中度和重度的 ED 患者占 42.9% 和 29.9%；2000 年上海市 1582 名年龄为（62.1 ± 9.21）岁的中老年男性的 ED 患病率为 73.1%；2003 年北京市社区调查 1247 名已婚男性，其中 40 岁以上者 ED 患病率为 54.5%；2010 年 BPC–BPH 研究小组调查北京市社区共 1644 名 50～93 岁 [平均（64.5 ± 9.8）岁] 患者，男性 ED 的患病率为 90.45%；美国马萨诸塞州男性老龄化研究中 1290 名年龄在 40～70 岁男性的 ED 发生率为 52%，其中轻、中、重度 ED 发生率分别为 17.2%、25.2% 和 9.6%。

三、病因及发病机制

阴茎勃起是中枢控制的神经肌肉活动，需要神经、内分泌、血管、阴茎海绵体及精神心理因素的密切协同。阴茎勃起的必要条件有：①正常的阴茎解剖结构。②适宜的血清睾酮水平。③足够强度连续的性刺激。④结构及功能正常的神经传导系统。⑤充足的阴茎动脉血流。⑥阴茎海绵体及静脉闭塞功能正常。⑦女方、环境及其他因素等。ED 的病因错综复杂，通常是多因素导致的结果。

（1）精神心理因素：夫妻关系不和、性知识缺乏、不良的性经历、工作或经济压力过大、对媒体宣传的错误理解、对疾病和药物不良反应的恐惧所致的焦虑和抑郁等心理障碍和环境因素等，勃起功能障碍作为躯体症状又会引起焦虑、抑郁，导致 ED 进一步加重。

（2）内分泌性因素：性腺功能减退，雄激素缺乏或作用障碍，甲状腺疾病等。

（3）代谢性疾病：以糖尿病最为多见，糖尿病患者 ED 发生率可高达 30%～70%，是非糖尿病患者的 2～5 倍，随着糖尿病患者病程延长，ED 发生率也会明显增加；血脂代谢异常也是 ED 的重要危险因素；代谢性疾病引起的血管、神经损害与 ED 直接相关，但仍有部分机制尚无定论。

（4）血管性病因：正常血管功能是阴茎勃起的基础，其中足够的动脉压力及血供尤为重要。通常内系疾病导致动脉血管上皮和平滑肌受损的顺序为：收缩功能下降→舒张功能下降→血管斑块形成→斑块破裂导致闭塞。高血压、糖尿病、高脂血症、吸烟、肥胖等各种原因均可造成动脉舒张功能下降，甚至狭窄闭塞。静脉性 ED 发生率也很高，各种原因（老年和慢性疾病导致静脉退化、吸烟、创伤等）导致的静脉瓣膜功能受损、闭塞功能障碍及海绵体白膜退化、动静脉瘘等都是ED发生的重要因素。

（5）神经系统病变：中枢神经系统疾病、脊髓损伤、周围神经损伤或病变、小动脉及海绵体上感受器病变等均可引起神经性ED，由于病变部位不同，引起ED的病理生理学机制也会不同。

（6）药物性因素：抗高血压药（如利尿药和β受体阻滞药）、精神科药物、神经类疾病药物、抗雄激素药物、抗组胺药、毒品等。

（7）其他因素：阴茎解剖或结构异常，如小阴茎、阴茎弯曲等可能导致ED；肿瘤患者因焦虑、抑郁或疼痛等导致ED；慢性肾功能不全可致性腺功能减退造成ED；原发性精索静脉曲张很可能是勃起功能障碍的危险因素，继发的心理因素也可以成为勃起功能障碍的心理病因之一；阻塞性睡眠呼吸暂停可以引起间歇低氧血症和睡眠片段化，长期可导致机体多个靶器官的损害，这也是ED的危险因素。

（8）ED可以是不同疾病病理过程中的共同表现，如精神或神经类疾病可引起ED，而治疗精神神经疾病的药物也可以引起ED；各种慢性疾病造成的外周血管、神经损害可引起ED，同时对疾病的担忧引起的焦虑、抑郁也可能造成ED。

四、危险因素

ED与男性年龄老化密切相关，神经血管的功能随年龄老化而下降，同时海绵体白膜弹性也会下降。美国流行病学调查表明小于40岁男性ED发生率为1%～9%，而60～69岁男性ED发生率为20%～40%。吸烟、嗜酒、缺乏运动、性生活不规律、生活方式不良及肥胖、动脉粥样硬化、代谢性疾病、下尿路症状、良性前列腺增生、盆腔肿瘤及手术等，均是ED的危险因素。

各种可能引起心血管损害的慢性疾病均为ED的危险因素，如高血压、糖尿病、高脂血症等。阴茎动脉直径平均只有冠状动脉主干直径的1/3，故许多男性心血管疾病患者常以勃起功能障碍为首发症状。

精神疾病、焦虑或抑郁状态、生活工作压力大也是ED危险因素，同时治疗高血压和精神疾病的药物也会引起ED。

五、分类

1. 按发病时间分类

（1）原发性ED：指从首次性交即出现不能正常诱发和（或）维持勃起，包括原发心理性ED和原发器质性ED。

（2）继发性ED：是相对于原发性ED而言，指有正常勃起或性交经历之后出现的勃起功能障碍。

2. 按是否合并其他性功能障碍分类

（1）单纯性ED：指不伴有其他性功能障碍而单独发生的ED。

（2）复合性ED：合并其他性功能障碍的ED称为复合性ED，常见合并发生的性功能障碍包括射精障碍和性欲减退。与ED有共同致病因素的其他性功能障碍可以和ED同时发生，如前列腺癌去势治疗可同时导致性欲减退和ED，也可序贯发生，如长期早泄患者可造成心理性ED，严重的ED患者可造成性欲减退。

3. 按ED的病因分类

参见ED的“病因及发病机制”。

六、诊断及鉴别诊断

（一）病史

获得客观、准确的病史是诊断的关键，应消除患者的羞涩和难以启齿的心理，鼓励患者的性伴侣参与ED的诊断。

（1）发病与病程：发病是突然还是缓慢，程度是否逐渐加重，是否与性生活情境相关，有无夜间勃起及晨勃。

（2）婚姻与性生活情况：是否已婚，有无固定性伴侣，性欲如何，性刺激下阴茎能否勃起，硬度是否足以插入，阴茎勃起能否维持到性交完成，有无早泄等射精功能障碍，有无性高潮异常等。偶尔出现性交失败，不能轻易诊断为勃起功能障碍。

（3）非性交时阴茎勃起状况：有无夜间勃起及晨勃，性幻想或视、听、嗅和触觉刺激有无阴茎勃起，硬度如何。

（4）精神、心理、社会及家庭等因素：发育过程中有无消极影响与精神创伤，成年后有无婚姻矛盾、性伴侣不和或缺乏交流，有无意外坎坷、工作压力大、经济窘迫、人际关系紧张、性交时外界干扰等情况存在，是否存在自身不良感受、怀疑自己的性能力、自卑、性无知或错误的性知识、宗教和传统观念影响等因素。

（5）有无可能导致勃起功能障碍的疾病或损伤：是否有慢性疾病，如高血压、冠心病、糖尿病、高泌乳素血症、甲状腺功能异常、性腺功能减退等；是否有神经、精神系统疾病等；是否使用心血管疾病药物、神经精神系统药物或激素类药物等；是否有外伤或手术损伤，如脊柱或骨盆外伤，盆腔及会阴、生殖器手术，腹膜后淋巴结清扫手术等；是否还有其他疾病的治疗过程。

（二）阴茎勃起硬度分级与严重程度评估

1. 阴茎勃起硬度分级（主观法）

（1）Ⅰ级（重度 ED）：阴茎只胀大但不硬。

（2）Ⅱ级（中度 ED）：硬度不足以插入阴道。

（3）Ⅲ级（轻度 ED）：能插入阴道但不坚挺。

（4）Ⅳ级（正常）：阴茎勃起坚挺。

2. IIEF-5 量表（国际勃起功能问卷）

各项得分相加得出勃起功能障碍严重程度。正常：＞22 分；轻度：12～21 分；中度：8～11 分；重度：5～7 分。量表内容见表 3-1。

表 3-1　IIEF-5 量表（国际勃起功能问卷）

问题	0分	1分	2分	3分	4分	5分
在性交过程中对阴茎勃起及维持勃起的信心如何	无性生活	很低	低	中等	高	很高
有多少次阴茎能坚挺地进入阴道	无性生活	几乎没有或完全没有	只有几次	有时或约一半时候	大多数时候	几乎每次或每次
阴茎进入阴道后有多少次能维持勃起	无性生活	几乎没有或完全没有	只有几次	有时或约一半时候	大多数时候	几乎每次或每次
保持阴茎勃起至性交完毕有多大困难	无性生活	非常困难	很困难	困难	有点困难	不困难
性交有多少次感到满足	无性生活	几乎没有或完全没有	只有几次	有时或约一半时候	大多数时候	几乎每次或每次

（三）体格检查

体检重点观察：①第二性征发育：注意患者皮肤、体型、骨骼及肌肉发育情况，有无喉结，胡须和体毛分布与疏密程度，有无男性乳腺发育等。②生殖系统检查：注意阴茎大小，有无畸形和硬结，睾丸是否正常。③局部神经感觉：会阴部感觉、提睾肌反射等，50 岁以上男性应常规行直肠指检，既往 3 ～ 6 个月内如患者未行血压及心率检查，应行血压及心率测定。

（四）辅助检查

1. 实验室检查

应根据患者主诉及危险因素行个体化安排，包括血常规、血生化、性激素 6 项、甲状腺激素等，对 50 岁以上患者应常规检测前列腺特异性抗原。

2. 阴茎夜间勃起测试

阴茎夜间勃起测试（nocturnal penile tumescence，NPT）是临床上鉴别心理性和器质性 ED 的重要方法。健康男性从婴儿到老年均有这一生理现象。NPT 是一种能够连续记录夜间阴茎胀大程度、硬度、勃起次数及持续时间的方法，并可以在家中监测。正常人夜间 8 小时熟睡时阴茎勃起为 3 ～ 6 次，每次持续 15 分钟以上。勃起硬度＞ 70% 为正常勃起，40% ～ 70% 为无效勃起，＜ 40% 为无硬度性勃起。由于该监测方法也受睡眠状态的影响，通常需要连续观察 2 ～ 3 个夜晚，以便更准确地了解患者夜间勃起情况。

3. 阴茎海绵体注射血管活性药物试验

阴茎海绵体注射血管活性药物试验主要用于鉴别血管性 ED。注射药物的剂量常因人而异，通常为前列腺素 E1 10 ～ 20 μg 或罂粟碱 15 ～ 60 mg（或加酚妥拉明 1 ～ 2 mg），勃起硬度≥Ⅲ级，持续 30 分钟以上为阳性勃起反应。若勃起硬度≤Ⅱ级，提示有血管病变；硬度Ⅱ～Ⅲ级为可疑。注射药物 15 分钟后阴茎缓慢勃起表明阴茎动脉供血不全。若注药后勃起较快，但迅速疲软，提示阴茎静脉闭塞功能不全。由于精神心理、环境和药物剂量均可影响试验结果，故勃起不佳也不能肯定有血管病变，需进行进一步检查。注射血管活性药物后阴茎持续勃起超过 4 小时应及时处理，避免异常勃起给患者造成阴茎不可逆损害。

4. 彩色多普勒超声检查

彩色多普勒超声检查是诊断血管性 ED 最有价值的方法之一。常用阴茎内血管功能评价参数有海绵体动脉直径、收缩期峰值流速（peak systolic velocity，PSV）、舒张末期流速（end diastolic velocity，EDV）和阻力指数（drag index，RI）。一般认为，勃起功能正常者注射血管活性药物后阴茎海绵体动脉直径＞ 0.7 mm 或增大 75% 以上，PSV 35 ～ 47 cm/s，EDV ＜ 5 cm/s，RI 接近 1。PSV ＜ 30 cm/s 为动脉血供不足。EDV ＞ 5 cm/s，RI ＜ 0.75 为静脉闭塞功能不良。

5. 神经诱发电位检查

神经诱发电位检查包括多种检查，如阴茎感觉阈值测定、球海绵体反射潜伏时间（bulbocavernosus reflex，BCR）、阴茎海绵体肌电图、躯体感觉诱发电位及括约肌肌电图等。目前应用较多的检查为球海绵体反射潜伏时间，该法主要用于神经性 ED 的间接诊断和鉴别诊断。该检查在阴茎冠状沟和其近侧 3 cm 处分别放置环状刺激电极，而在双侧球海绵体肌插入同心圆针式电极记录反射信号；由直流电刺激器发出方形波刺激，测量并记录刺激开始至反应起始的潜伏时间。BCR 的正常阈值是 30 ～ 45 ms，超过均值三个标准差以上者为异常，提示有神经性病变的可能。

6. 阴茎海绵体灌注测压及造影

阴茎海绵体灌注测压及造影用于诊断静脉性 ED。适应证：①疑有阴茎静脉闭合功能不全，行静脉手术之前。②行阴茎动脉血管重建手术前，排除静脉阻闭功能不全。③疑阴茎海绵体病变者。注入血管活性药物前列腺素 E1 10 ～ 20 μg 或罂粟碱 15 ～ 60 mg（或加酚妥拉明 1 ～ 2 mg），5 ～ 10 分钟海绵体平滑肌松弛，用 80 ～ 120 mL/min 流量快速注入造影剂。静脉功能正常者在海绵体内压力为 100 mmHg 时，维持灌注流速应低于 10 mL/min，停止灌注后 30 秒内海绵体内压力下降不应超过 50 mmHg。同时观察阴茎海绵体形态，阴茎和盆腔静脉回流情况。在注入造影剂后30～60秒、90秒、120秒及900秒时摄前后位片。静脉瘘的X线表现为：①阴茎背深静脉及前列腺周围静脉丛显影。②阴部内、外静脉系统显影。③阴茎浅静脉显影。④尿道海绵体显影。⑤少数患者可发现会阴丛显影。静脉闭塞功能正常者在海绵体外难以见到造影剂影像。先天性或创伤性静脉瘘者可分别在阴茎脚或损伤处显示静脉瘘影像。海绵体或白膜病变性静脉瘘的典型表现是阴茎所有静脉通道的弥漫性泄漏。

7. 选择性阴部内动脉造影术

选择性阴部内动脉造影术可以明确动脉病变部位和程度，并可同时进行扩张或介入治疗。主要适应证为：①骨盆外伤后ED。②原发性ED，疑阴部内动脉血管畸形。③NPT和IC试验反应阴性，需要进一步诊断。④彩色多普勒检查显示动脉供血不全并准备行血管重建手术。由于该技术有一定风险性，可造成出血或动脉内膜剥脱等并发症，需要谨慎选择。

七、治疗

（一）治疗目标与原则

ED治疗前应明确患者是否有基础疾病、药物影响因素、不良生活嗜好、诱发因素、危险因素及潜在的病因，鉴别心理性ED还是器质性ED，ED通常选择药物治疗，辅助必要的心理健康指导。治疗方案选择应该基于患者及其伴侣的预期值、性生活满意度、总体健康满意度等诸多方面考虑，告知可选的治疗方法、有效性和安全性。

ED具体治疗主要包括：①解除病因，生活方式调整、基础疾病控制、心理疏导与伴侣配合、性生活指导等。②药物治疗。③合并症治疗。④难治性ED治疗策略选择。

（二）对因治疗

（1）生活方式的调整：生活方式调整是ED治疗的重要事项，合理的睡眠、健康的饮食习惯、适当的体育运动、控制体重等均可以改善血管功能和勃起功能；合理补充抗氧化物如维生素E和维生素C等及含钙食物也可改善心血管功能和勃起功能；地中海饮食（以水果、蔬菜、坚果、五谷杂粮、鱼类为主，少量红肉和精细谷物）可以改善血管疾病，对ED恢复有益。

（2）基础疾病的控制：ED是可以治疗的功能障碍，并不是真正意义的疾病，而常常是一些内系疾病的早期表现，如冠心病、糖尿病、高血脂、甲状腺疾病、抑郁症等，基础疾病的有效控制对ED的治疗有益。

（3）心理疏导与伴侣配合：心理性ED患者幸福感下降、自信心和自尊心不足等心理问题，需要心理咨询与指导帮助其恢复良好的心理健康，有助于其性功能的恢复。由于生活节奏快、生活工作压力大，临床常常遇到焦虑抑郁或其他精神疾病的患者表现出ED，进行必要的心理咨询、鼓励性伴侣共同参与对其恢复有益。

（4）性生活指导：性生活是必不可缺少的部分，不是可有可无，性爱是男女双方的事，ED的发生常常是伴侣双方的问题，鼓励患者及其伴侣共同参与，提高对性生活的兴趣，在心理治疗或药物等治疗下适当增加性生活频率，帮助男性恢复ED。

（5）性感集中训练：适合任何类型的勃起功能障碍，也是治疗心理性勃起功能障碍的重要手段。在安静舒适的环境中由性伴侣共同进行。前提是双方感情和睦、性欲正常、有很好的治疗意愿和依从性。治疗分为三个阶段循序渐进：①非生殖器官性感集中训练，双方裸体、放松，彼此爱抚生殖器以外部位，通过身体交流了解彼此的性敏感区，逐渐激发性欲，最后搂抱结束训练，每次训练时长约30分钟，每周2～3次。②生殖器官性感集中训练，在非生殖器官性感集中训练1～2周后过渡到彼此爱抚生殖器官阶段，待阴茎勃起后暂停并放松使阴茎疲软，而后再次抚摸彼此身体和性器官，如此反复多次建立对勃起的信心，但不可以性交，每周2～3次。③阴茎插入训练：如果前两个阶段进行顺利，在1～2周的生殖器官性感集中训练后可试行将阴茎插入阴道内，不可以抽动，通过感受插入的快感保持阴茎勃起状态，疲软后稍事休息及活动，如此训练到勃起满意后进入阴道内抽动阶段，直到射精。

（三）口服药物治疗

1. PDE5i

PDE5i 是目前治疗 ED 的一线药物，使用方便、有效、安全，容易被患者接受。PDE5i 类药物通过抑制 5 型磷酸二酯酶活性而减少 cGMP 的降解，使细胞内钙离子下降，导致平滑肌松弛，使阴茎海绵体内动脉血流增加，阴茎勃起。口服 PDE5i 后需要有足够性刺激才能增强阴茎勃起功能，总体有效率接近 80%。同时 PDE5i 类药物还可以改善血管内皮功能，提高血管弹性，有助于促进患者勃起功能正常化，临床常用药物有西地那非、伐地那非和他达拉非。

用药方案包括按需治疗和长程治疗。按需治疗：性生活前 0.5 ～ 2 小时空腹口服（如西地那非 100 mg、他达拉非 20 mg、伐地那非 20 mg），服药后 30 分钟内应避免进食，也可以在餐后 2 小时以上胃排空后口服。西地那非和伐地那非起效时间为 15 ～ 60 分钟，半衰期为 3 ～ 5 小时，药物最佳勃起浓度时间在服药后 0.5 ～ 4 小时，有效勃起浓度维持 4 ～ 8 小时。他达拉非起效时间为 15 ～ 120 分钟，半衰期为 17.5 小时，药物最佳勃起浓度时间可维持 24 小时，有效勃起浓度维持 24 ～ 36 小时。长程治疗：长期小剂量口服 PDE5i 治疗（西地那非 25 mg、口服、1 次 / 晚，他达拉非 5 mg、口服、1 次 / 晚，伐地那非 5 mg、口服、1 次 / 晚）。应当在餐前 30 分钟以上空腹口服。长程治疗可使患者体内血药浓度更加稳定（如他达拉非 5 mg、qd、连续服药 5 日后，血药浓度即可达到稳定的水平），也更利于血管功能恢复，如患者条件允许且性生活频率较高（每周 2 ～ 3 次以上），建议长程治疗。

目前还没有三种药物临床疗效的多中心双盲或三盲比较研究。应该在患者充分了解不同药物的效果（如短效或长效）和可能出现的不良反应的前提下根据患者性交频率和医师经验来选择药物。

（1）PDE5i 用药安全性

1）心血管安全性：PDE5i 在稳定性心绞痛患者运动试验中不影响总的运动时间和缺血时间，不影响心肌收缩、耗氧量和心输出量，没有增加心肌梗死的发生率。伐地那非可引起轻度 QT 间期延长，禁忌与Ⅰa 类（奎尼丁、普鲁卡因胺）或Ⅲ类（胺碘酮）抗心律失常药合用，对有 QT 间期延长病史患者慎用。PDE5i 与硝酸盐类药物合用（如硝酸甘油、单硝酸异山梨酯、硝酸异山梨酯等）可引起顽固性低血压，属于用药绝对禁忌。PDE5i 与抗高血压药物合用可产生轻微的协同作用，一般而言，即使服用几种抗高血压药物，PDE5i 也不会增加不良反应，但 α 受体阻滞剂与所有 PDE5i 合用均有一定协同作用，可能导致体位性低血压，如需联合使用，建议间隔 4 小时以上。

2）视觉障碍：除他达拉非外，西地那非、伐地那非对 PDE5 有选择性抑制作用，可致视觉异常，主要表现眩光、蓝视。通常是轻微、短暂的不良反应，建议患者停药并去眼科就诊。

3）生殖安全性：随机对照实验表明 PDE5i 对精液质量无明显影响。

4）肌痛、背痛：服用他达拉非后少数患者出现肌痛、背痛，机制不详。

5）其他：有头痛、面部潮红、鼻塞、胃肠道不适等，均与 PDE5i 的平滑肌松弛和扩血管作用相关，多数可耐受。

6）成瘾性：对 PDE5i 长达两年的连续服药研究表明该药物无成瘾性。

（2）无效者的处理

正确、足量使用 PDE5i 后勃起功能无改善者为无效。常见原因有性刺激缺乏或不足、服药量不足、餐后用药、服药与性生活间隔时间太长、乙醇或饮食影响了药物的吸收、焦虑和（或）抑郁状态及长期不合理睡眠导致神经勃起信号不足、严重的外周血管病变或雄激素缺乏导致血管舒张功能下降等。

处理方法如下。

1）指导患者正确使用 PDE5i，性生活前 1 ～ 2 小时空腹、足量口服；长效制剂（如他达拉非）可在性生活当日晚餐前 30 分钟以上空腹口服。

2）更换另一种 PDE5i。

3）联合治疗，如他达拉非 5 mg/d，联合性生活当日西地那非 50 ～ 100 mg。

4）积极治疗影响勃起的其他疾病，如高血压、高脂血症或糖尿病等可能损伤外周血管、神经的疾病；怀疑有焦虑、抑郁状态者，可进行焦虑和抑郁评分后给予相应的治疗。

5）睡眠不足或紊乱（经常习惯性熬夜或夜班工作者）可能因为神经生理紊乱导致多巴胺和5-羟色胺通路功能紊乱或其他勃起相关神经递质减少引起性欲下降和（或）勃起神经信号不足，导致药物治疗效果下降，应当让患者养成早睡早起的良好生活习惯。

6）性激素不足者，睾酮对外周血管内皮有保护作用，睾酮或雌二醇水平下降，或两者比率失衡均可能导致性欲下降、勃起功能障碍；男性体内雌激素主要由雄激素在外周（主要在脂肪组织）经芳香化酶作用后产生，故性激素的补充主要针对睾酮，睾酮接近或低于正常参考低值者应适度补充睾酮。

7）改用其他治疗或与其他方法联合治疗，如海绵体注射、真空助勃装置、低能量冲击波治疗等。

PDE5i对ED的治疗总体有效率接近80%，但有一定个体差异，部分患者疗效欠佳，可能有容易被临床医生忽视的因素。PDE5i作用机制主要是通过抑制5型磷酸二酯酶活性而减少环磷酸鸟苷（cyclic guanosine monophosphate，cGMP）的降解，但并不具备产生cGMP的作用。cGMP产生主要依赖于中枢的勃起信号传导至阴茎后，由局部副交感神经末梢和血管内皮细胞的NOS催化合成NO增多，进一步使平滑肌细胞内cGMP增多。焦虑、抑郁状态、睡眠紊乱、过度疲劳、慢性疾病消耗均可能导致中枢多巴胺和其他勃起相关递质下降，使中枢勃起信号下降，导致PDE5i作用下降。

2. 中药

中药治疗阳痿有着几千年的历史，积累了宝贵的临床经验。需要在中医辨病辨证论治的基础上应用。主要针对轻、中度心理性或器质性ED患者。详见第五十三章“常见男科疾病的中医辨证方法和中成药治疗”。

3. 其他药物

其他药物有：①曲唑酮：是5-HT_{2C}受体的激动药，也是5-HT_{1A}受体阻滞药。也有阻断外周α_2-受体、松弛血管及海绵体平滑肌、增加海绵体内的血液供应改善勃起的作用。但也有研究表明与安慰剂无统计学差异。②育亨宾：是选择性α_2-受体阻断剂，有扩血管作用，在PDE5i应用于ED治疗之前被广泛应用，但由于人类阴茎海绵体中α_2-受体很少，其作用有限，回顾性研究也表明育亨宾对心理性勃起功能障碍有效而对器质性勃起功能障碍无效。③多巴胺激动药：可提高勃起中枢兴奋性，但不良反应较大，对ED的治疗作用有待进一步研究，目前主要应用于逆行射精、不射精等情况的治疗。④外用膏剂或尿道内给药：目前临床应用较少。

（四）海绵体活性药物注射治疗

对口服药物治疗无效的ED患者，可采用海绵体内注射治疗，有效率高达85%。若注射后持续勃起超过4小时应按阴茎异常勃起处理。

（1）常用药物：①前列地尔：是国外第一个也是唯一一个获得批准用于海绵体内注射治疗ED的药物。其作用机制是通过平滑肌细胞表面受体刺激产生腺苷酸环化酶，该酶使ATP转化为环磷酸腺苷（cyclic adenosine monophosphate，cAMP），从而使阴茎血管平滑肌细胞内钙离子浓度下降，平滑肌松弛，血管扩张。治疗剂量为5～20 μg，开始勃起的时间为5～15分钟，维持时间因注射量的多少而定，主要不良反应是注射时或注射后阴茎疼痛。②罂粟碱：是非特异性磷酸二酯酶抑制药，通过阻断cGMP和cAMP降解使细胞内钙离子浓度下降，平滑肌松弛，血管扩张。剂量为15～60 mg，不良反应有阴茎异常勃起和海绵体纤维化等。③酚妥拉明：单独使用效果不明显，常与罂粟碱和前列地尔联合使用。

（2）注射方法：无菌操作，可采用皮试用针头（TB针头），在海绵体侧方与皮肤成90°角进针，注意避开表皮血管，注射后局部压迫2分钟以上止血，改良的注射笔能降低操作难度，同时减少患者的恐惧感（操作方法和部位见图3-4）。

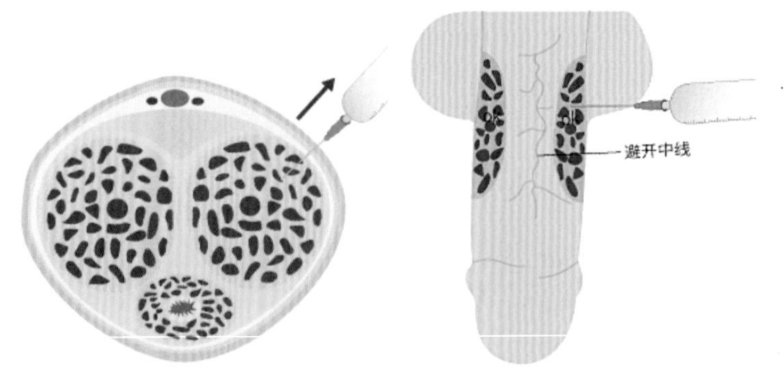

图3-4　海绵体注射方法和部位示意图

（五）器械治疗（真空勃起装置和冲击波）

1. 真空勃起装置治疗

通过负压将血液吸入阴茎海绵体中，然后在阴茎根部套入缩窄环阻止血液回流以维持阴茎勃起。适用于 PDE5i 类药物治疗无效或不能耐受药物治疗的患者，尤其适用于性生活频次极少的老年患者。真空助勃时间不宜超过 30 分钟。真空勃起装置（vacuum erection device，VED）还可用于盆腔手术或外伤后勃起功能障碍的恢复治疗，可选择 PDE5i 类药物和 VED 联合治疗。真空助勃治疗可增加海绵体血供和氧含量，减少细胞凋亡和纤维化，通常在外伤或术后一个月开始使用，每日一次，每次 10 分钟或连续两次间隔短暂的负压吸引，每次 5 分钟，连续治疗 3 ~ 12 个月。真空助勃联合 PDE5i 类药物的康复治疗效果明显优于单独使用。VED 常见不良反应有阴茎麻木、疼痛、射精延迟等，禁忌证包括阴茎自发性异常勃起、间歇性异常勃起和阴茎严重畸形，凝血功能异常和接受抗凝治疗的患者出现淤点、淤斑和血肿风险较高，应谨慎使用。VED 可以与 PDE5i 类药物联合治疗，提高勃起成功率。

2. 低能量冲击波治疗

改善勃起功能的机制还不是十分清楚。有研究表明局部冲击波治疗可通过改善血管舒张功能、消除粥样硬化斑块，诱导新生血管形成等，改善勃起功能。同时低能量冲击波治疗可以提高 PDE5i 类药物的疗效，可单独应用或用于与 PDE5i 类药物的联合治疗。

（六）手术治疗

1. 阴茎静脉瘘的手术治疗

静脉闭塞功能障碍（静脉瘘）性 ED 的血流动力学基本明确，但较难鉴别功能性异常（平滑肌功能障碍）和解剖结构缺陷（白膜异常）。目前，对静脉闭塞功能障碍性 ED 没有明确的标准化诊断流程，随机对照的临床研究结果并不充分，手术的有效性尚待验证。手术适应证为单纯静脉瘘，阴茎海绵体动脉血供正常且海绵体平滑肌和白膜结构及功能正常。常用的手术术式有：①阴茎背浅静脉结扎术。②阴茎背深静脉结扎术及阴茎背深静脉白膜下包埋术。③阴茎脚静脉结扎术。④阴茎脚白膜折叠 + 静脉结扎术。⑤阴茎背深静脉动脉化术。⑥阴茎海绵体静脉动脉化术。⑦尿道海绵体松解术。

手术常见并发症有阴茎头麻木、皮肤坏死、感染、阴茎弯曲、阴茎缩短、腹股沟疝、阴茎水肿、栓塞后静脉性疼痛等。

2. 阴茎动脉重建手术

阴茎动脉重建手术主要针对动脉性 ED，如腹壁下动脉与阴茎海绵体吻合或与阴茎动脉吻合，阴茎背深静脉动脉化等。手术适应证有限，主要适合明确的阴部内动脉狭窄，但两年以上的远期效果不佳。不适合有白膜功能不良、静脉瘘、全身性血管病变、糖尿病、吸烟者及年龄大于 55 岁的患者。

3. 人工海绵体植入术

人工海绵体植入术又称阴茎假体植入术或阴茎支撑体植入术，指将人造阴茎支撑体植入阴茎海绵体腔内，取代海绵体丧失的膨胀、勃起、支撑阴茎功能，使患者重新获得性行为的能力。适合因脊柱、骨盆外伤或盆腔手术导致严重神经血管损伤而丧失勃起功能者，对系统口服药物或联合治疗无效的中、重度勃起障碍患者，以及不能耐受药物和器械治疗不良反应者也可以考虑假体植入手术。假体的类型有半硬假体、两件套假体、可膨胀性三件套假体。

目前临床应用较多的是可膨胀性三件套假体，由人工海绵体、控制泵、储水囊三部分组成（图 3-5）。手术中将人工海绵体植入阴茎白膜腔内，控制泵在阴囊肉膜下，经腹股沟管外环分离提睾肌、精索与联合肌腱间的间隙后在腹横筋膜上分离出通道，将储水囊置入膀胱前外侧的 Retzius 间隙。术中最常见并发症为白膜或尿道损伤，与海绵体扩张技巧相关；术后严重的并发症是感染和机械故障。感染细菌主要来源于患者的正常皮肤寄生菌，多为术中操作不当导致细菌进入手术部位，术中应使用无菌贴膜隔绝皮肤，避免器械和假体接触到切口周边皮肤，植入假体前须更换手术手套并用抗菌药物冲洗术腔；术后一旦发现感染应立即取出假体，待感染治愈 3 个月后再行二次手术。术后机械故障多见于控制泵，如术后 2 年内出现故障可考虑单独更换故障组件，如术后 2 年以上出现故障建议更换全部组件。

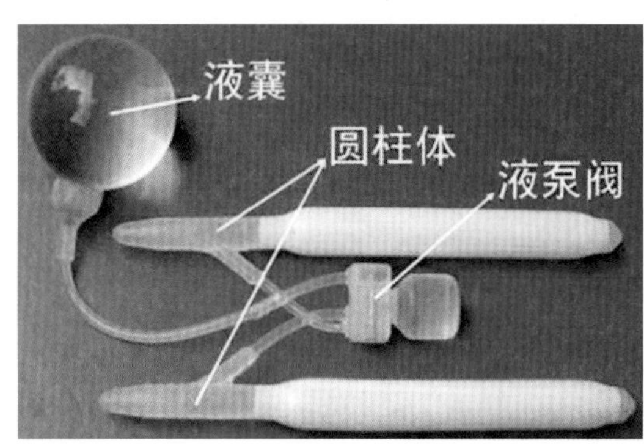

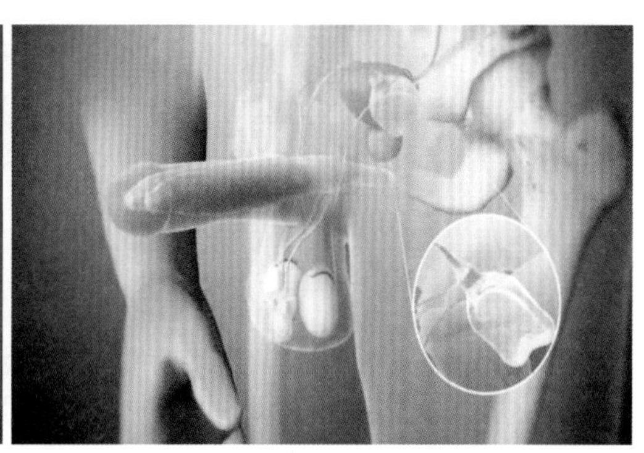

图3-5　可膨胀性三件套假体

八、小结

阴茎勃起功能障碍是指阴茎持续不能达到或维持足够的勃起以完成满意的性生活，病程在 3 个月以上。对勃起障碍患者首先应明确是否有造成 ED 的基础疾病，有基础疾病者应当给予积极治疗，对雄激素水平下降者可以补充睾酮。怀疑心理因素影响勃起功能者可进行焦虑抑郁评分后对因治疗。鼓励患者养成早睡早起、规律健康饮食、适量运动等良好的生活习惯，对男女双方进行心理疏导。治疗期间性伴侣的充分配合，尤其对心理性勃起功能障碍准备进行性感集中训练的患者，性伴侣尤为重要。

PDE5i 类药物可以选择按需服用或长程治疗，按需服用者建议首次足量口服，便于评估患者对药物的反应、提高治疗信心和依从性。长程治疗无法达到满意勃起的患者在性生活当日可联合其他 PDE5i 类药物。中成药、低能量冲击波、真空负压助勃装置等对 ED 恢复有益，对于外伤或盆腔手术后的勃起障碍，康复治疗推荐选择 PDE5i 类药物和真空助勃联合治疗。血管造影明确的动脉性或静脉瘘导致的 ED 也可以考虑针对性血管手术治疗。上述治疗效果不佳或不能耐受者可进行人工海绵体植入术。

参考文献

[1] 白文俊，王晓峰 . 现代男科学临床聚焦 . 北京：科学出版社，2017：130-144.

[2] 夏术阶，吕福泰，辛钟成，等 . 郭应禄男科学 . 北京：人民卫生出版社，2019：389-489.

[3] WEIN A J，KAVOUSSI L R，PARTIN A W，et al. 坎贝尔 - 沃尔什泌尿外科学 . 11 版 . 夏术阶，纪志刚，译 . 郑州：河南科学技术出版社，2020：147-215.

[4] ALWAAL A，BREYER B N，LUE T F，et al. Normal male sexual function：emphasis on orgasm and ejaculation. Fertil Steril，2015，104（5）：1051-1060.

[5] KIRBY M，CHAPPLE C，JACKSON G，et al. Erectile dysfunction and lower urinary tract symptoms：a consensus on the importance of co-diagnosis. Int J Clin Pract，2013，67（7）：606-618.

[6] HATZIMOURATIDIS K，SALONIA A，ADAIKAN G，et al. Pharmacotherapy for erectile dysfunction：recommendations from the fourth international consultation for sexual medicine（ICSM 2015）. J Sex Med，2016，13（4）：465-488.

（傲日格乐）

第二十一章　阴茎勃起功能障碍的康复治疗

第一节　定义与适应证

一、定义

阴茎勃起功能障碍（erectile dysfunction，ED）的康复治疗是指应用各种治疗措施来改善海绵体组织血供、减轻海绵体组织纤维化和减少海绵体平滑肌细胞凋亡，促进阴茎勃起功能的恢复。

ED 的康复治疗多见于缺血性阴茎异常勃起后的阴茎勃起功能康复和前列腺癌根治术后阴茎勃起功能康复治疗。

二、适应证

阴茎勃起功能障碍康复治疗适用于各种原因引起的 ED，如阴茎硬结症、阴茎异常勃起、糖尿病周围神经病变、骨盆骨折、盆腔肿瘤术后及前列腺癌根治术后等继发的勃起功能障碍。

第二节　治疗方法与疗效评估

一、治疗方法

康复治疗前应明确患者有无基础疾病、诱发因素、危险因素等，制订个体化的治疗方案，同时遵循早诊断、早治疗的原则。针对低流量型阴茎异常勃起患者在阴茎疲软后 36 小时就可进行康复治疗，治疗方法有药物治疗、真空负压助勃、海绵体内注射、低能量体外冲击波治疗及上述方法联用等。

1. 药物治疗

目前治疗勃起功能障碍的一线药物是 PDE5i，PDE5i 通过抑制 PDE5 提高海绵体内 cGMP 浓度，促使平滑肌松弛，改善阴茎勃起。临床研究证实 PDE5i 对阴茎勃起功能有改善作用，尤其对糖尿病、外伤、手术等所致的 ED 也有明显疗效。Vignozzi L 等发现他达拉非有维持海绵体和血管内皮细胞形态功能的作用，临床上可用于改善阴茎组织纤维化。大量研究显示，长期低剂量口服 PDE5i 明显优于按需服药，大部分治疗 6 个月后的患者勃起功能都能得到长期改善。目前，常用的 PDE5i 有西地那非、他达拉非及伐地那非等，长期小剂量治疗方案：①西地那非 25 mg/ 次，每晚口服 1 次。②他达拉非 5 mg/ 次，每天口服 1 次，疗程 3 ～ 6 个月。

2. 真空负压助勃

真空负压助勃（vacuum erection device，VED）是目前治疗 ED 的唯一一种非药物、非侵入性的治疗方法，可用于各种原因引起的 ED。VED 通过负压扩张阴茎海绵体窦，使阴茎动脉血流入增加，提高海绵体组织含氧量，有效缓解海绵体神经损伤后的组织缺氧，从而抑制组织细胞凋亡，防止海绵体组织纤维化，改善阴茎勃起功能。多项研究都证实 VED 具有抗纤维化和抗凋亡的作用。前列腺癌根治术后患者早期使用 VED 治疗，阴茎长度至少可保留 2 cm。VED 治疗 ED 患者总有效率为 79%。治疗方案：VED 每日 1 次，疗程 3 ～ 12 个月。如前列腺癌根治术后患者通常建议术后 1 个月内进行 VED 治疗，每日 1 次，每次 10 ～ 30 分钟；或连续两次 VED，间隔短暂的吸引释放，每次 10 分钟，疗程 3 ～ 12 个月。

3. 海绵体内药物注射

海绵体内药物注射（intracavernosal injection，ICI）是 ED 的二线治疗方法，适用于一线疗法无效或有不良反应不能耐受的 ED 患者。ICI 通过向海绵体内注射血管舒张药物，来松弛平滑肌，改善阴茎勃起。ICI 常用药物主要有前列地尔、酚妥拉明、罂粟碱等。其中前列地尔疗效好，且不良反应相对少，临床应用较多。治疗方案：前列地尔，10 μg/ 次，每周 3 次，疗程 3 个月。ICI 治疗后不良反应有注射部位疼痛、阴茎异常勃起、阴茎硬结或海绵体纤维化等。

4. 低能量体外冲击波治疗

低能量体外冲击波治疗（low-intensity extracorporeal shock wave therapy，LI-ESWT）是新兴的非侵入性 ED 一线治疗方法，适用范围广。LI-ESWT 通过低能量冲击波的生物刺激效应促进新生血管形成、修复血管内皮及改善阴茎血流，恢复勃起功能。治疗方案：LI-ESWT，能量密度为 0.09 mJ/mm^2，频率为 120 次 / 分，每周治疗 2 次，连续 3 周，间隔 3 周后再连续治疗 3 周，共 12 次。

5. 联合治疗

单一的治疗方法往往难以达到满意的效果，应针对不同的病因、情况采用不同的方法联合治疗，如药物治疗效果欠佳的 ED 患者联合 VED 治疗效果明显优于单独治疗。阴茎水肿消退、疼痛缓解后，应鼓励患者尽早恢复规律性生活。

二、疗效评估

康复治疗疗效评估标准如下。

（1）夜间勃起及晨勃恢复。

（2）接受性刺激后，患者阴茎可自行勃起，并逐步完成性生活。

（3）自信心恢复，性生活满意，生活质量提高。

三、停药标准和停药过程注意事项

ED 康复治疗旨在恢复或挽救阴茎的勃起功能，若规律治疗后，患者经评估达到上述标准，可以考虑将 PDE5i 药物逐渐减量，如将 5 mg 他达拉非减量至 2.5 mg 每日一次，应用 2 周后再减量至 2.5 mg 隔日一次，直至停药；若观察到上述疗效标准仍能维持，继续积极治疗相关原发病，并鼓励患者规律地进行性生活及定期随访评估勃起功能情况。

参考文献

[1] LEWIS R W，FUGL-MEYER K S，CORONA G，et al. Definitions epidemiology risk factors for sexual dysfunction. J Sex Med，2010，7（4 Pt 2）: 1598-1607.

[2] MAS M. Molecular mechanisms of penile erection. Arch Esp Urol，2010，63（8）: 589-598.

[3] CARSON C C，LUE T F. Phosphodiesterase type 5 inhibitors for erectile dysfunction. BJU International-

al，2005，96（3）：257-280.

[4] VIGNOZZI L，FILIPPI S，MORELLI A，et al. Effect of chronic tadalafil administration on penile hypoxia induced by cavernous neurotomy in the rat. J Sex Med，2006，3（3）：419-431.

[5] MCMAHON C. Comparison of efficacy，safety，and tolerability of on-demand tadalafil and daily dosed tadalafil for the treatment of erectile dysfunction. J Sex Med，2005，2（3）：415-427.

[6] SOMMER F，KLOTZ T，ENGELMANN U. Improved spontaneous erectile function in men with mild-to-moderate arteriogenic erectile dysfunction treated with a nightly dose of sildenafil for one year：a randomized trial. Asian J Androl，2007，9（1）：134-141.

[7] QIAN S Q，GAO L，WEI Q，et al. Vacuum therapy in penile rehabilitation after radical prostatectomy：review of hemodynamic and antihypoxic evidence. Asian J Androl，2016，18（3）：446-451.

[8] QIAN S，QIN F，WANG R，et al. How the vacuum therapy prevent penile shrinkage in penile rehabilitation. Journal of Urology，2013，189（4）：e338.

[9] RAINA R，AGARWAL A，AUSMUNDSON S，et al. Early use of vacuum constriction device following radical prostatectomy facilitates early sexual activity and potentially earlier return of erectile function. Int J Impot Res，2006，18（1）：77-81.

[10 CHUNG E，BROCK G.Sexual rehabilitation and cancer survivorship：a state of art review of current literature and management strategies in male sexual dysfunction among prostate cancer survivors.J Sex Med，2013，10（Suppl 1）：102-111.

[11] CHEN J，SOFER M，KAVER I，et al.Concomitant use of sildenafil and a vacuum entrapment device for the treatment of erectile dysfunction.J Urol，2004，171（1）：292-295.

[12] 曹会峰，郭玉刚，罗振国，等 . 阴茎海绵体内注射不同药物治疗功能性勃起功能障碍的临床观察 . 黑龙江医药科学，2001，24（1）：40.

[13] 陈鑫，黄华伟，朱晓博，等 . 点状低能量体外冲击波治疗勃起功能障碍疗效的初步观察（附 32 例报告）. 中华男科学杂志，2018，24（6）：529-532.

[14] HATZIMOURATIDIS K，HATZICHRISTOU D G. A comparative review of the options for treatment of erectile dysfunction：Which treatment for which patient? Drugs，2005，65（12）：1621-1650.

[15] HATZIMOURATIDIS K，AMAR E，EARDLEY I，et al.Guidelines on male sexual dysfunction：erectile dysfunction and premature ejaculation.Eur Urol，2010，57（5）：804–814.

（许海龙 关星 胡海兵）

第二十二章 阴茎异常勃起

第一节 概述

阴茎异常勃起是一种少见的病理性勃起状态，其发生率约为 1.5/100 000，可以发生于任何年龄段包括新生儿阶段，但 5 ～ 10 岁的儿童和 20 ～ 50 岁的成人是本病高发年龄段，该疾病是男科常见的急症之一。

一、定义

传统定义认为阴茎异常勃起是指与性欲和性刺激无关的、阴茎持续4小时以上的持续勃起状态。此定义受到泌尿外科界的广泛认可，但仍有不足，主要体现在以下3个方面。

（1）不够全面或确切，如间断型（复发性或间歇性）的阴茎异常勃起（镰状细胞病或慢粒等所致）、睡眠相关性痛性勃起、肿瘤浸润性异常勃起等未包括在内。

（2）对非缺血型异常勃起，尤其是创伤导致者，4小时时效意义不大。

（3）对可能转化为缺血型者，4小时时效可能延误处理。

建议定义：与性欲和性刺激无关的阴茎增粗、变硬，阴茎勃起持续时间可为数小时、数天、数月或数年，对患者生理或心理产生不良影响的病理性勃起。新定义含义更广，强化了对患者生理及心理的影响，并涵盖了阴茎异常勃起的所有类型。

二、病因学

阴茎异常勃起与全身许多疾病及高危因素相关，现列举临床常见的病因及高危因素如下。

1. 药物因素

药物因素是成人缺血型阴茎异常勃起最常见的原因。

（1）血管活性药物：罂粟碱、酚妥拉明及前列腺素E等，这些药物使得缺血型阴茎异常勃起的发生率明显增加（5%～21%）。国内报道34.5%的阴茎异常勃起源于血管活性药物的海绵体注射，其中以使用罂粟碱或复合型血管活性药物的发生率最高，但类似情况在国外仅占5%，而注射前列腺素E_1引起者少见，仅占1%。

（2）藻酸双酯钠：袁亦铭等研究发现静脉注射藻酸双酯钠后，可使阴茎海绵体局部血液黏滞状态改变，海绵体内出现高凝状态，导致缺血性阴茎异常勃起。

（3）精神类及抗抑郁药物：酚噻嗪类（氯丙嗪、奋乃静等）、利培酮、奥氮平、氯氮平、选择性5-羟色胺再摄取剂及曲唑酮类药物均可诱发阴茎异常勃起。

（4）毒品及酒精类：滥用可卡因、大麻及大量饮酒容易诱发阴茎异常勃起。

（5）麻醉药物：如局部或经鼻腔应用可卡因可诱发阴茎异常勃起。

（6）高血压病药物：肼屈嗪、胍乙啶及α受体阻断药（酚妥拉明、酚苄明及哌唑嗪）等药物均可诱发阴茎异常勃起。

（7）其他药物：如雄激素制剂、PDE5i。国外研究发现大剂量使用睾酮也会引起阴茎异常勃起，还有使用他克莫司及蝎子毒素引起阴茎异常勃起的病例报告。

2. 血液系统疾病

阴茎异常勃起与血液疾病密切相关，常见病有慢性粒细胞白血病（简称慢粒）及镰状细胞性贫血。慢性粒细胞白血病是成人阴茎异常勃起的常见原因，可能是患者血液中异常的白细胞数量显著增多或直接浸润海绵体，造成静脉回流障碍所致；镰状细胞性贫血是儿童缺血型阴茎异常勃起的最常见原因，镰状红细胞导致阴茎白膜下小静脉阻塞，阴茎静脉回流障碍导致阴茎异常勃起的发生。其他血液疾病，如地中海贫血、血友病及球形红细胞增多症均可引起血液黏滞性过高，引发阴茎静脉回流受阻而导致阴茎异常勃起。

3. 血栓性因素

血栓性因素与阴茎异常勃起密切相关。有报道发现应用肝素及华法林的血液透析患者停用药物后，患者体内处于高凝状态容易诱发阴茎异常勃起。此外，高脂血症、过敏性紫癜、肾病综合征、系统性红斑狼疮均存在血液高凝状态，有较强的血栓形成倾向，也容易诱发阴茎异常勃起。

4. 神经系统疾病

梅毒所致神经系统感染、脑肿瘤、癫痫、酒精中毒及脑脊髓损伤等均有可能影响勃起中枢神经而导致阴茎异常勃起。脑脊髓损伤（特别是高位脊髓损伤）也可引起阴茎异常勃起，椎间盘突出症、腰脊髓狭窄及极少数椎管狭窄或肿瘤压迫椎管的患者（马尾压迫综合征）可发生阴茎异常勃起。

5. 麻醉

全身麻醉及区域性麻醉（硬膜外麻醉或脊髓麻醉）都可诱发阴茎异常勃起。

6. 盆腔及生殖系统肿瘤

原发或继发于外生殖器及盆腔器官的肿瘤浸润海绵体或压迫盆腔血管或阻碍阴茎静脉回流，引起阴茎异常勃起，如膀胱癌、前列腺癌、尿道癌、阴茎癌、肾癌及乙状结肠肿瘤等。

7. 外伤

由阴茎或会阴部外伤，以及阴茎海绵体内药物注射针刺引起，多为非缺血型（高流量型）。

8. 特发性

没有明确原因所致的阴茎异常勃起称特发性阴茎异常勃起，多为缺血型阴茎异常勃起。

第二节　病理生理学与病理学

一、病理生理学

所有的阴茎异常勃起均由高流量开始，若不能自行消退或及时处理，则变成低流量，并产生不可逆的组织损伤。高流量型阴茎异常勃起是阴茎异常勃起的第一个阶段，所有低流量（缺血型）异常勃起的早期（4 小时内）均为高流量型（非缺血型），阴茎异常勃起高流量型可以转化为低流量型。

阴茎异常勃起海绵体的病理生理学变化是一个动态进程，病理生理学过程：高血流→低血流→缺氧→代谢障碍→组织损害→海绵体纤维化→勃起功能障碍。

1. 缺血型（低流量型）阴茎异常勃起的病理生理学机制

（1）静脉闭塞学说：此假说认为阴茎导静脉及白膜下小静脉内被数目众多或形态异常的白细胞、红细胞及血小板聚集物或肿瘤细胞等机械性阻塞，导致海绵窦内的静脉血液淤积，阴茎海绵窦内压力增大，阴茎海绵体的螺旋小动脉供血逐步减少，进而造成海绵体组织缺血、缺氧，海绵窦内的组织代谢障碍，二氧化碳分压升高，氧分压降低，导致酸中毒。随着海绵窦内压力进一步增大，阴茎螺旋小动脉供血甚至完全停止，导致海绵体组织缺血、缺氧、酸中毒加重形成恶性循环。此假说为镰状细胞性疾病、慢性粒细胞白血病、原发性或转移性恶性肿瘤浸润至阴茎海绵体造成的静脉回流障碍所致的异常勃起及各种原因和相关疾病造成阴茎血管内血液黏稠度增高所致的阴茎异常勃起（如肝素诱导的血小板聚集、血液透析、低血容量及应用高脂肪制剂的胃肠外营养等）提供了理论依据。

（2）海绵体平滑肌失调假说：阴茎海绵体平滑肌反应的常见决定因素常以功能失调的方式或特殊的病理生理机制导致阴茎异常勃起。理论上，这种失调可以发生于阴茎海绵体组织或控制阴茎勃起的中枢或外周神经系统。在目前所知的调节阴茎海绵体平滑肌组织反应的分子生物学机制中，广泛认为阴茎异常勃起的主要调节机制为一氧化氮信号系统的失常。Lin 等在离体试验中发现 5 型磷酸二酯酶，这是一种催化分解通路中第二信使分子环磷酸鸟苷的酶，该酶在缺血型阴茎异常勃起患者阴茎海绵体平滑肌中的表达下调。基于上述分析，学者们推测此酶为缺血型阴茎异常勃起的再次复发提供了病理学基础。研究者们对上述发现予以总结分析认为平滑肌失调假说对特发性、反复发作性及其他原发性阴茎异常勃起提供了分子生物学方面的病理生理学解释。

2. 非缺血型（高流量型）阴茎异常勃起的病理生理学机制

非缺血型阴茎异常勃起的病理生理学机制，目前多数学者认为是海绵窦内动脉过度灌注机制。目前普遍认为阴茎外伤损伤了阴茎小动脉或阴茎海绵体内注射时针道对血管造成了直接撕裂伤，导致难以控制的动脉血液流入海绵窦内并充满阴茎海绵体窦，血液绕过正常的螺旋小动脉床，在海绵体动脉与海绵窦腔隙之间形成瘘管。此类型的阴茎异常勃起是迟发的，多发生于损伤后性交或夜间勃起时。阴茎海绵体压力增加进而导致早期阴茎海绵体动脉损伤加重并形成动脉海绵体瘘，从而引发非缺血型的阴茎异常勃起。

二、病理学

阴茎异常勃起所引起的阴茎病理改变主要涉及组织学及形态学改变。其特点是阴茎肿胀变形，此种状态多见于镰状细胞性疾病所致的反复发作型阴茎异常勃起的患者，阴茎组织坏死及纤维化是缺血型阴茎异常勃起的终末期表现，它限制了阴茎海绵体组织的生理性反应及性生活时海绵体充血所需的弹性。

阴茎异常勃起 4 小时后海绵体出现缺氧、代谢性酸中毒及低血糖，进而对阴茎海绵体产生不可逆的损伤。Spycher 等发现异常勃起 12 小时后海绵体间质水肿出现，24 小时后血窦上皮细胞脱落，血栓细胞黏附于裸露的基底胶上，48 小时后血窦内血栓形成，海绵体平滑肌细胞坏死，成纤维细胞增殖，导致随后的纤维化和钙化。由于持续性低氧血症和酸中毒，组织内转化生长因子表达增高，导致平滑肌纤维化，阴茎海绵体组织被胶原纤维（弹力纤维减少）取代，其最终结果是海绵体发生纤维化、舒张受限，发生海绵体性勃起功能障碍。即使缺血性阴茎异常勃起缓解后，阴茎海绵体的病理性改变也同样会发生，在这过程中，再灌注损伤所引起的过氧化物积聚，可加重阴茎海绵体组织的损伤。阴茎海绵体组织缺血后再供氧干扰了前列腺环素的产生，从而降低了前列腺环素参与调节血小板聚积作用及抑制白细胞黏附的作用。

非缺血型阴茎异常勃起的阴茎的病理改变是长时间勃起的阴茎海绵窦内动脉血液淤积，其特点是不形成血栓，原因可能是海绵体内有较高浓度的纤溶酶。但海绵窦内高压及高氧对海绵体组织所造成的影响，还需要进一步研究探索。

第三节　分型与临床表现

阴茎异常勃起目前临床常用分型为缺血型（低流量）与非缺血型（高流量）及特殊类型（间断发作型、复发性或间歇性、肿瘤浸润性、睡眠相关性痛性勃起）。

（1）缺血型：缺血型阴茎异常勃起是临床最常见的阴茎异常勃起，其特点为阴茎海绵体动脉血液流入量减少，甚至停止，静脉血液滞留，海绵体内压力增高，表现为阴茎勃起坚硬（勃起时硬度一般为Ⅳ级），阴茎外观青紫色，皮温低，局部疼痛明显。

（2）非缺血型：非缺血型阴茎异常勃起是一种少见的阴茎异常勃起类型，多由阴茎海绵体动脉或分支损伤形成动脉 - 海绵体瘘引起，其临床表现为会阴部损伤后或阴茎外伤后发生阴茎持续性勃起状态，硬度多为Ⅱ～Ⅲ级，皮温正常或略高、无青紫色，阴茎疼痛轻微或无痛。缺血型和非缺血型阴茎异常勃起的临床特征见表 3-2。

（3）特殊类型：①间断发作型：多数发生在夜间，由夜间勃起诱发，可伴有阴茎疼痛，勃起数小时后可自行消退，但反复发作，常见于镰状细胞性贫血等血液疾病及脊髓病变。②睡眠相关性痛性勃起：表现为睡眠中出现阴茎勃起疼痛，直至痛醒后或排尿后疼痛减轻或消失，每夜可单次或数次发作，而性生活及手淫时无勃起疼痛，可伴有焦虑、易怒或抑郁等不良情绪。③肿瘤浸润性异常勃起：常表现为顽固性阴茎异常勃起，大部分来源于泌尿生殖及消化系统肿瘤，如前列腺癌、膀胱癌晚期、结直肠肿瘤及肾脏肿瘤，约 2/3 患者出现于原发肿瘤发现 18 个月后，1/3 与原发肿瘤同时出现。

表 3–2　缺血型和非缺血型阴茎异常勃起的临床特征

临床特征	缺血型阴茎异常勃起	非缺血型阴茎异常勃起
海绵体硬度	通常Ⅳ级（完全勃起）	通常Ⅱ～Ⅲ级（不完全勃起）
阴茎疼痛	常见	少见
海绵体血气分析	低氧血症、酸中毒	接近动脉血、不缺氧
血液系统疾病	常见	罕见

续表

临床特征	缺血型阴茎异常勃起	非缺血型阴茎异常勃起
海绵体注射血管活性药物	很常见	罕见
相关药物	常见	罕见
会阴、阴茎外伤	罕见	几乎都有
发生ED风险	高	低
保守治疗	不推荐	推荐
紧急处置	必要	不必要

第四节 诊断

一、诊断原则

阴茎异常勃起的诊断应根据患者的主诉、病史、体检及辅助检查结果进行综合评估，判断异常勃起属于哪种类型是诊治的核心。诊治的关键在于早期判断是否存在阴茎海绵体缺血的表现，缺血型阴茎异常勃起需要尽早治疗。

二、诊断方法

阴茎异常勃起的主要症状为非性刺激下持续阴茎勃起，勃起持续时间可为数小时、数天、数月或数年，可伴有或不伴有阴茎疼痛，通过问诊和体检基本可以明确诊断。

1. 病史

详细询问病史有助于寻找可能的病因，并在局部对症处理的同时积极治疗原发病。病史采集应包括以下内容。

（1）阴茎异常勃起的发作诱因、持续时间及变化情况，勃起与睡眠的相关性。

（2）疼痛的性质及程度。

（3）以往异常勃起的发作诱因、持续时间、加重及缓解因素、次数、治疗过程和疗效。

（4）相关药物使用情况，如精神类及镇静类药物、抗高血压药物、抗凝药物、抗抑郁药物，PDE5i、酒精、毒品、睾酮制剂、麻醉药品、藻酸双酯钠及阴茎海绵体注射的血管活性药物等；

（5）有无骨盆、生殖器或会阴部外伤史，特别是会阴部骑跨伤史。

（6）血液疾病史：镰状细胞性贫血、慢性粒细胞白血病或其他血液疾病史。

（7）其他疾病史，如泌尿、消化道肿瘤病史，神经系统病史（癫痫、脑动脉瘤、椎间盘突出、损伤性截瘫等）。

（8）长期胃肠外高营养病史。

（9）既往阴茎勃起功能状态。

2. 体格检查

体格检查包括全身系统性检查和局部查体，以局部查体为主。

（1）阴茎检查：阴茎硬度、温度、触痛程度和颜色变化等是阴茎异常勃起的重要体征。缺血型阴茎异常勃起的硬度为Ⅳ级（完全勃起，硬度坚硬），皮温较低、颜色青紫，疼痛明显。而非缺血型的阴茎异常勃起硬度多为Ⅱ～Ⅲ级（不完全勃起，硬度一般），皮温正常或稍高，触痛轻微或不明显。

（2）腹部、会阴部和肛诊检查：偶尔可发现这些部位的创伤或恶性肿瘤的证据。

3. 实验室检查

（1）阴茎海绵体内血气分析：是区分缺血型和非缺血型阴茎异常勃起的可靠诊断方法之一，应尽早检查。缺血型阴茎异常勃起患者阴茎海绵体内血液，由于缺氧而呈黑紫色，血黏稠，甚至难以抽出，血气分析的典型表现为 $PO_2 < 30$ mmHg，$PCO_2 > 60$ mmHg，pH < 7.25；非缺血型阴茎异常勃起患者阴茎海绵体内血液充足，为鲜红色，血气分析结果与正常动脉血相似。正常动脉血气分析：$PO_2 > 75$ mmHg，$PCO_2 < 40$ mmHg，pH 7.35 ～ 7.45。

（2）血液学检查：白细胞计数和分类、红细胞、血小板计数检查可发现血液病患者，同时帮助判断是否存在急性感染；镰状细胞性贫血患者的网织红细胞计数升高；血红蛋白电泳有助于诊断镰状细胞性贫血或其他血红蛋白病。

4. 影像学检查

（1）阴茎血管的彩色多普勒超声检查：多取平卧或截石位，是鉴别缺血型和非缺血型阴茎异常勃起的另一个可靠诊断方法。缺血型阴茎异常勃起患者的海绵体动脉和海绵窦血流速度缓慢或消失；而非缺血型阴茎异常勃起患者的海绵体动脉和海绵窦有正常或高流速的血流，有时可显示海绵体动脉周围高速的动脉血湍流现象和动脉 - 海绵体瘘（血池影像）。彩色多普勒超声可以评估阴茎海绵体结构状态，能发现阴茎海绵体动静脉瘘或假性动脉瘤，有助于确定损伤部位，为进一步血管造影和栓塞做准备。

（2）动脉造影：是一项有创检查，主要用于非缺血型阴茎异常勃起。目前多采用高选择性双侧阴部内动脉造影术，用于阴茎海绵体动脉瘘和假性动脉瘤的确诊和定位，还可同时为需要介入治疗的患者施行动脉栓塞术。

（3）盆腔 MRI：疑为肿瘤浸润所致的阴茎异常勃起的患者，需行盆腔 MRI 检查明确肿瘤是否侵犯盆腔血管及阴茎海绵体。

5. 睡眠相关性痛性勃起的特殊检查

睡眠相关性痛性勃起患者，需行以下两项特殊检查。

（1）多导联睡眠监测和夜间阴茎勃起试验：详见第二十三章“睡眠相关性痛性勃起”。

（2）抑郁与焦虑量表评估（表 3-3、表 3-4）。

表 3–3 PHQ–9 抑郁症筛查量表

在过去的 2 周里，有多少时候您感受到以下问题的困惑？（请用“√”选您的答案）

题目	无（0分）	少数几天（1分）	多数时间（2分）	几乎每天（3分）
1.做什么事情都没兴趣、没意思				
2.感到心情低落，抑郁，没希望				
3.入睡困难，易醒或睡得太多、嗜睡				
4.常感到疲倦，没劲				
5.口味不好，或吃得太多				
6.自己对自己不满，觉得自己是失败者或让家人失望				
7.无法集中精力，即便是读报或者看电视				
8.行动或说话缓慢到别人已经察觉或正好相反，烦躁易怒，坐卧不安，到处走动				
9.有自杀或轻生或想伤害自己的念头				

评分标准：0 ～ 4 分：没有抑郁；5 ～ 9 分：轻微抑郁；10 ～ 14 分：可能有中度抑郁；15 ～ 19 分：可能有中重度抑郁；20 ～ 27 分：可能有重度抑郁。

表 3-4 广泛性焦虑自评量表（GAD-7）

在过去的 2 周里，有多少时候您感受到以下问题的困惑？（请用"√"选您的答案）

题目	无 （0分）	少数几天 （1分）	多数时间 （2分）	几乎每天 （3分）
1.感觉紧张、焦急或急切				
2.不能停止或不能控制地担忧				
3.对各种各样的事物担忧过多				
4.很难放松下来				
5.由于不安而无法静坐				
6.变得容易烦恼或急躁				
7.因感觉似乎有可怕的事情发生而害怕				

评分标准：0 ～ 4 分：没有焦虑；5 ～ 9 分：轻微焦虑；10 ～ 14 分：可能有中度焦虑；15 ～ 21 分：可能为重度焦虑。

第五节　治疗

一、治疗原则

阴茎异常勃起的治疗目的是恢复阴茎海绵体正常血流，消除阴茎持续勃起状态，保护阴茎勃起功能。推荐采取阶梯式的治疗方式，从简单无创到有创，在有创治疗前，建议检测血常规及凝血功能。

二、治疗方法

1. 缺血型阴茎异常勃起的治疗

（1）病因治疗：对有基础疾病，如镰状细胞性贫血、慢粒或其他血液系统疾病的患者，应积极处理原发疾病，同时进行阴茎海绵体局部对症处理。

（2）一般治疗：镇静、镇痛和阴茎局部冷敷扩血管药物（对于非缺血型患者可减少阴茎灌注）能使少部分患者的病情得到缓解或完全解除，同时视病情需要进行全身治疗和专科治疗。

（3）海绵体内药物注射治疗：海绵体注射拟交感神经药物能显著提高缺血型阴茎异常勃起的缓解率，适用于异常勃起时间＜ 12 小时者。常用的拟交感神经药物有间羟胺（阿拉明）、去氧肾上腺素（新福林）和肾上腺素等。间羟胺是一种选择性肾上腺素能受体激动剂，无间接的神经递质释放作用，对阴茎异常勃起具有较好的治疗作用，心血管不良反应也较小。新福林、肾上腺素、麻黄素和去甲肾上腺素也有类似效果。阴茎海绵体内注射药物的方法：①患者平卧，可在注射前预防性应用抗高血压药物，如舌下含服硝苯地平片 10 mg。②可用新福林＋生理盐水（1 ∶ 10），每次海绵体内注射 3 ～ 5 mL，而后按压注射点，轻柔按摩阴茎海绵体，若无效，可间隔 5 ～ 10 分钟重复，新福林总剂量不超过 1000 μg；或将间羟胺原液 0.1 mL（2 mg）于海绵体内注射，而后按压注射点，轻柔按摩阴茎海绵体，若无效，可间隔 20 分钟重复，一般间羟胺总剂量不超过 10 mg。阴茎海绵体内药物注射治疗期间建议密切观察患者病情，血压急剧升高引起的头痛、面色苍白、反射性心动过速、心律失常是其主要不良反应，因此对心血管风险较高的患者应慎用，并同时进行心电监护。阴茎海绵体内药物注射 1 小时后，如果阴茎异常勃起仍无缓解，则需进一步治疗。

（4）阴茎海绵体减压治疗：适用于异常勃起时间＜ 24 小时者。在局麻和无菌条件下进行。会阴部消毒后，在阴茎根部阻滞麻醉，用粗注射针头穿刺阴茎海绵体，放引出积血，直至流出的血液颜色变红、阴茎变软，以使阴茎海绵体内血流恢复正常，注意挤压阴茎海绵体脚。此后，应定期挤压阴茎海绵体以促进血液回流。此法可重复进行，有效率为 30% ～ 50%。海绵体注射或减压处理后，阴茎呈半勃起状态即可；若再次发生自发性再勃起，可重复处理，需要与海绵体注射拟交感神经药物联合使用。

（5）阴茎海绵体分流术：何时决定终止非手术治疗取决于异常勃起持续的时间及对上述治疗的效果。当异常勃起时间> 24 小时，由于缺血和酸中毒损害了海绵体内平滑肌细胞对拟交感神经药物的反应性，可能会使得拟交感神经药物的效果明显降低。上述药物保守治疗无效时，建议行海绵体分流术。

常用分流术式分为远端分流（Winter 法、Ebbehoj 法、Al-Ghorab 法、T-shunt 法）及近端分流（Quakles 法、Grayback 法和 Barry 法）。首选远端分流术，近端分流术使用较少。Winter 法是用 Tru-cut 穿刺针于阴茎头部穿通至阴茎海绵体尖；Ebbehoj 法用尖刀于阴茎头部穿通至阴茎海绵体尖（图 3-6）；Al-Ghorab 法：经阴茎头背侧冠状沟切口切至阴茎海绵体尖端（图 3-7）；T-shunt 法以 11 号尖刀自阴茎头一侧垂直刺入并穿破白膜，在白膜上做长约 1 cm 的切口，刀片左右旋转 90° 切出“T”字形切口（图 3-8）；Al-Ghorab 法及 T-shunt 法的疗效优于 Winter 法及 Ebbehoj 法。Quakles 法是指近端阴茎海绵体与尿道海绵体吻合（图 3-9）；Grayback 法是与大隐静脉吻合（图 3-10）；Barry 法是阴茎海绵体与阴茎背深静脉吻合（图 3-11）。近端分流术较远端分流术的技术要求高，并发症多，尤其是术后 ED 的发生率更高。长时间的异常勃起可导致海绵体平滑肌出现不可逆的纤维化，即使分流使阴茎疲软，但仍可因海绵体严重纤维化而导致阴茎短缩变形，给以后的阴茎假体植入术带来困难。因此，为了保留阴茎长度和减少手术并发症，可一期行阴茎假体植入术，并做好患者的知情同意和风险告知。

对于持续时间较长的阴茎异常勃起（> 48 小时），以上分流术常难以达到满意疗效，采用 T 形分流 + 海绵体隧道术或 Al-Ghorab + 海绵体隧道术对长时间的异常勃起有较好效果，但此类术式对海绵体平滑肌有一定程度的损伤，可能增加术后 ED 的发生率。

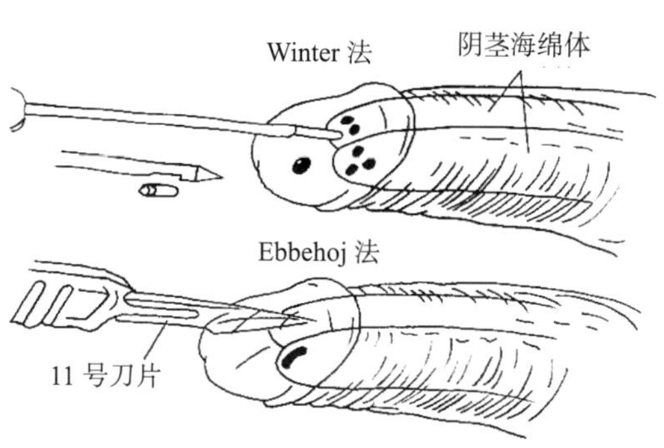

图3-6 Winter法及Ebbehoj法

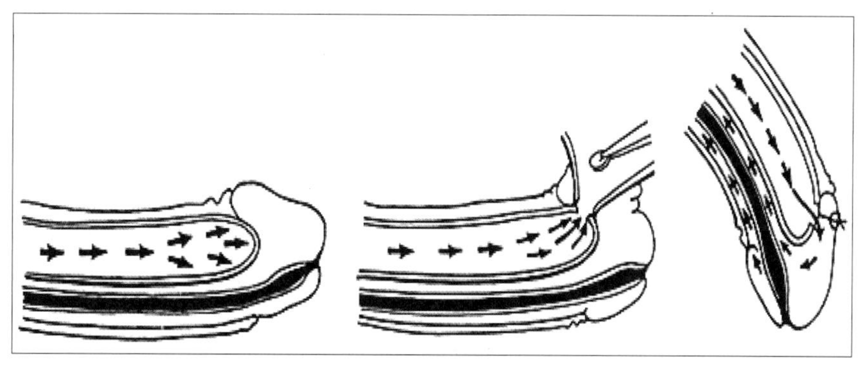

图3-7 Al-Ghorad法

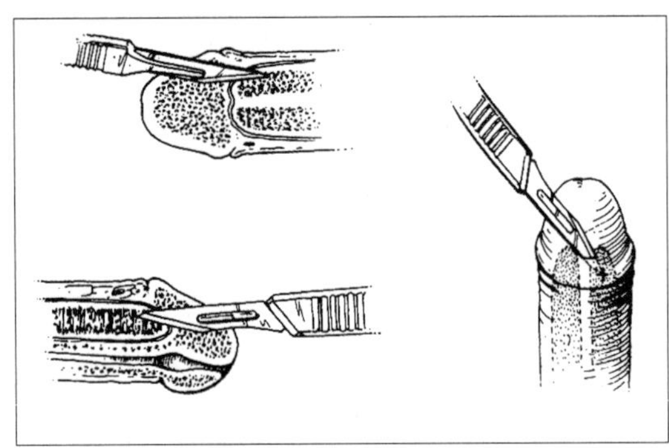

图3-8 T-shunt法

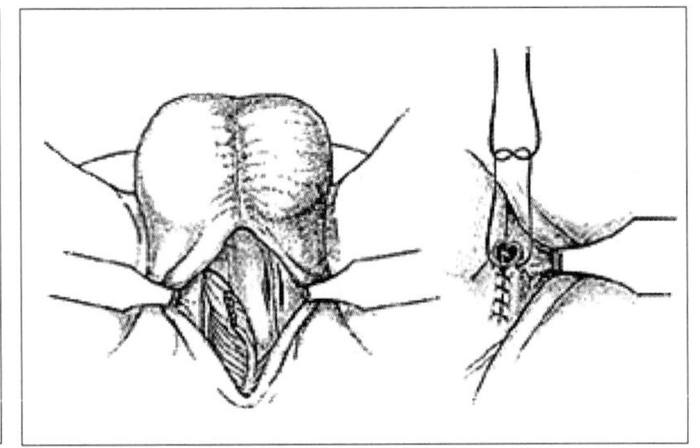

图3-9 阴茎海绵体-尿道球部海绵体分流术（Quakles法）

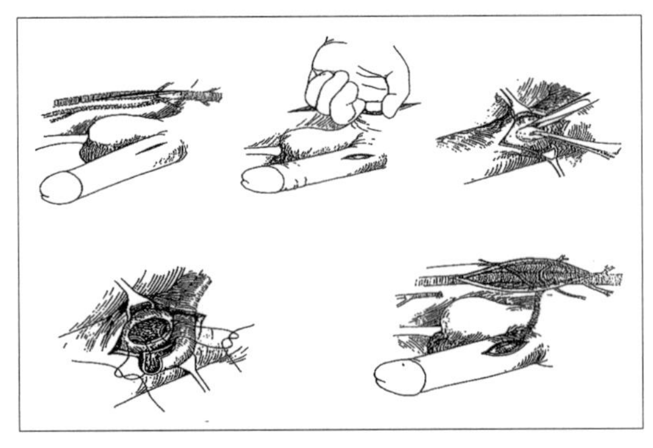

图3-10 阴茎海绵体-大隐静脉分流术（Grayback法）

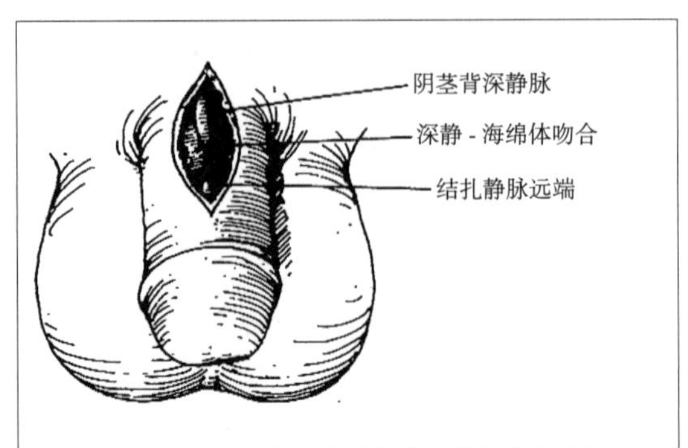

图3-11 阴茎海绵体-阴茎背深静脉分流术（Barry法）

2. 非缺血型阴茎异常勃起的治疗

（1）保守治疗：包括阴茎局部冰敷及口服扩血管药物降低海绵体灌注压，部分非缺血型阴茎异常勃起可自行缓解。

（2）选择性动脉栓塞：对于经保守治疗无效且持续不能缓解的非缺血型阴茎异常勃起患者，推荐应用高选择性阴部内动脉造影 + 栓塞术。高选择性阴部内动脉造影及栓塞术是目前诊断和治疗非缺血型阴茎异常勃起较为常用、效果明确、安全迅速、预后良好的方法。动脉栓塞应用可吸收性材料，如明胶海绵、自体血凝块等，可降低 ED 和其他并发症的风险。使用可吸收材料进行栓塞可使 74% 的非缺血型异常勃起缓解，术后 ED 的发生率仅为 5%；使用不可吸收材料，如钢圈等进行栓塞，可使 78% 的患者病情缓解，但术后 ED 的发生率则高达 39%。

（3）手术治疗：当其他治疗方法均无效后，可选择手术治疗，手术结扎动脉瘘口或切除假性动脉瘤的有效率在 60% 以上，但手术难度较大，术中找到瘘口是关键，需要借助术中超声定位，术后 ED 的发生率相对较高，可达 50% 以上。

3. 间断发作型阴茎异常勃起的治疗

应在阴茎海绵体局部治疗的同时，积极寻找病因，治疗原发疾病，阴茎持续勃起时间大于 4 小时，需按缺血型阴茎异常勃起的治疗原则来处理，治疗的主要目标为阻止异常勃起的再次发生。应寻找病因，对症治疗：①镰状细胞性疾病所引起的阴茎异常勃起予以全身系统治疗，其治愈率＜ 37%，针对病因治疗 + 阴茎局部治疗则可以获得更高的治愈率，建议首选保守治疗，如积极给予水合、氧合和碱化（可以减少红细胞镰状化），加用小剂量 PDE5i 等；输血是二线治疗，保守治疗效果不佳时，应积极给予海绵体内拟交感神经药物注射及海绵体减压、海绵体分流等治疗。②慢性粒细胞白血病所致异常勃起可给予镇静、止痛、羟基脲+别嘌呤醇化疗、放疗、碱化及加用小剂量PDE5i等治疗，保守治疗效果不佳时，也可给予海绵体内拟交感神经药物注射、海绵体减压及海绵体分流等治疗。

间断发作型异常勃起，给予预防性治疗措施可减少异常勃起的发生，这些治疗措施包括口服抗雄激素类药物、海绵体内注射拟交感神经药。最简单易行的药物为促性腺激素释放激素类似物及雄激素受体拮抗剂，但因其会干扰骨骺闭合的时间故不建议未成年患者使用。阴茎海绵体内自我注射新福林为候选方案，但需详细告知患者及家属：异常勃起持续4小时后可以注射，注射药物的部位、剂量，潜在的局部及全身不良反应等。

4. 睡眠相关性痛性勃起的治疗

详见第二十三章“睡眠相关性痛性勃起”。

5. 肿瘤浸润所致的阴茎异常勃起的治疗

肿瘤浸润所致阴茎异常勃起可给予阴茎海绵体内注射拟交感神经药物、海绵体减压及海绵体分流术等治疗，大部分患者治疗效果不佳，局部治疗有导致肿瘤扩散及转移的风险，阴茎部分或全切术是主要的治疗手段，应积极治疗原发或转移肿瘤（手术切除）；然而当肿瘤广泛扩散，可选择放疗、化疗及对症支持治疗缓解症状。阴茎转移癌预示患者预后较差，其生存期一般不超过1年。目前没有相关研究证实何种治疗方式能明显延长患者生存时间，患者生存时间主要取决于原发肿瘤的性质、转移的范围及是否同时有别处转移等。

6. 阴茎异常勃起治疗成功的标志

采取各种针对阴茎异常勃起的治疗后，治疗成功应该达到的标志为以下四点。

（1）阴茎变软（由于海绵体组织水肿等因素，完全变软难度大）。

（2）疼痛缓解。

（3）血流恢复（超声提示海绵体血流较治疗前加速）。

（4）酸中毒纠正（最关键，使海绵体血液的pH达到或接近正常）。

在非缺血型阴茎异常勃起的治疗中，治疗成功的标志需满足前两条，而在缺血型阴茎异常勃起的治疗中，必须满足四条方视为阴茎异常勃起治疗成功。缺血型与非缺血型阴茎异常勃起诊治流程如下（图3-12）。

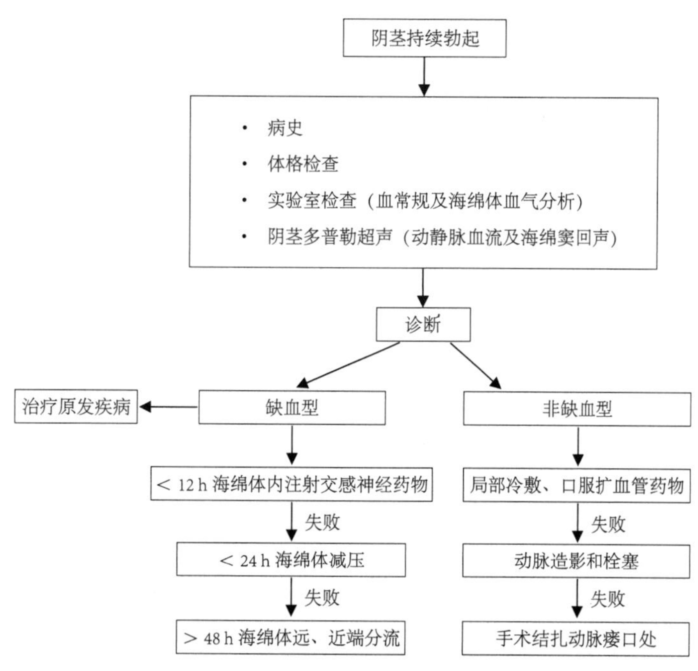

图3-12 缺血型与非缺血型阴茎异常勃起诊治流程

第六节 小结

阴茎异常勃起是一种少见的男科急症，是对患者生理和（或）心理产生严重不良影响的病理性勃起，可以发生于任何年龄段，临床可分为低流量（缺血型）、高流量（非缺血型）及特殊类型三型。引起该疾病的原因包括：药物（海绵体内注射血管活性药物）、血液系统疾病（慢粒和镰状细胞性贫血）、血栓、神经系统疾病、麻醉、盆腔肿瘤、阴茎外伤或会阴部骑跨伤。临床诊断应根据患者的主诉、病史、体检及辅助检查结果进行综合评估，阴茎海绵体内血气分析和阴茎背血管超声是鉴别缺血型和非缺血型的比较可靠的辅助检查方法。准确分型是诊治的前提，缺血型阴茎异常勃起需急诊治疗。阴茎异常勃起治疗目的是恢复阴茎海绵体正常血流、消除阴茎持续勃起状态、保护阴茎勃起功能。推荐采取阶梯式的治疗方式，从简单无创到有创，在有创治疗前，建议检测血常规及凝血功能。治疗包括病因治疗、海绵体内血管活性药物注射治疗、阴茎海绵体减压治疗或阴茎海绵体分流术。阴茎异常勃起治疗成功的标志包括以下四点：①阴茎变软（由于海绵体组织水肿等因素，完全变软难度大）。②疼痛缓解。③血流恢复（超声提示海绵体血流较治疗前加速）。④酸中毒纠正（最关键，使海绵体血液的 pH 达到或接近正常）。

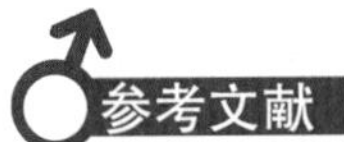
参考文献

[1] ELAND I A，VAN DER LEI J，STRICKER B H，et al. Incidence of priapism in the general population. Urology，2001，57（5）: 970-972.

[2] LUE T F. Physiology of penile erection and pathophysiology of erectile dysfunction and priapism//WALSH P C，RETIK A B，VAUGHAN E D JR，et al. Campbell's Urology. Philadelphia：WB Saunders，2002：1610-1696.

[3] 郭应禄，胡礼泉 . 男科学 . 北京：人民卫生出版社，2004：732-738.

[4] 中华医学会男科学分会 . 阴茎异常勃起诊治指南 . 北京：人民卫生出版社，2013：273-291.

[5] 白文俊，王晓峰 . 现代男科学临床聚焦 . 北京：科学技术出版社，2016：159-162.

[6] 袁亦铭，彭晓辉，王刚，等，静脉滴注藻酸双酯钠引起缺血性阴茎异常勃起机制的探讨 . 中华男科学杂志，2014（3）: 37-39.

[7] WEIN A J，KAVOUSSI L R，NOVICK C A，et al. 坎贝尔 - 沃尔什泌尿外科学 . 9 版 . 郭应禄，周利群，主译 . 北京：北京大学医学出版社，2009：870-878.

[8] ZARGOOSHI J. Priapism as a complication of high dose testosterone therapy in a man with hypogonadism. J Urol，2000，163（3）: 907-911.

[9] PETERSON A，WESSELLS H. Improving prospects for patients with priapism. Contemporary Urology，2002，2：30-45.

[10] 白文俊，王晓峰，陈国强 . 阴茎异常勃起的诊断与处理 . 中华泌尿外科杂志，2004，25（1）: 47-49.

[11] LIAN W Q，LV J X，CUI W S，et al. Al-Ghorab shunt plus intracavernous tunneling for prolonged ischemic priapism.J Androl，2010，31（5）: 466-471.

[12] NEHRA A. Priapism. Pathophysiology and non-surgical management//PORST H，BUVAT J.Standard practice in sexual medicine.Boston，MA：Blackwell Publishing，2006：174-179.

[13] RALPH D J，GARAFFA G，MUNEER A，et al. The immediate insertion of a penile prosthesis for acute ischaemic priapism. Eur Urol，2009，56（6）: 1033-1038.

[14] SALEM E A，AASSER O E. Management of ischemic priapism by penile prosthesis insertion: prevention of distal erosion.J Urol，2010，183（6）: 2300-2303.

[15] 白文俊，王晓峰 . 现代男科学临床聚焦 . 北京：科学技术出版社，2016：157-158.

[16] HIRSHKOWITZ M，SCHMIDT M H. Sleep-related erections：clinical perspectives and neural mechanisms.Sleep Med Rev，2005，9（4）：311-329.

[17] KARSENTY G，WERTH E，KNAPP P A，et al. Sleep-related painful erections. Nat Clin Pract Urol，2005，2（5）：256-260.

[18] 梅骅，陈凌武，高新 . 泌尿外科手术学 .3 版 . 北京：人民卫生出版社，2007：572-575.

[19] SCHMIDT M H，SCHMIDT H S. Sleep-related erections：neural mechanisms and clinical significance. Curr Neurol Neurosci Rep，2004，4（2）：170-178.

[20] SOARES D D F G，RHODEN E L. A 35-year-old man presenting sleep-related painful erections（erpes）：a case report and review of literature. Advances in Sexual Medicine，2014（4）：6-10.

[21] KUHADIYA N D，DESAI A，REISNER M.Sleep-related painful erections in an elderly man successfully treated using clonazepam.J Am Geriatr Soc，2014，62（2）：407-408.

[22] BUDA B L，TOTH G A.Pitfall on the interface between neurology and psychiatry.European Psychiatry，2011，2（2）：273.

[23] VAN DRIEL M F，BECK J J，EHEVIER H W，et al. The treatment of sleep-related painful erections. Sex Med，2008，5（4）：909-918.

[24] BASSETT J，RAJFER J. Diagnostic and therapeutic options for the management of ischemic and nonischemic priapism. Rev Urol，2010，12（1）：56-63.

[25] DUBOCQ F M，TEFILLI M V，GRIGNON D J，et al. High flow malignant priapism with isolate metastasis to the corpora cavernosa. Urology，1998，51（2）：324-326.

[26] KOTAKE Y，GOHJI K，SUZUKI T，et al. Metastases to the penis from carcinoma of the prostate. Int J Urol，2001，8（2）：83-86.

（胡海兵）

第二十三章 睡眠相关性痛性勃起

第一节 概述与定义

一、概述

阴茎夜间勃起（nocturnal penile tumescence，NPT）是正常的生理现象，大部分睡眠相关性勃起发生于快速眼动（rapid eye movement，REM）睡眠期，经历着勃起—疲软—再勃起—再疲软的生理过程，一般来说，健康男性每晚都会有 4 ～ 6 次周期。NPT 几乎可发生于从婴儿到老年的所有时期，是健康男性普遍存在的生理现象，随着年龄的增长，其发生的频率无变化，且 NPT 的发生几乎不受行为因素的影响。睡前短暂的性刺激可使健康受试者阴茎充分勃起，但对其随后睡眠中发生的 NPT 不会产生影响。

二、定义

睡眠相关性痛性勃起（sleep related painful erection，SRPE）是指在快速眼动睡眠期出现阴茎勃起而频繁醒来或感阴茎胀痛，直至痛醒后、下床活动或排尿后（3 ～ 5 分钟）阴茎疲软，胀痛减轻或消失，每晚可单次或数次发作，而在性生活及手淫时（后）可出现或不出现阴茎勃起胀痛，多伴有焦虑、易怒或抑郁等不良情绪，是阴茎异常勃起的一种特殊类型。

第二节　临床特点与发病机制

一、SRPE 的临床特点

（1）好发于青中年患者。

（2）SRPE 与 REM 睡眠高度有关。

（3）夜间阴茎勃起疼痛每次发作可持续数分钟至数十分钟，直至痛醒后、下床活动或排尿后，阴茎疲软，胀痛减轻或消失，每晚可单次或数次发作。

（4）性生活及手淫时（后）可出现或不出现阴茎勃起胀痛。

（5）疼痛时阴茎勃起的强度多为Ⅳ级。

（6）多伴有焦虑、易怒或抑郁等不良情绪。

二、病因及发病机制

SRPE 的病因及发病机制不明，可能相关的病因如下。

（1）REM 睡眠期觉醒阈值降低或者感觉异常：NPT 与 REM 睡眠的时间有相关性；大多数 SRPE 发生于快速眼动睡眠期。Aserinsky 等研究发现 SRPE 与 REM 睡眠存在时间相关性，进一步推测 SRPE 发生与 REM 睡眠有关。大脑白天抑制性反应的发生，到了夜间或者白天的快速眼动睡眠期，大脑的这种抑制功能消失，触发位于脑桥网状结构快速眼动睡眠的机制，激活交感神经可使阴茎充分勃起，即向海绵体内灌注并贮存血液使阴茎勃起，此时睡眠觉醒阈值降低或者感觉异常，导致夜间阴茎勃起时感到疼痛或者频繁醒来。

（2）血清睾酮及多巴胺水平的影响：Hirshkowitz 等对 10 名健康青年男性给予促黄体生成素释放激素类似物分别抑制其血清睾酮水平 1 个月后发现 NPT 的持续时间明显缩短，但 NPT 发生次数并无明显变化。左旋多巴可通过提高颅内多巴胺水平来改善勃起功能，当血清雄激素水平正常时，左旋多巴可提高 NPT 发生频率和总的持续时间，增加 NPT 时阴茎最大周径；但对于血清雄激素水平低的患者，左旋多巴无类似作用。这些研究表明，血清睾酮及左旋多巴可能参与 NPT 的发生和调节，其血清水平低时可能导致 NPT 的异常。

（3）大脑中枢水平的调控：目前的研究认为主要有两大系统参与脊髓介导勃起的下行调控：位于下丘脑室旁核的催产素能神经元可能通过增强副交感神经兴奋性调控阴茎勃起；而位于脑干巨胞旁核（nPGi）的 5- 羟色胺能神经元可能是阴茎勃起的主要下行抑制因素。上述两大系统均可通过对脊髓勃起中枢的调控介导阴茎勃起，而且 5- 羟色胺能神经元在觉醒及不同睡眠时相的活性不同，REM 睡眠时其处于失活状态，这似乎为 SRPE 的发生提供了合理的依据，然而，下丘脑室旁核和 nPGi 在 REM 睡眠及 SRE 活动中的作用机制仍不明确。

第三节　诊断与治疗

一、诊断

（1）病史：典型的睡眠中出现阴茎勃起频繁觉醒或阴茎胀痛醒来，下床活动及排尿后，阴茎疲软、胀痛消失。详细询问有无伴随症状，有无糖尿病、血液病、脊髓损伤或病变、血液高凝状态相关疾病及用药情况。

（2）体格检查：重点检查阴茎、阴囊、睾丸、前列腺及会阴部感觉，排除阴茎硬结症、阴茎外伤瘢痕、脊髓损伤或病变导致的夜间痛性勃起。

（3）典型的多导睡眠监测 +NPT 监测：SRPE 患者表现为睡眠监测中发现在快速眼动睡眠期，阴茎出现自发性的勃起并感疼痛，阴茎勃起的时间与快速眼动睡眠期高度重合（图 3-13）。

（4）焦虑与抑郁量表评估：心理评估量表可采用 PHQ-9、GAD-7 自评或采用汉密尔顿焦虑与抑郁量表。临床实践中发现多数患者的量表评估结果提示：患者合并焦虑及抑郁症。

具备典型的临床表现及多导睡眠监测 + 阴茎 NPT 监测图形是诊断 SRPE 的必备条件，体格检查及焦虑与抑郁量表评估是诊断的辅助条件。

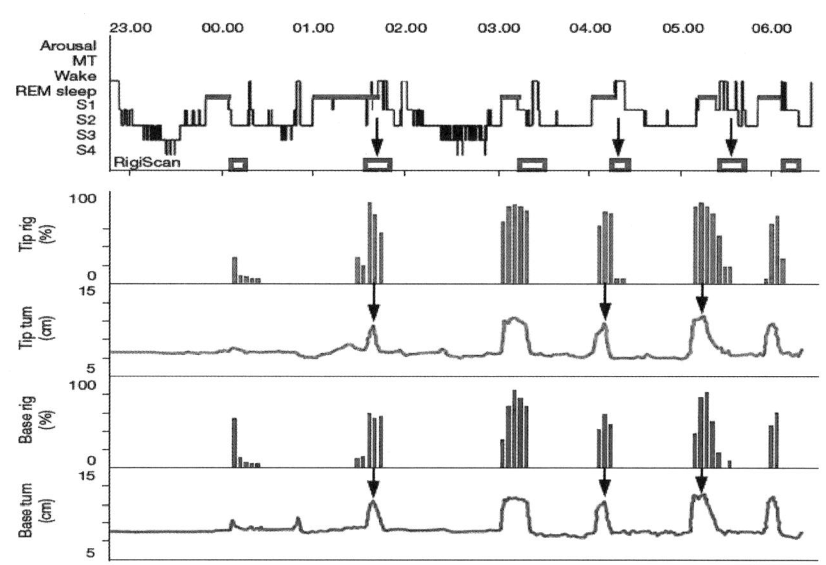

注：Arousal：唤醒；Wake：觉醒；REM sleep：快动眼睡眠期；Tip tum：阴茎头部周径；Tip rig：阴茎头部硬度；Base tum：阴茎根部周径；Tip rig 阴茎根部硬度。

图3-13 多导睡眠监测图及NPT关联图

二、治疗

SRPE 治疗原则是抑制夜间勃起，或降低睡眠中的感受。减轻患者夜间痛苦，尽量保留患者正常勃起功能。药物治疗仅能改善患者的症状，对于本病目前仍无根治的手段，患者需长期药物治疗。药物治疗尽量从对患者全身及勃起功能影响小的开始，一般遵循以下顺序：REM 睡眠抑制剂或肌肉松弛剂或物理治疗 – 镇静催眠类药物 – 抗雄激素治疗 – 联合治疗 – 手术治疗。

1.REM 抑制剂

REM 抑制剂是 SRPE 治疗的一线药物，在发挥抑制 REM 睡眠的同时，可产生抗焦虑及抗抑郁作用。常用药物有氯丙咪嗪（氯米帕明）、文拉法辛等。此类药物常见的不良反应为恶心、呕吐、腹泻、头晕、乏力、嗜睡及失眠等。

（1）文拉法辛：为 5- 羟色胺再摄取抑制剂，能有效抑制抑郁症患者 REM 睡眠，适用于伴有抑郁的 SRPE 患者，推荐剂量为 75 ～ 150 mg、口服、1 次 / 晚。

（2）氯丙咪嗪：阻断中枢神经系统去甲肾上腺素能和 5- 羟色胺的再摄取，对 5- 羟色胺的再摄取的阻断作用更强，具有抗抑郁、抗焦虑、改善睡眠、镇静和抗胆碱能作用。初始剂量为 25 ～ 50 mg、口服、1 次 / 晚，效果不明显可增至 50 mg、口服、2 次 / 日。

2. 肌肉松弛剂

常用药物有巴氯芬、加巴喷丁、普瑞巴林等。此类药物的不良反应比较轻微，常见症状有口干、恶心、呕吐、虚脱、头晕、乏力、头痛及失眠，部分人还可以出现神经及精神病学的症状（抑郁及感觉异常）。

目前最常用的巴氯芬是 γ-氨基丁酸激动剂，临床用于治疗痉挛，可完全缓解勃起疼痛并保持正常勃起功能。用法：10 ~ 30 mg、口服、1 次 / 晚。Buda 对 1 例 SREP 患者先后使用米安色林、阿普唑仑、氯硝西泮及卡马西平等药物，因患者无法耐受上述药物的不良反应，改用巴氯芬 10 mg、口服、1 次 / 晚，取得了良好的治疗效果，且患者可以耐受不良反应。

3. 催眠镇静类药物

常用药物为氯硝西泮、氯氮平及劳拉西泮等，此类药物的不良反应为嗜睡、头晕、共济失调、恶心等。

（1）氯硝西泮：苯二氮䓬类抗癫痫药，用法为 0.5 ~ 1 mg、口服、1 次 / 晚。Daniel 等使用氯硝西泮 0.5 mg、口服、每晚 1 次治疗 1 例 SRPE 患者 2 个月，患者夜间疼痛完全缓解，不良反应轻微。Niteshd 治疗 1 例 77 岁的老年 SRPE 患者，给予 1 mg 氯硝西泮口服、每晚 1 次连续 1 年，也取得了良好的临床效果。

（2）氯氮平：二苯氧氮平类抗精神病药，能在不抑制 NPT 的情况下，减少痛性勃起的发生，使睡眠结构恢复正常。用法为 25 ~ 50 mg、口服、1 次 / 晚。Steiger 对 1 例 SRPE 患者采用 25 mg 氯氮平片、口服、1 次 / 晚、连续 1 年，也取得了良好的效果。

（3）劳拉西泮：苯二氮䓬类抗焦虑药，具有抗焦虑、镇静、催眠、放松肌肉、增强麻醉的作用。临床也用于 SRPE 的治疗，常规用量为 2 ~ 4 mg，睡前单次口服。

4. 抗雄激素治疗

Daniel 认为抗雄激素治疗适用于对性生活已无要求者或 REM 抑制剂治疗无效者。可选择药物有雌激素、雄激素拮抗剂和促性腺激素释放激素类似物。根据患者病情及经济条件，选择适宜的药物。此类药物主要的不良反应为导致性欲低下，甚至导致勃起功能障碍。

常用药物：①己烯雌酚，1.0 ~ 2.0 mg、口服、1 次 / 晚。②非那雄胺，5 mg、口服、1 次 / 晚。③比卡鲁胺片，50 mg、口服、1 次 / 晚。④醋酸戈舍瑞林缓释植入剂，3.6 mg、皮下注射、1 次 / 月。

5. 耐药及联合治疗

Rourke 和 van Driel 的临床研究发现使用单胺氧化酶抑制剂、苯二氮䓬类、三环类抗抑郁药、选择性 5-羟色胺再摄取抑制剂均可抑制快速眼动睡眠，但是大多数上述药物使用一段时间后会失效。当单药治疗无效时，可在同类药物间更换，仍无效者改用其他药物；一类药物治疗无效时，可联合其他类药物联合治疗。

6. 手术治疗

对药物治疗 2 年以上无效者，需充分告知患者及其性伴侣，手术治疗为最无奈的处理手段。术前患者要充分了解手术适应证、费用及可能的永久性勃起功能障碍等并发症，根据患者病情及经济条件，选择阴茎海绵体毁损术 + 阴茎假体植入术，但有研究报道部分患者术后仍不能缓解 SRPE 疼痛症状，建议慎重选择手术治疗。

7. 物理治疗

最新的研究发现部分 SRPE 患者行经颅磁刺激，在改善患者的焦虑或抑郁不良情绪时，还对夜间勃起的疼痛有效，但该治疗疗程需要 1 ~ 2 个月。国内其他学者发现采用低频电刺激肝经走行区域，可以有效地缓解部分 SRPE 患者夜间勃起疼痛的症状。物理治疗基本不良反应极少，患者的接受度高，但物理治疗效果有限，仍需大量的临床试验来证实其临床有效性。

8. 中医药治疗

根据临床表现，本病可归于中医“阳强”范畴，辨证可分为肝经湿热、痰火扰心、阴虚火旺、瘀阻经络四种类型。

（1）肝经湿热证：阴茎夜间勃起胀痛，伴阴囊潮湿，口干口苦，小便黄赤，舌红边有齿痕，苔黄腻，脉滑数。可用龙胆泻肝丸。

（2）痰火扰心证：阴茎夜间勃起胀痛，伴头蒙心烦，睡眠梦多，面红气粗，口苦口黏，便秘尿黄，舌红苔黄腻，脉弦滑有力。可用安宫牛黄丸、导赤丸加减。

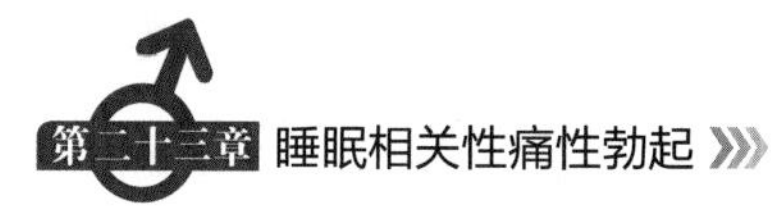

（3）阴虚火旺证：阴茎夜间勃起胀痛，伴潮热盗汗，心烦少寐，口干颧红，腰膝酸软，小便短少，舌红少苔，脉细数。可用知柏地黄丸。

（4）瘀阻经络证：阴茎夜间勃起胀痛或刺痛，兼少腹拘急，会阴疼痛，尿涩而痛，舌紫暗或有瘀斑、瘀点，脉沉涩。可用少腹逐瘀颗粒、桂枝茯苓丸等。

第四节 小结

SRPE 的病因及发病机制目前尚不明确，药物治疗的主要目的是改善患者的症状，减轻患者痛苦。治疗原则是抑制夜间勃起或降低睡眠中的感受，用药尽量从遵循对患者勃起功能及全身影响较小的开始。一般遵循以下顺序：REM 睡眠抑制剂或肌肉松弛剂或物理治疗 – 镇静催眠类药物 – 抗雄激素治疗 – 联合治疗 – 手术治疗。中医药及物理疗法亦被应用于治疗本病，并取得了一定疗效。对继发于血液病（慢性粒细胞性白血病、镰状细胞性贫血）、脊髓损伤或病变及其他血液黏滞度高等疾病所引起的夜间发作的间歇性阴茎异常勃起，应在积极治疗原发疾病的同时处理阴茎异常勃起。

参考文献

[1] 胡海兵，程永磊，关星，等．睡眠相关性痛性勃起的诊治对策（附 9 例报告）．中华男科学杂志，2016，4（22）：330-334.

[2] GIULIANO F，RAMPIN O. Neural control of erection. Physiol Behav，2004，83（2）：189-201.

[3] 白文俊，胡海兵．有关阴茎异常勃起的思考．中华男科学杂志，2018，24（8）：675-680.

[4] VREUNGDENHIL S，WEIDENAAR A C，DE JONG I J，et al. Sleep-related painful erections：a meta-analysis on the pathophysiology and risks and benefits of medical treatments. J Sex Med，2018，15（1）：5-19.

[5] VREUGDENHIL S，WEIDENAAR A C，DE JONG I J，et al. Sleep-related painful erections-a case series of 24 patients regarding diagnostics and treatment options. Sex Med，2017，5（4）：e237-e243.

[6] YAMAGUCHI Y，OHKI K. First case report of sleep-related painful erection in Japan. Sleep Biol Rhythms，2004，2（2）：159-161.

[7] KUHADIYA N D，DESAI A，REISNER M. Sleep-related painful erections in an elderly man successfully treated using clonazepam. J Am Geriatr Soc，2014，62（2）：407-408.

[8] MANN K，PANKOK J，CONNEMANN B，et al. Temporal relationship between nocturnal erections and rapid eye movement episodes in healthy men. Neuropsychobiology，2003，47（2）：109-114.

[9] LUPPI P H，CLEMENT O，FORT P. Paradoxical（REM）sleep genesis by the brainstem is under hypothalamic control. Curr Opin Neurobiol，2013，23（5）：786-792.

[10] JENNUM P，CHRISTENSEN J A，ZOETMULDER M.Neurophysiological basis of rapid eye movement sleep behavior disorder：in-forming future drug development. Nat Sci Sleep，2016，8：107-120.

[11] LU J，SHERMAN D，DEVOR M，et al. A putative flip-flop switch for control of REM sleep. Nature，2006，441（7093）：589-594.

[12] 王文昭，赵忠新．睡眠相关性头痛．中国现代神经疾病杂志，2005，5（4）：225-228.

[13] Fantint M L，FARINI E，ORTELLI P，et al. Longitudinal study of cognitive function in idiopathic REM sleep behavior disorder.Sleep，2011，34（5）：619-625.

[14] FERINI-STRAMBI L，OERTEL W，DAUVILLIERS Y，et al. Erratum to：autonomic symptoms in

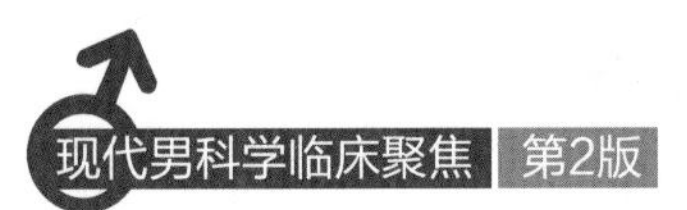

idiopathic REM behavior disorder: a multicentre case-control study. J Neurol, 2015, 262 (1): 249-250.

[15] SCHREMPF W, KATONA I, DOGAN I, et al. Reduced intraepidermal nerve fiber density in patients with REM sleep behavior disorder.Parkinsonism Relat Disord, 2016, 29 : 10-16.

[16] GULIA K K, MALLICK H N, KUMAR V M. Sleep-related penile erections do not occur in rats during carbachol-induced rapid eye movement sleep. Behav Brain Res, 2004, 154 (2): 585-587.

[17] ANDERSEN M L, TUFIK S. Inhibitory effect of GABAergic drugs in cocaine-induced genital reflexes in paradoxical sleep-deprived male rats.Pharmacol Biochem Behav, 2004, 78 (2): 301-307.

（胡海兵　陈朝晖）

第二十四章　射精与射精功能障碍

第一节　射精的解剖与生理

一、射精相关器官

男性性腺器官是睾丸，附属性腺包括附睾、输精管、精囊腺、射精管、前列腺及尿道球腺，正常男性射精的完成需要性腺和附属性腺结构完整和功能完善（图 3-14）。

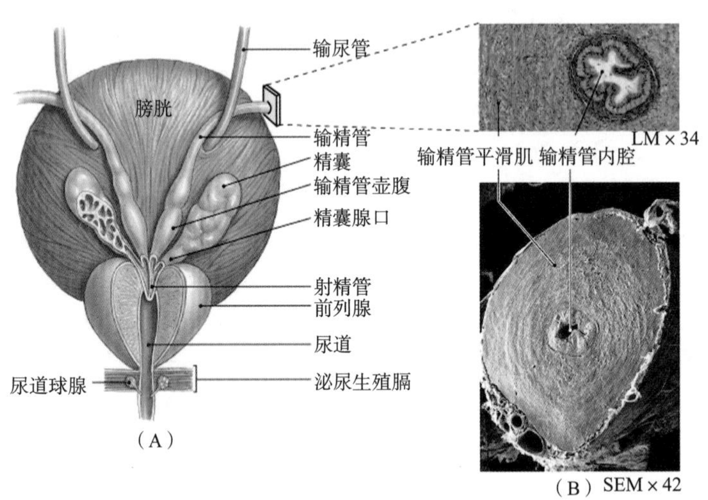

图3-14　生殖系统解剖

睾丸呈卵圆形，左右各一，位于两侧阴囊内，左侧较右侧略低，成人睾丸长 3.5 ～ 5 cm，宽 2.3 ～ 4 cm，厚 2 ～ 2.8 cm，一般认为睾丸容积< 12 mL（尤其是< 10 mL），则提示性腺功能不良。每个睾丸约包含 600 根生精小管，其内衬着各种不同发育周期的生精细胞，逐步发育成为精子；另一种是支持细胞，生精细胞附着其上，发挥支持和保护生精细胞的作用；曲细小管之间的疏松组织有丰富的血管、淋巴管和分泌雄激素的细胞，称为间质细胞。

附睾是由一根不断蜿蜒缠绕的管状结构组成的器官，包括膨大的头部、绵延的体部和纤细的尾部，一面连着输精管，一面接着睾丸内曲细精管，精子离开睾丸进入附睾继续发育成熟。附睾还能分泌附睾液，含有激素、酶和特异的营养物质，如甘油磷酸胆碱、左卡尼汀、唾液酸、乳酸脱氢酶C4和中性α糖苷酶等。

输精管是附睾尾的延续，长约50 cm，管壁厚，肌层发达，内腔细小，起始弯曲，继而变直，后经腹股沟管进入腹腔，立刻向下弯进入小骨盆，沿盆侧壁行向后下，经输尿管末端前上方至膀胱底后面，并膨大成为输精管壶腹，用于贮存精子，输精管末端与精囊腺的排泄管汇合成为射精管。

射精管是由输精管壶腹远端与精囊腺导管在前列腺汇合而成的结构，长约2 cm，穿入前列腺，开口于后尿道精阜两侧，在泌精过程中射精管平滑肌收缩促进精液潴留于后尿道。

精囊腺是长椭圆形囊性器官，由黏膜、肌层和外膜构成，位于膀胱底后方，长约4 cm，宽约2 cm，在输精管末端的外侧，黏膜中有腔隙和凹陷，黏膜皱折增大了分泌面积并有利于精囊液贮存和腺体扩张。

前列腺是由腺体和肌肉组织构成，包绕尿道根部，形如栗子大小，底朝上，与膀胱颈相贴，尖朝下，抵泌尿生殖膈，远端与尿道外括约肌相连，横径4 cm，纵径3 cm，前后径2 cm，重量约20 g。泌精时，前列腺肌性成分收缩，将分泌物经前列腺小管排入尿道前列腺部。

尿道球腺位于尿道膜部的后外侧，与尿生殖膈水平，性唤起时清亮黏稠的分泌物排入尿道，起润滑尿道作用，参与射精。

二、射精的环节和过程

生理性射精包含输精、启动、泌精、射精和高潮五个部分。射精是个连续的过程，各个环节紧密衔接。

输精是性兴奋后精液自附睾、输精管转运至输精管壶腹部的过程。交感神经（$T_{10}\sim L_2$）支配精道平滑肌收缩，促进精液向远端运动；副交感神经（$S_2\sim S_4$）支配精囊腺和前列腺分泌，促进精液量增多；双氢睾酮（dihydrotestosterone，DHT）对精道的结构和功能发挥维持作用。

人的射精启动是由脊髓射精启动区介导的反射过程，具备射精启动区作用的神经元定位在脊髓腰骶节，Allard 等发现大鼠腰骶的腰椎脊髓丘脑神经元（lumbur spino-thalamic neurons，LST）细胞构成了脊髓射精启动区。

泌精是指附睾和输精管在自主神经支配下发生节律性收缩，精液分泌并将成熟的精子自输精管壶腹、精囊腺和前列腺转运至尿道前列腺部，尿道外括约肌收缩促进后尿道压力室形成，诱发射精急迫感。

射精的前提是尿道前列腺部压力室形成，当性刺激积累到一定强度，达到射精阈值，后尿道压力室作为射精发生的助推力，尿道外括约肌舒张，尿道内括约肌保持紧张性收缩状态以防精液逆流入膀胱，精液自尿道外口喷射而出，射精往往伴随有性高潮（图3-15）。

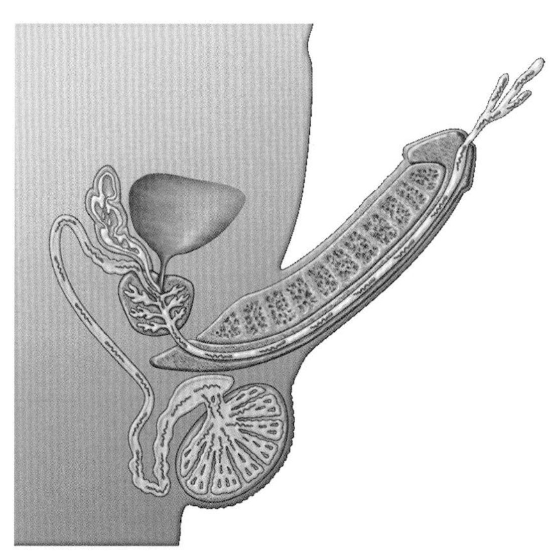

图3-15　射精过程示意

性高潮是大脑皮层事件，是积累的性张力突然释放，伴随着球海绵体肌、坐骨海绵体肌、盆底肌群的节律性收缩，有强烈的欣快感和快速的放松感，常伴有交感神经反应，如肌肉痉挛、血压升高、脉率加快、面部潮红等。射精时精液射程为 30 ～ 60 cm，尿道收缩一次即有一次性高潮，尿道收缩每次约 0.8 秒，肛门括约肌同时收缩增加了快感，射精收缩通常有 10 ～ 15 次，精液多数开始出现在第二次射精收缩，首段射精量一般占总精液量的 40% 以上，以后精液量逐渐减少，精液排空后仍会持续收缩数次。射精量的多少与性刺激时间长短有关，性刺激时间越长，射精量越多，精子浓度也越高，在性间歇期，附睾也会不定期少量排出，以缓解附睾由于精子淤积造成的张力过高。

三、射精的神经调控

射精是神经控制的肌肉反射，机制并不十分明确。射精过程由三个神经层次控制，分别是脊髓上控制中心、脊髓射精启动中心和射精相关的交感、副交感及躯体运动控制中心。脊髓上中枢器官包括大脑皮层、丘脑、下丘脑、中脑和脑桥等，其中中脑发挥关键的启动作用，射精效应器官有附睾、输精管、射精管、前列腺、精囊腺和阴茎，外周感受器包括阴茎、前列腺和精囊腺等。

幻觉、视觉、嗅觉、听觉等作为中枢性刺激和（或）阴茎局部刺激通过脊髓上中枢给脊髓射精启动中心一个兴奋性（多巴胺介导）或抑制性（5- 羟色胺介导）的下行信号，然后脊髓射精启动中心将信号传入脊髓泌精中枢（T_{12} ～ L_2）和射精中枢（S_2 ～ S_4），再通过传出神经支配效应器射精器官而诱发射精。感受器接受性刺激后由阴茎背神经、阴部神经传导至骶神经，通过脊髓上传至高级中枢，大脑皮层激活，释放性冲动，经脊髓前侧索传导，交感神经传出纤维发自胸腰椎的 T_{10} ～ L_2，环绕主动脉的腰部交感神经节，联合形成腹下神经丛，肾上腺素能神经形成节后神经纤维，兴奋后释放大量儿茶酚胺，促进生殖道协调性收缩，同时作用于精囊腺和前列腺，使尿道内、外括约肌收缩，形成后尿道前列腺压力室，诱发射精急迫感；副交感神经传出纤维发自 S_2 ～ S_4，精囊腺和前列腺分泌增加；通过阴部神经传出冲动至脊髓腰骶节段，经运动神经传出冲动至球海绵体肌、坐骨海绵体肌及盆底肌群，当性刺激积累到一定强度，达到射精阈值，诱发射精（图 3-16）。除神经控制外，还有一部分输精管肌源性收缩，当交感神经和副交感神经受损时表现突出，常见于糖尿病。

射精反射接受大脑控制，脊髓射精中枢平面以上损伤的截瘫患者仍保持脊髓介导的射精反射。人的射精中枢是由脊髓 L_3 ～ L_5 射精启动区介导的反射过程，具备射精启动区作用的谷丙肽能神经元定位于脊髓腰骶节。大鼠腰髓的 LST 神经细胞构成了脊髓射精启动区，LST 神经元接受来源于盆腔及外生殖器的感受传入信息，并发出神经投射至自主神经及运动神经元，控制泌精和射精过程，LST 细胞在射精时活化，谷氨酸激活 N- 甲基 -D- 天冬氨酸受体，LST 细胞的病变会使射精功能减退或消失。

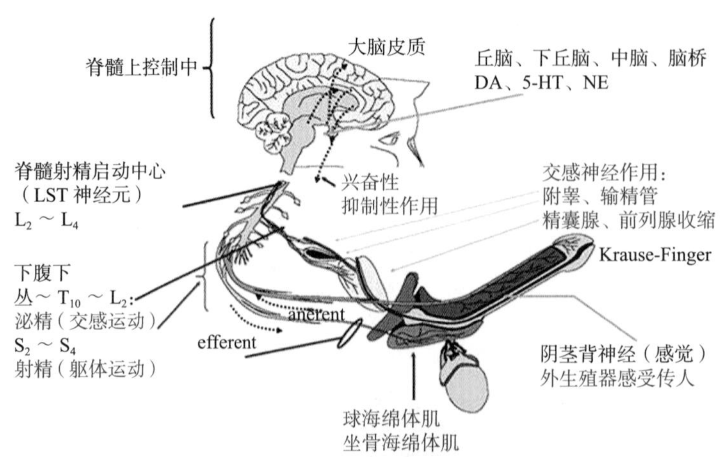

图3-16　射精的神经控制

射精需要多种神经递质和激素调控，包括睾酮、雌二醇、多巴胺（dopamine，DA）、5- 羟色胺

（5-hydroxytryptamine，5-HT）、去甲肾上腺素（Noradrenaline，NA）、乙酰胆碱（acetyl choline，Ach）、催产素、泌乳素（prolactin，PRL）、一氧化氮（nitric oxide，NO）和阿片类等。中枢神经系统DA和5-HT神经递质水平及其受体数量和敏感性与射精功能密切相关，中枢DA水平与性欲维持和性兴奋性呈正相关，5-HT在性欲消退期发挥作用，过高易发生性高潮缺失、性欲减退和射精延迟；NA水平增高促进射精；催产素可以诱导多个大脑区域促进阴茎勃起，经鼻腔给予催产素可有效提高性欲；PRL水平升高往往对生殖系统发挥抑制作用，过高需警惕垂体泌乳素瘤；阿片类药物对早泄治疗有益；睾酮和雌二醇平衡对射精功能至关重要，睾酮有增强性欲和性唤起及改善勃起的功能，雌二醇维持在一定水平对性欲和生精有重要作用，雌激素受体主要分布于下丘脑，内分泌治疗主要是通过调节雌二醇水平发挥正（负）反馈调控下丘脑和垂体功能，睾酮和雌二醇水平异常或雌雄激素比例失调导致性欲减退、勃起功能障碍和（或）射精功能障碍。

综上所述，生理性射精是一个反射（射精反射）、两种模式（射精和遗精）、三级控制（大脑、脊髓和各种神经分中心）、四类神经（躯体感觉、躯体运动、交感和副交感神经）、五个环节（输精、启动、泌精、射精和性高潮）和多种递质和激素（DA、5-HT、NA、Ach、NO、催产素、睾酮、雌二醇等）共同参与的结果，射精通路任何一环节的问题均可能导致射精功能障碍。

第二节 射精功能障碍

一、分类与病因

射精功能障碍包括早泄、射精迟缓、不射精、逆行射精、无性高潮、性快感缺失、射精无力、射精量少、无精液症、血精症、射精痛和遗精等，其中不射精症、逆行射精和无精液症因没有精子进入女性生殖道或精子数量不足，常常导致男性不育。不育症影响男性的比例高达12%，与射精功能障碍密切相关者约占1/5。

1. 早泄

早泄分为原发性早泄和继发性早泄。针对阴道内射精潜伏期（intravaginal ejaculation latency，IELT）、不能控制射精、存在巨大的心理压力和交流困难（射精时间过短而诱发）这三个方面定义了原发性早泄（射精往往或总是在插入阴道1分钟左右），对大多数或每次插入阴道后，没有延长射精的能力，会伴有消极的后果，如烦恼、痛苦、沮丧或逃避性生活等。继发性早泄多认为是以渐进性或突然发病为特征，发病前可射精正常，常有明确的致病因素或诱因，不同于原发性早泄。自然变异早泄和早泄样射精功能障碍则不应该被视为真正的病理性症状。

早泄发病机制不明，目前没有循证学依据证明早泄有明确的器质性致病因素，可能与精神心理因素、阴茎神经高敏感、中枢5-羟色胺能神经递质水平及传递异常、勃起功能障碍和遗传易感性有关。有报道前列腺炎患者发生早泄高于普通人群，但存在争议，早泄与包皮过长和手淫史没有明确的相关性。α受体阻滞剂治疗早泄效果不确切，长期应用可能会导致逆行射精，常见于赛洛多辛和坦索罗辛。

2. 射精迟缓

射精迟缓指阴茎勃起和性欲正常，但患者需通过某种异常的刺激才能获得高潮和射精。射精迟缓也被认为是一种轻度的性高潮障碍，射精迟缓和无性高潮可以在同一个患者身上交替出现。射精迟缓病因包括心理性和器质性因素。心理性射精迟缓多与中枢过度抑制有关，包括中枢和外周性刺激不足、夫妻感情不和、阴道松弛、性生活过频等；器质性射精迟缓的因素包括不完全脊髓损伤、医源性阴茎背神经损伤、药物因素（抗抑郁药、抗高血压药、抗精神病药等）和糖尿病、腹膜后淋巴结清扫术、主动脉或髂动脉手术及结肠或直肠手术等。

3. 无性高潮

射精通常与性高潮同时发生，但也有分离现象，射精时缺乏伴随而来的性快感，称为性高潮缺失，即无性高潮。无性高潮是指不能达到性高潮，一般也不会有射精。无性高潮多由精神心理因素所致，中枢神经系统疾病或损伤和（或）性腺轴内分泌异常常发生性高潮缺失，无性高潮也与房事过频、性兴奋不足、长期应用肌肉松弛剂抑制球海绵体肌反射有关。

4. 性快感缺失

性生活过程中不能感受到性快感，也不能达到性高潮，伴随有不射精。性快感缺失病因通常是心理性的，与无性高潮发病机制类似，审美疲劳、性心理障碍、夫妻感情不和、神经衰弱或压力过大等常发生性快感缺失，一些患者主诉有偶发的夜间遗精或在经历与性活动无关的极度兴奋情况下偶发生射精。

5. 射精无力

射精无力是自我感觉精液从尿道慢慢流出来，而并非喷射而出，常与射精动力不足有关，性腺功能减退、性生活过频、勃起功能障碍、精道梗阻、逆行射精、精液量少等常发生射精无力。

6. 血精

血精是指肉眼可见精液中含有血液，多见于 30～40 岁性活跃人群，血精绝大多数病因不明确，生殖系统包括曲精小管、附睾、输精管、射精管、精囊、前列腺和尿道的病变都会引起血精，特发性血精者居多。按照发病机制可分为生理性血精和病理性血精，生理性血精常与纵欲过度或长期节制有关，病理性血精可见于生殖系统疾病（精囊炎、精囊结石或肿瘤等）和全身系统性疾病（肝硬化盆腔静脉丛侧支循环障碍、长期应用抗凝药物等）。

7. 不射精

不射精是阴茎能正常勃起和性交，但达不到性高潮及不能获得性快感、不能射出精液，或在某些特定的情况下可射出精液，而在阴道内不射精。根据不射精发病机制分为功能性不射精和器质性不射精。功能性不射精约占 90%，又分为原发性不射精和继发性不射精。原发性不射精是患者在清醒状态下从未有过射精；继发性不射精是患者曾经有过射精经历，后因种种因素导致不射精。功能性不射精与精神心理因素密切相关，性知识缺乏、夫妻感情不和、环境不佳、过度紧张、工作劳累等常导致不射精。生殖系统器质性病变、内分泌疾病、药物性因素和神经系统的损伤与手术常发生器质性不射精。

8. 逆行射精

逆行射精是性欲和阴茎勃起正常，能进行性交，有射精动作和性高潮感受，但是没有精液从尿道口排出，而是逆向流入膀胱内。通过射精后留取前段尿液化验可见大量精子即可证实诊断。逆行射精是由射精时膀胱颈口关闭不全所致，常见于神经源性病变、糖尿病、药物性因素（赛洛多辛）和医源性损伤（TURP 术后、膀胱颈切开术后、前列腺根治性切除术后等）。

9. 精液量少和无精液

每次射精后精液量少于 1.5 mL 称为精液量少；无精液是指阴茎勃起和性生活正常，有性高潮和射精动作，但无精液自尿道口射出。自主神经功能障碍致前列腺和精囊腺分泌及收缩功能异常可导致精液量少或无精液，睾酮缺乏、逆行射精、精道梗阻、前列腺及精囊腺炎性病变、精囊纤维化或前列腺根治切除术后也是精液量少和无精液的原因。

10. 射精痛

射精痛是性交达到性高潮而射精时发生性器官如阴茎、睾丸、会阴及下腹部等部位的疼痛。射精痛往往是获得性的，常由以下原因造成：输精管道梗阻或炎症、各种类型的慢性前列腺炎或慢性盆底疼痛综合征、尿道炎、尿道憩室、使用抗抑郁药物和心理因素等。

11. 病理性遗精

遗精包括梦遗和滑精，入睡后做梦时发生的遗精称为梦遗，清醒状态下遗精则为滑精。病理性遗精与精神心理因素、生殖系统感染和长期禁欲等密切相关。

二、诊断

（1）病史采集：关注患者就诊诉求及预期效果，询问患者有无性欲低下、勃起障碍、性高潮、夜间遗精，了解夫妻关系、性生活频率、既往疾病、手术及用药史，射精障碍的发生是一惯性的还是发生在特定情况或伴侣，有无阴道内射精，精液量如何，有无其他伴随症状，判断射精障碍是原发性因素还是获得性病变。

（2）体格检查：进行详细体格检查，了解男性第二性征发育情况，判断结构是否完整，功能是否完善。首先视诊阴毛、阴茎和阴囊外观，判断外生殖器发育情况，触诊睾丸、附睾形态和体积，了解精索及输精管走行，测量阴茎长度，肛门指诊触摸前列腺和精囊情况。

（3）辅助检查：①阴道内射精潜伏时间：阴茎插入阴道到射精开始的时间，正常为 2 ～ 8 分钟。②心理评测量表：通过 GAD-7 患者健康问卷（表 3-4）和 PHQ-9 患者健康问卷了解患者心理状态（表 3-3）。

（4）影像学检查：①生殖系统超声：经直肠前列腺和精囊腺超声，阴囊超声。②垂体 MR：了解垂体有无结构性病变，如垂体瘤等。③左手骨龄片（左利手选择右手骨龄片）：性早熟骨龄≥实际年龄 +2 岁，性发育迟缓骨龄≤实际年龄 –2 岁或以上。

（5）性激素（表 3-5）：包括睾酮、雌二醇、促黄体生成素、卵泡刺激素、泌乳素，性激素水平反应睾丸功能状态。

表 3–5　性激素变化反应睾丸功能状态

睾丸功能状态	睾酮	卵泡激素	黄体生成素	泌乳素
正常	正常	正常	正常	正常
生精阻滞（后期）/精道梗阻	正常	正常	正常	正常
原发性性腺功能减退（生精细胞发育不良）/生精阻滞（早期）	绝对低	高	正常/高	正常
继发性性腺功能减退	绝对低 绝对低	低 正常	低 正常	正常 正常
高泌乳素血症	低	低	低	高
外源性睾酮/间质细胞瘤	高	正常/低	低	正常
服用克罗米酚或雄激素抵抗	高/正常	高/正常	高/正常	正常

（6）精液常规：精液量＞ 1.5 mL，pH ＞ 7.2，精子浓度＞ 15×10^6/mL，活动率＞ 40%，精液量减少要明确是梗阻还是附属性腺功能障碍。

（7）射精后尿液：无精子症射精后留取前段尿，有精子时证实是逆行射精。

（8）精浆生化：精浆果糖反映精囊腺功能，降低反应精囊腺缺如、萎缩或远端梗阻；中性 α 葡萄糖苷酶是附睾的功能性指标，降低反映附睾梗阻可能性大；精浆弹性硬蛋白酶是男性生殖道感染的敏感指标，增高提示附属性腺炎症；精浆对男性生殖功能有重要作用，锌缺乏会引起性腺发育不良或性腺功能减退。

（9）国际勃起功能问卷 -5（表 3-6）：反应阴茎勃起功能状态。

（10）电生理检查：球海绵体肌反射潜伏期，刺激阴茎头背侧后表现为球海绵体肌和肛门外括约肌的收缩。

表 3-6 国际勃起功能问卷 -5

问题	0分	1分	2分	3分	4分	5分
您在性交过程中对阴茎勃起及维持勃起的信心如何	无性生活	很低	低	中等	高	很高
受到性刺激后有多少次阴茎能坚挺地进入阴道	无性生活	几乎没有或完全没有	只有几次	有时或约一半时候	大多数时候	几乎每次或每次
阴茎进入阴道后有多少次能维持阴茎勃起	无性生活	几乎没有或完全没有	只有几次	有时或约一半时候	大多数时候	几乎每次或每次
性交时保持阴茎勃起至性交完毕有多大困难	无性生活	非常困难	很困难	困难	有点困难	不困难
尝试性交有多少时候感到满足	无性生活	几乎没有或完全没有	只有几次	有时或约一半时候	大多数时候	几乎每次或每次

三、治疗

射精功能障碍分类和病因多样，治疗应遵循个体化原则。常见的病因治疗包括：①停用干扰正常射精的药物。②控制泌尿生殖道感染。③泌尿生殖系统器质性病变采用外科手术治疗。④治疗原发病如糖尿病、甲状腺功能失调、脑血管病变等。射精障碍的治疗方式以行为、心理、性治疗和药物治疗为主，辅助手术及中医中药和辅助生殖技术治疗。

1. 行为治疗

射精功能障碍常见原因为夫妻感情不和、性生活不和谐、性欲低下、阴道不湿滑或阴道松弛。对于不射精进行行为治疗，改善夫妻关系，女方积极配合，充分尊重并鼓励男方，通过调整外在形象，选取合适性爱体位，提高性爱技巧，促进性和谐。

性知识缺乏常常导致不射精，宣传性器官解剖、生理知识、性反应知识很重要。充分告知功能性不射精患者其是由兴奋性达不到射精阈值所致，适度增加性生活频率，加强性刺激强度，性爱视频、声音及想象等均可增强男性性欲，选择舒适的环境、合适的体位、适度的性刺激、充分的性前戏，有利于增加女性性兴奋和阴道湿滑，激发女性性高潮，阴道才能收缩有力，更容易促进男性射精。性交时思想集中、配合得当、互相鼓励、互相包容、互相理解，有利于射精功能恢复。

2. 心理治疗

精神心理问题是射精功能障碍的常见原因，如过度紧张、焦虑、抑郁等。对于心理问题的治疗，首先让患者正视不射精，重视性健康，性前戏是示爱，是自我实现，不是讨好祈要；其次男方要改变认知，性生活不单是为了繁衍后代，更重要的是性福，是享受，不断在实践中增强自信心。

性爱是两个人的事，要求夫妻共同参与，积极治疗，促进成功射精。女方一味地批评指责对病情恢复不利，只会导致问题加重，甚至发生勃起功能障碍；相反，主动配合，积极鼓励，有助于男方疏解压力、缓解焦虑抑郁、增强自信心。男方要学会自我调整情绪，疏解压力，维持心理健康，适时寻求心理医生或药物干预，有利于病情恢复。

3. 性治疗

可进行性感集中训练，解除性交压力，提高对性反应的自身感觉。通过视、触觉刺激手段获得并享受性快感，缓解性交顾虑与恐惧，性感集中训练进行到性接触时，鼓励女方用手或口刺激阴茎，当患者有射精紧迫感时把阴茎插入阴道，若有一次成功的阴道内射精可能永久改变射精功能障碍。

性交持续时间、抽动次数、抽插频率对不射精治疗很重要。临床可见手淫可射精但阴道内不射精者，或者通过特殊方式射精（如俯卧位蹭床单、大腿夹阴茎等）者，这可能与生殖器官感受器接受性刺激程度、抽插频率或阴道包夹力不足有关。男方锻炼身体，增加性交持续时间，增加抽动次数，加快抽插频率；女方提高阴道括约肌收缩能力，加强对阴茎的刺激。改变性爱姿势对射精障碍治疗也很重要，如女上位、后入路或侧方入路，性爱姿势多样化有助于提高性兴奋性。瑜伽锻炼和盆底肌训练有助于提高阴道收缩力，心理足够放松，性刺激强度足够，一般均可克服不射精。

4. 药物治疗

A 靶点位于外周神经感受器：如局部表面黏膜麻醉剂，在性交前 10 分钟涂于阴茎头，降低阴茎头敏感性；B 靶点位于脊髓上控制中枢：选择性 5- 羟色胺再摄取抑制剂（selective serotonin reuptake inhibitors，SSRIs）、三环类抗抑郁药及多巴胺激动剂等药物可治疗此靶点出现的临床问题，包括早泄、功能性不射精等；C 靶点位于脊髓射精启动中心：α 受体阻滞剂或激动剂可加速或延缓射精，目前尚无理想的方法；D 靶点位于射精效应器官（输精管壶腹、精囊腺及前列腺）：如 α 受体激动剂（需射精启动）（图 3-17）。

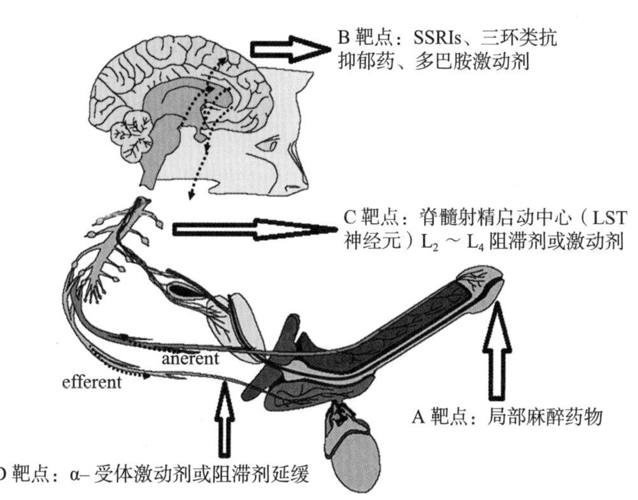

图3-17　射精调控及药物作用靶点

（1）DA 及 DA 受体激动剂：DA 是中枢系统兴奋性神经递质，不易透过血 - 脑屏障，左旋多巴是多巴胺前体，可透过血 - 脑屏障，增加 DA 水平，提高性兴奋性，左旋多巴与苄丝肼按 4 ∶ 1 配比，苄丝肼是外周多巴脱羧酶抑制剂，不易透过血 - 脑屏障，避免左旋多巴在外周快速脱羧生成多巴胺，以增加左旋多巴通过血 - 脑屏障进入脑内，临床常用多巴丝肼，连续服用推荐剂量为 0.25 g tid，可改善不射精和射精延迟，多巴丝肼摄入 1 小时后血浆左旋多巴浓度达到峰值，按需服用（性生活前 1 小时）以提高性欲；卡麦角林（0.25 ~ 2 mg/w）和溴隐亭（2.5 ~ 5 mg bid）是 DA 受体激动剂，对 DA 受体有较高的亲和力，药效持续时间长，抑制垂体泌乳素分泌，增强性欲；金刚烷胺（0.1 ~ 0.2 g bid）促进纹状体多巴胺的合成和释放，减少神经细胞对多巴胺的再摄取，与多巴丝肼合用，协同促进射精。

（2）5-HT 再摄取抑制剂：5-HT 受体广泛分布于中枢神经和外周神经系统，其中受体 5-HT_{1A}、5-HT_{1B} 和 5-HT_{2C} 与射精密切相关，5-HT_{2C}、5-HT_{1A} 的受体位于脑干、下丘脑、脊髓、前列腺、精囊、输精管和尿道，决定射精的速度。5-HT_{1A} 受体激动剂，如丁螺环酮（5 ~ 10 mg tid）、坦度螺酮（10 ~ 20 mg tid），作用于中枢 5-HT 受体，增加中枢兴奋性，提高性欲，作用于外周 5-HT 受体，加快射精速度，促进射精；安非他酮（75 ~ 150 mg bid）对去甲肾上腺素、5-HT、多巴胺再摄取均有作用，能兴奋中枢神经系统，增强性欲，促进射精。用药疗程为 2 ~ 3 个月，无效或效果不佳时需更换药物，部分患者可能需长期药物维持治疗。

（3）α 受体激动剂：麻黄碱（25 ～ 50 mg tid）、丙咪嗪（12.5 ～ 25 mg tid）等药物通过阻滞 NE 再摄取，增加突触间隙 NE 含量，将不泌精症转变为较轻微的逆行射精，临床较少应用；米多君和非尼拉敏等药物作用于膀胱颈 α- 肾上腺素能受体，通过收缩膀胱颈，将逆行射精转变为正常的前向射精，临床常用米多君治疗逆行射精和射精无力，米多君摄入后活性代谢产物达峰时间为 1 小时，半衰期 3 ～ 4 小时，连续服用米多君（2.5 ～ 5 mg tid）治疗逆行射精有效，按需服用（性生活前 1 小时）可提高射精动力、改善射精无力；药物治疗效果依赖于控制精囊腺、输精管、前列腺和膀胱颈等部位的交感神经纤维的完整性、受体的数量及敏感性，α- 肾上腺素能激动剂不良反应是升高血压，故用药期间应监测血压变化。

（4）雌激素受体拮抗剂：睾酮缺乏患者精液量减少，睾酮去势水平常表现为无精液症。有生育需求的就诊者，应优先补充内源性睾酮，推荐氯米芬（25 ～ 50 mg qd）或他莫昔芬（10 ～ 20 mg bid），两种药物作用机制类似，氯米芬起效快，他莫昔芬作用更加缓和，通过拮抗下丘脑雌激素受体，干扰内源性雌激素的负反馈，上调性腺轴，促进 LH 和 FSH 分泌，增加内源性睾酮水平，促进精子生成。该药物对性腺轴影响具有可逆性，其引起性欲减退等不良反应较少，一般用药疗程为 2 ～ 3 个月。

（5）芳香化酶抑制剂：雌激素明显升高或雌雄激素比例失调者建议选择芳香化酶抑制剂，如来曲唑（1.25 ～ 2.5 mg qd），通过抑制雌激素产生，上调 LH 和 FSH，促进射精与精子生成，E_2 在一定水平对性欲维持有益，芳香化酶长期应用可能会导致性欲减退。

（6）促性腺激素：绒促性素（1000 ～ 2000 IU/72 h）、尿促性素（75 ～ 150 IU/72 h）对于特发性低促性腺激素性性腺功能减退症或卡尔曼综合征有效，患者预后良好，建议备孕前 1 ～ 2 年用药，育后长期补充外源性睾酮如十一酸睾酮胶丸（80 mg bid）餐中口服，维持正常性欲和性功能；对于不明原因的精子发生异常和睾酮减低患者，也可作为优选治疗方案，绒促性素和尿促性素联合是生殖男科临床常用治疗手段。有生育需求但睾酮缺乏者不建议直接补充外源性睾酮，补充外源性睾酮虽可以改善性腺功能减退患者的勃起功能和低性欲，但因睾酮水平升高，负反馈抑制下丘脑和垂体，下调性腺轴，对生精不利。

（7）PDE5i：射精障碍合并勃起功能障碍首选 PDE5i 改善勃起功能，如西地那非（100 mg prn）、他达拉非（20 mg q72 h）来松弛海绵体平滑肌、增加海绵体血流、促进阴茎勃起，禁忌与硝酸酯类药物同服。

（8）合并中重度焦虑、抑郁等心理疾病患者，建议于心理专科医生处就诊。轻症者可选择口服舍曲林（25 ～ 50 mg qd）、氟西汀（20 ～ 40 mg qd）、帕罗西汀（20 ～ 40 mg qd）或劳拉西泮（1 ～ 2 mg qn）等，效果显著。定期门诊复查，症状控制后药物逐渐减量，切忌突然停药。

5. 梗阻性无精液症治疗

无精液症患者就诊后，首先判断是梗阻性还是非梗阻性，然后确定是机械性（狭窄或囊肿压迫）还是动力性（交感神经损害或功能异常）梗阻，前者可行手术解除机械性梗阻，后者多需要药物治疗。经直肠超声及精浆生化检查有助于判断梗阻部位，射精管梗阻者通过射精管或苗勒管囊肿切开术或囊肿穿刺引流术可改善无精液症；输精管或附睾病变梗阻者可行显微镜下输精管吻合或输精管附睾吻合术复通输精管管道，有报道显微手术输精管复通率为 79.49%。显微交叉吻合术治疗复杂性梗阻性无精子症为解除输精管道梗阻治疗不育症提供了新的思路。膀胱颈手术后引起逆行射精，药物治疗无效者，可通过膀胱颈重建手术解除逆行射精结构异常。

第三节　射精功能障碍与男性不育

一、男性不育相关的射精障碍

1. 不射精症

不射精症根据有无射精史可分为原发性和继发性不射精症。原发性不射精是患者清醒时从未有过射精；曾在阴道内有正常射精，后因多种因素影响而不能射精，称为继发性不射精。不射精症常有夜间遗精，说明输精管道通畅。手淫能射精，而在阴道内不射精，属于特殊类型的不射精症，多与精神心理因素相关。

不射精持续或间断发生，根据病因可分为功能性不射精和器质性不射精。功能性不射精临床多见，以精神心理因素为主，如躁狂、抑郁、性唤起障碍、过于恐惧性传播疾病、过度担心怀孕、夫妻关系不和、性生活失败史和精神创伤等，其他原因还包括性技巧缺失、性生活环境不佳及性疲劳等。射精抑制与年龄关系密切，随着年龄增加，周围性传导神经纤维轴突开始退化，出现萎缩、髓鞘胶原浸润、帕西尼体退化等，引起年龄相关的阴茎感觉迟钝及射精困难。

器质性不射精少见，与脊髓损伤、脊髓脱髓鞘性和炎症性神经系统病变、多发性硬化症、脊髓发育不良、脊髓脊膜膨出、脊柱裂等相关。T_{10} ～ T_{11} 以上病变缺陷一般不影响勃起功能，但与不射精有关；L_2 以下病变泌精与射精均受影响；骶髓病变患者会出现各种形式的射精功能障碍；脊髓损伤能够引起射精抑制，并受损伤平面高低和损伤程度影响，T_{10} ～ L_2 以下的部位脊髓损伤通常会导致射精完全消失，但仍能勃起，T_{10} 以上部位损伤，因发自 T_{10} 至 L_2 和 S_2 ～ S_4 的外周神经传出神经完整，所以还具有射精反射弧。脊髓损伤男性精子存活率和活动力下降，白细胞精子症和不成熟精子增多，DNA 碎片率增加，常常发生男性不育。

根治性前列腺切除术是另一个导致不射精的器质性因素，因手术切除了前列腺、精囊腺和阴茎神经血管束，神经反射不完整而无法射精；恶性睾丸肿瘤实施腹膜后淋巴结清扫术后，交感和副交感神经纤维受损，导致射精障碍，缺陷的程度与神经损伤的程度和严重性有关，可能发生逆行射精、不射精或不泌精；小儿骨盆先天性畸形可能并发不射精或逆行射精，其射精功能障碍与盆腔解剖异常或重建骨盆手术有关；射精抑制也与文化和宗教信仰有关；长期应用抗高血压药物、精神类药物、α- 肾上腺素阻滞剂或长期大量饮酒易发生射精障碍；其他器质性疾病还包括生殖器畸形、射精管道梗阻、尿道狭窄、垂体肿瘤等。

2. 逆行射精

逆行射精是唯一机制明确的射精功能障碍，患者有射精和性高潮发生，但精液全部或大部分射入膀胱内，而不是经尿道射出体外，表现为干射或仅有少量液体射出，容易误诊为梗阻性无精液症，通常射精后即刻留取尿液标本，离心沉淀后显微镜观察若发现大量精子，证实存在逆行射精。影响射精反射和膀胱颈关闭的因素或疾病，均会导致逆行射精，包括药物性、神经源性、解剖结构和医源性因素等。

先天性疾病（脊柱裂、先天性尿道瓣膜或膀胱憩室等）和后天解剖结构异常（尿道狭窄、脊髓损伤、膀胱颈硬化等）容易发生逆行射精；糖尿病引起逆行射精多见（不论 1 型还是 2 型糖尿病），占 6% ～ 40%，糖尿病导致交感神经、副交感神经和内分泌功能受损，发生泌精功能障碍和（或）附属性腺分泌不足，坐骨海绵体肌、球海绵体肌和盆底肌收缩乏力，尿道括约肌松弛，膀胱颈部关闭不全，容易发生逆行射精或不射精。

医源性因素常见于恶性肿瘤行膀胱颈切除术后，在经尿道前列腺切除术和膀胱颈切开术后容易出现逆行射精，保留膀胱颈完整性对性功能有益；腹膜后淋巴结清扫术、胸腰段交感神经切除术、脊髓损伤等均可能发生逆行射精或不射精；腰椎前路手术与逆行射精发生率高有关，特别是经腹腔镜手术；长期应用 α 受体阻滞剂（赛洛多辛）、利血平、胍乙啶、硫利达嗪及溴苄胺等药物易发生逆行射精。

3. 无精液症

无精液症有射精和性高潮发生，但没有精液从尿道外口射出。无精液症分为梗阻性无精液症和非梗阻性无精液症，见于以下四种情况：①精液产生正常，但排出受阻，见于梗阻性无精液症。②精液正常，精道通畅，射精后精液逆行进入膀胱，见于逆行射精。③性腺功能减退，精液产生减少或消失，睾酮处于去势水平或以下，常常表现为无精液症。④精囊腺和前列腺先天缺如或切除术后，无精液产生。

梗阻性无精液症，根据精道梗阻发生部位不同，精液量表现不一。双侧病变较单侧发病者严重，双侧射精管梗阻见于苗勒管囊肿或射精管囊肿压迫，表现为无精液症，单侧发病表现为精液量减少；精囊腺远端梗阻表现为精液量减少，因射出精液为前列腺液，pH 呈酸性，精浆生化中性 α 糖苷酶及精浆果糖均降低；输精管梗阻见于输精管结扎术后或腹股沟疝修补术后致输精管损伤而导致梗阻，有明确手术史；输精管道或附属性腺的炎症或损伤均有发生精道梗阻的可能，伴或不伴有精子发生异常，临床以附睾梗阻最为多见，体检发现附睾饱满，经直肠超声探查附睾呈网格状改变，精浆生化中性 α 糖苷酶明显降低，但精浆果糖正常，双侧附睾梗阻，表现为无精子症，单侧发病者精子正常或少弱精子症，精液量多无异常。

非梗阻性无精液症见于交感神经受损和副交感神经受损，表现为附属性腺分泌不足和泌精功能障碍。交感神经受损可发生精道动力性梗阻，表现为泌精功能障碍或不泌精，常见于糖尿病、多囊肾、腹膜后淋巴结清扫术后、脊髓损伤等；副交感神经受损、睾酮处于去势水平或以下、前列腺和（或）精囊腺炎症纤维化、缺如或切除术后等病变，表现为精液量明显减少或无精液产生。

二、男性不育的治疗

射精功能障碍以不育就诊者，亟待解决生育问题，可通过经直肠电刺激取精、震动刺激诱导射精、按摩取精（前列腺、精囊腺、输精管壶腹）、尿液离心提取精子行人工授精或卵胞浆内单精子显微注射技术（intracytoplasmic sperm injection，ICSI），来帮助患者实现成为父亲的愿望。

（1）逆行射精：提取精子的要求为尿液 pH 偏碱性和具有合适的渗透压（200 ～ 300 mOsm/kg），嘱托患者手淫或性交，射精后 10 分钟内收集所有尿液并予以离心，离心沉淀精子以 0.5 mL Tyrode's 或 Ham's F-10 液悬浮，即刻行人工授精（图 3-18）。

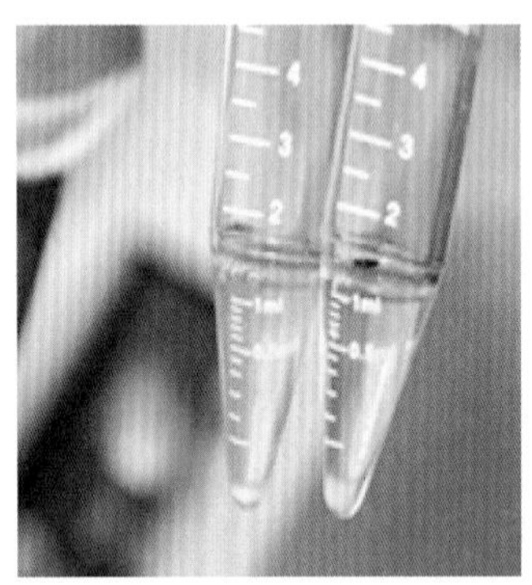

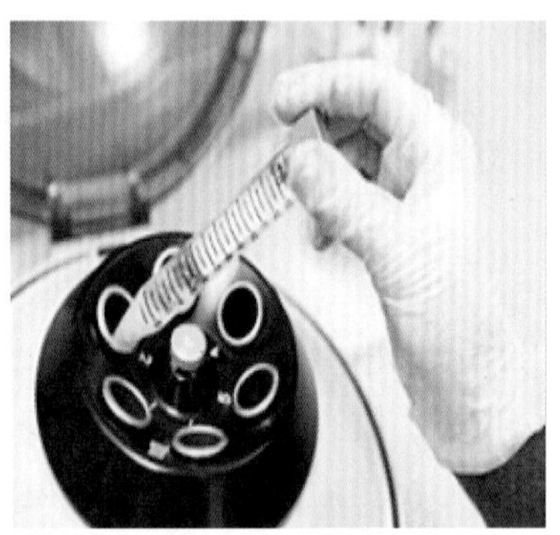

图3-18 提取射精后尿液离心处理

（2）阴茎震动刺激诱导射精：对有自主神经反射异常史者，在治疗前舌下含服硝苯地平（10 ～ 20 mg），排空膀胱，震动器置于阴茎头附近，刺激峰值振幅为 1 ～ 3 mm，刺激频率为 80 ～ 100 Hz，一般在刺激开始后 10 分钟内，即可诱导射精，伴随患者面部潮红、心跳加速、肌肉痉挛等反应（图 3-19）。

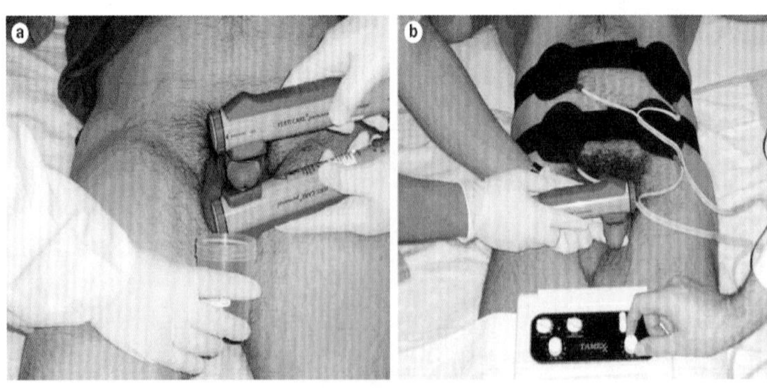

图3-19 阴茎震动刺激诱导射精

（3）电刺激诱导取精：将电极贴近前列腺、精囊腺部位的直肠黏膜，并放置温度感受器，电刺激 5 ～ 7 分钟，约 90% 患者可以通过电刺激诱导射精，其中约 30% 为逆行射精，电刺激诱导射精精液质量可能较差，重复射精后精液质量可改善，多数患者需要借助人工辅助生殖技术生育（图 3-20）。

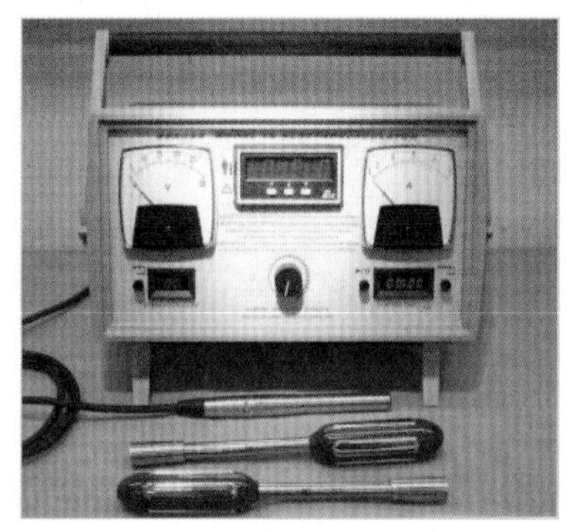

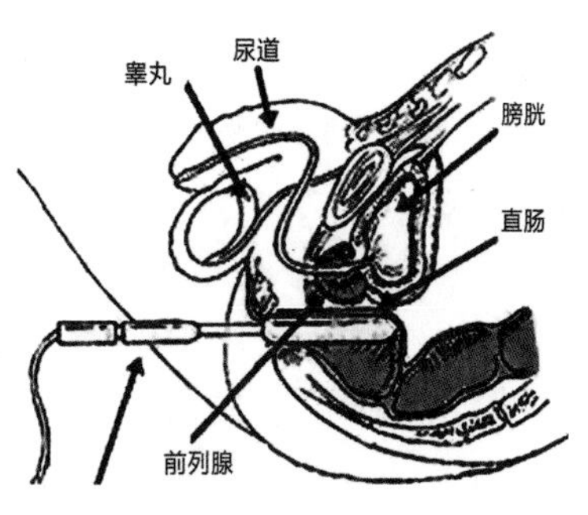

图3-20　电刺激诱导取精

（4）经直肠精囊腺、前列腺、输精管壶腹部按摩取精：是临床常用且简单有效获取精子的方法。正常男性精子凋亡率为 0.1%，生精障碍者为 25%，长期不排精精子凋亡率升高，数量减少，活力降低。初期按摩精子数量及活力较差，多次按摩精子数量和活力会有所改善。建议 1 ～ 2 周按摩取精一次，精子数量和活力改善后，行人工授精或 ICSI 完成生育（图 3-21）。

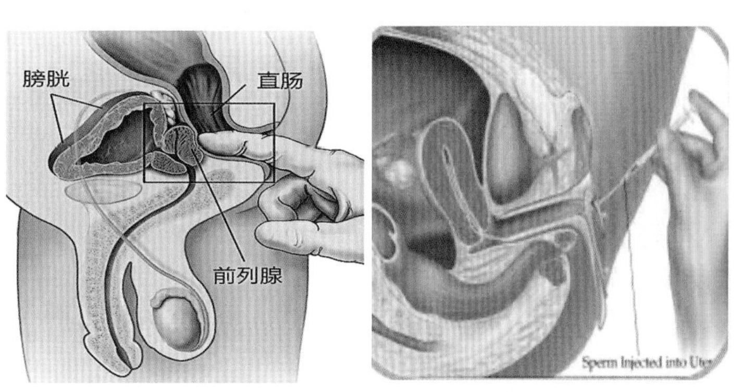

图3-21　经直肠精囊腺、前列腺、输精管壶腹部按摩取精

（5）中医中药：在射精功能障碍治疗方面有其优势，辨证虚实，有补肾填精、通肝理气、通淋排精之功效。有报道补肾疏肝汤加减治疗仪治疗原发性功能性不射精有效率为 83.33%；有文献报道应用中药加针灸治疗 32 例不射精患者，总有效率在 84.38%。

（6）物理治疗：对射精功能障碍疗效良好，低频电脉冲治疗不射精有效率为 70%，电磁刺激震动按摩治疗不射精治愈率为 67.7%。

第四节　小结

生理性射精包含输精、启动、泌精、射精和高潮五个部分，由大脑、脊髓和各种神经分中心控制，通过躯体感觉、躯体运动、交感和副交感神经传导，多种递质和激素共同参与，射精通路任何一环节的问题均可导致射精功能障碍。射精功能障碍主要包括早泄、射精迟缓、不射精、逆行射精、无性高潮、性快感缺失、射精无力、射精量少、无精液症、血精症、射精痛和遗精等。射精功能障碍的病因复杂，机制多不明确，临床表现各异，其中不射精症、逆行射精和无精液症常导致男性不育。射精障碍的治疗方式以行为、心理、性治疗和药物治疗为主，治疗需个体化，预后效果不一。顽固性不射精症、常规治疗失败者，可经附睾、睾丸穿刺取精或显微取精联合辅助生殖技术，解决生育问题。

参考文献

[1] 白文俊，于志勇 . 射精与射精功能障碍 . 中国临床医生，2012，40（9）：16-18.

[2] ALLARD J，TRUITT W A，MCKENNA K E，et al. Spinal cord control of ejaculation. World J Urol，2005，23（2）：119-126.

[3] FRANCESCO L，MARIO M. Sexual dysfunction and male infertility. Nat Rev Urol，2018，15（5）：287-307.

[4] 陈亮 . 男性射精及性高潮障碍 . 中国男科学杂志，2006：27-29.

[5] AGARWAL A，SAID T M. Oxidative stress，DNA damage and apoptosis in male infertility：a clinical approach. BJU Int，2005，95（4）：503-507.

[6] 赵良运，毛晓鹏，李晓云，等 . 逆行射精误诊 72 例分析 . 中国男科学杂志，2017，31（4）：41-45.

[7] DI SANTE S，MOLLAIOLI D，GRAVINA G L，et al. Epidemiology of delayed ejaculation. Transl Androl Urol，2016，5（4）：541-548.

[8] 宋鑫，陈斌 . 代谢综合征对男性生育影响的研究进展 . 中国男科学杂志，2018，32（6）：65-66，72.

[9] 王康扬，王震霆 . 保留膀胱颈完整性对等离子前列腺电切术后患者性功能及尿流动力学指标的影响 . 中国性科学，2018，27（9）：17-20.

[10] MALIK A T，JAIN N，KIM J，et al. Sexual activity after spine surgery：a systematic review. Eur Spine J，2018，27（10）：2395-2426.

[11] CALOGERO A E，DUCA Y，CONDORELLI R A，et al. Male accessory gland inflammation，infertility，and sexual dysfunctions：a practical approach to diagnosis and therapy. Andrology，2017，5（6）：1064-1072.

[12] OTANI T. Clinical review of ejaculatory dysfunction. Reprod Med Biol，2019，18（4）：331-343.

[13] 施长春，白文俊 . 睾丸生精功能障碍的促生精治疗 . 中国男科学杂志，2020，34（3）：59-62.

[14] RASTRELLI G，CORONA G，MAGGI M. Testosterone and sexual function in men. Maturitas，2018，112：46-52.

[15] 李冬宏，周辉良，郭玉佳，等 . 外科手术重建生殖管道和辅助生殖技术治疗梗阻性无精子症的疗效对比 . 福建医科大学学报，2017，51（6）：396-399.

[16] 李朋，陈慧兴，黄煜华，等 . 显微交叉吻合术治疗复杂性梗阻性无精子症的效果 . 中华医学杂志，2016，96（36）：2868-2871.

[17] 洪锴，赵连明，唐文豪，等 . 显微输精管交叉吻合术治疗复杂性梗阻性无精子症 . 中国微创外科杂志，2015，15（3）：228-231.

[18] FODE M，OHL D A，SØNKSEN J. A step-wise approach to sperm retrieval in men with neurogenic anejaculation. Nat Rev Urol，2015，12（11）：607-616.

[19] OHL D A，SENKSEN J，MENGE A C，et al. Electroejaculation versus vibratory stimulation in spinal cord injured men：sperm quality and patient preference. J Urol，1997，157（6）：2147-2149.

[20] 江专新，沈明，覃云凌，等 . 经直肠电刺激取精术治疗不射精症附 20 例报道 . 中国男科学杂志，2012，26（6）：35-37.

[21] 曹兴午 . 生殖细胞凋亡与男性不育症 . 中华检验医学杂志，2005，28（9）：970-972.

[22] 王志勇，韩玉芬，王瑜，等 . 补肾疏肝汤加减治疗原发性功能性不射精症 60 例临床观察 . 中国男科学杂志，2011，25（1）：48-49.

[23] 蒋平，余欣慧 . 针灸中药结合治疗不射精症的研究 . 中西医结合研究，2016，8（1）：31-32.
[24] 刘凯峰，陈国宏，俞洪涛，等 . 低频电脉冲治疗不射精的临床观察 . 中国男科学杂志，2011，25（4）：56-57.
[25] 孟战战，王者晋 . 电磁刺激震动按摩治疗功能性不射精症及机理探讨 . 生物医学工程学杂志，2004，21（1）：74-75，80.
[26] 王丽，段礼，蒋文辉，等 . 34 例糖尿病合并不射精症患者行卵细胞质内单精子注射助孕的结局分析 . 中国性科学，2020，29（8）：3-6.
[27] 张磊，高明，孟平，等 . 早泄发生机制的影像学研究进展 . 现代泌尿外科杂志，2020，25（7）：644-647.
[28] YANG Y，WANG X，BAI Y，et al. Circumcision does not have effect on premature ejaculation：a systematic review and meta-analysis. Psychiatry Res，2018，50（2）：12851-12853.
[29] 刘贵中，吴宝军，白文俊，等 . 先天性巨结肠术后射精功能障碍 2 例报告并文献复习 . 中国男科学杂志，2021，35（3）：63-65.

（刘贵中）

第二十五章　早泄

第一节　病因与病理生理机制

一、概述

早泄（premature ejaculation，PE）是一种常见的男性性功能障碍，Porst 等调查发现 PE 患病率为 22.7%，其中美国为 24.0%，德国为 20.3%，意大利为 20.0%；高晶晶等研究发现中国 PE 的患病率为 25.80%。早泄不仅会影响性生活质量，而且常会给患者带来消极自卑的不良情绪，并可能在一定程度上影响夫妻感情和夫妻关系。自从 1943 年 Schapiro 教授首次根据早泄发生的时间将早泄分型以来，关于早泄的定义至今没有达成一个共识。目前临床上推荐使用的且具有循证医学基础的定义是国际性医学学会在 2014 年指出终身性（原发性）早泄的定义，认为早泄是一种男性射精功能障碍，应包括以下三点：①射精总是或几乎总是发生于插入前或插入后 1 分钟内。②性交时阴茎部分或完全进入阴道后，从未或几乎从未能延缓射精。③对患者及其配偶造成情感伤害，如苦恼、烦扰、挫折或回避亲热等。Waldinger 和 Schweitzer 教授曾提出了另外两种亚型，即自然变异性早泄和早泄样射精功能障碍。近期意大利学者 Jannini 教授提出了亚临床早泄的概念，正在验证。据报道，由于在这些研究中使用了不同的 PE 定义和分类标准，PE 的患病率在 5%～30%。一个具有普遍共识的 PE 定义和分类标准将有助于提高未来研究的质量。

二、病因及病理生理机制

PE 的病因极其复杂，传统观点认为其原因主要是心理性因素，一直以来，人们认为焦虑和抑郁在性功能障碍的发生和维持中起着重要的作用。理论上讲，一切能使射精刺激阈值降低的因素均可引起早泄。包括：①阴茎头敏感性过高（射精阈值低），表现为热觉、触压、痛觉敏感。②射精反射过度活跃（泌精、射精、球海绵体肌反射过快）。③遗传易感因素（家族性）。④ 5-HT 是控制射精最受关注的神经递质。Waldinger 认为人原发性早泄的原因可能是 5-HT_{2C} 受体的低敏感性和（或）5-HT_{1A} 受体的高敏感性。多巴胺和催产素似乎也起着重要的作用。⑤其他易感因素包括受教育程度低、健康状况差、肥胖、前列腺炎、甲状腺激素异常（甲状腺功能亢进）、垂体激素异常（促甲状腺激素下降、泌乳素下降）、情感障碍（焦虑、抑郁）、紧张、勃起功能障碍等。据报道，26%～77%的慢性前列腺炎或慢性骨盆疼痛综合征患者存在 PE。

随着研究深入，发现躯体疾病、神经电生理紊乱等因素也可以导致早泄，而心理环境因素可能强化了早泄的发展。在过去的十年里，关于早泄的文章越来越多，其中早泄脑功能研究是近年的热点，国内西京医院、南京鼓楼医院、安徽医科大学等团队均做了很多尝试，其中西京医院的相关功能磁共振研究（functional magnetic resonance imaging，fMRI）发现原发性早泄患者与正常人群相比，在丘脑、纹状体等区域功能减弱，需要进一步的任务态功能磁共振验证。Gao 等通过 MRI 技术对比 PE 患者和健康者的大脑皮层厚度，发现 PE 组在额叶、顶叶、枕叶、边缘系统皮质较厚；持续时间与右内侧眶额皮质、右前回和左额上皮质的平均皮质厚度呈负相关，而早泄诊断工具（premature ejaculation diagnostic tool，PEDT）评分与平均皮质厚度呈负相关。Zhang 等结合静息态功能磁共振成像（rs-fMRI）和任务态 fMRI 分析发现 PE 患者的大脑某些区域存在异常反应和功能整合受损；南京鼓楼医院团队进一步研究发现在 PE 患者中，多巴胺系统内脑区连接减弱，多巴胺系统与其他脑区连接增强。

以前的研究大多使用正电子发射断层扫描（positron emission tomography，PET）来测量男性性行为或射精的不同阶段的局部脑血流量（regional cerebral blood flow，rCBF）来反映大脑功能。一项用 $^{15}O-H_2O$-PET 分析视听性刺激（audio visual sexual stimulation，AVSS）诱导的性唤起期（从阴茎开始勃起）健康志愿者局部脑血流量情况，确定了小脑蚓部、双侧额外皮层和右侧眶额皮质等区域的激活；平台期（阴茎持续勃起状态）时腹侧壳核和下丘脑等区域的激活。Park 等采用【^{11}C】DASB PET 测定 DA-8031（一种 SSRI 类化合物）对大鼠脑内 5- 羟色胺转运体（SERT）的占有率及 DA-8031 对大鼠脑细胞外 5- 羟色胺水平的影响，这些数据不仅为 DA-8031 作为靶向 SERT 治疗早泄的新型化合物提供了机制证明，而且为进一步的临床试验提供了依据。后来的研究则使用 PET 定量测量葡萄糖代谢，但是使用两个单独的【^{18}F】FDG-PET 对葡萄糖代谢进行测定，扫描过程中受试者变异性较高是该方法的主要缺点。

最近 Villien 等开发了一种称为 fPET-FDG 的新技术，通过在与 fMRI 类似的分析管道中持续输注 FDG，可以确定扫描期间的不同代谢反应。fPET-FDG 是一种与 MRI 高度互补的技术，为观察脑代谢功能变化提供了一种丰富的新方法。Hahn 等通过对健康人持续定量输注【^{18}F】FDG 并进行 PET 定量分析，验证了这种方法可以评估基线葡萄糖代谢和任务的特殊变化。因此，fPET-FDG 技术可能成为研究脑代谢功能变化的重要手段。但是目前该技术较少应用于疾病相关研究，这或许将为 PE 发生机制的研究提供一种新的思路。笔者认为，真正解决 PE 应该是在原发性早泄的研究上，而继发性早泄患者需要解决病因或原发疾病。

第二节　分类与危险因素

一、分类

早泄作为一种射精功能障碍，学者曾把早泄分为原发性早泄和继发性早泄两大类，但近来也有学者提出了与原发性早泄、继发性早泄表现完全不同的另外两种早泄综合征，即变异性早泄和早泄样射精功能障碍（又称为主观性早泄）。目前，医学界对早泄的临床分类也存在不同的认识和理解。

1. 临床表现分类

（1）原发性早泄：原发性早泄更多是由神经生理学原因所致，其临床特征是：①几乎每次性交都出现射精过早的情况。②几乎与任何性伙伴性交时均会出现。③约从首次性生活后一直存在。④绝大多数（90%）情况下射精时间在 30～60 秒以内。⑤延迟射精控制能力差，在射精即将来临时抑制精液射出的能力低下或缺乏。

（2）继发性早泄：继发性早泄是后天获得性早泄，有明确的生理或心理原因，其特点是：①患者一生中的某个阶段发生射精过快。②早泄之前多数情况下射精潜伏期正常。③早泄突然或逐步出现。④射精控制能力差，在射精即将来临时抑制射精的能力降低或消失。⑤射精障碍的出现可能与勃起功能障碍、慢性前列腺炎、甲状腺功能不全等疾病及心理或人际关系问题相关。

（3）变异性早泄：此类患者的射精时间有长有短，过早射精时而出现，仅偶然条件下发生的射精过快，不应该被视为真正的病理性症状。其临床特征是：没有规律地射精过快，延迟射精能力低下，在射精即将来临时抑制射精的能力降低或消失，在延迟射精能力降低的同时，伴有射精潜伏期过短或正常。

（4）早泄样射精功能障碍（又称为主观性早泄）：早泄样射精功能障碍是指男性实际经历或主诉早泄，心理和（或）人际关系问题可能是潜在原因，不应被视为病理性症状。其临床特征是：性交时主观感受发生射精过快和射精缺乏控制，实际阴道内射精潜伏期（intralvaginal ejaculation latence times，IELT）在正常范围，延迟射精能力低下，在射精即将来临时抑制射精的能力降低或消失，对自己射精控制能力的认识并不是其他疾病所引起。

2. 病因分类

目前早泄的病因尚不清楚，仅有有限的研究支持生理学和心理学假设，这些病因假设分为以下两类。

（1）器质性：包括神经性、泌尿疾病性、内分泌性及药物性。

（2）非器质性：包括功能性（经验、教育问题所致）、体质性（心理特质）、压力诱导性（急性和慢性）或性心理技巧缺乏。

3. 其他分类

（1）起病分类：分为原发性（终身性）和获得性两种。

（2）射精时间：分为插入前和插入后。

（3）性伴相关性：分为绝对型和相对型（特定性伴）。

（4）伴发其他性功能障碍（sexual dysfunction，SD）：包括单纯型（不伴发其他 SD）和复合型（伴发勃起功能障碍、继发于勃起功能障碍）。

（5）亚临床早泄：近期意大利学者 Jannini 教授团队首次提出了亚临床早泄（subclinical premature ejaculation，SPE）概念，它的定义是这类人群还没有达到早泄的现行定义，但已经因为射精控制力的问题造成了双方的困扰，这部分人群需要特别关注，不然容易最终成为早泄患者。SPE 的提出不但丰富了早泄的定义和内涵，还为后期治疗提供了指导。亚临床早泄患者在没有临床早泄的情况下（定义为在插入前或插入后 1 ～ 3 分钟内始终或几乎总是发生射精），只要至少有一项主要标准和两项次要标准就可以被诊断为亚临床早泄。主要标准：①在过去的 6 个月中，在性交开始前有偶然的射精控制困难【以秒表、感知的阴道内射精潜伏时间（P-IELT）或早泄诊断工具（PEDT）来衡量】。②在过去 6 个月中曾有非偶然、合理的困难，希望在射精之前控制射精（以秒表、P-IELT 或 PEDT 来衡量）。③在过去的 6 个月中，由于困难或担心控制射精而使勃起硬度偶尔降低。次要标准：①患者因该状况而痛苦（由 PEDT 衡量，表 3-7）。②在性关系中报告有不满（由 PEDT 衡量）。③夫妻中至少有一方伴侣对性行为不满意或报告有反应性性功能障碍【根据 PEDT，女性性窘迫量表修订为早泄（FSDs-R-PE，表 3-8）问卷或女性性高潮表】。④由于担心无法控制射精，减少了性亲密关系和（或）性关系。

表 3–7　早泄诊断工具评分（PEDT）

请根据您过去 6 个月内的情况评估：

序号	项目	0 分	1 分	2 分	3 分	4 分	得分
1	性交时想延迟射精有多大困难?	没有困难	有点困难	中等困难	非常困难	完全无法延迟	

续表

序号	项目	0 分	1 分	2 分	3 分	4 分	得分
2	先于您本人意愿射精的可能性为?	几乎没有/没有（0）	不经常（25%）	约五成（50%）	多数时间（75%）	总是/几乎一直（100%）	
3	是否受到很小的刺激就会射精?	完全不（0）	不经常（25%）	近半情况下（50%）	多数情况下（75%）	总是/几乎一直（100%）	
4	您是否因射精太早感到困扰?	完全没有	有点困扰	一般	很困扰	非常困扰	
5	是否关心您的射精时间可能让配偶不满?	完全没有	有点关心	一般	很关心	非常关心	
总分:							

评分标准：评分≥ 11 分提示存在早泄，9~10 分可能存在早泄，≤ 8 分存在早泄的可能性低。

表 3-8 女性窘迫量表 - 早泄修订版（FSDs-R-PE）

问题					
多少次你感觉					
1.对你的性生活感到苦恼?	0	1	2	3	4
2.对你的性关系不满意?	0	1	2	3	4
3.对性困难感到内疚?	0	1	2	3	4
4.对你的性问题感到沮丧?	0	1	2	3	4
5.对性有压力?	0	1	2	3	4
6.因为性问题而自卑?	0	1	2	3	4
7.担心性生活?	0	1	2	3	4
8.性不足?	0	1	2	3	4
9.对你的性相关事件感到遗憾?	0	1	2	3	4
10.为性问题感到尴尬?	0	1	2	3	4
11.对你的性生活不满意?	0	1	2	3	4
12.对你的性生活感到愤怒?	0	1	2	3	4
13.为伴侣早泄而烦恼?	0	1	2	3	4

注：0= 从不，1= 很少，2 偶尔，3= 频繁，4= 总是。

二、发生的危险因素

早泄是男科门诊的常见病和多发病，其与多种危险因素可能相关，包括年龄、婚姻、收入、种群、宗教、教育背景、遗传倾向、整体健康水平、慢性前列腺炎、糖尿病、泌乳素水平较低、睾酮水平较高、维生素 D 和维生素 B_{12} 缺乏症、代谢综合征、抑郁症状和创伤性性经历、精索静脉曲张和肥胖等。了解和探索彼此的相互关系，有助于全面了解疾病，并为合理治疗奠定基础。

1. 年龄

年龄与早泄发生的关系目前有一定的争论，根据 NHSLS 的说法，PE 的患病率不受年龄的影响，Verze 等的报道显示根据早泄诊断工具评价 PE 患病率随年龄成比例增加。

2. 婚姻、收入、种群、宗教及教育背景

PE 不受婚姻或收入状况的影响，PE 在黑人男性、西班牙裔男性和来自有伊斯兰教背景地区的男性中更为常见，在教育水平较低的男性中可能更高。

3. 其他危险因素

可能包括遗传倾向、整体健康状况不佳和肥胖、泌乳素水平较低、睾酮水平较高、维生素 D 和维生素 B_{12} 缺乏症、糖尿病、代谢综合征、缺乏运动、情绪问题和压力、抑郁症状和创伤性性经历。

4. 前列腺炎

Liang 等组织国内的学者进行大规模的流行病学调查，研究前列腺炎与早泄的关系，结果发现 12 743 例成年男性的前列腺炎样症状和慢性前列腺炎的发生率分别是 8.4% 和 4.5%；慢性前列腺炎患者中的早泄发生率较高，在前列腺炎样症状和慢性前列腺炎患者中的早泄发生率分别是 64.1% 和 36.9%。

5. 精索静脉曲张

Lotti 等对 2448 例研究对象进行问卷调查及查体，在排除了年龄影响因素后发现，精索静脉曲张患者早泄的发生率是 29.2%，而非精索静脉曲张者的早泄发生率为 24.9%，两者具有统计学差异，早泄是唯一与精索静脉曲张有相关性的性功能障碍，但此观点尚有争议。

6. 肥胖

Gokce 等的研究发现，终身性早泄与肥胖呈负相关，终身性早泄患者往往比较瘦，健康者中的肥胖人数是早泄组的 3 倍。Coskuner 等的研究发现，在肥胖和糖尿病人群中，早泄发生率较正常人群高。笔者临床观察后对此观点持质疑态度，相反肥胖患者早泄率更高一些。

第三节　诊断与治疗

一、诊断

早泄诊断主要依据患者及其伴侣对性生活史的描述，包括早泄的起始原因及病程、射精控制能力程度、阴道内射精潜伏时间、早泄是否伴发疾病（如勃起功能障碍等）、早泄对患者及其伴侣的影响等。需了解早泄是原发性还是继发性，早泄发生是情境性的（在特定环境下或与特定伴侣）还是一贯性的，对性生活和生活质量的影响及药物使用或滥用情况等。部分勃起功能障碍患者会因难以获得和维持勃起而产生焦虑，进而罹患继发性早泄。

早泄定义包括三项基本要素：①射精时间（依据 IELT 评价）。②自我控制感。③精神心理影响。致使其诊断具有多维性。

1. 阴道内射精潜伏期

早泄和非早泄男性 IELT 有部分重叠，单独采用 IELT 并不足以界定早泄。另外，IELT 还会对射精自我控制感产生显著的直接影响，但却不会对射精相关个人苦恼或性交满意度产生显著的直接影响。此外，射精自我控制力对射精相关个人苦恼和性交满意度均有显著的直接影响（两者均可直接影响射精相关的人际交往）。临床实践中，医师采用自我估算 IELT 法。自我估算和秒表测定 IELT 可互换，准确判定早泄状态的敏感性为 80%，特异性为 80%。如联合使用 IELT 与射精控制力和性交满意度（评分范围：0 分 = 非常差，至 4 分 = 非常好）及个人苦恼和人际交往困难（0 分 = 完全没有，至 4 分 = 非常好）单项患者报告结果时，可进一步提高诊断的特异性，可达到 96%。然而，秒表测定 IELT 仍是临床试验所必需的。

IELT 与早泄分型的关系：

（1）原发性早泄：阴道插入前射精或者 IELT 小于 1 分钟。

（2）继发性早泄：IELT 小于 3 分钟或大于 3 分钟。

（3）变异性早泄：偶尔或不规律出现的 IELT 小于 3 分钟或 1 分钟。

（4）早泄样射精功能障碍：IELT 一般在正常时间范围或者更长，主观感觉的早泄。

2. 评价问卷

由于很多男性有评价早泄的需要，多项基于患者自我报告结局应用的问卷应运而生，并基本能够鉴别出早泄患者和非早泄人群，主要包括早泄诊断工具、阿拉伯早泄指数及中国早泄问卷调查表。尽管这些问卷工具使早泄药物研究方法学简化了许多，却仍需开展更多的跨文化研究来验证其有效性。

3. 体格检查和辅助检查

早泄患者的体格检查包括血管、内分泌和神经系统，以筛查与早泄或其他性功能障碍相关的基础疾病，如慢性疾病、内分泌病、自主神经病、Peyronie 病（阴茎硬结症）、尿道炎、慢性前列腺炎等。实验室检查或神经生理检查并不一定常规推荐采用。

常用检查方法有：阴茎体感诱发电位测定法是用电刺激阴茎背神经末梢，并在头皮记录脑电波变化，以评价阴茎背神经向心性传导功能和脑神经中枢兴奋的比较客观的检查方法。其他检查如阴茎神经电生理检查、阴茎皮肤交感反应测定和球海绵体肌反射潜伏期测定等。

二、治疗

（一）心理、行为治疗

1. 心理咨询

直到 1990 年，早泄始终被视为心理问题，而非生理性障碍，因而性心理行为治疗自然是优先的治疗选择，让患者认识到早泄对其实际危害并不严重，是可以治疗的。可营造温馨的性生活环境，缓解焦虑情绪，降低交感神经活动强度，从而降低射精阈值。女方也要密切配合，爱抚体贴，使其增强自信心，缓解患者紧张心理。

2. 行为治疗

无论病因如何，性行为治疗在早泄治疗中均有重要作用，1956 年，泌尿外科医师 Semans 设计了一种最早的行为治疗方法，命名为“停 - 始疗法”，该方法是由配偶刺激男方的阴茎，到其感觉几乎达到高潮时停止，待射精感觉消退后重复上述刺激动作，直到男方能自主控制射精。类似的疗法由性治疗师 Masters 和 Johnson 于 1970 年首创，该法与“停 - 始疗法”的不同之处在于停止刺激阴茎后，配偶挤捏男方的包皮系带，使其阴茎发生部分疲软，而后至少在 30 秒后恢复刺激阴茎，直至男方获得自主控制射精能力。性心理治疗的基础是学习延缓射精的技巧，但性行为治疗的主要目的是协助男方获得性功能的自信，减轻焦虑，同时化解双方的交流困境，增加互动交流。性行为治疗的早期成功率较高（45% ～ 65%），但疗效多不能持久。Hawton 等报告早泄患者行为治疗初期的成功率为 75%，随访 3 年后，疗效逐渐减弱。

3. 特殊的行为治疗方法（阴茎根部刺激法）

从某种意义上说，“停 - 始疗法”被认为是一种“典型的”自慰方式，因为它模拟了阴茎的前三分之二在阴道接受刺激的过程。中山大学第三医院张炎教授团队在临床过程中发现特殊的自慰方法可能导致射精延迟或不射精，比如俯卧位摩擦床或者其他物体，俗称的“趴床板”或者阴茎根部刺激等特殊的自慰方式，从而表明这种不寻常的手淫有可能治疗 PE。因此，他们试图验证将规律阴茎根部刺激自慰作为一种行为疗法的重要意义，并提出了一种新的阴茎根部刺激行为疗法即定期的阴茎根部自慰（regular penis-root masturbation，PRM）（图 3-22）。简而言之，阴茎完全竖立起来

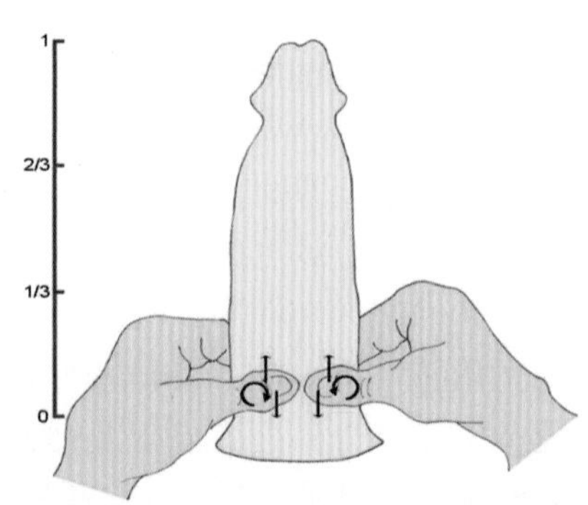

图3-22 阴茎根部刺激行为疗法示意

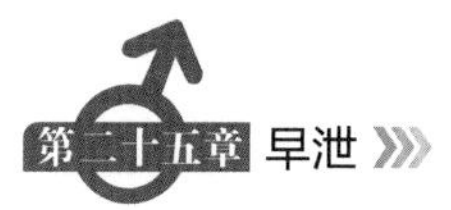

是通过各种性刺激阴茎远端而不是直接刺激龟头系带，必须避免刺激阴茎远端干，因为刺激可能影响系带。可以用一个或两个拇指放在阴茎背侧根部表面，反复刺激阴茎根部，让患者感受性快感并保持勃起。患者感到有射精的冲动时立即停止刺激。感觉消退、刺激消失后继续刺激。在训练期间允许接受伴侣的抚摸、亲吻和视听性爱等刺激。每次训练时间要求为 10 ～ 15 分钟。训练期间，允许射精。训练的频率是一周三次，持续 3 个月，由患者本人或其伴侣完成。9 名异性恋男子完成了自身对照研究。之后为期 3 个月的 PRM 训练，阴道内射精潜伏期从 60 秒增加到 180 秒（P=0.018），以及平均早泄诊断工具评分从 14.8 分下降至（12.8 ± 4.1）分（P=0.074）。8 例有背侧延长神经体感诱发电位。结果表明，PRM 具有良好的稳定性短期的治疗效果。随机化需要对照试验来验证这一结论。行为治疗更适用于精神心理因素或夫妻关系导致的早泄患者，联合药物治疗效果可能更好。

如前所述，射精是大脑等脊髓上神经中枢强力控制的脊髓反射过程，类似于排尿和排便过程；射精的控制可以通过练习掌握，并受既往经历（经验）和现实状况的影响。

（二）药物治疗

中国国家食品药品监督管理局批准用于早泄治疗的唯一药物是盐酸达泊西汀；现在常用的药物还有抗抑郁药、表面麻醉药和 PDE-5 抑制药。

1. 选择性 5- 羟色胺再摄取抑制药及三环类药物

舍曲林、氟西汀、帕罗西汀、西酞普兰及氯丙咪嗪等有延缓射精的作用，因此被用以治疗早泄和（或）射精过快。上述药物的药理特性适合于治疗抑郁症，后者需要血药浓度持续而平稳，以达到最大效应，治疗早泄和（或）射精过快理想的药物应是按需服用，多数人并非每天都有性生活。此外，SSRI 药物还有不良反应，如性欲减退和 ED 等，许多 SSRI 类药物必须逐渐减量（氟西汀除外），以避免撤退症状，停药后，多数患者射精恢复原状。

雄大鼠试验证实，5-HT_{2C} 受体活化的作用是延缓射精，而 5-HT_{1A} 受体活化的效果是加速射精；Waldinger 等认为原发性早泄的病因是神经生物学现象，即 5-HT_{2C} 受体低敏感和（或）5-HT_{1A} 受体超敏感；早泄治疗的目标是刺激 5-HT_{2C} 受体和（或）抑制 5-HT_{1A} 受体。初始服药时，SSRIs 阻滞了突触前膜 5-HT 的转运，使突触间隙中 5-HT 聚集，进而活化位于神经细胞体的 5-HT_{1A} 和突触前膜的 5-HT_{1B} 自控受体，抑制突触继续释放 5-HT；约 2 周后 5-HT_{1A} 和 5-HT_{1B} 自控受体的敏感性下降，突触间隙中 5-HT 重新聚集，发挥其对突触后膜 5-HT 受体的刺激作用（图 3-23）。

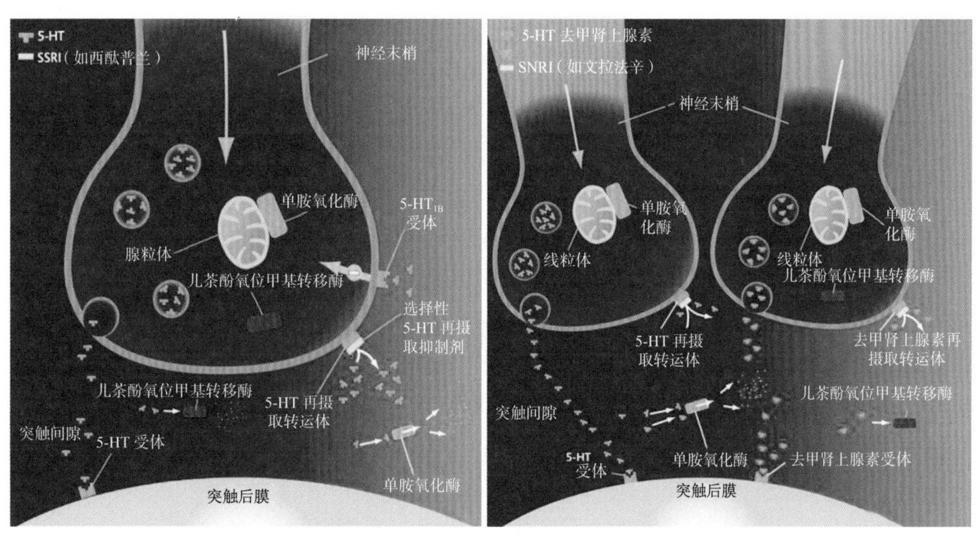

图3-23　中枢神经突触前后5-HT受体分布及5-HT作用机制

由此可见，传统的 SSRIs 治疗早泄有两种机制，效果可有差异：①急性作用机制按需服用，药物达峰后起效。②慢性作用机制连续用药约 2 周后起效。

达泊西汀是为治疗早泄设计的按需服用的强力 SSRI 药物，该药吸收快，T_{max} 为 1.5 小时，$T_{1/2}$ 为 1.49 小时，清除快速，不易蓄积。两项随机、双盲、对照研究（1958 例患者）结果显示，性交前 1 ~ 3 小时服用达泊西汀 30 mg 或 60 mg，IELT 从 0.9 分钟延长至 2.78 分钟和 3.32 分钟，而安慰剂延长至 1.75 分钟，两种剂量药物使患者的射精控制力分别提高了 51% 和 58%，达泊西汀（30 mg，60 mg）的不良反应有恶心（8.7%，20.1%）、腹泻（3.9%，6.8%）、头痛（5.9%，6.8%）及眩晕（3.0%，6.2%）。

2. 表面麻醉药

局部应用麻醉药的理论基础是阴茎对性刺激过度敏感，局部麻醉药可降低阴茎头敏感性，延迟射精潜伏期，对射精快感不会产生不良影响。代表性药物有：①利多卡因 7.5 mg + 丙胺卡因 2.5 mg 合剂，提前 5 ~ 10 分钟使用，可使患者的 IELT 由 1 分钟延至 4.9 分钟。② SS 霜，由 9 种中草药制成，0.2 g 提前 1 小时使用，可使患者的 IELT 由 1.37 分钟延至 10.92 分钟。③达克罗宁和（或）前列地尔，于阴茎头及尿道口涂抹，患者需用药后戴安全套或性交前清洗，因而可能会影响其性生活的随意性、自然性，降低性唤起能力。

3. PDE5i

PDE5i 可以单独使用，也可与 SSRI 合用治疗早泄和（或）射精过快，改善射精潜伏时间，PDE5i 更适用于继发于 ED 或伴发 ED 的早泄患者。张贤生等研究发现，在对早泄患者进行治疗时联合应用西地那非和舍曲林比单用舍曲林疗效要好。这些药物可通过改善勃起功能而减少患者对性功能减退的焦虑感，并使勃起的性刺激阈值下调至较低水平，而要达到射精阈值则需较高的性刺激水平。然而对于其作用的多数机制仍处于推测阶段。

4. 其他药物

（1）α 受体阻滞剂：抑制输精管管道收缩，能延缓射精（如纯外周使用，此效果存疑），可能影响泌精过程，导致逆行射精，如西洛多辛、坦索罗辛（主要是中枢作用）可导致不射精。

（2）曲马多：中枢作用，活化阿片受体，抑制 5-HT 及 NA 再摄取，有研究报告其治疗早泄的疗效较好，治疗剂量为 50 ~ 100 mg，可作为备选药物，注意其不良反应（便秘、口干及呼吸困难）和成瘾。

（三）手术治疗

目前国内外还没有充分的数据证明 PE 外科手术治疗的有效性。张春影等认为阴茎感觉过敏或阴茎感觉神经兴奋性增高等器质性因素也是引起早泄的病因之一，而改良式阴茎背神经切断术治疗原发性早泄效果良好；其机制可能是手术方式破坏了部分阴茎上的性感受器，减少了性刺激信号的输入量，降低了中枢的兴奋性，延缓了射精潜伏期，但目前缺乏疗效和安全性的循证医学证据。国内外指南共识均未推荐手术治疗早泄。毛向明等报道包皮成形术可使射精潜伏期明显延长，效果良好。张世杰等的研究也发现包皮过长与早泄有着直接或间接的关系，包皮环切术是治疗早泄的有效方法之一。正常的阴茎勃起能够触及的坚硬的部分是包绕阴茎海绵体的白膜，白膜表面有许多神经，这些神经可以将龟头的感觉传递给大脑，白膜和神经的表面就是筋膜组织和皮肤。很多早泄就是因为白膜表面的神经敏感性太高，一旦遇到刺激，就控制不住射精。那么，如果我们在白膜和筋膜之间垫一层东西，使得筋膜和皮肤变厚，在性生活时，局部的感觉就会下降，从而延长射精时间，就可以达到治疗早泄的目的。这层材料我们选用的是脱细胞异体真皮组织，这种材料有一定的厚度，置入阴茎后不但能够增加阴茎的周径，而且很容易跟阴茎的组织长在一起，就像是为阴茎永久带上隐形加厚“生物套”，是一种理想的阴茎增粗和治疗早泄的新方法。

第四节 小结

现在的研究认为 PE 的发生与心理、生理及一些疾病有关，包括心理因素、遗传因素、激素和神经递质紊乱、疾病相关、阴茎局部高敏感和行为习惯等，但 PE 发病的根本原因尚不清楚，甚至有些研究结果相互矛盾，因此需要更多标准化的研究去探索。MRI、PET、脑电图、超声等影像学技术，在PE发生机制研究中发挥着至关重要的作用。技术的革新推动着研究的向前，fPET-FDG技术克服了传统PET的缺点，使我们可以了解葡萄糖代谢状态实时动态；而一体化PET/MRI技术则实现了PET和MRI的优势互补，为我们提供了研究脑代谢功能变化的一种新的手段。

目前早泄的分类及相关疾病因素正在深入研究，可能让我们更接近早泄疾病的真相。在早泄的诊断方面，特别是近期意大利学者Jannini提出的亚临床早泄概念，为我们探索早泄疾病发病特点提供了新的思路。早泄的治疗需要通过患者详细的病史、体格检查、早泄评估表、相关辅助检查共同评估。PE的治疗方式多样，包括生活方式的改变、药物治疗、行为治疗、心理治疗、手术治疗等，早泄治疗效果因人而异。倡导综合治疗，以提高患者及伴侣满意度及生活质量为宗旨，根据患者及伴侣的随访结果，持续改进和调整治疗策略，以期达到有效控制早泄和性生活满意的目的。

参考文献

[1] LAUMANN E O，PAIK A，ROSEN R C. Sexual dysfunction in the United States：prevalence and predictors. JAMA，1999，281（6）：537-544.

[2] PORST H，MONTORSI F，ROSEN R C，et al. The Premature Ejaculation Prevalence and Attitudes（PEPA）survey：prevalence，comorbidities，and professional help-seeking. Eur Urol，2007，51（3）：816-823，824.

[3] GAO J J，ZHANG X S，SU P，et al. Prevalence and factors associated with the complaint of premature ejaculation and the four premature ejaculation syndromes：a large observational study in China. J Sex Med，2013，10（7）：1874-1881.

[4] LOTTI F，CORONA G，MANCINI M，et al. The association between varicocele，premature ejaculation and prostatitis symptoms：possible mechanisms. J Sex Med，2009，6（10）：2878-2887.

[5] GOKCE A，EKMEKCINGLU O. Imight on pathogenesis of lifelong premature ejaculation：inverse relationship between lifelong premium ejaculation and obesity. Int J lmpot Res，2010，22（4）：251-254.

[6] COSKUNER ENIS RAUF，OZKAN BURAK. Premature Ejaculation and Endocrine Disorders：A Literature Review . World J Mens Health，2022，40：38-51.

[7] GOKCE A，EKMEKCIOGLU O. The Relationship between lifelong premature ejaculation and monosymptomatic enuresis. J Sex Med，2010，7（8）：2868-2872.

[8] ZHANG B，LU J，XIA J，et al. Functional insights into aberrant brain responses and integration in patients with lifelong premature ejaculation. Sci Rep，2017，7：460.

[9] GAO M，YANG X，LIU L，et al. Abnormal white matter microstructure in lifelong premature ejaculation patients identified by tract-based spatial statistical analysis. J Sex Med，2018，15（9）：1272-1279.

[10] MIYAGAWA Y，TSUJIMURA A，FUJITA K，et al. Differential brain processing of audiovisual sexual stimuli in men：comparative positron emission tomography study of the initiation and maintenance of penile erection during sexual arousal. Neuroimage，2007，36（3）：830-842.

[11] BOCHER M，CHISIN R，PARAG Y，et al. Cerebral activation associated with sexual arousal in response to a pornographic clip：a 15O-H2O PET study in heterosexual men. Neuroimage，2001，14（1 Pt 1）：105-117.

[12] PARK H S，JUNG I S，LIM N H，et al. Proof of mechanism study of a novel serotonin transporter

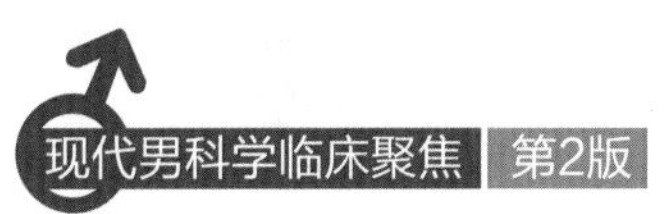

blocker, DA-8031, using [11C]DASB positron emission tomography and in vivo microdialysis. Urology, 2014, 84 (1): 245.

[13] VILLIEN M, WEY H Y, MANDEVILLE J B, et al. Dynamic functional imaging of brainglucose utilization using fPET-FDG. Neuroimage, 2014, 100 : 192-199.

[14] HAHN A, GRYGLEWSKI G, NICS L, et al. Quantification of task-specific glucose metabolism with constant infusion of 18F-FDG. J Nucl Med, 2016, 57 (12): 1933-1940.

[15] MA G C, ZOU Z J, LAI Y F, et al. Regular penis-root masturbation, a novel behavioral therapy in the treatment of primary premature ejaculation. Asian J Androl, 2019, 21 (6): 631-634.

[16] HOU G, GAO M, ZHANG L, et al. An internally validated nomogram for predicting the likelihood of improvement of clinical global impression in patients with lifelong premature ejaculation treated with dapoxetine. J Sex Med, 2020, 17 (12): 2341-2350.

[17] ZHANG L, DUN X L, HOU G D, et al. Construction and internal validation of a prediction nomogram for acquired premature ejaculation (APE) in PE patients. Andrology, 2021, 9 (3): 886-983.

（高明　李志超　张磊）

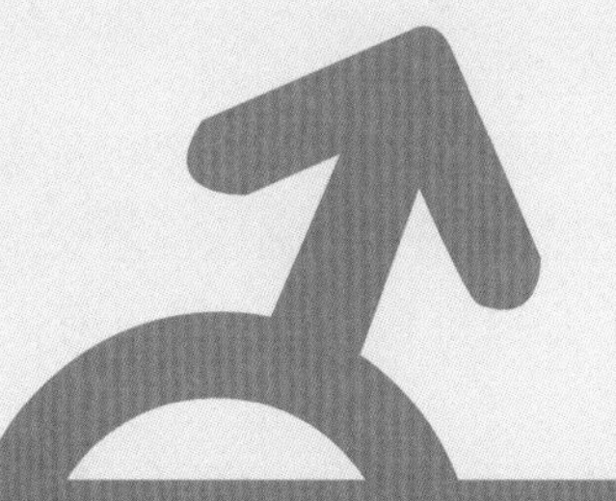

第四篇

男性生殖遗传学

第二十六章 常染色体异常与男性不育

第一节 遗传学异常与男性不育

一、概述

男性不育是一种常见而复杂的疾病，表现为多种类型，从精液参数正常但却无法做出解释的无受孕能力，到完全不能产生精子，不一而足。尽管在过去的十年里已经取得了缓慢的进展，男性不育表型的多样性，加上精子形成的极端复杂性，极大地混淆了这些疾病潜在遗传因素的识别。

不孕夫妇比例约 15%，其中 40% ～ 50% 是男性因素造成的。男性生育能力的诊断通常是通过在显微镜下观察精子数量、活力和形态来进行的。然而，精液分析（或精液图谱）的临床价值受到质疑。因此，寻找新的、预测性的、有效的男性不育标记势在必行，多个多中心项目和国际组织目前正积极从遗传学和表观遗传学的角度寻找新的男性不育标记。

遗传学异常是睾丸生精和内分泌功能异常的重要原因，男性生殖系统分化、发育，精子生成、输送，精卵结合等环节均受基因调控，男性的不育也和遗传学有着密不可分的联系。

男性不育相关性遗传学异常包括：①染色体异常。②基因突变，如基因缺失、错义突变、无义突变、终止密码子突变。③基因表达异常，如表观遗传、外显率。④ DNA（脱氧核糖核酸）损伤等。本章节将着重介绍常染色体异常与男性不育的关系。

二、遗传学异常的检测手段

遗传学异常可通过细胞遗传学及分子遗传学方法进行检测（表 4-1），其中染色体核型分析是一种历时已久的公认的细胞遗传学检测方法。

表 4–1 男性不育的细胞遗传学和分子遗传学检测方法

诊断方法	状态	主要指征
巴氏染色	过时技术	疑似克氏综合征
淋巴细胞核型分析	标准技术	见表4-1下段内容
皮肤纤维母细胞核型分析	标准技术、不常用	疑似嵌合体
减数分裂期细胞核型分析	实验性技术	不明原因不育
精子染色体分析	实验性技术	已知染色体结构异常
Y染色体微缺失	标准技术	不明原因生精障碍
*CFTR*基因分析	标准技术	输精管缺如

淋巴细胞染色体核型分析原理及方法：正常情况下，人体外周血淋巴细胞不再分裂，但植物血凝素可刺激淋巴细胞转化为淋巴母细胞，使其恢复增殖能力。因此采取少量外周静脉血，做短期培养，至 72 小时细胞进入增殖旺盛期，此时加入秋水仙碱抑制细胞分裂，使其停止在中期以获得足够量的分裂期细胞，经低渗、固定、制片、染色后在显微镜下观察，进行核型分析。淋巴细胞染色体核型分析的主要指征：确诊或排除克氏综合征、不明原因重度生精障碍（精子密度 $\leqslant 5 \times 10^6$/mL，总精子数 $\leqslant 10 \times 10^6$）、不育家族史（尤其男性近亲不育）、性腺功能减退或不育伴随其他先天异常、欲行辅助生殖技术、女方反复性妊娠失败（≥ 2 次）。

第二节 染色体异常与男性不育

据 11 篇文献报道，在 9766 例不育男性中，染色体异常率为 5.8%，其中性染色体异常为 4.2%，常染色体异常占 1.5%；与此相比，94 465 名新生男童的染色体异常率为 0.38%，其中性染色体异常 131 例（0.14%），常染色体异常 232 例（0.25%）。染色体异常的发生率随睾丸功能缺陷的严重性而增加；精子密度低于 5×10^6/mL 者，常染色体结构异常的概率（4%）高于一般人群的 10 倍；染色体异常风险最高者为非梗阻性无精子症（non-obstructive azoospermia，NOA）。

染色体异常包括染色体数目异常和结构异常。染色体数目和结构异常导致精子减数分裂障碍、生精阻滞、生精细胞凋亡；结构异常（染色体断裂与重排）导致的遗传信息丢失可能出现生精障碍；胚胎出现非整倍体及染色体剂量不平衡，可能导致胎停育及自然流产。染色体畸变及基因突变可自然发生，也可因诱发产生。常见的诱发因素有辐射（如 γ 射线、紫外线等）、病毒（如风疹病毒、巨细胞病毒、肝炎病毒、艾滋病病毒等）及化学物质（如某些杀虫剂、抗生素、食品添加剂及铅、汞、苯、镉等），此外，孕妇高龄也是形成 21- 三体及其他三体性染色体畸形儿的原因之一。

一、染色体数目异常

人们把一个正常精子或卵子的全部染色体称为一个染色体组（简写 n），也称单倍体。正常人体细胞染色体，一半来自父亲，另一半来自母亲，共 23 对 46 条，即含有两个染色体组，为 2n，故称为二倍体。以二倍体为标准所出现的成倍性增减或某一对染色体数目的改变统称为染色体畸变，前一类变化产生多倍体，后一类称为非整体畸变。其根据染色体数目分为染色体数目过多及染色体数目过少，根据数目异常位置分为常染色体数目异常及性染色体数目异常。

（1）染色体整倍体异常：如三倍体、四倍体，常为致死性结局，人类多倍体较为罕见，偶可见于自发流产胎儿及部分葡萄胎中。多倍体是指一个细胞中的染色体数为单倍体的 3 倍，称为三倍体（3n=69 条）（图 4-1），四倍体（4n=92 条）染色体数为单倍体的 4 倍，余类推，三倍体以上的通称为多倍体。三倍体形成的原因，一般认为是双雄受精，即同时有两个精子入卵受精；或双雌受精，即在减数分裂时，卵细胞因某种原因未能形成极体，或第二极体与卵核重新结合，因而卵子中保留有两组染色体，受精后则形成三倍体合子。四倍体的形成原因有：①核内复制，是指在一次细胞分裂时，染色体不是复制一次，而是复制两次，因此每个染色体形成 4 条染色体，称双倍染色体，此时，染色体两两平行排列在一起，其后，经过正常的分裂后，形成的两个子细胞均为四倍体细胞。②核内有丝分裂，是指在进行细胞分裂时，染色体正常地复制一次，但至分裂中期时，核膜仍未破裂、消失，也无纺锤丝形成和胞质分裂，结果细胞内的染色体不是二倍体，而成为四倍体。

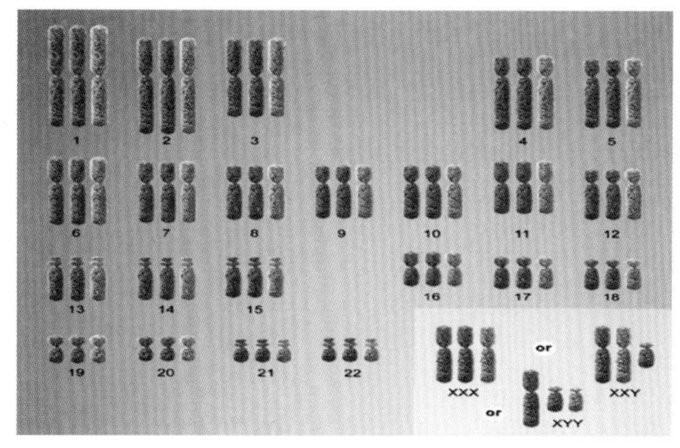

图4-1 三倍体：69，XXX/XXY/XYY

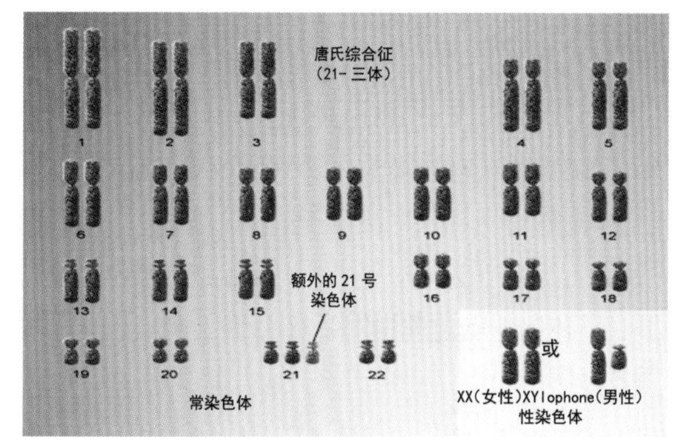

图4-2 唐氏综合征（21-三体）：47，XX /XY +21

（2）非整倍体：一个细胞中的染色体数和正常二倍体的染色体数相比，出现了不规则的增多或减少，即为非整倍体畸变。增多的叫多体，仅增加一个的（即 2n+1），叫作三体；同一染色体数增加两个的（即 2n+2），叫作四体，余类推。减少一个的（2n-1）叫作单体。

（3）常染色体数目异常：常染色体三体胎儿大部分在子宫内死亡，活产儿中常见的是 21- 三体，即先天愚型（图 4-2）；单体胎儿存活率很低，没有活过胚胎期的。

（4）性染色体数目异常：性染色体三体可为

XXX、XXY 或 XYY；单体 Y0 是致死的，X0 可以存活（图 4-3）。但是有性发育的异常及其他畸形，如同一号染色体减少 2 条（2n-2），即这对染色体不存在，则称为缺体型。人类缺体型还未见报道，意味着这样的胚胎根本不能存活。

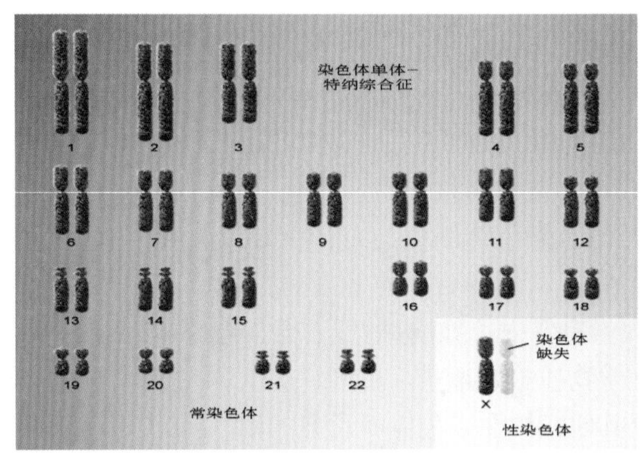

图4-3 染色体单体-特纳综合征：45，X0

二、染色体结构异常

染色体结构异常指染色体发生断裂，并以异常的组合方式重新连接。以下简述几种常见的染色体结构异常。

（1）重复：同一条染色体上某一节段连续含两份或两份以上染色体片段（图 4-4）。同源染色体发生断裂后，其片段连接到另一条同源染色体上，或是由于同源染色体间的不等交换，结果一条同源染色体上部分片段重复了，而另一条同源染色体则相应缺失了。如果这种畸变发生于生殖细胞，由此产生的两种配子分别与正常配子结合，就形成某号染色体部分三体和部分单体的受精卵。

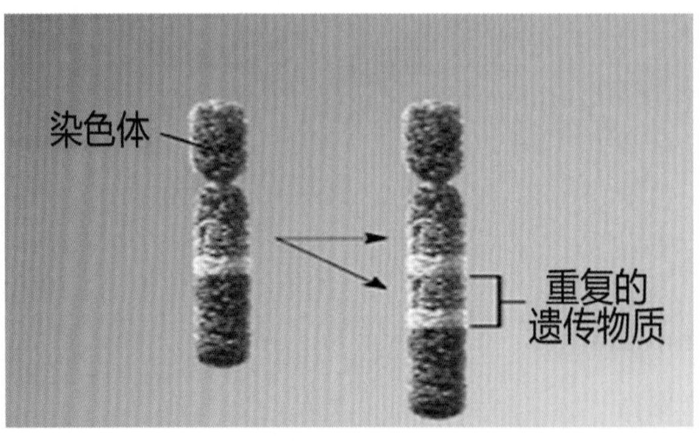

图4-4 重复：染色体片段重复

（2）缺失：染色体某一节段的丢失（图 4-5），包括末端缺失和中间缺失。末端缺失是指染色体发生一次断裂后，无着丝粒的片段丢失，即染色体的长臂或短臂末端片段丢失。中间缺失是指染色体的长臂或短臂内发生两次断裂，两断裂点之间的片段丢失，然后，近侧断端与远侧端重接。

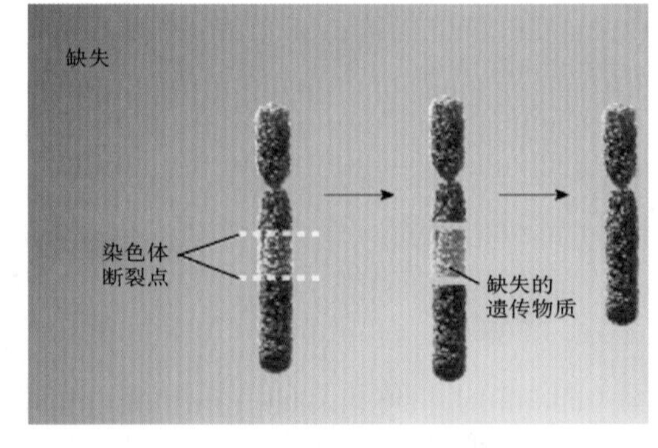

图4-5 缺失：染色体片段缺失

（3）易位：某个染色体断下的片段连接到另一染色体上叫易位。根据所涉及的染色体和易位片段及连接形式的不同，又可分为单方易位、相互易位（图 4-6）、罗氏易位和复杂易位等多种类型。在相互易位中，如有染色体片段的丢失，称为不平衡易位（图 4-7）；若无染色体片段的丢失，表型正常，称其为染色体平衡易位（图 4-8）携带者。携带者与正常人婚配，所生育子女则可能从亲代获得一条易位衍生染色体，从而造成部分单体和部分三体，引起胎儿发育畸形，常常促发自然流产。不育男性发生常染色体易位的概率是正常男性的 4 ～ 10 倍。

a：染色体内单向易位 b：染色体间单向易位 c：染色体间相互易位

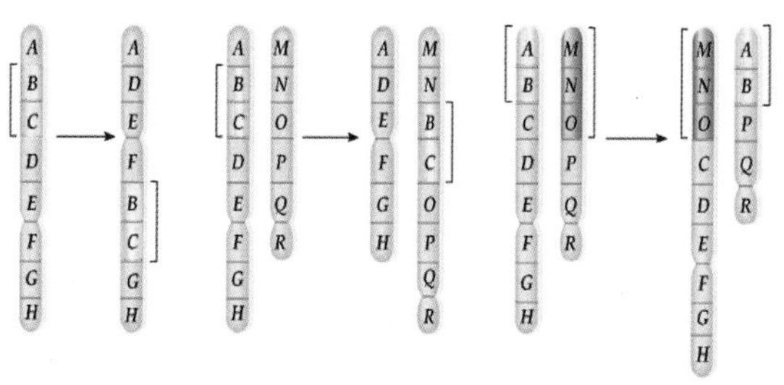

图 4–6 易位

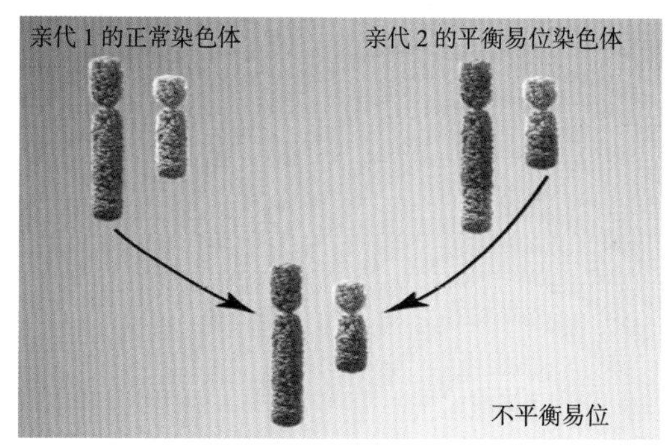

图4–7 不平衡易位：亲代1正常染色体，亲代2平衡易位染色体，子代不平衡易位

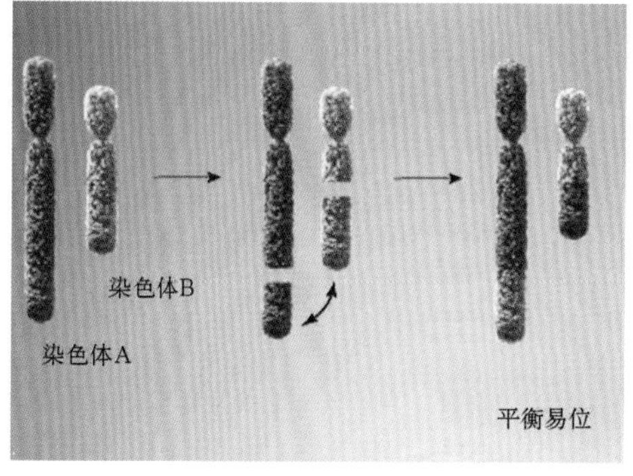

图4–8 平衡易位：染色体A与B平衡易位

最常见的常染色体结构异常为罗伯逊易位（图 4-9），又称丝端融合。这是发生于近端着丝粒染色体（D 组和 G 组）的一种易位形式，当两个非同源近端着丝粒染色体在着丝粒部位或在着丝粒附近部位发生断裂后，二者的长臂在着丝粒处接合在一起，形成一条由长臂构成的衍生染色体，两个短臂则构成一个小染色体，小染色体往往在第二次分裂时丢失，由于 D 组、G 组染色体短臂小，含基因少，这种易位携带者一般也无严重先天畸形，智力发育正常，但其子代中可形成单体或三体，引起自发流产或出生畸形及智力低下儿。罗氏易位在男性不育人群中的患病率为 0.8%，是一般人群的患病率的 9 倍。罗氏易位在无精子症和少精子症患者中的患病率分别为 0.09% 和 1.6%。

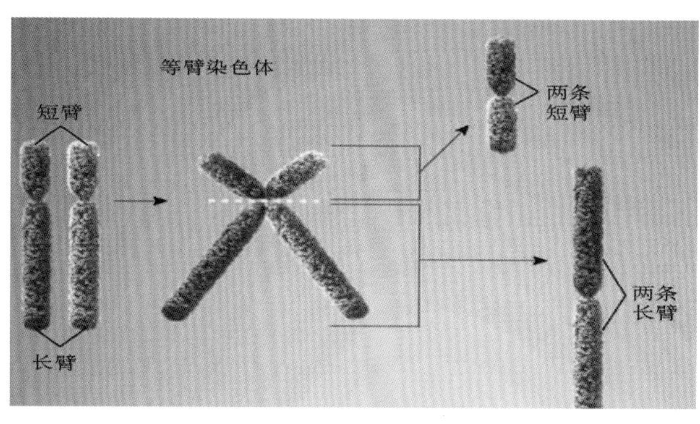

图4–9 罗伯逊易位

（4）倒位：一条染色体两处断裂，中间片段做 180° 倒转后再与两断端相接，使其基因排列顺序被颠倒者称为倒位（图 4-10，图 4-11）。如两个断裂发生在同一个臂上则形成臂内倒位；若两个臂上各发生一次断裂，使倒位片段含有着丝粒，则形成臂间倒位。在臂间倒位中，如两臂倒位部分长短悬殊，就会使染色体的形状发生变化。

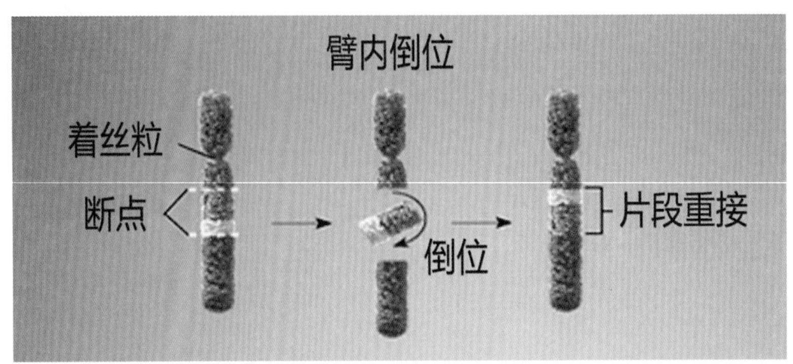

图4-10　臂内倒位

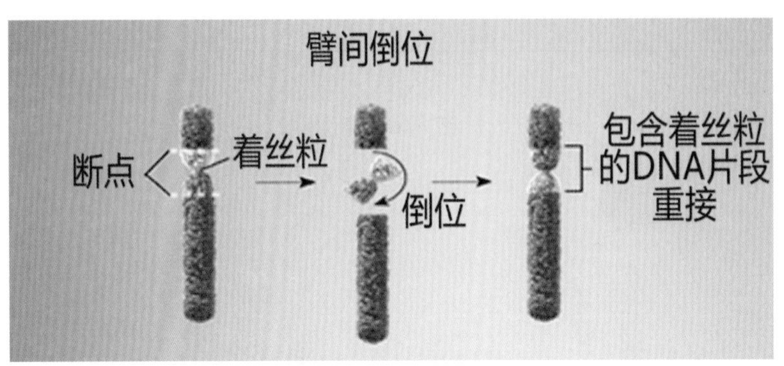

图4-11　臂间倒位

三、染色体多态性

染色体的多态性又称异态性，是指正常人群中经常可见到各种染色体形态的微小变异，为同源染色体大小形态或着色等方面的变异，其主要表现为异染色质的变异，特别是含有高度重复 DNA 的结构异染色质；Y 染色体的长度 [大 Y（大于 18 号染色体）或小 Y（小于 G 组染色体的 1/2）]；随体的大小、有无；次级缢痕的增长或缩短；染色体多态性与胚胎发育的关系有争议，国内专家多认为染色体多态性与胚胎发育无关。

第三节　常染色体异常与男性不育举例

涉及精子生成的基因有数千种。据 1996—2006 年文献，80 例染色体易位患者，61 例精液异常，占 76.3%（61/80）；罗氏易位 24 例，20 例精液异常，占 83.3%（20/24）；相互易位 56 例，41 例精液异常，占 73.2%（41/56）。

一、染色体易位与男性不育

常染色体和性染色体上存在调控精子发生的基因，易位可能会破坏易位区段基因结构的完整性，导致调节精子生成的基因不能正常发挥作用，进而导致生精障碍。常染色体和性染色体上与精子发生有关的基因见表 4-2。

表 4-2 常染色体和性染色体上与精子发生有关的基因

基因	染色体	染色体定位	功能	参考文献
tsM-CAK（*KIF*）	1	1p34	干扰细胞的有丝分裂和减数分裂而影响精子发生，其突变和缺失与男性不育有关	Cheng L，et al（2002）
DAZL	3	3q24	对精子形成过程中的有丝分裂和减数分裂起重要作用	Becherini L，et al（2004）
雌激素受体基因（*ER*）	6	6q5.1&14q22-24	其多态性与男性不育有关	Aschim EL，et al（2005）
CFTR	7	7q31	其错义突交与先天性输精管缺失症（CBAVD）密切相关	Grangea A，et al（2005）
CATSPER2	8	15q15	与男性不育有关	Avidan N，et al（2003）
CSTF2T	10	10q22-q23	在生殖细胞减数分裂后期发挥作用，其基因的改变可能会降低男性的生育能力	Dass B，et al（2002）
SYCP3	12	12	精子发生的必需基因	Miyamoto T，et al（2003）
雄激素受体基因（*AR*）	X	Xq11-12	在男性精子细胞分化过程中起关键作用，突变表现为雄激素不敏感综合征，引起不育	Goutleb B，et al（2005）
泛素蛋白酶26基因（*USP-26*）	X	q26.2	拮抗泛素与蛋白质的结合，降低蛋白质的异常降解，该基因突变取消了该酶的作用，导致不育	Paduch DA，et al（2005）
AZF	Y	Yq11	主导精母细胞的增殖	
SRY	Y	Yp11.3	性别决定、睾丸分化	

染色体易位携带者减数分裂模式有对位分离、邻位Ⅰ分离、邻位Ⅱ分离、3 ∶ 1分离、4 ∶ 0分离（图 4-12）。易位断裂点的位置、片段的大小及特征、重组区域的存在与否均与四分体中的联会障碍有关。罗氏易位产生 3%～27% 不平衡精子，相互易位产生约 50% 不平衡精子，比率取决于易位涉及的染色体、断裂点、片段大小等。与克氏综合征一样，染色体易位在减数分裂中，产生不平衡的生殖细胞，无法通过减数分裂中的纺锤体检验点，造成生殖细胞及精子凋亡（图 4-13）。染色体易位患者建议行遗传咨询，须行产前诊断或植入前遗传学诊断。

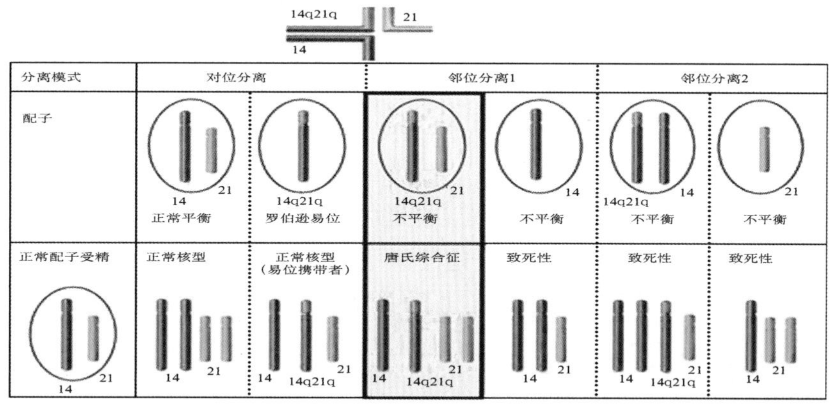

图4-12 染色体易位者减数分裂模式

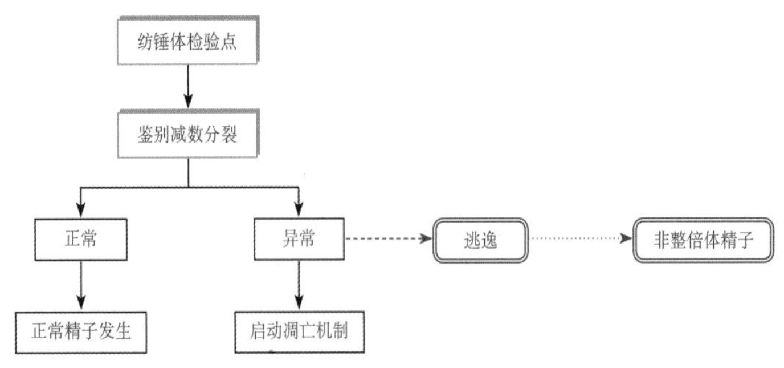

图4-13　染色体易位与睾丸生精障碍机制

二、21- 三体综合征

21- 三体综合征的诊断主要依靠染色体核型分析检查。根据患者的核型组成的不同其可分为以下三种类型。

（1）21- 三体型：约 92.5% 的先天愚型患者属于此类型。患者的核型为 47，XX（XY），+21，即比正常人多了一条 21 号染色体。该病的形成原因主要是配子形成过程中发生了 21 号染色体的不分离。研究表明 21- 三体型先天愚型患者 80% 是由于其母亲生殖细胞在减数分裂时（其中 80% 在第一次减数分裂期）、20% 是由于父亲生殖细胞在减数分裂时（其中 60% 在第一次减数分裂期，40% 在第二次减数分裂期）发生不分离的结果。21- 三体型综合征的发病率随母亲年龄增高而增加。据 Carter 和 Evans 统计，35 岁以上的妇女生育 21- 三体综合征患儿的机会显著增加，45 岁以上的妇女生育 21- 三体综合征患儿的机会增加更为明显，这可能与高龄孕妇的卵细胞染色体容易出现不分离有关。一些资料表明父亲年龄也与本病发病有关。当父亲年龄超过 39 岁时，生育患儿的风险增高，不过这方面的意见还不很一致。

（2）嵌合型：较少见，约占先天愚型患者的 2.5%。此型的发生原因是受精卵在胚胎发育早期的卵裂过程中，第 21 号染色体发生了不分离。患者的核型为 46，XX（XY）/47，XX（XY），+21。如果染色体不分离发生的时间越早，则异常的细胞系所占的比例就越大，临床症状就越重，反之临床症状就越轻。所以，此类型患者的临床症状多数不如 21- 三体型严重、典型。

（3）易位型：此类患者约占全部先天愚型患者的 5%。其特点是多余的一条 21 号染色体，不是独立存在的，而是经罗伯逊易位，移至 D 组或 G 组的一条染色体上。所以，这些患者体细胞中的染色体的总数仍为 46 条，但实际上有一条染色体上是附有一条额外的 21 号染色体的，从而表现出与典型的 21- 三体型相同的临床症状。易位型先天愚型中最常见的是 D/G 易位，如 14/21 易位，患者的核型为 46，XX（XY），-14，+t（14q；21q），即核型中少了一条 14 号染色体，多了一条由 14 号长臂与 21 号长臂形成的易位染色体。这种易位约 3/4 是新发生的，1/4 是由双亲之一遗传而来的。在后一种情况下，母亲是一个易位携带者的可能性远高于父亲。易位携带者的核型为 45，XY（XX），-14，-21，+t（14q；21q）。虽然染色体总数少了一条，但从总的遗传物质来看，其与正常人没有什么大的区别，基本上仍处于平衡状态，因此也叫作平衡易位携带者。这类携带者外观可毫无异常表现，但与正常人结婚后所生子女中 1/4 为正常人，1/4 为 14/21 易位型先天愚型患者，1/4 为易位携带者，1/4 因缺乏一条 21 号染色体流产。3/4 的 21- 三体综合征胎儿在妊娠期已自发流产，且大部分发生在妊娠前 3 个月内，仅约 1/4 胎儿能活到出生。出生后患者平均寿命 16.2 岁，50% 在 5 岁以前死亡，8% 可超过 40 岁，2.6% 超过 50 岁。

唐氏综合征又称先天愚型，21- 三体综合征是最常见的染色体疾病和弱智的病因，在新生儿中发病率约为 1/700。根据染色体核型的不同，唐氏综合征分为单纯 21- 三体型、嵌合型和易位型三种类型。唐氏综合征的发生起源于卵子或精子发生的减数分裂过程中染色体的不分离现象，通常是随机发生的，约 95% 的不分离现象来源于母亲，仅 5% 左右发生在精子发生期。其结果是 21 号染色体多了一条，多出的一条染色体因剂量效应破坏了正常基因组遗传物质间的平衡，导致患儿智力低下，颅面部畸形及特殊面容，肌张力低下，多并发先天性心脏病，患白血病的概率为普通人群的 10 ～ 20 倍。生活难以自理，患者预后一般较差，50% 左右于 5 岁前死亡。目前对唐氏综合征缺乏有效的治疗方法。

男性 21- 三体型患者无生育能力，50% 为隐睾，女性患者偶有生育能力。一些临床症状较轻的唐氏综合征患者，如某些平衡易位型携带者或嵌合型患者，外表可能正常，孕育后可以选择无创产前筛查优生优育，反复发生流产或妊娠失败可以通过植入前遗传学诊断进行胚胎选择。

三、罗伯逊易位与男性不育

罗氏易位携带者在与正常人婚配时，理论上有 1/6 的概率产生染色体完全正常的胚胎，亦有 1/6 的概率产生罗氏易位携带胚胎，剩下还有 4/6 的概率产生染色体不平衡胚胎，表现为妊娠过程中反复流产，或染色体异常患儿出生。目前罗氏易位少弱精子症患者可以通过辅助生殖获得子代，经植入前基因诊断（preimplantation genetic diagnosis，PGD）选出染色体平衡的胚胎进行移植。有研究表明，这类患者严重少弱精子的症状可能不仅仅由染色体不均衡分离导致，还可能有表观遗传学改变或基因断裂点微缺失等。有研究报道，在 1659 例不育男性患者中，检出常染色体结构和数目异常 20 例，其中罗氏易位 7 例。

四、染色体倒位与男性不育

臂间倒位指一条染色体的长臂和短臂各发生一处断裂后，形成臂间的倒位重接，即倒位携带者，其个体虽一般外表正常，但因倒位后发生了重排的染色体，在形成生殖细胞的减数分裂过程中，根据配子在形成中同源染色体节段相互配对的规律，将形成特有的倒位圈，形成四种不同的配子：一种为正常的染色体；一种为倒位染色体；另两种带有部分重复及部分缺失的重组染色体。一般认为臂间倒位携带者在配子形成过程中胚胎是否存活与倒位染色体的片段长短有关，倒位片段越短，则重复和缺失的部分越长，配子和合子发育的可能性越小，临床表现为反复流产和死胎。倒位片段越长，重复性和缺失性的部分越短，配子和合子发育的可能性越大，分娩出畸形儿的可能性就越大。研究表明，2001 例男性不育患者中，检出异常核型 57 例，异常检出率为 2.85%。常染色体异常核型 29 例，其中平衡易位 18 例（占 31.58%），臂间倒位 11 例（占 19.30%）；性染色体异常 28 例，其中克氏综合征 12 例（占 21.10%），Y 大小异常 11 例（占 19.30%），Y 结构异常 5 例（占 8.77%）。研究报道，在 1659 例不育男性患者中，检出常染色体结构和数目异常 20 例，其中常染色体臂间倒位 2 例。高淑英等认为在反复流产夫妇中男性染色体异常率远低于女性，这是由于男女生殖细胞数目相差悬殊，异常核型的精子在受精过程中经过了一次优胜劣汰的自然选择。但该观点尚需大规模临床研究的证实，因为减数分裂开始时倒位的染色体和同源的正常染色体之间的配对发生困难，从而影响精子发生过程，使精子发生过程阻滞在精母细胞阶段，而不能分化成正常精子，从而使患者表现为无精子症或少、弱精子症，导致男性不育及配偶的不良妊娠结局。

五、染色体重复缺失与男性不育

男性不育患者的染色体异常检出率较高，目前临床对男性不育患者已将细胞遗传学检测作为常规手段。但是细胞遗传学的分辨率≥ 5 Mb，远不能满足临床需求，随着分子检测技术的发展，临床上针对不育男性染色体异常的检测方法也越来越多。

针对不育男性染色体微缺失重复的检测多集中在性染色体，尤其是 Y 染色体与生精功能相关基因的微缺失检测上，性染色体的微缺失重复内容详见第二十八章“Y 染色体与男性不育”。临床上较少对成年不育男性进行常染色体的重复缺失检测，除非该不育患者具有典型的家族遗传病史，临床上在进行全面的家系遗传病检测时，会发现一些染色体缺失重复现象。目前较少有报道仅针对不育男性进行染色体缺失重复检测。

六、额外小标记染色体与男性不育

额外小标记染色体（small supernumerary marker chromosomes，sSMCs），是不同于正常染色体的额

外小标记染色体，在同一分裂相中一般小于或等于 20 号染色体，用常规 G 显带核型分析技术难以确定其来源。sSMCs 在新生儿中的发生率约为 0.043%。在不育人群中的发生率约为 0.125%，且在男性患者中的发生率（0.165%）显著高于女性（0.022%）；sSMCs 在发育异常的患者中检出率约为 0.288%，在超声异常人群中的检出率为 0.204%；约 70% 的患者表型通常正常，不具有任何临床症状，余 30% 患者可表现为智力低下、发育异常或不育、流产等。文献报道 sSMCs 携带者表现出无精子症或少精子症的原因是 sSMCs 的存在导致精子生成过程受损，或 sSMCs 与其大小相近的染色体配对或与其同源染色体配对，干扰正常染色体配对分离，而 sSMCs 与性小体相连后可阻止配子生成，导致患者生精障碍。研究 sSMCs 的来源有利于判断其致病性及与临床症状的相关性，从而更准确地为患者提供遗传咨询。如无条件行进一步研究，可通过研究患者父母染色体核型来判断其遗传效应；如条件允许，还可通过 FISH、SKY、array CGH 等鉴别 sSMCs 来源。

第四节　小结

总之，常染色体异常是男性不育的重要遗传学病因，现有的研究已经表明，在常染色体上也存在调节生精的基因。针对不育男性进行常染色体异常的检测，将有效地避免不必要的药物和手术治疗，为不育男性获得健康后代提供准确的遗传参考信息。

参考文献

[1] MELMED S，POLONSKY K S，LARSEN P R，et al. Williams Textbook of Endocrinology. 12th ed. Philadelphia，PA：Elseviver，2011：688-777，847-854.

[2] DENG C，DAI R，LI X，et al. Genetic variation frequencies in Wilms'tumor：a meta-analysis and systematic review. Cancer Sci，2016，107（5）：690-699.

[3] 陆国辉，张学 . 产前遗传病诊断 . 2 版 . 广州：广东科技出版社，2020.

[4] 汪诗羽，陈爱琴，宁松，等 . 罗氏易位伴少弱精子症来源的胚胎干细胞向生殖细胞诱导分化的研究 . 中华男科学杂志，2018，24（1）：6-13.

[5] BACHE I，ASSCHE E V，CINGOZ S，et al. An excess of chromosome 1 breakpoints in male infertility. Eur J Hum Genet，2004，12（12）：993-1000.

[6] 谭凤钦，刘杰，张香改，等 . 男性不育患者细胞遗传学检测及意义 . 中国男科学杂志，2003，17（4）：269-270.

[7] 刘权章 . 遗传咨询：遗传病防治的关键问题 . 哈尔滨：黑龙江科学技术出版社，1999：6-63.

[8] 高素英，任国庆 . 臂间倒位及其遗传咨询 . 中国优生与遗传杂志，1997，5（3）：86.

[9] 翟桂霞，王智，韩咏梅，等 . 2001 例男性不育患者染色体核型分析及意义 . 山东医药，2011，51（39）：50-51.

[10] 高淑英，康琳，宋黎丽，等. 反复流产夫妇染色体异常的实验诊断分析 . 中国优生与遗传杂志，2004，12（2）：38-39.

[11] 李侃，熊焰，张静 . Y 染色体长度变异的细胞遗传学研究 . 中国实验诊断学，2012，16（12）：2267-2268.

[12] LIEHR T，CLAUSSEN U，STARKE H. Small supernumerary marker chromosomes（sSMC）in humans. Cytogenet Genome Res，2004，107（1/2）：55-67.

[13] LIEHR T，WEISE A. Frequency of small supernumerary marker chromosomes in prenatal，newborn，developmentally retarded and infertility diagnostics. Int J Mol Med，2007，19（5）：719-731.

[14] MANVELYAN M，RIEGEL M，SANTOS M，et al. Thirty-two new cases with small supernumerary marker chromosomes detected in connection with fertility problems：detailed molecular cytogenetic characterization and review of the literature. Int J Mol Med，2008，21（6）：705-714.

[15] MIKLOS G L. Sex-chromosome pairing and male fertility. Cytogenet Cell Genet，1974，13（6）：558-577.

（邵为民 韩锐）

第二十七章 性染色体异常与男性不育

人类有23对染色体，正常男性性染色体核型为46，XY。目前研究发现人类23对染色体的结构、数量均与生殖发育密切相关。X、Y染色体作为决定性别发育的重要染色体，染色体上有决定性腺发育成熟和生殖细胞形成的重要基因。X、Y染色体的数量、结构变化往往直接决定了个体性发育成熟及生殖细胞、胚胎的发育与结局。

性染色体数目及结构异常导致精子减数分裂障碍、生精阻滞、生精细胞凋亡，结构异常染色体断裂与重排导致的遗传信息丢失可能出现生精障碍，胚胎出现非整倍体及染色体剂量不平衡，可能导致胚胎停育或自然流产。性染色体三体可为47，XXX、47，XXY、47，XYY；单体45，Y0是致死的，45，X0可以存活，性染色体结构异常指性染色体发生断裂，并以异常的组合方式重新连接，常见重复、缺失、易位、倒位等。性染色体畸变及基因突变可自然发生，也可因诱发改变。

第一节 Y染色体异常与男性不育

一、Y染色体分子结构

Y染色体是决定男性性别的染色体，包含约6000万个碱基对，全长约60 Mb，只有X染色体的1/3。Y染色体为近端着丝粒染色体，分为短臂（Yp）和长臂（Yq），短臂分为Yp11.1、Yp11.2和Yp11.3，长臂分为Yq11和Yq12，其中Yq11又分为Yq11.1和Yq11.2，而Yq11.2又分为Yq11.21、Yq11.22、Yq11.23。Y染色体又可分为拟常染色体区（pseudoautosomal region，PAR）和Y特异区（male specific region of the Y chromosome，MSY），PAR位于Y染色体的两端，即PAR-1和PAR-2，约占Y染色体的5%，该区在减数分裂过程中，可与X染色体重组交换，清除有害变异、保护基因；MSY约占Y染色体的95%，该区亦可发生大量的自体重组，并含有8个回文序列，可能有着基因修复作用。

二、Y染色体功能

1. Y染色体的性别决定作用

Y染色体的短臂上有决定男性性别的基因，该基因编码产物为睾丸决定因子（testis-determining factor，TDF），其中有一个最佳候选基因*SRY*，*SRY*基因位于Y染色体短臂末端（Yp11.3），为单拷贝基因，其开放阅读框包含1个外显子，可编码204个氨基酸的蛋白质。该蛋白质分3个区域，其中的79个氨基酸称为HMG盒（HMG-box），*SRY*基因突变主要位于该区域，可导致46，XY患者女性化，大多数为完全性腺发育不全。*SRY*基因缺失主要存在于45，X0（Turner综合征）患者中，几乎无生育能力。*SRY*基因可易位至X染色体或常染色体，促使睾丸形成，但睾丸常发育不良，常见为46，XX男性性逆转综合征患者，绝大多数无生育能力。

2. Y 染色体的生育力决定作用

Y 染色体长臂远端存在调控精子发生的基因——无精子症因子（azoospermia factor，AZF），可划分为 3 个互不重叠的区域，即 AZFa、AZFb、AZFc，分别位于 Yq11 的近端、中间和远端。AZF 缺失可导致精子发生障碍，或精子减少或完全不产生精子。

三、Y 染色体异常对男性生育力的影响

Y 染色体异常包括数目异常（减少、增加）和结构异常（重复、倒位、易位、缺失、环状染色体等）。

1. Y 染色体数目减少

常见 45，X0、45，X0/46，XY 嵌合体，多数情况由于父方性染色体在减数分裂过程中不分离，与正常的生殖子受精后形成 X 单体合子，即 45，X0；有丝分裂后期 X 染色体丢失也可形成 X 单体型。因患者缺 Y 染色体，其表型为女性，但性生殖器官往往发育不良，约 50% 的患者有蹼颈，几乎无生育能力。45，X0/46，XY 嵌合体的临床表现主要取决于 46，XY 核型所占比例的高低，46，XY 核型所占比例越高，雄性激素水平越接近正常值，患者的临床表现就越接近正常男性，虽然部分嵌合体患者可具有生育能力，但胎儿发育不良及发生自然流产的概率显著增加。

2. Y 染色体数目增加

常见 47，XYY、48，XYYY、49，XYYYY，其中 47，XYY 核型产生的机制为：主要是在患者父亲的精子发生中，第二次减数分裂时发生了 Y 染色体不分离，而形成 24，YY 精子所致。其临床主要表现：身材高大，常有攻击性行为，大部分多 Y 综合征患者具有生育能力，少数患者可能有轻至重度精子生成障碍，可能与多 Y 染色体互相重组、缺失部分片段相关。

3. Y 染色体重复

Y 染色体重复指 Y 染色体上某一片段数目增加，其机制可能是 X 染色体的不等交换或某片段的插入及 Y 染色体单体之间的不等交换，导致 Y 染色长臂的串联重复序列过多，影响了相关基因调节及细胞分化。其临床主要表现为小睾丸、不良妊娠或无精子症等。

4. Y 染色体倒位

染色体倒位指 Y 染色体发生两次断裂后，两断点之间的片段旋转 180° 后重接，造成染色体上基因顺序的重排。Y 染色体倒位如果损伤到主要的生精基因，可导致患者出现严重少精子症而不育，如果单纯倒位，未损伤生精基因，则其携带者可具有正常的表型及生育能力。

5. Y 染色体易位

主要包括平衡易位和罗氏易位，前者指两条染色体同时发生断裂，断片交换位置后重接，形成两条衍生染色体，因只涉及位置变化，无染色体片段增减，表型可正常，但 Y 染色体发生平衡易位，同源染色体在减数分裂前期不能联合，造成精子染色体大量重复与缺失，从而使各种基因组产生不平衡，导致配子死亡，造成少精子症或无精子症，从而不育。后者指两个近端着丝粒染色体在着丝粒部位或附近发生断裂后，二者的长臂在着丝粒处接合在一起，形成一条衍生染色体，另两个短臂构成一个小染色体（常丢失），因此当 Y 染色体发生罗氏易位，会丢失 *SRY* 基因，即使婴儿能成活，也会造成表型畸形和异常，大多数子代为单体或三体，导致胚胎死亡而流产。

6. 环状 Y 染色体

环状 Y 染色体指 Y 染色体的两端断裂，由长臂和短臂彼此黏合而成的环状结构，其过程丢失一部分染色体片段。因此，当丢失部分包含 AZF 片段，可导致生精功能障碍，引发少精子症或无精子症。当丢失部分包含 *SRY* 基因，可导致睾丸不能形成，影响胚胎发育、精子生成及成熟。

7. Y 染色体微缺失

内容详见第二十八章“Y 染色体与男性不育”。

第二节 克氏综合征与男性不育

一、概述

克氏综合征，即先天性曲细精管发育不全综合征，是由 Harry F.Klinefelter 和内分泌学家 Fuller Albright 提出并以 Klinefelter 命名的一种性染色体异常疾病，是一种最常见的性染色体异常疾病，由于出现额外的 X 染色体，从而主要造成性腺功能低下、雄激素不足、生精功能受损等问题。

克氏综合征系高促性腺激素性性腺功能减退症，发病率在新生男婴中占 1/1000 ~ 1/500，在不育男性中占 3%，在无精子症患者中占 13%。最为常见的核型为 47，XXY，约占克氏综合征的 80%，嵌合型占 15%，包括 46，XY/47，XXY、45，X0/46，XY/47，XXY、46，XX/47，XXY 等，其余还可见 48，XXXY、48，XXYY、49，XXXXY 等。

二、病因

克氏综合征患者异常染色体核型的产生是配子在减数分裂时或合子在有丝分裂时性染色体不分离所致。主要包括：①卵子减数分裂Ⅰ期 X 染色体不分离。②卵子减数分裂Ⅱ期 X 染色体不分离。③受精卵有丝分裂 X 染色体不分离。④精子减数分裂Ⅰ期 X 染色体不分离。

生精障碍及睾酮合成分泌障碍的可能机制如下。

（1）精原干细胞缺陷 X 染色体上某些基因（AT2 Xq21.3、p120 Xq24）可诱导生精细胞凋亡，当 X 染色体上基因逃逸失活，这些基因表达更多产物，从而加剧生精细胞凋亡。

（2）减数分裂检测点粗线期不容许非整倍体的初级精母细胞进入周期。

（3）性染色体的剂量效应，多余的 X 染色体逃避了选择性失活，干扰生精。X 染色体失活中心含有 X 失活特异转录物，转录非翻译的 RNA，聚集并覆盖在即将失活的 X 染色体上，使其沉默，CpG 位点甲基化对维持 X 染色体失活起重要作用，该位点甲基化，抑制失活 X 染色体上基因的转录，该位点去甲基化，失活 X 染色体保持转录活性。

（4）睾丸内激素不平衡。

（5）支持细胞及间质细胞凋亡异常。

三、临床表现

典型的克氏综合征临床表现为身材高大、体征女性化、胡须及阴毛稀少、小而硬的睾丸、小阴茎、睾酮低、不育、轻到中度智力障碍等。青春期男性主要表现为生殖器及青春期发育障碍，精子及睾酮生成障碍是克氏综合征的主要临床表现。通常在成年男性表现为不育、无精子症或严重少精子症、睾酮低下及由此引起的症状如勃起功能障碍及性欲低下等。

四、诊断

根据典型的克氏综合征容貌特征，性激素 FSH 和 LH 增高，睾酮减低，结合染色体核型分析，诊断克氏综合征并不困难。但并不是每个克氏综合征都出现典型的临床表现，这些患者需要仔细询问病史、查体及结合辅助检查做出初步诊断。克氏综合征诊断的金标准是染色体核型分析。对于临床上高度怀疑克氏综合征的患者应行核型分析明确诊断，克氏综合征嵌合型临床也容易出现漏诊。

五、治疗

（1）睾酮补充治疗应在青春期开始之前，即 11 ~ 12 岁开始。早期睾酮补充治疗对于改善患者行为和认知方面的作用是肯定的；成年男性克氏综合征患者，睾酮补充治疗对于改善其情绪、行为、肌肉量和骨密度都有积极作用。

（2）睾酮补充治疗建议终生用药。

（3）睾酮补充治疗对克氏综合征患者的不育症无治疗作用，外源性的睾酮可能抑制精子的成熟。但

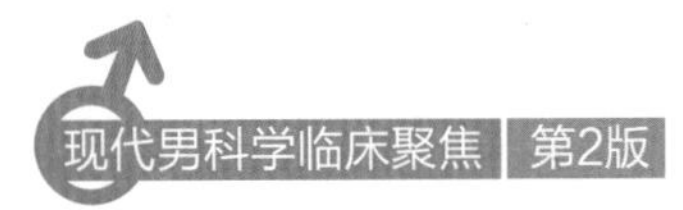

睾酮补充治疗可以纠正雄激素缺乏的症状，可增加体毛阴毛，促进阴茎生长，减少疲劳感，增强性欲、肌力、骨密度和自信心等，从而提高患者的生活质量。

（4）睾酮制剂的给药途径包括口服、经皮吸收、肌内注射、舌下含服等。临床常用十一酸睾酮口服或肌内注射制剂。

（5）睾酮补充治疗注意事项：由于患者长期高水平合成和分泌促性腺激素，垂体功能有部分自主，甚至可能有促性腺激素细胞肥大，对血清睾酮的负反馈反应降低，所以不能以 FSH 和 LH 降低到正常水平作为雄激素剂量和疗效判断的指标。

（6）睾酮补充治疗不良反应：本病容易并发肺血栓性栓塞、深静脉血栓形成，生理剂量的雄激素抑制血栓形成，而雄激素缺乏或过多都会促进血栓形成。研究发现即使雄激素正常，雌激素升高也容易诱发血栓形成。因此，在睾酮补充治疗时要密切监测血浆睾酮水平及雌雄激素比例，注意调整睾酮的剂量。

（7）睾酮补充治疗具体用法见表 4-3。

表 4–3　睾酮补充治疗的方案和注意事项

用药途径	药物	剂型	推荐剂量	注意事项
肌内注射	十一睾酮	250 mg注射	每次250 mg，每月一次	FDA发现有肺部微栓塞和变态反应的危险
经皮给药	睾酮	凝胶	每天50 mg	妇女儿童避免接触，注意药品勿接触他人
经皮给药	睾酮贴	皮肤贴剂	每天5～15 mg 每次2.5～10 mg	皮肤过敏
经皮给药	睾酮埋植剂	阴囊贴剂	每次400～800 mg	需要外科手术（微小）置入
经口腔颊部给药		颊部黏附剂	每天60 mg	口香糖样的不良反应。亲密接触史（唾液）药物传递给他人
口服	十一酸睾酮	胶囊，每粒40 mg	每天120～160 mg	服药4小时后达峰值。吸收效果个体差异较大

六、乳腺增生的处理

（1）补充睾酮：研究发现睾酮治疗克氏综合征男性患者乳腺增生不比安慰剂更有效。无效者则可选择应用芳香化酶抑制剂。

（2）病程长者，药物治疗效果差，则需手术切除增生腺体组织治疗。

七、生育问题的解决

1. 生育问题的处理方法

如有生育要求，备孕期间需停止补充睾酮。

（1）对于精液中有少量精子的克氏综合征患儿，可在青春期早期，未行睾酮补充治疗之前，低温贮藏其精液标本，解决生育问题选择 ICSI。

（2）对于无精子症的成年男性患者，建议行显微取精，睾丸中发现精子行 ICSI。

（3）精液检查表现为无精子症的患者仍有生育的可能。非嵌合型克氏综合征的成年患者通过睾丸切开取精术（testicular sperm extraction，TESE）获得精子的概率约为 40%，应用近年来出现的微创精子提取技术精子检出率可以提高到 50% 左右，若在术前短期应用绒毛膜促性腺激素或芳香酶抑制剂提高患者睾丸内的睾酮浓度，可以获得更高的精子检出率。

（4）获得可用精子后，通过 ICSI 技术进行体外受精，然后进行胚胎移植，最终活产率达 20%～45%。在过去的十余年间，通过 TESE 与 ICSI 相结合的技术，已有超过 100 例克氏综合征患者获得了健康的子代。

（5）克氏综合征患者通过辅助生殖技术生育的后代中大多数婴儿染色体核型正常，这可能是由于这些患者中染色体正常的精子比例高。辅助生殖技术虽然给克氏综合征患者带来了福音，但由于其子代存在性染色体和常染色体异常的风险性较高，因此这类患者在进行辅助生殖时应严格进行术前遗传学咨询和产前遗传学诊断。

2. 其他治疗

（1）超过 50% 的克氏综合征患儿在儿童期存在语言发育落后，77% 的患者出生到成年期间存在学习障碍，当患儿出现上述临床表现时，以及时给予语言治疗及特殊的教育和指导，以改善他们的社会适应能力，提高生活质量。

（2）成年患者出现各种并发症，如代谢综合征、肥胖、糖尿病、骨质疏松、骨折、血栓性疾病、心理及精神疾病等，也应当给予积极的治疗。

第三节 47，XYY 综合征与男性不育

一、概述

47，XYY 综合征，又称超雄综合征，是一种性染色体异常的遗传性疾病，由 Sandburg 在 1961 年首次报道。本病在男性中的发生率为 1/1000 左右。大部分 47，XYY 男性有生育能力，部分患者可出现睾丸发育不良，甚至无精子症，其后代出现染色体异常的风险极低。

二、发病机制

一般认为 47，XYY 并不是由遗传而来，而是新发生的突变，即其父亲染色体正常，但精细胞在进行第二次减数分裂时受到某种因素影响而造成 Y 染色体不分离而形成 24，YY 精子，24，YY 精子与正常含 X 染色体的卵子结合后形成受精卵，染色体核型为 47，XYY，极少是由其父亲染色体核型 47，XYY 遗传而来。

三、临床表现

身材高大是本病的典型特征，这些患者通常身高在 180 cm 以上，出生时身高与正常人相比无明显差异，主要在 2 岁以后身高迅速增长，智力正常或有轻度低下，可有言语发育迟缓、性格孤僻、脾气暴躁、易激惹、易发生攻击性行为，偶见不对称脸、长耳、轻度翼状肩、漏斗胸等，偶见尿道下裂、隐睾、睾丸发育不全，并有生精过程障碍和生育力下降。

四、生育问题

多数 47，XYY 睾丸发育正常，生精功能正常，可以自然妊娠，少数无精子症或重度少弱精子症者则需通过辅助生殖技术生育子代。

第四节 46，XX 男性综合征与男性不育

一、概述

46，XX 男性综合征是一种罕见的染色体畸变，是性腺性别为男性的性反转综合征，1962 年文献首

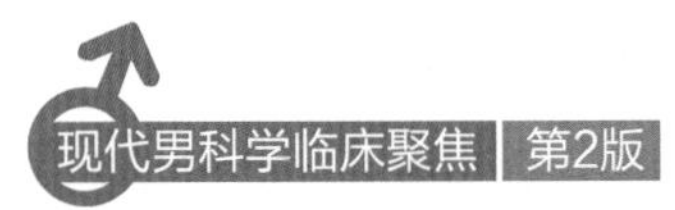

次报道，男性新生儿发病率为 1 ∶ 25 000 ～ 1 ∶ 20 000。该类患者大部分表现为正常的男性表型，成年后多出现性功能减退，约 25% 的患者出生时就有外生殖器畸形，典型的表现为阴茎阴囊尿道下裂伴或不伴痛性阴茎勃起，或者表现有尿道下裂、外生殖器两性畸形等。临床上需要通过超声、磁共振检查或染色体核型检查，与真两性畸形、假两性畸形进行鉴别。

二、发病机制

46，XX 男性综合征发生的可能分子遗传学机制如下。

（1）*SRY* 基因片段异位：精原细胞染色体在减数分裂期，Y 染色体有 *SRY* 基因区段易位到 X 或常染色体上，因此虽然此类患者无 Y 染色体，基因组中却可检测到 *SRY* 基因，导致此类患者性腺向男性发展，而睾丸分泌的激素决定了男性表型，因此患者通常具有正常的男性外生殖器；易位在 X 染色体上的片段越多，男性特征越明显。这种情况在临床上最为常见。

（2）基因突变：无 *SRY* 基因存在，但 X 或常染色体上 *SRY* 下游基因突变，过表达基因可以诱导睾丸分化。已经发现人类 9p 和 10q 缺失、6p25 易位和 Xp21-22 重复将导致 46，XY 性反转，从而导致 46，XX 男性综合征。

（3）46，XX ／ 47，XXY 嵌合体未检出，即部分细胞嵌合 Y 染色体，发生 Y 染色体功能，导致性别向男性分化。这类患者临床表现存在异质性，多以青春期乳腺发育、外生殖器发育异常、成年后不育等就诊，临床上应与克氏综合征、肾上腺性征异常、真两性畸形等进行鉴别。

三、生育问题

产前诊断对预防 46，XX 男性综合征患儿的出生具有一定意义。46，XX 男性综合征的治疗以对症治疗为主，根据具体情况补充人体所需的雄激素，纠正外生殖器的发育畸形；心理健康指导对患者心理治疗有益，使其心理性别和社会性别相吻合；辅助生殖方面，目前多采取供精人工授精辅助生殖技术手段。

第五节　小结

男性不育的遗传学研究是一个快速发展的领域，致力于寻找与男性不育致病相关的染色体和基因异常，该学科越来越受到研究者的青睐和关注。染色体核型分析和基因检测的临床应用、动物模型和基础实验研究的进展，表明性染色体异常及基因突变与生精障碍和男性不育关系密切，X 和 Y 染色体作为决定性别发育的重要性染色体，有决定性腺分化发育和成熟的重要基因。X、Y 染色体的数量、结构变化往往决定了个体性的分化与胚胎的结局，性染色体数目及结构异常常导致精子减数分裂障碍、生精阻滞、生精细胞凋亡，性染色体结构异常导致的遗传信息丢失出现生精障碍，胚胎出现非整倍体及染色体剂量不平衡，可能导致胚胎停育或自然流产。临床实践中根据患者具体所需给予对症治疗，以补充睾酮治疗为主，因男性不育就诊，检查无精子症或重度少弱精子症，常需借助辅助生殖技术。

参考文献

[1] KLINEFELTER H F，REIFENSTEIN E C，ALBRIGHT F. Syndrome characterized by gynecomastia，aspermatogenesis without a-leydigism，and increased excretion of follicle-stimulating hormone. J Clin Endocrinol，1942，2（11）：615-627.

[2] SHIRAISHI K，MATSUYAMA H. Klinefelter syndrome：from pediatrics to geriatrics. Reprod Med Biol，2018，18（2）：140-150.

[3] CHANG S，SKAKKEBÆK A，GRAVHOLT C H. Klinefelter syndrome and medical treatment：hypogonadism and beyond. Hormones（Athens），2015，14（4）：531-548.

[4] GROTH K A，SKAKKEBÆK A，HOST C，et al. Clinical review：Klinefelter syndrome—a clinical update. J Clin Endocrinol Metab，2013，98（1）：20-30.

[5] MORRIS J K，ALBERMAN E，SCOTT C，et al. Is the prevalence of Klinefelter syndrome increasing. Eur J Hum Genet，2008，16（2）：163-170.

[6] GARCIA-QUEVEDO L，BLANCO J，SARRATE Z，et al. Hidden mosaicism in patients with Klinefelter's syndrome：implications for genetic reproductive counselling. Hum Reprod，2011，26（12）：3486-3493.

[7] VAN ASSCHE E，BONDUELLE M，TOURNAYE H，et al. Cytogenetics of infertile men. Hum Reprod，1996，11（Suppl 4）：1-24.

[8] VINCENT M C，DAUDIN M，DE M P，et al. Cytogenetic investigations of infertile men with low sperm counts：a 25-year experience. J Androl，2002，23（1）：18-22.

[9] TÜTTELMANN F，GROMOLL J. Novel genetic aspects of Klinefelter's syndrome. Mol Hum Reprod，2010，16（6）：386-395.

[10] LANFRANCO F，KAMISCHKE A，ZITZMANN M，et al. Klinefelter's syndrome. Lancet，2004，364（9430）：273-283.

[11] BOJESEN A，JUUL S，GRAVHOLT C H. Prenatal and postnatal prevalence of Klinefelter syndrome：a national registry study. J Clin Endocrinol Metab，2003，88（2）：622-626.

[12] WIKSTRÖM A M，RAIVIO T，HADZISELIMOVIC F，et al. Klinefelter syndrome in adolescence：onset of puberty is associated with accelerated germ cell depletion. J Clin Endocrinol Metab，2004，89（5）：2263-2270.

[13] BRILLI S，FORTI G. Managing infertility in patients with Klinefelter syndrome. Expert Rev Endocrinol Metab，2014，9（3）：239-250.

[14] BOJESEN A，STOCHHOLM K，JUUL S，et al. Socioeconomic trajectories affect mortality in Klinefelter syndrome. J Clin Endocrinol Metab，2011，96（7）：2098-2104.

[15] SCHIFF J D，PALERMO G D，VEECK L L，et al. Success of testicular sperm extraction [corrected] and intracytoplasmic sperm injection in men with Klinefelter syndrome. J Clin Endocrinol Metab，2005，90（11）：6263-6267.

[16] LI Z，HAINES C J，HAN Y. "Micro-deletions" of the human Y chromosome and their relationship with male infertility. J Genet Genomics，2008，35（4）：193-199.

[17] LI D，ZHANG H，WANG R，et al. Chromosomal abnormalities in men with pregestational and gestational infertility in northeast China. J Assist Reprod Genet，2012，29（8）：829-836.

[18] ARREDI B，FERLIN A，SPELTRA E，et al. Y-chromosome haplogroups and susceptibility to azoospermia factor c microdeletion in an Italian population. J Med Genet，2007，44（3）：205-208.

[19] COLACO S，MODI D. Genetics of the human Y chromosome and its association with male infertility. Reprod Biol Endocrinol，2018，16（1）：14.

[20] VOGT P H，BENDER U，ZIMMER J，et al. Human Y chromosome and male infertility：forward and back from azoospermia factor chromatin structure to azoospermia factor gene function. Mohogr Hum Genet，2017，21：57-73.

[21] 韩瑞钰，宋潇潇，张展羽，等. 1875 例不育症患者 Y 染色体微缺失的研究及评估. 中国男科学杂志，2016，30（6）：45-48.

[22] FU L，XIONG D K，DING X P，et al. Genetic screening for chromosomal abnormalities and Y

chromosome microdeletions in Chinese infertile men. J Assist Reprod Genet，2012，29（6）：521-527.

[23] 王燕，黄海龙，林娜，等. Y 染色体无精子症因子微缺失与生殖激素的关系. 中国妇幼保健，2015，30（28）：4836-4838.

[24] ASERO P，CALOGERO A E，CONDORELLI R A，et al. Relevance of genetic investigation in male infertility. J Endocrinol Invest，2014，37（5）：415-427.

[25] MOZDARANI H，GHORAEIAN P，MOZDARANI S，et al. High frequency of de novo DAZ microdeletion in sperm nuclei of subfertile men：possible involvement of genome instability in idiopathic male infertility. Hum Fertil（Camb），2018，21（2）：137-145.

[26] BURD C G，DREYFUSS G. Conserved structures and diversity of functions of RNA-binding proteins. Science，1994，265（5172）：615-621.

[27] YAN Y，YANG X，LIU Y，et al. Copy number variation of functional RBMY1 is associated with sperm motility：an azoospermia factor-linked candidate for asthenozoospermia. Hum Reprod，2017，32（7）：1521-1531.

[28] LUDDI A，MARGOLLICCI M，GAMBERA L，et al. Spermatogenesis in a man with complete deletion of USP9Y. N Engl J Med，2009，360（9）：881-885.

[29] ELOUALID A，RHAISSI H，REGUIG A，et al. Association of spermatogenic failure with the b2/b3 partial AZFc deletion. PLoS One，2012，7（4）：e34902.

[30] MAAN A A，EALES J，AKBAROV A，et al. The Y chromosome：a blueprint for men's health. Eur J Hum Genet，2017，25（11）：1181-1188.

[31] MORENO-MENDOZA D，CASAMONTI E，PAOLI D，et al. gr/gr deletion predisposes to testicular germ cell tumour independently from altered spermatogenesis：results from the largest European study. Eur J Hum Genet，2019，27（10）：1578-1588.

（仕治达　孙祥阳）

第二十八章　Y 染色体与男性不育

第一节　Y 染色体概述

一、Y 染色体分子结构与功能

1. Y 染色体分子结构

人类 Y 染色体是 G 组的近端着丝粒染色体，长约 60 Mb，为 X 染色体 1/3，仅大于 21 号和 22 号染色体。在不同种族人群中 Y 染色体的长度具有很大的变异性。Y 染色体是性染色体，为正常男性独有。Y 染色体为近端着丝粒染色体，结构上分为短臂（Yp）和长臂（Yq），短臂分为 Yp11.1（Y 染色体短臂 1 区 1 带第 1 亚带）、Yp11.2 和 Yp11.3。长臂分为 Yq11 和 Yq12，其中 Yq11 分为 Yq11.1 和 Yq11.2；Yq11.2 分为 Yq11.21、Yq11.22 和 Yq11.23。根据 Y 染色体遗传功能不同又可分为拟常染色体区和 Y 特异区。

拟常染色体区位于 Y 染色体两端，即 PAR-1 和 PAR-2，约占 Y 染色体 5%，该区域在男性生殖细胞减数分裂过程中，参与同 X 染色体的配对和同源重组。Y 特异区占 Y 染色体全长的约 95%，过去认为不参与同 X 染色体的同源重组，故又称为非重组区（non-recombining region，NRY），但后期有研究表明该区同 X 染色体也有同源重组发生。Y 特异区又由异染色质区和常染色质区构成。异染色质区共有三段：①着丝粒，长约 1 Mb。②长臂末端与 PAR-2 临近段，长约 40 Mb。③长臂常染色质区中间，长约 400 kb。

常染色质区又根据系列的特点及其与 X 染色体的关系分为 X 换位区（X-transposed）、X 退化区（X-degenerate）和扩增区（ampliconic）（表 4-4）。

表 4-4 Y 染色体常染色质区组成

X换位区	X退化区	扩增区
位于Y染色体短臂，与PAR-1有一段X退化区相隔，被一段扩增区分隔成两段。该区99%与Xq21是相同的，可能是在远古时期由X染色体转位至Y染色体，因而称为X换位区	散在分布于Y染色体，有与X染色体相对应的单拷贝基因和假基因，可能是X、Y染色体共同从常染色体进化的结果	呈散在分布，最大的结构特点是有八大回文结构序列，这8大回文结构序列总长约占Y特异区总长的1/4

2. Y 染色体功能

（1）性别决定作用：Y 染色体短臂上有决定男性性别的基因，该基因编码的产物称为睾丸决定因子，其最佳候选基因为 *SRY*。*SRY* 基因位于 Y 染色体短臂末端（Yp11.3），为单拷贝基因，开放阅读框只含一个外显子，编码 204 个氨基酸的蛋白质。该蛋白质分 3 个区域，其中的 79 个氨基酸称为 HMG 盒，*SRY* 基因突变主要发生在这个区域。

（2）男性生育力决定作用：Y 染色体长臂存在多个调控精子发生的基因，又称无精子症因子，可分为 3 个区域，即 AZFa、AZFb、AZFc，分别位于 Yq11 的近端、中间和远端。也有学者提出第四个区域 AZFd，但目前尚有争议。AZF 不同部位的缺失可导致少精或无精。

二、*SRY* 基因与性分化发育

SRY 基因位于 Y 染色体短臂，是性腺分化为睾丸的决定基因。如果 *SRY* 基因易位到 X 或常染色体上可以出现 46，XX 男性表型。*SRY* 基因丢失患者呈 46，XY 女性表型，如果 Y 染色体整体丢失则表现为 45，X0。*SRY* 基因突变则因其突变类型不同可表现为 46，XY 女性、46，XY 性腺发育不良、真两性畸形等。*SRY* 不是性别决定的唯一因素，即使 *SRY* 正常，如果下游基因突变也可能出现性发育异常，或同一 *SRY* 基因突变可能出现不同表型。

第二节 Y 染色体畸变与男性不育

一、Y 染色体与男性不育的关系

正常数量和结构的染色体是生殖细胞分化的基础，染色体数量和（或）结构异常均有可能对细胞分裂产生机械和（或）基因干扰而影响正常配子的发生。Y 染色体异常包括数目异常（减少或增加）和结构异常（重复、倒位、易位、环状染色体、大小变化、等臂、双着丝粒、微缺失等）。Y 染色体长臂存在无精子因子，AZF 区微缺失在男性少精或无精遗传学诊断中非常重要，将在本节第二部分进行详细介绍。

1. Y 染色体数目减少

常见 45，X0 和 45，X0/46，XY 嵌合体核型。45，X0 主要原因是父亲生殖细胞在减数分裂时性染色体未分离，无性染色体的精子与正常卵子结合后形成 45，X0 合子。正常合子在分裂早期丢失一条性染

色体也可形成45，X0或45，X0/46，XY嵌合体。45，X0性发育不良表型为女性（特纳综合征），因Y染色体不含生命必需基因，故45，X0核型能存活，但生育力严重下降或无生育能力。45，X0/46，XY性发育不良表型因所含两种细胞系比例不同而不同，46，XY核型细胞比例越高越接近正常男性。45，X0/46，XY嵌合体也可表现为混合型性腺发育不良。

2. Y染色体数目增加

如47，XYY、48，XYYY、49，XYYY等核型，也称超雄综合征。XYY综合征在男婴中的发生率为1∶900，主要是精母细胞第二次减数分裂时Y染色体未分离而形成了24，YY，精子与正常含有一条X染色体的卵子结合形成。大多数患者表现为身材高大，曾认为此类患者普遍有高于常人的攻击性行为，但随着临床观察证明大多数患者能够良好控制情绪。超雄综合征患者多数具有正常生育能力，其精子生成障碍的主要原因是性染色体异常多线重组和不平衡分离。

3. Y染色体重复

Y染色体重复指Y染色体上某一片段增加了一份或一份以上的现象，同时该片段所含基因也增多了一份或一份以上。主要发生机制是Y-Y染色体单体间同源重组时发生了不等交换，可稳定遗传给下一代男性，多数无不良后果。个别可能因为重复序列过多影响基因调节及细胞分化导致小睾丸和生精障碍。

4. Y染色体倒位

倒位是指染色体发生两次断裂后中间片段旋转180°后重接，造成基因顺序重排。Y染色体倒位如果损伤了生精相关基因可导致少精子症或无精。如单纯倒位未损伤生精相关基因，则减数分裂时Y-Y染色体单体间同源重组与正常Y染色体相同，与X染色体的联会也不会受到影响，具备正常表型和生育能力。

5. Y染色体易位

Y染色体短臂在X-Y联会时断裂易位致X染色体最多见，由于含有*SRY*基因，表现为46，XX男性，无AZF区，故不能生育。也可以由Y染色体和常染色体间错位同源重组而导致Y染色体部分片断易位至某一条常染色体上，甚至可能由多次错位同源重组导致Y染色体的点片状易位，此时患者是否能产生精子与易位的类型、是否有生精基因损伤及衍生染色体的联会和分离方式有关。

6. 环状Y染色体

环状Y染色体指Y染色体的两端断裂后长臂和短臂重接而形成环状结构，该过程会丢失一部分染色体片段，如丢失片段包含生精基因则出现少精或无精，如丢失*SRY*基因则表现为女性表型。同时由于环状Y与X染色体联会困难，故在减数分裂时丢失的可能性更大。

7. 大Y和小Y染色体

大Y和小Y染色体在遗传学检查中常见，主要是Yq远端异染色质数量的变化，无功能基因的损伤，也不影响X-Y联会，属于染色体多态性，不影响生精功能。发生机制为异染色质区的高度重复序列滑动重组。如小Y伴有重度少精子症可以考虑检查AZF。

8. 等臂或双着丝粒Y染色体

主要存在于嵌合体核型患者中，所占比例较低，由于存在部分基因缺失或重复现象，如果其在嵌合体核型中所占比率增加将影响到患者生精能力。

二、Y染色体微缺失

1. Y染色体微缺失概述

约30%的患者不育与遗传因素有关，其中Y染色体微缺失是导致男性不育的第二大因素。1976年发现无精子症因子位于Y染色体长臂。最初研究者们在部分无精子症患者中发现大片段Y染色体缺失或重排，而这些变异又总是累及Y染色体长臂1区1带（Yq11），所以认为在Yq11上存在与精子发生相关的基因，其缺失将导致无精子，称为无精子因子，后被许多研究者所证实。1991年将其定位于Yq11.21-

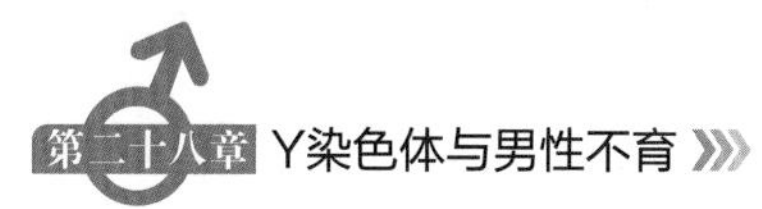

11.23，分为 3 个区域，即 AZFa、AZFb、AZFc，分别位于 Yq11 的近端、中间和远端。也有学者提出第四个区域 AZFd，但目前尚有争议（图 4-14）。

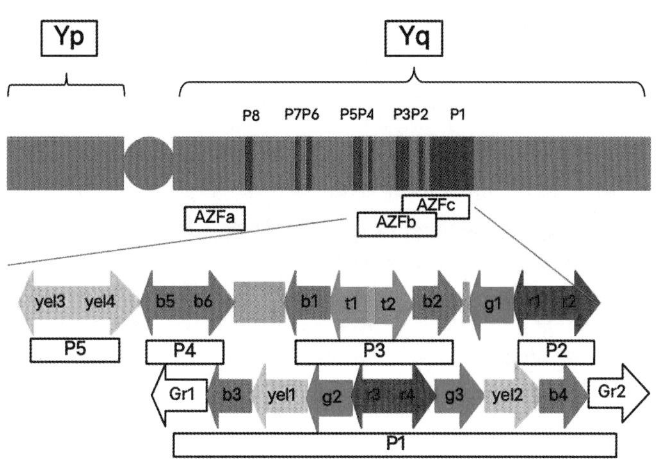

图4-14　Y染色体与AZF分布

2. Y 染色体微缺失的发生机制

大量研究已经阐明了大部分 Y 染色体微缺失发生的机制为同源重组。同源重组能够解释临床所发现的大部分 Y 染色体微缺失，但仍有小部分微缺失不能用这种机制解释。Y 染色体扩增区最大的序列结构特点是有 8 大回文结构，总长约达 Y 特异区的 1/4，其中 5 个回文结构分布于 AZFb 和 AZFc 区。扩增区还有反向重复序列（inverted repeat，IR），主要有三个（IR1，IR2，IR3），重复序列长度为 62 ~ 298 kb，有 99.66% ~ 99.95% 相同。Y 染色体的回文结构有基因修复作用，同时也是发生微缺失的结构基础（图 4-15）。

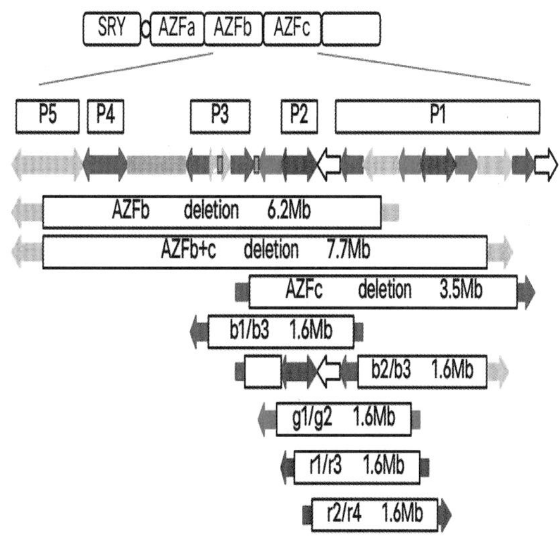

图4-15　Y染色体AZF区同源重组类型，不同类型同源重组导致不同程度AZF缺失

（1）AZFa 缺失：非等位同源序列重组，造成 792 kb 的片段缺失，使 AZFa 区仅有的两个 Y 染色体单拷贝基因 *DDX3Y* 和 *USP9Y* 丢失。AZFa 区缺失也可能与某些病毒感染引起的基因重组有关。

（2）AZFb 缺失：主要是由于回文结构 P5 与 P1 近端同源重组，造成 6.2 Mb 片段缺失。

（3）AZFc 全部缺失：机制是由于回文结构 P3 中的扩增子 b2 与 P1 中的扩增子 b4 同源重组，造成 3.5 Mb 片段缺失。

（4）AZFc 部分缺失：发生率相对较高。可有多种重组形式：b1/b3 缺失是扩增区 b1 与 b3 同源重组所致，造成 AZFc 区缺失片段长度为 1.6 Mb。b2/b3 缺失机制稍复杂，可能是先在 g1、r1、r2 与 g2、r3、r4 间发生倒位，使 b2 与 b3 的方向一致后同源重组，造成 1.8 Mb 的缺失（其中 b3 与 g3 间有 1.6 Mb）。g1/g2、r1/r3、r2/r4 等形式同源重组均造成 AZFc 区 1.6 Mb 片段的缺失。g1/g3 缺失，缺失长度约 2.2 Mb，少见，机制可能是先发生 b2 与 b3 间倒位，使 g1 与 g3 的方向一致后再同源重组。

（5）AZFb 和 AZFc 区共同缺失：可能有两种重组形式，回文结构 P5 与 P1 远端同源重组，造成 7.7 Mb 的缺失和共 42 个拷贝的基因和转录单位的丢失；或回文结构 P4 与 P1 远端同源重组，造成 7.0 Mb 的缺失和共 38 个拷贝的基因和转录单位的丢失。

3. Y 染色体微缺失与精子发生的关系

AZF 区有多个与精子发生密切的基因。AZFa 区长度约 0.8 Mb，包括 *USP9Y* 和 *DDX3Y* 两个重要候选基因，该区域完全缺失者病理表现为唯支持细胞综合征（sertoli cell only syndrome，SCOS），无精子发生。AZFb 区长度约 3.2 Mb，包括 *RBMY* 和 *HSFY* 等多个候选基因，该区域完全缺失者病理表现为生精阻滞，主要在减数分裂期，即精母细胞阶段，无精子发生。AZFc 区长度约 3.5 Mb，有 12 个基因家族或转录单位，均为多拷贝基因。其中 *CDY* 和 *DAZ* 为最主要候选基因。AZFc 完全缺失多数表现为无精子症，部分缺失对精子发生的影响有群体性差异。

4. 检测方法与适应证

AZF 区域候选基因大都不是单拷贝，广泛分布于 Y 染色体多个区域，在 X 染色体和常染色体上也有同源拷贝，无法仅从基因角度来判断患者缺失情况。Vollrath 等在 1992 年构建的 Y 染色体序列标签位点（sequence tagged site，STS）基本包括了 Y 染色体功能基因区域，但最初各实验室检测位点混乱，从 5 到 118 个不等。Simoni 等于 1998 年通过统计学分析指出 Y 染色体微缺失在严重少精和无精子症患者中发生率因微缺失在 AZF 各区的相对分布不同而存在明显差异，选择不同区域 STS 位点会影响检出率，而与 STS 位点数目多少无关。原则上只要在每个 AZF 区域设置一个非多态位点就足以判断 AZFa、AZFb、AZFc 区是否存在缺失，而每个区域设置两个 STS 位点有助于提高检测的准确性。

2004 版、2013 版 EAA/EMQN 共识均推荐 6 个经典 STS 位点：AZFa 区 sY84 和 sY86，AZFb 区 sY127 和 sY134，AZFc 区 sY254 和 sY255。以上 6 个位点检测可覆盖临床上 95% 的微缺失类型，结果可信，重复性好。EAA/EMQN 共识还指出：盲目增加 STS 位点可能检测到假的缺失位点，而且并不能提高检测敏感度。

通常检测标准位点，如需要确定是部分还是完全缺失就要增加检测位点。需要注意的是非多态性位点位于要检测的区域内，与生精相关基因关系密切，在非等位同源重组时会和生精相关基因同时转座。但检测位点主要是根据西方人检测结果计算而得出的，非多态性位点可能会有一定的种族和家族差异，且基因是否转座与同源重组的部位和次数有关，故准确率不是 100%。个别情况下即使标准位点存在，仍然不能排除生精基因损伤，可以通过深度测序或基因芯片等检查进一步明确诊断。AZF 区检测位点的应用见表 4-5 至表 4-8。

表 4-5　AZFa 区检测位点

标准位点sY84和sY86	扩增位点sY82、sY83或sY1064	扩增位点sY1065、sY1182或sY88
USP9Y和DDX3Y上游匿名基因上，按缺失机制sY84和sY86全部缺失时AZFa整个区段缺失的可能性大；但也有AZFa部分缺失可能，表型没有完全缺失严重	用于判断近端断裂	用于判断远端断裂

表 4-6　AZFb 区检测位点

标准位点sY127和sY134	扩增位点sY105、sY121或sY1224	扩增位点sY143、sY1192或sY153
在AZFb区的中间和末端，绝大多数情况下这两个位点缺失表明AZFb全部缺失	用来判断近端断裂	用于判断远端断裂

表 4-7　AZFc 区检测位点

标准位点sY254和sY255	扩增位点sY160
AZFc区的DAZ基因上，DAZ基因有四个拷贝序列，这两个位点缺失表明DAZ基因拷贝全部缺失，目前研究表明这两个位点不会发生单一缺失，如果检测到单个位点缺失一般是方法错误	AZFc缺失模式虽有差别，但以b2/b4模式为主。引物sY160可判断缺失是否符合b2/b4模式，末端缺失（sY160缺失）与镶嵌型核型46，XY/45，X0有关，需要做核型分析

表 4-8　AZFb+c 型缺失检测位点

标准位点sY127、sY134、sY254、sY255	扩增位点sY116
AZFb+c型缺失时以上四个位点全部缺失	扩增位点sY116存在为P4/P1远端型缺失，sY116不存在为P5/P1远端型缺失

目前常用的 Y 染色体微缺失检测技术有：①多重 PCR 技术，通过一次 PCR 反应对多个 DNA 片段进行扩增，通过对扩增产物进行检测完成对多个 DNA 片段的诊断，具有高效率、高通量、低成本的特性，基于此项技术目前已经发展出了多种检测方法。②实时荧光 PCR，解决了传统 PCR 方法定量误差较大的问题，能够精确定量，敏感度和特异性更高，可以完成多重反应且无污染，缺点是对模板和 DNA 聚合酶的纯度和浓度要求较高。③荧光原位杂交（fluorescence in situ hybridization，FISH），检测周期短、特异性和准确率高，多色 FISH 可以同时检测多个序列，缺点是无法实现 100% 杂交。④基因芯片技术，通过探针设计实现高通量、高精确检测，可以快速自动化分析结果，但成本较高。⑤ SNV 分析，应用单细胞基因组测序技术进行检测，但标本扩增过程中可能造成碱基错配，假阳性率较高。⑥液相芯片分析，可以进行快速、准确、高通量检测，但芯片设计和制作工艺复杂，各公司设备无法兼容，导致单个样本检测成本较高。⑦多重连接依赖探针扩增（MLPA），具有高通量、高特异性和高准确度等特点，可以检测小的基因突变，但基因多态性可能干扰探针信号。

Y 染色体微缺失检测指征为：①非梗阻性无精子症。②重度少精子症（精子浓度低于 500 万 /mL）。③有 Y 染色体微缺失家族遗传性可能者。

5. Y 染色体微缺失的临床意义

AZFa 区缺失：多为 AZFa 区全部缺失，表现为无精子症，病理表现为唯支持细胞综合征，无精原细胞，只有支持细胞，同时有睾丸体积缩小。AZFb 区缺失：表现为无精子症，精子发生阻滞在精母细胞阶段。AZFc 区缺失：患者临床和睾丸组织学表型多样化，完全缺失多数表现为无精子症。部分缺失存在群体差异性，Y 染色体遗传背景对微缺失分布、睾丸病理和生精功能有显著影响，可表现为生精正常或不同程度的生精障碍。AZFb 和 AZFc 同时缺失，表现为无精子症。

6. 处理原则

AZFa 缺失、AZFb 缺失、AZFb+c 缺失均不建议睾丸取精。虽有个别 AZFa 或 AZFb 区缺失睾丸显微取精成功的报道，但其为极小概率事件，可能是 AZFa 或 AZFb 部分缺失的结果。多数学者不建议尝试，仍以供精生育为主；AZFc 缺失因睾丸病理改变多样，部分患者可通过睾丸穿刺或显微取精得到精子进行试管婴儿，也有精液内精子浓度较高而自然生育者。AZFc 缺失可遗传给男性子代，且微缺失的 Y 染色体稳定性差，可能在遗传过程中微缺失进一步加重或 Y 染色体完全丢失，建议患者通过植入前遗传学诊断生育女孩。

Y 染色体异常与胚胎发育的关系，详见第四十九章“妊娠失败的男性因素”。

第三节　小结

Y 染色体为男性特有染色体，对男性性别及生育能力有决定作用。位于 Yp11.3 的 *SRY* 基因为 TDF 最佳候选基因。*SRY* 易位可以出现 46，XX 男性表型。*SRY* 丢失患者呈 46，XY 女性表型。*SRY* 基因突变则因其突变程度不同可表现为 46，XY 女性、46，XY 单纯性性腺发育不良、真两性畸形等表型。Y 染色体数量与结构变化均可以影响男性精子发生，其中最主要的是位于 Yq11.21-11.23 的 AZF 区微缺失。目前临床发现的绝大多数 AZF 微缺失的机制可以用非等位同源重组解释。AZF 区可分为 AZFa、AZFb、AZFc 三个部分（第四个 AZFd 区尚存争议），2004 版、2013 版 EAA/EMQN 共识推荐了不同区域缺失检测的非多态性位点，但由于遗传学差异，检测准确率为 95%，而非 100%。临床有异议且确有必要的可以结合深度测序、基因芯片等检查进一步明确诊断。AZFa、AZFb 和 AZFb+c 型微缺失患者几乎不可能有直系后代，故 AZF 微缺失的研究对象主要为 AZFc 微缺失者。AZFa 区缺失以完全性缺失为主，使仅有的两个 Y 染色体单拷贝基因 *DDX3Y* 和 *USP9Y* 丢失，造成唯支持细胞综合征；AZFb 区也以完全性缺失为主，造成该区域基因的拷贝完全丢失，使减数分裂无法进行，生精过程被阻滞在精母细胞阶段。AZFc 区最大，重复序列多，可以发生多种形式的非等位同源重组，产生不同类型的微缺失。而且 AZFc 区 12 个基因家族均为多拷贝基因，微缺失的后果可能只是造成基因拷贝减少，不是完全丢失，后果是基因的剂量效应不足而产生少精子症，甚至部分患者精子数量正常。如微缺失类型造成一个或多个生精关键基因的拷贝全部丢失患者则表现为无精子症，睾丸病理表现因丢失的基因不同而不同。AZFc 缺失会遗传给男性子代，在遗传过程中可能出现微缺失进一步加重或 Y 染色体完全丢失，建议患者通过 ICSI 联合 PGD 生育女孩。

参考文献

[1] 白文俊，王晓峰 . 现代男科学临床聚焦 . 北京：科学出版社，2017：277-279.

[2] 陈竺，陆振宇，傅松滨 . 医学遗传学 . 2 版 . 北京：人民卫生出版社，2010：41-71.

[3] 陆金春，李铮，夏术阶 . 中国男性生育力规范化评估专家共识 . 北京：中国医药科技出版社，2018：236-244.

[4] DOHLE G R. Guidelines on male fertility. EAU，2014：16-18.

[5] HOTALING J，CARRELL D T. Clinical genetic testing for male factor infertility：current applications and future directions. Andrology，2014，2（3）: 339-350.

[6] JANGRAVI Z，ALIKHANI M，AREFNEZHAD B，et al. A fresh look at the male-specific region of the human Y chromosome. J Proteome Res，2013，12（1）: 6-22.

[7] DEWAN S，PUSCHECK E E，COULAM C B，et al. Y-chromosome microdeletions and recurrent pregnancy loss. Fertil Steril，2006，85（2）: 441–445.

[8] ROSSER Z H，BALARESQUE P，JOBLING M A. Gene conversion between the X chromosome and

the male-specific region of the Y chromosome at a translocation hotspot. Am J Hum Genet，2009，85（1）：130-134.

[9] FERLIN A，ARREDI B，SPELTRA E，et al. Molecular and clinical characterization of Y chromosome microdeletions in infertile men：a 10-year experience in Italy. J Clin Endocrinol Metab，2007，92（3）：762-770.

（傲日格乐　萧云备）

第二十九章　基因异常与男性不育

第一节　遗传学异常与男性不育

一、概述

男性不育是一种复杂的异质性疾病，从睾丸中完全没有精子到精子质量的明显改变，受许多因素影响。据 WHO 调查，15% 夫妇存在不育问题，其中男女因素各占一半。但在 25% ～ 30% 的夫妻中没有发现原因，被认为是特发性的。这些特发性病例中有许多在本质上可能是遗传的。目前比较明确的遗传因素至少占男性不育的 15%，无精子症携带遗传异常的风险最高（25%），这种风险随着精子数量的增加逐渐降低。男性生殖系统分化、发育，精子生成、输送及精卵结合等环节均受基因调控，对应的遗传学异常是导致男性不育的重要原因。

男性不育相关性遗传学异常包括染色体异常；基因突变，如基因缺失、错义突变、无义突变、移码突变；基因表达异常，如表观遗传、外显率；精子 DNA 损伤等。

辅助生育技术（assisted reproductive technology，ART）的进步及第三代试管婴儿技术的应用，使得生殖及男科医生逐渐重视遗传学病因导致的男性不育。男科医生在帮助患者解决生育问题时，会碰到很多遗传学异常的男性不育患者，这类患者通过卵胞浆内单精子显微注射技术获得的子代遗传其父代不育的概率是多少？解答这类问题就要求男科医师对遗传学异常与不育之间的关系有充分理解，并使用遗传学知识给寻求治疗的不育夫妇提供正确的建议。

二、男性不育的遗传学基础

男性不育的遗传学异常主要包括染色体异常和基因异常，染色体异常详见第二十六至第二十八章，本章节主要介绍男性不育的基因异常。

（一）基因的基本概念

基因是具有功能的 DNA 序列片段，大多数真核细胞的基因由不连续的编码序列和非编码序列两部分构成，因此又称为割裂基因。人类基因由外显子、内含子和侧翼序列组成。外显子是基因内的编码序列，内含子是基因内的非编码序列，两者接头的部位有一高度保守的共有序列，为剪切识别信号，使内含子在转录成 mRNA 前被剪切掉，不在 mRNA 的序列中。人类基因组中，一些功能相似的基因成簇地排列在一起，称为基因家族，如果成簇地分布在几条不同的染色体上，称为基因超家族。外显子编码序列的正确识别、转录及其调控需要侧翼序列的辅助。侧翼序列包括启动子、终止子、增强子和沉默子。启动子位于 5' 端，由一组短序列元件簇集在一个基因编码序列的上游 100 ～ 200 bp 的范围，它结合转录因子后，激活 RNA 聚合酶，开始 RNA 的合成。终止子位于 3' 端，可以阻止 RNA 聚合酶继续移动，终止转录。

增强子和沉默子都是一个短序列元件，可以位于基因的任何位置，通过与特异性调节蛋白结合，增强或抑制特定基因的表达（图 4-16）。

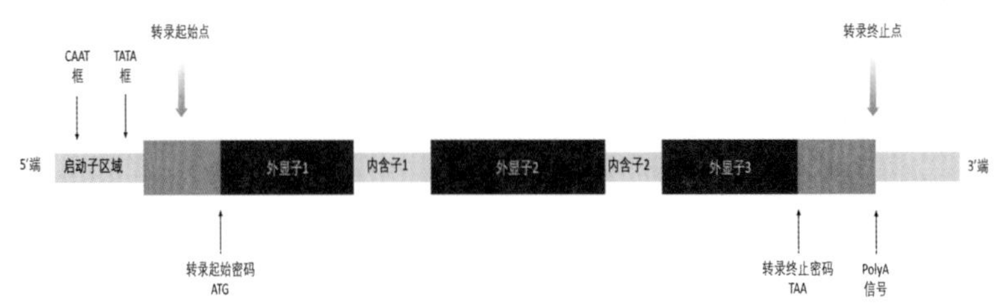

图4-16　基因的结构示意

基因携带的遗传信息流向两个方面：一是生物个体发育过程中遗传信息从 DNA 向蛋白质的传递，即基因表达；二是代与代之间的 DNA 传递，即随细胞分裂进行的基因复制。

基因表达是 DNA 序列的遗传信息通过转录产生的 mRNA 再经过翻译最终生成蛋白质的过程。人体的所有细胞都含有完整的基因组，但在特定组织中只有部分基因表达，表现为基因表达的时间和空间差异。基因在不当的时间、空间表达，其产物类别或量的异常都能引起疾病。一般来说基因表达的调控包括转录前调控、转录调控及转录后调控，分为以下几个关键步骤：①表观遗传调控。②基因转录成 RNA。③ RNA 的加工。④ mRNA 的降解调控。⑤ mRNA 翻译成蛋白质的速率。⑥蛋白质活性的调控。任何影响以上环节的因素都有可能造成基因表达异常。

基因复制与细胞分裂相伴而生。这个过程遵循遗传的三大基本规定律，即分离定律、自由组合定律及连锁和交换律。分离定律指在生殖细胞形成的过程中，同源染色体分离，位于同源染色体上的等位基因也随之分离，分别进入不同的生殖细胞，使生殖细胞只含有两个等位基因中的一个；自由组合定律是指生殖细胞形成的过程中，哪些非同源染色体进入同一个细胞是随机组合的，人类 23 对同源染色体的分离组合方式有 2^{23} 种，从而形成个体间的遗传多样性；连锁和交换律指同一条染色体上的基因由于所处空间位置的原因彼此连锁在一起，构成了一个连锁群，但是同源染色体上的基因连锁并非固定不变，在生殖细胞形成的过程中同源染色体联会时发生交换，使基因连锁群发生重新组合。

（二）基因异常的定义及种类

变异是生物界的普遍现象，是进化的动力，其原因包括基因突变和表观遗传变异。基因突变是遗传物质的改变导致的变异，表观遗传变异是一种既没有基因 DNA 突变也没有发生 DNA 重组的可遗传变异。

1. 基因突变

基因突变可以发生在染色体层面，如染色体畸变；也可以发生在碱基层面，即基因突变或点突变。自然条件下发生的突变称为自发突变，而经过人为的理化或生物因素诱发的突变称为诱发突变。两者本质上没有差别，自然突变率很低，高等生物自然突变率为 1×10^{-10} ～ 1×10^{-5}，即在 10 万～ 100 亿个配子中可能有一个突变，但诱发突变发生率显著增加。

常见的突变是单个碱基的替换、缺失或插入，也可出现多个碱基的变化，如碱基片段缺失和插入。分为如下三类：点突变、移码突变和动态突变。

（1）点突变：点突变是指一个碱基被另一个碱基替代，又称碱基替换，是最常见的突变。碱基替换发生在基因外 DNA 序列时，一般不会产生效应；发生在基因的调控区域，可能造成基因表达的改变；发生在基因的编码序列，则导致 mRNA 密码子的改变，可能出现不同的突变效应，有同义突变、错义突变和无义突变。①同义突变：碱基替换后一个密码子变成另一个密码子，但所编码的氨基酸没有改变，不影响蛋白质的功能；同义突变常发生在密码子的第三个碱基。②错义突变：碱基替换导致改变的密码子编码另一种氨基酸，使多肽中的氨基酸种类和序列发生改变，产生异常的蛋白质分子，影响蛋白质的功能；常发生在密码子的第一或第二个碱基。③无义突变：碱基替换使原来编码氨基酸的密码子变成终止密码子，肽链合成提前终止；携带无义突变的 mRNA 或编码的截短蛋白稳定性下降，容易被降解；无义突变常产生较明显的表型，通常是致病性突变。

（2）移码突变：增加或减少一个或几个碱基对（改变的碱基数不是 3 或 3 的整倍数），造成下游的 DNA 编码框架全部改变，正常的翻译终止信号消失，所产生的突变蛋白被提前或推迟终止，氨基酸序列发生改变，产生无功能的蛋白质。移码突变多为致病性突变。

（3）动态突变：短串联重复序列是由 2 ~ 6 个核苷酸重复单位的串联重复序列组成的，又称微卫星 DNA，一般构成染色体的着丝粒、端粒和 Y 染色体长臂的染色质区。然而，一些位于基因编码序列或侧翼序列的三核苷酸重复，在代际传递过程中重复次数增加，并影响基因表达，从而导致某些遗传病的发生，称为动态突变。常见的动态突变类型有以下几种：①编码多聚谷氨酰胺的 CAG 重复序列（CAG）n 的拷贝数增加，稳定的非致病范围为 10 ~ 30 个重复，不稳定的致病等位基因通常有 40 ~ 200 个重复，如脊髓延髓性肌萎缩，是由雄激素受体基因 1 号外显子 CAG 拷贝数增加导致，在正常人群中 CAG 拷贝数在 9 ~ 39 次，患者的拷贝数在 40 ~ 60 次。②非编码区（启动子或内含子序列）各种类型重复序列（如 CGG、CGT、GAA）拷贝数的增加，这种增加抑制紧邻基因的表达，导致基因功能丧失。小于特定阈值长度的重复在有丝分裂和减数分裂中是稳定的，但大于阈值长度时则变得相当不稳定。稳定的非致病等位基因有 5 ~ 50 个重复，不稳定的等位基因则有数百个到数千个重复，过长重复数的增加，可以影响染色体的结构，表现为中期染色体上的缺口或断裂，形成脆性位点。有无症状取决于位点附近有没有重要的基因。这种不稳定性在从亲代向子代传递的过程中不会保持不变，拷贝数的增加和减少都会发生，但对增加有所偏倚。如脆性 X 综合征，是由脆性 X 智力低下基因（*FMR1*）5' 非翻译区（CGG）n 拷贝数从正常人的 8 ~ 50 增加到 200 ~ 1000 导致，患者几乎不能表达 *FMR1*，从而出现智力障碍、巨睾丸等。动态突变的可能机制是姐妹染色体单体的不等交换或重复序列中的断裂错位。

2. 表观遗传异常

人体不同组织类型细胞的基因型是完全一样的，表型却各不相同，这是由于不同类型细胞之间存在着基因表达模式的差异，即在何时、何地，表达何种基因。这种基因表达模式的可遗传性变化可以导致表型改变，但并不依赖细胞内的 DNA 序列信息，我们将这种改变称为表观遗传变异。造成表观遗传变异的信息标记被称为表观遗传修饰，主要有如下几类：DNA 甲基化和组蛋白修饰、染色质重塑、基因组印迹、X 染色体失活及非编码小 RNA 分子的调控等。

（1）DNA 甲基化和组蛋白修饰：DNA 甲基化是基因组 DNA 上胞嘧啶第 5 位碳原子与甲基共价结合。研究发现，胞嘧啶和腺嘌呤都可以被酶促反应甲基化，胞嘧啶甲基化发生在第 5 位碳原子和第 4 位氮原子，形成 5- 甲基胞嘧啶（5-mC）和 4- 甲基胞嘧啶（4-mC），腺嘌呤甲基化发生在第 6 位氮原子，形成 6- 甲基腺嘌呤（6-mA），4-mC 和 6-mA 主要出现在原核生物，真核生物最常见的是 5-mC。绝大多数 5-mC 存在于 CpG 二联核苷酸中的胞嘧啶上，CpG 表示 DNA 序列中胞嘧啶通过磷酸二酯键（p）与鸟嘌呤连接。在结构基因 5' 端的调控区段，CpG 二联核苷酸常以成簇串联的形式排列，这一富含 CpG 二联核苷酸的区域称为 CpG 岛。哺乳动物启动子中，40% 含有 CpG 岛，CpG 岛中的 5-mC 会阻碍转录因子复合体与 DNA 的结合，因此 DNA 甲基化一般与基因沉默相关，而非甲基化一般与基因活化相关，去甲基化则往往与沉默基因的重新激活相关。正常组织除了印迹基因、X 染色体失活基因、逆转座子及一些具有组织特异性沉默的基因外，这些 CpG 岛几乎总是未甲基化。DNA 甲基化的维持依赖于 DNA 甲基转移酶和 DNA 去甲基酶（图 4-17）。

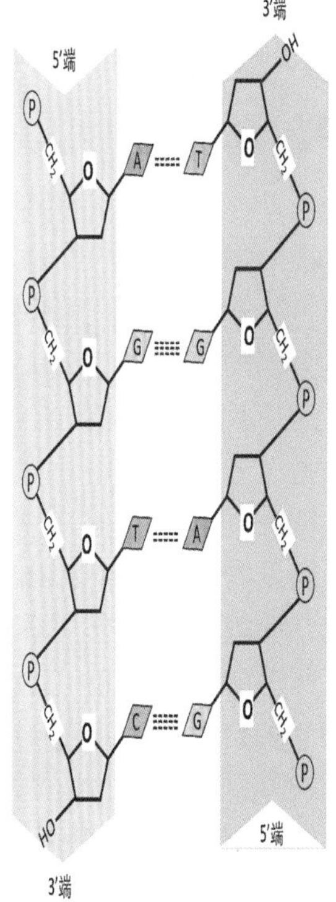

图4-17　DNA的分子结构

除了 DNA 的碱基可以被甲基化修饰外，与 DNA 紧密相连的组蛋白的氨基端也可以被多种酶修饰，如磷酸化、乙酰化、甲基化、泛素化等。组蛋白的这类修饰可以改变 DNA- 组蛋白的相互作用，使染色质的构型发生改变，称为染色质构型重塑。组蛋白中被修饰氨基酸的种类、位置和修饰类型称为组蛋白密码。组蛋白上能发生共价修饰的氨基酸残基称为修饰位点，表达方式较为复杂，如 H3K4me3 表示组蛋白 H3 上的第 4 位氨基酸 Lys 上发生三甲基化修饰。组蛋白中不同氨基酸残基乙酰化可以中和组蛋白的正电荷，降低它与 DNA 的亲和性，从而能选择性地使某些区域的染色质结构从紧密变得疏松，开放某些基因的转录并增强其表达水平，这常预示着开放的常染色体构型及转录活性区域；而组蛋白的甲基化则与浓缩的异染色质及基因转录受抑有关，也可以出现在转录活性区域。

（2）染色质重塑：染色体是核基因的载体，染色质和染色体是同一种物质在细胞周期的不同阶段表现出的不同存在形式，它主要由 DNA 和组蛋白组成。

染色质是由一条 DNA 分子间断性地缠绕无数组蛋白核心组成的串珠样核蛋白纤维，存在于细胞分裂间期。根据螺旋化程度分为常染色质和异染色质。常染色质螺旋化程度低，呈松散状，具有转录活性；异染色质螺旋化程度高，呈凝集状态，很少进行转录或无转录活性。异染色质分为两种，结构异染色质和功能异染色质。结构异染色质在各种细胞中总是处于凝集状态，没有转录活性，常见于染色体的着丝粒区、端粒区、次缢痕及 Y 染色体长臂远端 2/3 区段等。功能异染色质是在特定细胞或特定发育阶段由常染色质浓缩转变而来，浓缩时失去了转录活性，当其处于松散状态时又恢复了转录活性。染色体存在于细胞分离期，是由染色质通过多级螺旋包装形成的，没有转录活性。

人基因组 DNA 总长近 2 m，通过高度折叠形成高级结构，才能包装进 2 μm 大小的细胞核中，但这种致密状态的染色质却阻碍了相应染色质部位基因的转录、复制和损伤修复。染色质重塑是指在染色质重塑因子的作用下，核小体位置和结构发生变化，从而导致染色质结构发生改变，紧缩的 DNA 蛋白质纤维在核小体连接处发生松动导致染色质解压缩，从而暴露基因启动子区中的顺式作用元件，为反式作用因子的结合提供可能性，即在染色质重塑因子的作用下，染色质结构趋于疏松时，增加了 RNA 聚合酶Ⅱ、转录因子等对染色质 DNA 的可接近性，从而启动基因的转录。相反，当染色质结构趋于致密时，RNA 聚合酶Ⅱ和转录因子等对染色质 DNA 的可接近性减弱，从而抑制了相关基因的转录。

染色体重塑产生的影响并不针对个别基因，而是全局性地调控许多基因的激活或抑制，染色质重塑主要有两种类型，一种是依赖 ATP 的物理修饰，通过 ATP 水解释放的能量暂时改变核小体的构型，使 DNA 与组蛋白核心的结合变得松散；另一种是上文中的组蛋白修饰，即对核心组蛋白的氨基端共价修饰，直接影响核小体的结构。

（3）基因组印迹：经典遗传规律认为等位基因要么同时表达，要么受到两个亲本等位基因的抑制，不会因位于不同亲代来源的染色体上而产生不同的效应，但公驴与母马杂交生成马骡，而公马与母驴杂交的后代称为驴骡，二者存在巨大的差异。这表明当后代的遗传物质来源于不同性别亲本时，其表达功能是有差别的。将小鼠的两个雌核和两个雄核分别移植到无核的卵子中，即孤雌生殖或孤雄生殖，创造出特殊类型的小鼠，一种全套染色体全部来源于母方，一种全套染色体全部来源于父方，两种小鼠均在胚胎发育期死亡。孤雌来源的小鼠具有可辨认的胚胎，胚外组织发育较差，形成畸胎瘤；孤雄来源的小鼠胚胎发育差，但滋养细胞过度增殖，形成葡萄胎。这些实验表明父系基因组与母系基因组含有胚胎发育所需的不同信息，正常的胚胎发育需要分别来自双亲的一整套染色体。

来自父母双方的同源染色体或等位基因存在着功能上的差异，子代中来自不同性别亲本的同一染色体或基因在发生改变时可以引起不同的表型，我们把这种现象称为基因组印迹或遗传印迹。如胰岛素样生长因子 -2（insulin-like growth factor-2，IGF2）基因仅有父源基因表达，是胚胎生长的调节因子，而其受体 IGF2R 仅有母源等位基因表达。印迹基因在胚胎发育、出生后发育中起着重要的调控作用，不同的印迹基因可以单独发挥作用，也可以组成复杂的印迹基因网络（imprinted gene network，IGN），其作用异常可以导致发育异常、不育、遗传性疾病和肿瘤。

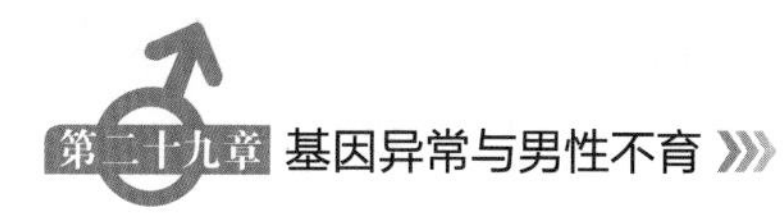

两种不同类型的综合征——Prader-Willi 综合征（Prader-Willi syndrome，PWS）和 Angelman 综合征（Angelman syndrome，AS）与同一染色体位置 15q11-q13 的缺失或印迹基因异常甲基化有关。

1）PWS 表现为新生儿期喂养困难，生长迟缓，从约 2 岁开始，无节制饮食，导致体重持续增加及严重肥胖，多数伴轻度至中度智力损害，语言发育迟缓，学习困难，绝大多数外生殖器发育不全，男婴有小阴茎、单侧或双侧隐睾及阴囊发育不全，青春期出现性腺功能减退，睾丸活检显示缺乏生精细胞，目前尚无 PWS 男性有子代的报道。其遗传学异常包括：①父源 15q11-q13 的缺失，占 70% ～ 75%。②母源性单亲二倍体（uniparental disomy，UPD），约占 25%。③父源和母源 15q11-q13 区域关键区域的印迹基因存在甲基化异常、功能缺失或基因上游的印迹中心突变。

2）AS 表现为智力低下、缺乏语言能力、共济失调或癫痫，但患者总是面露笑容，有天使般的神态，且为纪念首先发现该病的医生 Harry Angelman，故以此命名，又称快乐木偶综合征。AS 发生的遗传学异常有：①母源性 15q11-q13 含有 *UBE3A* 基因的染色体片段微缺失，约占 70%。②父源性单亲二倍体，约占 5%。③ *UBE3A* 基因突变或甲基化，约占 20%。

不难发现，若 15q11-q13 功能缺失来源于父方，则表现为 PWS，若来源于母方，则表现为 AS，这说明父方和母方染色体基因对个体发育有不同的影响。迄今已发现的印迹基因约有 80 个，多数作用机制尚不清楚，然而几乎都与 DNA 甲基化异常相关。印迹基因区域存在富含 CpG 岛的基因表达调控元件，称为印迹中心，在父源或母源染色体上，这些调控元件的 CpG 岛呈现差异甲基化，以此阻止双等位基因的表达。

基因组印迹一般发生在哺乳动物的配子形成时期，使得在不同的基因座上，仅有母源或者父源的基因能被表达，但当个体产生配子时，上代的基因组印迹将被擦除，而留下自身的基因组印迹。印迹的建立从胚胎性腺开始，一直持续到成年后的减数分裂。雄性在胚胎阶段开始并在减数分裂前完成，而雌性则在第一次减数分裂完成前后获得印迹。也就是说，基因印迹不是一种突变，也不是永久的变化，而是在代与代之间可以发生的转变。

（4）X 染色体失活：雌性哺乳动物有 2 条 X 染色体（XX），雄性哺乳动物有 1 条 X 和 1 条 Y 染色体（XY）。X 染色体携带 1000 多个基因，其中包括胚胎发育必不可少的基因，而 Y 染色体包含仅雄性决定和发育所需的数十个基因。如果它们之间的许多 X 连锁基因充分表达，那么它们之间 X 连锁基因数量的巨大差异将导致巨大的失衡。为了避免这种混乱的情况，雌性哺乳动物发展了一种机制，可以在早期发育过程中使两个 X 染色体之一失活，这被称为 X 染色体失活（X-inactivation）。一旦发生 X 失活，染色体的失活状态将通过连续的细胞分裂稳定地传递给子细胞。这一假说在 1961 年由 M.F.Lyon 提出，因此又称为 Lyon 假说。近年来的研究发现，X 染色体失活不仅是经典的表观遗传现象，而且是以整条染色体为靶标的表观遗传修饰。

Xq13.3 区域存在一个 X 染色体失活中心（X-inaction center，XIC），X 染色体失活从长臂 XIC 区域启动，然后扩张到整条染色体。XIC 包含已知的 4 个基因，即 *Xist*、*Xce*、*Tsix* 和 *DXPas34*，其中 *Xist* 在 X 染色体失活中起着关键作用。*Xist* 编码一个长约 17 kb 的 lncRNA，仅在注定要失活的 X 染色体上呈高水平表达，并迅速扩散以覆盖细胞中的整个失活 X 染色体，启动异染色质化和失活过程。人类 XX 表型和 X0 表型不同，提示并非整条染色体上的所有基因均失活。研究发现，人类 X 染色体约有 15% 的基因是逃避 X 染色体失活的。

X 染色体失活是随机的，理论上来讲，父源和母源 X 失活的概率是相等的，但也有例外，如失活总是倾向于出现缺失、重复等结构异常的染色体及携带有发生突变的等位基因的染色体，即 X 染色体的倾斜失活现象。生命早期，受精卵中的两条 X 染色体都是有活性的，失活发生在细胞分化早期，如人类发生在胚胎发育第 16 天。

X 染色体的失活分为 3 个步骤，包括：①启动：计数细胞中的 X 染色体数目，仅保留一条 X 染色体的转录活性，如使 XY 雄性和 X0 雌性的单个 X 染色体保持活跃，而 XX、XXX 和 XXXX 雌性和 XXY

雄性保留一条X染色体，上调其他所有注定要失活的X染色体的Xist RNA。②扩散：Xist RNA获得表观遗传标记，通过复杂的过程，使启动子富含CpG的DNA甲基化，抑制基因表达。③维持：一旦在胚胎发育早期确定X染色体失活状态，就可以通过利用DNA和组蛋白的表观修饰来对该失活状态进行维持。这些步骤的详细机制仍有待深入研究。

（5）非编码小RNA：真核细胞中存在一类大量转录的RNA分子，没有mRNA、tRNA和rRNA的功能，但可以调节基因的转录、剪接、mRNA的稳定和翻译等，这些RNA分子被称为非编码RNA（non-coding RNAs，ncRNAs），由20～30个核苷酸构成的称为小ncRNAs，大于200个核苷酸的称为lncRNAs。小ncRNAs可以分为小干扰RNA（short interfering RNAs，siRNAs）、微小RNA（microRNAs，miRNAs）和PIWI干扰RNA（PIWI-interacting RNAs，piRNAs）。siRNAs和miRNAs的主要功能是转录后调控，它们与同源mRNA配对，可能引起翻译抑制或RNA降解，piRNAs主要存在于哺乳动物睾丸中，与PIWI蛋白结合形成piRNA复合物，发挥对转座子元件的沉默作用。lncRNAs可以调节自我转录，也可以通过顺式或反式激活或沉默基因的表达，如Xist RNA对X染色体的失活作用。

（三）基因异常的检测方法

详见第三十一章“男科疾病相关遗传学检测”。

第二节　基因突变与男性不育

一、低促性腺激素性性腺功能减退症

先天性低促性腺激素性性腺功能减退症（congenital hypogonadotropic hypogonadism，CHH）是由于先天性下丘脑GnRH神经元功能受损，GnRH合成、分泌或作用障碍，导致垂体分泌促性腺激素减少，进而引起性腺功能不足，又称特发性/孤立性低促性腺激素性性腺功能减退症（idiopathic/isolated hypogonadotropic hypogonadism，IHH）。“特发性”通常用于自发性出现的疾病或原因不明的疾病，随着一些基因突变的明确，导致IHH的使用频率逐渐降低，CHH的使用频率逐渐增加。根据患者是否合并嗅觉障碍将IHH分为两大类：伴嗅觉受损者称为卡尔曼综合征（Kallmann syndrome），约占IHH的50%；嗅觉正常者，称为嗅觉正常的IHH（normosmic IHH，nIHH）。IHH发病率约1/8000，男性多见，男女比例约5∶1。

1. 垂体的胚胎发育和解剖

垂体由两个胚胎学、形态学和功能上截然不同的单位组成，即垂体前叶的腺垂体和后叶的神经垂体。腺垂体起源于口腔神经板处原始外胚层凹陷形成的拉塞克囊（Rathke囊），Rathke囊突向第三脑室并与第三脑室的憩室融合。Rathke囊发育成为腺垂体，第三脑室憩室发育成为神经垂体。垂体重约600 mg，位于蝶鞍中，其上方发出垂体柄，垂体柄由神经和血管包围的神经垂体组成，它穿过鞍膈，与下丘脑相连。

腺垂体在下丘脑释放激素的介导下，负责分泌GH、TSH、ACTH、LH、FSH、PRL和MSH。神经垂体在胚胎学和功能上与腺垂体不同，其主要功能是储存和分泌抗利尿激素和催产素。

2. GnRH、GnRH受体及其作用

在胚胎发育阶段，GnRH神经元起源于嗅板，与嗅球和嗅束一起穿越鼻中隔，迁移到下丘脑内侧基底部和视前区中部。GnRH的迁移依赖嗅觉系统的正常发育。人类的GnRH神经元有1500～2000个，以脉冲的方式分泌GnRH，脉冲频率为60～90次/分，一旦释放入大血管，其半衰期只有2～4分钟，因此GnRH对促性腺激素细胞的影响也是间隔性的。

GnRH 分泌到垂体门脉系统，作用于垂体促性腺激素细胞表面的 GnRH 受体。GnRH 受体属于 G 蛋白偶联受体，存在受体数目的“上调”和“下调”现象。长期间失去 GnRH 的刺激，受体数量减少，再次接受 GnRH 的刺激，受体数量逐渐增加，称为受体“上调”；持续暴露在 GnRH 作用下会导致 GnRH 受体数目减少，同时伴有 FSH、LH 合成和分泌下降，称为受体“下调”。垂体中存在三种类型的促性腺激素细胞，能够同时合成 FSH 和 LH 的细胞，占 70%，仅合成 FSH 或 LH 的细胞各占 15%，在不同生理或病理情况下，三种细胞的比例可能发生改变。

胚胎发育阶段生殖管道和外生殖器的分化主要在妊娠 8 ~ 12 周，在这个阶段维持男性发育所需要的雄激素主要来源于母体滋养细胞合成 hCG 对睾丸间质细胞的刺激。因此，IHH 的生殖器分化是正常的。孕 12 周后，胎儿自身的 HPG 轴发挥作用，胎儿垂体开始分泌 LH，在孕中期，分泌达到高峰，刺激阴茎进一步生长和睾丸下降。因此，小阴茎和隐睾在 IHH 中发生率较高。

3. 临床表现

（1）新生儿期：隐睾和小阴茎可能是 GnRH 缺乏的迹象，通常缺乏迷你青春期。更严重的生殖器异常如尿道下裂，常常提示 hCG 诱导的睾酮分泌或作用障碍，不是 IHH 的表现。

（2）青春期：IHH 患者缺乏青春期 HPG 轴的激活，导致青春期缺失和不育。大多数患者青春期从未发生（没有青春期），少数情况下，青春期先开始然后停止（部分青春期）。由于骨骺闭合延迟，患者身材呈持续线性增长，上部量＜下部量，双臂展＞身高。男性常见的主诉有小睾丸、小阴茎、胡须阴毛稀疏、性欲减退等，女性常见的主诉有乳腺发育不足和原发性闭经。

（3）成年期：不孕不育、骨质疏松、勃起功能障碍、精液异常、射精功能障碍等。

（4）其他症状：除以上性腺不良及性激素缺乏的症状外，部分患者合并先天性耳聋（6%）、眼球运动异常（3%）、唇腭裂（7%）、牙齿发育不全、镜像运动、单侧肾发育不全、骨骼畸形、色素沉着异常等。

Kallmann 综合征除了有以上症状外，还合并嗅觉缺失或减退。嗅觉异常是由嗅球和嗅束不发育或不完全发育造成的。这种不敏感只涉及芳香气味剂，而黏膜刺激物如氨可引起正常的嗅觉反应。

4. IHH 的逆转

部分 IHH 在治疗后出现 HPG 轴功能的恢复，占男性 IHH 患者的 10% ~ 20%，女性 IHH 逆转较少见，见于 *GNRHR*、*FGFR*、*KAL1*、*KISS1*、*TAC3*、*TACR3*、*CHD7* 或 *PROKR2* 等基因的突变。这种逆转并不是持久的，因此仍需要进行监测。IHH 的逆转证明 GnRH 神经系统的可塑性及环境因素对 HPG 轴的重要影响。事实上，雄激素治疗是所有 IHH 患者出现逆转的唯一共同点，因此推测性甾体激素的正常化可能会触发 GnRH 神经元网络的成熟。

5. IHH 的遗传学

IHH 具有遗传异质性，既有散发病例也有家族性病例，遗传模式包括伴 X 连锁隐性遗传、常染色体隐性和显性遗传。到目前为止，约 50% 的病例发现了明确的致病突变，涉及超过 30 个致病基因。这些基因参与了许多生物学过程，包括 GnRH 神经元的胚胎分化、迁移、上游的代谢调控，GnRH 的合成和活化。

IHH 的遗传有其独特之处，首先，一个基因可能导致两种不同的表型，如 FGFR-1 和 PROKR-2 可能会引起 Kallmann 综合征和 nIHH。其次，IHH 并不总是遵循孟德尔定律的规则，它可能是通过双基因或寡基因的方式遗传的；孟德尔定律是一对等位基因控制一个性状，即单基因遗传，双基因或寡基因是相对于单基因和多基因而言的，双基因和寡基因病是由一个基因决定并由几个修饰基因共同作用的一类遗传病，是连接单基因病和多基因病的桥梁。这意味着，两个或多个 IHH 致病基因只要同时出现杂合突变，就可能发病（表 4-9）。

表 4-9 IHH 的致病基因

基因	OMIM	寡基因遗传	CHH表型			CHH基因在GnRH神经元系统中的生物学作用
			KS	CHH	CHH逆转	
IL17RD	606807	√	√	×	×	
FGFR1	147950	√	√	√	√	
FGF8	612702	√	√	√	×	GnRH神经元分化
CHD7	612370	×	√	√	√	
FGF17	603725	√	√	√	×	
KAL1（*ANOS1*）	300836	√	√	×	√	
SEMA3A	614897	√	√	×	×	
SOX10	602229	×	√	×	×	
FEZF1	613301	×	√	×	×	
HS6ST1	614880	√	√	√	√	
PROK2	610628	√	√	√	×	GnRH神经元分化迁移
PROKR2	147950	√	√	√	√	
WDR11	614858	√	√	√	×	
NSMF	614838	√	√	√	√	
SEMA7A	607961	√	√	√	×	
AXL	109135	×	√	√	×	
KISS1	614842	×	×	√	×	
KISS1R	614837	√	×	√	×	
TAC3	614839	√	×	√	√	
TACR3	614840	√	×	√	√	
LEP	614962	×	×	√	×	GnRH神经元分泌
LEPR	614963	×	×	√	×	
PCSK1	162150	×	×	√	×	
DMXL2	616113	×	×	√	×	
GNRH1	614841	×	×	√	×	
GNRHR	146110	√	×	√	√	
PNPLA6	603197	×	×	√	×	促性腺激素缺陷
NR0B1	300200	×	×	√	×	
RNF216	609948	×	×	√	×	
OTUD4	611744	×	×	√	×	不明
HESX1	182230	×	√	×	×	

6. 治疗

（1）儿童期：重点是治疗隐睾和小阴茎，促进睾丸下降和阴茎生长。

（2）青春期：目的是诱导男性化和正常的性功能，促进身体发育，增强骨骼健康，解决未来生育能力，改善心理和情绪健康。男性患者主要是依赖补充外源性雄激素。建议早期治疗（男童 12 岁），从低剂量的睾酮（每日口服十一酸睾酮 40 mg）开始，在 18 ～ 24 个月的疗程中逐渐增加到足剂量的睾酮

（每日十一酸睾酮 160 mg），该方案模仿青春期，最大限度地提高身体发育，同时为性心理发育提供足够的时间，减少性早熟的风险。

（3）成年期：男性初始即给予足量睾酮。

（4）男性生育力的诱导：睾丸体积<4 mL，使用GnRHa泵或hCG联合hMG肌内注射。对有性腺发育（睾丸体积>4 mL）且无隐睾病史的患者，单用 hCG 即可诱导其生精。70% ~ 85% 的患者治疗 0.5 ~ 2 年出现精子，但长期治疗精子很少能达到正常范围，双促治疗的平均精子浓度为 5.9×10^6/mL，GnRHa 泵为 4.3×10^6/mL。若自然受孕失败，可以尝试 ART，根据精液质量选择 IUI、IVF 或 ICSI。

7. 遗传咨询

对于携带突变的个体而言，传统的孟德尔定律传播方式可以相应地提供遗传咨询。在寡基因遗传的情况下，增加了遗传咨询的难度。

二、先天性肾上腺皮质增生症

先天性肾上腺皮质增生症（congenital adrenal hyperplasia，CAH）是一组因肾上腺皮质激素合成途径中酶缺陷引起的常染色体隐性遗传病，新生儿的发病率为 1/16 000 ~ 1/20 000，最常见形式是 21- 羟化酶缺乏症，这是引起性发育异常（两性畸形）的最常见原因。11 β - 羟化酶缺乏症及 3 β - 羟甾脱氢酶缺乏症比较少见，17α- 羟化酶 / 17，20- 裂合酶缺乏症和先天性类脂性肾上腺增生则极为罕见。

1. 肾上腺皮质的内分泌功能

肾上腺皮质主要分泌各种类固醇激素，包括糖皮质激素、盐皮质激素及性激素。皮质醇是最主要的糖皮质激素，在维持糖类代谢及机体在创伤和感染下的应激反应中，起着必不可少的作用；醛固酮是盐皮质激素的最终产物，作用于肾脏远端小管和集合管，促进钠的重吸收，维持水电解质平衡；肾上腺分泌的性激素主要是脱氢表雄酮（dehydroepiandrosterone，DHEA），在儿童期晚期，肾上腺分泌的性激素水平显著上升，这称为肾上腺功能初现，导致 HPG 轴和性腺的复杂反应，为进入青春期和性成熟做好准备。

2. 类固醇激素的合成和调控

肾上腺皮质由外向内分为球状带、束状带和网状带，分别合成醛固酮、皮质醇及性激素（图 4-18）。

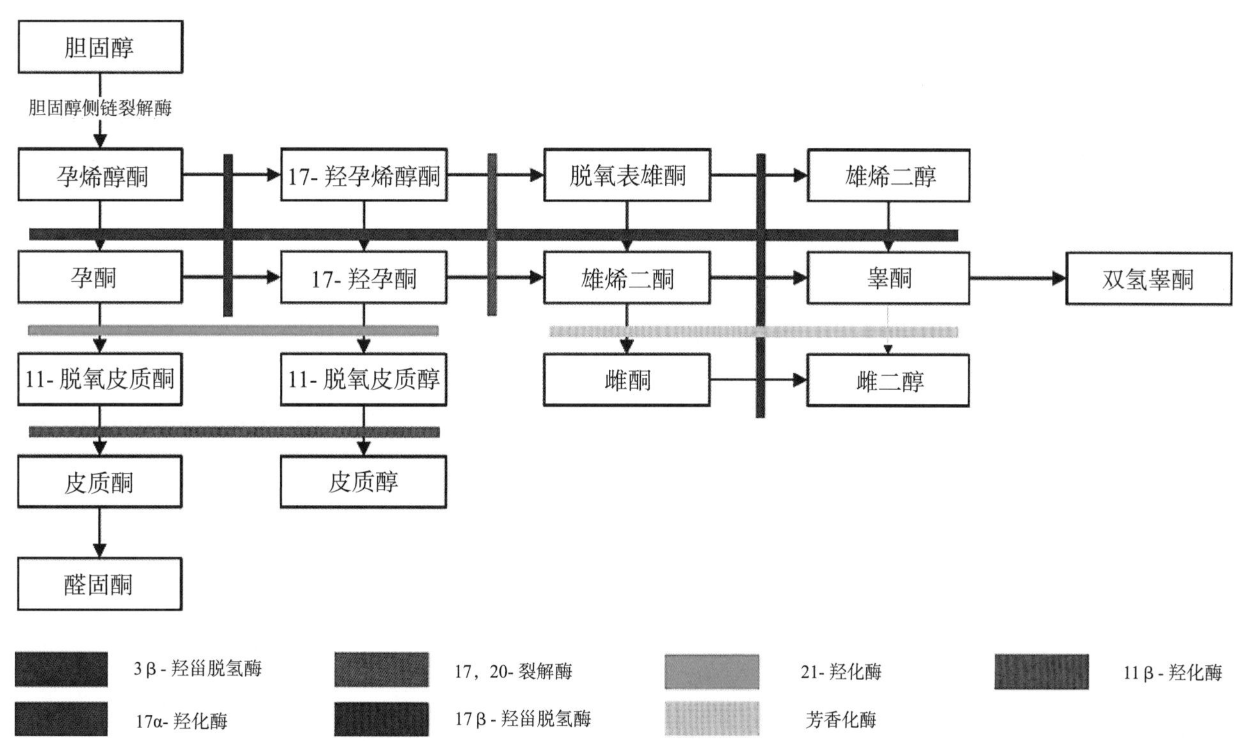

图4-18 肾上腺激素的合成过程

糖皮质激素和肾上腺雄激素的合成受下丘脑–垂体–肾上腺轴的控制，而盐皮质激素则受肾素-血管紧张素–醛固酮系统的调节。下丘脑感知到内源性或外源性压力后，其合成和分泌的促肾上腺皮质素释放素（corticotropin releasing hormone，CRH）水平增加，促进垂体前叶合成和分泌 ACTH。CRH 和 ACTH 都呈脉冲式分泌，在下丘脑特别是其视交叉上核的控制下遵循昼夜节律，并受细胞特异性时钟基因这一复杂网络的额外调节。肾上腺皮质醇的分泌具有明显的昼夜节律，早晨最高，晚上最低，这反映了 ACTH 的分泌模式。

3. 先天性肾上腺皮质增生的病理生理

先天性肾上腺皮质增生是由机体肾上腺皮质醇绝对缺乏或相对缺乏导致 ACTH 反馈性增加，过高的 ACTH 长期刺激肾上腺皮质使其功能代偿，出现增生。根据雄激素的水平，其可分为雄激素过量和雄激素不足两种类型：①雄激素过量：21-羟化酶缺乏症和 11β-羟化酶缺乏症，这两种酶的缺乏导致孕酮和 17-羟孕酮水平增加，肾上腺分泌的 DHEA 增加，在外周转化为雄激素，雄激素过量，导致女性男性化和男性性早熟；过高的雄激素反馈抑制 HPG 轴，导致 FSH、LH 水平低下，出现男性睾丸生精功能受损或女性排卵障碍。②雄激素不足：3β-羟甾脱氢酶缺乏、17α-羟化酶/17，20-裂合酶缺乏和先天性类脂性肾上腺增生，这些酶类从源头或者中间环节影响睾酮的合成，造成男性的男性化不足和女性的性幼稚。

根据临床表现，其可分为经典型和非经典型。经典型酶的活性全部或几乎全部丧失，伴随皮质醇的缺乏及两性畸形；非经典型酶的功能尚有不同程度的保留，引起较轻的内分泌紊乱和较轻的两性畸形。

4. 临床表现

21-羟化酶缺乏症是先天性肾上腺皮质增生最常见的类型，占 90%～95%。2/3～3/4 的患者缺乏醛固酮，表现为失盐型，除了糖皮质激素缺乏的表现外，还有低钠高钾酸中毒等严重的水电解质平衡紊乱，新生儿期如果不能及时发现，病死率高。1/4～1/3 的患者表现为单纯男性化型，表现为女性假两性畸形，这个过程从胚胎发育阶段即开始，轻者仅表现为阴蒂肥大，严重者完全阴唇融合同时具有男性阴茎结构。还有部分表现为非经典型，该型症状多变，可能出现在任何年龄，表现为孕酮、雄激素不同水平的增加和不孕不育。

11β-羟化酶缺乏症导致 CAH 的高血压变异型。11-脱氧皮质酮向皮质酮的转化受阻，导致 11-脱氧皮质酮蓄积，这是一种强效的盐皮质激素，从而出现保钠排钾生理作用的增强，即该病是一种醛固酮缺乏的疾病，由于前体产物蓄积或增多，却出现了醛固酮功能的强化，出现高血压和低血钾症状。这是将 11β-羟化酶与 21-羟化酶缺乏症区分开的唯一临床特征，但并非每个患者都存在这些异常。

3β-羟甾脱氢酶缺乏症导致孕烯醇酮向孕酮转化受阻，皮质醇和醛固酮合成因缺乏底物均受阻，但 DHEA 水平显著增加，在男性中 DHEA、雄烯二酮水平增加，但两者雄激素作用较弱，出现男性化不足即男性假两性畸形的表现。在女性中 DHEA 的过度产生可以导致女性轻度部分男性化，往往仅限于阴蒂增大，极少出现阴唇融合。

17α-羟化酶/17,20-裂合酶缺乏症，可以正常合成醛固酮，由于醛固酮的前体 11-脱氧皮质酮水平增加，导致患者皮质酮水平显著增加，可达正常值数十倍，皮质酮有部分皮质醇活性，导致这类患者皮质醇缺乏的症状较轻。11-脱氧皮质酮及皮质酮水平的显著增加导致患者有明显高血压，可伴低血钾。DHEA、雄烯二酮等水平减少，导致患者出现雄激素不足及高促性腺激素性性腺功能减退症。

先天性类脂性肾上腺增生是由于肾上腺线粒体对胆固醇的摄取不足，阻止类固醇合成的限速步骤中胆固醇向孕烯醇酮的转化，从而严重影响所有甾体类激素的生产。由于肾上腺及睾丸间质细胞线粒体外胆固醇大量蓄积，故称其为类脂性肾上腺增生。其病因是编码甾体类激素生成快速调节蛋白 StAR 的基因突变。这类患者有严重的所有甾体类激素缺乏，通常难以存活。极少数存活个体，会有严重的 Addison 病表现及水电解质平衡紊乱。

5. 治疗

CAH 治疗的基本原则是补充缺乏的皮质醇。皮质醇补充可以减少 ACTH 分泌，降低雄激素前体物质的生产量，适当配伍盐皮质激素能够改善疗效。当肾素活性恢复正常后，可以减少糖皮质激素的应用剂量。

常用的药物是氢化可的松，这是一种生理激素，首选的给药方式是口服，多数研究认为分次给药可以更好地抑制肾上腺雄激素的产生。较小的应激通常不需要调整药物剂量，较大的应激如手术，需要额外补充糖皮质激素。如果上述标准剂量反应差，可以增加至 20 ~ 30 mg/（$m^2 \cdot d$），或者将原方案改为泼尼松或地塞米松。治疗过程中需监测血清 17- 羟孕酮、雄烯二酮、睾酮和肾素的活性。17- 羟孕酮建议保持在 500 ~ 4000 ng/dL，以免治疗不足或治疗过度。

合并假两性畸形的女性可以在出生后通过手术矫正、青春期早期干预，避免性早熟及男性化骨盆。对于雄激素不足的男性，联合睾酮替代治疗。

6. 遗传咨询

CAH 系常染色体隐性遗传，若夫妇双方均携带致病突变，后代将有 1/4 概率发病，建议行胚胎植入前遗传学检测（preimplantation genetic testing，PGT）。CAH 对胎儿的最大影响是女婴男性化，女婴受影响的概率是 1/8，因此也有人在自然受孕的 4 ~ 5 周最迟不晚于孕 9 周开始口服地塞米松，阻止女婴男性化，在孕 11 ~ 12 周进行绒毛活检，若不是患病女婴，则停用地塞米松。但口服地塞米松可以抑制胎儿肾上腺功能，可能导致胎儿出生后体格、认知和情感发育异常。

三、雄激素不敏感综合征

雄激素受体功能缺陷导致雄激素不能正常发挥生理作用，出现 46，XY 性发育异常，临床表现取决于残留的雄激素受体（androgen receptor，AR）的功能。

1. 雄激素受体的基因结构与功能

AR 基因位于 Xq11-q12，有 8 个外显子，编码有 920 个氨基酸的蛋白质。AR 属于核受体，通过激素反应元件来激活基因转录，它含有三个重要的结构域：N 端结构域（NTD），由 1 号外显子编码，具有调节基因转录的重要作用，属于基因转录调节域；DNA 结合域（DBD），位于肽链的中间部分，由 2 号和 3 号外显子编码，具有特殊的 DNA 序列，能够和细胞核中某些基因的 DNA 调控部分结合；3 ~ 8 号外显子编码两个密切合作的结构，位于肽链羧基端的配体结合域及连接配体结合域和 DBD 的铰链区（图 4-19）。

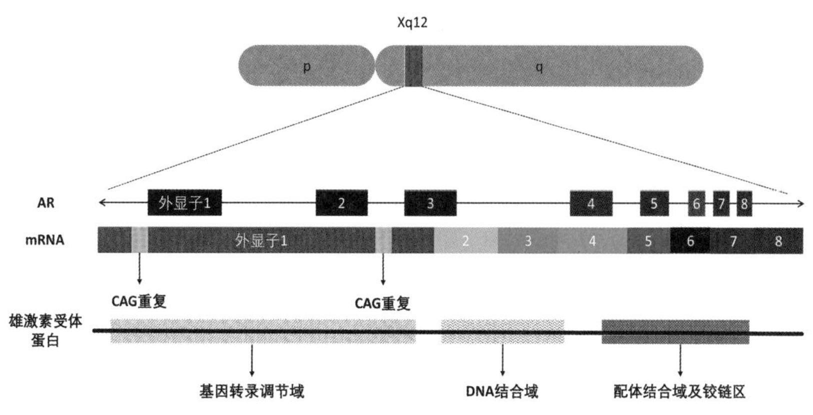

图4-19　雄激素受体的基因结构

雄激素受体 1 号外显子中有两个三核苷酸 CAG 的重复序列，其中一个具有 8 ~ 35 个 CAG 重复，在 AR 蛋白中形成的谷氨酰胺，当重复次数超过 35 ~ 40 次时，便可导致轻微的雄激素不敏感综合征和脊髓延髓性肌萎缩（又称肯尼迪病）。研究发现，CAG 重复扩增突变具有两个独立的作用。一方面，它导致雄激素受体蛋白出现了一个扩展的 polyQ 链，赋予了突变蛋白新的功能或活性，最终导致运动神经元死亡。

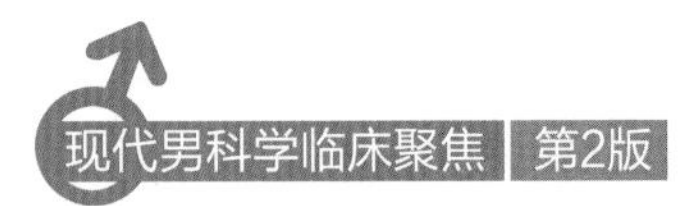

同时，CAG重复扩增会损害AR的正常功能，从而导致男性乳房发育和生育力降低等雄激素不敏感的表现。因此，雄激素受体CAG重复扩增突变是双功能的，其双重作用在不同的细胞环境中并通过不同的途径（功能获得和正常功能改变）发挥出来。

雄激素不敏感综合征的临床表现与AR残留的功能密切相关。*AR*基因完全或大范围的缺失占6%，通常导致完全性或部分性的雄激素不敏感；核苷酸的缺失和（或）插入占5%，如果伴随下游编码框架的改变，通常导致完全性雄激素不敏感；配体结合域与铰链区的错义突变占85%，可以导致完全性、部分性或轻微的雄激素不敏感，其余的少量突变一般发生在DNA结合域。编码基因转录调节域的1号外显子的突变比较罕见。

2. 雄激素不敏感综合征的病理生理（图4-20）

男性性别分化涉及两种途径，即抑制途径和刺激途径。抑制途径是抑制苗勒管（输卵管、子宫和阴道上1/3）的发育，该过程发生在妊娠6～8周，并由睾丸支持细胞分泌的抗苗勒管激素（anti-Müllerian hormone，AMH）介导。刺激途径发生在妊娠9～13周，睾丸间质细胞在母源性hCG的刺激下合成分泌睾酮，睾酮可以稳定Wolffian管，防止其退化并且将其诱导分化为附睾输精管和精囊腺。前列腺、前列腺尿道和外生殖器原基的发育是呈DHT依赖性的。睾丸下降分为腹腔阶段和腹股沟阴囊阶段，在妊娠10～15周，间质细胞分泌的胰岛素样因子-3（insulin-like factor-3，INSL-3）刺激睾丸引带延伸肿大，诱导睾丸从靠近肾脏的腹腔高处，下降至内环的位置。妊娠25～35周，睾丸、附睾和引带将作为一个整体开始通过腹股沟管并逐渐降至阴囊，这个过程主要受雄激素诱导和调控。

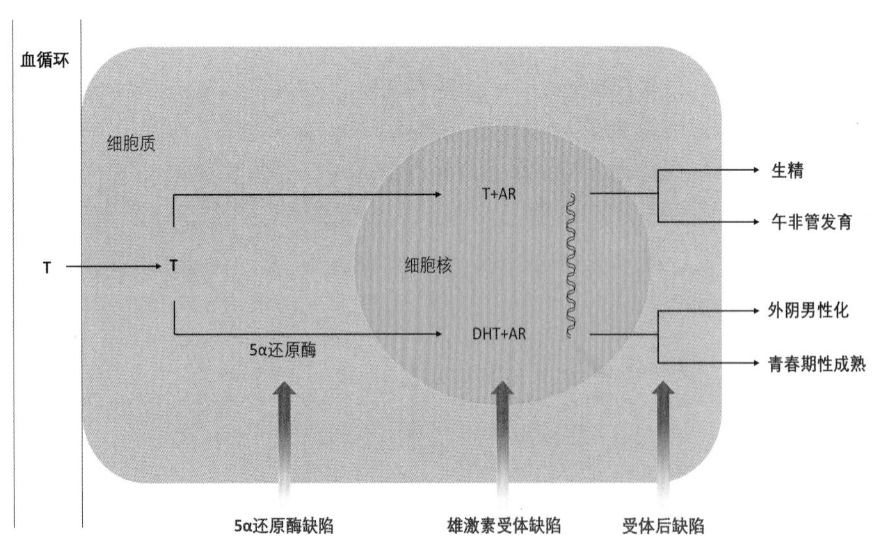

图4-20 雄激素的生理作用

3. 临床表现和治疗

根据1998年Quigley分级，雄激素不敏感可分为7个级别。第1级表现为明确的男性外生殖器发育，第6级和第7级表现为明确的女性外生殖器发育，其中第7级完全没有阴毛和腋毛，第6级AR残留有少量活性，存在稀疏的腋毛和阴毛，第2～5级存在不同程度的男性化障碍。

（1）完全性雄激素不敏感综合征（complete androgen insensitivity，CAI），发病率1/20 000，睾丸分化正常，支持细胞能够合成AMH，抑制苗勒管的发育，因此缺乏子宫输卵管及阴道上1/3，约1/3患者可能存在苗勒管残迹。睾酮不能发挥作用导致Wolffian管退化，缺乏附睾、输精管和精囊腺，睾丸下降不全，常为腹腔型隐睾，也可以出现在腹股沟或大阴唇内。在外周，DHT不能正常发挥作用导致出现女性外阴，阴道呈盲端，青春期出现原发性闭经（无子宫或子宫发育不良），阴毛和腋毛缺乏或稀疏，乳房发育正常。

身高通常比其姐妹高。青春期后的女性睾酮浓度在男性正常生理范围内，雌激素水平高于男性。LH 明显升高，FSH 仅轻度升高或在正常范围内。CAI 患者中发生恶性生殖细胞肿瘤的风险为 2%，目前观察到最早的发病年龄是 14 岁，因此可以等到青春期时再行隐睾切除手术。性腺切除后，必须应用外源性雌激素替代治疗。患者通常可以过正常的女性生活，若有生育要求可以选择抱养。

（2）部分性雄激素不敏感综合征（partial androgen insensitivity，PAI）对应 Quigley 分度的第 2～5 级，5 级的特点是女性表型，轻度的阴蒂增大和阴唇部分粘连，青春期时外生殖器男性化水平增加；4 级的特点是阴蒂增大，尿生殖窦和阴唇阴囊褶皱融合；3 级外生殖器更为男性化，会阴阴囊型尿道下裂，小阴茎，隐睾或腹股沟睾丸，通常青春期有乳腺发育，该型又称 Reifenstein 综合征；2 级为明显的男性表型，伴轻度男性化不足，如尿道下裂等。PAI 性激素改变与 CAI 相似。其睾丸肿瘤的风险取决于睾丸位置，腹腔内睾丸恶性风险增加，此外 PAI 乳腺癌的风险增加。PAI 的治疗需要多学科协作，外生殖器畸形可以通过手术矫正，值得重视的是 3 级和 4 级患者，应结合患者的心理性别、社会性别综合决定手术矫正策略。男性表型的患者可以考虑应用大剂量的外源性睾酮，研究显示这能够在一定程度上改善男性化症状；对于精子质量较差的男性，应用大剂量外源性睾酮会抑制下丘脑垂体性腺轴，但文献显示精子质量得到改善，因此，从理论上讲，氯米芬、他莫昔芬、来曲唑等药物也是可以考虑的选择。对于无精子症的患者可以考虑睾丸取精手术联合 ICSI。

（3）MAI 对应 Quigley 分度的第 1 级，完全男性化，伴随小阴茎和青春期男性乳腺发育。因无精子症和严重少精子症可引起男性不育，内分泌特征与 CAI 相似。同样可以尝试雌激素受体调节剂和芳香化酶抑制剂等药物提高内源性睾酮或补充外源性睾酮，或者选择辅助生殖治疗。

4. 遗传咨询

AIS 是伴 X 连锁隐性遗传，基因检测是确诊的重要手段。男性表型患者（部分 CAI 和 MAI），若能自行生育且配偶无家族史，后代一般不发病，可以尝试自然受孕或胚胎植入前遗传学检测及其他的辅助生殖治疗手段。

四、苗勒管永存综合征

苗勒管永存综合征（persistent müllerian duct syndrome，PMDS）是一种常染色体隐性遗传性疾病，属于男性性发育异常。由于 AMH 缺乏、结构改变或其 2 型受体突变，男性苗勒管得到发育而形成子宫和输卵管组织（无卵巢），往往合并单侧或双侧隐睾、睾丸横过异位等结构异常。

1. *AMH* 基因及其受体的结构和功能

人类 *AMH* 基因位于 19p13.3，包含五个外显子，编码含有 560 个氨基酸的糖蛋白。*AMHR2* 基因含有 11 个外显子，位于 12q13，它编码 573 个氨基酸的膜蛋白。AMH 的前体在体内蛋白酶的裂解下，暴露出受体结合位点，结合在 AMH Ⅱ型受体表面，进而激活与其结合的Ⅰ型受体，最后通过下游的信号通路发挥作用。

在胚胎发育的第 7～8 周，男性睾丸支持细胞分泌 AMH，作用于苗勒管上的受体，促进苗勒管退化；女性缺乏 AMH，苗勒管发育成为女性的输卵管、子宫和阴道上 1/3。男性 AMH 或其受体的异常将导致本应退化的苗勒管持续发育，成为子宫和输卵管，常伴有隐睾、睾丸横过易位和腹股沟疝，疝内容物常由腹膜、输卵管组织共同组成。PMDS 的病因中，AMH 和 AMHR Ⅱ突变分别为 40% 和 33%，而特发性仅为 10%。

2. 临床表现

本病以青春期前儿童多见，社会性别和性腺性别均为男性，核型 46，XY，SRY（+）。以隐睾、腹股沟斜疝和永久性苗勒管组织为特征。多数患者有一侧或两侧隐睾、腹股沟疝，内生殖器常常有两套，性腺为睾丸，即可见睾丸、子宫和输卵管共存。外生殖器大多为正常男性。本病根据解剖特点分为 3 型（表 4-10）。

表 4-10 苗勒管永存综合征的三种类型

PMDS类型	临床表现	发生率（%）
Ⅰ型（男性型）	睾丸存在于阴囊或腹股沟管中，轻轻挤压可以引进入阴囊。常合并腹股沟斜疝，疝内容物为子宫及同侧输卵管。	60～80
Ⅱ型（男性型）	睾丸横过异位，即一侧睾丸移动到另一侧阴囊，并且两个睾丸有通过相同的腹股沟管的情况。	20～30
Ⅲ型（女性型）	双侧隐睾，子宫位于盆腔内，双侧睾丸包埋于子宫阔韧带内，位置与女性卵巢相似。输精管与子宫侧壁紧密相连，并沿宫颈走行。	10～20

临床上具有腹股沟疝合并隐睾者均应考虑到本病可能性，需要结合盆腔影像学、AMH 测定、染色体核型分析进一步诊断，最终确诊需要结合基因诊断及组织病理学诊断。

3. 治疗

本病患者男性外生殖器通常发育良好，性别选择应为男性。治疗以外科手术为主。PMDS 中睾丸癌的发病率过去估计为 18%，一般不高于隐睾睾丸的风险，但最新的研究发现 18 岁及以上的 PMDS 患者中有 33% 经历过某种形式的单侧或双侧睾丸恶变。隐睾者行下降固定。不能手术降至阴囊的睾丸可考虑自体睾丸移植或睾丸切除，尤其是腹内型睾丸和睾丸发育不良者，应切除性腺以防恶变。尽量彻底切除未退化的苗勒管组织。

不育是 PMDS 最常见的并发症，影响生精的原因主要是隐睾及解剖结构异常对输精管道的影响。有精子的患者必须具备至少一侧睾丸在阴囊内及相应侧输精管道完整且通畅两个条件。多数患者精液异常甚至无精子，少数患者精子质量可以正常，研究发现 19% 的患者可以生育。精液质量异常者可以选择药物治疗或辅助生殖治疗，无精子症患者可以尝试手术取精。

4. 遗传咨询

PMDS 为常染色体隐性遗传疾病，生育前夫妻双方应进行基因诊断，若配偶携带致病基因，则男性有 25% 的概率导致后代纯合或复合杂合突变，若为男性，导致其出现 PMDS，若为女性，影响尚不明确。女性 AMH 由卵泡颗粒细胞分泌，有抑制窦前卵泡募集的作用，同野生型相比，雌性突变小鼠原始卵泡几乎消失，因此不排除导致女性卵巢功能异常的可能。

五、原发性纤毛不动综合征

先天性纤毛不动综合征又称原发性纤毛运动障碍（primary ciliary dyskinesia，PCD），是一种遗传异质性疾病，特征是纤毛功能受损和黏膜纤毛功能障碍，由此导致一系列临床表现，包括支气管扩张、慢性鼻窦炎、慢性中耳炎、内脏反转（约 50% 病例）及男性不育，发病率为 1/16 000，是一种常染色体隐性遗传病，但也有伴 X 连锁隐性遗传的报道。

1. 纤毛结构和功能

纤毛分为运动纤毛和感觉纤毛两种，运动纤毛具有典型的“9+2”结构，分别是位于外周的 9 个双联微管与位于中央的 2 个中央微管，双联微管借助连接蛋白呈环形连接，每个双联微管借助一条放射状走行的放射辐与中央微管连接。双联微管的一侧有动力蛋白组成的内侧动力臂和外侧动力臂，这是赋予微管运动能力的分子马达，在 ATP 存在的情况下，相邻的双联微管之间的动力蛋白向两侧交替滑动，为纤毛的运动提供了剪切力。除了“9+2”型运动纤毛之外，还有一种没有动力蛋白的纤毛，具有“9+0”模式，缺乏中央微管和放射辐，这种纤毛被称为初级纤毛。初级纤毛存在于人体几乎所有的细胞中，常单独存在，是一种固定在细胞表面的细胞器，初级纤毛的主要功能是感知细胞外的机械刺激和化学刺激，如肾小管的纤毛。定位于胚胎节细胞的初级纤毛是一种特殊的初级纤毛，没有中央微管，但存在动力臂，可以进行固定性旋转运动，发出的信号可以使胚胎感知左右，从而进行器官定位（图 4-21）。

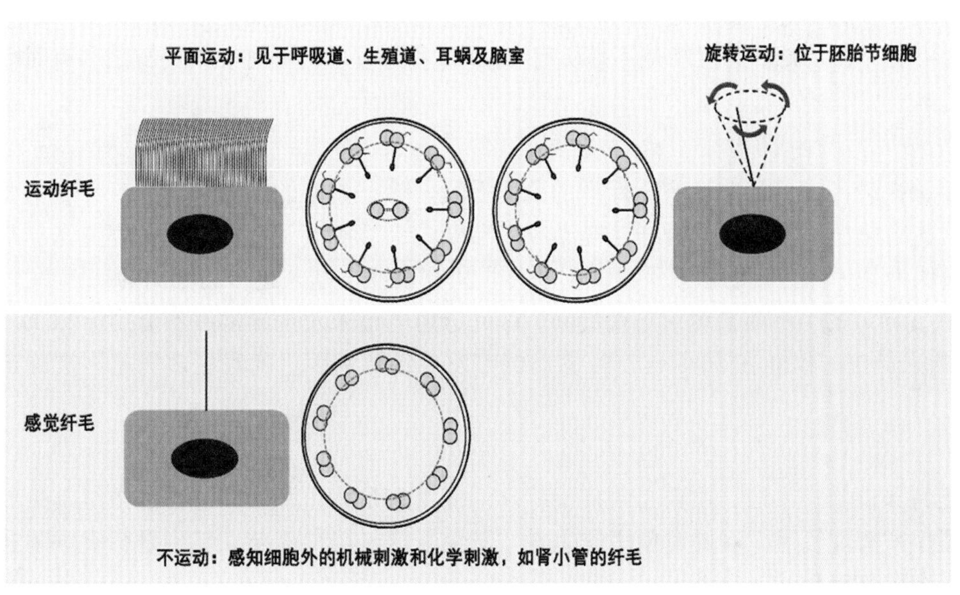

图4-21 纤毛的种类及功能

2. PCD 的遗传异常

纤毛运动障碍可以导致多种疾病，包括 PCD、布加综合征（Bardet-Biedl syndrome）、多囊肾、多囊肝、梅克尔憩室等疾病。本部分主要讨论 PCD。PCD 是一种遗传异质性疾病，目前确定的致病基因众多，简单罗列如图 4-22。

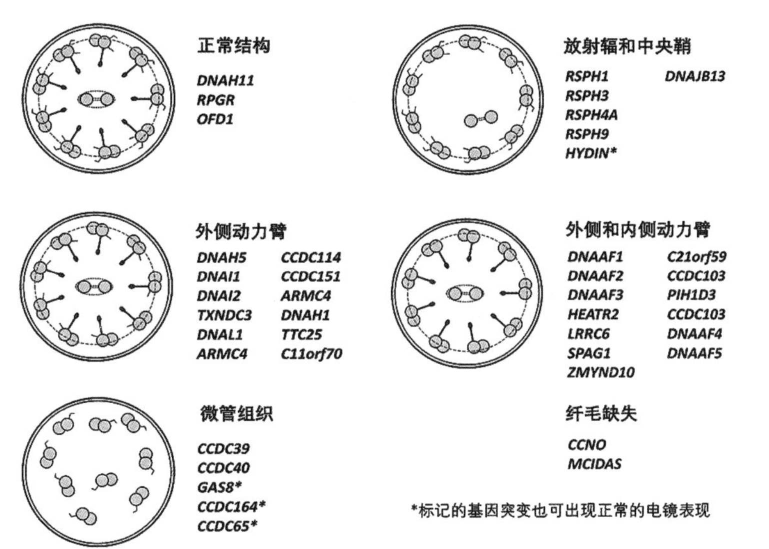

图4-22 PCD的致病基因及影响部位

3. 临床表现

运动纤毛主要分布在鼻窦、气道、内耳、脑室及精子鞭毛和输卵管纤毛，如果异常可导致相应器官的功能缺陷。大多数 PCD（70% ～ 80%）出现在新生儿期，在上呼吸道，鼻窦炎（100%）和中耳炎（95%）是这种疾病的主要特征，在下呼吸道，慢性咳嗽、咳痰是其主要特征，严重者可出现支气管扩张。成年后，精子运动功能障碍，但部分患者偶尔能发现正常活动的精子。约一半的患者有内脏反转和内脏异位。同时存在鼻窦炎、支气管扩张和内脏反转三种症状者称为 Kartagener 综合征。其他少见的症状有脑积水、视网膜色素变性、多囊肾等。虽然运动的纤毛和精子鞭毛具有相似的轴突结构，但这些细胞器在结构和蛋白质含量上可能存在差异。这可能是不是所有 PCD 患者都表现出不育、轴突缺陷和有时仅限于精子鞭毛的原因。

4. 诊断

PCD 的确诊比较困难，目前没有金标准的检测手段。除了典型的临床表现外，诊断主要依赖鼻呼气一氧化氮测试、高速视频显微镜分析纤毛搏动频率和模式、透射电子显微镜、免疫荧光和基因检测。透射电镜过去被认为是一种有效的诊断手段，但遗传学研究表明，越来越多的不同的基因 PCD 亚型（如由于 DNAH11 突变导致的）不能被透射电镜诊断。因此透射电镜未发现异常并不能排除 PCD。在确诊或高度怀疑 PCD 的人群中，仅能在 50% ～ 75% 的病例中发现致病基因。随着更多的基因被确定，这个概率可能会增加。

5. 治疗

PCD 缺乏特异性治疗手段，主要是对症治疗。治疗重点是防止肺疾病恶化和减缓其进展，使用雾化吸入和胸部理疗来清理气道，必要时使用抗生素。避免吸烟，接种疫苗，特别是肺炎球菌和流感疫苗。生育问题主要依赖 ICSI 解决。

6. 遗传咨询

该疾病多为常染色体隐性遗传，建议配偶行基因检测，若配偶携带致病基因，后代有 50% 会发病，建议行 PGT 或孕期产前诊断。

六、先天性输精管缺如

先天性输精管缺如（congenital absence of vas deferens，CAVD）是一种在出生前输精管就没有正常形成的先天性异常，占男性人群的 0.1%，占男性不育的 1% ～ 2%，占梗阻性无精子症的 6%。根据输精管缺如的侧别分为先天性单侧输精管缺如（congenital unilateral absence of vas deferens，CUAVD）和先天性双侧输精管缺如（congenital bilateral absence of vas deferens，CBAVD）；根据缺如的范围分为部分缺如和完全缺如；根据是否合并囊性纤维化将 CBAVD 分为合并囊性纤维化临床表现的 CBAVD（CF-CBAVD）和与囊性纤维化症状分离的 CBAVD（iCBAVD）。

1. 临床表现

CUAVD 往往没有临床表现，常在体检时发现，部分患者正常侧继发性梗阻可导致无精，出现男性不育，20% ～ 40% 合并单侧肾脏发育不良。CBAVD 的睾丸生精功能和内分泌功能通常是正常的，多变现为原发不育、无精子症、精液量少，pH 呈酸性，精浆缺乏果糖，男科体检和彩超可以明确诊断，5% ～ 10% 合并单侧肾脏发育不良。CBAVD 只能借助于 ICSI，而 CUAVD 根据继发梗阻的病因，仍有手术疏通的可能。

CAVD 的病理生理过程目前仍不明确。一种假说认为 CFTR 蛋白的表达缺乏或活性降低会影响离子和水的跨上皮交换，这可能导致附睾和输精管中液体的黏度增加，直至管腔被闭塞，造成输精管的逐渐退化。另一种假说认为 CAVD 属于器官早期分化发育异常，因为许多 CAVD 伴随单侧肾脏发育异常。

2. 遗传学背景

CAVD 是一类具有遗传背景的疾病。大多数 CAVD 患者至少携带一种囊性纤维化（cystic fibrosis，CF）的突变，约 2% 存在伴 X 连锁的 ADGRG2 功能丧失的半合子突变。10% ～ 20% 的 CBAVD 和 60% ～ 70% 的 CUAVD 遗传背景不明。

（1）囊性纤维化跨膜转导调节蛋白基因（cystic fibrosis transmembrane conductance regulator，*CFTR*）：*CFTR* 位于 7q31.2 上，包含 27 个外显子，编码有 1480 个氨基酸的囊性纤维化跨膜转导蛋白，是一种氯离子通道，可以向细胞外转导水和氯离子，氯离子的运输有助于控制水在组织中的运动，这对产生稀薄、自由流动的黏液是必不可少的，从而有利于产生汗液、唾液、眼泪、呼吸道黏液和消化液如胰液、胆汁和肠液。*CFTR* 基因突变导致呼吸道和分泌性腺体黏液形成障碍，出现进行性阻塞性肺疾病和支气管扩张、胰腺功能不全和营养不良、胎儿或新生儿胎粪性肠梗阻及男性不育。

目前发现有 2000 多种突变，其中近 1/4 被视为致病突变。*CFTR* 突变根据 CFTR 蛋白合成的情况分为 6 类：①Ⅰ类，CFTR mRNA 无法产生或能够产生，但被破坏，不能合成蛋白质。②Ⅱ类，CFTR 可以被合成，但转运受阻，无法到达细胞膜。③Ⅲ类，氯离子门控通道受损，无法打开。④Ⅳ类，氯离子通道电导降低，只能允许少量氯离子通过。⑤Ⅴ类，CFTR 蛋白产生减少，数量不足。⑥Ⅵ类，CFTR 蛋白稳定性较差，在细胞表面降解速度太快（图 4-23）。

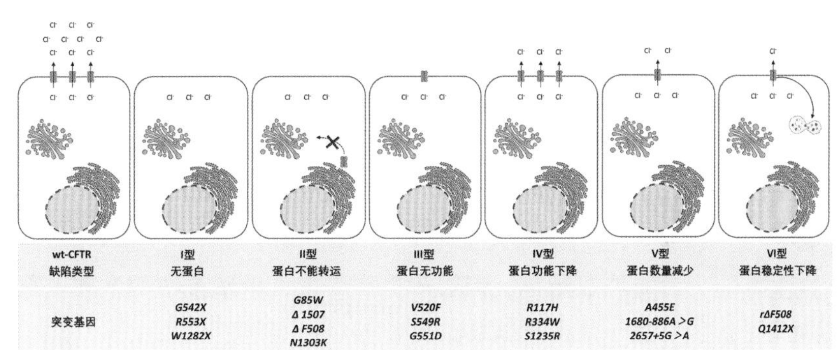

图4-23　CFTR基因突变的种类

Ⅰ、Ⅱ、Ⅲ类突变导致上皮细胞膜上完全不存在 CFTR 蛋白，CFTR 功能完全丧失，属于严重突变；Ⅳ、Ⅴ、Ⅵ类突变可能有残留的 CFTR 功能，属于温和突变。CBAVD 男性的基因分析显示，CF-CBAVD 88% 同时携带两个严重突变，12% 携带一个严重突变和一个温和突变；iCBAVD 88% 同时携带一个严重突变和一个温和突变，12% 同时携带 2 种温和突变，少数为 2 个轻微的纯合突变。2 个最常见的复合杂合基因型是 F508del/5T（28%）和 F508del/R117H（6%）。尚未发现 iCBAVD 患者携带 2 个严重的纯合突变或复合杂合突变。

iCBAVD 输精管受累而没有出现肺部问题的原因可能和不同组织中选择性 mRNA 的剪接差异有关，研究发现输精管上皮细胞中 mRNA 的剪接效率低于呼吸上皮细胞中，这表明 CFTR 功能蛋白在生殖系统中比在其他组织中更敏感。

（2）黏附 G 蛋白偶联受体 G2 基因（adhesion G protein-coupled receptor G2，*ADGRG2*）：*ADGRG2* 位于 Xp22.13，由 29 个外显子组成，编码黏附 G 蛋白偶联受体 G2，属于 G 蛋白偶联受体超家族，过去称之为人附睾特异性蛋白 6（HE6），具有 1017 个氨基酸序列，是一种高度糖基化的蛋白质，几乎只存在于雄性精道近端，精确地表达于输出小管上皮和附睾管初始部位。2016 年有研究者在 iCBAVD 患者中发现了 ADGRG2 的半合子突变，敲除该基因的雄性小鼠出现了与 CBAVD 相似的梗阻性无精子症。但 ADGRG2 仍属于孤儿受体，其配体和详细的作用机制仍不清楚，有待进一步研究。

3. 遗传咨询

建议 CBAVD 患者及其配偶行基因检测，若配偶携带 *CFTR* 致病基因，则后代有 50% 的可能性会发病，建议行 PGT。

七、常染色体显性遗传多囊肾病

常染色体显性遗传多囊肾病（autosomal dominant polycystic kidney disease，ADPKD）是最常见的单基因肾病，表现为随年龄增长进行性出现的双肾多发囊肿，伴肾外表现。发病率为 1/1000 ~ 1/400，为 16p13.3 的 *PKD1* 或 4q21 的 *PKD2* 基因突变所致，为常染色体显性遗传病。

1. *PKD1* 和 *PKD2*

PKD 基因编码多囊蛋白（polycystin，PC），*PKD1* 和 *PKD2* 分别编码 PC-1 和 PC-2，多囊蛋白属于蛋白质通道亚家族，可以调节细胞内钙离子信号转导，在许多组织中均有表达，包括肾小管上皮、肝胆管和胰管。PC-1 定位于初级纤毛和涉及细胞连接的结构（如紧密连接），可能作为受体或黏附分子起作用，而 PC-2 是一种钙离子通透的非选择性阳离子通道，存在于初级纤毛、内质网上，可能也存在于细胞膜上。这些多囊蛋白相互结合形成复合物，定位于初级纤毛，并以此形式发挥钙调节作用。PC-1 或 PC-2 不需要完全丧失功能，只需降低到某个阈值水平，即可导致囊肿形成。PC-1 的多少与疾病严重程度相关，与囊肿起始和进展的速率相关。

2. 临床表现

PKD1 突变占 85% 以上，*PKD2* 突变最多占 15%。常见的临床表现有双肾多发囊肿、腹胀、腹痛、肾结石、血尿、高血压、肾功能异常，最终发展为终末期肾病。*PKD1* 基因突变患者的终末期肾功能衰竭发作比 *PKD2* 基因突变更快（平均年龄 58.1 岁 *vs.*79.7 岁）。此外还有多种肾外表现：超过 75% 合并肝囊肿，10% 合并颅内动脉瘤，6% ～ 9% 合并胰腺囊肿。

3. ADPKD 和生育

ADPKD 对于女性生育能力没有明显影响，但对于男性患者，生殖系统异常和不育非常常见，多表现为死精子症、精囊腺囊肿 / 扩张、精子尾部超微结构异常等。

利用经直肠超声发现，ADPKD 容易合并精囊囊肿（39%），其发生与年龄无关。但康奈尔大学的 Beatriu Reig 利用 MRI 检查了 99 名 ADPKD 男性，发现精囊扩张比囊肿更常见，精囊扩张的发生率为 23%，囊肿为 4%。ADPKD 患者中少弱精子症或无精子症较为常见，国内中信湘雅生殖与遗传专科医院的回顾性数据表明，其发生率为 80%，国外前瞻性研究结果为 90%。

Sandra Fang 发现 ADPKD 伴随死精子症，其表现与截瘫导致的排精障碍相似，因此推测可能是由输精管道的部分梗阻或缺乏张力导致。对合并精囊扩张的 ADPKD 患者进行输精管造影，发现输精管是通畅的，囊肿样改变是由正常曲折的囊泡的病理性扩张引起的，从囊泡中抽吸的囊液经显微镜检查证实存在精子，这暗示精囊腺动力缺乏、排空功能失调才是可能的原因。射精时精囊收缩异常，即“动力性”而非“机械性”阻塞。还有学者发现精子尾部鞭毛结构缺陷，中央微管缺失，由“9+2”变为“9+0”。此外，研究发现 ADPKD 的精液异常可能与其基因突变相关。敲除鼠模型发现，*PKD1* 是维持微管蛋白细胞骨架所必需的，敲除后可以导致传出导管的囊性扩张和附睾发育异常；敲除 *PKD2* 还可导致睾丸发育异常。因此推测在人类睾丸、附睾及精囊腺发育过程中，*PKD1* 和 *PKD2* 也可能发挥作用，其突变可能影响睾丸生精及附睾和精囊腺的发育。

综上所述，有四种不同的原因可以解释 ADPKD 所致的男性不育：①精囊腺扩张导致的动力性梗阻。②异常多囊蛋白的作用导致精子生成或附睾精囊腺发育异常。③尿毒症和氮质血症。④精子尾部纤毛结构缺陷。

4. ADPKD 导致男性不育的治疗

重度精液质量异常和多囊肾导致的双侧精囊腺扩张及尿毒症有关，不推荐药物治疗，建议行试管婴儿助孕；对于合并射精管囊肿、存在机械性梗阻的患者，可以行经尿道射精管囊肿电切术，但其疗效目前仍存在争议。

5. 遗传咨询

家族性多囊肾多为常染色体显性遗传，若自然妊娠，其后代中有 50% 的发病率，建议行基因诊断及胚胎植入前遗传学检测或孕中期行羊水穿刺产前诊断。

八、Young 综合征

1970 年，利物浦泌尿外科医生 David Young 观察到 54% 的梗阻性无精子症患者也合并肺部缺陷，即存在鼻窦炎、支气管扩张和梗阻性无精子症三联征，1978 年该综合征被简称为 Young 综合征。

1. 病因

Young 综合征有两种可能致病的原因：一是遗传学异常。有研究发现，7 个 Young 综合征患者中，2 个患者发现了导致 *CFTR* 的 F508 del 突变，高于北欧人种的 1/25 的突变频率，因此认为，这两种疾病存在某些关联性。但 26 个 CBAVD 和 12 个 Young 综合征的队列研究发现，CBAVD 中，77% 至少携带了一种 *CFTR* 的致病突变，但在 Young 中，没有致病突变发现。因此其是否与遗传相关，目前尚有很大争议。二是汞中毒。10% 的 Young 综合征有汞中毒病史（Pink 病），汞可以和蛋白中的巯基结合，形成硫醇，破坏蛋白的结构，抑制蛋白的功能。同时硫醇可以抑制糖酵解，阻断纤毛的能量供应。汞中毒是致病原因的另一个证据是汞暴露的减少与 Young 综合征发生率下降相一致。汞过去曾作为一种杀虫剂使用，美国 FDA 在 1930 年禁止了汞的使用，因此在美国 Young 综合征的发病率就很低，在英国和澳大利亚，停止汞的使用后，Young 综合征的发病率也出现下降。

2. 诊断

本质上，Young 综合征诊断是一种排除性诊断，需要排除其他任何可以导致不孕症和肺部感染的疾病，包括 CBAVD 和先天性纤毛不动综合征。CBAVD 输精管发育异常，可能合并肺部症状；先天性纤毛不动综合征输精管道通畅，精液中通常存在精子。

3. 治疗

手术重建输精管道概率很低，建议行附睾睾丸手术取精联合 ICSI 助孕。

九、其他导致男性不育的基因异常

1. 大头精子症

大头精子症是以巨大头部伴多条尾部为特点的一种精子形态异常，较为罕见，在男性不育的发生率中小于 1%。迄今为止，极光激酶 C（aurora kinase C，AURKC）突变是唯一被证实的精子畸形的遗传原因。AURKC 位于 19q13.3-qter，有 7 个外显子，在男性生殖细胞中高度表达，编码一种丝氨酸 / 苏氨酸蛋白激酶，该激酶是染色体乘客复合物（chromosomal passenger complex，CPC）的重要组成部分，在减数分裂中保证染色体的正确分离。在 87.7% 的大头精子症患者中，检测到 *AURKC* 基因 3 号外显子中胞嘧啶的纯合缺失突变（c.144delC），编码出功能丧失的截断蛋白，影响第一次和第二次减数分裂，出现二倍体、三倍体甚至四倍体精子。有趣的是，携带 *AURKC* 纯合突变的女性有生育能力。

所有大头精子症患者在接受 ART 治疗前都应检测 *AURKC* 突变。基因检测会出现两种不同的情况：确定纯合子或复合杂合子突变，没有发现突变。前者不建议进行 ICSI，因为所有的精子都是多倍体（而且大部分是四倍体），不可能有正常的胚胎发育。后者可以接受 ART 治疗，但是建议采用精子 FISH 来评估多倍体精子的比例，对非整倍体精子百分比中等的患者可以采用 PGT。

2. 圆头精子症

圆头精子症以精子头部呈圆形、缺乏顶体为特征，罕见，约占男性不育的 0.1%。圆头精子因缺乏顶体，不能发生顶体反应，因此常规 IVF 不能使卵子受精。该疾病有 100% 圆头精子、同时存在部分圆头精子和部分正常精子两种表型。人类中，有 4 种基因突变——*DPY19L2*、*ZPBP*、*PICK1* 和 *SPATA16* 被证明与该疾病有关。

DPY19L2（Dpy-19 Like 2）定位于精子核内膜上，通过一个细胞骨架板锚定发育中的顶体到核膜，该基因突变导致锚定作用异常，顶体从内膜上脱落，是四种突变形式中最多见的类型。C 激酶 1 相互作用蛋白（protein interacting with C kinase 1，PICK1），在大脑和睾丸圆行精子细胞中高度表达，可能参与了顶体前体囊泡向顶体的运输。精子发生相关蛋白 16（spermatogenesis associated protein 16，SPATA16）在人类睾丸中高度表达，它位于高尔基体和精子发生过程中融合形成的顶体的顶体前体囊泡中，推测其功能是参与维持精子顶体的完整性。ZPBP 位于顶体膜上，可能与多种顶体基质蛋白相互作用。*PICK1*、*SPATA16* 和 *ZPBP* 的突变少见。

100% 圆头精子症患者生育自己后代的唯一选择是 ICSI，尽管如此，其 ICSI 后的受精率仍较正常精子低，考虑可能和精子特异性磷脂酶 C ζ（PLC ζ）缺乏有关，因此有学者建议联合人工卵母细胞激活（如使用钙离子载体 A23187）。除受精率降低外，圆头精子症的妊娠率和活产率也低于正常精子人群。

3. 无头精子综合征

无头精子综合征（acephalic spermatozoa syndrome）是由于精子头尾连接结构被破坏或该结构脱离精子头部导致精子头部和尾部分离，精液中出现大量断裂的尾部、无尾的头部及少量头尾交接区异常的精子，从而导致严重的男性不育，也被称为大头针样精子综合征，据推测在男性中的发病率小于 0.1%。由于大多数头部被支持细胞吞噬，精液中无头精子与无尾精子的比例超过 30 ∶ 1。目前被明确证实的与无头精子综合征相关的基因突变有 *SUN5*、*PMFBP1*、*HOOK1*、*TSGA10*、*DNAH6*、*BRDT*、*Ceph112* 等，根据其突变机制可以分为三个亚型：Ⅱ型，头尾分离点在细胞核和颈部近端中心粒之间，代表基因有 *SUN5*、*PMFBP1*、*HOOK1*；Ⅲ型，头尾分离点在远端中心粒和线粒体鞘之间，代表基因有 *TSGA10*、*BRDT*；Ⅰ型，分离点在两个中心粒之间，遗传机制和病因不明，有待进一步明确。

SUN5，也称为 SPAG4L/TSARG4，是位于 20 号染色体上的 SUN 结构域蛋白的一个成员，在发育中的男性生殖细胞中特异表达，编码的蛋白质位于长形精子细胞和成熟精子中精子头尾连接处的核膜内侧，是第一个在动物模型和无头精子综合征患者中被证实其功能的基因，通过与 KASH 结构域蛋白、外层致密纤维 1 或 DNAJB13 等相互作用，维持精子的头尾连接结构。队列研究发现，该突变占中国男性无头精子综合征的 47.6%。

PMFBP1，多胺调制因子 1 结合蛋白 1（polyamine modulated factor 1 binding protein 1），位于 16q22.2，在成年睾丸中特异表达，位于精子头尾连接部，定位于 SUN5 和 SPATA6 之间，三者形成夹心样结构，SUN5 定位于植入窝，SPATA6 定位于纤毛顶部，*PMFBP1* 突变影响精子头尾连接结构与精子核膜的附着，造成精子头尾分离。*SUN5* 和 *PMFBP1* 突变共占中国男性无头精子综合征的 72%（18/25）。

HOOK1 位于 1p32.1，是一种微管轴结合蛋白，微管轴是精子发生过程中一种独特的微管结构，其功能是连接精子头部和尾部的蛋白运输，保证精子头部延长和尾部收缩；此外，HOOK1 可以调节精子发生过程中中心体与核膜的附着。2018 年从国内一例无头精子综合征的家系发现，*HOOK1* 的错义突变，造成精子头部和尾部在植入窝处分离。

TSAG10，位于 2q11.2，编码的蛋白是中心体的支架蛋白之一，在精子远端中心粒和中段积累，向上连接 PMFBP1，向下连接精子尾部外层致密纤维 2，其突变影响精子尾部伸长，扰乱精子中段的形成。BRDT 位于 1p22.1，在睾丸中特异性表达，参与调节精母细胞的减数分裂、基因表达的转录和精子发生过程中精子尾部的伸长，导致 BRDT 过度表达的突变与无头精子综合征有关，具体机制有待进一步阐明。*CEP112* 位于 17q24.1，在睾丸中高度表达，编码一种中心体相关蛋白，2019 年在两例无头精子综合征患者测序中发现了 *CEP112* 的纯合突变，可能影响 *CEP112* 的功能和稳定性，推测 *CEP112* 是无头精子综合征可靠的候选基因。

其他在小鼠中发现的导致无头精子综合征的基因还有 *Prss21*、*Oaz3*、*Cntrob*、*Ift88*、*Odf1*、*Spata6* 等，但尚未在人类中确认。

无头精子综合征自然妊娠困难，生育主要依赖 ICSI 技术。少量病例研究发现 *SUN5*、*PMFBP1*、*HOOK1*、*TSAG10* 等基因突变导致的无头精子综合征可以通过 ICSI 技术获得临床妊娠或生出健康的后代，其他无明显基因异常的无头精子综合征不育夫妇未获得活产。因此，无头精子综合征 ICSI 助孕的结局如何，仍有待进一步地研究。

无头精子综合征在 ICSI 治疗过程中，有一些重要的注意事项：①由于一些无头精子颈部携带胞质残留，看起来和圆头精子非常相像，要仔细检测，确保有细胞核在精子头部。②部分有头无尾的精子，缺乏中心粒，而中心粒对受精过程中原核的形成至关重要，因此建议采用头尾连接异常的精子进行ICSI，必要时可以采用睾丸穿刺取精。③目前明确的致病基因均为常染色体隐性遗传，若存在基因突变，建议配偶行相关基因检查。如果配偶携带对应的基因突变，后代女性不受影响，男性有50%的概率发病，建议行胚胎植入前遗传学检测。

4. 其他基因

其他明确的仅导致男性不育的基因突变及遗传方式见表4-11。

表4-11 其他明确的仅导致男性不育的基因突变及遗传方式

基因	基因位置	异常	遗传方式
DMRT1	9p24.3	唯支持细胞综合征；OMIM：NA（PS258150）	AD
FANCM	14q21.2	唯支持细胞综合征；OMIM：NA（PS258150）	AR
KLHL10	17q21.2	少精子症；OMIM：615081	AD
M1AP	2p13.1	生精阻滞（NOA；OMIM：619108	AR
MEI1	22q13.2	生精阻滞（NOA；OMIM：NA（PS258150）	AR
PLCZ1	12p12.3	受精障碍；OMIM：617214	AR
STAG3	7q22.1	生精阻滞（NOA）；OMIM：NA（PS258150）	AR
SYCP2	20q13.33	生精阻滞（重度少精子症）；OMIM：258150	AD
SYCP3	12q23.2	生精阻滞（NOA）；OMIM：270960	AD
TEX11	Xp13.1	生精阻滞（NOA）；OMIM：309120	XL
TEX14	17q22	生精阻滞（NOA）；OMIM：617707	AR
TEX15	8p12	生精阻滞（NOA）；OMIM：617960	AR
USP26	Xq26.2	SCOS；OMIM：NA（PS258150）	XL
XRCC2	7q36.1	生精阻滞（NOA）；OMIM：617247	AR

注：AD：常染色体显性遗传；AR：常染色体隐性遗传；XL：伴X连锁遗传。

十、小结

截至2021年，103个高概率的导致男性不育的单基因突变被确定（图4-24）。随着基因组学的引入和进步，与男性不育相关的基因数量不断增加。目前，已经有超过600个男性不育基因在杰克逊实验室小鼠基因组信息学数据库（http://www. Informatics.jax.org/）中被描述出来，而人类目前已知有2300个睾丸富集的基因，由于影响健康及生育，这些基因中任何一个影响显著的突变在人群中的频率都非常低。这意味着为了找到与不育有关的基因突变和新基因，不得不在大批患者的致病变异中筛选大量基因。随着测序技术的进步和普及，未来必将有更多与男性不育有关的基因被发现，我们也将揭开男性不育遗传学病因的神秘面纱。下面总结了一些与男性不育或异常泌尿生殖发育表型相关的基因，见图4-24所示。

间质细胞功能异常

基因	定位	致病	遗传模式	分数	结论
LHCGR	2p16.3	伴性腺功能减退的间质细胞功能障碍；omim：238320	AR	16.5	Definitive
NR5A1（垂体、肾上腺、生殖器官）	9q33.3	性发育异常 (Prader 表 4；5 或 6)；OMIM：612965	AD	17	Definitive
NR5A1（垂体、肾上腺、生殖器官）	9q33.3	46，XX 性发育异常（Prader 量表 4；5 或 6）；OMIM：617480	AD	16	Definitive
NR5A1（垂体、肾上腺、生殖器官）	9q33.3	孤立性生精障碍；OMIM：184757	AD	14	Strong
TRIM37	17q22	Mulibrey Nanism 脑眼侏儒；omim：253250	AR	10	Moderate

唯支持细胞综合征

基因	定位	致病	遗传模式	分数	结论
NR5A1（垂体、肾上腺、生殖器官）	9q33.3	性发育异常 (Prader 表 4；5 或 6)；OMIM：612965	AD	17	Definitive
NR5A1（垂体、肾上腺、生殖器官）	9q33.3	46，XX 性发育异常（Prader 量表 4；5 或 6）；OMIM：617480	AD	16	Definitive
NR5A1（垂体、肾上腺、生殖器官）	9q33.3	孤立性生精障碍；OMIM：184757	AD	14	Strong
WT1	11p13	46，XY 性发育异常 (Prader Scale 4；5 或 6)，无肾母细胞瘤；OMIM：NA(PS400044)	AD	14.25	Strong
DMRT1	9p24.3	非梗阻性无精子症；OMIM：NA(PS258150)	AD	10	Moderate
FANCA	16q24.3	隐匿性范科尼贫血；OMIM：NA（PS227650）	AR	10	Moderate
USP26	Xq26.2	无精子症或少精子症；OMIM：NA（PS258150）	XL	9.5	Moderate

减数分裂前停滞

基因	定位	致病	遗传模式	分数	结论
AR	Xq12	部分雄激素不敏感综合征；OMIM：312300/300633	XL	17	Definitive
NR5A1（垂体、肾上腺、生殖器官）	9q33.3	性发育异常 (Prader 表 4；5 或 6)；OMIM：612965	AD	17	Definitive
NR5A1（垂体、肾上腺、生殖器官）	9q33.3	46，XX 性发育异常（Prader 量表 4；5 或 6）；OMIM：617480	AD	16	Definitive
NR5A1（垂体、肾上腺、生殖器官）	9q33.3	孤立性生精障碍；OMIM：184757	AD	14	Strong
APOA1	11q23.3	睾丸淀粉样变；OMIM：105200	AD	12	Moderate
CDC14A	1p21.2	少弱畸精症：608653	AR	9	Moderate
DMRT1	9p24.3	非梗阻性无精子症；OMIM：NA(PS258150)	AD	10	Moderate
FSHR	2p16.3	高促性腺激素性腺功能减退症；OMIM：NA(PS147950)	AR	11	Moderate

减数分裂 / 生殖细胞停滞**

基因	定位	致病	遗传模式	分数	结论
AR	Xq12	部分雄激素不敏感综合征；OMIM：312300/300633	XL	17	Definitive
M1AP	2p13.1	非梗阻性无精子症；OMIM：619108	AR	12	Moderate
TEX11	Xp11	非梗阻性无精子症；OMIM：309120	XL	16	Definitive
*FANCM***	14q21.2	少精子症；OMIM：NA(PS258150)	AR	13	Strong
MEI1	22q13.2	非梗阻性无精子症；OMIM：NA(PS258150)	AR	13	Strong
SYCP3	12q23.2	非梗阻性无精子症；OMIM：270960	AD	14	Strong
TEX15	8p12	非梗阻性无精子症；OMIM：617960	AR	13.5	Strong
CDC14A	1p21.2	少弱精子症：608653	AR	9	Moderate
DMRT1	9p24.3	非梗阻性无精子症；OMIM：NA(PS258150)	AD	10	Moderate
FSHR	2p16.3	高促性腺激素性腺功能减退症；OMIM：NA(PS147950)	AR	11	Moderate
STAG3	7q22.1	非梗阻性无精子症；OMIM：NA(PS258150)	AR	11.5	Moderate
*TEX14***	17q22	非梗阻性无精子症；OMIM：617707	AR	10	Moderate
TEX11	Xp11	非梗阻性无精子症；OMIM：309120	XL	16	Definitive
XRCC2	7q36.1	非梗阻性无精子症；OMIM：617247	AR	10	Moderate

精子形成缺陷

基因	定位	致病	遗传模式	分数	结论
AURKC	19q13.43	大头精子症；OMIM：243060	AR	17	Definitive
CFAP43	10q25.1	精子鞭毛的多种形态异常；OMIM：617592	AR	17	Definitive
CFAP44	3q13.2	精子鞭毛的多种形态异常；OMIM：617593	AR	17	Definitive
CFAP251	12q24.31	精子鞭毛的多发性形态异常；OMIM：NA(PS258150)	AR	17	Definitive
DNAH1	3p21.1	精子鞭毛的多种形态异常；OMIM：617576	AR	17	Definitive
DPY19L2	12q14.2	圆头精子症；OMIM：613958	AR	16	Definitive
SUN5	20q11.21	无头精子；OMIM：617187	AR	16.75	Definitive
CCDC39	3q26.33	原发性纤毛运动障碍；OMIM：613807	AR	13	Strong
CCDC40	17q25.3	原发性纤毛运动障碍；OMIM：613808	AR	13.25	Strong
CFAP69	7q21.13	精子鞭毛的多种形态异常；OMIM：617959	AR	13	Strong
DNAAF4	15q21.3	原发性纤毛运动障碍；OMIM：615482	AR	13	Strong
DNAAF6	Xq22.3	原发性纤毛运动障碍；OMIM：300991	XL	15	Strong
DNAH17	17q25.3	精子鞭毛的多种形态异常；OMIM：618643	AR	15	Strong
LRRC6	8q24.22	原发性纤毛运动障碍；OMIM：614935	AR	13.5	Strong
PMFBP1	16q22.2	无头精子；OMIM：618112	AR	14	Strong
SPEF2	5p13.2	精子鞭毛的多种形态异常；OMIM：618751	AR	14.75	Strong
TTC29	4q31.22	精子鞭毛的多种形态异常；OMIM：618745	AR	14.5	Strong
ARMC2	6q21	精子鞭毛的多种形态异常；OMIM：618433	AR	11	Moderate
CATSPER2	15q15.3	耳聋不孕综合征；OMIM：611102	AR	11	Moderate
CDC14A	1p21.2	少弱畸精症 OMIM：608653	AR	9	Moderate
CEP290	12q21.32	Leber 先天性黑朦；omim：611755	AR	9	Moderate
CFAP91	3q13.33	精子鞭毛的多种形态异常；OMIM：609910	AR	9	Moderate
DNAAF2	14q21.3	原发性纤毛运动障碍；OMIM：612518	AR	12.25	Moderate
FSIP2	2q32.1	精子鞭毛的多种形态异常；OMIM：618153	AR	12	Moderate
KLHL10	17q21.2	少精子症；OMIM：615081	AD	10.5	Moderate
MNS1	15q21.3	弱畸精症；OMIM：NA(PS258150)	AR	9.5	Moderate
PKD1	16p13.3	多囊肾病和弱精子症；OMIM：173900	AD	11.25	Moderate
QRICH2	17q25.1	精子鞭毛的多种形态异常；OMIM：618341	AR	12	Moderate
RSPH3	6q25.3	原发性纤毛运动障碍；OMIM：616481	AR	10.25	Moderate
SEPTIN12	16p13.3	精子鞭毛的多种形态异常；OMIM：614822	AD	11.5	Moderate
SYCP2	20q13.33	严重少精子症；OMIM：258150	AD	10.75	Moderate
TSGA10	2q11.2	无头精子；OMIM：617961	AR	10.25	Moderate

受精缺陷

基因	定位	致病	遗传模式	分数	结论
PLCZ1	12p12.3	受精失败；OMIM：617214	AR	16	Definitive

尿道 / 输精管发育异常

基因	定位	致病	遗传模式	分数	结论
ADGRG2	Xp22.13	先天性双侧输精管缺如；OMIM：300985	XL	16	Definitive
CFTR	7q31.2	先天性双侧 / 单侧输精管缺如；OMIM：277180	AR	17	Definitive
BMP7	20q13.31	尿道下裂；OMIM：NA(PS300633)	AD	10.25	Moderate
BNC2	9p22.3-p22.2	尿道下裂；OMIM：NA(PS300633)	AD	10	Moderate

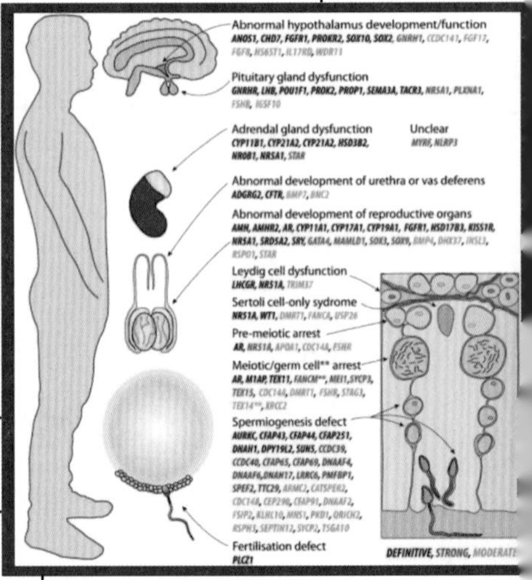

注：①决定性基因用红色标出，橙色标出强值，黄色标出中等值。②器官自上而下：脑、肾上腺和肾脏、睾丸和附睾、输精管。③左下：精子正在与卵丘细胞包围的卵母细胞受精。④右下图：生精小管横切面。间质细胞（蓝色）、支持细胞（紫色）、基底膜（粉红色）、精原细胞（绿色）、精母细胞（橙色）和精子细胞（粉红色和橙色）。⑤**表示FANCM和TEX14的生殖细胞阻滞基因。⑥当基因与特定器官没有明确联系时，就被归类为不清楚。

图4-24　与男性不育或异常泌尿生殖发育表型相关的基因列表

（图片来源：见参考文献[48]，由临汾市中心医院泌尿外科许海龙总结整理校对

下丘脑发育 / 功能异常

基因	定位	致病	遗传模式	分数	结论
ANOS1	Xp22.31	Kallmann综合征；omim：308700	XL	16	Definitive
ANOS1	Xp22.31	孤立性促性腺功能减退症(正常)；omim：308700	XL	13	Strong
CHD7	8q12.2	无CHARGE表型的卡尔曼综合征；omim：612370	AD	16	Definitive
CHD7	8q12.2	无CHARGE表型的单纯性促性腺功能减退症（正常）；omim：612370	AD	17	Definitive
FGFR1	8p11.23	Kallmann综合征；omim：147950	AD	17	Definitive
FGFR1	8p11.23	孤立性促性腺功能减退症(正常)；omim：147950	AD	17	Definitive
PROKR2	20p12.3	Kallmann综合征；omim：244200	AR	17	Definitive
SOX10	22q13.1	Kallmann综合征；omim：NA(PS147950)	AD	16	Definitive
GNRH1	8p21.2	孤立性低促性腺激素减退症；omim：614841	AR	13.5	Strong
CCDC141	2q31.2	Kallmann综合征；OMIM：NA(PS147950)	AR	12	Moderate
FGF17	8p21.3	Kallmann综合征；OMIM：615270	AD	9	Moderate
FGF8	10q24.32	Kallmann综合征；OMIM：612702	AD	10	Moderate
FGF8	10q24.32	孤立性低促性腺激素减退症（正常）；OMIM：612702	AD	14	Strong
HS6ST1	2q14.3	卡尔曼综合征；OMIM：614880	AD	9.5	Moderate
IL17RD	3p14.3	伴有听力损失的卡尔曼综合征；OMIM：615267	AD	14.5	Strong
WDR11	10q26.12	促性腺激素减退症；OMIM：614858	AD	12	Moderate
WDR11	10q26.12	卡尔曼综合征；OMIM：614858	AD	11	Moderate

垂体功能异常

基因	定位	致病	遗传模式	分数	结论
GNRHR	4q13.2	孤立性性腺功能减退性腺功能减退症；OMIM：146110	AR	17	Definitive
LHB	19q13.33	孤立性性腺功能减退性腺功能减退症；OMIM：228300	AR	16.5	Definitive
POU1F1	3p11.2	合并垂体激素缺乏症；OMIM：613038	AR	16	Definitive
PROK2	3p13	卡尔曼综合征；OMIM：610628	AR	11.5	Moderate
PROP1	5q35.3	垂体激素缺乏症；OMIM：262600	AR	17	Definitive
SEMA3A	7q21.11	卡尔曼综合征；OMIM：614897	AD	16	Definitive
TACR3	4q24	卡尔曼综合征；OMIM：614840	AR	16.5	Definitive
NR5A1（垂体、肾上腺、生殖器官）	9q33.3	46，XY 性发育异常（Prader 量表 4；5 或 6）；OMIM：612965	AD	17	Definitive
NR5A1（垂体、肾上腺、生殖器官）	9q33.3	46，XX 性发育异常（Prader 量表 4；5 或 6）；OMIM：617480	AD	16	Definitive
NR5A1（垂体、肾上腺、生殖器官）	9q33.3	孤立性生精障碍；OMIM：184757	AD	14	Strong
PLXNA1	3q21.3	卡尔曼综合征；OMIM：NA（PS147950）	AD	13.5	Strong
FSHB	11p14.1	孤立性低促性腺激素减退症；omim：229070	AR	12.25	Moderate
IGSF10	3q25.1	青春期延迟；OMIM：NA(PS147950)	AD	9.25	Moderate

肾上腺功能异常

基因	定位	致病	遗传模式	分数	结论
尚不明确	MYRF	NLRP3			
CYP11B1	8q24.3	46，XX 因先天性肾上腺皮质增生（11β-羟化酶缺乏症）引起的性发育异常（Prader 量表 4；5 或 6）；OMIM：202010	AR	17	Definitive
CYP21A2	6p21.33	经典型先天性肾上腺增生症；omim：201910	AR	17	Definitive
CYP21A2	6p21.33	非典型肾上腺增生（晚发或无 CAH 症状）；OMIM：201910	AR	17	Definitive
HSD3B2	1p12	3β-羟基类固醇脱氢酶缺乏所致的肾上腺增生；omim：201810	AR	16.5	Definitive
NR0B1	Xp21.2	先天性肾上腺发育不良；OMIM：300200	XL	17	Definitive
NR0B1	Xp21.2	迟发性肾上腺功能衰竭或孤立性腺激素减退症；OMIM：A(PS147950)	XL	17	Definitive
NR5A1（垂体、肾上腺、生殖器官）	9q33.3	性发育异常 (Prader 表 4；5 或 6)；OMIM：612965	AD	17	Definitive
NR5A1（垂体、肾上腺、生殖器官）	9q33.3	46，XX 性发育异常（Prader 量表 4；5 或 6）；OMIM：617480	AD	16	Definitive
NR5A1（垂体、肾上腺、生殖器官）	9q33.3	孤立性生精障碍；OMIM：184757	AD	14	Strong
STAR（肾上腺、生殖器官）	8p11.23	类脂性肾上腺增生；OMIM：201710	AR	10	Moderate

生殖器官发育异常

基因	定位	致病	遗传模式	分数	结论
AMH	19p13.3	苗勒管永存综合征；OMIM：261550	AR	17	Definitive
AMHR2	12q13.13	苗勒管永存综合征；OMIM：261550	AR	17	Definitive
AR	Xq12	部分雄激素不敏感综合征；OMIM：312300/300633	XL	17	Definitive
CYP11A1	15q24.1	先天性肾上腺功能不全伴部分 46，XY 性反转 (PRADER 期 4；5 或 6)；OMIM：613743	AR	16	Definitive
CYP17A1	10q24.32	17-α-羟化酶 /17，20-裂解酶缺乏引起的 46，XY 性发育异常 (PRADER 量表 4，5 或 6)；OMIM：202110	AR	16	Definitive
CYP19A1	15q21.2	芳香化酶过度综合征合并女性乳房发育症；OMIM：139300	AD	17	Definitive
CYP19A1	15q21.2	46，XX 性发育障碍 (PRADER 量表 4，5 或 6)，芳香化酶缺乏；OMIM：613546	AR	16	Definitive
CYP19A1	15q21.2	46，XY 男性芳香化酶缺乏导致的男性不育症；OMIM：613546	AR	9.5	Moderate
FGFR1	8p11.23	卡尔曼综合征；OMIM：147950	AD	17	Definitive
FGFR1	8p11.23	孤立性低促性腺激素减退症（正常）；OMIM：147950	AD	17	Definitive
HSD17B3	9q22.32	46，XY 性发育异常（Prader 量表 4；5 或 6），导致睾丸发育异常；OMIM：264300	AR	16	Definitive
KISS1R	19p13.3	卡尔曼综合征；OMIM：614837	AR	9	Moderate
KISS1R	19p13.3	孤立性低促性腺激素减退症（正常）；OMIM：614837	AR	17	Definitive
NR5A1（垂体、肾上腺、生殖器官）	9q33.3	性发育异常 (Prader 表 4；5 或 6)；OMIM：612965	AD	17	Definitive
NR5A1（垂体、肾上腺、生殖器官）	9q33.3	46，XX 性发育异常（Prader 量表 4；5 或 6）；OMIM：617480	AD	16	Definitive
NR5A1（垂体、肾上腺、生殖器官）	9q33.3	孤立性生精障碍；OMIM：184757	AD	14	Strong
SRD5A2	2p23.1	46，XY 性发育异常（Prader 量表 4；5 或 6）；OMIM：264600	AR	17	Definitive
SRY	Yp11.2	46，XX 性发育异常 (Prader 量表 4；5 或 6)；OMIM：400045	YL	17	Definitive
SRY	Yp11.2	46，XY 性发育异常（Prader 量表 4；5 或 6）；OMIM：400044	YL	17	Definitive
GATA4	8p23.1	46，XY 性发育异常（Prader 量表 4；5 或 6），导致睾丸发育异常；OMIM：615542	AD	13	Strong
MAMLD1	Xq28	46，XY 性发育异常（Prader 量表 4；5 或 6）；OMIM：300758	XL	15	Strong
SOX3	Xq27.1	46，XX 性发育障碍 (Prader 量表 4；5 或 6)；OMIM：NA	XL	13	Strong
SOX9	17q24.3	性发育障碍 (Prader 量表 4；5 或 6)；OMIM：NA	AD	13.5	Strong
BMP4	14q22.2	尿道下裂；OMIM：NA(PS300633)。小阴茎；OMIM：NA	AD	10.25	Moderate
DHX37	12q24.31	46，XY 性发育异常（Prader 量表 4；5 或 6）；OMIM：273250	AD	11	Moderate
INSL3	19p13.11	隐睾症；OMIM：219050	AD	12	Moderate
RSPO1	1p34.3	掌跖角化过度伴皮肤鳞状细胞癌和性反转；omim：610644	AR	12	Moderate
STAR（肾上腺、生殖器官）	8p11.23	类脂性肾上腺增生；OMIM：201710	AR	10	Moderate

参考文献

[1] HORANI A，FERKOL T W. Advances in the genetics of primary ciliary dyskinesia：clinical implications. Chest，2018，154（3）：645-652.

[2] MULLEN R D，ONTIVEROS A E，MOSES M M，et al. AMH and AMHR2 mutations：a spectrum of reproductive phenotypes across vertebrate species. Dev Biol，2019，455（1）：1-9.

[3] OKADA H，FUJIOKA H，TATSUMI N，et al. Assisted reproduction for infertile patients with 9 + 0 immotile spermatozoa associated with autosomal dominant polycystic kidney disease. Hum Reprod，1999，14（1）：110-113.

[4] CHEBIB F T，TORRES V E. Autosomal dominant polycystic kidney disease：core curriculum 2016. Am J Kidney Dis，2016，67（5）：792-810.

[5] LOPES-PACHECO M. CFTR modulators：shedding light on precision medicine for cystic fibrosis. Front Pharmacol，2016，7：275.

[6] LEIGH M W，PITTMAN J E，CARSON J L，et al. Clinical and genetic aspects of primary ciliary dyskinesia/Kartagener syndrome. Genet Med，2009，11（7）：473-487.

[7] YOUNG J，XU C，PAPADAKIS G E，et al. Clinical management of congenital hypogonadotropic hypogonadism. Endocr Rev，2019，40（2）：669-710.

[8] DE SOUZA DAS，FAUCZ F R，PEREIRA-FERRARI L，et al. Congenital bilateral absence of the vas deferens as an atypical form of cystic fibrosis：reproductive implications and genetic counseling. Andrology，2018，6（1）：127-135.

[9] MASSIE J. Cystic fibrosis and Young's syndrome. Lancet，1998，352（9133）：1065-1066.

[10] LUCAS J S，BARBATO A，COLLINS S A，et al. European Respiratory Society guidelines for the diagnosis of primary ciliary dyskinesia. Eur Respir J，2017，49（1）：1601090.

[11] DURMAZ A A，KARACA E，DEMKOW U，et al. Evolution of genetic techniques：past，present，and beyond. Biomed Res Int，2015，2015：461524.

[12] BOEHM U，BOULOUX P M，DATTANI M T，et al. Expert consensus document：European Consensus Statement on congenital hypogonadotropic hypogonadism——pathogenesis，diagnosis and treatment. Nat Rev Endocrinol，2015，11（9）：547-564.

[13] SOLANKI S，GOWRISHANKAR，JADHAV V，et al. Female form of persistent mullerian duct syndrome：Rare entity. Urol Ann，2015，7（1）：104-106.

[14] TORDJMAN K M，YARON M，BERKOVITZ A，et al. Fertility after high-dose testosterone and intracytoplasmic sperm injection in a patient with androgen insensitivity syndrome with a previously unreported androgen receptor mutation. Andrologia，2014，46（6）：703-706.

[15] CANGIANO B，SWEE D S，QUINTON R，et al. Genetics of congenital hypogonadotropic hypogonadism：peculiarities and phenotype of an oligogenic disease. Hum Genet，2021，140（1）：77-111.

[16] KRAUSZ C，RIERA-ESCAMILLA A. Genetics of male infertility. Nat Rev Urol，2018，15（6）：369-384.

[17] BIETH E，HAMDI S M，MIEUSSET R. Genetics of the congenital absence of the vas deferens. Hum Genet，2021，140（1）：59-76.

[18] ORHAN I，ONUR R，ERGIN E，et al. Infertility treatment in autosomal dominant polycystic kidney

disease (ADPKD) —a case report. Andrologia, 2000, 32 (2): 91-93.

[19] FANG S, BAKER H W. Male infertility and adult polycystic kidney disease are associated with necrospermia. Fertil Steril, 2003, 79 (3): 643-644.

[20] CLAUSTRES M. Molecular pathology of the CFTR locus in male infertility. Reprod Biomed Online, 2005, 10 (1): 14-41.

[21] HE W B, XIAO W J, TAN Y Q, et al. Novel mutations of PKD genes in Chinese patients suffering from autosomal dominant polycystic kidney disease and seeking assisted reproduction. BMC Med Genet, 2018, 19 (1): 186.

[22] NIE X, AREND L J. Novel roles of Pkd2 in male reproductive system development. Differentiation, 2014, 87 (3/4): 161-171.

[23] LE LANNOU D, JEZEQUEL P, BLAYAU M, et al. Obstructive azoospermia with agenesis of vas deferens or with bronchiectasia(Young's syndrome): a genetic approach. Hum Reprod, 1995, 10(2): 338-341.

[24] SHAMIM M. Persistent Mullerian duct syndrome with transverse testicular ectopia presenting in an irreducible recurrent inguinal hernia. J Pak Med Assoc, 2007, 57 (8): 421-423.

[25] NIE X, AREND L J. Pkd1 is required for male reproductive tract development. Mech Dev, 2013, 130 (11/12): 567-576.

[26] TORRA R, SARQUELLA J, CALABIA J, et al. Prevalence of cysts in seminal tract and abnormal semen parameters in patients with autosomal dominant polycystic kidney disease. Clin J Am Soc Nephrol, 2008, 3 (3): 790-793.

[27] BELET U, DANACI M, SARIKAYA S, et al. Prevalence of epididymal, seminal vesicle, prostate, and testicular cysts in autosomal dominant polycystic kidney disease. Urology, 2002, 60(1): 138-141.

[28] REIG B, BLUMENFELD J, DONAHUE S, et al. Seminal megavesicle in autosomal dominant polycystic kidney disease. Clin Imaging, 2015, 39 (2): 289-292.

[29] HENDRY W F, RICKARDS D, PRYOR J P, et al. Seminal megavesicles with adult polycystic kidney disease. Hum Reprod, 1998, 13 (6): 1567-1569.

[30] PICARD J Y, CATE R L, RACINE C, et al. The Persistent mullerian duct syndrome: an update based upon a personal experience of 157 cases. Sex Dev, 2017, 11 (3): 109-125.

[31] HIRSH A, WILLIAMS C, WILLIAMSON B. Young's syndrome and cystic fibrosis mutation delta F508. Lancet, 1993, 342 (8863): 118.

[32] 中国医师协会检验医师分会 . 染色体核型检验诊断报告模式专家共识 . 中华医学杂志，2016，96 (12): 933-936.

[33] STRACHAN T, READ A P, STRACHAN T. Human molecular genetics. 4th ed. New York: Garland Science, 2011 : 781.

[34] PYERITZ R E, KORF B R, GRODY W W. Emery and rimoin's principles and practice of medical genetics and genomics: clinical principles and applications. 7th ed. San Diego CA: Elsevier, 2018 : 397.

[35] JORDE L B, CAREY J C, BAMSHAD M J. Medical genetics. 5th ed. Philadelphia, PA: Elsevier, 2016 : 356.

[36] NIESCHLAG E, BEHRE H M, NIESCHLAG S. Andrology: male reproductive health and

dysfunction. 3rd ed. Heidelberg，New York：Springer，2010：XⅦ，629.

[37] FRITZ M A，SPEROFF L. Clinical gynecologic endocrinology and infertility. 8th ed. Philadelphia：Wolters Kluwer Health/Lippincott Williams & Wilkins，2011：1439.

[38] SALIAN-MEHTA S，XU M，WIERMAN M E. AXL and MET crosstalk to promote gonadotropin releasing hormone（GnRH）neuronal cell migration and survival. Mol Cell Endocrinol，2013，374（1/2）：92-100.

[39] KANSAKOSKI J，FAGERHOLM R，LAITINEN E M，et al. Mutation screening of SEMA3A and SEMA7A in patients with congenital hypogonadotropic hypogonadism. Pediatr Res，2014，75（5）：641-644.

[40] BEUROIS J，CAZIN C，KHERRAF Z E，et al. Genetics of teratozoospermia：back to the head. Best Pract Res Clin Endocrinol Metab，2020，34（6）：101473.

[41] SHANG Y，YAN J，TANG W，et al. Mechanistic insights into acephalic spermatozoa syndrome-associated mutations in the human *SUN5* gene. J Biol Chem，2018，293（7）：2395-2407.

[42] YE Y，WEI X，SHA Y，et al. Loss-of-function mutation in TSGA10 causes acephalic spermatozoa phenotype in human. Mol Genet Genomic Med，2020，8（7）：e1284.

[43] MAZAHERI MOGHADDAM M，MAZAHERI MOGHADDAM M，HAMZEIY H，et al. Genetic basis of acephalic spermatozoa syndrome，and intracytoplasmic sperm injection outcomes in infertile men：a systematic scoping review. J Assist Reprod Genet，2021，38（3）：573-586.

[44] ZHU F，LIU C，WANG F，et al. Mutations in PMFBP1 cause acephalic spermatozoa syndrome. Am J Hum Genet，2018，103（2）：188-199.

[45] NIE H，TANG Y，QIN W. Beyond acephalic spermatozoa：the complexity of intracytoplasmic sperm injection outcomes. Biomed Res Int，2020，2020：6279795.

[46] FANG J，ZHANG J，ZHU F，et al. Patients with acephalic spermatozoa syndrome linked to SUN5 mutations have a favorable pregnancy outcome from ICSI. Hum Reprod，2018，33（3）：372-377.

[47] PENA V N，KOHN T P，HERATI A S. Genetic mutations contributing to non-obstructive azoospermia. Best Pract Res Clin Endocrinol Metab，2020，34（6）：101479.

[48] HOUSTON B J，RIERA-ESCAMILLA A，WYRWOLL M J，et al. A systematic review of the validated monogenic causes of human male infertility：2020 update and a discussion of emerging gene-disease relationships. Hum Reprod Update，2021，28（1）：15-29.

[49] 白文俊，刘清尧．白文俊教授团队男科疾病病例精解（第二辑）．北京：科学技术文献出版社，2020：10-15，269-276.

[50] 孙莹璞，相文佩．人类卵子学．北京：人民卫生出版社，2018：381-382.

[51] 贺竹梅．现代遗传学教程．北京：高等教育出版社，2017：65，309-311.

[52] 陈竺．医学遗传学．3 版．北京：人民卫生出版社，2015：11-26.

[53] 中华医学会男科学分会．男性生殖相关基因检测专家共识．中华男科学杂志，2020，26（9）：844-851.

（辛航　许海龙）

第三十章 精子 DNA 损伤与男性不育

第一节 精子 DNA 损伤

一、概述

1. 流行病学特点

不孕不育夫妇中，男性因素约占 50%。男性生育能力的检测和精准评估具有重要的临床意义，其中精子浓度、运动性、存活力和正常精子形态分析等精液基本参数是男性不育诊断的基础，但越来越多的临床事实已证明，单单这些指标临床价值非常有限，因为它们不能体现精子的功能，不能充分反映精子 DNA 的完整性和顶体酶功能。临床上约有 20% 的不育男性中精子基本参数均正常，进而出现不少的“特发性不育”的男性患者。因此，临床上需要具有预测价值更高、更可靠且有循证医学证据的检测指标来完善男性不育的诊断。其中精子 DNA 损伤（sperm DNA fragmentation，SDF）是目前最具潜力的检测评估指标，尽管存在一些争议和负面结果。

2. 精子发生和染色质包装

精子在睾丸内从圆形细胞转变为细长的纤毛状精子是一个高度复杂的过程，此过程分为三个步骤：增殖、成熟和分化。在此过程中，精子 DNA 经历了重大的多步变化，包括所谓的过渡蛋白和最终由鱼精蛋白交换的组蛋白作为核蛋白的交换，导致雄性遗传物质的高度浓缩。

3. 精子 DNA

人类一个生殖细胞中的基因组约由 30 亿个碱基对组成，这些碱基组成 23 条不同的染色体，每条染色体含单个双链 DNA 分子。DNA 分子由两条多核苷酸链组成，两条链相互盘绕形成双螺旋。在双螺旋中，两条相对的链之间的腺嘌呤（A）和胸腺嘧啶（T）、鸟嘌呤（G）和胞嘧啶（C）配对。一条典型的染色体可包含数百至数千个基因，它们按线性顺序排列在染色体中的 DNA 分子上。在这些基因中，编码蛋白质的序列实际上只占整个基因组的 1.3% 左右，其他 98.7% 的序列为不编码蛋白质。

4. 精子 DNA 损伤

突变是标准碱基对序列的变化，而 DNA 损伤则指 DNA 化学结构发生异常，并引起 DNA 的结构变化，从而阻止了复制机制的正常运行。精子 DNA 损伤是 DNA 分子结构改变的结果。这些改变包括碱基的化学变化、单链断裂、双链断裂、DNA 主链上单碱基丢失、嘌呤 / 嘧啶和脱氧核糖的修饰、碱基位点的引入和 DNA 交联。基因转录可能被阻断或被诱导，最终的转导途径可能被诱导，DNA 复制中可能发生错误，端粒 DNA 的损耗可能增加，基因组可能变得不稳定。

DNA 损伤有两种主要类型，包括内源性损伤【由活性氧（reactive oxygen species，ROS）攻击引起】和外源性损伤（由辐射、热损伤、某些毒素或诱变剂引起）。尽管在精子中，DNA 损伤的修复机制非常有效，但这些机制仅在精子发生的最后 3 周之前的有丝分裂和减数分裂过程中起作用。从那以后，男性生殖细胞没有修复机制，因此精子在生精过程中极易受到 DNA 损伤的影响。在该过程中，单倍体圆形精子分化并在形态上转变成细长的、高度极化的精子。同时整个染色质从以组蛋白为核蛋白的巨大环形结构重塑为高度凝聚和紧密的染色质组织，其中 DNA 的负电荷被碱性鱼精蛋白中和，从而使整个基因组固缩于约 5 μm × 2.5 μm 的人类精子头部。具有 DNA 缺陷的精子虽然可以使卵母细胞受精，但是卵母细胞的修复能力存在局限性和个体差异，如果无法完全修复，则可能会引起胚胎停止发育、畸形。

二、精子 DNA 损伤的病因、机制及修复机制

（一）精子 DNA 损伤的病因

1. 不健康的生活方式

吸烟、饮酒不仅会影响其精液的质量，对于精子 DNA 结构的完整性也有着直接的影响。相关临床研究指出，吸烟男性精子 DNA 损伤的程度比不吸烟男性高，这可能是因为吸烟者精液当中的氧自由基含量持续增多，导致其抗氧化能力降低。长期大量饮酒也会损害精子发生，对精液参数产生负面影响，并通过减少睾丸体积和 Leydig 细胞数量而减少睾丸雄激素的合成。与吸烟一样，大量饮酒可能会增加精液白细胞的浓度，从而导致生育能力下降。

2. 空气污染和辐射

随着工业化发展速度的不断加快，空气污染也越来越严重，这对于男性的生育能力也有极大的影响。有研究检测了长期生活在严重和轻微环境污染区的年轻男性的精子 DNA 损伤情况，结果发现严重污染区男性的精子 DNA 损伤程度明显更重，原因可能是环境污染区存在过量的多环芳烃微粒，导致男性精子细胞 DNA 发生突变。

3. 生殖系统病变

（1）精索静脉曲张和高温：在世界范围内，精索静脉曲张是原发性和继发性男性不育的最常见原因，估计分别占 35% ～ 40% 和高达 80%。精索静脉曲张可通过多种病理生理机制影响男性的生育能力，如提高阴囊温度（或热应激）、睾丸血流灌注不足、缺氧、有毒代谢产物回流，甚至激素紊乱，会严重损害精子的发生。热应激会引起线粒体、细胞质和质膜 ROS 显著增加。睾丸热应激会影响精子发生的整个过程，最终导致高水平的精子 DNA 损伤。所以长时间开车、热水浴及久坐于电脑前都会使阴囊温度升高，增加精子 DNA 损伤风险。

（2）生殖道感染和炎症：男性生殖道感染和炎症是继特发性和精索静脉曲张之后男性不育的第三大常见原因。临床医生面临的一个问题是男性生殖道感染通常是无症状的。此外，男性很少主动就医。因此诊断和治疗常常被延误。泌尿生殖系统感染会触发被感染的器官白细胞浸润，随后释放大量的 ROS 和促炎性细胞因子，如 IL-6、IL-8 或肿瘤坏死因子 α。反过来，这些细胞因子通过氧化应激和脂质过氧化直接或间接地对精子功能和精子 DNA 完整性产生不利影响。

4. 年龄因素

男性生殖功能随着年龄的增长而逐渐下降，这包括性腺功能减退、勃起功能障碍和睾丸功能障碍，以及慢性前列腺炎、良性前列腺增生和前列腺癌的风险增加。衰老的男性在整个生命周期中都会继续产生精子，但是精子的数量和质量却在下降。衰老会通过生殖细胞中的 OS 增加 DNA 损伤。与老年男性相比，年轻的男性具有完整 DNA 和染色质质量的精子百分比通常更高。DNA 损伤引起的异常配子的增加是明显的，特别是由于修复 DNA 损伤的能力降低，从而进一步产生了 ROS。OS 诱导的半胱天冬酶激活和生殖细胞凋亡加快了细胞凋亡率，同时降低了精子发生率和精子 DNA 完整性。父亲年龄的增长已被证实可以导致精子 DNA 碎片率和单基因突变率增加。

（二）精子 DNA 损伤的机制

目前有三种主要的理论来解释精子 DNA 损伤的机制：①氧化应激损伤。②精子发生异常。③精子凋亡异常。

1. 氧化应激损伤

目前认为氧化应激是 SDF 产生的最重要发病机制。ROS 是具有高度活性的氧衍生物，其半衰期在纳秒至毫秒的范围内，会引起氧化应激。氧化应激可能是由内源性和外源性因素引起的。男性生殖道感染、精索静脉曲张是最重要的内源性因素；吸烟、酗酒、辐射或环境毒物是常见的外源性因素。像任何其他体细胞一样，由于线粒体电子转移链中的电子泄漏，精子也产生自己的 ROS。在泄露超过正常生理水平

的情况下，会产生过高水平的超氧化物，其转变为过氧化氢，通过脂质过氧化作用导致膜损伤，从而触发线粒体膜更大的损伤，导致更多的 ROS 泄露，引起恶性循环。任何来源的 ROS 包括精子细胞或白细胞不仅会在线粒体膜中而且在所有其他细胞膜中引发膜脂质的脂质过氧化（lipid peroxidation，LPO）。LPO 的特征是发生自由基链反应，该自由基链反应可氧化膜中存在的多不饱和脂肪酸，并产生多种脂质代谢产物，包括脂质过氧自由基、烷氧基、丙二醛、4- 羟基壬烯和丙烯醛。4- 羟基壬烯可以结合线粒体蛋白并触发 ROS 的产生，从而迫使精子细胞进入线粒体膜损伤和凋亡的恶性循环。此过程最终导致氧化 DNA 加合物形成、DNA 链断裂和细胞死亡。这些醛本身也是强氧化剂，可加剧线粒体电子泄漏并增加 ROS 的产生，不仅会导致精子 DNA 受损，还会损害其他精子功能。

2. 精子发生异常

精子细胞核与染色质包装的转变是将细胞核的大小从正常的体细胞大小缩小到精子大小的关键过程。在此过程中，90% ～ 95% 的组蛋白最终被鱼精蛋白取代。为了用鱼精蛋白代替组蛋白，产生了 DNA 缺口以减轻扭转应力，从而促进组蛋白的分解并帮助染色质重排。这些缺口在染色质包装完成时完全消失。若二者转化受阻，会导致染色质包装异常和修复缺陷，引发 DNA 损伤。组蛋白 - 鱼精蛋白转换过程复杂，受多种机制调控。组蛋白尾巴的过度酰化促进了组蛋白置换的过程，使染色质结构松散，导致DNA链断裂，并使 DNA 更容易受到破坏。

3. 精子凋亡异常

在人类生殖系统中，凋亡可清除异常生殖细胞，这一过程受多种机制调控。精子细胞的正常凋亡有助于调控精子数量，以及时清除体内染色体异常的精子和保证精子质量，若精子凋亡异常，可造成 DNA 损伤的精子增多。引发精子凋亡异常的机制：一方面，具有 DNA 损伤的精细胞可通过某种机制逃脱正常凋亡途径，进一步分化为成熟精子；另一方面，内源性和外源性细胞凋亡信号通路激活异常可造成精子 DNA 碎片率的增加。WANG 等研究表明，外源性 Fas/FasL 信号通路激活异常与睾丸生精细胞的凋亡异常有关。另有研究发现，内源性线粒体依赖通路可能在热诱导的生殖细胞凋亡中起关键作用。

（三）精子 DNA 损伤的修复机制

在哺乳动物的基因组中，由于自发复制错误和细胞自身代谢，估计每个细胞一天产生约 105 个 DNA 损伤。为了挽救精子中的 DNA 损伤，已经进化出了四种修复机制来维持基因组的完整性：核苷酸切除修复（nucleotide excision repair，NER）、碱基切除修复、DNA 错配修复和双链断裂修复。无论什么原因引起的损伤，这些机制都会检测和修复 DNA 损伤。

1. 核苷酸切除修复

核苷酸切除修复机制作用于重要的损伤，如由紫外线、不匹配的碱基或庞大的加合物、氧化损伤和 DNA 链内交联引起的损伤。这些修饰会导致 DNA 螺旋结构的扭曲。DNA 损伤被约 30 种不同的 NER 机制中的蛋白质扫描和检测。这种机制由两个子途径组成，分别叫作全基因组 NER（GG-NER）和转录偶联 NER（TC-NER）。每个通路都负责识别不同的病变。在整个基因组中，GG-NER 负责 DNA 损伤，TC-NER 负责检测主动转录基因的编码链。在 GG-NER 中，DNA 损伤由 XPC/RAD23B 蛋白扫描和检测。TC-NER 被 DNA 扭曲激活，阻断延长的 RNA 聚合酶Ⅱ复合物。在损伤识别后，这两种途径都使用修复机制。DNA 螺旋解开，允许 XPA 通过复制蛋白 A 与 DNA 链结合，以进行二级 DNA 损伤识别。此外，核内 XPG 和 XPF/ERCC1 切割 DNA，导致病变的清除。最后 DNA 聚合酶填补了缺口，缺口被 DNA 连接酶密封。内源性和外源性药物在精子发生过程中产生多种 DNA 损伤。为了挽救这些 DNA 损伤，核苷酸切除修复机制等 DNA 修复机制在生精细胞中发挥了重要的作用。

2. 碱基切除修复

碱基切除修复是一种高度协调的途径，负责切除非螺旋扭曲的碱基病变。这些特定的碱基改变可以通过脱氨或氧化来增加。许多涉及各种酶和蛋白质的步骤通过 BER 途径进行，防止 DNA 损伤的有害后果。最典型的碱基病变是 8-oxo-2’- 脱氧鸟苷（8-oxo-dG），它在 DNA 复制过程中与腺嘌呤或胞嘧啶配对，并导致 G-C 到 T-A 转换突变。此外，它还会产生突变的 RNA 转录本。BER 通路是通过 DNA 糖基化酶识别和切除损伤而启动的，该酶检测到改变的单个 DNA 碱基，并切割连接受损碱基到脱氧核糖的 N 糖苷键。这导致 DNA 糖磷酸主链中缺失一个碱基，称为脱嘌呤或脱嘧啶位点，该碱基将被脱嘌呤或脱嘧啶（apurinic apyrimidinic，AP）内切酶裂解。因此产生的单链缺口通过 DNA 连接酶Ⅲ处理短片段或通过 DNA 连接酶Ⅰ处理长片段。8- 羟基 -2'- 氧鸟嘌呤（8-OHdG）是精子 DNA 氧化应激过程中产生的碱基加合物。8- 氧鸟嘌呤（8OHdG）糖基化酶 1（OGG1）切割精子中的 8 个 OHdG 残基并产生基本位点。然后，无嘧啶内切酶切开 DNA 的磷酸骨架，在体细胞和卵母细胞中插入一个未经修饰的核苷酸。在精子中，无嘧啶内切酶 1 不存在，损伤精子 DNA 中无嘧啶位点由 OGG1 在受精卵第一次有丝分裂的 S 期被修复。

3.DNA 错配修复

错配是由于 DNA 聚合酶在 DNA 复制过程中校对低效而导致 DNA 链碱基的互变异构化。错配是指碱基 - 碱基不匹配，如 G-T 或 A-C，以及插入删除环。错配修复机制可将 DNA 复制的保真度提高约 100 倍，并抑制基因组的不稳定性。该机制在进化上是非常保守的，以防止所有生物体的基因组不稳定。

4.DNA 双链断裂修复

有几个因素会导致 DNA 双链断裂。这些因素包括 ROS、DNA 复制失败和 DNA 修复、重组、减数分裂、电离辐射和化疗药物。未修复的 DNA 双链断裂可导致易位、DNA 融合和细胞死亡。同源重组和非同源端连接修复机制具有修复 DNA 双链断裂的功能。

三、精子 DNA 损伤的检测方法

1. 精子染色质结构分析法

流式细胞仪是检测荧光标记细胞的一种快捷、准确、直观的方法，被广泛用于临床检测中。采用流式细胞仪对经原位标记的精子细胞进行分析，数秒钟内就能高速检测数万个精子细胞，检测结果客观可信，重复性高，目前在国内外已广泛应用于临床。精子染色质结构分析法（sperm chromatin structure assay，SCSA）作为一种间接测定精子 DNA 损伤的检测方法，可对新鲜和冷冻的精液标本进行检测。用吖啶橙对经酸处理变性后的精子 DNA 进行染色：双链 DNA 与吖啶橙结合后发出绿色荧光，而单链 DNA 与吖啶橙结合后发出红色荧光。利用流式细胞仪进一步评价染色细胞，被染成绿色的精子有完整的 DNA，而被染成红色的精子 DNA 发生了变性。根据红色精子数量所占比例，可计算 DNA 碎片指数（DNA fragmentation index，DFI）。为了分析数据，在正向光散射 / 侧光散射区域应用一个门来选择精子种群。在随后的步骤中，绿色双链 DNA 和红色单链 DNA 荧光细胞图仅用于进入吖啶橙染色阳性细胞，并从分析的细胞碎片中减去缺乏遗传物质的凋亡小体。同时，使用以下公式计算每个吖啶橙染色阳性精子中绿色向红色荧光或 DFI 的变化：DNA 片段指数（DFI）=（红色荧光）/（红色荧光 + 绿色荧光）。进一步，DFI 值用直方图表示，其中使用参考样本，可以在主细胞群的右侧找到中到高的 DFI 值。右侧细胞的百分比，代表吖啶橙染色阳性事件的总数，被称为 DFI%，这是用于解释临床试验的参数。DFI 直方图还提供了 DFI 的平均值和标准差值。目前多数国内医院设立的参考阈值为 30%，当 DFI ≥ 30% 时提示精子 DNA 完整性差；当 15% ＜ DFI ＜ 30% 时，提示精子 DNA 完整性一般；当 DFI ≤ 15% 时，提示精子 DNA 完整性好。该方法的优点是不仅检测速度快，变异系数低，而且易于室内室间标准化。

2. 末端脱氧核苷酸转移酶 dUTP 缺口末端标记法

末端脱氧核苷酸转移酶 dUTP 缺口末端标记法（terminal deoxynucleotidyl transferase-mediated dUTP-biotin nick end labeling，TUNEL）检测精子细胞凋亡的原理是当基因组 DNA 断裂时，暴露的 3'-OH 可以在末端脱氧核苷酸转移酶（terminal deoxynucleotidyl transferase，TdT）的催化下加上异硫氰荧光素（fluorescein isothiocyanate，FITC）标记的缺口末端标记法（fluorescein-dUTP），利用 TdT 将带有荧光标记的 dUPT 转移至 DNA 损伤分子的 3'-OH，然后通过显微镜或流式细胞仪定量分析 DNA 双链和单链损伤。TUNEL 方法的优点是可以直接测量精子 DNA 损伤，缺点是操作复杂、耗时长且易受未洗净非结

合标志物干扰，FITC 和 TdT 的大分子量也会降低与高度浓缩核染色质的结合效率。

3. 彗星试验

彗星试验是一种评估单个精子中 SDF 的方法，在电场影响下取决于断裂的 DNA 链的大小。该试验的名称与荧光显微镜下电泳运动后从精子头部分离的“彗星”外观有关。这种方法中，精子被嵌入于一个薄薄的琼脂糖基质中，其中在高盐条件下促进了抑制诱导的裂解。这种处理去除核蛋白，允许产生类核样结构，在碱性条件下允许类核内的双链 DNA 解开。在随后的电泳步骤中，DNA 的断裂链向正极迁移，产生类似于彗星尾巴的特征色散模样。完整的 DNA 构成了彗星的头部，而碎片化的 DNA 片段构成了彗星的尾巴，这种相对荧光可以作为衡量 DNA 损伤水平的指标。彗星试验的原理是 DNA 的碱性变性。该检测方法存在于许多不同的变体中；碱不稳定位点被转化为 DNA 断裂。在电泳过程中，DNA 链在凝胶中横向移动，形成彗星的尾巴，没有断裂的 DNA 留在彗星的头部。染色后，显微镜下可以看到彗星状的物体。彗星的评分可以在视觉上进行或在不同的评分软件的帮助下完成，每张重复的幻灯片至少要计算 50 颗彗星。该方法的优点是精子用量少，可根据电泳液 pH 的不同区分 DNA 单链损伤和双链损伤，有助于研究不同损伤类型与不同疾病的关系；缺点是检测耗时长，操作复杂，易受电压、电流等因素的影响，临床应用较困难。

4. 精子染色质扩散试验

精子染色质扩散（sperm chromatin dispersion，SCD）试验是一种评价精子 DNA 对酸变性敏感性的光镜方法。SCD 的原理是完整的 DNA 环在核蛋白变性和提取后展开，而当 DNA 碎片化时，不产生这种特征光晕或光晕很小。这种方法依赖于完整的精子染色质在暴露于酸和裂解溶液后形成光晕的能力；这些光晕对应于附着在残余核结构上的松弛 DNA 环，这些环在去除核蛋白后释放出来。该方法包括三个主要步骤：①将精子埋入琼脂糖基质中，琼脂糖基质提供惰性悬浮样底物来操纵细胞。②在酸 DNA 解溶液中孵育，然后裂解；酸溶液作为 DNA 变性剂，仅在存在 DNA 损伤的情况下溶解 DNA 双螺旋，中性裂解溶液用来去除核蛋白。③洗涤，增加乙醇浴中脱水和染色。SCD 是一种简便快速、价格低廉的间接检测 SDF 的方法，可以对新鲜和洗涤后精液标本进行检测。依据光晕的存在及大小来判断精子 DNA 的完整性，标准如下。

（1）大：光晕宽度等于或大于核心的较小直径。

（2）中：光晕大小在大晕环和小晕环之间。

（3）小：光晕宽度等于或小于核心的较小直径的 1/3。

（4）无：没有光晕。

（5）无光晕降解：那些不显示光晕并呈现不规则或弱染色的核心。 此类别与影响 DNA 和蛋白质化合物的严重损伤有关。

结果应该以每个类别的百分比来表示。有 DNA 碎片化的精子的百分比是那些有小晕环、没有光晕和没有光晕降解的精子的总和。SCD 的缺点是不能区分 DNA 单双链损伤且光晕大小评估和背景染色难以标准化，受主观因素影响较大。

第二节　精子 DNA 损伤的危害与干预措施

一、精子 DNA 损伤对生育的影响

1. 精子 DNA 损伤与精液常规参数的关系

WHO 推荐 SDF 检测作为评估男性生育力的常规检测项目。几项研究调查了 SDF 和常规精液参数之间的关系，发现即使常规精液参数正常，这些男性中也有 25% ～ 40% 的人由于 DFI 超过 20% ～ 30% 而引起不育。有研究采用 SCD 法检测发现，在男性不育诊断中，DFI 的诊断价值高于精液分析，DFI（26.1%）

是鉴别不育男性和生育男性的最佳临界值，灵敏度为 80.8%，特异度为 86.1%。最近，有学者对 SDF 与常规精液参数之间的相关性进行了研究。Green KA 等研究发现 DFI 水平的升高与精子浓度和前向运动精子总数呈负相关。国内学者研究发现在不育男性中 DFI 与精子的浓度、活力和形态呈负相关，且与前向运动精子百分比的负相关关系最明显，这既反映出精液常规参数能为评估精子 DNA 完整性提供参考，又反映出 DFI 对于男性生育能力预测具有科学性。

2. 精子 DNA 损伤对生育的影响

精子 DNA 损伤水平对生殖结局有影响，包括自然妊娠、宫腔内人工授精（intrauterine insemination，IUI）、卵胞浆内单精子注射和体外受精（in vitro fertilization，IVF）流产的风险和可能出现的先天性缺陷。随着辅助生殖技术的飞速发展，人们对 SDF 的作用有了更加深刻的认识。有学者研究了 215 个丹麦首次计划怀孕者，通过精子染色质结构分析检测染色质易感性并随访 2 年，发现当染色质异常超过 20% 时，生育能力开始下降；当染色质异常超过 40% 时，则没有怀孕发生。另一项研究中，通过 SCSA 检测的 DFI 在 127 位不育男性和 137 位已证实的可育男性之间进行了比较，与 DFI ＜ 10% 的男性相比，DFI 在 10% ～ 20% 的男性发生不育的风险增加，在 DFI ＞ 20% 的男性中不育症更为普遍。有报告指出相比于 IVF 和 ICSI 结果，高水平 SDF 对妊娠流失的影响更为明显。对于自然受孕和人工授精，DFI 也与不良生殖结果成反比。DFI 可作为接受 IUI 的夫妇生殖结局的独立预测指标。有研究显示，TUNEL 评估的高水平 DNA 损伤（≥ 15%）和低水平 DNA 损伤（＜ 15%）精子的受精率相似，但精子 DNA 碎片与囊胚和妊娠率呈负相关。可以推断高水平的 DNA 损伤促进胚胎发育停滞并诱导卵裂球凋亡。通过 SCSA 间接评估的精子 DNA 损伤也得出了类似的结果，高水平的 DNA 碎片（≥ 30%）与低囊胚率和妊娠失败有关。

3. 精子 DNA 损伤对胚胎发育的影响

精子 DNA 损伤与胚胎发育不良具有相关性。有研究表明，精子 DNA 受损与胚胎多核和自然流产风险的高发生率相关。Niu 等观察到精子 DNA 损伤对 IVF 后的受精率和妊娠率没有影响，但是观察到在上游法分离后 SCSA 评估的 DNA 碎片指数异常患者的良好胚胎率下降。Simon 等通过碱性彗星试验将精子 DNA 损伤分为低损伤（0 ～ 30%）、中等损伤（31% ～ 70%）和高损伤（71% ～ 100%），发现低 DNA 损伤精子比高 DNA 损伤精子产生优质胚胎的比例更高，而劣质胚胎的比例更低。Yang 等报道低（＜ 15%）和高（≥ 15%）DNA 碎片指数的 ICSI 患者，正常受精率、优质胚胎率和囊胚形成率相似，但也观察到高水平精子 DNA 损伤的患者在 ICSI 后的植入率低于低水平损伤的患者。最近的一项研究使用 TUNEL 和 SCSA 比较了 42 名有生育能力的男性和 42 名伴侣有自然流产史的男性精子中 DNA 碎片的数量，该研究发现流产组精子 DNA 碎片率较高，支持精子 DNA 损伤是导致自然流产的主要因素的观点。

二、精子 DNA 损伤的干预方式

1. 改变生活方式

环境和生活方式因素对男性生育有深远的影响。目前的数据表明，与非吸烟者相比，吸烟者的 SDF 值更高。大量的环境因素，如空气污染物、电离辐射、农药可以升高 SDF 值。一些研究已经证明肥胖男性的 SDF 更高。生活方式改变对 SDF 的影响尚无具体证据。然而，减肥和饮食结构的改变已被提出有利于降低患者的 SDF 指数。降低阴囊部位的温度是可以改善精子活动性和形态的一种治疗方式。

2. 口服抗氧化药物治疗

抗氧化剂能够抵消 ROS 的作用并维持氧化还原电位的平衡，这对于优化精子功能至关重要。口服抗氧化剂治疗对改善 SDF 可能会有积极意义。具有抗氧化特性的化合物包括维生素 E、维生素 C、辅酶 Q10、肉碱、硒、锌、番茄红素、叶酸和 N- 乙酰半胱氨酸等，这些化合物在体外清除自由基方面显示出较好的效果。然而，由于没有确切有效的抗氧化剂在指南体现，它们经常是根据经验使用的。但过量的抗氧化剂补充可能会对 OS 和 SDF 产生矛盾的影响，这种情况被称为减轻应激，因此，对于 OS 未升高的男性，应避免盲目使用口服抗氧化剂。

3. 提高射精频率

禁欲时间不仅对基本精液参数有影响，而且对精子功能也有影响。延长禁欲时间可能是由于将精子长期暴露于附睾中 OS 的环境中而增加了 SDF。因此，适当增加射精频率可能是改善 SDF 的一种简单的非侵入性手段。在当前文献中，仅在正常精子状态男性中证明了其有益效果，在常规精液参数异常的男性中的应用仍然值得商榷。

4. 抗感染治疗

男性不育患者生殖道感染首选抗感染治疗，目的是根除病原微生物，使炎症参数正常化。因为炎症被认为是精子 DNA 损伤的重要原因之一，它可引起 ROS 的增加，直接或间接地对精子 DNA 产生破坏作用。针对不同的病原体引起的生殖道炎症，需要采用有针对性、敏感的抗感染药物进行规范、足量治疗。由于许多男性生殖道感染是无症状的或者隐性感染，所以必须引起临床医生的重视，并根据情况需要给予必要的治疗。

5. 精索静脉曲张的治疗

精索静脉曲张的治疗包括药物治疗和手术治疗两种。

（1）药物治疗：容易被患者接受，但临床效果不一。一般建议对轻中度精索静脉曲张，且 SDF 不很高的患者，可以先行保守治疗，如给予改善血液循环的药物和阴囊物理降温的办法相结合，研究发现，马栗种子提取物具有改善血管弹性纤维和抗氧化应激作用，可以有效提高精索静脉曲张引起的下降的男性精子质量，且对轻中度曲张的精索静脉有一定的回缩作用。

（2）手术治疗：对于药物保守治疗效果不佳或者中重度的精索静脉曲张，建议积极采取手术治疗。目前的数据支持精索静脉结扎术在降低 SDF 和提高生育能力方面有积极价值，能提高自然受孕和辅助生殖的妊娠成功率。精索静脉结扎术可以改善 OS 标记，降低 SDF 指数。在一项对 21 项评价精索静脉结扎术对 SDF 影响的研究的系统回顾中，所有研究都报道了 SDF 的显著下降，平均约为 8%。

6. 中医中药治疗

精子染色质虽然在现代医学上来说发生在精子微观结构上，但是也属于中医有形之结构，与肾阴关系密切。肾阴亏虚，生殖之精匮乏，精子生成、发育受影响而导致染色质的异常。已生成之精虫失于滋养，结构可能发生改变，导致染色质损伤。故精子 DNA 损伤病机在于肾阴亏虚，治法当以滋阴补肾为主。常用药物有左归丸、五子衍宗丸等。

7. 精子优选

实验室条件（如长时间培养、离心、低温保存和使用不同培养基）可以通过增加 OS 介导的 DNA 损伤来显著影响 SDF。精细的密度梯度离心法（density gradient centrifugation，DGC）和上游法是辅助生殖常用的精子制备方法。他们利用多种离心方法来选择更高质量的精子。基于电泳的精子分选取决于正常成熟精子的负电荷，并将功能活跃的精子与未成熟的精子和白细胞分离。该过程的好处是通过消除离心步骤减少了对 ROS 的暴露。通过电泳分选出的精子的 SDF 明显降低。运动精子细胞器形态学检查通过使用 Nomarski 光学系统的数字增强光学显微镜对活精子的超微结构成分的形态进行研究，该显微镜可放大至 6300 倍。具有超过 50% 空泡核的精子已证实与 SDF 相关。其他方法包括基于精子与透明质酸结合的生理胞质内精子注射，以及允许精子沿着微通道移动的微流体设备。

8. 睾丸手术获精

睾丸手术获精是经睾丸直接获取精子，已被尝试作为一种治疗射精精液中高水平 SDF 的新方法，这样就可以在精子通过附睾和输精管道之前获取精子，避免这个环节引起精子 SDF 升高的因素。尽管经口服抗氧化剂治疗 3 个月，12 例 SDF 持续升高的男性中，通过睾丸切开取精术（testicular sperm extraction，TESE）获得的睾丸精子的 SDF 较 ICSI 当天射精精子低 3 倍，支持了这一观点。然而，手术取精有麻醉和手术并发症的风险。此外，睾丸精子可能存在较高的非整倍体率，这是一个值得关注的问题。因此，临床上对使用睾丸精子治疗高水平 SDF 的男性不育患者仍有争议。

第三节 小结

逐渐增加的男性不育是一个需要关注的社会问题，因为它会影响到许多家庭的生活和社会发展。近年来，对男性不育的研究也逐步拓展而深入，不育的治疗和妊娠结局越来越受到重视。国内外研究发现衡量男性生育能力的指标单靠传统的精液常规分析已经远远不够，其中精子DNA损伤对男性生育影响的研究和检测愈来愈受重视和验证，发现精子DNA损伤与男性生育有直接的关系。导致精子DNA损伤的机制复杂，其中氧化应激异常得到了一致认可。精子DNA损伤的常见病因包括不良的生活方式、年龄因素、泌尿生殖系统感染和精索静脉曲张。精子DNA损伤的治疗宜采取对因治疗和抗氧化治疗，治疗目的是降低精子DNA碎片率，改善精子质量，提高妊娠率和降低妊娠失败率。具体方法有口服抗氧化剂、提高射精频率、抗感染治疗、治疗精索静脉曲张、中医中药治疗、精子优选、睾丸手术获精等。

参考文献

[1] TESARIK J，GRECO E，MENDOZA C. Late，but not early，paternal effect on human embryo development is related to sperm DNA fragmentation. Hum Reprod，2004，19（3）：611-615.

[2] LI Y，LIN H，LI Y，et al. Association between socio-psycho-behavioral factors and male semen quality：systematic review and meta-analyses. Fertil Steril，2011，95（1）：116-123.

[3] LAFUENTE R，GARCÍA-BLÀQUEZ N，JACQUEMIN B，et al. Outdoor air pollution and sperm quality. Fertil Steril，2016，106（4）：880-896.

[4] SHIRAISHI K，MATSUYAMA H，TAKIHARA H. Pathophysiology of varicocele in male infertility in the era of assisted reproductive technology. Int J Urol，2012，19（6）：538-550.

[5] CHO C L，ESTEVES S C，AGARWAL A. Novel insights into the pathophysiology of varicocele and its association with reactive oxygen species and sperm DNA fragmentation. Asian J Androl，2016，18（2）：186-193.

[6] SELVARATNAM J，PAUL C，ROBAIRE B. Male rat germ cells display age-dependent and cell-specific susceptibility in response to oxidative stress challenges. Biol Reprod，2015，93（3）：72.

[7] MOAZAMIAN R，POLHEMUS A，CONNAUGHTON H，et al. Oxidative stress and human spermatozoa：diagnostic and functional significance of aldehydes generated as a result of lipid peroxidation. Mol Hum Reprod，2015，21（6）：502-515.

[8] WANG M，SU P. The role of the Fas/FasL signaling pathway in environmental toxicant-induced testicular cell apoptosis：an update. Syst Biol Reprod Med，2018，64（2）：93-102.

[9] JAVED A，TALKAD M S，RAMAIAH M K. Evaluation of sperm DNA fragmentation using multiple methods：a comparison of their predictive power for male infertility. Clin Exp Reprod Med，2019，46（1）：14-21.

[10] NIU Z H，SHI H J，ZHANG H Q，et al. Sperm chromatin structure assay results after swim-up are related only to embryo quality but not to fertilization and pregnancy rates following IVF. Asian J Androl，2011，13（6）：862-866.

[11] SIMON L，LIU L，MURPHY K，et al. Comparative analysis of three sperm DNA damage assays and sperm nuclear protein content in couples undergoing assisted reproduction treatment. Hum Reprod，2014，29（5）：904-917.

[12] YANG S J，LI T，LIU W，et al. Pre-implantation genetic screening in intracytoplasmic sperm injection for infertile patients with high sperm DNA fragmentation index. Zhonghua Nan Ke Xue，2018，24（1）：39-44.

[13] GREEN K A，PATOUNAKIS G，DOUGHERTY M P，et al. Sperm DNA fragmentation on the day of fertilization is not associated with embryologic or clinical outcomes after IVF/ICSI. J Assist Reprod Genet，2020，37（1）：71-76.

[14] OLIVEIRA J B，MASSARO F C，BARUFFI R L，et al. Correlation between semen analysis by motile sperm organelle morphology examination and sperm DNA damage. Fertil Steril，2010，94(5)：1937-1940.

[15] MOSKOVTSEV S I，JARVI K，MULLEN J B，et al. Testicular spermatozoa have statistically significantly lower DNA damage compared with ejaculated spermatozoa in patients with unsuccessful oral antioxidant treatment. Fertil Steril，2010，93（4）：1142-1146.

（冯科）

第三十一章 男科疾病相关遗传学检测

第一节 概述

哺乳动物性染色体（X 和 Y）从常染色体进化而来并参与性别决定和生殖特性。Y 染色体是最小的染色体，在进化过程中，许多限雄基因被删除。Y 染色体基因点突变或缺失可导致男性不育和（或）生育力下降。比如 Y 连锁基因性别决定区域的丢失或微缺失，可导致 XY 男性展现女性特征；Y 染色体无精子症因子 b 区域丢失 RNA 结合基序导致精子发生停滞在减数分裂期。另外 Y 染色体丢失及 Y 染色体基因的异位表达与各种男性疾病密切相关，包括一些体细胞癌。男科疾病表型多种多样，从表面上正常却无法受孕的精液指标，到完全没有精子产生。各种男科疾病表型的多样性，加上精子发生的极端复杂性，极大地混淆了这些疾病的潜在遗传原因的识别。

由于性染色体非整倍体等染色体病在发病率和致病意义上仍较高，传统的染色体核型分析技术仍是遗传性男科疾病诊断的主要技术。随着高通量测序技术等分子遗传学技术的发展，多种遗传性男科疾病及基因突变被发现并证实。然而，由于 Y 染色体富含大量的基因回文结构，对其进行深度基因分析尚存在一定难度。

本章将就男科疾病遗传学检测中的细胞遗传学技术及分子遗传学技术进行阐述。

第二节 细胞遗传学检测

多数情况下，对体格、智力、肢体、五官及面容发育异常的患者和第二性征发育异常的患者，应优先选择细胞遗传学检测即染色体核型分析；也应该对反复流产或不孕不育夫妇双方行染色体核型分析以排除染色体因素导致的不孕不育。对成年患者或健康人群进行外周血染色体核型分析常见性染色体非整倍体、染色体平衡易位、染色体倒位、嵌合体等染色体数目和结构异常导致的染色体病。

染色体核型分析是医学遗传学的基础，具有直观、辨识度高的特点，一直以来都是遗传咨询、染色体病的主要诊断技术和金标准。染色体核型分析的主要技术局限在于分辨率不足，常规 320 条带水平的染色体核型分析仅具有 10 Mb 左右的分辨能力，即使是 800 条带水平的高分辨染色体核型分析也仅能达到 5 Mb 左右的分辨能力，对于更小片段的染色体缺失重复，则需要借助分子遗传学检测手段才有可能确诊。

一、携带遗传信息的主体——染色体

位于细胞核内的染色体携带大部分遗传物质，是携带遗传信息的主体，其功能如下。

（1）携带遗传特征。

（2）携带细胞生命周期信息。

（3）遗传信息传递：每一对同源基因由一个父系染色体和一个母系染色体组成二倍体，正常的人体体细胞均为二倍体，在每次有丝分裂时，完整的染色体被传递给每个子代细胞。

（4）在配子形成的减数分裂过程中，精子或卵子只携带父亲 / 母亲的一半染色体，即所谓单倍体。

正常的人类细胞染色体核型由 46 条染色体组成，其中包含 22 对常染色体（按长度递减顺序从 1 到 22 编号）和 1 对性染色体，女性 XX，男性 XY（图 4-25）。

染色体病主要由染色体数目异常及结构异常导致，其中男科疾病相关的染色体病主要包括性染色体非整倍体及 Y 染色体结构异常。

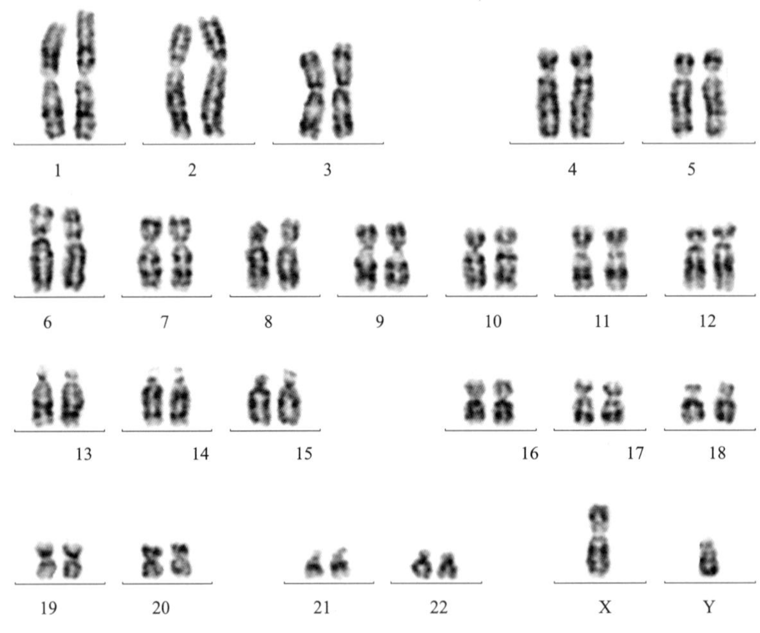

图4-25 正常男性染色体核型：46，XY

二、染色体核型技术

染色体核型分析是染色体病诊断的金标准，成人的染色体核型分析常使用含有肝素抗凝剂的采血管采集患者静脉血，在特定培养基内经过短期培养后，在培养体系中加入秋水仙碱使细胞停留于有丝分裂中期，通过滴片固定，用 Giemsa 染液对制好的染色体片进行染色。染色体上的异染色质区域，通常具有较高比例的腺嘌呤和胸腺嘧啶（A-T碱基对）并且处于相对的弱表达状态，会被吉姆萨染料染色为深色条带。相比之下，染色体上的常染色质区域，通常具有较高比例的鸟嘌呤和胞嘧啶（G-C 碱基对）并且处于高转录活性，与 Giemsa 染料的结合相对弱，在吉姆萨显带中形成浅色条带。每个染色体的条带的深浅相间特征是独特的，故通过染色体形态和 Giemsa 染色后染色体条带特征可以对染色体核型进行分析，Giemsa 染色的染色体核型分析技术又被称为 G 显带核型分析技术。一般常规的 Giemsa 染色核型分析图片染色体条带分辨率可达 320 ~ 550 条带水平；使用甲氨蝶呤对细胞进行预处理可使细胞核内染色体最大程度伸展，Giemsa 染色后条带分辨率可达 800 条带以上，此时称为高分辨染色体核型分析。图 4-25 为 320 条带水平下正常男性的染色体核型（46，XY）。图 4-26 为 Y 染色体在不同分辨率下的条带模式（注：本章使用的染色体核型图像，如无特殊说明，均为 Giemsa 染色的 320 条带水平核型图）。

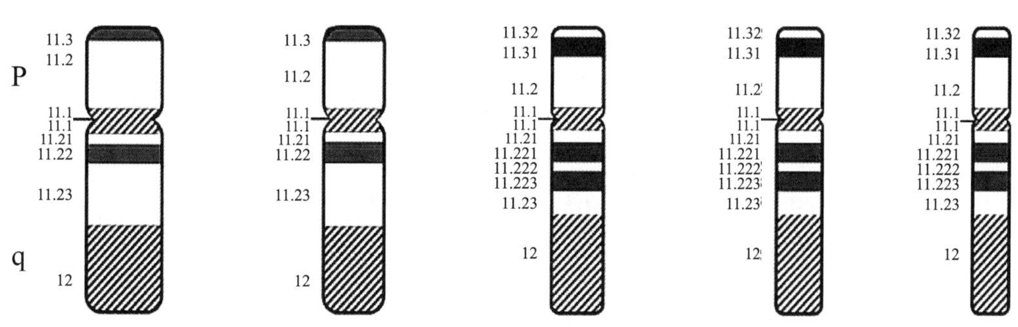

图4-26 Y染色体条带模式

三、男科疾病相关染色体异常

1. 性染色体非整倍体

性染色体非整倍体属于严重的出生缺陷，在20世纪，由于产前诊断仅能对具备产前诊断指征的孕妇进行胎儿染色体核型检测，性染色体非整倍体的发现比例并不高，多数性染色体非整倍体患者进入青春期发病时才被确诊。随着21世纪初无创产前筛查技术的广泛开展和应用，更多的性染色体非整倍体胎儿在孕中期就被筛查出来，进入青春期的性染色体非整倍体个体数量和比例在未来可能会大幅下降。常见的男性性染色体非整倍体包括：Klinefelter综合征和超雄综合征（图4-27，图4-28），其发生原因多与配子形成过程中性染色体未分离有关。

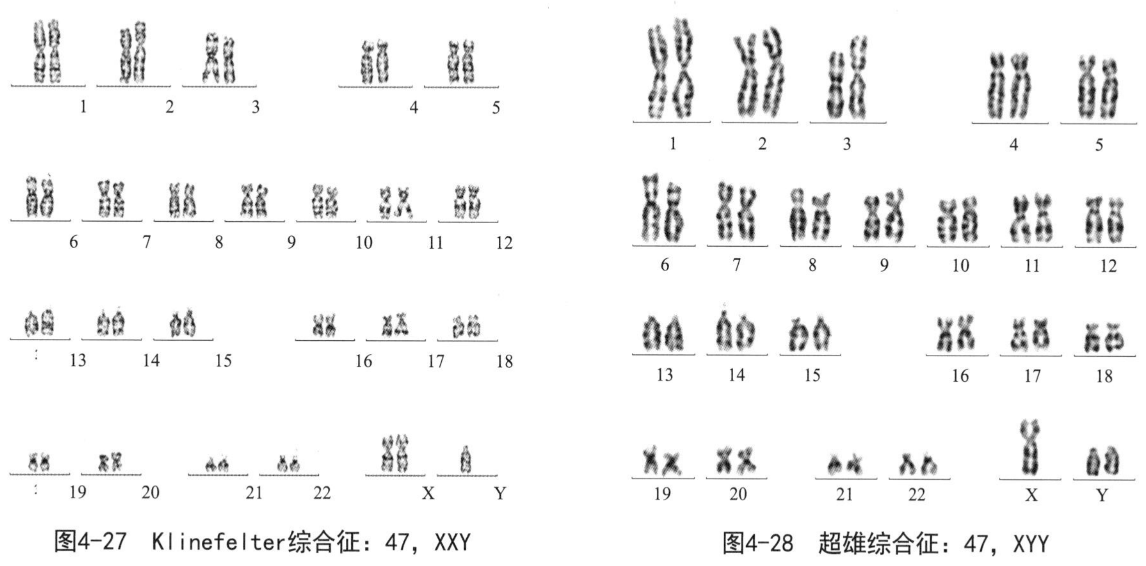

图4-27 Klinefelter综合征：47，XXY

图4-28 超雄综合征：47，XYY

2. Y染色体长度异常

Y染色体是人类染色体中包含基因数量最少的染色体，转录活性较低且占比较高的异染色质区对Y染色体核型长度影响较大。一般认为Y染色体长度介于18号染色体和21号染色体之间。长度较21号染色体短的Y染色体又称小Y染色体，其核型描述为46，X，Yqh-（图4-29）；长度较18号染色体长的Y染色体又称大Y染色体，其核型描述为46，X，Yqh+（图4-30）。46，X，Yqh-或46，X，Yqh+描述仅适用于Y染色体结构正常，而异染色质区长度异常增加或减少的Y染色体个体，表达式中q代表Y染色体长臂，h代表异染色质区（heterochromatin）。一般认为Y染色体长度变异仅涉及异染色质区，不影响功能。

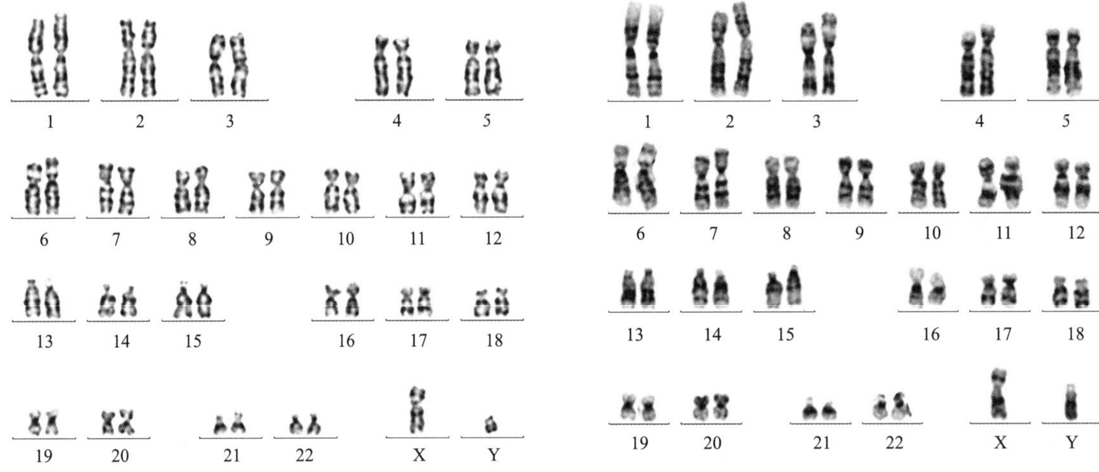

图4-29 Y染色体长度减少：46，X，Yqh-

图4-30 Y染色体长度增加：46，X，Yqh+

3. Y 染色体结构变异

相比非整倍体，Y 染色体的结构变异如染色体臂间倒位（图 4-31）、缺失（图 4-32）、易位（图 4-33）等发生比例较低，当结构异常部位位于 Yp11 区或 Yq11 区时，可能造成 *SRY* 基因或 *AZF* 基因的丢失或表达异常，引起性发育异常或精子生成障碍，应建议患者进行 Y 染色体微缺失检测。

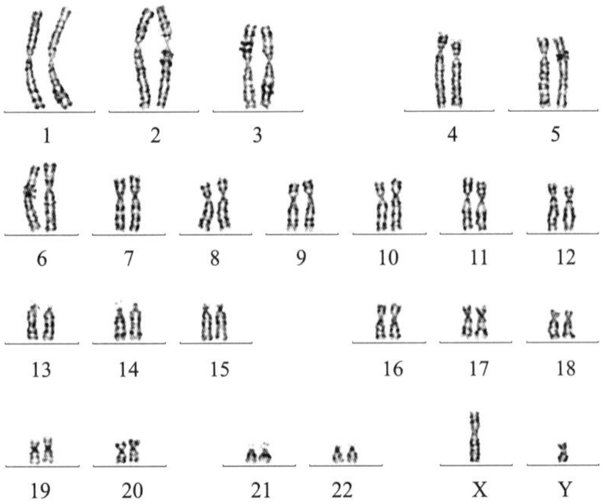

图4-31 Y染色体臂间倒位：46，X，inv（Y）（p11.2q11.2）（800条带水平）

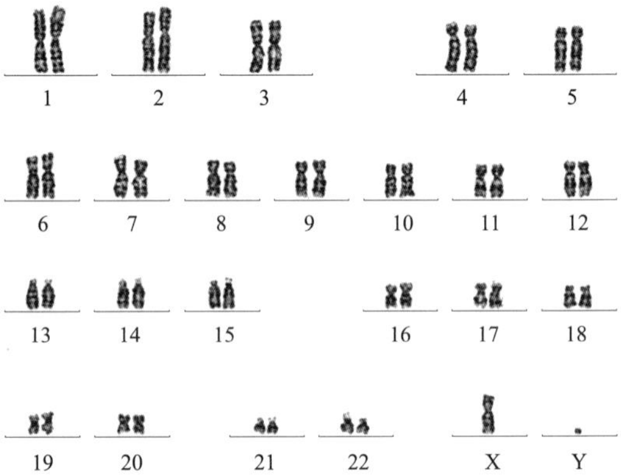

图4-32 Y染色体长臂缺失：46，X，del（Y）（q11.2）

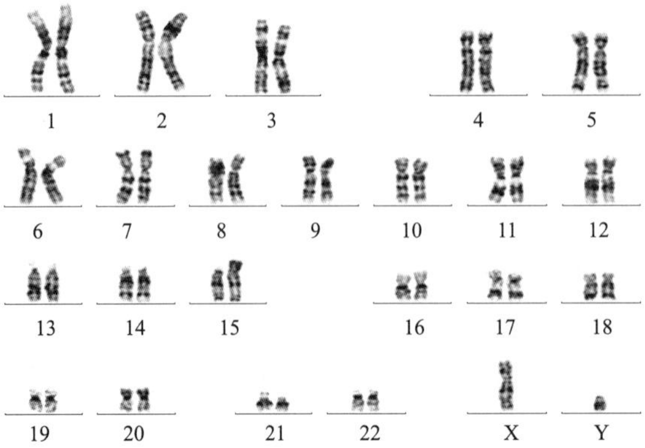

图4-33 15号染色体、Y染色体平衡易位：46，XY，t（15；Y）（p11.2；q12）

第三节 分子遗传学检测

荧光定量 PCR 检测、基因测序等分子遗传学技术已广泛应用于核苷酸位点多态性、STS 位点、罕见遗传病的检测和诊断中，作为染色体核型分析技术的补足，分子遗传检测技术可以做到 100 kb 甚至核苷酸单个位点突变的检测。对于少弱精子症或无精子症怀疑 Y 染色体 AZF 区微缺失的患者可通过 STS 位点检测 AZF 区 a、b、c、d 区微缺失情况。排除染色体异常和染色体微缺失的患者可通过全外显子组测序对患者可能存在的相关基因突变进行辅助诊断。

一、Y 染色体微缺失检测与序列标签位点

序列标签位点（sequence tagged site，STS）是基因组中位置已确定、可以较容易地以特异性扩增形式检测的短基因序列，其长度为 200～500 bp。STS 的概念是 1989 年由 Olson 等提出的，用作染色体上基因遗传和物理定位的标记。与其他位点标记方法相比，STS 的优势在于测试特定 STS 是否存在可以完全通过数据库信息完成，STS 数据库内包含了位置信息、引物及扩增条件等一系列进行 PCR 扩增时所需的必要信息。在大多数情况下，STS 标记是共显性的，即允许把杂合子从两个纯合子中区分出来。必须指出的是，STS 内所含的 DNA 序列可能包含重复元素，即出现在基因组其他地方的序列，只要两端的序列是独特的和保守的，研究人员就可以对这些重复序列进行区分和辨别。目前 NCBI 网站已将 STS 数据库的内容整合在 Primer-Blast 数据库中。

Y 染色体 AZF 微缺失检测是诊断男性遗传性不育的重要技术，也是目前男科分子遗传学检测技术中最重要的组成部分。Y 染色体微缺失的检测主要针对 Y 染色体少弱精症（azoospermia factor，AZF）区域的 STS 位点。2004 年、2012 年欧洲男科协会（European Academy of Andrology，EAA）和欧洲分子遗传实验室质控协作网（European Molecular Genetics Quality Network，EMQN）在《Y 染色体微缺失实验操作指南》中指出，检测 AZFa、AZFb 和 AZFc 区域中 6 个特定的序列标签位点，即 AZFa 区域的 sY84 和 sY86、AZFb 区域的 sY127 和 sY134 及 AZFc 区域的 sY254 和 sY255，可以检出超过 95% 的 AZF 微缺失。然而，由于基因变异存在人种及地域差异，上述 6 个 STS 位点并不完全适合中国人群。2015 年中华医学会男科学分会发布的《男性生殖遗传学检查专家共识》中，将 Y 染色体 AZF 微缺失检测位点扩增为 8 个，在欧洲共识的基础上增加了 AZFd 区 sY145 及 sY152 位点的检测。

二、基于扩增的分子遗传学检测技术

已发现的 AZF 微缺失相关 STS 位点达数百个，各 STS 位点对应 AZF 的不同区域。国内现有的 AZF 微缺失临床检测试剂多遵循欧洲专家共识，检测 sY84、sY86、sY127、sY134、sY254 及 sY255 这 6 个 STS 位点，也有遵循我国共识建立的包含 sY145 及 sY152 位点的 8 位点检测试剂盒。扩增的微缺失检测技术开发难度低，技术成熟可靠，较容易推广普及，目前是临床检测的主流。

1. 多重 PCR 法

多重 PCR 结合琼脂糖凝胶电泳是 EAA/EMQN 制定的标准方法，具有以下几个优点：经济简便性，多个目的基因可在同一反应管中被检出，将大大节省时间，节省试剂成本；快速高效性，在同一 PCR 反应管内同时对多个目的基因进行分型；系统性，多重 PCR 适宜于成组检测。但是多重 PCR 的局限性在实验中也凸显出来，其相对于常规 PCR 有更高的技术要求，如针对每一个缺失位点都要设计单一引物，前期程序复杂，容易引起假阴性和假阳性结果。而且琼脂糖凝胶电泳分辨率较低，无法分辨分子量相对接近的 STS 位点，如 EAA/EMQN 推荐检测的 6 个 STS 中，有两组分子量接近的 STS，分别是 sY127（274 bp）与 sY134（301 bp），sY84（326 bp）与 sY86（320 bp），以上位点在琼脂糖电泳条件下很难在一个泳道分离。因此 EAA/EMQN 在推荐的检测方法中，建议把这些 STS 分成两组检测，同时长时间电泳确保分辨率，导致实验耗时，工作量增加。

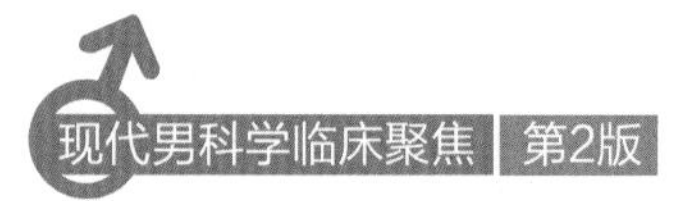

2. 荧光定量 PCR 法

荧光定量 PCR 法即 Q-PCR，是临床 AZF 缺失检测试剂盒常用的检测方法。作为临床检验中最常用的分子生物学手段，Q-PCR 法的检测灵敏度和可靠性已经过长时间的临床验证。

由于 Q-PCR 技术只有对应 FAM、VIC、ROX 及 Cy5 四种荧光染料的检测通道，每个检测体系最多可检测 3 个检测指标 +1 个质控指标。以现有针对欧洲共识 6 个 STS 位点进行检测的试剂盒为例，每例样本检测需至少准备 2 个扩增体系，如对我国共识所推荐的 8 个 STS 位点进行检测则需要准备 3 个甚至 4 个扩增体系。随着对人 Y 染色体生精相关基因的深入研究，男性生精相关基因 STS 检测位点还可能进一步增加，数量过多的扩增体系会显著增加操作难度及污染风险，造成质量控制难度大幅增加。

3. 数字 PCR 法

数字 PCR 技术的特点是将单个 DNA 分子置于独立的反应室中，并对其进行 PCR 扩增，实现样品的绝对定量。基于分液方式的不同，数字 PCR 主要分为 3 种：微流体数字 PCR（microfluidic digital PCR，mdPCR）、微滴数字 PCR（droplet digital PCR，ddPCR）和芯片数字 PCR（chip digital PCR，cdPCR）。数字 PCR 是基于传统 PCR、Q-PCR 基础上发展起来的第 3 代 PCR 技术，它不需要标准品，也不需要制作标准曲线，具有高灵敏度、高精确度、高抗抑制等重要优势。数字 PCR 更适合用于微量 DNA（如病原体鉴定）或嵌合体检测，而 Y 染色体微缺失检测属于高浓度大片段 DNA 扩增检测，难以体现数字 PCR 优势，故鲜有在数字 PCR 技术平台上开展的 Y 染色体微缺失检测研究。

三、基于芯片的分子遗传学检测技术

1. 液相基因芯片

液相芯片技术是 20 世纪 90 年代在 Luminex 公司以流式细胞术为代表的液相检测技术逐渐成熟和完善后，应人类基因组计划（human genome project，HGP）和蛋白质组计划（human protein project，HPP）对基因和蛋白质检测需求而建立和发展起来的一种高通量基因和蛋白检测技术。

液相基因芯片技术利用 100 种（xMAP 技术，图 4-34）以荧光染料编码的微米级尼龙或磁性微球芯片，通过在不同的微球芯片上偶联标记特定核酸探针，可对相应 DNA 碱基序列通过杂交方式进行定性乃至定量检测。不同于固相基因芯片，液相基因芯片每一种 xMAP 编码的芯片只结合一种单核苷酸探针，对单一基因位点的微缺失重复检测能力明确且不受其他芯片影响，根据检测需要把多种芯片纳入一个检测体系即可在单一检测体系内完成多个位点的检测，理论上单一检测体系内可容纳结合 80 种及以上基因探针的液相基因芯片。液相基因芯片可以实现 Y 染色体微缺失及点突变等基因检测，但由于检测平台的临检试剂种类有限，临床普及度不高。

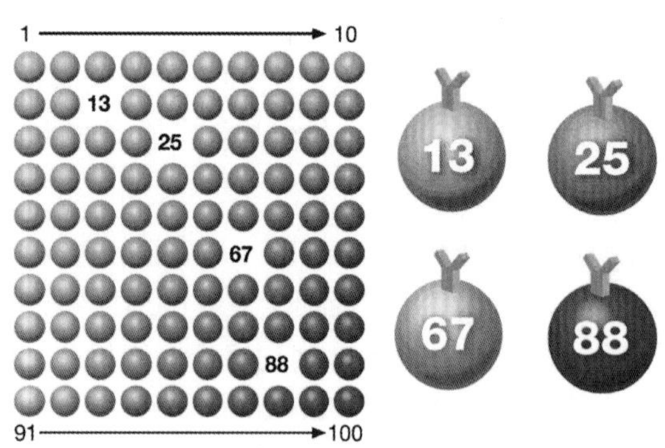

图4-34　xMAP技术染色编号的液相微球芯片

2. 固相基因芯片

固相基因芯片通常被称为基因芯片，是近十几年发展起来的新技术，基因芯片将探针分子固定于固相支持物（如硅片、玻片）上，通过检测每个探针分子与受检样本的杂交信号强度，获取样品分子的数量和

序列信息特点。基因芯片固定探针的数量比较灵活，根据其检测目的从数条到数百万条不等，具有高通量、微量化、自动化、集成化、快速等优点。比较基因组杂交（array comparative genomic hybridization，array-CGH）微阵列基因芯片固化探针数量可达数十万条，因其可以分辨 100 Kb 以上的染色体微缺失微重复，被称为染色体核型的替代技术。

目前尚缺少根据男性不育设计的基因芯片，由于细胞遗传学基因芯片的试剂费用高、仪器昂贵、难以推广，限制了基因芯片在 Y 染色体微缺失检测中的应用。有医学中心以微阵列基因芯片对男性不育患者进行检测，取得了较好的结果，基因芯片可以检测目前所有已知的 AZF 缺失，还能报告染色体核型和其他染色体的微缺失结果。

随着分子生物技术的进展，基于基因芯片的基因微缺失检测技术日渐成熟，基因芯片技术将逐步取代需要建立多个扩增体系的 PCR 技术进行多基因位点检测。

四、基于测序的分子遗传学检测技术

1. 毛细管电泳法

毛细管电泳（capillary electrophoresis，CE）是 Sanger 测序（一代测序）的技术核心，CE 是一类以毛细管为分离通道，以高压直流电场为驱动力，依据样品中各组之间淌度和分配行为上的差异，而实现分离的一类液相分离技术。CE 平台是一个强大的遗传学和基因研究工具，除了作为单核苷酸多态性（single nucleotide polymorphism，SNP）检测金标准被广泛应用于基础和临床研究外，其对 DNA 片段或染色体缺失 / 重复的检测能力也是其他检测手段难以达到的。

进行 AZF 缺失诊断时，可针对每个待检测位点设计一对特异性引物，每对引物中一条引物带有特定的荧光标记基团，产生具有荧光标记的扩增产物。扩增产物通过毛细管电泳检测，根据电泳结果中各产物峰的缺失情况和峰面积比值，判断为正常或 Y 染色体的微缺失或性染色体数目异常（图 4-35）。由于电泳特性，CE 技术可以很容易地把使用相同荧光素扩增且分子量差异较大的扩增产物区分出来，而如果扩增后分子量差异较小不易区分的区段可以通过使用不同荧光素对产物进行标记解决。使用 CE 平台检测 AZF 缺失，可以用三种不同颜色的荧光色素（TAMRA、HEX 和 FAM）标记引物，并使用 ROX 作为分子量内标，给了 CE 更多的灵活性，具有灵敏度高、检测速度快、高通量及加样量少的优点。

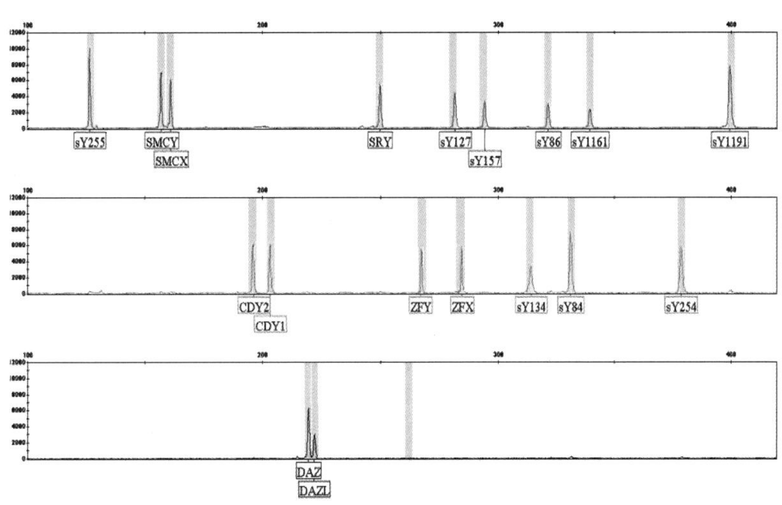

图4-35 毛细管电泳检测AZF微缺失

2. 高通量测序法

高通量测序又称为二代测序（next generation sequencing，NGS），与一代测序相比，NGS 可以一次对几十万到几百万条核酸分子同时进行序列测定，从而使得对一个物种的转录组和基因组进行细致全貌的分析成为可能，所以又被称为深度测序（deep sequencing）。

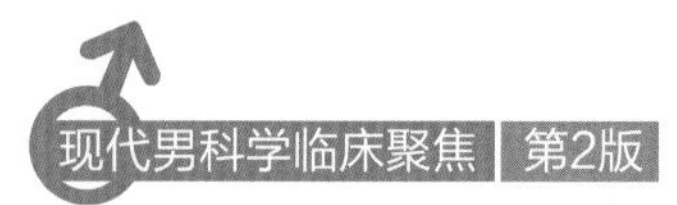

NGS 的基本步骤包括核酸提取、DNA 打断、文库构建、文库捕获、上机测序、生信分析等。尽管 NGS 技术在临床基因检测中越来越受到欢迎，但将其应用于 Y 染色体检测仍存在难以结局的问题：首先，NGS 技术仍存在无法避免的缺陷，如读长较短，现有的 NGS 技术最长读长为双端 150 bp，合计 300 bp，对于富含回文结构和发卡结构的 Y 染色体分析能力有限，即使进行全基因组测序（whole genomic sequencing，WGS）也很难获得 Y 染色体结构与基因功能的准确信息；其次，由于成本问题，现阶段临床 NGS 检测多为全外显子组测序（whole exome sequencing，WES）或目标序列捕获测序，即基于待测区域（如外显子组区或目标区域）设计捕获探针，由捕获探针捕获相应基因区域后再进行扩增并测序，扩增大幅增加了目标测序区域的浓度和数量，使得在相同测序量（测序成本）的基础上能更多地对目标区域进行测序，提升了目标区域的测序效率，减少了非目标区域测序结果的干扰。Y 染色体是人类染色体中包含有效基因最少的染色体，单独开发 Y 染色体功能区域捕获探针进行 panel 测序，单次产生的数据量有限，无法体现高通量测序的优势，故男科疾病的测序检测一般采用 WES。

高通量测序为单次读长 100 bp 左右的短读长测序，多数高通量测序在进行前需要使用机械或化学手段将 DNA 打断至合适的长度再行建库测序，因此测序检测得到的 DNA 信息均为片段化信息，需要通过生物信息技术把多个测序通道检测到的 DNA 序列信息进行归纳整理，形成最终的基因或染色体信息。由于高通量测序大规模平行测序的特征，增大单一样本的测序数据量，可以提升单一位点的检测频率和数量，理论上能提升对基因单核苷酸多态性（single nucleotide polymorphism，SNP）的检测能力。

高通量测序对单一位点的检测频率和数量，即测序深度。测序深度是测序得到的碱基总量与基因组的比值，它是评价测序量的重要指标，一般测序深度用 × 数表示，如测序深度为 30× 的高通量测序，其总测序量为基因碱基总量的 30 倍左右，也可以理解为基因的单一位点上进行了 30 次有效测序，由于测序过程中有一定概率出现不可避免的测序错误，测序深度越高，其对单一位点检测的准确性就越高。因此，测序深度与基因组覆盖度之间是一个正相关的关系，测序带来的错误率或假阳性结果会随着测序深度和基因组覆盖度的提升而下降。图 4-36 所示平均测序深度为 96× 的高通量测序，99% 以上位点测序深度超过 20× 的高通量测序。

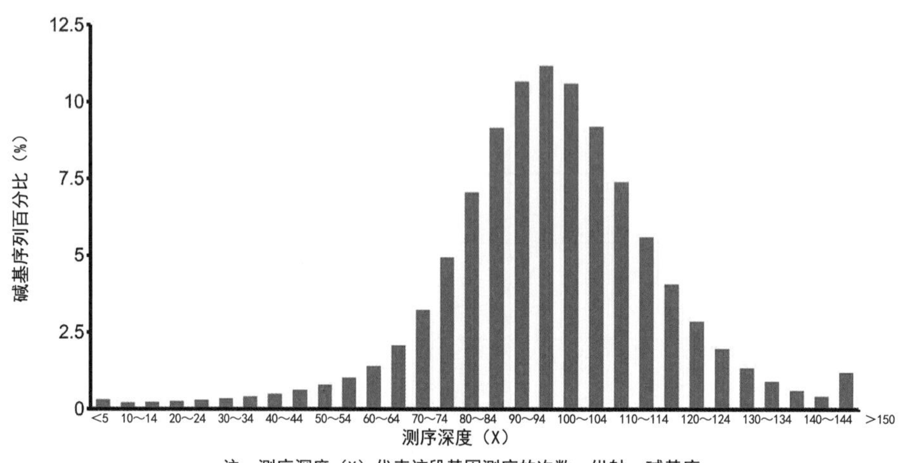

注：测序深度（X）代表该段基因测序的次数；纵轴：碱基序列百分比（%）代表该测序深度的碱基序列所占比例。

图4-36　深度测序示意

3. 三代测序

目前主流的第三代测序技术为 PacBio 公司的 SMRT 单分子荧光测序技术和 Oxford Nanopore Technologies 公司的纳米孔单分子测序技术。三代测序相对于二代测序即高通量测序的主要优势在于：①长读长：三代测序单次读长可达 10 K 以上甚至不限长度，长读长使得三代测序可以用更低的测序深度实现更高的覆盖度，降低生信分析难度，可望实现染色体结构变异和基因复杂变异的识别。②无须扩增：三代测序要求的 DNA 总量较低，无须进行 PCR 扩增即可开展测序，避免了扩增过程中可能引入的碱基

续表

插入错误，规避了依赖 PCR 扩增的二代测序中无法扩增 G+C 含量偏高或偏低样本的困难，无 GC 偏好性，有利于 G+C 含量异常基因组的测序和组装，可用于对二代测序中难以完成测序的基因组区域进行完善，如 Y 染色体的异染色质区就因为其高 G+C 含量一直以来被视为二代测序的禁区之一。

然而，三代测序也存在技术尚难以避免的缺陷，如对待测核酸质量要求高、成本高、测序准确性低、通量低等。这些缺点严重限制了三代测序的临床应用，故三代测序多用于科研。各种遗传学检测技术各有优劣，简单归纳总结对比见表 4-12 所示。

表 4–12 各种遗传学检测技术比较

	检测通量	检测能力	检测成本	临床应用
染色体核型	低	5～8 Mb以上	较低	染色体数目及结构异常等染色体病诊断
多重PCR	高	200～300 bp	低	AZF区缺失重复检测
荧光定量PCR	高	200～300 bp	中	AZF区微缺失检测临床检测试剂
液相芯片	高	目标区域50～100 bp	较高	染色体病诊断、科研
固相芯片	中	目标区域50～100 bp 全染色体10 kb	较高	染色体病诊断、单基因病诊断
毛细管电泳	低	目标区域1 kb以内或单个位点	中	微重复序列检测及NGS结果验证
全基因组测序	高	全基因组单个位点	高	科研、罕见遗传病诊断
全外显子组测序	高	外显子组单个位点	高	罕见遗传病家系诊断
靶向捕获测序	高	目标区域单个位点	较高	目标系统遗传性疾病诊断

第四节 小结

男科疾病相关遗传学临床检测目前仍以染色体细胞核型及 PCR 技术为主，随着基因芯片及测序技术的发展，分子遗传学检测技术有望在男科疾病临床检测中发挥更加重要的作用。

参考文献

[1] ARUMUGAM M，SHETTY D P，KADANDALE J S，et al. Y chromosome microdeletion and cytogenetic findings in male infertility：a cross-sectional descriptive study. Int J Reprod Biomed，2021，19（2）：147-156.

[2] KRAUSZ C，CASAMONTI E. Spermatogenic failure and the Y chromosome. Hum Genet，2017，136（5）：637-655.

[3] TIEPOLO L，ZUFFARDI O. Localization of factors controlling spermatogenesis in the nonfluorescent portion of the human Y chromosome long arm. Hum Genet，1976，34（2）：119-124.

[4] SHA J G，HUANG B，ZHANG B，et al. Chromosomal abnormalities and Y chromosome microdeletions in infertile men with azoospermia and oligozoospermia in eastern China. J Int Med Res，2020，48（4）：300060519896712.

[5]《男性生殖遗传学检查专家共识》编写组，中华医学会男科学分会. 男性生殖遗传学检查专家共识.

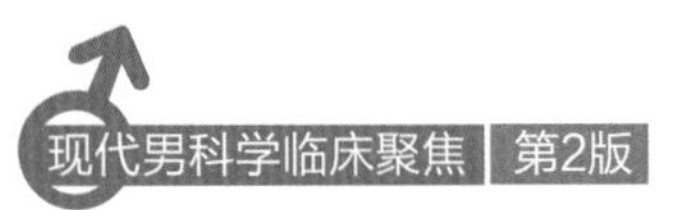

中华男科学杂志，2015，21（12）：1138-1142.
[6] Practice Committee of the American Society for Reproductive Medicine. Diagnostic evaluation of the infertile male：a committee opinion. Fertil Steril，2015，103（3）：e18-e25.
[7] KRAUSZ C，HOEFSLOOT L，SIMONI M，et al. EAA/EMQN best practice guidelines for molecular diagnosis of Y-chromosomal microdeletions：state-of-the-art 2013. Andrology，2014，2（1）：5-19.
[8] KOHN T P，KOHN J R，OWEN R C，et al. The prevalence of Y-chromosome microdeletions in oligozoospermic men：a systematic review and meta-analysis of European and North American studies. Eur Urol，2019，76（5）：626-636.
[9] CIOPPI F，ROSTA V，KRAUSZ C. Genetics of azoospermia. Int J Mol Sci，2021，22（6）：3264.
[10] IIJIMA M，SHIGEHARA K，IGARASHI H，et al. Y chromosome microdeletion screening using a new molecular diagnostic method in 1030 Japanese males with infertility. Asian J Androl，2020，22（4）：368-371.
[11] JUNGWIRTH A，GIWERCMAN A，TOURNAYE H，et al. European Association of urology guidelines on male infertility：the 2012 update. Eur Urol，2012，62（2）：324-332.
[12] LIU X Y，ZHANG H Y，PANG D X，et al. AZFa microdeletions：occurrence in Chinese infertile men and novel deletions revealed by semiconductor sequencing. Urology，2017，107：76-81.
[13] YAN Y，YANG X，LIU Y，et al. Copy number variation of functional RBMY1 is associated with sperm motility：an azoospermia factor-linked candidate for asthenozoospermia. Hum Reprod，2017，32（7）：1521-1531.
[14] LI Q，SONG N H，CAO W Z，et al. Relationship between AZFc deletions and testicular histology in infertile South Chinese men with azoospermia and severe oligospermia. Springerplus，2016，5（1）：1805.
[15] FU X F，CHENG S F，WANG L Q，et al. DAZ Family Proteins，Key Players for Germ Cell Development. Int J Biol Sci，2015，11（10）：1226-1235.
[16] VOGT P H，BENDER U，DEIBEL B，et al. Human AZFb deletions cause distinct testicular pathologies depending on their extensions in Yq11 and the Y haplogroup：new cases and review of literature. Cell Biosci，2021，11（1）：60.
[17] ZHANG L，MAO J M，LI M，et al. Poor intracytoplasmic sperm injection outcome in infertile males with azoospermia factor c microdeletions. Fertil Steril，2021，116（1）：96-104.
[18] YAMAGUCHI K，ISHIKAWA T，MIZUTA S，et al. Clinical outcomes of microdissection testicular sperm extraction and intracytoplasmic sperm injection in Japanese men with Y chromosome microdeletions. Reprod Med Biol，2020，19（2）：158-163.
[19] ESTEVES S C，ROQUE M，BRADLEY C K，et al. Reproductive outcomes of testicular versus ejaculated sperm for intracytoplasmic sperm injection among men with high levels of DNA fragmentation in semen：systematic review and meta-analysis. Fertil Steril，2017，108（3）：456-467.
[20] BERNIE A M，MATA D A，RAMASAMY R，et al. Comparison of microdissection testicular sperm extraction，conventional testicular sperm extraction，and testicular sperm aspiration for nonobstructive azoospermia：a systematic review and meta-analysis. Fertil Steril，2015，104（5）：1099-1103，e1-e3.
[21] LIU X，LI Z，SU Z，et al. Novel Y-chromosomal microdeletions associated with non-obstructive azoospermia uncovered by high throughput sequencing of sequence-tagged sites（STSs）. Sci Rep，2016，6：21831.
[22] JOHNSON M，RAHEEM A，DE LUCA F，et al. An analysis of the frequency of Y-chromosome microdeletions and the determination of a threshold sperm concentration for genetic testing in infertile men. BJU Int，2019，123（2）：367-372.
[23] LIU J L，PEÑA V，FLETCHER S A，et al. Genetic testing in male infertility - reassessing screening thresholds. Curr Opin Urol，2020，30（3）：317-323.

（王一鹏）

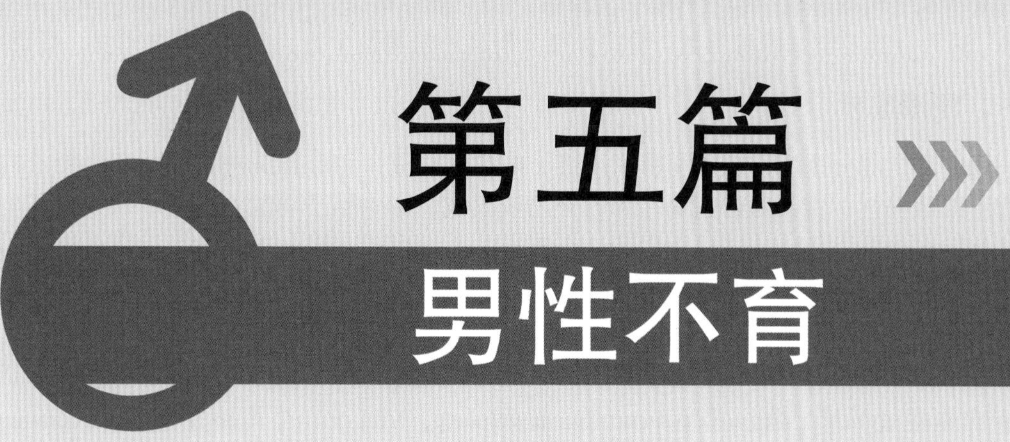

第五篇 男性不育

第三十二章　精液分析

第一节　精液常规分析

精液常规分析内容包括精液外观、精液量、pH、液化状态、黏稠度、凝集度、精子浓度、精子总数、活动率、活力分级及圆细胞等参数。精液常规分析是评价男性生育力最基本、最直接、最重要的检测项目。

一、精液成分

精液由两个部分组成：精子和精浆。精子的数量、活力和形态反映了睾丸产生精子的情况及睾丸后输精管道的通畅性；精浆由各附属性腺的分泌液组成，影响精子功能（详见本章第四节）。哺乳动物和人类普遍存在射精过程中精子以分割的、序贯性的方式排出，最初部分包含尿道球腺液、前列腺炎和附睾液，射精最初的 20% 射精量包含总精子数的 63.1% 和总活力的 78.3%，因此失去富含精子的最初部分对精液影响更大；后一部分包含前列腺液和精囊液，后者呈胶冻状凝块，有助于精液在女性体内存留。除了浓度活力的差异，精子形态和动力学参数的分布也不一样，初段精子头部更接近椭圆，而后一部分精子头部更接近圆形，曲线速率（curvilinear velocity，VCL）、平均路径速率（average path velocity，VAP）和精子头侧摆幅度（amplitude of lateral head displacement，ALH）更低，直线性（linearity，LIN）和摆动性【wobble（VAP/VCL）WOB】逐渐升高。这种情况可能的原因包括：不同阶段精浆的理化性质对精子的影响、精子在精囊存留时间和附睾中精子富集和成熟程度的变化。越来越多的证据表明这种异质性在不同亚群中具有功能相关性，如冻存后精子的存活能力等。

二、精液常规分析

精液的规范化采集是准确分析的前提。取精应在男科实验室附近，环境适宜、整洁、私密、安静，应收集一次手淫彻底射精后的全部精液，同时避免来自非精液来源的微生物污染，如双手、内裤、外生殖器、阴毛、会阴、肛门周围的微生物群，样品应在至少 2 天和最多 7 天禁欲时间采集。复查的禁欲天数应尽可能一致，间隔时间应该在 2 周左右。取精杯应为广口无毒容器，移液管和移液管头必须无菌。

取精后的标本容器应放在工作台上或恒温培养箱（20 ～ 37 ℃）中震荡液化。30 ～ 60 分钟评估精液液化状态和外观，测量精液体积、pH，检验精子浓度活力，制备形态涂片，留取精浆检测附属腺体功能和进行其他试验。

（1）正常液化的精液样本呈均匀的灰白 / 灰黄色外观，精子浓度越低，精液颜色越透明。血精依据红细胞存在的时间延长可以呈鲜红—红棕—棕色，黄疸患者或者服用维生素其可呈黄色。

（2）精液体积的测量方法是称重法，此时假设精液密度为 1 g/mL（精液的实际密度为 1.043 ～ 1.102 g/mL），通过移液管或注射器转移精液会损失 0.3 ～ 0.9 mL 的体积。精液量的下限为 1.5 mL，低精液量原因很多，详见第四十一章“精液量少”。

（3）精液酸碱度：前列腺液为酸性，精囊液为碱性。精液的 pH 反映了不同附属性腺分泌功能的平衡。精液 pH 随时间增加，应在液化后 1 小时内测定。如果精液样品的 pH ＜ 7.0，且体积小，未见精子，不凝固，则高度怀疑有射精管阻塞或先天性双侧输精管缺如。氨（NH3）可使精液 pH 增高，常见于细菌感染或者死精子含量高的精液。

（4）精子聚集和凝集：简单来说，精子聚集是指运动精子与黏液丝之间、不运动精子 / 非精子细胞 / 碎片之间的相互黏附。精子凝集特指运动精子之间的相互黏附，提示存在抗精子抗体，严重的凝集可以

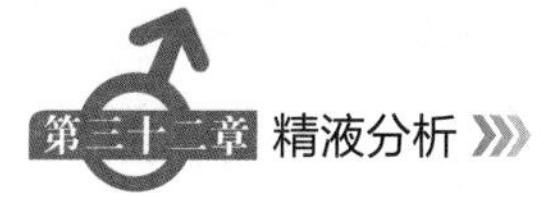

影响精子活力和浓度。

（5）精液液化与凝固：液化通常在15分钟内完成。精液中胶冻状凝块实际上是精囊分泌精囊蛋白（由*SEMG1*和*SEMG2*基因编码）组成的胶状网，液化在分子水平上是一种蛋白质水解过程。在女性生殖道中，SEMG被前列腺液中高浓度的KLK3（激肽释放酶3）/PSA进行性和位点特异性（优先发生在酪氨酸、谷氨酰胺和亮氨酸上）地切割，成可溶性低分子量蛋白。前列腺液中的Zn抑制KLK活性，精囊蛋白对Zn具有更高的亲和力，导致KLK解除抑制，激活蛋白水解级联反应，导致精液液化。因此，KLK与精囊蛋白协同以Zn^{2+}依赖的方式调控精液凝固和液化。高黏度精液中存在过多的寡糖链和二硫键复合物肽核，SEMG1c端片段精子运动有显著的抑制作用，样本中的KLK3水平显著降低，KLK/SEMG变异与精液超高黏度相关。宫颈阴道液含有大量的内源性蛋白酶和蛋白酶抑制剂，可检测到多个KLK，KLK的表达受到孕酮的调节。胶冻状颗粒没有临床意义，精液液化与凝固详见第四十五章“精液液化与凝固异常”。

三、精子浓度和活力的检测

精子浓度和活力检测包括手工分析和计算机辅助精液分析（computer-aided sperm analysis，CASA）。

（1）手工分析方法出现最早，应用血细胞计数板计数，主观性强、耗时长、费力、与检验人员熟练度和经验高度相关，对精子运动能力的判断缺少量化指标。即便这样，手工分析方法仍然被世界卫生组织认定为精子浓度分析的金标准。

（2）1986年，汉密尔顿•索恩公司设计了CASA系统，最初用于畜牧业，随着技术的不断改进，计算能力、计算机语言和软件算法已经得到了极大的提升。目前CASA在常规男科诊断中得到了广泛应用，在我国应用频率远高于手工分析方法。

CASA的本质是使用数学公式描述精子运动和形态特征，生成若干二维坐标并计算运动轨迹。通常每个细胞有8～12个参数，CASA在精子活力和浓度的测量比人工评估有更大的优势，因为同时准确评估所有这些精子的海量数据是人工无法达到的。优秀的CASA系统应该具有更高的识别和鉴别能力，更好地去除布朗运动抖动，区分其他与精子大小类似的物体，如圆细胞、细胞碎片、脂质或蛋白质小球等。CASA软件计算过程中最重要的参数是帧速率，具有物种特异性，对细胞运动轨迹的识别有重要影响，即使同样的装置使用不同的帧率也会出现不一致的结果。在不同物种间，精子速度参数会随着帧速率的增加而增加，其中最敏感的是VCL，影响最小的是直线速率（straight-line velocity，VSL），VSL/VCL、鞭打频率（beat-cross frequency，BCF）随着帧率的增加而增加，ALH在较高的帧率下降低，正因为这些参数受到不同算法的很大影响，使得不同实验室之间缺少可比性，因此我们很少看到有相关对照研究，这也正是这些参数被无视、隐藏丰富的信息仍然没有得到充分利用的原因之一。用于评价人类精子的最佳帧率是50～60 Hz/s，在较低的帧率下（$<$ 30 Hz/s）精子不易被发现。

CASA减少了人为因素干扰，有更好的客观性、精确性和可重复性，对技术人员的培训时间却相对较短，提升了实验室的工作效率，但也有其局限性。那些速度更快的精子也是更容易发生碰撞的精子，而大多数CASA无法重建这类精子在彼此靠近或交叉时的游动路径，即这些算法不能完全区分他们各自的速度或可能干脆排除这些数据；CASA系统依赖于追踪精子头部，但是不考虑精子是在三维空间中游动的事实，也不进行鞭毛运动的直接测量，故系统无法区分螺旋形、平面波形和鞭毛跳动等非前向运动。如前所述，精液中杂质、细胞碎片及细胞成分对计算机的识别和过滤能力是一种考验，CASA相比人工计数更易受影响，不同品牌的CASA系统其识别能力存在差异，如果拟捕获对象的大小和形状很简单，则可以很好地进行运算，但是如果形状很复杂则容易失败，比如经常发生细胞碎片被误认为非运动精子的情况。如果CASA测定结果与手工分析不一致必须进行人工校正，只有CASA捕捉到的精子数与视野中的精子数保持一致时才能进行下一步分析，否则误差较大，而这一过程也会因技术人员的个人操作而产生偏移。精子浓度在（2～50）$\times 10^6$/mL时CASA可以较为准确地测量精子活力，这也是世界卫生组织建议使用CASA进行精液检查的最佳条件。CASA首选相差显微镜，采用正相差可排除大部分黑色杂质，有利于系统自动识别发亮的精子，提升检测结果的准确性和工作效率。

虽然 CASA 检验的技术培训需要时间相对较短，但 CASA 并不可以替代熟练和经验丰富的男科工作人员，CASA 的使用需要经过培训人员持续的监督和校准，随着应用时间的延长，人工和 CASA 评估值的相似性应增加。

四、计数板

CASA 需要使用特定的计数板，检验人员有必要了解每种计数板的特性。CASA 计数板根据其填充原理分为：①一次性计数板，腔室通过毛细管作用填充。②移液式可重复使用计数板。

1. 一次性计数板

对样品浓度的计算只是对真实浓度的估计，计数板和抽样是影响最终结果的关键因素。考虑到精子在精浆或其他稀释液中分布并不均匀，达到良好的检测精度首先要明确随机选择的视野，而一次性计数版的设计使得样品的形状和空间分布会随着精液移动发生变化，这使得相应的毛细管应力改变，导致精子分布不均匀。具体来讲，计数板内的样品通过载玻片和盖玻片层之间的毛细管过程填充，并在流体和玻璃之间的张力下形成一个前缘弯月面，这就是所谓的泊肃叶层流。这样的流体动力学改变会产生垂直于液体流向的应力，使整个流体内颗粒（精子）不均匀地进入计数板腔内，细胞倾向于在弯月面边缘聚集，在中心区域浓度则较低，从而导致对精子浓度的估计低于实际浓度。这种情况是由 Segre 和 Silberberg 描述的，被称为 Segre-Silberberg 效应。样品的黏度、填充速度和不同的腔体形状、腔体的深度与 Segre-Silberberg 效应高度相关，黏稠度越低、填充速度越快、腔体越深，分布越均匀。精液在稀释和滴入计数板之前充分混合是非常必要的，稀释最好通过正向置换式移液器来完成，在计数板腔中央区域计数，避免边缘计数。最后，还有两个容易被人忽略的情况：一些哺乳动物和人类实验证明，有的毛细管腔体存在化学毒性，这类毒性还有物种特定性；一次性计数板上载玻片和附加的盖玻片之间需要胶水黏结，胶水不仅决定了计数板的形状，还决定了其深度。以上问题都需要在检验的同时一并做好质控。

一次性精子计数板的优势在于避免了反复清洗和晾干，节省了人工，使用更加方便。

2. 移液式计数板

移液式计数板包括血细胞计数板和 Makler 计数板，后者在生殖中心使用较多。血细胞计数板和 Makler 计数板及盖玻片都是非一次性的，必须彻底清洁、晾干后方可使用，而反复清洗会逐渐磨损，增加计数板腔室深度，导致测量不准确。因此，此类计数板应该每 1 ～ 2 年更换一次。

精子浓度计数的金标准是血细胞计数板。不同种类计数板得到的结果往往不一致，这种差异可能原因有很多，但最主要的原因是血细胞计数板的深度是 100 μm，而一次性和 Makler 计数板深度是 10 ～ 20 μm，是血细胞计数板的 1/10 ～ 1/5，这样就会低估样本中存在的精子数量。在某些哺乳动物中，一次性计数板中前向运动速度会随着腔室深度大于 10 μm 而提高，然而这些结果并没有在人类中得到证实，这与不同物种精子展示的不同运动模式有关。人类精子的自然运动是螺旋形的，20 μm 的腔室更适合评估人类精子活力。移液式计数板盖玻片放置时间越长，浓度就会越高，这可能与暴露在玻璃表面的离子吸附力和精子向液滴中心游动有关。移液式计数板计数区域通常是圆形的，填充体积由面积乘以深度所得。在实际检验中，精液标本加量往往不是精确计算的，多余的精液会被挤出计数平面，这会导致精子分布不随机，所以建议加样确定每个腔室使用的适宜体积，否则将导致计数错误。

五、精液常规分析采用的版本

世界卫生组织精液分析手册是大多数男科和生殖医学科精液评估的参考标准，自 1980 年第 1 版以来不断更新正常精液参考值，到 2021 年的第 6 版共经历了 6 个版本的演变（表 5-1）。目前国内较多采用 WHO 第 5 版（占 68%），采用 WHO 第 4 版的占 29%。国内有的报告单还在使用 0 ～Ⅳ分级或者其他评估标准，在此不推荐使用。2021 年新出版的第 6 版整体内容与第 5 版相似，精液常规参考值的参考区间都是第 5 个百分位数；样本新增加了 1368 例亚洲人数据，包括 1200 例中国人和 168 例伊朗人。最大改变是精子活力的分级恢复为第 4 版中的快速前向运动（a 级：≥ 25 μm/s）、慢速前向运动（b 级：5 ～ 25 μm/s）、非前向运动（c 级：＜ 5 μm/s）和不运动（d 级）。

六、精液检测的标准化

精液常规分析是一个多变量连续综合判断的过程，虽然精液常规分析已经进行了许多年，但在分析方法和标准化方面仍存在许多质疑。精子本身有显著的生理性波动，影响因素较多，无论何种计数方法，都会受到射精量、射精频率、标本制备、计数仪、计数板型号、不同的制片方法和技术方法的影响，检验技师的责任心和经验可能会对检验结果造成极大差异。不同实验室之间进行的精液常规分析显示出很大的变异性，缺乏可能的比较。笔者认为目前这个领域的进一步发展最需要的是检验标准化、室内 / 室间质量控制、广泛的人员培训、检验人员的训练和经验累积，最终目的是提高准确性和减少可变性，从而保持评估的质量和标准。

七、精液常规结果的解读

精液常规分析是男性不育诊断、治疗、效果评估的最基本依据，WHO 系列手册中主要精液参数参考值比较见表 5-1。

表 5-1　WHO 系列手册中主要精液参数参考值比较

精液参数	WHO1980 第1版	WHO1987 第2版	WHO1992 第3版	WHO1999 第4版	WHO2010 第5版①	WHO2021 第6版①
体积（mL）	-	≥2	≥2	≥2	≥1.5	≥1.4
精子浓度（$\times 10^6$/mL）	20～200	≥20	≥20	≥20	≥15	≥16
精子总数（$\times 10^6$）	-	≥40	≥40	≥40	≥39	≥39
总活力（%）	≥60	≥50	≥50	≥50	≥40	≥42
前向运动②（%）	≥2③	≥25	≥20（a级）	≥25（a级）	≥32（a+b级）	≥30（a+b级）
存活率（%）	-	≥50	≥75	≥75	≥58	≥54
正常形态（%）	80.5	≥50	≥30	≥14④	≥4⑤	≥4
白细胞浓度（$\times 10^6$/mL）	＜4.7	＜1.0	＜1.0	＜1.0	＜1.0	＜1.0

注：①根据生育标准，参考值下线为第五百分位数；②a 级：快速前向运动（25%）；b 级：慢速前向运动（5 ～ 25 μm/s）；③前向运动（分级 0 ～ 3）；④没有定义，但有严格的建议标准；⑤严格标准（Tygerberg）。WHO：世界卫生组织；-：未提及。

一份精液常规结果所能提供的临床信息并不是简单的几个数字。许多参数低于参考值的男性可以生育，许多参数高于参考值的男性却不育。可育男性和不育男性精液参数之间有相当大的重叠，并没有任何一个参数可用于提供确定的夫妻生育潜力预后信息。流行病学数据表明，精液常规分析结果正常，仅能提示有一定程度的生育力，也可能导致不良妊娠结果、先天性畸形和重复辅助生殖失败，所以虽然可以不必再次检测，但应告知不能因此排除男方因素，其是特发性不育的一种情况。精液常规检查结果不正常，应结合患者做精液检查的原因指导后续检查或者治疗，除了无精子症，精液各参数的参考值下限只是获得生育所需的最低水平，提示的是生育概率、可能性大小的问题。同样的精液常规分析结果对于尚未备孕、备孕期、备孕中、备孕不同时长、原发 / 继发不育、不同女方情况的处理是完全不一样的，绝不应该一视同仁。对于是否应进行第 2 次或者第 3 次检测应具体情况具体分析。临床医生在做出诊断和治疗决定时不能过分依赖精液常规分析结果，不然会导致治疗过度或治疗不足。检查 2 ～ 3 次样本以获得基线数据有利于病情判断，多次质量不佳肯定是有原因的，建议做进一步检查，尽可能明确病因，对症处理。

精子总数是精液体积乘以精子浓度所得，比精子浓度更有意义，是精子发生的最重要的衡量指标，与睾丸大小和精液量高度相关。精液量和精子总数会随着年龄的增长而下降，而精子浓度相对恒定。超活化精子是到目前为止唯一明确了临床应用价值的精子动力学参数。超活化运动是精子在获能后的一种运动方式，表现为尾部高幅度、低频率、非对称性的强力鞭打运动；超活化运动使精子游过黏稠的雌性生殖道至卵丘复合体，帮助精子穿过透明带与卵子结合。在 CASA 分析中，60 Hz 时超活化精子定义为：VCL ≥ 150 μm/s，LIN ≤ 50%，ALH ≥ 7 μm。人工授精精子富集时，它可以预测较高的精子上游后回收率。大多数精子动力学参数如 VCL、VSL、VAP、LIN、WOB 在精曲术后可能得到改善。抗精子抗体阳性样本精子 VSL、VAP、LIN、ALH、VSL/VAP、BCF、WOB 呈下降趋势。

八、精液中的白细胞

精液中过多的白细胞可能与感染及精液质量差有关，当精液中白细胞浓度＞ 1×10^6/mL 时，即可诊断为白细胞精子症。过氧化物酶染色是 WHO 推荐的检测方法，但由于精液中部分中性粒细胞处于活化阶段，并不能检测到已经释放其颗粒的中性粒细胞和不含有过氧化物酶的白细胞类型，如淋巴细胞、巨噬细胞和单核细胞。因此，通过该方法计数白细胞浓度要比实际结果偏低。白细胞精子症提示炎症发生或生殖道感染，但对男性生育力的潜在影响仍然不明确。多数研究认为，白细胞精子症与精子浓度、精子活动力、正常形态精子率呈明显负相关。大量白细胞可产生活性氧，引发氧化应激，诱导生精细胞凋亡并导致精子数量减少，损伤精子质膜，降低精子活动力和受精能力，并损伤精子 DNA，从而导致男性不育。

九、特殊精液标本报告

（1）无精子症是指射出的精液中没有精子，而不是用睾丸内有无精子来作为诊断依据。如初检湿片中没有发现精子，需要将精液标本离心（3000 g，15 分钟），沉淀物镜检来确定是否存在精子。沉淀物中是否发现精子取决于离心时间、速度、沉渣量、检验人员的责任心等，应观察全部离心沉淀物，并在报告单上备注精液标本是否经过离心处理，未经离心标本不能作为诊断依据。如沉淀物中未发现精子，则提示无精子症。若在沉淀物中发现精子，则提示隐匿性精子症，并应注明检出几个精子，是否存在活动精子。

如果在沉淀物中发现大量圆形细胞，应进一步确定主体细胞类别（染色分类或过氧化物酶染色）。确诊为无精子症患者再次行精液细胞学检查后可发现约 16% 的精液中检到精子，耐心寻找十分重要，可以为下一步的诊断、治疗及辅助生殖技术提供重要依据。

（2）少精子症是指射出体外的精子数量低于正常参考值（第 5 版浓度≤ 15×10^6/mL 或 39×10^6/ 每次射精），WHO 第 5 版和第 6 版没有对少精子症进行分级。少精子症的检测应为多个随机视野，至少计数 200 个以上精子，CASA 需注意人工除杂。如精子数量极少，200 倍视野中＜ 16 个或 400 倍视野中＜ 4 个（即精子浓度小于 1×10^6/mL），计算机检测抽样误差较大，直接报告精子浓度＜ 2×10^6/mL 就足够了，并注明是否观察到前向运动精子。手工分析可报告高倍视野下，10 或 20 个视野内共检出多少个精子，并报告精子运动分级，或报告每高倍视野的精子数量（个 /HP），注明是否观察到前向运动精子即可。

（3）多精子症是指每次射精的精子总数或浓度明显高于正常，目前尚缺乏统一的诊断标准。国外通常以精液量≥ 1.5 mL，且精子浓度＞ 250×10^6/mL 为标准。精子数量增多增加了相互碰撞的机会，影响活力检测结果。

（4）评估头和尾都完整的精子，无头精子、无尾精子不应计数，但应单独说明。

第二节 精子存活率分析

精子存活率是评估精子膜完整性的实验，即确定不运动的精子是活精子还是死精子。死精子一定不动，但不动的精子未必都是死精子。我们所观察到的不动精子实际有两种情况，一是真正死亡的精子，二是活的但处于静止状态的精子，两者差别较大，所以对于那些精子活力较差的精液标本应进行精子存活率分析，这对临床诊疗方案的确定尤为重要。同一份精液标本的存活率结果应会同精子活力一起评价。精子存活率的结果应始终高于精子活动率，如果低于精子活动率结果，则说明其中的某一项结果是错误的，要进行复查并查找原因。

常用的检测方法包括伊红Y染色法、伊红-苯胺黑染色法、低渗膨胀（hypo-osmotic swelling，HOS）试验。伊红-苯胺黑试验是在伊红染色的基础上，苯胺黑可形成黑色背景，可以提高背景与精子头之间的对比度，使精子头更易辨别，减少评估误差。精子头部膜破损，染料可渗入细胞内部使其着色（红色或暗粉红色），头部膜完整的精子将不会着色（白色或淡粉红色）。如果染色只限于颈部区域，头部的其余区域为染色，这种情况考虑是“颈部膜渗漏”，这不是精子死亡和整个膜破裂的征象信号，这些精子应该被评估为活精子。HOS是精子存活率检测的补充性试验，是观察精子尾部细胞膜完整性的重要指标。精子在低渗溶液中为了建立细胞膜内外的平衡，正常精子的尾部会发生膨胀，而死精子则表现为不膨胀。HOS试验测量时孵育时间需要30分钟。当作为卵胞浆内单精子显微注射用精子时，需要缩短时间，孵育5分钟即可。上述三种检测方法的精子存活率参考值下限为58%，当精液中精子100%不活动或活力较差，通过以上证实为大比例活体精子时，则要考虑精子尾部（鞭毛）结构缺陷的可能。有学者认为，当前向运动精子≤7%且存活率≥50%时，可能存在源于遗传学因素精子鞭毛超微结构异常。

第三节 抗精子抗体

抗精子抗体：人类精子有抗原性，虽然种类很多，但几乎完全属于两种免疫球蛋白类别，即IgA和IgG。IgM抗体因为体积更大，很少透过血-睾屏障进入精液中。IgA抗体的临床意义可能大于IgG抗体。这两类抗体都可以通过相关筛选试验检测到，详见第四十六章“免疫异常与男性不育”。

第四节 精浆生化

精浆中不仅含有丰富的蛋白质，亦含有一定量的糖类、脂类、酶类及无机盐等成分。精浆可以稀释和保护精子，为精子的运动、代谢及功能维持提供了适宜的微环境和能量来源，并作为运送精子至女性生殖道的重要载体。精浆对精子在女性生殖道中的存活、运输、受精和着床亦可能起重要作用。精浆中所含有的特异性标志物，从一定程度上反映了附睾及附属性腺的功能状态，对维持精子和精液的正常功能具有十分重要的作用，并可作为梗阻性和非梗阻性无精子症鉴别诊断及输精管道梗阻定位的依据。目前临床上常用的精浆生化指标有精浆果糖、精浆中性α葡糖苷酶、精浆酸性磷酸酶、精浆柠檬酸酶、精浆弹性蛋白酶等。

一、精浆果糖

精浆果糖是评价精囊腺功能的重要标志物，由血液中葡萄糖在精囊腺中转化而来。果糖是精子活动的主要糖类来源，并直接参与精子的获能和受精。精子轴丝收缩依赖ATP供给能量，在精子线粒体鞘内，果糖在一系列酶的作用下，通过无氧酵解或三羧酸循环进一步降解，并释放能量，以供精子运动。精浆果糖含量受血液中睾酮水平的影响，雄激素不足可造成果糖含量降低，其浓度与精子运动及受精能力呈正相关。精浆果糖除了用于判断精囊腺分泌功能外，还可以间接反映睾丸间质细胞分泌睾酮的能力，对判断男性生育力有着重要意义。非阻塞性无精子症患者精浆果糖浓度高于正常生育者，这可能与精子利用果糖能力下降有关。通常情况下，当精液量较少（一般小于 1 mL）、pH 较低（6.5 左右），精液中未见精子和生精细胞，精浆果糖浓度为零或极低时，则要考虑射精管梗阻或先天性输精管、精囊腺缺如。精囊腺发育不良及炎症后引起的萎缩也可能导致果糖含量降低。不完全射精或射精过频，亦可导致果糖含量降低。高精子浓度的精液标本会加速精浆果糖的消耗，故精液标本留取后应尽快分离精浆。

二、精浆中性 α 葡糖苷酶

附睾是精子储存和成熟的场所，中性 α 葡糖苷酶是附睾的特异性酶和标志性酶。精浆中存在两种 α 葡糖苷构体（同工酶），其中中性 α 葡糖苷酶占 80%，仅来源于附睾；酸性 α 葡糖苷酶占 20%，主要来源于前列腺。精浆中性 α 葡糖苷酶较总 α 葡糖苷酶检测更具有临床应用价值。附睾分泌的中性 α 葡糖苷酶可催化多糖或糖蛋白中的糖类分解为葡萄糖，为精子代谢和运动供能，其活性高低可直接影响精液质量，与精子成熟、前向运动和精子受精能力呈正相关。在某些病理情况下，如附睾炎症、结节、输精管道梗阻时，精浆中性 α 葡糖苷酶活性降低。精液中未见精子，未见生精细胞，中性 α 葡糖苷酶活性下降即可提示疑有附睾水平梗阻的可能。有研究发现，精浆中性 α 葡糖苷酶与附睾梗阻部位具有显著相关性，当附睾头部梗阻时，对中性 α 葡糖苷酶的活性影响较小，附睾体部梗阻时，中性 α 葡糖苷酶的活性降低，而尾部梗阻时，中性 α 葡糖苷酶的活性可完全缺失，由此可鉴别附睾梗阻的部位。中性 α 葡糖苷酶与精浆果糖同时检测，并结合病史及相关检查，可有效避免对人体有侵袭性的输精管造影和睾丸活检，减轻患者的痛苦，对梗阻性无精子症的诊断具有很好的指引性作用。但有时检验结果与临床诊断并非一致，实验诊断存在一定的局限性，将有可能导致临床的误判。所以严格、标准的实验操作及质量控制、实验方法、仪器的改进、操作人员的经验等将有助于最大限度地减少检验结果的偏差。

三、精浆锌

精浆中含有丰富的锌，主要由前列腺产生，其浓度约是血浆的数十倍甚至上百倍，是评价前列腺分泌功能的重要指标之一。精液中一定浓度的锌是维持精子活力的重要因素，直接参与精子的生成、成熟和获能过程，进而保证精子的质量、受精能力和生精功能正常。当精浆锌水平低下时体内可能存在锌参与的多种生殖过程障碍，从而引起了精子的发生和运动活性的下降。精子的发生及运动功能下降与精浆锌含量低下密切相关。有研究发现，弱精子症和少弱精子症患者精浆锌含量明显低于正常生育男性，而死精子症患者精浆锌含量明显高于正常生育男性。所以，精浆锌含量的检测对男性不育患者具有较大价值。精浆锌对男性生殖功能的作用主要表现在：①锌与蛋白结合存在，可保护精子膜，延缓精子胞膜的脂质过氧化以维持细胞结构的稳定性和通透性，维持精子良好的活动力。② DNA 聚合酶、乳酸脱氢酶、RNA 聚合酶等多种酶的合成需要锌的参与，这些酶在细胞代谢、组织呼吸中都有重要作用，故锌缺乏会降低相关酶的活性。③锌与精子核染色质解聚起决定作用的巯基结合，可逆性抑制精子核染色质解聚，保护了贮存精子内在的核染色质解聚能力，延长了射出精子的功能。④锌是超氧化物歧化酶中重要的组成部分，精浆锌浓度降低，将可能导致精子抗氧化能力减弱，从而影响精子功能。⑤锌不足可影响下丘脑－垂体－性腺轴，使垂体分泌促性腺激素减少，致性腺功能减退，精子减少。

补锌是治疗男性不育、维护前列腺及睾丸健康功能的常规手段。精浆中适当的锌浓度是正常精子功能所必需的，但如果锌的浓度过高，锌将在精子核和主段的线粒体中积累，致使精子 DNA 损伤增加，精子存活率和活动率显著降低，对透明带诱导的顶体反应有不利效应。所以，临床上补锌之前应检测精浆锌含量，只有其含量降低时才应补充，而不应盲目补锌。

四、精浆酸性磷酸酶

酸性磷酸酶是一种在酸性条件下催化磷酸单酯水解生成无机磷酸的水解酶，主要由前列腺分泌，参与精子代谢并有助于精子活力，其合成受雄激素的调控，在精浆中的活性变化可反映前列腺的分泌功能，并有助于前列腺疾病的诊断。前列腺炎患者精浆酸性磷酸酶降低，前列腺增生或前列腺肿瘤患者其含量增高。有研究报道，精浆中酸性磷酸酶水平下降可导致精子浓度和精子活力降低。但有的研究认为此酶与精子浓度、活力及活动率之间无相关性。酸性磷酸酶活性可能是独立于精液参数的前列腺功能指标。

五、精液柠檬酸酶

精浆中的柠檬酸主要来自前列腺，与锌、酸性磷酸酶一同被认为是前列腺分泌功能指标。柠檬酸在细胞外环境的稳定上起重要作用，对维持精浆的渗透压平衡和适度 pH 起着重要作用。酸性磷酸酶可通过与 Ca^{2+} 络合而影响精液的液化；也可通过与 Ca^{2+} 结合调节精液中 Ca^{2+} 浓度而有助于防止前列腺中形成结石；与 K^+ 和 Na^+ 结合，起维持精液内渗透平衡的作用；还可起前列腺酸性磷酸酶激活剂的作用，从而影响精子的活力。研究显示，精浆睾酮浓度与精浆柠檬酸含量呈正相关，其含量也可间接反映血清睾酮水平。在患急性或慢性前列腺时，柠檬酸含量显著降低，故精浆柠檬酸含量可作为了解前列腺功能的重要指标。

六、弹性蛋白酶

男性泌尿生殖道系统炎症可改变精子生成和成熟的微环境，是影响男性精液质量导致不育的重要原因。精液中的白细胞和精浆弹性蛋白酶水平是反映男性生殖道感染的重要监测指标。精液中过多的白细胞可能与感染及精液质量差有关。有研究发现，精浆弹性蛋白酶水平与精子浓度、精子总数、正常形态精子数呈显著负相关，与精子 DNA 碎片指数呈显著正相关。

过氧化物酶染色是 WHO 推荐的检测方法，但由于精液中部分中性粒细胞处于活化阶段，并不能检测到已经释放其颗粒的中性粒细胞和不含有过氧化物酶的白细胞类型，如淋巴细胞、巨噬细胞和单核细胞。因此，通过该方法计数白细胞浓度要比实际结果偏低。弹性蛋白酶在精液中分布均匀，对诊断生殖道显性感染和隐性感染有着重要价值。生殖系统发生炎症感染时，中性粒细胞释放大量弹性蛋白酶及其他氧化类物质，如活性氧族、过氧化氢、氢氧根离子等共同发挥局部抗感染效应，然而除抗感染作用外，弹性蛋白酶也能刺激细胞合成ROS，这些ROS产生脂质过氧化作用导致精子膜功能障碍和膜酶的损伤。同时，精浆中游离的弹性蛋白酶能使细胞蛋白水解，ROS 等过氧化物容易攻击精子 DNA，造成 DNA 损伤和断裂。然而，目前临床上广泛使用的酶联免疫吸附分析法检测的精液弹性蛋白酶却是精液中弹性蛋白酶 -α_1 抗胰蛋白酶抑制剂复合物水平，为已失活的酶，而非游离弹性蛋白酶，但真正在炎症过程中起作用的是游离弹性蛋白酶。因此，检测精液有活性的游离弹性蛋白酶能更好地反映男性生殖道炎症程度，并为男性不育诊断提供可靠依据。

精浆生化标志物反映了附属性腺的分泌功能，各项指标各具不同的临床意义。因此，对精浆生化标志物分别进行不同的组合项目分析，有助于分析男性不育的异常病因，特别适合输精管道梗阻的定位诊断。随着分子生物化学技术的发展，新的更具特异性的精浆生化标志物和检测方法会不断涌现出来，精浆生化检测在临床上日益广泛的应用，其临床应用价值也将会越来越显著。

第五节 精液脱落细胞学

精子的发生、发展有其特殊性和复杂性，易受各种有害因素影响，而诊断和治疗睾丸生精功能障碍的临床思维，必须从睾丸生精功能进行评估，其功能的损伤与失调对探讨男性不育的发生机制、保护男性生殖健康有着重要的实际意义。精液中生精细胞的异常脱落是睾丸生殖功能受损的直接反映和表现，通过精液脱落细胞学分析能够观察其生精细胞和精子发生、发展的各个阶段，为睾丸生精功能障碍的发展趋势提供了重要的实验室依据。如果生精细胞脱落的数量、比例及形态异常，将可能引起睾丸生精功能障碍，导致不育。精液脱落细胞学丰富了男性不育的检测手段，并从细胞水平进一步分析了病因及潜在的危险因素，为男性不育的诊断拓宽了视野，为治疗开启了新的思路。

一、概述

精液脱落细胞学一词的含义较为广泛，涵盖了精液中显微镜下可见到的所有内含物。精液中除精子外，还有非精子成分，包括未成熟的生精细胞（精原细胞、初级精母细胞、次级精母细胞、精子细胞）、白细胞（中性粒细胞、单核/巨噬细胞、淋巴细胞、嗜酸粒细胞）、支持细胞、生殖道上皮细胞、线索细胞、细胞骨架、无核胞质体、病原微生物、结晶及残渣等，精液中所有有形成分的检出，都可以作为考证睾丸生殖功能状况和病理性损伤的有效指标。由于多方面原因使此项检验和研究长期处于被忽视和弱化状态，其几乎成为“被遗忘的角落”，与其他体液细胞相比发展明显滞后。根据精液中诸多细胞的形态学特征，认真检测辨别，并进一步探索其与病因的关系，是做好精液脱落细胞学评估诊断的出发点和目标。为了促进实验室诊断水平的不断提高，精液脱落细胞学的发展也应与时俱进，不能只停留在“圆细胞”的报告水平。重高精尖、轻基本功锤炼的倾向已严重阻碍了细胞形态学的研究和发展，在充分发挥自动化检验技术优势的同时，传统人工显微镜细胞形态学检查也不应轻视。显微镜下任何蛛丝马迹的发现都有可能为临床的诊疗提供新的思路和线索。

二、精液脱落细胞学检测方法

目前，尚缺少精液脱落细胞学检验的质量控制标准，细胞学检验更多依赖于检验技术人员的经验。涂片制备的质量和染色效果是做好精液脱落细胞学分析的重要保障，染得清晰，才能看得准确，看似简单的操作环节乃至关重要，不容小觑。精子形态学的染色方法同样适用于生精细胞的检测，常用的检测方法包括巴氏染色法、吉姆萨染色法、Shorr 染色法、Diff-Quik 染色法及 HE 染色法等，由于各类染色方法的化学成分、染色原理及操作流程均不同，其对精子和生精细胞的着色特征亦存在差异。各实验室可根据自身发展状况和经验选择合适的染色方法。瑞氏 - 吉姆萨染色液是一种复合染液，兼有瑞氏和吉姆萨染液二者优点，主要用于血液、骨髓及各种体液染色。精液内的各类细胞经瑞氏 - 吉姆萨染色后，呈现出不同的着色，结构清晰，色泽纯正，从而达到辨别其形态特征的目的。与其他染色方法相比，其具有明显的优势，但对于精子形态学的观察要略逊于其他染色方法。

对精子浓度正常的精液标本，生精细胞检测的意义有限。但对于无精子症患者，精液中检出生精细胞可基本排除梗阻性无精子症，并可大致了解生精停滞的各个阶段。无精子症患者其精液中内含物相对较少，在进行精液脱落细胞学检测前，需要将精液标本离心浓缩，离心速度控制在 3000 g，15 分钟为宜；速度太慢影响离心效果，速度太快各类细胞可能会存在黏性堆积，不易分散，增加分析难度。推片时应注意控制推片的角度和力度，避免涂片太厚或太薄；黏稠度高时，需缩小推片角度，放慢速度，以免涂片太厚。待涂片完全干燥后方可进行染色，A 液控制在 1 分钟以内，滴加 B 液时应与 A 液充分混匀，染色 3 ～ 5 分钟为宜。冲洗时应用流水缓慢冲洗片刻，避免染色沉渣沉积。阅片时先在低倍镜下观察全片，对细胞的分布、数量和染色情况等做初步了解，并选择体尾交界处染色良好区域，在油镜下按“弓”字形路线进行圆形细胞的分类和计数。油镜下要把握细胞形态辨别要点，注意个体细胞与群体细胞之间的关系，并遵循“核浆兼顾，以核为主”的细胞识别原则，依胞体（大小、形状、伪足等）、胞质（比例、色泽、颗粒、内容物等）、胞核（大小、数量、形态、位置等）、染色质结构及核膜形态、核仁（有无、数量、大小等）的顺序，从外向内一步步细心观察和分析。在无精子症的精液中，由于生精细胞的形态多不规则，千变万化，各类细胞容易相互混淆，检验人员应熟悉各类细胞形态特点及变化规律，并结合病史及相关检查综合分析。对于特殊的病例应加强实验室与临床的有效沟通，一名良好的形态学检验技术人员应该具有扎实的临床医学知识。

三、生精细胞的形态学特征

从精原干细胞形成高度分化和特异的精子是一个极其复杂的细胞分化过程，包括精原干细胞的增殖分化、精母细胞的减数分裂和精子形成三个阶段。增殖分化是指精原干细胞通过有丝分裂形成大量的生精细胞；减数分裂包括染色体配对和遗传重组，并形成单倍体的精子细胞；精子形成是独特的形态学变化过程，由球形的精子细胞变成种属特异、形状特异的精子。各阶段生精细胞在睾丸生精小管内有序、规律、持续地产生精子，并使之发育完善。精子发生时，各阶段生精细胞的形态结构、位置和数量等都跟随发生重大变化，正是由于这些不同的变化特征，奠定了我们认识和区分这些细胞的基础，提供了鉴定不同生精细胞的依据。因此，熟悉各类生精细胞的形态特征，经常阅片并积累经验，是保证精液脱落细胞学分析结果准确、可靠的重要前提。

1. 精原细胞

精原细胞紧贴基底膜，分为 A、B 两型。A 型精原细胞是生精细胞中的干细胞，在增殖过程中，一部分作为干细胞继续保留，一部分分化为 B 型精原细胞。精原细胞胞体直径 5.5 ～ 9 μm，呈圆形或稍椭圆形。胞核较大，呈圆形，居中或稍偏一侧，占细胞 2/3 以上，染色质致密，有时可见核仁。胞质较少，染浅紫色，均匀，无浓集颗粒。精原细胞在正常精液中极少见，形态与淋巴细胞较为相似，应注意区分（图 5-1）。

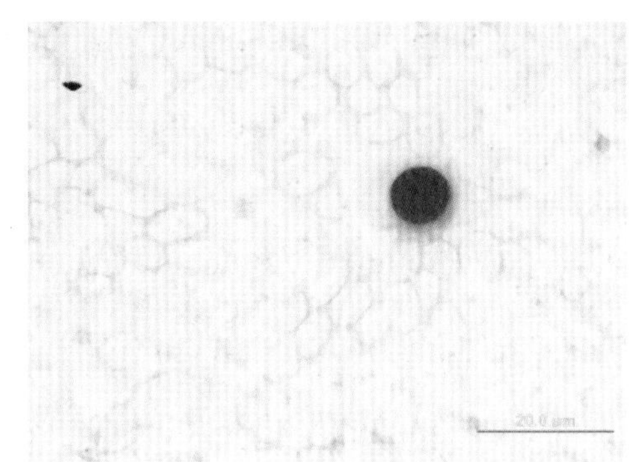

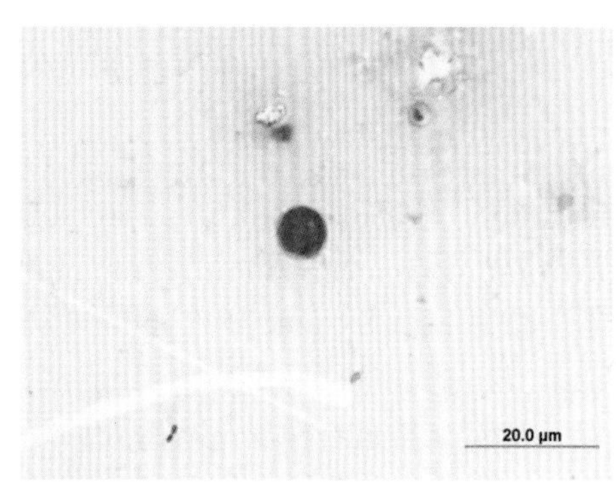

图5-1　正常精原细胞（×1000）

2. 初级精母细胞

初级精母细胞位于精原细胞近腔侧，胞体直径为 7.0 ～ 16.5 μm，呈圆形或椭圆形，胞核常偏于一侧，大小不一。胞质染淡紫色，有时有细颗粒沉着和空泡。胞核染紫色细颗粒状或粗颗粒状。由于初级精母细胞经过细线前期、细线期、偶线期、粗线期、双线期和终变期六个阶段，精液中的初级精母细胞形态多样，核染紫色颗粒粗细、致密和大小完全不一，分色好的细胞，核内可见粗颗粒状的核仁，有时核呈膨大状态。初级精母细胞在正常精液中比较常见，但数量较少，如大量排出则要考虑睾丸生殖功能受损。初级精母细胞易与精液中的巨噬细胞、上皮细胞相混淆，应加以鉴别（图 5-2）。

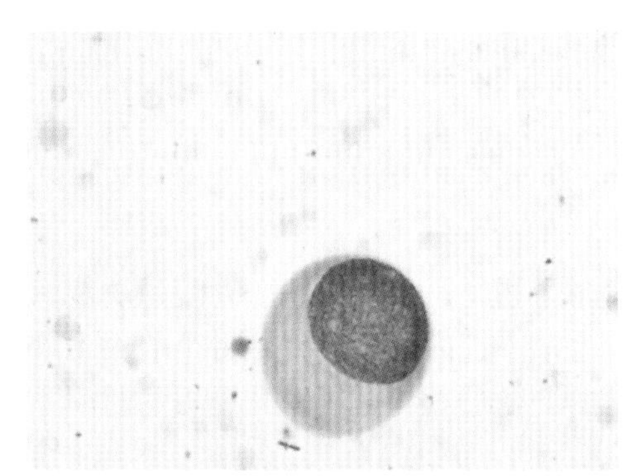

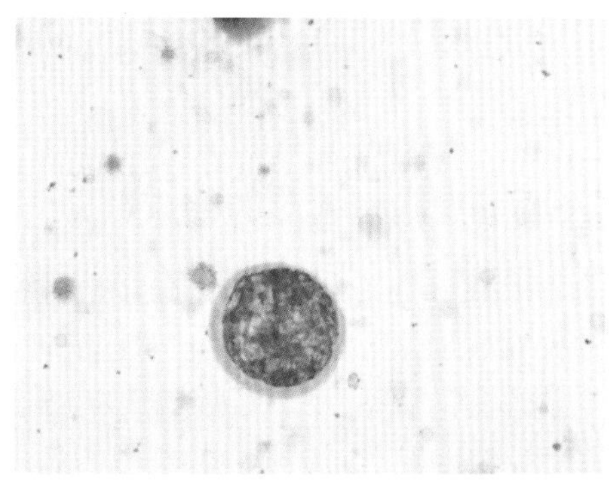

图5-2　正常初级精母细胞（×1000）

3. 次级精母细胞

次级精母细胞位置靠近腔面，胞体直径 6.5 ～ 13.85 μm，呈圆形或椭圆形，胞质染浅蓝色或灰蓝色，有单核和双核两种类型，双核对称排列，与蜻蜓头眼相似，胞核为紫红色，颗粒粗细不一，有时堆成块状。由于次级母细胞分化速度较快，其在精液中少见。在初级精母细胞发育阻滞时，常伴有次级精母细胞排出增多。次级精母细胞易与精液中的巨噬细胞、上皮细胞相混淆，应注意鉴别（图 5-3）。

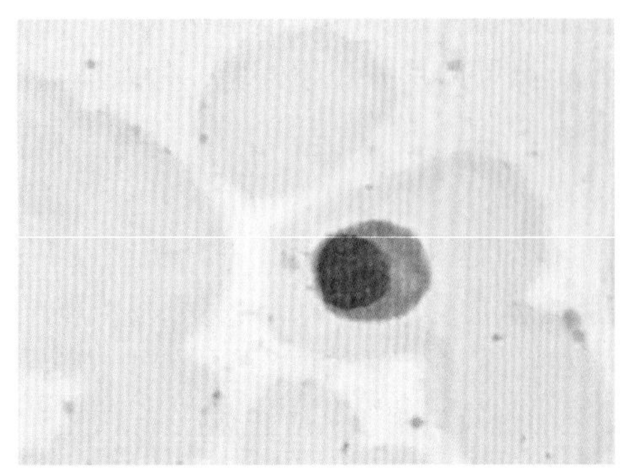
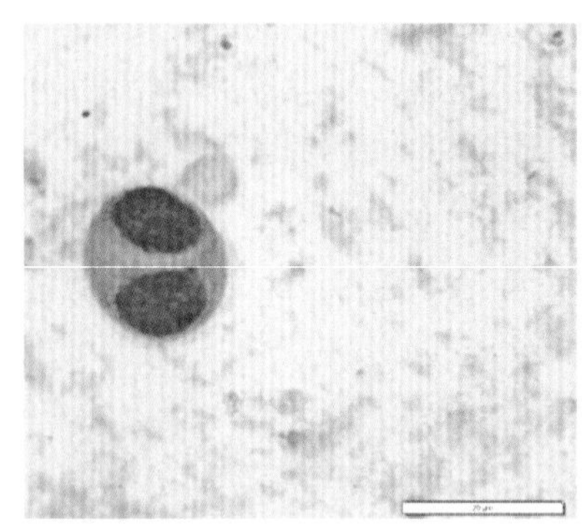

图5-3　正常次级精母细胞（×1000）

4. 精子细胞

精子细胞位于近腔面，不再进行分裂，而是经过复杂的形态学改变，由圆形逐渐转变为蝌蚪状的精子。精子细胞胞体直径为4.0～8.6 μm，多数呈圆形或椭圆形，胞核较小，常贴于胞质边缘，染深紫色，形成浓厚、结实精子头雏形，核内颗粒浓集，不易分辨。胞浆呈淡紫色，有时可见空泡。精液中可以看到不同发育阶段、不同形态的精子细胞，甚至有伸出尾鞭毛或伸长的精子细胞，分裂异常时可见双核或多核的精子细胞。精子细胞是精液中最常见的生精细胞，其排出的多寡与睾丸生殖功能密切相关。精子细胞与凋亡的中性粒细胞、浆细胞形态极其相似，需注意分辨（图 5-4）。

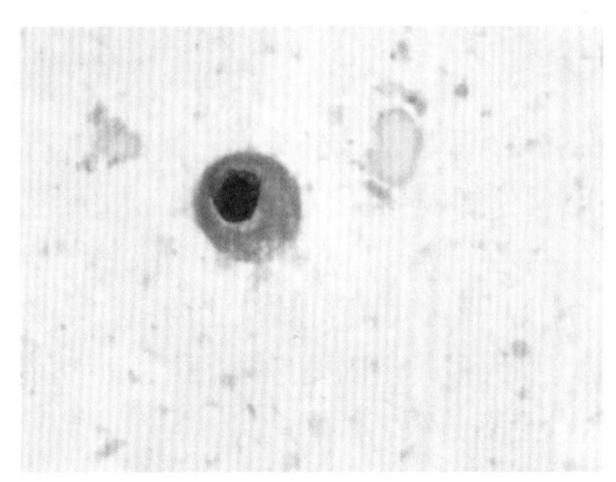
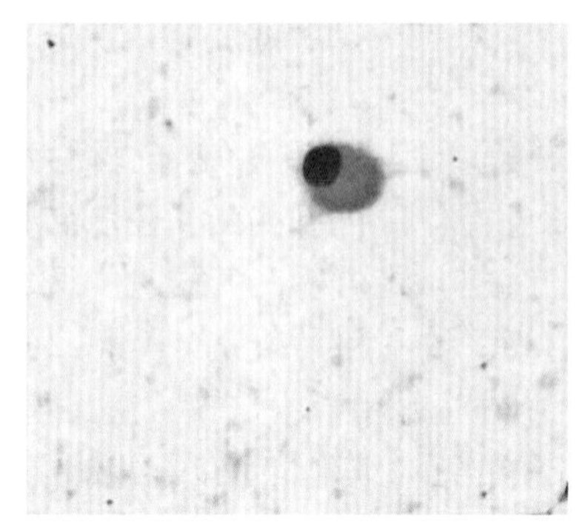

图5-4　正常精子细胞（×1000）

四、精液脱落细胞学检测的临床意义

精液中的有形成分是睾丸生精小管与附属性腺的代谢产物，是直接反映睾丸生殖功能的具体表现。当睾丸受到各种有害因素影响或发生自身固有改变时，生精小管内的各类细胞将可能由生理性改变向病理性发展。生精细胞的脱落状态反映了睾丸生理与病理的变化过程，由于睾丸受损的时间不同、受损的程度不同及致受损的因素不同，其生精细胞的病理性改变、脱落状态及临床表现也不尽相同，弱精子症、畸形精子症、少精子症及无精子症都有可能发生。精液脱落细胞学检测不仅可有效区分精液中的白细胞和生精细胞，还可根据精液中生精细胞的存在异常、比例异常及形态异常综合评估睾丸的生殖功能，显著提升了诊断的准确性和科学性，减少了治疗的盲目性，并为无精子症患者提供了治疗的可行性和可能性。临床与实验室的相互验证和信息反馈，是积累循证医学依据的有效手段。

1. 区分精液中的白细胞

精液中的白细胞、生精细胞及生殖道上皮细胞多呈圆形外观，统称为“圆细胞”，在未经染色的状态下难以正确分辨。目前仍有许多基层（也包括部分大型综合医院）的检验人员将精液中的圆形细胞误认为白细胞，而且已形成了固有的惯性模式。报告成白细胞，临床医生就会认为有炎症，有病原体存在，接下来会进行抗感染治疗，最终误诊误治的同时也给患者的精神和心理带来了负担。精液中的圆形细胞并不等同于白细胞，也可能是未成熟的生精细胞（图 5-5，图 5-6），应染色加以鉴别。因此，明确区分精液中主体细胞的类别在临床诊断和治疗上起关键作用，同时也是检验技术人员的基本责任。如主体细胞为白细胞，需要了解是否存在病原体感染；如诊断为生精细胞，则要进一步评估睾丸的生殖功能。

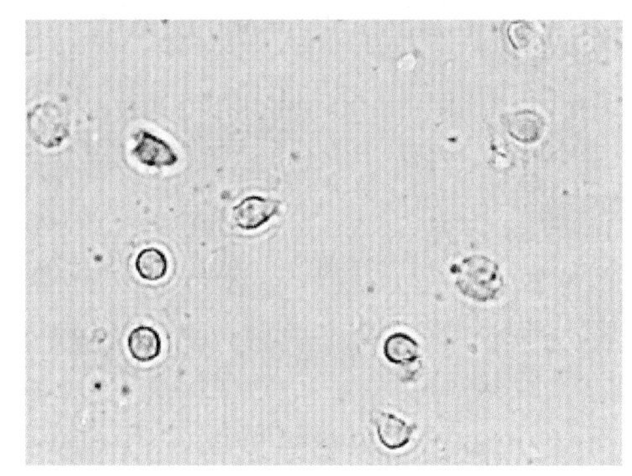

图5-5 染色前，细胞呈圆形，难以辨别（×400）

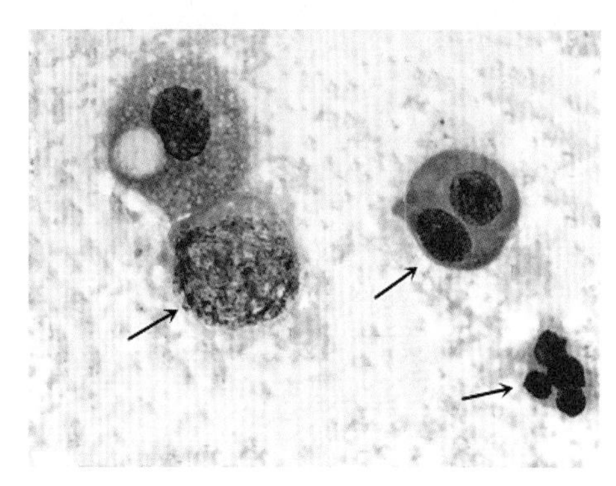

图5-6 染色后，多数为生精细胞（箭头所指，×1000）

瑞 – 吉染色法不仅可以区分精液中的生精细胞和白细胞，还可以对白细胞的类型及形态进行分析，但要求技术人员对细胞的结构及特点比较熟悉。通常情况下，在急性炎症时精液中以中性粒细胞为主，细胞常表现为核膜破损、核溶解、核破碎、核退变等特征，有时可见胞内菌，并为生殖道感染提供了治疗依据。在慢性非特异性炎症、急性炎症恢复期时单核 / 巨噬细胞比例增高，胞内常见吞噬精子、细胞、病原体、颗粒、结晶、组织碎片等异物成分，这与炎症过后巨噬细胞功能激活、清扫异物功能增强有关。当淋巴细胞增多，并伴有异常淋巴出现时，则要考虑病毒、结核菌感染的可能。如果技术人员能够做到正确分辨，这将是一种简单快速、价格便宜、准确性高、指导性强、容易推广的检测方法。

2. 评估睾丸的生精功能

（1）生精细胞存在异常：如果精液中没有精子，也没有生精细胞，则属于生精细胞存在异常。精液中没有精子并不代表没有生精细胞，存在生精细胞预示输精管道是通畅的，病因可能在睾丸。如果精液中没有精子，也没有生精细胞和支持细胞，则要结合患者的体格检查、睾丸体积、性激素、精浆生化、超声等检测进行无精子症类型及梗阻部位的确定。同时，精液生精细胞检查联合精浆果糖及中性 α 葡糖苷酶检测可有效避免有侵袭性的输精管造影。

（2）生精细胞比例异常：生精上皮上的生精细胞从精原细胞分化成精子细胞，并最终形成精子是一个连续过程，如果生精细胞在某个阶段发生中断，将可能导致睾丸生精功能障碍。生精阻滞属于细胞分化障碍，临床上常表现为少精子症（部分阻滞）或无精子症（完全阻滞），是引起睾丸生精功能障碍常见的病理组织类型之一。生精阻滞可发生在任何阶段，其中阻滞在初级精母细胞阶段最为常见，精子细胞阶段次之，精原细胞阶段少见。根据精液中各阶段生精细胞脱落的数量、比例可大致判断生精阻滞的类型，如果精液中一种或两种生精细胞比例增高，而其后阶段生精细胞减少或缺失，则要考虑睾丸生精阻滞。生精阻滞（图 5-7，图 5-8）的发生病因较为复杂，确切机制不是很清楚，有原发性和继发性之分，临床治疗难度较大。对于生精阻滞的患者首先应进行染色体核型及 Y 染色体微缺失检测，以排除遗传因素的影响。Csilla 等研究报道，由于生精细胞阻滞的阶段不同、阻滞的程度不同，其致病基因发生率及表达也完全不同，对于精母细胞阶段完全阻滞的患者，基因异常发生率明显增高。然而，多数基因变异发生率低，且有很多变异致病性尚不清楚，需不断积累相关诊断和临床数据，以进一步提高基因检测临床使用价值。对于非梗阻性无精子症或少精子症患者，推荐在治疗前、中、后适时的行精液脱落细胞学检查，通过对精液中脱落的各种生精细胞的数量、形态变化跟踪分析，可以动态评估睾丸生精障碍的可能原因和治疗效果。

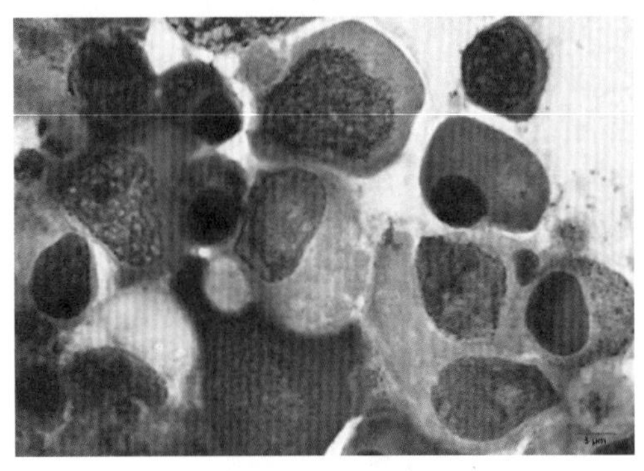

图5-7 初级精母细胞大量脱落（×1000）

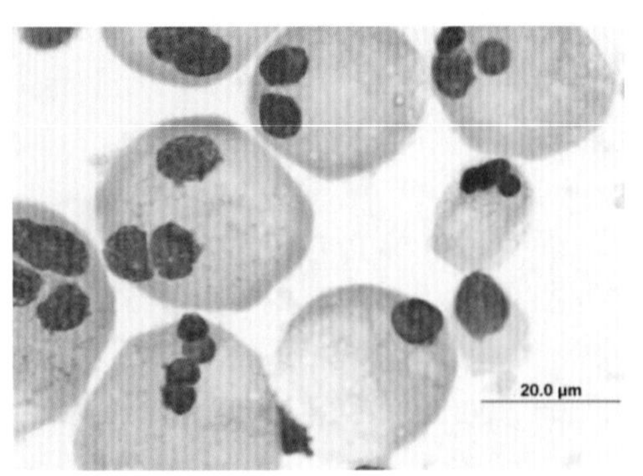

图5-8 精子细胞大量脱落（×1000）

（3）生精细胞形态异常：生精细胞不仅可以表现为数量和比例异常，还可以表现为形态异常，生精细胞凋亡和胀亡是细胞死亡的两种不同的表现类型。凋亡是由基因控制的细胞自主有序地死亡，细胞凋亡在生殖领域的应用并未得到足够的重视。精子发生过程中，凋亡调控着精子的增殖水平，保持精子在数量、形态及功能上的平衡。凋亡机制的调节失衡是许多疾病的根源，而诱发过多的生精细胞凋亡将是一种病理现象，是造成睾丸生精功能障碍的重要原因。睾丸内的生精细胞对内外各种因素影响的敏感性较高，使得细胞发生突变的概率较大，这些变性的生精细胞最终要通过凋亡机制被清除掉，以保证优良精子的保存。细胞凋亡的形态特征为细胞体积变小，胞质浓缩，核染色质固缩于边缘，DNA 降解，最后形成多个凋亡小体而被吞噬。细胞胀亡是一种细胞膜通透性增加，细胞膜完整性破坏，DNA 裂解为非特异性片段，最后细胞溶解并伴有炎症反应的细胞死亡过程。其主要表现为细胞肿胀、细胞核溶解。细胞凋亡（图 5-9，图 5-10）与细胞胀亡（图 5-11，图 5-12）可共存于同一病灶中，并可由同一刺激引起，但两者的出现与组织血供情况、刺激强度和刺激作用时间有关，血供丰富、刺激较弱、作用时间短倾向于凋亡，反之倾向于胀亡。ATP 水平也影响细胞死亡方式，同一刺激下细胞内 ATP 水平高则现凋亡特征，否则因缺乏能量细胞不能完成凋亡程序则转向胀亡，补充 ATP 后，胀亡也可能转化为凋亡形式的细胞死亡。重视精液中生精细胞的形态学特征，对进一步了解睾丸生精功能障碍程度及损伤机制具有重要意义，并可作为疗效观察和判断预后的重要指标。

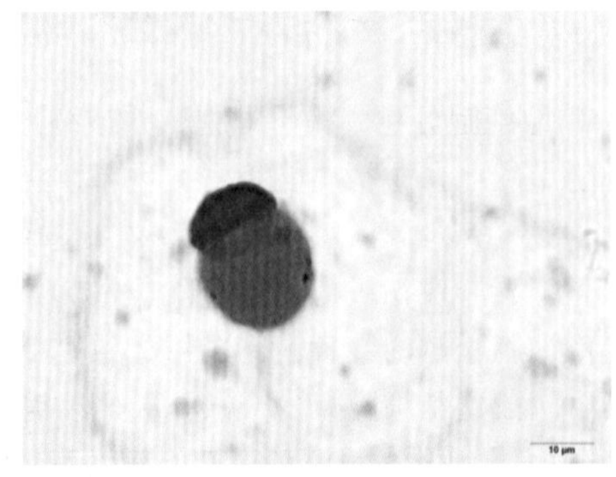

图5-9 初级精母细胞凋亡，核固缩、核凸出（×1000）

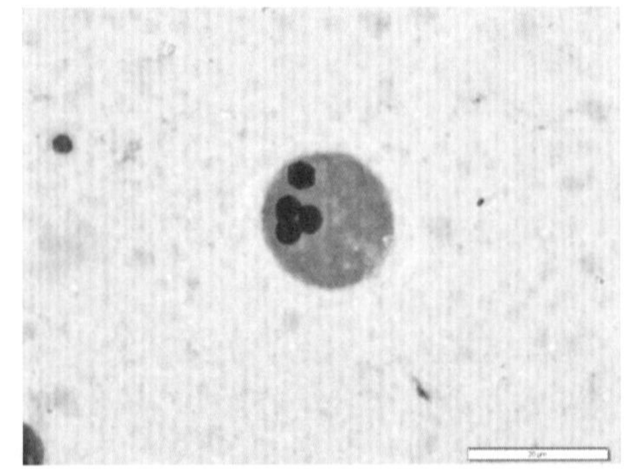

图5-10 精子细胞凋亡，核固缩、多核（×1000）

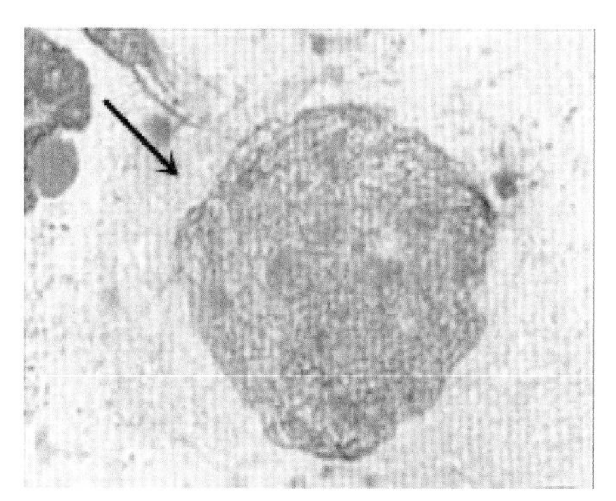

图5-11 初级精母细胞胀亡，核膨胀（箭头所指，×1000）

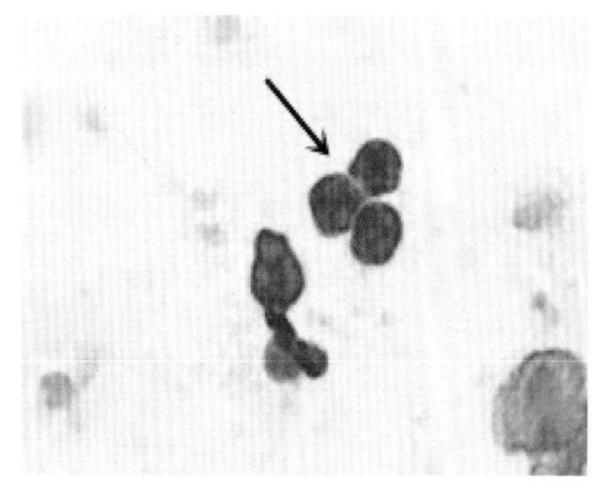

图5-12 精子细胞胀亡，核均质化、多核（箭头所指，×1000）

3. 支持细胞及支持细胞骨架检出的临床意义

睾丸支持细胞是唯一与生精细胞接触的细胞，其紧密连接是构成血-睾屏障的重要组成部分，在维持生精小管微环境稳定、精子发生及调控过程中发挥着核心作用。支持细胞是多种有毒物质的睾丸内靶细胞，如微环境的平衡被打破，支持细胞必然受到累积性影响，导致支持细胞萎缩、高度降低及异常脱落。正常人精液中支持细胞无或极少脱落，在非梗阻性无精子症中较为常见，如精液中仅检出支持细胞，未见生精细胞，则要考虑唯支持细胞综合征可能。支持细胞的功能损伤、异常脱落是导致精液中精子和生精细胞数量减少的重要原因，支持细胞的检出是评估睾丸生精功能障碍的重要标志物（图5-13）。细胞骨架在维持细胞形状、促进细胞的运动和连接及信号转导方面都有积极的作用。支持细胞受有害因素刺激后，易使支持细胞骨架发生断裂，睾丸受到影响，损伤后的支持细胞必然会随着精液排出体外，在精液中可以看到损伤和脱落的支持细胞骨架。精液中检出支持细胞及支持细胞骨架（图5-14）的微管、微丝，说明睾丸微环境受累，损伤已威胁到支持细胞功能，其功能的优劣将直接决定生精细胞的分化程度及精子的生成。支持细胞及支持细胞骨架的检出对睾丸生精功能的深入研究提供了新手段和新依据。

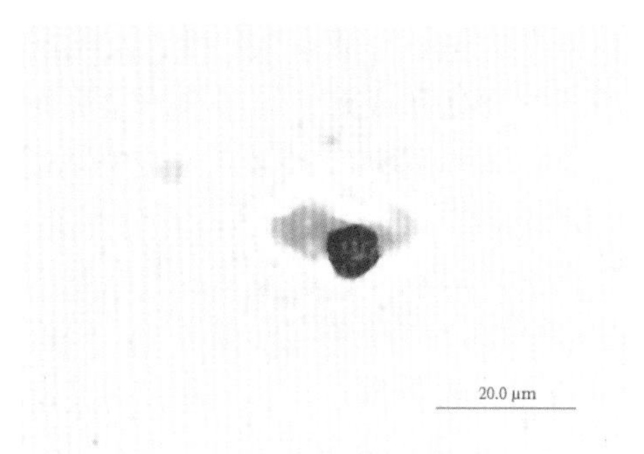

图5-13 支持细胞（胞体不规则，×1000）

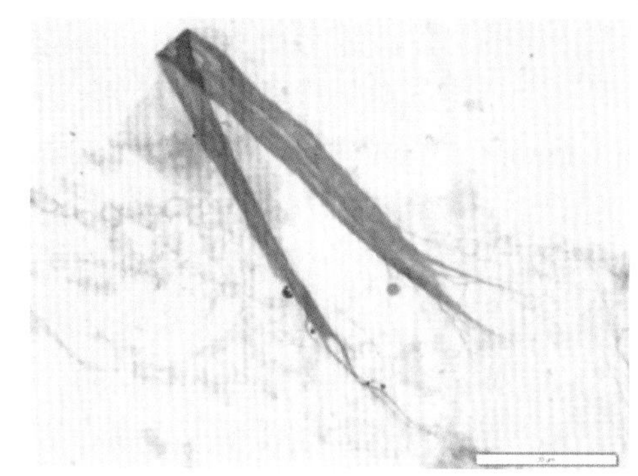

图5-14 支持细胞骨架（×1000）

4. 其他有形成分检出的临床诊断价值

线索细胞在精液标本中比较常见，常伴有加德纳菌感染，说明男性可以是携带者，也可能是感染者，建议双方共同治疗（图5-15）。如精液中检出细菌、真菌、滴虫及病毒包涵体，需注意感染因素存在，应进一步确定感染的来源（图5-16）。精液中前列腺上皮，精囊腺上皮及附睾上皮增多，则提示附属性腺的功能损伤。精液中的大量残渣可能与支持细胞的吞噬功能下降有关，应给予重视。

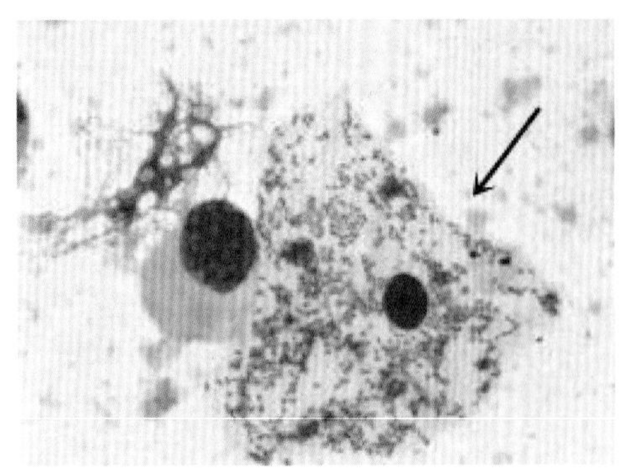

图5-15　线索细胞（箭头所指，×1000）

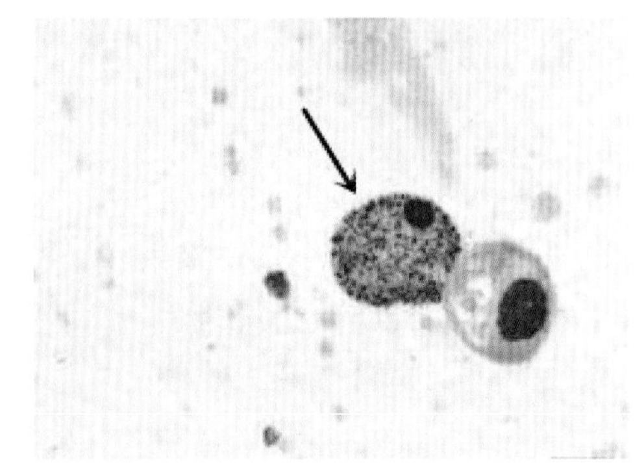

图5-16　精子细胞内可见包涵体（箭头所指，×1000）

五、精液脱落细胞学与睾丸活检

睾丸活检是男性不育病理检查的主要方法，是金标准，多年来已被临床所接受。通过病理组织学观察可直接评价睾丸的生精功能和生精障碍程度。正常人睾丸病理组织结构正常或基本正常，生精小管内可见各级生精细胞和支持细胞，管腔面有较多精子，生精小管及间质也无明显异常。睾丸本身的生精状态不尽均衡，存在局部性精子发生现象，由于取材部位的局限性，单次睾丸活检可能难以全面、完整反映睾丸的整体状态，同时多点、多次的手术取材反而加重睾丸的损伤。精液细胞学可以反映整个睾丸功能，免除了睾丸活检带来的创伤、恐惧和不可重复性。两者在无精子症的诊断和治疗上各有利弊，应相互补充。对于睾丸生殖功能的评估，首先应遵循“先无创，再微创，后有创”的原则，并结合性激素、精浆生化、染色体等结果综合考量。

六、精液脱落细胞学检测与性激素水平

男性不育的影响因素较多，其中性激素水平与男性不育密切相关，体内下丘脑 – 垂体 – 睾丸轴的相互作用维持着正常的男性性激素水平及睾丸生精功能。精子发生是一个激素依赖性连续不断增生和分化的过程，任何一个环节出现平衡失调，都将会影响精子的正常发生和成熟。同时检测血清促黄体生成素（luteinizing hormone，LH）、卵泡刺激素（follicle stimulating hormone，FSH）及睾酮的水平，对于性腺功能减退症的病因定位诊断具有重要的价值，并决定随后治疗方案的正确制定。

下丘脑、垂体及睾丸激素间相互联系、相互制约、相互调控共同促进精子的正常发生。精子发生在增殖和成熟阶段，需要自分泌、旁分泌和内分泌刺激，这是由 FSH 和睾酮共同保证的。FSH 主要作用于初始的几个阶段，而睾酮作用在最后几个步骤。睾丸生精功能障碍的发生，首先是睾丸支持细胞 - 生精小管嵌合体受损，负反馈引起 FSH 水平升高，继而导致 Leydig 细胞睾酮分泌减少，负反馈引起 LH 水平随之升高。血清 FSH 升高的程度与支持细胞的受损程度成正比，且血清 FSH 水平越高，生精障碍程度越严重，精子数量降低越明显。如果同时伴有 LH 显著升高，表明损伤已经累及 Leydig 细胞。FSH 与睾酮是保证生精细胞正常分化的必须因子，并可通过 Sertoli 细胞进行调节，免受生精细胞过度凋亡。睾丸内生精细胞的异常脱落导致成熟精子生成受阻，是最终表现为少精子症或无精子症的重要原因。通过表 5-2 可以发现，由于梗阻性无精子症（obstructive azoospermia，OA）的睾丸生精功能基本正常，血清 LH、FSH 及睾酮水平通常处于正常水平，而隐匿性精子症多是睾丸生精功能障碍导致，血清 LH 和 FSH 水平普遍升高，睾酮水平降低，与 OA 组比较均具有显著差异。血清 LH 与 FSH 水平不仅与精子数量的多寡呈负相关，而且与生精细胞的脱落数量也有着密切联系。表 5-3 显示，非梗阻性无精子症（non-obstructive azoospermia，NOA）患者，血清 LH 和 FSH 水平随着生精细胞检出数量的减少而升高，比较具有统计学差异。而两组间睾酮水平比较无统计学意义，这可能与统计标本的数量较少或因睾丸受损后间质细胞较

支持细胞有更好的耐受性有关，即使精液中没有精子和生精细胞，睾酮浓度仍维持一定水平。睾丸生精功能障碍的病程发展，必定有初始－受损－轻度－中度－重度的病变过程，即使精液中没有精子，生精细胞仍在继续脱落并逐渐枯竭，最终可能发展为不可逆的唯支持细胞综合征的病理表现类型。通过精液生精细胞和精子形态的检查，能够观察其精子发生、发展的各个阶段，即使对唯支持细胞综合征患者，也应该结合精液生精细胞检出的有无、多少、比例、形态来评估和预测睾丸的生精功能。

表 5-2 OA 与隐匿性精子症血清性激素水平比较

组别	例数	黄体生成素（IU/L）	卵泡激素（IU/L）	睾酮（nmol/L）
OA	80	5.93 ± 5.69	5.24 ± 5.07	13.8 ± 6.36
隐匿性精子症	141	7.9 ± 4.91	11.88 ± 10.12	11.91 ± 6.93
*P*值		＜0.001	＜0.001	＜0.001

表 5-3 NOA 生精细胞存在组与缺乏组血清性激素水平比较

组别	例数	黄体生成素（IU/L）	卵泡激素（IU/L）	睾酮（nmol/L）
NOA（生精细胞存在）	273	9.86 ± 7.21	16.27 ± 10.74	11.49 ± 6.16
NOA（生精细胞缺乏）	238	11.61 ± 8.88	18.32 ± 11.77	11.2 ± 6.25
*P*值		＜0.05	＜0.05	＞0.05

七、小结

对于临床医生而言，一份理想的精液检查报告，不仅能对患者的生育能力提供一个初步的评估，而且对引起某些生育障碍的病因、病变发生的部位及相关机制提供参考，为确定诊疗方案或是否进一步检查提供依据。精液脱落细胞学检查可以更好地了解睾丸潜在的储备能力，对了解睾丸可能持续生成精子的数量和质量及生精细胞的动态分化能力进行评估。精液脱落细胞学检查目前已进入推广和应用阶段，可以在推广中探索与提高，在实践中不断地深入、丰富、纠正和完善，在充分体现实验室诊断价值的同时更好地为临床服务。

参考文献

[1] 龚道元，张时民，黄道连．临床基础检验形态学．北京：人民卫生出版社，2019：3.

[2] 曹兴午，徐晨，李宏军，等．精液脱落细胞学与睾丸组织病理学．2 版．北京：北京大学医学出版社，2017：14-15，38，73-80.

[3] 吴明章，曾超文，张君慧．男性生殖病理学．上海：上海科学普及出版社，2006：91-92.

[4] 陆金春，李铮，夏术介．中国男性生育力规范化评估专家共识．北京：中国医药科技出版社，2018：107.

[5] 李宏军，曹兴午．精液检测中临床医生与检验技术的互动．中华男科学杂志，2015，21（5）：387-390.

[6] World Health Organization.WHO laboratory manual for the examination and processing of human semen.5th ed.Genewva：WHO，2010：102-107.

[7] BRUNNER R J，DEMETER J H，SINDHWANI P. Review of guidelines for the evaluation and treatment of leukocytospermia in male infertility. The World Journal of Men’s Health，2019，37（2）：128-137.

[8] 杨建华 . 现代男性不育诊疗学 . 上海：上海科学技术文献出版社，2007：84.
[9] KRAUSZ C，RIERA-ESCAMILLA A，MORENO-MENDOZA D，et al.Genetic dissection of spermatogenic arrest through exome analysis：clinical implications for the management of azoospermic men. Genetics in Medicine，2020，22（12）：1956-1966.
[10]《男性生殖遗传学检查专家共识》编写组，中华医学会男科学分会 . 男性生殖遗传学检查专家共识 . 中华男科学杂志，2015，21（12）：1128-1142.
[11] 袁长巍，曹兴午 . 精液脱落细胞检测在无精子症中的应用价值 . 现代检验医学杂志，2016，31（6）：1-7，9.
[12] LEVIN S. Apoptosis，necrosis，or oncosis：what is your diagnosis? a report from the Cell Death Nomenclature Committee of the Society of Toxicologic Pathologists. Toxicol Sci，1998，41（2）：155-156.
[13] VAN CRUCHTEN S，VAN DEN BROECK W. Morphological and biochemical aspects of apoptosis，oncosis and necrosis. Anat Histol Embryol，2002，31（4）：214-223.
[14] ELSASSER A，SUZUKI K，SCHAPER J. Unresolved issues regarding the role of apoptosis in the pathogenesis of ischemic injury and heart failure. J Mol Cell Cardiol，2000，32（5）：711-724.
[15] 曹兴午，林凯，李翠英，等 . 细胞胀亡在精液脱落细胞学的形态特征与机制的探讨 . 现代检验医学杂志，2011，26（4）：1-8.
[16] 谭琨，张培海，黄晓朋，等 . 睾丸支持细胞的研究进展 . 世界最新医学信息文摘，2018，18（38）：52-54.
[17] 李丹婷，白利鹏 . 支持细胞功能状态调控精子发生的研究进展 . 中华男科学杂志，2018，24(9)：829-833.
[18] FIORINI C，TILLOY-ELLUL A，CHEVALIER S，et al. Sertoli cell junctional proteins as early targets for different classes of reproductive toxicants. Reprod Toxicol，2004，18（3）：413-421.
[19] 曹兴午 . 睾丸支持细胞骨架的研究 . 中华男科学杂志，2008，14（8）：675-679.
[20] 熊承良，商学军，刘继红 . 人类精子学 . 北京：人民卫生出版社，2013：9.
[21] SIMONI M，SANTI D. FSH treatment of male idiopathic infertility：time for a paradigm change. Andrology，2020，8（3）：535-544.
[22] WDOWIAK A，RACZKIEWICZ D，STASIAK M，et al. Levels of FSH，LH and testosterone，and sperm DNA fragmentation. Neuro Endocrinol Lett，2014，35（1）：73-79.
[23] 张雅君，卢实，刘琳，等 . 男性无精子症患者血清生殖激素水平与睾丸生精功能的相关分析 . 生殖医学杂志，2014，23（11）：913-915.
[24] 马帅，吴桂杰，徐影，等 . 血清卵泡刺激素水平的测定对睾丸生精功能的预测分析 . 中国男科学杂志，2018，32（6）：42-45.
[25] 唐运革，张欣宗，陆金春 . 实用辅助生殖男科实验室技术 . 广州：广东科技出版社，2019：72，78.
[26] SHARMA R，AGARWAL A，MOHANTY G，et al. Functional proteomic ananlysis of seminal plasma proteins in men with various semen parameters. Reprod Biol Endocrinol，2013，11：38.
[27] ANEL-LOPEZ L，QRTEGA-FERRUSOLA C，MARTINEZ-RODRIGUEZ C，et al. Analysis of seminal plasma feom brown bear（Ursus arctos）during the breeding season：its relationship with testosterone levels. PLoS One，2017，12（8）：e0181776.
[28] 张红烨，陆金春，冯瑞祥 . 24 种精浆生化指标与精液常规参数的相关性研究 . 中华男科学杂志，

2015，21（12）: 1087-1092.

[29] 刘继红，李路 . 精浆生化检测在男性不育诊断中的临床应用价值 . 临床泌尿外科杂志，2009，24（6）: 405-407.

[30] 何江，余伍忠，仇东辉，等 . 精浆生化检测与男性不育 . 中国优生与遗传杂志，2006，14（增刊1）: 78-79.

[31] CONZALES G F. Function of seminal vesicles and their role on male fertility. Asian J Androl，2001，3（4）: 251-258.

[32] 陆金春 . 精浆生化指标的全自动检测及临床应用 . 中华男科学杂志，2018，24（4）: 291-296.

[33] 王瑞雪，刘睿智，袁宝明，等 . 精浆果糖含量、中性 α- 糖苷酶和酸性磷酸酶活性与精液参数关系研究 . 中国计划生育学杂志，2006，14（6）: 353-355.

[34] 涂响安，赵良运，邓立文，等 . 梗阻性无精子症的外科治疗（附 56 例报告）. 中华男科学杂志，2010，16（1）: 48-51.

[35] 谢军，刘继红，陈俊，等 . 精浆弹性蛋白酶、果糖、中性 α- 葡萄糖苷酶测定在梗阻性无精子症诊断中的意义 . 中国男科学杂志，2007，21（3）: 47-50.

[36] 赵荣坡，熊承良 . 弱精子症、少弱精子症患者血清、精浆和精子锌含量分析 . 中华男科学杂志，2005，11（9）: 680-682.

[37] RUSZ A，PILATZ A，WAGENLEHNER F，et al. Influence of urogenital infections and inflammation on semen quality and male fertility. World J Urol，2012，30（1）: 23-30.

[38] 吴永根，杨旭，张欢，等 . 生殖系统感染对男性精液质量影响的研究 . 中华男科学杂志，2015，21（12）: 1082-1086.

[39] MAEGAWA M，KAMADA M，IRAHARA M，et al. Concentration of granulocyte elastase in seminal plasma is not associated with sperm motility. Arch Androl，2001，47（1）: 31-36.

[40] 王瑞，张卫星，郑涛，等 . 不育男性精浆酸性磷酸酶和锌与精液参数分析 . 中华男科学杂志，2006，12（1）: 36-38.

[41] 杨慎敏，李铮，李红 . 精子纤维鞘发育不良的研究进展 . 中华男科学杂志，2014，20（11）: 1035-1038.

[42] CHANG S H，PHELPS P C，BEREZESKY I K，et al. Studies on the mechanisms and kinetics of apoptosis induced by microinjection of cytochrome c in rat kidney tubule epithelial cells（NRK-52E）. Am J Pathol，2000，156（2）: 637-649.

（袁长巍　杨琳）

第三十三章 睾丸的生精功能与生精功能障碍

第一节 睾丸的生精功能与调控

一、成年期睾丸的结构与功能

成人睾丸长 3.5 ～ 5.5 cm，宽 2 ～ 3 cm，体积 12 ～ 25 mL。睾丸是实质性器官，表面覆盖睾丸鞘膜脏层，深部为致密结缔组织构成的白膜，白膜后缘增厚形成睾丸纵隔，纵隔的结缔组织呈放射状伸入睾丸实质形成 200 ～ 300 个锥形的睾丸小叶，每个小叶内有 1 ～ 4 根弯曲细长的生精小管。生精小管呈襻状，起止于睾丸网，睾丸网最终融合成睾丸输出小管，将收集到的睾丸内液体和精子运送至附睾头。

生精小管是精子产生的场所，直径 150 ～ 250 μm。由生精细胞、支持细胞、基膜和管周肌样细胞构成。支持细胞位于基底，表面突起向外延伸包绕生精细胞，使每个生精细胞由邻近的多个支持细胞支撑，并为生精细胞向管腔内迁移提供支架；支持细胞有雄激素受体，合成雄激素结合蛋白，提供生精细胞成熟所需的营养和高浓度雄激素环境。支持细胞上有卵泡刺激素受体，促进生精细胞的增殖，同时可分泌抑制素 B，参与下丘脑 – 垂体 – 性腺轴的负反馈调节。

支持细胞间形成紧密连接复合体，将生精小管分成了基底小室和近腔小室两部分，基底小室内含精原细胞和细线期的初级精母细胞，近腔小室内含成熟的精母细胞、精子细胞。紧密连接复合体、基膜、管周肌样细胞与邻近的毛细血管内皮共同形成血 - 睾屏障，阻止大分子物质进入近腔小室，避免成熟的生精细胞和精子受到免疫损伤。

睾丸间质位于生精小管之间，是富含血管、淋巴管的疏松结缔组织，内有睾丸间质细胞，间质细胞在 LH 刺激下合成与分泌体内大部分的睾酮。

二、精子的发生与调控

正常生精功能的启动与维持依赖于下丘脑 – 垂体 – 睾丸激素的协同释放。下丘脑基底部的神经内分泌细胞向垂体门脉系统脉冲式释放促性腺激素释放激素（gonadotropin-releasing hormone，GnRH），促使垂体前叶的促性腺细胞合成和释放卵泡刺激素（follicle stimulating hormone，FSH）和黄体生成素（luteinizing hormone，LH），LH 刺激睾丸间质细胞分泌睾酮，FSH 刺激睾丸支持细胞促进生精上皮的精子发生，类固醇激素对以上过程进行负反馈调节（图 5-17）。

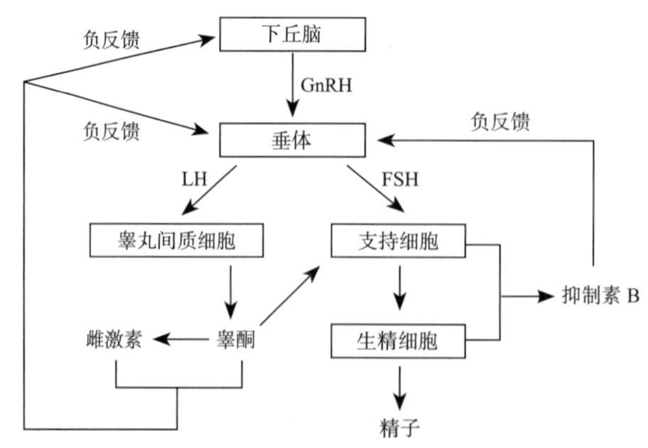

图5-17 下丘脑 - 垂体 - 性腺轴示意

精子发生是一个受到精密调控的细胞分化过程，最终形成完全分化且高度特异的单倍体活动精子，从精原细胞分化发育为精子约需要 64 天。

精原细胞根据细胞核形态分为 Ad 型、Ap 型和 B 型，其中 Ad 型精原细胞为精原干细胞，一个 Ad 型精原细胞有丝分裂为 2 个 Ad 型精原细胞，其中一个再次分裂为 2 个 Ad 型精原细胞，另一个分裂为 2 个 Ap 型精原细胞，Ap 型精原细胞继续分裂为 2 个 B 型精原细胞，B 型精原细胞经有丝分裂后形成初级精母细胞，初级精母细胞再经过两次减数分裂，最终生成单倍体的精子细胞（图 5-18）。Ad 型精原细胞贴近生精小管的基膜，有丝分裂慢，睾丸生精功能受损后 Ad 型精原细胞可增殖补充生精细胞的损耗；B 型精原细胞与基膜接触少，对射线损伤敏感。

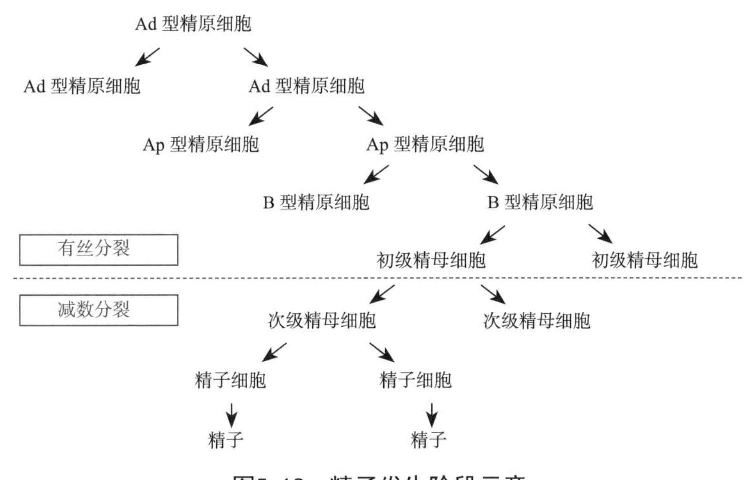

图5-18　精子发生阶段示意

第二节　生精功能障碍

一、概述

据 WHO 统计，不育夫妇中约 50% 存在男方精液异常，表现为少弱畸精子症，甚至无精子症。精液检查是评估睾丸生精功能最简单直观的方法，精液异常意味着可能存在睾丸生精障碍。然而，精液检查的结果波动很大，其受到禁欲时间长短、手淫取精的兴奋程度、射精或留取标本是否充分等因素干扰，当某一次精液参数降低时，难以确认是受以上因素影响还是由于睾丸生精功能下降导致。因此，临床上研究相对充分的主要是严重且恒定的精液异常，如重度少精子症或无精子症，通过精液常规和精浆分泌物检测、性激素检测、染色体和基因分析、睾丸活检、精液脱落细胞检测等方法反映不同原因导致的生精功能障碍的临床特征，并探讨其发生机制。

二、病因分类及临床表现

1. 低促性腺激素性性腺功能减退

促性腺激素正常分泌是维持睾丸生精功能的必要条件，睾丸支持细胞上有 FSH 和雄激素受体，FSH 对支持细胞的刺激和 LH 促使间质细胞分泌睾酮，使生精过程得以启动和维持。因此，各种原因导致的下丘脑、垂体分泌功能低下均有可能引起生精障碍。

下丘脑分泌 GnRH 不足可见于 Kallmann 综合征或特发性低促性腺激素性性腺功能减退（idiopathic hypogonadotropic hypogonadism，IHH），Kallmann 综合征患者伴有嗅觉减退，可通过 X 连锁隐性、常染色体显性或隐性遗传，IHH 则可由多种基因突变引起。而鼻咽或颅脑手术、鼻咽癌放疗、高泌乳素血症则可继发垂体促性腺激素分泌减少。

先天性的低促性腺激素性性腺功能减退患者可出现阴茎和睾丸发育不良、无胡须及阴毛、隐睾、骨骺闭合延迟，成年后疾病因素继发的患者则见胡须及阴毛稀少、勃起功能减退；血 FSH、LH、睾酮、抑制素 B 均降低。

通过补充外源性的 GnRH 或尿促性素联合绒促性素，精液无精子症患者可能恢复生精功能，并可能在治疗 6 ～ 24 个月后精液中出现精子。通过观察少数的一些在内分泌治疗前接受了睾丸活检或治疗后精液未出现精子而接受了显微取精的病例，发现患者的许多生精小管发生了较严重的透明样变性、管径缩窄、管腔内细胞成分稀少，而另一些透明样变性较轻的生精小管内则可见支持细胞及各级生精细胞，甚至内分泌治疗前已能在小管内发现个别精子，提示即使在FSH和睾酮极低的条件下生精细胞依然能增殖、分化，但效率明显下降。

2. 克氏综合征

克氏综合征（Klinefelter syndrome，KS）的发病率约 1/500，80% 核型为 47，XXY，其余为 46，XY/47，XXY 嵌合体或 48，XXXY、49，XXXXY 等 X 染色体高度非整倍体。染色体数目异常可因减数分裂或胚胎早期有丝分裂出错导致，其中约 2/3 由卵母细胞减数分裂时同源染色体未分离引起，母亲高龄是其致病危险因素之一。

KS 患者在青春期前可无明显症状，青春期后逐渐出现低雄激素体征并睾丸病理改变，睾丸发育不良，体积 1 ～ 3 mL；血 FSH、LH 明显升高，抑制素 B、AMH 明显下降，提示睾丸内生精细胞及支持细胞缺乏，约 97% 的患者精液中无法发现精子。

KS 导致睾丸生精功能障碍的机制尚未明确，但成年期睾丸有相同的病理特征：生精小管发生广泛而严重的透明样变性，间质细胞增殖。值得注意的是 50% ～ 60% 的 KS 患者可以通过显微取精手术发现睾丸的局灶生精现象，并能获取到成熟精子。KS 精子的非整倍体率并未明显升高，与其他核型正常的非梗阻性无精子症获取的睾丸精子相比，核型异常的发生率无明显差异。

KS 产生正常核型精子的机制有待明晰，目前相对流行的几个假说是：①局灶生精组织中存在的是核型正常的生精细胞，最终产生少量核型正常的精子。②局灶生精组织中存在的是核型异常的生精细胞，但减数分裂检测点清除了核型异常的精子。③生精细胞核型异常，但减数分裂的过程发生了差错，反而产生了核型正常的精子。

3.Y 染色体微缺失

无精子症因子（azoospermia factor，AZF）位于 Y 染色体上（Yq11），含有精子发生所必需的因子，10% ～ 15% 的重度少精子症和无精子症与 AZF 基因缺失有关。AZF 不同区域基因缺失的临床表现差异大，与这些基因的作用及缺失长度有关。

（1）AZFa、b 区基因缺失多表现为无精子症，偶见严重少精子症病例。AZFa 区基因缺失患者的睾丸体积可不同程度缩小，查血 FSH 明显升高、抑制素 B 明显下降，睾酮、AMH 正常，睾丸病理改变为唯支持细胞综合征。AZFb 区基因缺失患者的睾丸体积、血 FSH、抑制素 B、睾酮、AMH 均可正常，睾丸病理改变为生精阻滞，在基因检测和睾丸活检前容易误判为梗阻性无精子症。

（2）AZFc 区基因缺失的临床表现和病理改变存在多样性，精液无精子症、不同程度的少精子症，甚至精子数量正常均可出现。与之相对应的是 FSH 与抑制素 B 不同程度的升高与降低，又或是完全正常，血睾酮、AMH 正常，睾丸体积在 FSH 升高的病例中可能缩小。睾丸病理改变可呈生精低下、生精阻滞或唯支持细胞综合征，或混合病变，并伴有不同程度的透明样变性。

4. 隐睾

动物隐睾模型显示，长期处于高温状态下的睾丸会出现热应激损伤，表现为生精细胞凋亡、生精阻滞，越早实施隐睾下降固定术，生精功能恢复的希望越大。

而对隐睾下降术后的无精子症患者实施睾丸活检时观察到的病理改变与动物模型并不一致，可出现生精细胞明显减少，甚至消失而呈唯支持细胞综合征，或生精小管发生广泛而严重的透明样变性、支持细胞和生精细胞缺乏，或呈混合性改变。这些患者的 FSH 升高、抑制素 B 降低，睾丸体积缩小，而睾酮、阴茎发育和勃起功能可以正常。

少数的双侧隐睾下降固定术后无精子症患者抑制素 B、FSH 及睾丸体积均正常，睾丸活检结果显示这些患者具备正常的生精功能而非生精阻滞，无精子症考虑由隐睾下降术后输精管梗阻导致。

5. 病毒性睾丸炎

各种病毒感染导致的急性睾丸炎可出现明显的阴囊肿胀和剧烈的睾丸疼痛，其中最常见的是腮腺炎继发睾丸炎。阴囊肿痛常在腮腺炎发热及头面部肿胀的数天后出现，约 2/3 病例单侧睾丸受累，1/3 双侧受累。阴囊肿痛消失后，患者可自觉射出精外观变稀薄，且睾丸进行性萎缩，变小变软。睾丸炎患者血 FSH 升高，抑制素 B、AMH 明显降低，精浆生化正常。临床应与急性附睾炎相鉴别。

睾丸炎患者生精小管的基膜增厚，HE 染色见大量粉红色均质样物沉积，提示存在自身免疫反应引起的生精损害，这些基膜增厚的小管内支持细胞及生精细胞均极稀少，甚至完全缺失，导致生精功能严重下降。

6. 特发性生精功能障碍

非梗阻性无精子症患者中约 40% 病因不明，这些患者缺乏特异性的临床病因，睾丸病理也呈多样性改变。

发生生精阻滞的患者血 FSH、抑制素 B 基本正常；病理改变为生精低下或唯支持细胞综合征的患者 FSH 升高、抑制素 B 降低，AMH 正常；AMH 明显降低的患者生精小管管壁发生严重的透明样变性，睾丸体积小，FSH 明显升高、抑制素 B 明显降低；或以上几种病理改变同时发生，但生精阻滞往往单独出现。

7. 精索静脉曲张

精索静脉曲张的人群发病率约 15%，男性不育患者中 35% ～ 40% 存在精索静脉曲张，但由于部分曲张患者，甚至是重度曲张的病例仍能获得正常的精液检查结果并实现自然生育，因此，精索静脉曲张是否会导致睾丸生精功能障碍目前仍存有争议，其确切的影响机制亦未明确。

一般认为精索静脉曲张、血液回流障碍可通过以下几种机制损害生精功能：①睾丸温度升高。②睾丸代谢产物堆积，肾脏、肾上腺代谢产物逆流。③缺氧及氧化应激产物增加。

精索静脉曲张可出现相应的阴囊体征、会阴部疼痛和超声改变，但这些表现与是否损害生精功能没有直接关联。不同的术者报道精索静脉曲张结扎术后精液得到改善的概率最高可达到约 60%，因而建议精液参数异常、睾丸有萎缩倾向的患者实施手术，但亦有观点认为一旦出现睾丸萎缩或 FSH 升高则结扎术后精液改善的概率降低；一些学者报道精索静脉曲张结扎术后血睾酮升高，提示间质细胞损害可能是导致精索静脉曲张患者生精功能下降的因素之一。

8. 放化疗损伤

电离辐射可导致细胞内外环境中的物质电离，损伤各种细胞器和细胞核，引起杀伤作用。不同细胞对电离辐射的敏感性不同，成年男性睾丸内细胞的敏感性如下：精原干细胞＞分化的精原细胞＞精母细胞＞精子细胞＞精子＞支持细胞和间质细胞。间质细胞和精子对电离辐射的耐受力相对较强，因此，放疗后血睾酮不会明显下降，而精液中精子减少一般出现在 2 个月后（睾丸生精周期 64 天）。

放疗造成的生精损害与剂量相关，单次＞ 0.15 Gy 的照射即造成生精功能下降，＞ 3 Gy 的照射可导致无精子症，相等放射总量时分次照射的损害大于一次性照射。放疗导致的生精功能障碍可部分恢复，约在终止治疗后 1 年恢复到稳定状态，但单次 2 ～ 6 Gy 的照射可导致不可逆的损伤。

各类化疗药物及联合治疗方案对生精功能的损害主要来自于对生殖细胞有丝分裂的抑制，化疗后睾酮水平往往正常，FSH、LH 不同程度升高，生精损害的程度与化疗药物的种类、疗程及停药恢复时间相关；氮芥类细胞周期非特异性抗肿瘤药物除抑制有丝分裂外尚有直接的细胞杀伤作用。

文献报道应用 ChlVPP 方案治疗霍奇金淋巴瘤后 93% 的患者 FSH 升高，85% 的患者出现无精子症，其余为少精子症，且停药后未观察到生精功能改善；而顺铂治疗精原细胞瘤导致的无精子症在停药后有超过 64% 的病例可恢复生精功能，顺铂联合博来霉素、长春碱治疗两个疗程后，患者可在 2 年后逐渐恢复生精功能，如果治疗 4 ~ 6 个疗程则恢复生精的时间需要 4 年以上。

9. 基因及常染色体异常

基因及常染色体异常与男性不育的相关内容详见第二十六章“常染色体异常与男性不育”、第二十九章“基因异常与男性不育”。

三、病理改变与临床体会

睾丸接近体表，活检操作易于实施，为我们通过获取组织而研究器官功能提供了便利，临床常用 Johnson 评分对生精小管的生精功能做出评价（表 5-4）。然而，作为一项创伤性检查，仅当患者出现了严重生精障碍或难以纠正的射精障碍、怀疑输精管道梗阻时才有睾丸活检指征，因此应当十分珍惜这些研究睾丸病理的机会，以无精子症为起点，为少弱畸精子症及各种精子异常提供研究基础。

表 5-4　Johnson 评分

分数（分）	评分内容
10	正常生精
9	生精低下，可见精子
8	少量晚期精子细胞
7	大量早期精子细胞，无精子及晚期精子细胞
6	少量早期精子细胞，无精子及晚期精子细胞
5	可见大量精母细胞，无精子及精子细胞
4	仅见少量精母细胞，无精子及精子细胞
3	仅见精原细胞
2	仅见支持细胞，无生精细胞
1	无生精上皮，生精小管硬化

1. 研究睾丸病理的注意事项

笔者近年在观察和总结睾丸病理与临床的关系时，发现了几个须要解释说明或提醒注意的地方，供读者参考。

第一，睾丸生精功能存在“不平衡”现象，即睾丸内不同区域生精小管的功能状态可能存在很大差异，甚至同一根生精小管不同节段的生精功能也可存在明显差异，这种情况在睾丸炎或克尼格征（简称克氏征）导致的无精子症患者中尤其常见，也出现于其他原因导致的无精子症病例中，是显微取精术成功获取精子且获精率优于传统活检方法的病理基础。然而，生精“不平衡”可能导致我们误判睾丸功能，难以通过单点甚至多点活检准确评估睾丸完整的生精情况。

第二，不同的活检方法本身也可能导致病理结果的差异。如果采取切开活检、小切口活检，贴白膜剪取睾丸组织后送病理检查，那么在切片中反映的就是手术创面内若干个生精小管某一节段的生精情况；如果是细针穿刺活检，实际上可能只抽提出几根，甚至仅一根生精小管，制作成病理切片后虽然能看到许多个生精小管的截面，但实际上只反映某几根，甚至仅一根生精小管在不同节段的功能，若以这些截面去计算 Johnson 评分来推测整个睾丸的情况，可能存在较大误差；同样可以理解，在实施显微取精手术时，有生精活性的组织大部分被提取用于辅助生殖，送病理检查的往往是术中判别为非活性或生精活性差的组织，而且这些组织是在术中成块剪取、成团夹取，抑或单点抽提，都将影响其病理结果的含义。研究者如果无法结合病理取材时的详细描述，或不能对上述举例有充分理解，将在研究睾丸病理时产生很大困惑，或得出有偏差的观察结果。

第三，睾丸组织固定的方法差异或病理科医师的技术和经验差异也可能对准确研究睾丸病理造成困难。目前国内仍有不少医院使用甲醛固定睾丸组织、制作病理切片并依此评估生精功能，这类切片将明显增加鉴别生精细胞和支持细胞的难度，也不利于评估生精阻滞的具体阶段，导致病理报告不准确。病理切片中的许多重要信息也常常被忽略，比如间质细胞是否增生，生精小管是否存在管壁的透明样变性，一些病理科医师甚至缺乏准确辨认精子的经验，这使研究者难以将睾丸病理结果与其他重要的疾病信息形成有效联系。

第四，生精低下、生精阻滞、唯支持细胞综合征是最常见的生精功能障碍的病理分类（三分类法），少数文献会把生精小管硬化、克氏征甚至隐睾和不同类型的 Y 染色体微缺失作为一个单独的分类，去研究各自的临床特征并探讨相应的治疗方法。然而，传统的三分类法未必能准确概括睾丸病理所见，因为很多无精子症患者睾丸发生的是混合病变，可以在同一张病理切片中看到两种、三种病理改变，甚至混杂有正常生精功能的生精小管，这就要求研究者的描述、分类、总结和思考更加细致。在研究睾丸病理时，应注意是否存在以上干扰，以使研究结果更加准确。

2. 生精低下

生精低下（hypospermatogenesis，HS）指各级生精细胞及精子均存在，但数量减少。须要指出的是，生精细胞从精原细胞开始逐渐成熟变成精子的过程难以在生精小管的一个截面中完整呈现。因此当病理切片中生精小管的生精细胞明显减少时，即使只有某几个小管截面能看到精子，甚至完全没有看到精子，仍应考虑为生精低下。

生精低下常见于 AZFc 区缺失或特发性无精子症，也见于一些隐睾下降术后、精索静脉曲张和化疗后无精的患者。查血 FSH 升高、抑制素 B 降低，提示睾丸内生精细胞减少，LH 和睾酮可以正常，睾丸体积不同程度缩小。

3. 生精阻滞

生精阻滞（maturation arrest，MA）指精原细胞发育为成熟精子的过程阻滞在了精原细胞、初级或次级精母细胞、精子细胞阶段；处于阻滞阶段的生精细胞数量正常，下一阶段的生精细胞稀少或缺失，因此，阻滞在圆形精子细胞时，睾丸病理切片，甚至精液中是有可能发现个别精子的。

生精阻滞常见于 AZFb 区缺失或特发性无精子症，也见于一些 AZFc 区缺失、染色体易位的患者，查血 FSH、LH、抑制素 B、睾酮及睾丸体积往往正常，特发性生精阻滞在睾丸活检前不容易与梗阻性无精子症相鉴别。生精阻滞发生在精原细胞阶段的情况较为罕见，查血 FSH 升高、抑制素 B 降低，活检前不容易与唯支持细胞综合征相鉴别。

4. 唯支持细胞综合征

生精小管内生精细胞消失，只有支持细胞；生精小管管径可出现不同程度缩窄，在管壁存在透明样变时更加明显，Johnson 评分 2 分。

唯支持细胞综合征（sertoli cell only syndrome，SCO）可见于多种原因导致的生精障碍，AZFa 区和 AZFc 区基因缺失、隐睾下降术后、放化疗损伤、46，XX 性反转、特发性无精子症均可出现该病理改变，克氏征睾丸的一些生精小管也会有此表现。查血 FSH、LH 不同程度升高，抑制素 B 明显降低，睾酮可以正常，睾丸体积不同程度缩小。

5. 生精小管透明样变性（小管硬化）

生精小管基膜增厚、透明样变性，管腔内的支持细胞与生精细胞减少，生精小管管径及管内细胞数量与基膜增厚的程度呈负相关；严重时生精小管内的支持细胞和各级生精细胞消失，管径缩窄至 40 ～ 60 μm，管腔接近闭锁，Johnson 评分 1 分。

透明样变性考虑为自身免疫性反应的表现，弥漫且严重的透明样变性可继发于腮腺炎后睾丸炎，或由非特异性炎症引起；而在克氏征、隐睾下降术后、某些 AZFc 区缺失或特发性无精子症患者睾丸中，常

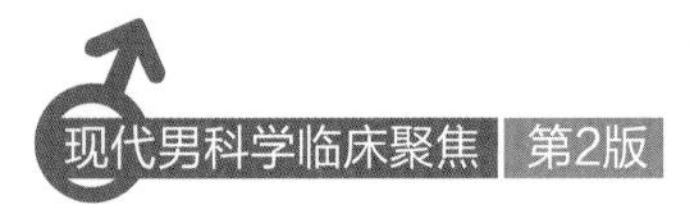

出现 SCO 或生精低下的小管管壁发生不同程度透明样变性，或 SCO 小管与严重透明样变性小管混杂，提示存在非单一的机制导致睾丸生精功能障碍。

存在弥漫且严重的透明样变性时，由于睾丸内缺乏支持细胞及生精细胞，因此查血 FSH 明显升高、抑制素 B 明显降低，AMH 也非常低，生精小管管径缩窄可表现为睾丸体积缩小，但睾酮可以正常，提示免疫反应主要破坏血 - 睾屏障导致生精细胞、支持细胞受累，间质细胞未受明显影响。

6. 精液脱落细胞与睾丸病理

睾丸活检毕竟是一项创伤性检查，临床上难以重复操作，不利于观察生精障碍的相关病变在不同阶段对睾丸的实际影响，对无精子症患者实施药物治疗时也无法确认睾丸生精功能的恢复情况。精液脱落细胞的相关研究由于取材方便，能实现连续观察，为我们了解睾丸病变及生精障碍的病情迁延提供了新的途径（精液脱落细胞检查的方法详见第三十二章“精液分析”）。

曹兴午等学者认为，通过观察精液脱落细胞中各级生精细胞及支持细胞的数量和比例，可推测睾丸生精障碍的类型和轻重程度。生精低下时，精液脱落细胞中生精细胞的数量或与支持细胞的比例随生精障碍的加重而减低；生精阻滞时，精液脱落细胞中检出的各级生精细胞与阻滞的具体阶段相符；唯支持细胞综合征患者精液脱落细胞中仅见支持细胞或其骨架，缺乏生精细胞；生精小管严重的透明样变性导致生精细胞和支持细胞全部脱落消失后，精液中亦不再能检出生精细胞和支持细胞，精液缺乏生精细胞和支持细胞的情况同样可见于梗阻性无精子症，但可以通过血清性激素及精浆生化的结果鉴别；结合生精细胞的形态、是否存在间质细胞脱落或存在含铁血黄素结晶等信息，可推测生精细胞的损伤原因及生精小管界膜是否破坏。

然而，通过精液脱落细胞研究睾丸生精障碍时可能存在以下困难：①脱落细胞数量稀少，须要仔细操作甚至重复取样测定，对研究人员鉴定细胞类型的专业能力要求很高，需要经过严格培训，否则容易造成误判。②精液脱落细胞研究反映的是一个整体，无法辨析睾丸大体病变与局部生精功能之间的关系。③与其他很多精液相关研究一样，量化的参数容易受到手淫射精充分性、输精管道可能存在不全性梗阻等因素的干扰，影响结果的稳定性。在判读精液脱落细胞检测结果时应注意到以上因素的影响。

7. 性激素与睾丸病理

睾丸活检是评估生精功能的最准确方法，精液检查是生育力高低的最直观反映，性激素检测则是临床常用的了解睾丸功能的手段。然而，由于性激素结果只能间接反映睾丸功能，必须了解不同的睾丸病理改变与性激素的关系才能对其结果正确解读。如何理解上文中多处提及的性激素结果变化，以下将做简单的举例说明。

特发性唯支持细胞综合征和腮腺炎睾丸炎（生精小管硬化）导致的无精子症缺乏生精细胞，因此都可以表现为 FSH 升高、抑制素 B 降低，但不能通过 FSH 和抑制素结果反映睾丸病理改变的差异，需要结合 AMH 以资区分，腮腺炎睾丸炎患者缺乏支持细胞所以 AMH 会较低。当无精子症病例 FSH、抑制素 B 等性激素检测结果正常时不能直接评估为梗阻性无精子症，应该与生精细胞数量正常的生精阻滞相鉴别。睾丸严重发育不良患者出现 FSH 和 LH 升高、抑制素 B 和睾酮降低时，不能直接认为以上指标的异常程度与睾丸局部生精功能障碍的程度呈正相关，因为在体积小的睾丸内存在的各种生殖细胞数量可能减少，却不意味着这些生殖细胞的功能必然异常，一些睾丸发育不良、病理改变为生精低下的无精子症患者可以通过简单的穿刺活检获取到精子而不需要更为精细的显微手术。对 FSH、LH 升高而睾酮未明显下降的患者注射 hCG 时，将出现睾酮和雌激素升高并抑制垂体分泌，由此导致的 FSH 下降不能认为是睾丸生精功能改善的表现，应通过观察精液或抑制素 B 以评估治疗效果。睾丸残基瘤在病变的不同阶段，性激素结果将呈现不同改变，当孕酮明显升高时，即使睾丸功能明显受损仍可出现 FSH 不升高，无法通过 FSH 反映生精功能。

对生精功能障碍病因、病理改变的理解将有利于我们正确判读性激素检测的结果。

第三节 小结

少弱畸精子症是生精功能障碍最直观和常见的表现，但病因往往并不清晰，也难以通过睾丸活检确认这些患者真实的生精情况。性激素和精浆生化检查的结果无法排除手淫射精不充分、输精管道不全性阻塞、部分性生精阻滞的影响，对临床诊疗造成了很大困难。因此，时至今日，仍缺乏具备明显疗效、得到广泛认同的纠正生精障碍、改善精液质量的方法。

无精子症病例虽然在男性不育中仅占约 10%，但有机会通过活检确认睾丸的功能状态，患者也有更强的诊疗依从性，有利于医生完善各项相关检查从而全方位分析造成生精障碍的原因。从常见的少弱畸精子症到重度少精子症或隐匿性精子症，再到无精子症、生精低下，再到局灶生精和 SCO、小管硬化，是生精功能障碍逐渐加重的过程。与无精子症相关的病因，或在无精子症患者睾丸中发生的各种病理改变，同样可能存在于少弱畸精子症患者中，只是影响的程度相对较轻。因此，从无精子症入手，探索出一套诊断和治疗生精障碍的方法，然后再推广到少弱畸精子症患者当中，或许是更为合理的研究路径。

参考文献

[1] ARAFA M M，ELBARDISI H T，ALSAID S S，et al. Outcome of microsurgical testicular sperm extraction in familial idiopathic nonobstructive azoospermia. Andrologia，2015，47（9）: 1062-1067.

[2] CAROPPO E，COLPI E M，D’AMATO G，et al. Prediction model for testis histology in men with non-obstructive azoospermia：evidence for a limited predictive role of serum follicle-stimulating hormone. J Assist Reprod Genet，2019，36(12): 2575-2582.

[3] CHEHRAZI M，RAHIMIFOROUSHANI A，SABBAGHIAN M，et al. Sperm retrieval in patients with Klinefelter syndrome：a skewed regression model analysis.Int J Fertil Steril，2017，11（2）: 117-122.

[4] CHO C L，ESTEVES S C，AGARWAL A. Indications and outcomes of varicocele repair. Panminerva Med，2019，61（2）: 152-163.

[5] FAWCETT D W. Observations on the organization of the interstitial tissue of the testis and on the occluding cell junctions in the seminiferous epithelium. Adv Biosci，1973，10：83-99.

[6] KREUSER E D，KLINGMÜLLER D，THIEL E. The role of LHRH-analogues in protecting gonadal functions during chemotherapy and irradiation. Eur Urol，1993，23（1）: 157-163.

[7] HAYES F J，PITTELOUD N，DECRUZ S，et al. Importance of inhibin B in the regulation of FSH secretion in the human male.J Clin Endocrinol Metab，2001，86（11）: 5541-5546.

[8] WINTER J S，FAIMAN C. Pituitary-gonadal relations in male children and adolescents. Pediatr Res，1972，6（2）: 126-135.

[9] DYM M，FAWCETT D W.The blood-testis barrier in the rat and the physiological compartmentation of the seminiferous epithelium. Biol Reprod，1970，3（3）: 308-326.

[10] MITCHELL V，BOITRELLE F，PIGNY P，et al. Seminal plasma levels of anti-Müllerian hormone and inhibin B are not predictive of testicular sperm retrieval in nonobstructive azoospermia：a study of 139 men. Fertil Steril，2010，94（6）: 2147-2150.

[11] RUWANPURA S M，MCLACHLAN R I，MEACHEM S J. Hormonal regulation of male germ cell development. J Endocrinol，2010，205（2）: 117-131.

[12] SCHLEGEL P N，LI P S. Microdissection TESE：spermatozoa retrieval in non-obstructive azoospermia. Hum Reprod Update，1998，4（4）: 439.

[13] SHAFFORD E A，KINGSTON J E，MALPAS J S，et al. Testicular function following the treatment of Hodgkin's disease in childhood. Br J Cancer，1993，68（6）：1199-1204.

[14] SHUPNIK M A，SCHREIHOFER D A. Molecular aspects of steroid hormone action in the male reproductive axis. J Androl，1997，18（4）：341-344.

[15] GIRARDI S K，MIELNIK A，SCHLEGEL P N. Submicroscopic deletions in the Y chromosome of infertile men. Hum Reprod，1997，12（8）：1635-1641.

[16] NAGANO T. Some observations on the fine structure of the Sertoli cell in the human testis. Z Zellforsch Mikrosk Anat，1966，73（1）：89-106.

[17] THEAS M S. Germ cell apoptosis and survival in testicular inflammation. Andrologia，2018，50(11)：e13083.

[18] WILLEMS M，GIES I，VAN SAEN D. Germ cell loss in Klinefelter syndrome：when and why?. Am J Med Genet C Semin Med Genet，2020，184（2）：356-370.

[19] CLERMONT Y. Kinetics of spermatogenesis in mammals：seminiferous epithelium cycle and spermatogonial renewal. Physiol Rev，1972，52（1）：198-236.

[20] 曹兴午，徐晨，李宏军，等. 精液脱落细胞学与睾丸组织病理学. 2 版. 北京：北京大学医学出版社，2017：73-80.

（张靖）

第三十四章　梗阻性无精子症

第一节　概述、分类及发病机制

一、概述

无精子症是导致男性不育的严重原因，分为梗阻性无精子症（obstructive azoospermia，OA）和非梗阻性无精子症（non-obstructive azoospermia，NOA）。OA 通常是由于输精管道梗阻导致精子运输发生障碍，精液或射精后的尿液中均未见精子，约占无精子症的 40%。梗阻部位可能出现在从睾丸内的输出小管到射精管的任意部位。

二、分类和发病机制

按照梗阻部位，OA 可分为睾丸内梗阻、附睾梗阻、输精管梗阻和射精管区域梗阻（ejaculatory duct obstruction，EDO），其中输精管梗阻和附睾梗阻常见。按照发生时间，OA 可以分为先天性和后天性。先天性梗阻包括先天输精管道发育不良、淤塞或缺如，后天性梗阻包括感染、损伤及医源性因素等。

OA 的发生多源于输精管道的机械性梗阻，少数也可能由于动力性梗阻或两者并存的混合型。机械性梗阻是 OA 的常见类型，可发生于附睾管、输精管和射精管等部位。精道远段动力性梗阻的病因通常是局部神经病变，表现为输精管壶腹、精囊腺、前列腺及射精管收缩乏力，根据梗阻程度可表现为少、弱、畸形精子症，严重者致无精子症。精道动力性梗阻可见于糖尿病和多囊肾病患者，部分患者病因不明。

1. 睾丸内梗阻

睾丸内梗阻分为先天性和获得性，可在炎症或创伤后与附睾及输精管的梗阻同时发生。输出小管纤毛功能障碍也可导致睾丸内精子向附睾的运输障碍，但目前尚无导致人类无精子症的病例报道。Dax1 缺陷小鼠表现为睾丸网被异位的支持细胞堵塞，尚未见人类相同表型。

2. 附睾梗阻

附睾梗阻是导致梗阻性无精子最常见的病因，占 30% ~ 67%。先天性附睾梗阻常见于先天性输精管缺如(congenital absence of the vas deferens，CAVD)，表现为附睾远段和输精管及精囊腺不同程度发育不良。Young 综合征是一种罕见的疾病，临床上表现为梗阻性无精子症、支气管扩张、鼻窦疾病三联征，附睾近端被碎屑机械性梗阻而造成 OA。附睾获得性梗阻常继发于急慢性附睾炎、附睾外伤和医源性损伤等。

3. 输精管梗阻

CAVD 是先天性输精管梗阻最常见的原因，是囊性纤维化的弱化表现，仅表现为双侧或单侧输精管缺如，通常无囊性纤维化典型的呼吸道症状。输精管结扎术是输精管获得性梗阻最常见的原因，也可发生于阴囊手术和腹股沟疝修补术后，术中输精管可能被切断、夹闭、热损伤或复合材料网片导致局部纤维化。

4. 射精管区域梗阻

射精管区域的梗阻占 OA 的 1% ~ 3%，分为囊肿性或炎症后性；囊肿性梗阻通常是先天性的，如 Müllerian 管囊肿或尿生殖窦 / 射精管囊肿，囊肿位于前列腺正中，射精管的近侧；尿生殖窦异常时，一侧或双侧射精管排空入囊肿内，Müllerian 管囊肿压迫射精管导致梗阻，而前列腺外周的囊肿临床意义不大。

不同类型无精子症的实验室检查特点详见表 5-5。

表 5-5 不同类型无精子症的实验室检查特点

	睾丸内梗阻	附睾梗阻	输精管梗阻	射精管开口梗阻	非梗阻性无精子症
精液量	正常	正常	正常	低	正常
精液pH	正常	正常	正常	低	正常
精浆果糖	正常	正常	正常	低	正常
精浆中性α糖苷酶	正常	正常/低	低	低	正常
血清FSH	正常	正常	正常	正常	升高/正常
生殖系彩超	无明显异常	附睾管扩张	附睾管全程扩张	精囊、射精管扩张	常见睾丸体积偏小

第二节 诊断与鉴别诊断

一、诊断

通过病史采集、体格检查、性激素检测、精液常规、精浆生化检测和超声检查，可以对 OA 做出初步诊断。而后续实验室检查、遗传学检测和影像学检查有助于判断梗阻部位和致病原因，为治疗提供参考。

1. 病史采集

(1) 既往有无泌尿生殖系统感染，如泌尿生殖系统结核，淋病和非淋菌性尿道炎，急、慢性炎症损伤等均可引起输精管管腔的梗阻。

(2) 既往手术史及创伤史，如隐睾手术、盆腔手术、阴囊及腹股沟手术、腹膜后手术等，经尿道的理疗也可引起射精管口梗阻。

(3) 有无反复呼吸道感染、支气管扩张和鼻窦炎等呼吸道病史。

2. 体格检查

（1）一般情况：身高、体重、喉结、胡须和乳房发育情况。

（2）阴茎、阴囊发育情况：阴毛分布、阴茎长度、尿道开口位置、阴囊外观和容积等。

（3）睾丸情况：睾丸检查的重点是体积及质地，我国正常成人睾丸容积为 15 ～ 25 mL。梗阻性无精子症患者睾丸通常大于 15 mL，质地饱满，睾丸小于 12 mL 且软通常提示睾丸功能不良。

（4）附睾情况：附睾体检时注意有无肿大、硬结、睾丸附睾分离和发育不良等。

（5）输精管情况：检查输精管是否存在缺如、增粗、僵硬、触痛和结节。串珠样改变是输精管结核的典型特点。

（6）直肠指诊：若考虑射精管梗阻可行直肠指诊，以了解前列腺大小、质地和囊肿，精囊腺触诊较为困难。

如果体格检查发现以下情况，考虑 OA 的可能性较大：①至少一侧睾丸体积大于 15 mL。②附睾增大或变硬。③附睾或输精管触及结节。④输精管未触及或中断。

3. 辅助检查

（1）精液检查：精液检查应禁欲 2 ～ 7 天，经 2 次及以上精液离心后检查无精子，精液量＜ 1 mL 且 pH ＜ 6.5，常提示射精管区域梗阻。

射精后尿液分析可排除逆行射精和干射精症，对精液量和精子数目少的糖尿病患者，盆腔、膀胱或腹膜后手术后的患者或接受前列腺增生症药物治疗的患者，应行射精后尿液分析。

（2）精浆生化检测：该检查对 OA 定位诊断有一定的帮助。果糖反映精囊分泌功能，过低常提示精囊腺发育不良、射精管梗阻或射精不完全。精浆中性 α 糖苷酶反映附睾功能，用于判断附睾水平梗阻。

（3）精液脱落细胞学检查：该检查有助于鉴别诊断，精液中发现精原细胞或精母细胞提示精子发生障碍。

（4）性激素检测：性激素检测可反映下丘脑 – 垂体 – 性腺轴状态，间接反映睾丸生精功能。当生精功能异常时，FSH 经常表现出反应性升高，而 OA 患者 FSH 水平大致正常。据统计，96% 的 OA 男性 FSH 值低于 7.6 IU/L，89% 的 NOA 患者 FSH 值高于 7.6 IU/L。

（5）睾丸组织学检查：睾丸组织采用 Bouin 液或其他专用固定液固定，不宜采用福尔马林固定，并对生精功能进行定量评估。OA 患者睾丸活检标本病理切片可见各级生精细胞及精子。NOA 可表现为生精功能低下、精子成熟阻滞或唯支持细胞综合征。由于非梗阻性无精子症可存在局灶性生精，睾丸活组织检查不能完全预测其他部位的生精功能。放弃或无法实施精道复通的患者也可采取附睾穿刺取精术。

4. 遗传学检查

遗传学检查包括染色体核型分析和基因检测。染色体核型分析可发现染色体数目异常、结构异常和多态性，梗阻性无精子症患者染色体核型多无异常。部分 OA 与基因缺陷相关，建议行相关基因检测。

（1）先天性双侧输精管缺如（congenital bilateral absence of vas deferens，CBAVD）与 *CFTR* 基因：先天性双侧输精管缺如与囊性纤维化跨膜转导基因 *CFTR* 变异相关。*CFTR* 位于 7q31.2，包含 250 000 个碱基对，编码蛋白为氯离子通道。通过多种遗传学方法鉴定出的 *CFTR* 基因突变及单核苷酸多态性等变异形式已经超过了 1900 余种，其中最常见的有 F508、5T、7T、9T 及 R117H 位点。一系列研究发现超过 50% 的 CBAVD 患者携带有单一的基因突变，*CFTR* 基因突变频率及热点因地域、种族不同而有差异，白种人 *CFTR* 基因突变率较亚洲人高。黄种人 CBAVD 患者的 *CFTR* 突变检出率很低且大多是一些新的突变。

（2）Young 综合征：Young 综合征也被视为 CF 的轻型，主要病理改变为双侧附睾头增大或呈囊性扩张，而附睾体、尾部及输精管无异常；附睾的分泌物浓缩、潴留，附睾管渐进性梗阻，导致梗阻性无精子症；穿刺附睾扩张部位，可吸出黏稠的黄色液体，其中充满精子及碎片状物；以前认为与汞中毒有关，目前认为常染色体隐性遗传的可能性大。

（3）多囊肾病与精道梗阻：常染色体显性遗传多囊肾病（autosomal dominant polycystic kidney disease，ADPKD）可导致无精子症、弱精子症及严重的少弱畸形精子症，病理改变或表现为附睾囊性梗阻，精囊囊性扩张，精囊腺及射精管收缩乏力。ADPKD 常见致病基因包括 *PKD1* 和 *PKD2*，*PKD1* 占 80%～90%，*PKD2* 占 5%～15%。

5. 影像学检查

超声检查作为一种无创的检查手段是诊断梗阻性无精子症影像学检查的首选，通过阴囊超声观察睾丸、附睾病变，附睾管扩张呈网格样改变提示梗阻；通过经直肠超声观察前列腺和精囊，尤其是射精管区域的解剖结构，复杂病变可行 MRI 检查。输精管造影可显示输精管全长、精囊、射精管区域和膀胱，用于判断梗阻部位和类型，但为有创操作，目前已很少采用。

二、鉴别诊断

典型的 OA 诊断并不困难，但在临床工作中，OA 往往伴随各种复杂情况，需仔细鉴别。

（1）梗阻性无精子症伴睾丸生精功能障碍：输精管道梗阻与睾丸生精功能障碍可同时存在，患者具有明确的输精管道梗阻证据，如果睾丸体积偏小、血清 FSH 水平偏高也要考虑存在生精功能障碍的可能。CBAVD 并不一定为梗阻性无精子症，亦有睾丸生精功能异常的报道。

（2）非梗阻性无精子症：有些非梗阻性无精子症，睾丸体积正常，血清 FSH 正常，可能被误判为睾丸内梗阻性 OA。对于无明确梗阻证据的无精子症患者，准确的睾丸组织病理学评估具有重要意义。

（3）不典型的逆行射精：完全性逆行射精，精液全部逆向射入膀胱，诊断并不困难。不典型的逆行射精，经尿道射出一定体积的精液，但不含有精子。在临床工作中不全逆行射精可能被诊断为无精子症或少精子症。

（4）无精液症：无精液症临床常见于射精功能障碍、低促性腺激素性性腺发育不良、CBAVD 和生殖系统结核。CBAVD 和生殖系统结核属于 OA 的特殊类型，而射精功能障碍和低促性腺激素性性腺发育不良通过病史和相关辅助检查可鉴别。

第三节　治疗

对于 OA 的临床单纯药物保守治疗是徒劳无效的。可根据 OA 梗阻部位、配偶生育力综合评估，采取精道疏通手术或辅助生殖技术，辅助生殖技术也可作为复通手术失败后的选择。

一、显微镜下输精管 – 输精管吻合术

输精管结扎手术是输精管梗阻的最常见原因，其他还包括一些意外损伤和炎症导致的梗阻。相较于辅助生殖，显微镜下输精管吻合手术作为首选治疗方案。术前应对夫妻双方进行基础生育力的评估，包括有无泌尿生殖系统疾病、有无全身性严重疾病、输精管结扎时间、有无外伤手术史（如疝修补手术史），并完成体格检查和各项辅助检查。

输精管吻合术分为常规输精管吻合法（传统输精管吻合法）和显微外科输精管吻合法。常规吻合法常需置入支架，但复通率和怀孕率较显微外科吻合法低。显微外科吻合法可使输精管对合准确，手术成功率较高。推荐采用显微外科吻合法。

手术步骤：常规术区消毒选阴囊双侧切口，将输精管结节固定于阴囊前外侧皮下，在结节上方纵向切开皮肤 1 cm 左右。如结节较大与周围组织粘连较复杂，切口可适当延长甚至挤出睾丸才能充分暴露。用分离钳逐层分离直达结节，注意多保留输精管周围血管，不宜过多分离。输精管固定钳套住上端或下端输精管，分离结节周围粘连组织，将结节提出。游离结节上下方各 1 cm 左右，在距结节 0.5 cm 处切断输精管，切除结节。按摩附睾使附睾及输精管腔内的液体流出并送检，多数可见精子。少数因结扎时间较长、流出液体较为浓厚需稀释后送检。如无任何液体流出则考虑附睾梗阻，需行输精管附睾吻合术。用 24 G 穿刺针去掉针芯自远睾端输精管切口插入，并推注生理盐水检查输精管远端是否通畅，如推水受

阻则用亚甲蓝稀释液加压推注，然后观察尿液是否蓝染。如无蓝染则提示远端梗阻，可行输精管造影或输精管探查，明确梗阻部位，同时解决，如不能解决，则单纯行输精管吻合意义不大，建议行辅助生殖。如确定两侧均通畅，则固定输精管两断端，保证吻合时无张力。吻合层数为三层，即黏膜层、肌层、浆膜层。显微镜下用 10-0 尼龙线将输精管两断端黏膜对合吻合，共缝 6 针；检查无漏针，再用 9-0 尼龙线缝合肌层，共 6 针；再用 8-0 尼龙线缝合浆膜层，共 6 针（图 5-19），检查无活动出血及漏针，关闭切口。

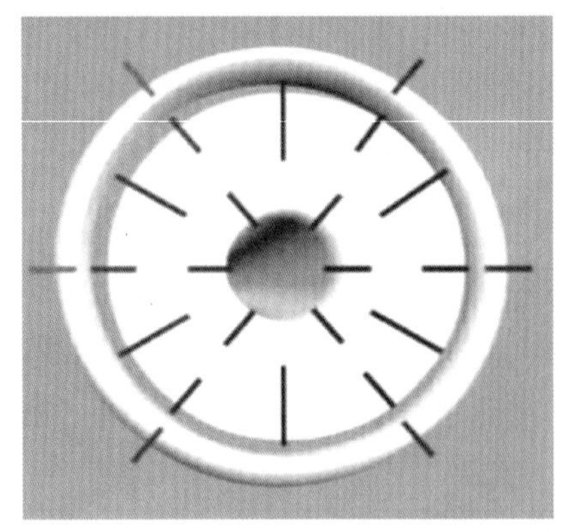

图5-19　显微外科输精管吻合缝合方法

二、腹股沟输精管 – 输精管吻合术

在腹股沟管内，输精管梗阻多发生于儿科的疝修补术时直接损伤输精管。因为精索细小、手术医生经验不足，其不易区分更易损伤。检查输精管梗阻侧发现睾丸大小正常，附睾胀满和坚硬，输精管变粗在卷曲部更易摸到凸起。

当疝修补术后出现输精管梗阻时，行高位腹股沟切口通常可充分暴露腹股沟管，在婴儿疝修补术中损伤输精管，通常在腹股沟内环水平下可找到远端输精管，可见一个细小瘢痕组织带连接输精管两端。顺着睾丸侧输精管向头侧探查，打开腹股沟内环，明确输精管远端，分离周围组织，行端 - 端吻合术。

三、显微镜下输精管 – 附睾吻合术

经过术前评估，判断 OA 是由于附睾尾或附睾体的附睾管梗阻，而输精管通畅者，可施行输精管附睾吻合术。根据吻合术式不同，分为输精管附睾端 - 端吻合术、端 - 侧吻合术和端 - 侧套叠吻合术，临床较为常用的为端 - 侧套叠吻合术。

手术步骤：术中常规置入尿管。手术切开睾丸鞘膜暴露睾丸、附睾并进行观察，确认病变部位。附睾尾部梗阻者，头体部可见附睾管扩张、充盈，附睾管内容物呈乳黄或乳白色。在近附睾尾处游离约 2 cm 长的输精管，用 24 G 穿刺针穿刺输精管，向精囊端推注亚甲蓝生理盐水稀释液观察尿管可见尿液蓝染。在近附睾尾处切断输精管。在切断输精管前，计划切除部位两侧几毫米内结扎血管。近端结扎，远端自精索中游离输精管，直至有充足的长度无张力到达附睾中部，然后进行端 - 侧套叠吻合术。输精管如前面描述准备好后，光学显微镜下于附睾体部剪开直径约 0.3 cm 的附睾被膜，寻找并游离一根合适大小的附睾管。用两根带单头或双头的 11-0 尼龙线垂直缝过附睾管壁，将针留置于附睾管壁上作为标记，于两针之间纵行切开附睾管壁，可见浑浊附睾液持续涌出，用载玻片蘸取少量附睾液，光学显微镜下可见精子，遂将此附睾管作为吻合用。在附睾被膜与输精管外膜和浅肌层之间用 8-0 带针尼龙线缝合 3 ～ 4 针固定并减少吻合口的张力，将留置于附睾管上两针缝过输精管内腔，从最接近输精管内腔膜处开始缝合。打好结后，将附睾管套入输精管内腔，再把输精管上膜和肌层与附睾外膜安全缝合，逐层关闭。双针端 - 侧套叠术模式图如图 5-20。

可能与手术有关的并发症包括手术时间、感染、血肿形成及对睾丸动脉血供的潜在损伤，取决于分

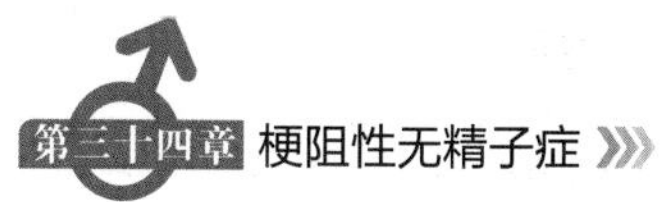

离的复杂性。早期手术或炎症引起的瘢痕及游离出足够的输精管，出血，接着血肿形成，是最常见的并发症，尽管不能完全避免，但可以减少发生的概率。手术过程中仔细止血，大多数小出血会自行停止。损伤睾丸血供引起缺血并最终引起睾丸萎缩并不常见。

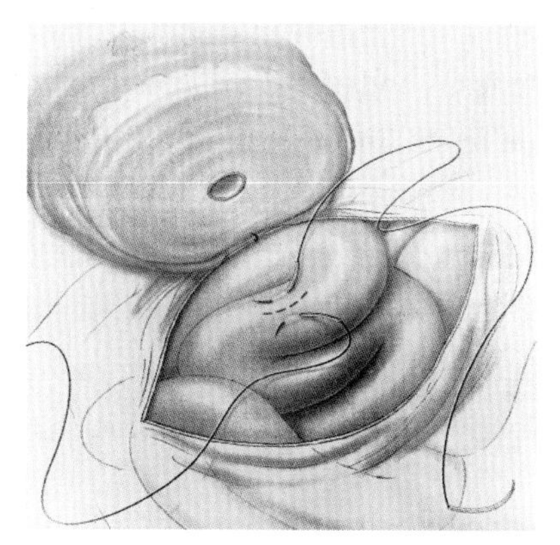

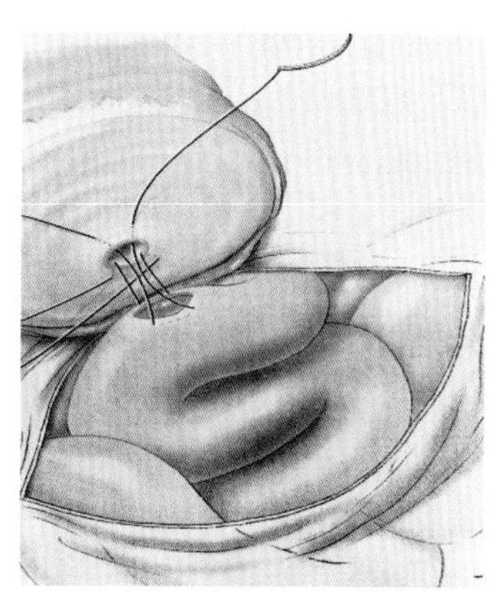

图5-20 输精管附睾吻合术
（图片源自《坎贝尔－沃尔什泌尿外科学》）

四、精囊镜检术

精囊镜是近年发展的一种内镜技术，兼有检查、诊断和治疗的作用。不育症患者中有 1% ~ 5% 的患者诊断为射精管梗阻，经尿道射精管切开术是治疗射精管梗阻的基本方法。经前列腺小囊精囊镜诊治精囊疾病的优点在于管径细、射精管通过顺利、近距离视野清晰、术后不易出现医源性梗阻。适用于射精管囊肿、精囊囊肿、前列腺囊肿和手术、外伤、炎症等引起的射精管狭窄或闭锁。

射精管在前列腺内行走 1 ~ 2 cm 后，开口于前列腺小囊附近。前列腺小囊位于精阜内，内径小于 6 mm，是男性的“子宫”。射精管管口最多位于前列腺小囊开口缘的 4 ~ 5 点、7 ~ 8 点位置，有时可位于小囊开口缘外侧 2 mm 范围内。

（1）手术步骤：患者取截石位，常规消毒铺单。直视下由尿道置入 F4.5/F6.5 精囊镜至前列腺部尿道观察精阜，扩张狭窄的前列腺小囊开口及射精管开口后，置入钬激光光纤，功率 8 W，切开狭窄的小囊开口及双侧射精管开口，使开口呈洞样，并严密止血。以避免单纯使用精囊镜扩张开口短时间再次出现狭窄或闭塞。

（2）并发症及注意事项：电切精阜时应采用薄层电切，切勿切得太深，以免引起尿道直肠瘘。止血时尽量避免在射精管区域过多电凝，以免引起术后射精管再次狭窄。射精管管腔细小者，可经射精管断端插入球囊导管行射精管扩张。未婚未育的男性应尽量避免采用该方法。

五、辅助生殖技术

尽管显微外科技术解决了很多 OA 患者的生育问题，但部分患者复通失败或无法复通，而适于选择辅助生殖技术。卵胞浆内单精子注射（intra-cytoplasmic sperm injection，ICSI），将单个精子直接注射到成熟的卵细胞浆内，结合附睾 / 睾丸取精术为 OA 男性生育问题提供了有效手段。

第四节 小结

梗阻性无精子症的病因包括先天性和后天性两种，明确梗阻部位和致病原因有助于后续治疗方案的选择。如果 OA 由遗传缺陷导致，建议查明基因缺陷并行遗传咨询，避免后代再次出现 ADPKD 等影响健康的疾病。OA 的治疗包括辅助生殖技术和手术，在充分评估夫妻双方生育力和患者意愿后制订临床治疗方案。

参考文献

[1] 武宇洁，刘悦，胡燕琴，等．基于转录组学分析 miR-34b/c 与 miR-449 对小鼠输出小管结构与功能的影响．中华男科学杂志，2020，26（12）：1059-1067.

[2] JEFFS B，MEEKS J J，ITO M，et al. Blockage of the rete testis and efferent ductules by ectopic Sertoli and Leydig cells causes infertility in Dax1-deficient male mice. Endocrinology，2001，142（10）：4486-4495.

[3] ARYA A K，BEER H L，BENTON J，et al. Does Young's syndrome exist?. J Laryngol Otol，2009，123（5）：477-481.

[4] DE SOUZA D A S，FAUCZ F R，PEREIRA-FERRARI L，et al. Congenital bilateral absence of the vas deferens as an atypical form of cystic fibrosis：reproductive implications and genetic counseling. Andrology，2018，6（1）：127-135.

[5] MODGIL V，RAI S，RALPH D J，et al. An update on the diagnosis and management of ejaculatory duct obstruction. Nat Rev Urol，2016，13（1）：13-20.

[6] MCQUAID J W，TANRIKUT C. Ejaculatory duct obstruction：current diagnosis and treatment. Curr Urol Rep，2013，14（4）：291-297.

[7] 张浩，杨晓健，刘小彭，等．多囊肾并精道动力梗阻性无精症一例报告并文献复习．中华腔镜泌尿外科杂志（电子版），2020，14（5）：370-372.

[8] ZHANG W，STEPHENS C J，BLUMENFELD J D，et al. Relationship of seminal megavesicles，prostate median cysts，and genotype in autosomal dominant polycystic kidney disease. J Magn Reson Imaging，2019，49（3）：894-903.

[9] 刘彩钊，王家雄，樊彩斌，等．与三种呼吸系统疾病关联的男性不育症．国际生殖健康 / 计划生育杂志，2021，40（2）：126-130.

[10] SCHOOR R A，ELHANBLY S，NIEDERBERGER C S，et al. The role of testicular biopsy in the modern management of male infertility. J Urol，2002，167（1）：197-200.

[11] ESTEVES S C，LEE W，BENJAMIN D J，et al. Reproductive potential of men with obstructive azoospermia undergoing percutaneous sperm retrieval and intracytoplasmic sperm injection according to the cause of obstruction. J Urol，2013，189（1）：232-237.

[12] 中华医学会男科学分会．男性生殖相关基因检测专家共识．中华男科学杂志，2020，26（9）：844-851.

[13] LOTTI F，MAGGI M. Ultrasound of the male genital tract in relation to male reproductive health. Hum Reprod Update，2015，21（1）：56-83.

[14] LOTTI F，FRIZZA F，BALERCIA G，et al. The European Academy of Andrology（EAA）ultrasound study on healthy，fertile men：scrotal ultrasound reference ranges and associations with clinical，seminal and biochemical characteristics. Andrology，2021，9（2）：559-576.

[15] MENG M V，BLACK L D，CHA I，et al. Impaired spermatogenesis in men with congenital absence of the vas deferens. Hum Reprod，2001，16（3）：529-533.

[16] 王家雄，余怡，杨慎敏．不完全逆行射精 1 例．临床泌尿外科杂志，2019，34（5）：415-416.

[17] Practice Committee of the American Society for Reproductive Medicine in collaboration with the Society for Male Reproduction and Urology. The management of obstructive azoospermia：a committee opinion. Fertil Steril，2019，111（5）：873-880.

（杨慎敏　宋化秋　张家美）

第三十五章　男性不育的药物治疗

男性不育治疗方法包括非手术治疗、手术治疗和辅助生殖技术治疗。非手术治疗主要为药物治疗，又可分为特异性治疗和非特异性药物治疗。特异性治疗包括内分泌激素治疗、免疫性治疗、抗感染治疗、性功能障碍治疗及抗精神心理药物治疗等，其治疗目标是逆转已明确的病理生理异常，治疗目标明确或疗效确切。而非特异性治疗包括激素治疗、抗氧化剂治疗、改善细胞能量代谢治疗、改善血液循环、α受体阻滞剂和 β 兴奋剂使用、阴囊降温治疗及中药治疗（中成药）等，大多属于经验治疗，疗效不确切。本章就上述各种治疗方法、药物选择、使用方法及注意事项做一大概总结分析。

第一节　特异性和非特异性治疗

一、特异性治疗

主要用于对已知病因的情况进行治疗，并以此改善生育能力，治疗效果比较肯定。

（一）内分泌治疗

常用于低促性腺激素性性腺功能减退症（以下简称“低促”）、先天性肾上腺增生症、甲状腺功能低下症等。

1. 低促性腺激素性性腺功能减退症

低促性腺激素性性腺功能减退症可分为反馈机制正常和异常的低促两类，是由于下丘脑或垂体因素导致促性腺激素水平下调，睾丸内源性睾酮分泌不足的一类疾病，性激素表现为促黄体生成素、卵泡刺激素低或正常，睾酮绝对低。

（1）反馈机制正常的低促，如特发性低促性腺激素性性腺功能减退（idiopathic hypogonadotropic hypogonadism，IHH）、卡尔曼综合征（Kallmann syndrome，KS）及高泌乳血症（hyperpro-lactinemia，HPRL）等。常用到促激素类药物有人绒毛膜促性腺激素（human chorionic gonadotropin，hCG）、人绝经期促性腺激素（human menopausal gonadotropin，hMG）、溴隐亭或卡麦角林等。

1）hCG 2000 ～ 3000 IU 联合 hMG 75 ～ 150 IU，皮下注射或肌内注射，每周 2 ～ 3 次，每月复查一次性激素和精液。

作用机制：hCG 与 LH 作用类似，它的 FSH 样作用甚微，促进睾丸间质细胞分泌睾酮，促进性器官和男性第二性征的发育、成熟，促使睾丸下降，并促进精子形成。hCG 也可用作青春期发育延迟的半模拟治疗；hMG 为人体内腺垂体分泌的天然促性腺激素，主要有 FSH 的作用，可促使男性睾丸曲细精管发育、生精细胞分裂、支持细胞分泌睾酮和精子成熟。两者合用可促进生精细胞分裂，精子成熟。根据国内外文献报道，该方案治疗男性 IHH 患者 2 年生精率在 30% ～ 50%。

注意事项：hCG 大剂量及长期应用，可能会造成睾丸曲细精管间质变性，也会抑制睾酮的正常分泌。主要不良反应为性欲改变和痤疮，大剂量应用可出现暂时性乳头触痛和男性乳房发育。定期复查精子计数和检测精子活力，并观察睾丸体积增大情况。笔者建议单用 hCG 3 ～ 6 个月后应及时加用 hMG，这样可缩短治疗周期。hMG 较少单独应用，与 hCG 联用时，偶见乳腺发育，但目前认为是 hCG 的作用。

2）雌激素拮抗剂：氯米芬 25 ～ 50 mg，一日一次或隔日一次口服；或他莫昔芬 20 mg，1 次 / 日，口服，每月复查一次性激素和精液情况。

作用机制：二者均系雌激素受体（estrogen receptor，ER）调节剂，可阻断雌激素对下丘脑和垂体前叶的负反馈，提高血清 FSH 和 LH 及睾酮水平，促进精子发生。

注意事项：氯米芬、他莫昔芬使用后睾酮升高的同时，促性腺激素水平也会升高，此时支持细胞和间质细胞均处于代偿状态，用药时间长了可能会出现支持细胞和（或）间质细胞失代偿，严重者会导致生精能力进一步衰竭。故需根据性激素和精液脱落细胞学分析结果，适时调整药物种类、剂量和频率，将睾酮、雌二醇维持在限值中间值附近即可。

3）芳香化酶抑制剂：该类药物临床常用的包括来曲唑、阿那曲唑。低促患者由于雌激素本来就可能很低，故不建议在低促患者中使用芳香化酶抑制剂。

4）溴隐亭、卡麦角林等多巴胺激动剂，主要治疗高泌乳素血症和垂体腺瘤。建议从小剂量开始逐渐递增，每月复查一次性激素。

作用机制：多巴胺激动剂可使 HPRL 患者的下丘脑功能恢复正常，降低 HPRL 对中枢的抑制作用，增加 FSH 和 LH 的释放，增加睾酮的合成与分泌，促进精子发生。

注意事项：对于顽固性 HPRL，如单用多巴胺激动剂效果不佳，可以联合 ER 调节剂，可明显提高睾酮水平和精子活动力。因为 PRL 下降后，性腺轴恢复可能较慢，如此时补充外源性睾酮或者 hMG 联合 hCG 使用会进一步抑制性腺轴，如联合小剂量的抗雌激素药物，刺激垂体分泌促激素，临床效果会更快、更明显。还需注意 HPR 患者是否合并焦虑、抑郁等精神心理疾病，必要时请精神心理科医生会诊，协同治疗，提高疗效。

5）促性腺激素释放激素（gonadotropin-releasing hormone，GnRH）脉冲泵：GnRH 是一种由 10 种氨基酸组成的多肽类物质，能调节垂体释放 FSH 及 LH，进而改善睾丸生精功能。GnRH 泵模拟下丘脑 GnRH 生理脉冲分泌获得生育能力，是接近“下丘脑 – 垂体 – 性腺轴”生理调节机制的治疗方法。

用法剂量：GnRH 500 μg，肌内肌注，每日两次，6 个月为一疗程；皮下脉冲泵，GnRH 4 ~ 50 μg/（1.5 ~ 2）h 注入，6 个月为一疗程。皮下注射，长效 GnRH 1 ~ 10 μg，2 周一次，6 个月为一疗程。定期进行性激素检测和精液分析。

注意事项：GnRH 生理半衰期较短，需要频繁使用以补充体内所需。诱发青春期启动的治疗时间 ≤ 6 个月；恢复生育能力时间则需 ≥ 6 个月。主要不良反应较少，一般患者都有很好的耐受性。

（2）反馈机制异常的低促，如垂体柄中断综合征、空蝶鞍综合征等。

1）治疗：hCG 2000 ~ 3000 IU 联合 hMG 75 ~ 150 IU，皮下注射或肌内注射，每周 2 ~ 3 次，每月复查一次性激素和精液。

2）作用机制：同前。

3）注意事项：由于下丘脑 - 垂体之间反馈机制不健全，垂体不能自主分泌促激素或者分泌严重不足，不能用雌激素拮抗剂或芳香化酶抑制剂治疗，只能靠外源性补充促性腺激素，直接作用于间质细胞和支持细胞，促进生精细胞分化成熟。其他注意事项同前所述。

2. 先天性肾上腺增生症

该病在儿童多见，但也有在成年男性中发现继发于先天性肾上腺增生症（congenital adrenal hyperplasia，CAH）的不育病例的报道。CAH 主要是缺乏 21- 羟化酶，使类固醇在肾上腺合成中 17- 羟孕酮转化成 11- 脱氧可的松发生障碍，并最终导致可的松分泌减少而促肾上腺皮质激素（adrenocor ticotropic hormore，ACTH）的产物——雄激素增多。过多的雄激素负反馈抑制垂体产生促激素，造成少精子症，一旦诊断明确，可用醋酸泼尼松片 5 mg，口服，3 次 / 日，每 2 周复查一次，并同时关注血液电解质水平。补充糖皮质激素后性腺轴仍未恢复正常时，可联合促性腺激素促生精治疗。

3. 甲状腺功能低下症

甲状腺功能低下症之病因有原发性及继发性两类。原发性者是甲状腺体萎缩所致，继发性者主要见于甲亢患者做甲状腺次全切术后及慢性淋巴性甲状腺炎之后期。治疗：甲状腺素替代治疗，开始用药剂量宜小，一般用量从 15 ~ 30 mg/d 开始，逐渐增加至 180 mg/d，平均维持剂量 30 ~ 60 mg/d。

注意事项：治疗甲状腺功能低下症时甲状腺素的剂量是使血清 TSH 基础分泌值恢复正常所需要的最小剂量，而现如今认为甲状腺素最合理的剂量是使垂体 - 甲状腺轴系统功能恢复正常，即对促甲状腺激素释放激素（thyrotropin-releasing hormone，TRH）兴奋反应呈生理状态。而对于先天性甲状腺功能低下症的治疗一般首选左甲状腺素（L-T4）或优甲乐，治疗剂量因人而异，主要依据血清 TSH、T_3、T_4 水平和甲状腺功能状况确定。补充甲状腺激素后性腺轴仍未恢复正常时，可联合促性腺激素促生精治疗。

（二）抗感染治疗

对于明确的男性附属性腺感染或精液中出现明显白细胞 / 脓细胞的可根据临床症状或细菌培养结果，使用敏感的抗生素治疗。一般建议选择广谱抗生素口服，不推荐静脉或肌内注射用药。药物可选择四环素类、大环内酯类及喹诺酮类抗生素等，建议“足剂量，短疗程”，期间联合抗氧化药物口服，并规律排精；夫妻间同诊同治，治疗期间采取避孕措施，定期复查。如米诺环素 100 mg，口服，2 次 / 日，连续 2 周；阿奇霉素一次 0.5 g，1 次 / 日，服用 3 天停 4 天后再继续服用，连续 2 周。喹诺酮类抗生素个人建议首选第四代喹诺酮类，与前三代药物相比，其结构中引入了 8- 甲氧基，有助于加强抗厌氧菌活性；而 C-7 位上的氮双氧环结构则加强抗革兰阳性菌活性并保持原有的抗革兰阴性菌的活性，不良反应更少，但价格较贵，对革兰阳性菌抗菌活性增强，对厌氧菌包括脆弱拟杆菌的作用增强，对典型病原体如肺炎支原体、肺炎衣原体、军团菌及结核分枝杆菌的作用增强。多数产品半衰期延长，如加替沙星与莫西沙星。每一类药物注意事项详见相应药物的说明书。

（三）抗精子抗体免疫抑制剂治疗

详见第四十六章“免疫异常与男性不育”。

（四）性功能障碍性不育症

详见第三篇“男性性功能障碍”各章节。

（五）精神心理障碍药物治疗

详见第五十一章“男科医师应知的精神心理障碍常识”。

二、非特异性治疗

非特异性治疗多用于高促性腺激素性性腺功能减退（简称“高促”）、促激素水平正常或者支持治疗。

（一）激素治疗

1. 促性腺激素治疗

hCG 2000 ～ 3000 IU 联合 hMG 75 ～ 150 IU，皮下注射或肌内注射，每周 2 ～ 3 次。

作用机制：促激素“高促”状态下，自身促性腺激素脉冲振幅相对降低，此时增加外源性促激素，直接作用于支持细胞和间质细胞，进一步提高内源性睾酮，增加增殖细胞核抗原在精原细胞中的表达，促进生殖细胞发育成熟，提高精子质量、数量及睾丸取精术获精率。

注意事项：对于“高促”该方案为补救性 hCG/FSH 治疗，建议适用于睾丸体积大于 5 mL 者。睾丸体积小于 5 mL 者可直接尝试行睾丸显微取精术获精行辅助生殖。对于性激素水平处于正常范围内，但睾酮值常在限值中线以下者，精液分析多为少、弱精子症，极少成为无精子症。如为无精子症，需进一步分析是否存在精道梗阻、射精障碍、泌精障碍或生精基因异常等。其他注意事项内容如前所述。

2. 抗雌激素治疗

（1）氯米芬 12.5 ～ 50 mg，每日一次或隔日一次口服。

作用机制：抗雌激素药，对雌激素有弱的激动和强的拮抗双重作用，主要通过阻断雌激素对下丘脑 - 垂体轴的负反馈抑制效应而促进垂体分泌促性腺激素，从而使 LH 和 FSH 的分泌增加。主要刺激睾丸间质细胞产生睾酮，其次也促进精子生成。

注意事项：一般用药 2 ～ 3 个月及以上疗效较好，每 2 ～ 4 周检测一次睾酮、LH 和 FSH 水平。调整药物剂量以使血清 FSH/LH 水平升高，让睾酮水平维持在正常值中线范围或稍高于上限。治疗 3 个月后定期进行精液分析。高剂量会抑制精子的发生，所以用药原则是低剂量、长疗程，药物调整范围为 12.5 ～ 50 mg。如果药物调整在治疗 6 个月仍然无改善，则应终止该治疗方案。治疗期间少数患者可能出现体重增加、血压增高及视力减退，极少数患者可出现过敏性皮炎、性欲改变或乳房发育，停药后会逐渐恢复。

（2）他莫昔芬 10 mg，口服，2 次 / 日；或 20 mg，口服，1 次 / 日。

作用机制：抗雌激素药物，与氯米芬作用类似，其雌激素样作用低于后者，对下丘脑 - 垂体轴抑制作用微弱，且不良反应较少。能增加释放促性腺激素释放激素，从而起到内源性 LH 和 FSH 作用而刺激睾丸产生精子。

注意事项：3 个月为 1 个疗程。每 2 ～ 4 周检测 1 次睾酮、LH 和 FSH 水平，每月行 1 次精液分析。主要不良反应类似氯米芬，但不良反应更少。

3. 芳香化酶抑制剂

来曲唑 2.5 mg 或者阿那曲唑 1 mg，1 次 / 日或隔日一次口服。

作用机制：芳香酶抑制剂，阻止睾酮转化为雌二醇和雄烯二酮转化为雌酮，可降低血清雌二醇和雌酮的水平，而使睾酮及雄烯二酮上升，从而改善精子密度，提高生育力。

注意事项：每 2 ～ 4 周复查一次性激素水平，定期检查精液常规，适时调整药物剂量。该药可能影响肝功能，服药期间应注意随访。少数患者服药期间可能出现性欲减退、骨质疏松等不良反应。

4. 生长激素

生长激素 2 ～ 6 U，皮下注射，1 次 / 日，3 个月为一疗程。

作用机制：GH 是垂体分泌的激素，主要在青春期促使睾丸成熟。在 GH 缺乏状态下，可出现青春期发育延迟并伴有甾体激素产生减少。GH 可以刺激释放胰岛素样生长因子 -1（insulin-like growth factor-1，IGF-1），IGF-1 作为精子生成过程中自分泌和（或）旁分泌生长因子而起作用。目前临床疗效仅有少量个案报道，不良反应多，尚缺乏令人信服的大规模研究。

注意事项：定期复查体重和血糖水平，适时调整药物剂量。GH 的主要不良反应包括手指麻、关节痛、关节肿胀、肝转氨酶升高、血糖升高、血清肌酐增高等。

（二）抗氧化治疗

活性氧（reactive oxygen special，ROS）是一组具有氧化活性的氧自由基，ROS 可以来自内源性生理过程，如线粒体呼吸和精液白细胞；也可以来自外源性影响，包括各种环境因素，如药物、污染、毒素、吸烟、辐射和饮食。它是一把“双刃剑”，生理水平下可以促进精子成熟、精卵结合；高水平的 ROS 则会造成精子细胞凋亡、精子 DNA 损伤。一旦平衡被打破，就会出现氧化应激反应，对精子发生、发育或获能都有明显的影响。但氧化应激反应在不育发生中机制还未完全阐明，抗氧化治疗的效果仍然有争议，仍在不断的探索研究总结中。常用的抗氧化剂包括维生素 E、维生素 C、硫辛酸等。

（1）维生素 E 100 mg，口服，2 ～ 3 次 / 日，3 个月为一疗程，定期检查精液常规。

作用机制：40% 的不育者生殖道内的活性氧水平增高，这些活性氧【O^{2-}、（OH）$^-$ 和过氧化氢（H_2O_2）】能导致脂质过氧化反应，损害精子膜。

主要不良反应：可能出现乳腺肿大、恶心、呕吐、眩晕、头痛、视物模糊、皮肤皲裂、唇炎、口角炎、腹泻、乏力。

（2）维生素 C 片 0.1 ～ 0.2 g，2 ～ 3 次 / 日，饭后口服。

作用机制：维生素 C 是水溶性的抗氧化剂，临床很少单独使用，多与其他抗氧化剂联合使用，发挥协同作用。

注意事项：①每日 2 ～ 3 g 长期服用可引起坏血病。②长期服用大量维生素 C 偶可引起尿酸盐、半胱氨酸盐或草酸盐结石。③大量服用（每日用量 1 g 以上）可引起腹泻、皮肤红而亮、头痛、尿频（每日用量 600 mg 以上时）、恶心、呕吐、胃痉挛。

（3）硫辛酸 0.6 g，1 次 / 日，早餐前口服。

作用机制：硫辛酸是一种存在于线粒体内的辅酶，类似维生素，能消除导致加速老化与致病的自由基，具有保存和再生维生素 E、维生素 C 等其他抗氧化剂的能力。

注意事项：食物会影响本品的吸收，因此应将硫辛酸和食物分开服用；长期饮酒可影响本品治疗的成功率，因此建议糖尿病周围神经病变患者尽可能戒酒，无治疗间期内也如此；由于补充一定的硫辛酸可以降低血糖浓度，因此对于那些患有糖尿病和偏头痛耐受不良者要谨慎，为避免出现低血糖，要进行血糖监控和调整血糖药物的剂量。

（4）谷胱甘肽 600 mg，口服，1 次 / 日，连续 3 ～ 6 个月。

作用机制：谷胱甘肽可清除多余的活性氧，保护精子免受氧化损害。

注意事项：少数患者出现恶心、呕吐和胃痛，罕见皮疹。

（5）ω-3 多不饱和脂肪酸（polyunsaturated fatty acids，PUFAS）1.84 g，口服，1 次 / 日，8 个月为一疗程，定期检查精液常规。

作用机制：PUFAS 是细胞膜磷脂的主要构成成分，与细胞膜的流动性与变形性息息相关。PUFAS 主要包括二十二碳六烯酸（docosahexaenoic acid，DHA）、二十碳五烯酸（eicosapentaenoic acid，EPA），DHA 整合到精子细胞膜中时，精子质膜才能呈现良好的流动性。不育者精子中缺乏 DHA，导致精子形态异常，畸形率高。DHA 通过诱导过氧化物酶体系中的限速酶，催化消除过氧化氢氧和胺类化合物，保持精子结构和功能的完整。DHA 和 EPA 含量降低，可能导致过氧化，降低细胞膜的流动性，破坏膜结合蛋白引起精子的损伤，加速精子凋亡，PUFAS 通过抑制过氧化增加精子数量。

注意事项：患者服用后会出现口臭，个别患者出现恶心、反酸、腹泻、便秘、皮肤瘙痒。

（三）改善细胞能量代谢的药物治疗

临床常用药物有左卡尼汀、辅酶 Q10、三磷酸腺苷（ATP）等。

（1）左旋肉毒碱，又名左卡尼汀，1 g，2 ～ 3 次 / 日，随餐服用，连续 3 个月为一疗程。

作用机制：左卡尼汀在附睾中高度浓缩，在精子代谢和成熟中起到重要作用，在附睾运送精子的过程中增加精子能量并提高精子活力，也有一定的抗氧化作用，其改善精液质量主要通过改善输出小管及附睾管的微环境。

注意事项：过量服用左卡尼汀可引起腹泻，一般停药后即消失；正在使用胰岛素或口服降糖药物治疗糖尿病的患者在服用本品时，可能引起低血糖现象。

（2）辅酶 Q10，10 mg，3 次 / 日，饭后 30 分钟服用，2 ～ 4 周为一疗程，延长疗程或适当加大剂量可望提高疗效。

作用机制：辅酶 Q10 是一类脂溶性醌类物质，在线粒体呼吸链中起到重要作用，参与细胞代谢的氧化磷酸化及 ATP 的生成过程，作为一种能量补充剂，与 ATP 联合使用较为广泛。有利于增强生殖系统的抗氧化能量，改善精液参数和精子质量，对男性生育有一定的辅助作用。

注意事项：可出现恶心、胃部不适、食欲减退等不良反应，但不必停药。另外偶有荨麻疹及一过性心悸。

（3）三磷酸腺苷二钠，20 ～ 40 mg，3 次 / 日，饭后口服。

作用机制：三磷酸腺苷二钠是核苷酸衍生物，参与体内脂肪、蛋白质、糖、核酸及核苷酸的代谢。三磷酸腺苷二钠可有效治疗弱精症，对于有慢性生殖系统炎症的患者效果更好，坚持服用本品可以改善男性的精子活力，有利于精子质量的提升。

注意事项：治疗剂量宜从小剂量开始，无效时逐渐加量。本品对窦房结有明显抑制，故对病窦综合征和窦房结功能不全患者、老年人慎用或不用。部分疗效不确切，应引起注意，切勿滥用。脑出血初期患者禁用。

（四）改善微循环治疗

（1）胰激肽释放酶，每次 240 IU，3 次 / 日，口服，如效果不显著，可增至每次 480 IU。空腹或饭前吞服。

作用机制：可能与改善微循环、增加睾丸附睾血流量、刺激支持细胞功能、提高精子代谢、提高性腺输出管道的功能有关。20 世纪 80 年代开始，胰激肽就有运用于男科治疗。激肽释放酶用于特发性少精子症的目的是改善睾丸内循环，促进附睾内的精子成熟，提高精子的活力，但疗效至今仍存争议。

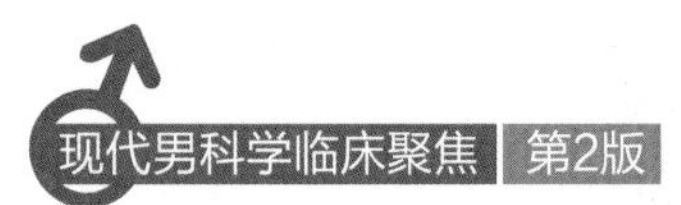

不良反应：本品是从猪胰腺中提取的蛋白水解酶，为一种内源性药物，不良反应甚少。用药期间偶见头昏、乏力等反应。极个别患者可出现皮疹，对症处理后消失。注意与胰蛋白酶不能同时使用。

（2）七叶皂苷类，30～60 mg，2 次 / 日，饭后服用；迈之灵 0.3 g，2 次 / 日，饭后口服。

作用机制：可用于改善或降低精索静脉曲张的症状和病理影响，能清除机体内自由基，从而起到抗炎、抗渗出，提高静脉张力，加快静脉血流，促进淋巴回流，改善血液循环和微循环，并保护血管壁的作用，但治疗后精液参数改善效果有待大样本总结研究。

不良反应：耐受性较好，不良反应少。

（3）己酮可可碱（pentoxifylline，PF）0.4 g，2 次 / 日，口服。

PF 是周围血管扩张药，是一种具有口服活性的、非选择性的磷酸二酯酶（phosphodiesterase，PDE）抑制剂，增加细胞糖降解和 ATP 的产生，具有免疫调节、抗炎、血液流变学改善、抗纤溶和抗增殖作用。体外试验可改善精子活力和受精能力，用于男科可能与它可改善睾丸局部微循环，增加糖降解和 ATP 的合成，从而促进精子代谢和抗氧化能力有关，确切机制尚不清楚。

（五）α 受体阻滞剂

尽管在治疗男性不育时使用 α 受体阻滞剂并无明确的病理生理概念，但有安慰剂研究表明，使用 α 受体阻滞剂可以增加射精量，提高精子密度和总数，但临床机制和效果仍存争议。推测机制：根据曲细精管管壁肌细胞上有 α_1、M、β_3 受体，刺激 α_1 和 M 受体，可使曲细精管收缩，阻断 α_1 和刺激 β 受体则使其松弛，管腔扩大，腔内流动液体增加，从而增加精子的产生和活动率。

注意事项：短效 α 受体阻断剂常见胃肠道症状，如恶心、呕吐、腹痛等，还可引起体位低血压。静脉注射过快可引起心动过速、心律失常，诱发或加剧心绞痛，故冠心病、胃炎、溃疡病者慎用。长效 α 受体阻断剂有体位性低血压、心悸、鼻塞等，也可有恶心、呕吐，少数患者出现嗜睡和乏力等中枢抑制症状，肾功能不全及冠心病者慎用。

（六）外源性睾酮的补充

外源性睾酮制剂包括口服、肌内注射、透皮制剂、经黏膜制剂（包括经口腔睾酮制剂、经鼻睾酮制剂）、真皮下制剂等，国内临床常用前两种剂型产品。对于使用外源性睾酮来改善精液参数的效果，临床很有争议，甚至是禁忌的。

（七）阴囊降温治疗

医用冷敷贴一日 1～2 次，贴敷于阴囊部位。

作用机制：睾丸的理想温度一般要求在 32～35 ℃，这是维持正常的生精过程和精子参数的基本条件。对精索静脉曲张（varicocele，VC）且不愿意接受手术治疗、职业司机、肥胖、长期久坐合并少弱精子症或畸形精子症的男性，外用男性冷敷贴，联合抗氧化剂治疗有助于缓解这些不利因素对男性生精功能的影响，有效地清除 O^{2-} 和（OH）$^-$，对抗 ROS 的危害有确切的保护作用。

注意事项：贴敷于阴囊部位，使用方便，安全有效，无明显的不良反应，偶尔有局部轻微皮肤过敏症状，均不严重，停止使用后会自动消除。

第二节　中医药治疗

中医认为“肾藏精、主生殖”，肾精的盛衰直接决定人体生长、发育和生殖，其他脏腑病变也可影响“肾藏精、主生殖”的功能而导致不育。肾精亏损是男性不育的根本病机，还包括瘀血阻滞、湿热下注、肝郁气滞和气血两虚等致病因素。

中医根据“肾藏精，主生殖”理论，以补肾填精作为基本治法，在辨证论治的基础上辅以疏肝理气、清热利湿、活血化瘀、健脾益气等，恢复肾的阴阳平衡。方药的选择详见第五十三章“常见男科疾病的中医辨证方法和中成药治疗”。

第三节 小结

男性不育病因复杂，相当一部分患者病因还不清楚，这给男性不育的药物治疗选择带来很大困惑。选择药物治疗的目的主要是改善精液参数和精子质量，提高患者正常性功能，尽量让妻子能自然孕育，或提高辅助生殖的成功率。

男性不育的药物治疗概括起来可分为特异性药物治疗和非特异性药物治疗两类。特异性治疗包括内分泌激素治疗、免疫性治疗、抗感染治疗、性功能障碍治疗及抗精神心理药物等；其治疗目标是逆转已明确的病理生理异常，疗效确切。而非特异性治疗包括激素治疗、抗氧化剂治疗、改善细胞能量代谢治疗、改善血液循环、α 受体阻滞剂和 β 兴奋剂使用、阴囊降温治疗及中药治疗（中成药）等，大多属于经验治疗，疗效不确切。

截至目前，内分泌激素对精子发生的调控仍未完全清楚，所以文章介绍的激素内分泌治疗在不同疾病类型上的适应证把握、可能机制和临床效果也存在很大差异。睾酮对精子的发生和发育十分有益，但睾酮只对精子发生过程的某些阶段起作用而非全部。在促性腺激素不足的患者中，补充外源性睾酮不能使睾丸内达到生精所需的高浓度睾酮，且大剂量补充外源性睾酮还可抑制 LH，使内源性睾酮骤降而抑制精子发生。

因为 ROS 与氧化应激密切相关，ROS 可能导致精子胞浆膜电位及 DNA 完整性、活力及整个精液质量的潜在损害，因此运用抗氧化剂清除过量的 ROS 对于正常精子发生及受精是必需的。临床上抗氧化剂的运用较广，但抗氧化剂药物种类的选择、使用时间和最终疗效还缺乏大样本双盲研究总结。

值得提醒的是，每一种药物治疗方案都会存在一些禁忌证和不良反应，选择时要充分掌握患者的生理、精神和心理的动态变化，做好患者和家属的知情选择，合理调整患者及家属的期望值，必要时行辅助生殖技术。

参考文献

[1] 白文俊，王晓峰 . 现代男科学临床聚焦 . 北京：科学出版社，2017：187，193-194，197-199.

[2] 曹兴午，徐晨，李宏军，等 . 精液脱落细胞学与睾丸组织病理学 .2 版 . 北京：北京大学医学出版社，2017：11-15，113-115，167.

[3] 施长春，白文俊 . 睾丸生精功能障碍的促生精治疗 . 中国男科杂志，2020，34（3）：59-62.

[4] 李曰庆，李海松 . 新编实用中医男科学 . 北京：人民卫生出版社，2018：230-236.

[5] 中国医师协会内分泌代谢科医师分会 . 促性腺激素释放素（GnRH）脉冲治疗专家共识（草案）. 中华内分泌代谢杂志，2016，32（8）：628-633.

[6] 岳焕勋 . 高泌乳素血症与男性不育 . 实用妇产科杂志，2016，32（7）：489-491.

[7] 白文俊 . 男科疾病病例精解 . 北京：科学技术文献出版社，2018：55.

[8] 茅江峰，伍学焱 . 芳香化酶抑制剂在男性中的应用 . 药品评价，2016，13（3）：24-26，61.

[9] 田芙颖，刁瑞英，镇万华，等 . 来曲唑治疗男性少弱精子症的临床研究 . 中国计划生育学杂志，2016，24（9）：606-609.

[10] 曾勇，宋明哲，赵明，等 . 性激素负反馈作用在男性不育诊疗中的应用 . 生殖医学杂志，2017，26（8）：743-748.

[11] SIJO J PAREKATTIL，ASHOK AGARWAL. 男性不育临床医师实用指南 . 周辉良，沙艳伟，洪锴，译 . 西安：世界图书出版公司，2018：119-126.

[12] 郭应禄，张心湜，孙颖浩，等 . 吴阶平泌尿外科学（中册）. 北京：人民卫生出版社，2019：1860-1861.

[13] 施长春，白文俊，刘贵中．男性阴囊冷敷贴对精液参数影响的研究．中国男科杂志，2021，35（2）：61-65.

[14] 黄建．中国泌尿外科和男科疾病诊断治疗指南（2019 版）．北京：科学出版社，2020：454.

（施长春）

第三十六章　生殖道感染与男性不育

第一节　生殖道感染

生殖道感染是因致病微生物侵入生殖道及附属性腺而引起的一组感染性疾病的统称。对男性而言，常可累及男性生殖道的不同部位，导致生殖系统炎症，严重者可影响男性生育。

一、概述

男性生殖道感染是临床比较常见的一种感染性疾病，常会影响睾丸、附睾、前列腺、精囊及其他附属性腺的正常生理功能，从而对精子发生、发育、成熟及运输过程造成影响，严重的甚至导致男性不育。

二、生殖道感染的病因

正常情况下，男性生殖系统是否发生感染性疾病受许多因素影响，其中病原微生物的毒力和机体的抵抗力是最主要的影响因素。在男性生殖道中常见许多微生物，有病原性的、非病原性的、条件致病菌、病毒、支原体、衣原体、螺旋体、真菌等，通过接触这些致病微生物而感染是男性生殖道感染最主要的病因。其次还有长期服用抗生素或激素、机体抵抗力下降及男性生殖系统手术而引起的医源性感染等原因所致的生殖道感染。这些感染常可诱发机体的急、慢性炎症，导致男性生殖系统黏膜反复发生炎症，性腺及附属性腺功能异常与结构损伤引起输精管道异常。另外局部炎症也会诱发炎症因子对生殖细胞的侵害，造成局部氧化应激反应，损伤精子结构，引起精浆指标的改变，引发男性生育力下降或造成绝对不育。

三、生殖道感染的分类

1. 男性生殖道感染根据病程可分为急性感染与慢性感染

（1）急性感染：发病急，一般有明显的红、肿、热、痛等炎症表现，多由病原微生物致病毒力较强引起，常见的有急性睾丸炎、附睾炎等。

（2）慢性感染：病程较长，红、肿、热、痛等炎症表现可不明显，多由急性感染迁延不愈而来，常见的有慢性细菌性前列腺炎、慢性精囊炎等。

2. 根据感染源的来源可分为非特异性感染与特异性感染

（1）非特异性感染：无明确的致病性病原体感染，一般无任何症状，仅在精液检查时发现白细胞明显增多而诊断，如一些非病原性及条件致病菌等引起的感染。

（2）特异性感染：有明确的病原体引起的感染。根据病原体获得途径又可分为以下两大类：①非性传播性感染，如结核杆菌和腮腺炎病毒等所致的感染。②性传播性感染，如梅毒螺旋体、淋球菌、衣原体、支原体等所致的生殖道感染。

四、临床表现

男性生殖道感染是很常见的疾病，常会引起生殖系统炎症，但也可无任何临床表现，仅在生殖道检查时发现。临床上因感染病菌的不同可分为非特异性感染与特异性感染，两者的临床表现也不尽相同。

（1）男性生殖道非特异性感染是一组疾病，包括急性或慢性尿道炎、前列腺炎、精囊炎、附睾炎、睾丸炎、阴囊感染等，具有相似的临床表现及症状，其主要致病微生物为需氧革兰阴性杆菌（大肠埃希菌、变形杆菌等）、革兰阳性球菌（葡萄球菌、粪链球菌等）及专性厌氧菌（脆弱杆菌等）。

非特异性感染（特别是急性感染）常以红、肿、热、痛等炎症表现为临床症状，可波及生殖系统的任何部位，并可从一个器官扩散到另一个器官。因波及器官不同可有相应的临床表现，如波及前列腺主要以尿路症状为主，波及睾丸主要以睾丸肿胀、疼痛为主等。由于它们的症状、体征与感染性疾病相似，因此需用适当的培养方法来确定有无感染，对诊断和治疗这类疾病有重大意义。

（2）男性生殖道特异性感染（结核、淋病、支原体或衣原体感染等）是由特定病原微生物引起的疾病。以生殖道结核为例，它的主要感染途径是由肾下行蔓延到前列腺、精囊，然后再经输精管到附睾，其主要病变部位在附睾。因此，结核性前列腺炎多与附睾、输精管及精囊结核同时存在，导致输精管道闭塞、梗阻而引起不育。附睾结核主要临床表现为附睾增大、质硬、硬结，表面不规则并有压痛，输精管呈“串珠”样改变，病变多由附睾尾部开始转向附睾头部方向蔓延，可发生纤维化、干酪样坏死或破溃。临床上可以根据特征性的体征加以区别。

第二节 生殖道感染与男性不育概述

一、生殖道感染与男性不育的关系

男性泌尿生殖道直接与外界相通，常可接触病原微生物而引起生殖道感染，但生殖道感染并不意味着一定会导致男性不育。只有感染对生殖系统正常功能造成了影响或损伤，才有可能导致男性生育力下降（相对不育），而且只有一些特定的感染性疾病才有可能导致绝对不育（自然妊娠条件下），如结核菌感染导致的梗阻性无精子症。临床上越来越多的研究报道证实了生殖道感染与男性不育的密切关系，相信随着医疗技术水平的不断提高，以及人们对生殖道感染的不断重视与及早预防，因生殖道感染而导致男性不育的情况会得到极大改善。

二、生殖道感染对男性生殖的影响

男性生殖道感染可通过影响睾丸生精功能，或引起附属性腺分泌功能紊乱，或诱发自身免疫和微生物对精子的直接作用等，导致男性精子质量下降、精子功能异常、精浆生化异常、氧化应激和免疫反应的发生。

1. 对精液参数的不利影响

一些细菌会释放毒素及代谢产物，如脂多糖（lipopolysaccharide，LPS）、溶血素等，这些毒素或代谢产物可能会影响精子的功能。脂多糖是所有革兰阴性细菌外壁的有毒成分，可与精子结合并抑制其运动性。生殖道的感染还可能危及生殖系统各个器官，导致各器官出现急、慢性炎症，影响各器官的正常生理功能，影响精子的获能、成熟和输送，导致精子数量、存活率及活力下降，畸形率升高，甚至可能直接影响精子发生，从而造成精液质与量的下降，这是诱发男性不育的主要机制。而精液与病原微生物的直接相互作用可能是导致不育的另一机制。

2. 对精子功能的不利影响

细菌可直接附着于精子并产生毒素和代谢产物，从而影响精子功能。支原体、衣原体及许多细菌包括淋病奈瑟球菌、溶血链球菌、大肠埃希菌等都具有依附于人类精子的能力。研究表明，某些细菌的附着可以对精子功能产生负面影响。其中大肠埃希菌对精子的附着可降低其活力并增加凝集。而解脲支原体可以附着在精子膜上，并启动一些酶活性，这些酶活性可能对精子膜产生负面影响，并导致低渗肿胀试验得分降低。另外，附着于精子的解脲支原体可产生代谢产物，如超氧化物和过氧化氢，它们可能通过分解顶体膜的脂质而对精子顶体完整性产生负面影响。透射电子显微镜显示衣原体也可附着于人精子并诱导精子 DNA 损伤。

据报道，将精子与 LPS 一起孵育可提高活性氧水平并降低精子活力，然而，通过向培养基中添加抗氧化剂可以逆转这一过程。应该提到的是，LPS 诱导的炎症也可以破坏精子发生并抑制睾丸类固醇的生成。溶血素是一种钙依赖性毒素，据报道，β 溶血性肠球菌的溶血素可导致人精子膜损伤。

3. 生殖道氧化应激损伤

病原微生物感染生殖道的主要后果之一是促炎性细胞因子和 ROS 的过量生产。氧化应激（oxidative stress，OS）是近年来研究男性不育的另一种可能的机制。男性生殖道感染可引起大量的中性粒细胞浸润，会释放大量的自由基，引起 ROS 水平的升高，当超过机体本身的抗氧化能力时，氧化 - 抗氧化平衡被打破，OS 随之产生。精子缺乏细胞质的防御系统，而且精子膜的主要成分是多不饱和脂肪酸，过多的 ROS 可引起精子膜的脂质发生过氧化反应，导致不饱和脂肪酸含量降低，ATP 合成减少，影响精子的运动能力。

ROS 对精子顶体反应的不良影响是其干扰精子功能的又一机制。精液中保持一定浓度的 ROS 对维持精子的活力及生育能力十分重要，然而过高的 ROS 则会对精子产生毒害作用。高水平的 ROS 会破坏精子的顶体反应，加之脂质过氧化会损伤精子膜的流动性，造成精子膜损伤，最终会导致精子失去与卵细胞膜融合的能力，从而导致不育。研究还发现，ROS 的增加与精子 DNA 碎片的增多存在关联。ROS 的高水平可导致精子 DNA 的断裂，破坏精子 DNA 的完整性，从而增加发生遗传缺陷的风险。

4. 对精浆生化特性的不利影响

促炎性因子的过量释放，常伴随精浆生化特性的变化，从而影响精子的功能和受精潜力。精浆指标的改变常明显表现于生殖道感染者的精液中。物理（液化时间、pH、黏度等）和生化指标（多项指标）的改变均可损害精子功能。生殖道感染者精浆研究的指标包括附属性腺的酶类、多种细胞因子（白细胞介素和干扰素等）、ROS 及肝细胞生长因子等。生殖道感染时，精浆中的多形核白细胞是 ROS 的主要来源，而细菌产物和细胞因子又可促进其合成 ROS。附属性腺感染时，大量的白细胞通过其产生的 ROS 和（或）细胞因子白细胞介素 -1（IL-1）、白细胞介素 -1 受体拮抗剂（IL-1ra）及白细胞介素 -8（IL-8）损害精子的质量。

5. 生殖道免疫反应异常

生殖道感染可能会破坏血 - 睾屏障，它有保护精子免受免疫反应对其造成损伤的屏障。这种屏障一旦破坏，血 - 睾屏障的通透性改变，精子抗原暴露，最终可以在体液中产生相关的抗精子抗体和免疫细胞，引发体液免疫（以精浆抗精子抗体滴度升高为主，主要为免疫球蛋白 A。精浆抗精子抗体阳性患者的精子活力明显低于阴性者，而血清中的抗精子抗体与不育关系不大）及细胞免疫异常（生殖道存在感染时，致病微生物刺激生殖系统可以活化机体防御系统，局部免疫细胞被激活，使得各种细胞因子分泌增加，包括各种细胞释放炎性多肽、TNF-α、IL-1、IL-8 等，并可能对精子产生一定的不良影响），这可能是导致不育的又一机制。

抗精子抗体导致不育的机制主要有以下几点：①直接作用于精子，引起精子凝聚、制动、活动力下降及精液不液化现象，其中的细胞毒抗体对精子有致死作用。②影响精子穿透子宫颈黏液，影响精子的顶体反应及受精过程。③抗精子抗体的调理作用可以增强生殖道局部吞噬细胞对精子的吞噬作用。④抗原抗体复合物沉积于睾丸组织，影响睾丸生精功能，从而影响精子生成。⑤干扰胚胎着床。

三、生殖道感染致男性不育的机制和治疗

（一）生殖道细菌感染与男性不育

生殖道细菌感染是男性不育的一个经典原因，这些微生物可存在于男性生殖道的不同部位，如睾丸、附睾及附属性腺受到细菌感染后，可导致精子的发育、成熟和运输异常。这些细菌主要通过以下两个方面来影响精液质量：①生殖道因细菌入侵而引起的炎性反应激活了白细胞和炎性介质，如活性氧和细胞因子，它们在精子 DNA 片段化和男性不育中起重要作用。②在人类精液样本中还检测到一些细菌内毒素，如脂多糖和糖蛋白，并显示它们会通过触发局部炎症反应而降低精液质量。这些细菌在某些毒性剂如细胞毒性坏死因子，α- 溶血素和 β - 溶血素的帮助下，对精子产生有害作用。

1. 细菌感染的各类

（1）大肠埃希菌：大肠埃希菌是生殖道感染最常见的原因之一，与男性不育的发生有关。大肠埃希菌感染通过改变精子活力参数，造成顶体反应障碍和精子形态改变，对男性生育能力，特别是对精子质量产生明显不利影响。研究发现，射精后暴露于大肠埃希菌的精子，其线粒体高跨膜电位的细胞数量和线粒体氧化还原功能正常的细胞数量都大大减少，从而严重损害了精子膜的稳定性与线粒体的活性，大肠埃希菌甚至还诱导细胞凋亡并导致线粒体膜破裂，最终导致不育。近来有研究发现附着的溶血性大肠埃希菌可通过降低精子质膜电位介导细胞内 ROS 的产生，从而降低精子活力。

（2）金黄色葡萄球菌：金黄色葡萄球菌可在健康人的皮肤、咽部和泌尿生殖道等部位中定植。国外有研究报道金黄色葡萄球菌和大肠埃希菌感染精液后，精液质量（包括精液量、前向运动力和精子浓度）明显降低。金黄色葡萄球菌能大量地表达并分泌促进菌体定植和逃避免疫应答的表面蛋白，该表面蛋白能促进病原体与组织成分的黏附并侵入宿主细胞。

近来在一项评估不育男性患者金黄色葡萄球菌患病率的研究中，发现这种细菌是导致精子质量下降并影响男性生育率的一种负面因素。此外，也有研究从不育男性精液中获得金黄色葡萄球菌样本，并对其精子活力进行测量，结果显示金黄色葡萄球菌对运动能力有抑制作用。

（3）粪链球菌：粪链球菌又叫粪肠球菌，是革兰阳性菌，通常寄生于人和动物上呼吸道、消化道、生殖道内，属于动物肠道内的正常菌群。粪链球菌在机体抵抗力下降或黏膜破损时可发生感染，可引起男性生殖道感染，严重的可能导致男性不育。一些研究人员揭示了粪链球菌释放的一种毒力因子称为溶血素，其对人类精子膜完整性的负面影响，被认为是不孕的潜在原因。虽然关于粪链球菌对精子的形态和功能的研究目前尚不明确，但已证明粪肠球菌与精液质量差有关，有可能需要治疗。

（4）淋病奈瑟球菌：淋病奈瑟球菌简称淋球菌（革兰阴性双球菌）。淋球菌感染可引起泌尿生殖系统的化脓性感染，是危害严重的性传播疾病，俗称淋病。淋球菌经尿道向上蔓延而引起前列腺、精囊和附睾感染，已被公认为男性不育的原因之一。男性急性淋病潜伏期一般为 2 ～ 10 天，平均 3 ～ 5 天。开始尿道口可出现灼痒、红肿及外翻。排尿时有灼痛感，伴尿频，尿道口常有黏液性分泌物。3 ～ 4 天后，尿道黏膜上皮发生局灶性坏死，产生大量脓性分泌物，排尿时有刺痛感，可见龟头及包皮红肿明显。尿道中可见血液，晨起时尿道口可结脓痂，伴轻重不等的全身症状。男性慢性淋病大多数为急性淋病转变而来，通常表现为尿道炎症状反复发作，有前列腺炎、精囊炎、附睾炎等并发症，甚至还会因为尿道坏死黏膜愈合形成纤维化瘢痕，可逐渐形成尿道狭窄。一般多无明显症状，当机体抵抗力减低，如过度疲劳、饮酒、性交时，即可出现尿道炎症状。

淋病的诊断主要依靠检测淋球菌，标本取自男性尿道口的脓性分泌物，直接涂片后染色镜检，寻找中性粒细胞中革兰阴性双球菌或分离培养淋球菌可以明确诊断。淋球菌极其娇嫩，不耐热，惧怕干燥，标本要注意立即送检。特异性的球菌血清抗体也可作为辅助诊断的指标。

（5）结核分枝杆菌：结核分枝杆菌简称结核杆菌，是专性需氧的一类细菌，是人类结核病的病原体。该菌可侵犯全身各组织器官，其中以肺结核最为多见，而男性泌尿生殖系统是肺外结核病的好发部位之一。

生殖道感染结核杆菌后，常可导致睾丸结构的严重破坏，其主要感染途径是由肾下行蔓延至前列腺、精囊，然后再经输精管到附睾，其主要病变部位在附睾。因此结核性前列腺炎多与附睾、输精管及精囊结核同时存在，导致输精管道闭塞、梗阻而引起不育。睾丸受损伤后，其血 - 睾屏障被破坏，睾丸内的抗原物质暴露，诱发了局部的免疫炎症反应。临床上附睾结核主要临床表现为附睾增大、质硬有硬结，表面不规则并有压痛，输精管呈"串珠"样改变，病变多由附睾尾部开始转向附睾头部方向蔓延，可发生纤维化、干酪样坏死或破溃。血清学抗结核抗体阳性是结核病的快速辅助诊断手段，但由于特异性欠强，敏感性较低，尚需进一步研究。干扰素 - γ 释放试验是目前诊断结核感染的最新检测技术，灵敏度、特异性达到94%。若为阳性，则应高度考虑结核感染。

（6）幽门螺杆菌：幽门螺杆菌是螺杆菌属的代表菌种，是一种革兰阴性微需氧杆菌，主要分布在胃黏膜组织中。大量研究证实幽门螺杆旋菌与慢性胃炎、消化性溃疡及胃癌等胃肠道疾病有着密切的联系，但也有越来越多的证据支持幽门螺杆菌是男性和女性不育的危险因素。

几乎所有幽门螺杆菌的细胞毒性菌株都能表达具有高度免疫原性称为细胞毒素相关基因 A（CagA）的蛋白质。早期的研究发现，与对照组相比，CagA 阳性患者的精子质量明显下降，CagA 阳性患者的精子活力和受精指数显著降低，这主要是由于幽门螺杆菌抗原和精子的微管蛋白（β-tubulin 蛋白）之间存在拟态。进一步的研究发现感染表达 CagA 的幽门螺杆菌菌株的患者精液中生长素释放肽水平显著降低，并认为这可能是幽门螺杆菌感染对精液质量的负面影响。与未感染组相比，CagA 阳性组的精子活力和正常形态的精子百分比显著下降。研究人员报告说幽门螺杆菌感染可能会影响参与睾丸功能调节的肽（如生长素释放肽）在精液中的浓度，从而影响生育力。近来的研究确认了 CagA 阳性菌株对精液质量的不利影响，并提出其与男性生殖能力下降有关。研究发现，与幽门螺杆菌阴性组相比，CagA 阳性组表现出精子活力降低、坏死增强和细胞因子水平升高。而针对幽门螺杆菌感染进行了系统性治疗后，可明显提高精子活力，还发现幽门螺杆菌感染与前向精子活性、非前向精子活性和精子正常形态之间存在显著的负相关。最近的研究显示，在不育患者中，抗精子抗体的水平显著升高，幽门螺杆菌可能在诱导抗精子抗体中起作用。

（7）其他细菌：B 组溶血性链球菌，也称无乳链球菌，是革兰阳性球菌。无乳链球菌曾被认为仅是家畜的病原体，后来被认为是引起严重的泌尿和男性生殖道感染的人类病原体，可能导致男性不育。最近的研究显示无乳链球菌被认为是含菌精液相关白细胞精子症状态下感染性不育的重要病原体。

早先的研究还从不育患者的精液样本中分离出了铜绿假单胞菌，进一步的分析表明，铜绿假单胞菌可导致乳酸菌含量较低的样品中精液质量的下降。

2. 细菌感染生殖道的诊断及治疗

（1）生殖道细菌感染诊断要点在于详细询问病史，注意既往有无尿道炎、急或慢性前列腺炎、附睾炎及下尿路梗阻或尿路感染病史。尿液和前列腺液的细菌学检查，可将前列腺炎、尿路感染等区分出来。生殖道细菌感染临床上往往表现在男性生殖腺或某个附属性腺上，如睾丸炎、附睾炎、精囊炎、前列腺炎等。根据各个疾病的临床表现、实验室检查和影像学检查不难诊断。

（2）生殖道细菌感染治疗原则：建立规律的生活方式，禁烟酒、刺激饮食，早期诊断，早期治疗，以及时足量、规律用药。

1）根据细菌培养及药敏结果，选择有效而敏感的抗生素。如头孢类：头孢曲松、头孢地尼等；四环素类：多西环素；喹诺酮类：左氧氟沙星、司氟沙星等；大环内酯类：阿奇霉素、罗红霉素等。

2）免疫治疗：男方使用避孕套，使精子与女方脱离接触，不会产生新的抗精子抗体，原有抗体可逐渐消失。这一过程较为漫长，至少需要半年。另外可配合口服小剂量皮质类固醇激素抑制免疫反应，如泼尼松、地塞米松、甲泼尼龙等，一般需连服 3 个月以上。

3）对淋病的药物治疗：药量要充足，疗程要规范，用药方法要正确。应选择有效的方法进行全面治疗，如头孢类抗生素头孢曲松，由于其抗菌谱广，杀菌力强，半衰期长，已成为治疗淋病的首选药，推荐剂量为单剂250 mg，肌内注射，还可采用大观霉素2 g，1次肌内注射来治疗。患者夫妻或性伴侣双方应同时接受检查和治疗，治疗期间禁止性生活。

4）目前结核病治疗主要以药物化疗为主。利福平、异烟肼、乙胺丁醇、链霉素、吡嗪酰胺等为一线抗结核药物。在强化期几乎全部被采用，而在继续期则选择其中的两到三种药物。服药方法一般采用隔日服药，以便于督导化疗的实施，使患者能全程、不间断地服药，以提高治愈率。服药期间注意复查肝功能。药物失败或者危及生命的局限性病变等可以采取手术治疗。

5）在幽门螺杆菌感染治疗方面，以往经典的“序贯疗法”“伴同疗法”“三联方案”随着抗菌药物耐药性的增高成功率逐渐下降，现阶段，根除幽门螺杆菌感染的治疗方案多种多样，按照用药方法与用量的不同，主要包括：铋剂＋质子泵抑制剂+2种抗菌药物组成的四联疗法。抗菌方案组成分4种：①阿莫西林＋克拉霉素。②阿莫西林＋左氧氟沙星。③阿莫西林＋呋喃唑酮。④四环素＋甲硝唑或呋喃唑酮。推荐疗程为10日或14日，根据药品获得性、费用、潜在不良反应等因素综合考虑，选择其中的1种方案作为初次治疗，如失败则在剩余方案中选择1种作为补救治疗。如是补救治疗，建议间隔2～3个月实施。

（3）物理治疗：对慢性前列腺炎、精囊炎可选用物理治疗，如直肠微波、射频、尿道介入等治疗。

（4）手术治疗：因感染造成生殖道梗阻或不全梗阻可选择手术治疗，如附睾输精管吻合术、精囊镜射精管探查术等。

（二）生殖道病毒感染与男性不育

男性生殖道的病毒感染在临床比较常见，在精液中发现了许多属于不同病毒家族的病毒，如腮腺炎病毒、疱疹病毒、人乳头瘤病毒、乙型肝炎病毒、人类免疫缺陷病毒、寨卡病毒等。病毒感染可通过血液循环造成生殖道感染，病毒可以感染精子并以游离病毒颗粒的形式存在或存在于精液中，一旦感染睾丸就会对生育有较明显的影响。睾丸是免疫豁免器官，该部位的病毒可能会逃脱免疫系统的监视，因此，该部位的病毒感染可能会造成睾丸出现不可逆的损伤，从而引起男性不育。

1. 腮腺炎病毒

详见第三十七章“病毒性睾丸炎与男性不育”。

2. 寨卡病毒

寨卡病毒（Zika virus，ZIKV）为黄病毒科黄病毒属病毒，属于单股正链RNA病毒，是一种通过蚊虫进行传播的虫媒病毒，宿主目前不明确。

在有症状和无症状感染的患者精液中检测到ZIKV-RNA，ZIKV是人类精液中检测到的第一个虫媒病毒。通常是通过蚊媒携带病毒并叮咬人群进行传播，但有研究表明，精液及雄性和雌性生殖道中都存在ZIKV-RNA，表明ZIKV也可以发生性传播。此外，感染ZIKV的患者在血清阴性6个月后，仍可在精液中检测到ZIKV。病例报告显示，在感染后长达112天的时间里，辅助生殖技术使用的精子中也有检测到ZIKV-RNA。ZIKV可以感染并持续存在于睾丸及精子中，在精原细胞中，感染可促进细胞死亡，导致生精细胞的破坏，并通过破坏男性生殖系统触发男性不育。ZIKV不仅影响睾丸，在小鼠和猴子模型中，ZIKV感染会导致急性和慢性前列腺炎。与未感染墨西哥ZIKV株的大鼠相比，被墨西哥ZIKV株感染的雄性大鼠的睾丸体积明显缩小，睾丸萎缩可能是感染病毒大鼠的睾酮水平降低所致。

感染寨卡病毒后，典型的症状包括急性起病的低热、皮疹、肌肉及关节（主要累及手、足小关节）疼痛、结膜炎，其他症状包括头痛、眼眶痛及全身乏力等。

在治疗方面，目前尚无针对寨卡病毒的特效药物，虽然针对寨卡病毒疫苗的研发有了进展，但做好个人防护才是最重要的。比如，有备孕计划的男士应尽量避免前往有寨卡疫情风险的国家或地区，在性接触时做好防护措施也可减少通过性行为的传播。

3. 人类免疫缺陷病毒

人类免疫缺陷病毒（human immunodeficiency virus，HIV）属反转录病毒科慢病毒属，截至2020年已发现两种HIV，分别为HIV-1和HIV-2。HIV-1广泛分布于世界各地，是引起全世界艾滋病（acquired immune deficiency syndrome，AIDS）流行的病原，HIV 的研究也是以 HIV-1 为主进行的。HIV-1 阳性男性睾丸损伤和内分泌失调已有报道。睾丸炎伴进行性性腺功能减退常见于艾滋病患者。

精液 HIV-1 的三大来源，即游离的病毒体、与精子有关的病毒体和侵染白细胞的病毒体，在这三种来源中，白细胞（包括淋巴细胞）、单核细胞和巨噬细胞被认为是精液中 HIV-1 的主要载体。

早先的研究指出，无症状和有症状的患者都可以看到 HIV 感染对精子参数的影响。所有患有艾滋病的男性都患有白细胞精子症和精子异常。感染 HIV-1 患者的射精量明显较低，但与对照组相比，精子浓度、总计数、前向性运动和形态正常。精子 DNA 分析显示，精液中精子 DNA 碎片化的百分比增加。随后的研究还描述了 HIV 阳性男性精液中未成熟细胞和残留细胞质的增加，而 AIDS 患者则患有白细胞精子症、精子异常和睾丸萎缩。更有研究指出一旦 CD4 细胞计数低于 350/μL，HIV 就会降低精子活力、存活率和前向运动力。现有的抗反转录病毒疗法可以改善 HIV 男性患者的预期寿命，但其对精液质量也有不利影响。可能与使用非核苷类反转录酶抑制剂可诱导氧化应激，并破坏线粒体膜电位有关。由于病毒本身和抗反转录病毒治疗均可引起 HIV 患者精子异常，这对明确 HIV 对男性患者生育究竟造成何种影响带来了难度。

目前尚无针对 HIV 的特效药物，对 HIV 早期感染（72 小时内）的患者及有高危性行为的男性，建议及早使用艾滋病阻断药物，去疾控中心进行规范治疗。目前对艾滋病阻断预防用药主要以抗病毒药物为主，抗病毒药物共六大类，分别为核苷（酸）类反转录酶抑制剂、非核苷（酸）类反转录酶抑制剂、蛋白酶抑制剂、整合酶抑制剂、融合抑制剂和辅助受体拮抗剂。目前国内常用的阻断方案并不是单一用药而是联合用药，如拉替拉韦（整合酶抑制剂）联合恩曲他滨（核苷类反转录酶抑制剂）和替诺福韦（核苷类反转录酶抑制剂），或用克力芝或者依非韦伦代替拉替拉韦，结合恩曲他滨和替诺福韦一起服用。

4. 人乳头瘤病毒

人乳头瘤病毒（human papilloma virus，HPV）属于乳多空病毒科乳头瘤空泡病毒 A 属，是最小的 DNA 病毒。HPV 是人类中最常见的性传播病毒之一。它的主要临床后果是宫颈癌，它是年轻女性中与癌症相关的主要死亡原因，但对男性而言，由于其临床症状常不明显，在临床上较易忽视。男性感染 HPV 的频率低于女性。但是，已在男性生殖道的大部分部位检测到 HPV，包括睾丸、附睾、输精管和精液等。在一项涉及中国 1138 名男性的研究中报告说，与未感染者相比，在感染 HPV 的患者中，精子的前向运动力和正常形态率均有下降。在精液 HPV 阳性的男性中发现男性不育的风险显著增加。

最近的荟萃分析发现在进行生育力分析时，HPV 感染会降低精子浓度、精子活力和改变精子形态，还评估了 HPV 感染对辅助生殖助孕结局的影响，报告中说，文献并没有表明 HPV 感染会影响怀孕率，但也有几项研究表明，男性伴侣同时感染 HPV 的夫妇流产的风险增加。在精液中发现了多种 HPV 类型，并与男性不育有关。精液中 HPV 的存在会影响精子参数，包括受精能力低、精子数量减少和运动力下降，这表明 HPV 感染可能导致男性不育。但国外一项有 430 例患者的研究指出与未感染的患者相比，HPV 患者精液参数没有显著变化。另有研究证实尽管不育男性 HPV 的感染率很高，但 HPV 阳性患者的精子 DNA 片段并没有增加。

虽然 HPV 对精液质量的影响仍有争议，但随着 HPV 疫苗的普及使用，出现了一些有意思的现象。在一项关于男性精液中可检测到 HPV 的夫妇的回顾性研究中发现，在 151 名男性中，有 79 名接种了 HPV 疫苗，对照组 72 名则选择了不进行疫苗接种。一年后，对照组精液中 HPV 的比例从 100%降至 70.8%，而接种 HPV 疫苗的男性，精液中 HPV 比例从 100%降至 10.1%。更有趣的是，对照组中只有 15.3%的夫妇自然妊娠，而 HPV 疫苗接种组中 38.9%的夫妇自然妊娠（统计学上和临床上均有显著差异）。这项研究仍需要在进一步的前瞻性研究中验证，但此项研究表明，HPV 可能会对男性生育力产生负面影响，但接种 HPV（即使在感染后）可以改善生育结局。

5. 乙型肝炎病毒与丙型肝炎病毒

乙型肝炎病毒（hepatitis B virus，HBV）是引起乙型肝炎的病原体，属嗜肝 DNA 病毒科，引起人体感染的是正嗜肝 DNA 病毒属。丙型肝炎病毒（hepatitis C virus，HCV）由于其基因组在结构和表型特征上与人黄病毒相类似，将其归为黄病毒科。HBV 和 HCV 主要影响肝脏并引起肝炎，但 HBV 和 HCV 均已在精液中发现。在精子中检测到 HBV-DNA，表明精子可能是 HBV 传播的病毒载体。HBV 感染可能会影响精子浓度、活力和形态，从而降低男性的生育能力。HBV 诱导产生 ROS，降低精子的抗氧化能力，并促进精子功能障碍。HBV 增加了精子膜的通透性，从而破坏了在细胞内精子运动所必需的离子浓度。HBV 还通过损害膜通透性而导致精子凋亡。另外 ROS 的产生可导致 DNA 不稳定并诱导精子染色体发生突变。HBV 诱导的氧化应激对于精子功能异常至关重要。

众所周知，HBV 能够穿过血 - 睾屏障，降低男性的生育能力。与 HBV 不同，HCV 不会通过血 - 睾屏障，不会直接引起精子的氧化应激反应。鉴于 HBV 具有通过血 - 睾屏障的能力，它有可能将其基因组直接传播到精子中，从而导致精子发生缺陷并降低受精水平。

近来的研究显示慢性 HBV 感染可引起精子 DNA 片段增多，证明了即使在生育能力良好的人群中，乙型肝炎病毒也可对精子基因组产生负面影响。先前有研究将其归因于氧化应激增加或可能是由于病毒整合进入精子基因组，但仍需进一步的研究来证实。

HCV 感染与精子参数改变有关，包括精子数量减少、形态异常和运动力下降。HCV 颗粒可以在精浆中找到，但在精子中则未找到。HCV 男性患者可能出现不育，这主要是由精子凋亡和坏死引起的。HCV 患者精液中的 ROS 水平升高，并且精子非整倍性与 HCV 感染有关。慢性 HCV 患者与正常组相比，常规精子参数的中值明显低于正常组受试者，包括精子密度、前向运动力、正常形态率、DNA 碎片率、早期细胞凋亡率及染色质异常。但通常情况下 HCV 病毒载量低，性传播和不育的风险较小。

近来的研究表明，被 HBV 感染的男性精液量减少，总精子数量减少，精子活力和形态变差。另外，辅助生殖移植胚胎后，HBV 阳性患者的临床妊娠率低于 HBV 阴性患者。在治疗方面，建议乙肝及丙肝患者在传染病科进行规范治疗。

6. 新型冠状病毒

新型冠状病毒（SARS-CoV-2）属于 β 冠状病毒属，是具有囊膜的单股正链 RNA 病毒。该属病毒包含 4 种结构蛋白（S、E、M、N），是病毒体装配和感染冠状病毒所必需的。SARS-CoV-2 利用 S 蛋白与血管紧张素转化酶 2（ACE2）结合后，在跨膜丝氨酸蛋白酶 2（TMPRSS2）作用下感染细胞，其结合的亲和力远高于 SARS-CoV，这也是 SARS-CoV-2 传染性更强的重要原因。ACE2 广泛分布于人体全身，可分布在心、睾丸、肾、肺和小肠等处。对于男性生殖系统，ACE2 可表达在阴茎海绵体的平滑肌和内皮细胞中，在人类睾丸中的表达仅限于间质细胞和支持细胞。

目前关于 SARS-CoV-2 对男性生殖影响的证据有限，但是生物信息学分析表明，这种病毒可能会感染生殖系统。ACE2 受体在男性和女性生殖器官中均有表达，而且 ACE2 在精子功能和卵母细胞受精中具有重要作用。据报道，在睾丸组织中，尤其是在精原细胞、Sertoli 和 Leydig 细胞及前列腺上皮细胞簇中，ACE2 受体的表达增加。ACE2 在精母细胞、晚期精母细胞、精子细胞中的表达较低。此外，还报道了生殖细胞中 TMPRSS2 的高表达。宿主细胞共表达 ACE2 和 TMPRSS2 以启动 S 蛋白是病毒进入的关键组成部分。迄今为止，大多数研究都集中在检查 ACE2 和 TMPRSS2 的基因表达水平，以推断 SARS-CoV-2 侵袭人类睾丸的可能性。需要进一步的研究来评估人睾丸中 ACE2 和 TMPRSS2 的蛋白质表达模式，以更好地反映 SARS-CoV-2 感染对睾丸有无影响。最近有研究评估了新型冠状病毒肺炎（COVID-19）的男性前列腺液中是否存在 SARS-CoV-2。前列腺液是精液的重要组成部分。他们对从 COVID-19 中康复的 10 名男子进行了测试，结果显示在前列腺按摩前的尿液和前列腺按摩后的前列腺液中均未检测到 SARS-CoV-2 的存在。

从目前发表的文章来看，其中大部分研究都声称在康复男性精液中没有发现 SARS-CoV-2 的证据。但引起关注的是，有一项研究指出 SARS-CoV-2 能够在被感染男性患者的精液中存活，甚至可能在康复患者中持续存在。尽管除此项研究外，上述大多数研究未在精液或睾丸组织中检测到 SARS-CoV-2，但由于 ACE2 受体的存在，仍不能排除睾丸可能成为 SARS-CoV-2 的潜在靶标的可能性。此外，国外各种报道表明，SARS-CoV-2 可以通过多种机制起作用，如炎症反应、氧化应激和凋亡途径等，以影响男性生殖功能，特别是 SARS-CoV-2 感染引起的睾丸炎可导致睾丸组织中的氧化应激。众所周知，这种氧化应激会通过精子膜脂质过氧化作用而对精子造成氧化损伤，从而导致精液质量和精子功能下降，进而导致男性不育。也有人提出，来自 COVID-19 的心血管疾病和后续治疗可能导致勃起功能障碍，而脑血管疾病或神经系统的出血表现可能影响性欲及勃起和射精功能，这也是可能导致男性不育的重要因素。

尽管到目前为止，还没有足够的证据来证明精子可能受到 SARS-COV-2 感染的影响，但是由于感染导致体温升高可能对精子的形成造成影响，而且已发现 SARS-CoV-2 可诱导精子发生受损，延缓精子成熟，这可能与男性患者睾丸和附睾的免疫反应有关。目前仍需要对更多的人群进行随访研究，以调查感染者和康复的 COVID-19 男性患者的生殖功能，以了解 SARS-CoV-2 感染对生殖功能的影响，指导临床实践。

Holtmann 等首先报告了 SARS-CoV-2 感染对精液参数的影响。与对照组相比，SARS-CoV-2 感染对精子浓度、精子总数和前向运动力有显著的负面影响。对于报告发烧的 COVID-19 患者，只有活动精子总数显著低于未发烧的患者。此外，作者还报告说，这些发现可能与某些用于治疗 COVID-19 症状的药物及单纯的发热性疾病相混淆。还有研究描述了 12 名感染 SARS-CoV-2 男性的精液结果，他们对精液参数进行了较全面的分析，包括体积、精子浓度、活动精子总数、存活率、正常形态和 DFI。其中 8 例患者精子参数正常但和 DFI 均正常，4 例精子总活力低但精子 DFI 较高。另外 12 名男性中有 3 人在 SARS-CoV-2 感染前进行了精液初步分析，这使得他们可以直接进行感染前后的比较。有一名患者在 SARS-CoV-2 感染后精液分析显示精子活力比感染前下降。但也有研究描述了一组 23 名 SARS-CoV-2 咽拭子阳性男性接受精液分析的情况，18 名男性有轻度 COVID-19 症状，其余 5 名男性有中度症状，没有患者出现严重的 COVID-19 症状。最后作者得出结论，SARS-CoV-2 感染对精子浓度、活力和形态没有影响。

以上研究的样本量都较小，缺乏在 SARS-CoV-2 感染前及在 SARS-CoV-2 感染后进行的精液分析，因此从目前的研究中很难得出关于 SARS-CoV-2 对精液参数影响的确切结论。仍需要进一步的前瞻性研究来研究病毒对精液质量的影响。从理论上讲，COVID-19 感染后可能会导致睾丸损伤和随后的不育，还有性传播的可能性，因为已在感染患者的精液中发现了 SARS-CoV-2。但是，基于较小的样本量，可用的数据和研究结果较少，并且存在相互矛盾的信息。因此，到目前为止，还没有足够的证据支持这个推断。关于 SARS-CoV-2 感染对男性生殖的影响及是否会造成男性不育目前也尚无定论。但是，对其他冠状病毒进行的研究表明，直接病毒入侵或继发性免疫或免疫介导的潜在睾丸损伤和随后的炎症反应可能会对成年人的生育能力产生负面影响。

7. 单纯疱疹病毒

单纯疱疹病毒（herpes simplex virus，HSV）是一种 DNA 病毒，是人类最常见的感染之一。生殖道 HSV 有两种亚型，即 HSV-1 与 HSV-2，HSV-1 型主要引起生殖器以外的感染，包括口、咽、鼻、眼、皮肤及黏膜等，HSV-2 型则主要引起生殖器部位的皮肤、黏膜感染。在精液中检测到 HSV 并可能与男性不育和精液参数异常有关（如精子数量少和运动能力低）。HSV 可以在辅助生殖助孕期间通过精子垂直传播，从而增加流产的风险，并对胎儿和新生儿产生潜在的不利影响。

两种 HSV 的疗法都是相同的，主要是使用抗病毒药物（阿昔洛韦、泛昔洛韦和伐昔洛韦等）。详见第十七章“外阴部病毒性皮肤病及糖尿病性包皮病变”。

8. 流感病毒

流感病毒是正黏病毒科的代表病种，人流感主要是甲型流感病毒和乙型流感病毒引起的。病毒感染后典型的临床症状是急性高热、全身疼痛、显著乏力和呼吸道症状。流感病毒急性感染具有全身性，可改变精液质量。精子活力下降、精子数量减少及精子形态改变已有报道，也有证据表明，流感可能会损害精子 DNA 完整性。但到目前为止，从未在男性生殖道中检测到流感病毒，目前也没有研究在人类生殖系统中检测到病毒受体存在。推测全身性流感期间可能会对睾丸功能产生负面影响，其影响有两种可能的机制：①发烧引起的睾丸温度升高，对生殖细胞有害。②睾丸的内分泌功能可能受损。

治疗常用金刚烷胺、神经氨酸酶抑制剂如奥司他韦等，季节性疫苗接种是最有效的疾病预防和控制方法。

（三）生殖道支原体、衣原体感染与男性不育

1. 解脲支原体

自提出解脲支原体（ureaplasma urealyticum，UU）感染与人类不育可能有密切关系已 20 余年，但其中的机制迄今尚不明了。原因之一是 UU 主要寄居于人体的泌尿生殖道，是能在细胞培养液中繁殖的最小微生物，无细胞壁，常呈多形态生长，难以确认。动物实验显示 UU 感染可引起精曲小管内出现巨噬细胞，生精细胞严重退变、脱落。许多精母细胞内的线粒体空泡变性，胞质中出现许多泡状结构。在不育男性的睾丸活检标本中也分离出 UU，提示支原体可干扰精子的发生。UU 也常引起前列腺炎，使前列腺液分泌减少、成分改变，继而影响精液的理化性质。

UU 感染所引起的精液参数变化，其原因可能是多方面的。首先，精子表面可能存在着可与 UU 特异性结合的位点，而UU通过这些位点与精子发生结合，并将这些结合部位再相互连接起来，使精子发生卷曲、畸形，进而引起活力下降。再者，吸附于精子表面的 UU，其质膜上的类脂能渗透进入精子细胞膜内，导致精子与 UU 质膜发生融合，UU 胞质内的毒性蛋白质进入精子内，可引起精子的损伤。另外，UU 还可直接侵入生精细胞，干扰精子的发生；UU 分解尿素而产生的 NH_3 和 H_2O_2，可干扰精子的正常代谢。

2. 生殖支原体

生殖支原体（mycoplasma genitalium，MG）从发现至今已有 40 年，其在体外培养极其困难，因此，使得 MG 分离培养很难在临床上常规开展，而且其临床表现缺乏特异性。MG 感染所导致的症状类似于沙眼衣原体感染，在男性多数呈无症状感染，也可以出现以下症状：可导致急性或持续性尿道炎，而潜伏期并不明确，患者可出现尿痛或尿道内不适或烧灼感；尿道可有黏液脓性分泌物，常合并包皮阴茎头炎，如治疗不及时可并发附睾炎，有些患者可表现为直肠炎（主要发生在男男性行为者）等。生殖支原体的诊断依赖于实验室的病原学诊断。应用核酸扩增技术检测生殖支原体特异的 DNA 或 RNA，是目前推荐诊断 MG 的唯一方法。

有关 MG 感染对精液质量的影响一直存有争议。早先的研究证实，MG 与精子共同培养后，可黏附于精子头部、中段及尾部，从而影响精子运动。而 Gdoura 等的研究发现，感染 MG 组与未感染组相比，精子浓度显著降低，而精子活力、精子正常形态百分率及白细胞数量未见显著差异，但其随后的研究又未发现 MG 感染患者的精液参数有显著变化。从这里已经可以看到来自关于 MG 和男性不育研究的相互矛盾的数据。

近来，国外有研究显示与非感染组相比，MG 感染对精液质量有负面影响，精液量与精子总数均显著减低。随后又有研究表明，经抗生素治疗后，MG 感染患者的精子总数、精子活动力有所改善。而相反的是，一份从 2000 年到 2014 年的荟萃分析显示 MG 感染与男性不育没有关联，但需要说明的是此分析由三个病例对照研究组成，参与者主要来自亚洲，可能无法据此得出广泛的结论。纵观以上研究得到不一致甚至相反的结论，可能与研究是回顾性分析、样本量较少及感染部位不同对精子造成的影响不同有关，因此，MG 感染对男性不育的影响机制仍需进一步的研究。

目前国外如欧洲指南并不推荐对无症状人群进行 MG 感染筛查。建议对以下男性人群进行病原筛查：①有临床表现的患者，如有非淋菌性尿道炎、附睾炎和直肠炎等症状和体征的患者。②MG感染者的性伴侣。③有危险因素者，包括有多性伴侣者、男男性行为者等。检测标本，针对男性患者适用于 MG 检测的标本类型有 3 种：首段尿液、尿道拭子和直肠拭子。欧洲指南推荐男性采用首段尿液，优点是无创、采集方便。

3. 衣原体

早在 1900 年就有报道称沙眼衣原体（chlamydia trachomatis，CT）和鹦鹉热衣原体可引起沙眼和各种生殖道感染。特别是 20 世纪 50 年代以来，国内外学者广泛深入地研究了该病原体所致的男、女性生殖道感染，发现生殖道 CT 感染者的精液中常携带该病原体，并认为衣原体感染对精子功能和生育力均有影响。

男性泌尿生殖道沙眼衣原体感染对生育的影响表现为以下几方面：①引起尿道炎致使尿道结构损害。②引起附睾炎导致梗阻性无精子症。③引起睾丸炎症细胞的浸润，损害精子生成。④刺激免疫反应，影响精子功能。⑤ CT 病原体黏于精子头部，影响精子活动能力。CT 感染也可导致白细胞精子症，活化的白细胞可分泌细胞因子，致使精子活动力与受精能力受到损害。另外，受到生殖道 CT 感染的男性对精子自身免疫反应的阳性率增高。上述发现可能由于亚急性 CT 感染引起附睾管阻塞，致使巨噬细胞吞噬精子和产生精子自身免疫反应；也可能是感染时 CT 作为免疫佐剂，引起 T 淋巴细胞释放 γ- 干扰素，促使巨噬细胞有效地吞噬精子并递呈精子抗原刺激抗精子抗体产生，从而导致精子失活。还可能由于 CT 与人精子膜存在共同抗原，产生的抗体与精子发生交叉反应，对精子功能有影响。因此，CT 的感染及亚临床感染可能是某些不明原因不育的病因，常规筛查不育男性精液 CT 感染有助于对其不育原因做分析。

综上所述，UU 与 CT 均可引起生殖道炎症而导致不育。首先，UU 与 CT 感染多侵犯前列腺，从而造成前列腺慢性炎症，可使精液液化的蛋白水解酶减少，导致精液液化不良。其次，UU、CT 对精子的吸附作用，一方面可干扰精子的发育，另一方面又使精子流体阻力增大、运动能力下降，从而影响精子的浓度及活力。

UU 与 CT 感染在临床上被称为非淋菌性尿道炎，是一种常见的性传播疾病，潜伏期一般为 1 ～ 3 周，与淋菌性尿道炎的区别在于：临床症状较轻，男性主要表现为尿道口轻度水肿，尿道口流出的是少量薄白色水样或淡黄黏性分泌物，有别于淋病所表现的黄稠脓液，尿道刺痒或疼痛伴尿频，全身可无症状，一般无排尿障碍。

UU 与 CT 感染的诊断主要依赖实验室检查。诊断 CT 最可靠的方法就是细胞培养，其敏感度可达 90%，特异性可达 100%。取材最好是黏膜表层的柱状细胞，标本放入含有抗生素（对衣原体无作用）的运输液中，以抑制细菌和真菌。标本收集后立即于 4 ℃冷藏，若 24 小时不能接种，则需置于 –70 ℃冰箱保存。近年来发展起来的免疫学诊断和分子生物学诊断方法使检测更加方便和可靠，其中针对衣原体主要外膜蛋白（outer membrane protein，OMP）的免疫学方法主要有微量免疫荧光法、补体结合试验、酶免疫测定等。PCR 敏感度高，可降低细胞培养的假阴性。UU 在生殖道寄居频率高低与性成熟、性生活和性伴侣的多少有关。由于 UU 感染无特征性症状和体征，诊断主要靠培养和特异性血清抗体来确定。精液的 PCR 检测近年来在支原体诊断中也开始应用，使检测更加快速、准确。

UU 与 CT 的治疗原则：早期诊断，早期治疗。及时、足量、规则用药。性伴侣应该同时接受治疗。治疗方案为阿奇霉素 1 g，单剂口服；或多西环素 100 mg，口服，每日 2 次，共 7 日；或左氧氟沙星 500 mg，口服，每日 1 次，共 7 日；或司氟沙星 200 mg，口服，每日 1 次，共 10 日。疗程结束后复查 2 次以上为阴性，方可停药，如再次培养为阳性，则重复 1 个疗程。

生殖支原体感染治疗原则：2016 年欧洲颁布了生殖支原体感染治疗的指南建议，对于无并发症的生殖支原体感染，推荐阿奇霉素（首日剂量 500 mg，第 2 ～第 5 日每日 250 mg）和交沙霉素（500 mg，每日 3 次，10 日为一疗程）为一线治疗药物；对大环内酯耐药菌的感染推荐莫西沙星（400 mg，每日 1 次，7 至 10 日为一疗程）为二线治疗药物；对阿奇霉素和莫西沙星治疗后的持续性 MG 感染，推荐多西环素（100 mg，每日 2 次，14 日为一疗程）或普利霉素（1 g，每日 4 次，10 日为一疗程）为三线治疗药物；对有附睾炎等并发症的感染推荐莫西沙星（400 mg，每日 1 次，14 日为一疗程）。

（四）生殖道真菌感染与男性不育

（1）白色念珠菌是一种真菌，是一种条件致病菌。对男性来说，临床常见的是念珠菌性包皮阴茎头炎，可见包皮和龟头潮红，散在小丘疹、红斑，急性发作时有糜烂、渗液，可有薄壁脓疱、龟头瘙痒等症状。念珠菌病被认为是唯一可通过性传播的酵母菌感染。早期的研究证实白色念珠菌感染会影响精子活力并破坏精子细胞的超微结构。

随后一项体外研究也报道说，暴露于白色念珠菌后，精子活力显著降低，精子 DNA 片段增多及线粒体膜发生改变，从而影响了男性生育能力。近期的一项体外孵育研究也证实，白色念珠菌的存在影响精液参数。其影响与孵育时间和酵母菌浓度有关，酵母菌与精子的相互作用可能是甘露糖-精子受体介导的。

最近有研究观察了体内白色念珠菌感染对大鼠精液质量的影响，并评价了维生素 E 对感染白色念珠菌大鼠的疗效。在这项研究中，经感染诱导后，评估了精子参数、脂质过氧化、总抗氧化能力，并进行了激素和睾丸组织学分析。结果显示，感染后精子参数和总抗氧化能力显著降低，而脂质过氧化和睾丸组织损伤增加。另外激素分析显示，感染大鼠血清中的黄体生成素和睾酮激素水平较低。后续经过 5 周的维生素 E 治疗，显著改善了精子质量和睾丸功能，增加了总抗氧化能力并降低了脂质过氧化。此外，服用维生素 E 还显著提高了血清黄体生成素和睾酮激素水平。这些结果清楚地表明，维生素 E 可有效减轻白色念珠菌感染对大鼠生育力的不利影响，并可将其作为白色念珠菌感染后生育障碍患者的补充治疗。

（2）在治疗方面，如夫妻双方有一方患有白色念珠菌感染，建议夫妻同时治疗。念珠菌感染者可服用氟康唑、酮康唑或伊曲康唑。对于念珠菌性包皮阴茎头炎，建议使用 2% 碳酸氢钠溶液清洗患处，外用克霉唑软膏、酮康唑软膏等。

（五）生殖道其他感染与男性不育

（1）弓形虫是一种专性细胞内寄生的原虫，是一种对人体危害较大的寄生虫。它引起的疾病称为弓形虫病，是一种人兽共患的传染病。其在人体内除红细胞外，凡有核的细胞均可寄生与繁殖，而且是必须在有核细胞的胞质内或胞核内进行繁殖，并导致该细胞的死亡。临床上孕妇感染弓形虫后，虫体垂直传播造成胎儿流产、死胎和畸形儿的报道很多，但弓形虫感染造成男性生殖系统损伤并不常见，一旦感染，常会引起男性生育力下降，严重者甚至导致不育，可能与弓形虫侵入睾丸各级生精细胞，并在生精细胞内寄生、繁殖，导致生殖细胞分裂障碍及死亡有关。早期的报道显示，弓形虫病与人类精子质量之间存在联系，特别是在二倍体精母细胞中，弓形虫病与精子凋亡增加有关。也在感染弓形虫的大鼠中观察到生育力降低，形态异常的精子数量增加。另有报告称弓形虫感染可导致被感染的公羊前列腺和精囊出现局灶性炎性浸润，在实验中还导致了睾丸弥漫性变性。近来有研究发现，这种寄生虫可作用于精子线粒体，导致其死亡，因此，弓形虫感染者可能会出现不育现象。而随后的研究也证实了弓形虫感染可导致精子线粒体发生基因突变，特别是不育患者，而且弓形虫感染患者在精子活力与计数方面明显降低。最近的研究显示弓形虫可诱导小鼠 B 型精原细胞体外凋亡，而且这种效应表现出了浓度依赖性增加的趋势。

（2）弓形虫病临床表现复杂多样，无特异性的症状及体征，在精液中查出弓形虫滋养体及假包囊，即可确诊感染，在治疗方面，临床上常联合使用磺胺嘧啶与乙胺嘧啶来治疗弓形虫病，但该疗法具有一定的毒不良反应，且长期使用易产生耐药性。螺旋霉素、甲氧苄啶-磺胺甲噁唑等常作为替代药物用于弓形虫病的治疗。

第三节　小结

泌尿生殖道感染与男性不育的密切关系正越来越受到人们的重视，感染主要通过引起局部炎症反应，同时产生一系列的炎症介质破坏精子的发生、损伤精子的功能及将感染传播给性伴侣或造成生殖道粘连堵塞而引发不育症。然而，许多生殖道感染的患者临床表现不典型，部分患者往往进行过不规则治疗，未彻底根除病原菌。因此，对不育症患者进行多种病原体检测，早发现，早治疗，是避免严重临床并发症的重要措施，也是改善精液质量、提高男性生育力的重要手段。但至今对许多病原体感染的确切发病机制尚不明了，是否还存在其他的病原体导致不育症的发生也不十分清楚，对上述问题的进一步研究将有助于预防和治疗泌尿生殖道感染导致的不育症。

参考文献

[1] WOLFF H，PANHANS A，STOLZ W，et al. Adherence of Escherichia coli to sperm：a mannose mediated phenomenon leading to agglutination of sperm and E coli. Fertil Steril，1993，60（1）：154-158.

[2] SOFFER Y，RON-EL R，GOLAN A，et al. Male genital mycoplasmas and chlamydia trachomatis culture：its relationship with accessory gland function，sperm quality，and autoimmunity. Fertil Steril，1990，53（2）：331-336.

[3] MA X P，GAO X Q.The effect of ureaplasma urealyticum on the level of P34H expression，the activity of hyaluronidase，and DNA fragmentation in human spermatozoa.Am J Reprod Immunol，2017，77（1）：e12600.

[4] ELEY A，PACEY A A，GALDIERO M，et al. Can chlamydia trachomatis directly damage your sperm?. Lancet Infect Dis，2005，5（1）：53-57.

[5] OKAZAKI T，MIHARA T，FUJITA Y，et al. Polymyxin B neutralizes bacteria-released endotoxin and improves the quality of boar sperm during liquid storage and cryopreservation.Theriogenology，2010，74（9）：1691-1700.

[6] URATA K，NARAHARA H，TANAKA Y，et al. Effect of endotoxin-induced reactive oxygen species on sperm motility.Fertil Steril，2001，76（1）：163-166.

[7] O'BRYAN M K，SCHLATT S，PHILLIPS D J，et al.Bacterial lipopolysaccharide-induced inflammation compromises testicular function at multiple levels in vivo. Endocrinology，2000，141（1）：238-246.

[8] GOW R M，O'BRYAN M K，CANNY B J，et al. Differential effects of dexamethasone treatment on lipopolysaccharide-induced testicular inflammation and reproductive hormone inhibition in adult rats. J Endocrinol，2001，168（1）：193-201.

[9] QIANG H，JIANG M S，LIN J Y，et al. Influence of enterococci on human sperm membrane in vitro. Asian J Androl，2007，9（1）：77-81.

[10] FRACZEK M，KURPISZ M. Mechanisms of the harmful effects of bacterial semen infection on ejaculated human spermatozoa：potential inflammatory markers in semen. Folia Histochem Cytobiol，2015，53（3）：201-217.

[11] FRACZEK M，PIASECKA M，GACZARZEWICZ D，et al. Membrane stability and mitochondrial activity of human ejaculated spermatozoa during in vitro experimental infection with Escherichia coli，Staphylococcus haemolyticus and Bacteroides ureolyticus. Andrologia，2012，44（5）：315-329.

[12] BARBONETTI A，VASSALLO M R，CINQUE B，et al. Soluble products of Escherichia coli induce mitochondrial dysfunction-related sperm membrane lipid peroxidation which is prevented by lactobacilli. PLoS One，2013，8（12）：e83136.

[13] BOGUEN R，TREULEN F，URIBE P，et al. Ability of Escherichia coli to produce hemolysis leads to a greater pathogenic effect on human sperm. Fertil Steril，2015，103（5）：1155-1161.

[14] ENWURU C A，IWALOKUN B，ENWURU V N，et al. The effect of presence of facultative bacteria species on semen and sperm quality of men seeking fertility care. Afr J Urol，2016，22（3）：213-222.

[15] ESMAILKHANI A，AKHI M T，SADEGHI J，et al. Assessing the prevalence of Staphylococcus aureus in infertile male patients in Tabriz，northwest Iran. Int J Reprod Biomed，2018，16（7）：469-

474.

[16] LI J H, LI B, SONG J N, et al. Characteristic and mechanism of immobilization effect of Staphylococcus aureus on human spermatozoa. Microb Pathog, 2018, 119 : 28-34.

[17] RICCI S, DE GIORGI S, LAZZERI E, et al. Impact of asymptomatic genital tract infections on in vitro fertilization (IVF) outcome. PLoS One, 2018, 13 (11): e0207684.

[18] COLLODEL G, MORETTI E, CAMPAGNA M S, et al. Infection by CagA-positive Helicobacter pylori strains may contribute to alter the sperm quality of men with fertility disorders and increase the systemic levels of TNF-alpha. Dig Dis Sci, 2010, 55 (1): 94-100.

[19] MORETTI E, COLLODEL G, CAMPAGNA M S, et al. Influence of Helicobacter pylori infection on levels of ghrelin and obestatin in human semen. J Androl, 2012, 33 (5): 938-943.

[20] MORETTI E, FIGURA N, CAMPAGNA MS, et al. Sperm parameters and semen levels of inflammatory cytokines in Helicobacter pylori-infected men. Urology, 2015, 86 (1): 41-46.

[21] EL-GAREM Y, EL-SAWY M, MOSTAFA T. Seminal Helicobacter pylori treatment improves sperm motility in infertile asthenozoospermic men. Urology, 2014, 84 (6): 1347-1350.

[22] DIMITROVA-DIKANAROVA D K, LAZAROV V V, TAFRADJIISKA-HADJIOLOVA R, et al. Association between Helicobacter pylori infection and the presence of anti-sperm antibodies. Biotechnol Biotechnol Equip, 2016, 31 (1): 1-8.

[23] MALFERTHEINER P, MEGRAUD F, O' MORAIN C A, et al. Management of Helicobacter pylori infection the maastricht Ⅳ /florence consensus report. Gut, 2012, 61 (5): 646-664.

[24] WENG S L, CHIU C M, LIN F M, et al. Bacterial communities in semen from men of infertile couples: metagenomic sequencing reveals relationships of seminal microbiota to semen quality. PLoS One, 2014, 9 (10): e110152.

[25] SALAM A P,HORBY P W. The breadth of viruses in human semen. Emerg Infect Dis, 2017, 23(11): 1922-1924.

[26] BHUSHAN S, SCHUPPE H C, FIJAK M, et al. Testicular infection: microorganisms, clinical implications and host-pathogen interaction. Journal of Reproductive Immunology, 2009, 83 (1/2): 164-167.

[27] D'ORTENZIO E, MATHERON S, YAZDANPANAH Y, et al. Evidence of sexual transmission of Zika virus. N Engl J Med, 2016, 374 (22): 2195-2198.

[28] CALVET G A, KARA E O, LANDOULSI S, et al. Cohort profile: study on Zika virus infection in brazil. PLoS One, 2021, 16 (1): e0244981.

[29] MUSSO D, ROCHE C, ROBIN E, et al. Potential sexual transmission of Zika virus. Emerg Infect Dis, 2015, 21 (2): 359-361.

[30] NICASTRI E, CASTILLETTI C, LIUZZI G, et al. Persistent detection of Zika virus RNA in semen for six months after symptom onset in a traveller returning from Haiti to Italy, February 2016. Euro Surveill, 2016, 21 (32): 30314.

[31] CASSUTO N G, MARRAS G, JACOMO V, et al. Persistence of Zika virus in gradient sperm preparation. J Gynecol Obstet Hum Reprod, 2018, 47 (5): 211-212.

[32] KUMAR A, JOVEL J, LOPEZ-OROZCO J, et al. Human sertoli cells support high levels of Zika virus replication and persistence. Sci Rep, 2018, 8 (1): 5477.

[33] HALABI J, JAGGER B W, SALAZAR V, et al. Zika virus causes acute and chronic prostatitis in

mice and macaques. J Infect Dis, 2020, 221 (9): 1506-1517.
[34] URAKI R, HWANG J, JURADO K A, et al. Zika virus causes testicular atrophy. Sci Adv, 2017, 3 (2): e1602899.
[35] ANDERSON J A, PING L H, DIBBEN O, et al. HIV-1 populations in semen arise through multiple mechanisms. PLoS Path, 2010, 6 (8): e1001053.
[36] LA VIGNERA S, VICARI E, CONDORELLI R A, et al. Male accessory gland infection and sperm parameters (review). Int J Androl, 2011, 34 (5): e330-e347.
[37] RUSZ A, PILATZ A, WAGENLEHNER F, et al. Influence of urogenital infections and inflammation on semen quality and male fertility. World J Urol, 2012, 30 (1): 23-30.
[38] GAROLLA A, PIZZOL D, BERTOLDO A, et al. Sperm viral infection and male infertility: focus on HBV, HCV, HIV, HPV, HSV, HCMV, and AAV. J Reprod Immunol, 2013, 100 (1): 20-29.
[39] GAROLLA A, TORINO M, SARTINI B, et al. Seminal and molecular evidence that sauna exposure affects human spermatogenesis. Hum Reprod, 2013, 28 (4): 877-885.
[40] FRAPSAUCE C, GRABAR S, LERUEZ-VILLE M, et al. Impaired sperm motility in HIV-infected men: an unexpected adverse effect of efavirenz. Hum Reprod, 2015, 30 (8): 1797-1806.
[41] GAROLLA A, LENZI A, PALÙ G, et al. Human papillomavirus sperm infection and assisted reproduction: a dangerous hazard with a possible safe solution. Hum Reprod, 2012, 27 (4): 967-973.
[42] YANG Y, JIA C W, MA Y M, et al. Correlation between HPV sperm infection and male infertility. Asian J Androl, 2013, 15 (4): 529-532.
[43] LYU Z Y, FENG X, LI N, et al. Human papillomavirus in semen and the risk for male infertility: a systematic review and meta-analysis. BMC Infectious Diseases, 2017, 17 (1): 714.
[44] WEINBERG M, SAR-SHALOM NAHSHON C, FEFERKORN I, et al. Evaluation of human papilloma virus in semen as a risk factor for low sperm quality and poor in vitro fertilization outcomes: a systematic review and meta-analysis. Fertil Steril, 2020, 113 (5): 955-969, e4.
[45] LUTTMER R, DIJKSTRA M G, SNIJDERS P J, et al. Presence of human papillomavirus in semen in relation to semen quality. Hum Reprod, 2016, 31 (2): 280-286.
[46] CORTÉS-GUTIÉRREZ E I, DÁVILA-RODRÍGUEZ M I, FERNÁNDEZ J L, et al. The presence of human papillomavirus in semen does not affect the integrity of sperm DNA. Andrologia, 2017, 49 (10): e12774.
[47] GAROLLA A, DE TONI L, BOTTACIN A, et al. Human papillomavirus prophylactic vaccination improves reproductive outcome in infertile patients with HPV semen infection: a retrospective study. Sci Rep, 2018, 8 (1): 912.
[48] HUANG J M, HUANG T H, QIU H Y, et al. Studies on the integration of hepatitis B virus DNA sequence in human sperm chromosomes. Asian Journal of Andrology, 2002, 4 (3): 209-212.
[49] KANG X J, XIE Q D, ZHOU X L, et al. Effects of hepatitis B virus S protein exposure on sperm membrane integrity and functions. PLoS One, 2012, 7 (3): e33471.
[50] ZHOU Y H, MA H X, SHI X X, et al. Ureaplasma spp in male infertility and its relationship with semen quality and seminal plasma components. J Microbiol Immunol Infect, 2018, 51 (6): 778-783.

[51] TAHA E A，MEKKY M A，GABER H D，et al. Impact of chronic hepatitis B virus infection on semen parameters of fertile men. Future Virology，2019，14(8)：515-522.

[52] HOFNY E R，ALI M E，TAHA E A，et al. Semen and hormonal parameters in men with chronic hepatitis C infection. Fertility and Sterility，2011，95（8）：2557-2559.

[53] LORUSSO F，PALMISANO M，CHIRONNA M，et al. Impact of chronic viral diseases on semen parameters. Andrologia，2010，42（2）：121-126.

[54] MORETTI E，FEDERICO M G，GIANNERINI V，et al. Sperm ultrastructure and meiotic segregation in a group of patients with chronic hepatitis B and C. Andrologia，2008，40（3）：173-178.

[55] GOLDBERG-BITTMAN L，KITAY-COHEN Y，HADARI R，et al. Random aneuploidy in chronic hepatitis C patients. Cancer Genet Cytogenet，2008，180（1）：20-23.

[56] LA VIGNERA S，CONDORELLI R A，VICARI E，et al. Sperm DNA damage in patients with chronic viral C hepatitis . European Journal of Internal Medicine，2012，23（1）：e19-e24.

[57] SANA K，REZASALMAN Y，MEHRANGIZ Z，et al. Impact of hepatitis B virus and hepatitis C virus infection on sperm parameters of infertile men. International Journal of Reproductive Biomedicine，2019，17（8）：551-556.

[58] CHEN Y S，LIU Q Y，GUO D Y. Emerging coronaviruses：genome structure，replication，and pathogenesis. J Med Virol，2020，92（4）：418-423.

[59] WAN Y，SHANG J，GRAHAM R，et al. Receptor recognition by novel coronavirus from Wuhan：an analysis based on decade-long structural studies of SARS coronavirus. J Virol，2020，94（7）：e00127-20.

[60] HOFFMANN M，KLEINE-WEBER H，SCHROEDER S，et al. SARS-CoV-2 cell entry depends on ACE2 and TMPRSS2 and is blocked by a clinically proven protease inhibitor. Cell，2020，181（2）：271-280，e8.

[61] FRAGA-SILVA R A，COSTA-FRAGA F P，MONTECUCO F，et al. Diminazene protects corpus cavernosum against hypercholesterolemia-induced injury. J Sex Med，2015，12（2）：289-302.

[62] DOUGLAS G C，O’BRYAN M K，HEDGER M P，et al. The novel angiotensin-converting（ACE）homolog，ACE2，is selectively expressed by adult Leydig cells of the testis. Endocrinology，2004，145（10）：4703-4711.

[63] DUTTA S，SENGUPTA P. SARS-CoV-2 and male infertility：possible multifaceted pathology. Reprod Sci，2021，28（1）：23-26.

[64] BERNSTEIN K E. The role of tissue angiotensin-converting enzyme（ACE）：studies of ACE mutant mice. Am J Cardiol，1998，82（10A）：5S-7S.

[65] CORVOL P. ACE sets up fertilization. Nat Med，2005，11（2）：118-119.

[66] SHEN Q Y，XIAO X，AIERKEN A，et al. The ACE2 expression in Sertoli cells and germ cells may cause male reproductive disorder after SARS-CoV-2 infection. J Cell Mol Med，2020，24（16）：9472-9477.

[67] WEI X，XIAO Y T，WANG J，et al. Sex differences in severity and mortality among patients with COVID-19：evidence from pooled literature analysis and insights from integrated bioinformatic analysis. Arxiv，2020.

[68] ZHANG S Q，WANG X B，ZHANG H，et al. The absence of coronavirus in expressed prostatic

secretion in COVID-19 patients in wuhan city. Reprod Toxicol，2020，96：90-94.

[69] SONG C，WANG Y，LI W Q，et al. Absence of 2019 novel coronavirus in semen and testes of COVID-19 patients. Biol Reprod，2020，103（1）：4-6.

[70] PAOLI D，PALLOTTI F，COLANGELO S，et al. Study of SARS-CoV-2 in semen and urine samples of a volunteer with positive naso-pharyngeal swab. J Endocrinol Invest，2020，43（12）：1819-1822.

[71] PAN F，XIAO X Y，SONG Y，et al. No evidence of SARS-CoV-2 in semen of males recovering from COVID-19. Fertil Steril，2020，113（6）：1135-1139.

[72] MA L，XIE W，LI D Y，et al. Evaluation of sex-related hormones and semen characteristics in reproductive-aged male COVID-19 patients. J Med Virol，2021，93（1）：456-462.

[73] GUO L Q，ZHAO S T，LI W G，et al. Absence of SARS-CoV-2 in semen of a COVID-19 patient cohort. Andrology，2021，9（1）：42-47.

[74] HOLTMANN N，EDIMIRIS P，ANDREE M. Assessment of SARS-CoV-2 in human semen—a cohort study. Fertil Steril，2020，114（2）：233-238.

[75] LI D G，JIN M L，BAO P T，et al. Clinical characteristics and results of semen tests among men with coronavirus disease 2019. Jama Netw Open，2020，3（5）：e208292.

[76] SENGUPTA P，DUTTA S. Does SARS-CoV-2 infection cause sperm DNA fragmentation? Possible link with oxidative stress. Eur J Contracept Reprod Health Care，2020，25（5）：405-406.

[77] DELGADO-ROCHE L，MESTA F. Oxidative stress as key player in severe acute respiratory syndrome coronavirus（SARS-CoV）infection. Arch Med Res，2020，51（5）：384-387.

[78] LI R，YIN T L，FANG F，et al. Potential risks of SARS-Cov-2 infection on reproductive health. Reprod Biomed Online，2020，41（1）：89-95.

[79] ABBAS A M，FATHY S K，KHAMEES A A，et al. A focused review on the genital and sexual affection of COVID-19 patients. J Gynecol Obstet Hum Reprod，2020，49（8）：101848.

[80] HUANG H H，WANG P H，YANG Y P，et al. A review of severe acute respiratory syndrome coronavirus 2 infection in the reproductive system. J Chin Med Assoc，2020，83（10）：895-897.

[81] LI H G，XIAO X Y，ZHANG J，et al. Impaired spermatogenesis in COVID-19 patients. E Clinical Medicine，2020，28：100604.

[82] GIMENES F，SOUZA R P，BENTO J C，et al. Male infertility：a public health issue caused by sexually transmitted pathogens. Nat Rev Urol，2014，11（12）：672-687.

[83] ZEA-MAZO J W，NEGRETTE-MEJIA Y A，CARDONA-MAYA W. Virus of sexual transmission：semen and virus relationship. Actas Urol Esp，2010，34（10）：845-853.

[84] BEZOLD G，POLITCH J A，KIVIAT N B，et al. Prevalence of sexually transmissible pathogens in semen from asymptomatic male infertility patients with and without leukocytospermia. Fertil Steril，2007，87（5）：1087-1097.

[85] PALLIER C，TEBOURBI L，CHOPINEAU-PROUST S，et al. Herpesvirus，cytomegalovirus，human sperm and assisted fertilization. Hum Reprod，2002，17（5）：1281-1287.

[86] WORKOWSKI K A，BOLAN G A. Sexually transmitted diseases treatment guidelines，2015. Mmwr Recomm Rep，2015，64（RR-03）：1-137.

[87] SERGERIE M，MIEUSSET R，CROUTE F，et al. High risk of temporary alteration of semen parameters after recent acute febrile illness. Fertil Steril，2007，88（4）：970，e1-e7.

[88] EVENSON D P，JOST L K，CORZETT M，et al. Characteristics of human sperm chromatin structure following an episode of influenza and high fever：a case study. J Androl，2000，21（5）：739-746.

[89] PAYNE K，KENNY P，SCOVELL J M，et al. Twenty-first century viral pandemics：a literature review of sexual transmission and fertility implications in men. Sex Med Rev，2020，8（4）：518-530.

[90] HORNER P J，MARTIN D H. Mycoplasma genitalium infection in men. J Infect Dis，2017，216（Suppl 2）：S396-S405.

[91] SVENSTRUP H F，FEDDER J，ABRAHAM-PESKIR J，et al. Mycoplasma genitalium attaches to human spermatozoa. Hum Reprod，2003，18（10）：2103-2109.

[92] GDOURA R，KCHAOU W，CHAARI C，et al. Ureaplasma urealyticum，Ureaplasma parvum，mycoplasma hominis and mycoplasma genitalium infections and semen quality of infertile men. BMC Infect Dis，2007，7：129.

[93] GDOURA R，KCHAOU W，AMMAR-KESKES L，et al. Assessment of chlamydia trachomatis，ureaplasma urealyticum，ureaplasma parvum，mycoplasma hominis，and mycoplasma genitalium in semen and first void urine specimens of asymptomatic male partners of infertile couples. J Androl，2008，29（2）：198-206.

[94] KIM S J，PAIK D J，LEE J S，et al. Effects of infections with five sexually transmitted pathogens on sperm quality. Clin Exp Reprod Med，2017，44（4）：207-213.

[95] AHMADI M H，MIRSALEHIAN A，GILANI M A S，et al. Improvement of semen parameters after antibiotic therapy in asymptomatic infertile men infected with mycoplasma genitalium. Infection，2018，46（1）：31-38.

[96] HUANG C，ZHU H L，XU K R，et al. Mycoplasma and ureaplasma infection and male infertility：a systematic review and meta-analysis. Andrology，2015，3（5）：809-816.

[97] JENSEN J S，CUSINI M，GOMBERG M，et al. 2016 European guideline on mycoplasma genitalium infections. J Eur Acad Dermatol Venereol，2016，30（10）：1650-1656.

[98] CASTRILLÓN-DUQUE E X，PUERTA SUÁREZ J，CARDONA MAYA W D. Yeast and fertility：effects of in vitro activity of Candida spp. on sperm quality. J Reprod Infertility，2018，19（1）：49-55.

[99] TIAN Y H，XIONG J W，HU L，et al. Candida albicans and filtrates interfere with human spermatozoal motility and alter the ultrastructure of spermatozoa：an in vitro study. Int J Androl，2007，30（5）：421-429.

[100] BURRELLO N，SALMERI M，PERDICHIZZI A，et al. Candida albicans experimental infection：effects on human sperm motility，mitochondrial membrane potential and apoptosis. Reprod Biomed Online，2009，18（4）：496-501.

[101] BABAEI A，KHERADMAND N，BAAZM M，et al. Protective effect of vitamin e on sperm parameters in rats infected with Candida albicans.Andrologia，2020，52（7）：e13593.

[102] ZHOU Y，LU Y J，HU Y H.Experimental study of influence of toxoplasma tachyzoites on human sperm motility parameters in vitro. Chinese Journal of Zoonoses，2003，19：47-49.

[103] YANG R，HOU Y Y，ZHAO J Y，et al. Effect of toxoplasma infection on the apoptosis of sperm in mice.J Trop Med，2006，6：1153-1156.

[104] TERPSIDIS K I，PAPAZAHARIADOU M G，TAITZOGLOU I A，et al. Toxoplasma gondii：reproductive parameters in experimentally infected male rats.Exp Parasitol，2009，121（3）：238-241.

[105] LOPES W D，SANTOS T R，LUVIZOTTO M C，et al. Histopathology of the reproductive system of male sheep experimentally infected with toxoplasma gondii. Parasitol Res，2011，109（2）：405-409.

[106] VAZHAROVA R，KREMENSKY I.Individual capacity for DNA repair and maintenance of genomic integrity：a fertile ground for studies in the field of assisted reproduction.J Biotechnology Biotechnological Equipment，2016，30（3）：419-433.

[107] MOHAMMED N S，AL-MUHSIN F A，HUSSIEN S K. The impact of toxoplasma gondii on mitochondrial DNA of subfertile men sperms.Biomedical and Pharmacology Journal，2017，10（2）：487-495.

[108] SAKI J，SABAGHAN M，ARJMAND R，et al. Spermatogonia apoptosis induction as a possible mechanism of Toxoplasma gondii-induced male infertility. Iran J Basic Med Sci，2020，23（9）：1164-1171.

（陈先兵）

第三十七章　病毒性睾丸炎与男性不育

第一节　概述与发病机制

一、概述

病毒性睾丸炎多由腮腺炎病毒引起，其次还有柯萨奇病毒、虫媒病毒等，感染时常伴其他部位的病毒感染症状。急性睾丸炎后继之是渐进性的慢性病理改变，即生精细胞逐渐减少及消失，生精小管逐渐透明样变及硬化。间质细胞对病毒的敏感性远不及生精细胞，故得以留存，并且较正常略有增生（代偿性），使得最终雄激素分泌影响较小。由于病理改变是逐渐性的，要达到睾丸最大程度的损害，约在急性期发病后的 10 ～ 20 年才逐渐表现出来。

腮腺炎病毒经呼吸道传播引起流行性腮腺炎，继发病毒性睾丸炎一般在腮腺炎发病后 3 ～ 4 天出现，常单侧发病，约占 2/3，双侧发病占 1/3，30% ～ 50% 的患者出现睾丸萎缩。病毒感染可导致睾丸因睾丸实质水肿增大，张力增高，曲细精管充血，管周淋巴细胞浸润，曲细精管受压坏死，最终导致睾丸萎缩。现在由于腮腺炎疫苗早期常规接种，儿童腮腺炎发病率明显下降，但是成年男性腮腺炎性睾丸炎仍时有发生，且多在发病后 1 ～ 6 个月内或数年后出现睾丸萎缩。如果诊断治疗不及时则会损害男性生殖功能，所以应密切关注成年人病毒性睾丸炎的发生，并及时适当干预，阻止或降低对男性睾丸的直接或继续损害。

二、发病机制

腮腺炎病毒属副黏病毒科，属 RNA 病毒，人体是其唯一的自然宿主，主要靠呼吸道传播。感染上呼吸道黏膜后，在黏膜上皮内复制后入血，可形成病毒血症；病毒再次定位于腮腺小管上皮进行复制，复制增殖的病毒再次入血，可形成第二次病毒血症，入血后可感染其他器官。

青春期睾丸的基膜与腮腺的基膜很相似，可能是青春期流行性腮腺炎患者容易并发睾丸炎的原因。此阶段睾丸容易发生继发性损伤，产生免疫反应，生精小管上皮充血明显，出现大量淋巴细胞、中性粒细胞、巨噬细胞及斑点，血 - 睾屏障被破坏，基膜肿胀，甚至变性及坏死。急性期的支持细胞功能减低可迅速恢复，但如果实质严重受损，则会发生不可逆的生精小管硬化和睾丸萎缩；睾丸间质亦出现水肿，并有浆液纤维蛋白性渗出物，但间质细胞对病毒的作用不明显，因此未发生萎缩，甚至还有代偿性增生。

中医观点认为，睾丸炎属于中医的“子痈”，发病主要与外受湿寒、化生湿热、饮食不节、情志郁结、邪毒稽留有关。发病病机：一为邪毒循精道传入睾丸，邪毒与正气相搏，气血逆乱，生热肉腐；或治疗邪毒不彻底，饮酒劳累等迫邪循精道进入睾丸；二为湿热下注，气血壅滞；或湿热壅结不化，热胜则腐肉为脓肿。三为跌伤，睾丸络伤血瘀。

第二节　病理生理与临床表现

一、病理生理及病理组织学变化

1. 性激素的变化

病毒入侵感染睾丸后，会累及睾丸间质细胞，出现代偿性增生，合成及分泌雄激素的能力逐渐下降。尤其是双侧病毒性睾丸炎，在急性期睾丸间质细胞受损，睾酮分泌减少，垂体分泌 LH 增多。此后，随着病情好转，睾酮在数月内恢复正常，但是，LH 和 FSH 将要维持高水平 10 ～ 12 个月，机体对外源性 hCG 反应迟钝，推测炎症对间质细胞的损害不只是局限于急性期，有可能是永久持续性。病毒性睾丸炎引起的性激素紊乱与感染的年龄相关，青春期及以后感染者影响尤为明显，出现睾酮低，FSH、LH、E_2 水平升高。

2. 抗精子抗体产生

部分病毒性睾丸炎患者血清可检测到抗精子抗体，但抗精子抗体产生与病毒性睾丸炎的关系尚不明确。

3. 病理改变

腮腺炎病毒对睾丸有较强的亲和力，对成熟的生殖细胞危害显著，主要侵犯曲细精管和间质，引起曲细精管变性，生精细胞脱落、凋亡、缺失（也即空化）。由于腮睾患病年龄、诊断和治疗及时与否、治疗方案差异、个体免疫力的差异均可导致腮睾受损有程度上的差异，故睾丸病理表现区别很大。多表现为基膜增厚及玻璃样变，生精细胞大部分缺失，生精小管透明样变及硬化，可见灶性生精、唯支持细胞综合征等不同表现。

急性病毒性睾丸炎，睾丸生精小管上皮充血明显，可见出血斑点，镜检见大量淋巴细胞、分叶核粒细胞和巨噬细胞浸润。组织学观察发现间质水肿，单核细胞、中性粒细胞、巨噬细胞和淋巴细胞等炎性细胞浸润，生殖细胞退化脱落。严重者炎性细胞可侵及生精管道。由于管内压力的持续增高引起睾丸实质局部缺血，生精上皮玻璃样变或纤维样变。约一半患者会出现睾丸萎缩，如双侧同时萎缩则势必导致不育。睾丸生精小管高度退化、基膜增厚，间质细胞分布紊乱，生精小管内无生精细胞，进入空化期，形成继发性唯支持细胞综合征。间质细胞对腮腺炎病毒损害的耐受性较强故常留存，睾酮分泌影响较小。

二、临床表现

在病毒性腮腺炎发病后1周左右，随着腮腺肿胀消退突发单侧或双侧睾丸肿胀、疼痛如刀割，疼痛可向同侧腹股沟及下腹部放射，病变侧阴囊皮肤红肿。同时可能会出现全身中毒症状，如发热、寒战、呕吐、恶心、头痛、腹痛等伴随症状。睾丸逐渐肿大疼痛，但不化脓，可再次出现高热、寒战、恶心、呕吐等先兆。1～2周后症状逐渐消退，重者可出现睾丸萎缩。个别有继发阴茎异常勃起，也可合并脑炎、脑膜炎、肾脏损伤、心肌炎、肝功损伤、血小板减少、关节炎、胰腺炎等。

第三节　诊断与鉴别诊断

一、诊断

1. 病史

急性睾丸炎往往存在有腮腺炎病毒感染病史和随之出现单侧或双侧睾丸明显肿大疼痛病史。

2. 体检

急性期阴囊发红，触之温度较高，睾丸肿大，质硬，压痛明显，有时可伴有鞘膜积液，透光试验阳性。炎症后自觉症状多不明显，常因睾丸体积变小就诊，发现睾丸质地偏软，体积小。

3. 辅助检查

（1）血常规检查：白细胞数正常或稍低，淋巴细胞分类增多。研究结果显示，睾丸炎组血清超敏C反应蛋白（high-sensitivity C-reactive protein，hs-CRP）及IL-6明显高于单纯腮腺炎组。此外，两炎性因子的曲线下面积（area under the curve，AUC）均> 0.75，说明用于筛查睾丸炎诊断准确性较高。通过ROC曲线确定的两指标的最佳临界值分别为8.14 mg/L和10.65 ng/mL。同时hs-CRP及IL-6对诊断腮腺炎病毒引发急性睾丸炎敏感度、特异度均较高，因hs-CRP指标显著，故hs-CRP及IL-6对腮腺炎合并睾丸炎的早期诊断具有重要的作用。

（2）补体检查：取患者初期和恢复期双份血清做补体结合试验，如恢复期血清抗体滴度在1∶64以上，对腮腺炎有诊断意义。

（3）病毒分离：发病初期取患者的尿液、唾液、血液、脑脊液做病毒分离，可分离出腮腺炎病毒。

（4）淀粉酶检查：约70%腮腺炎患者早期血清及尿淀粉酶轻度至中度增高。

（5）同位素睾丸扫描：可以提示睾丸血流明显增加。

（6）彩色多普勒超声检查：急性病毒性睾丸炎初期睾丸弥漫性增大，组织内血流增加。炎症后可见睾丸内回声不均（飞雪征），时有局部强回声改变。

（7）性激素检测：性激素检测多见FSH/LH升高，睾酮下降，尤其是双侧睾丸萎缩情况下上述三个数值变化更明显。

（8）精液分析：睾丸炎后对男性生育的影响呈多样性，与病程和累及睾丸单双侧有关系。精液分析有正常精子症、少弱精子症或无精子症。病程越长，精液参数变化越明显；累及单侧比双侧睾丸的精液参数影响要小。

二、鉴别诊断

1. 急性附睾炎

急性附睾炎一般很少引起睾丸炎，大多首先在附睾尾部发生，继而发展蔓延至整个附睾及睾丸，局部症状明显，全身症状轻微，常有排尿异常。尿常规可见白细胞或脓细胞，前列腺液培养可见细菌生长。早期炎症未波及附睾时容易与睾丸炎鉴别。炎症未控制累及附睾时，则形成急性附睾-睾丸炎。查体可及附睾肿大明显，严重时附睾睾丸界限不清，可出现类似睾丸炎的体征。急性病毒性睾丸炎诊断根据病史如患有腮腺炎，多首先表现为发热，随后出现睾丸肿痛。

2. 腹股沟斜疝嵌顿

腹股沟斜疝嵌顿多有腹股沟斜疝病史，腹股沟及阴囊出现包块，疼痛明显，可伴有消化道症状，疝内容物滑入阴囊后不能还纳，出现阴囊肿大胀痛甚至绞痛。但睾丸附睾不肿大，无压痛，超声检查及血常规可鉴别。

3. 睾丸扭转

多发于青少年，常在安静下发病。有研究表明无诱因发病患者 87 例（93.6%），有剧烈运动史或外伤史者 6 例（6.4%），表明睾丸扭转绝大多数是自发性的，睾丸受到挤压和碰撞等物理因素是诱发扭转的因素。起病突然、急，睾丸扭转患者体格检查可见患侧阴囊红肿，睾丸肿胀，精索变短增粗，睾丸位置上移呈横位，提睾肌反射消失；隐睾扭转患者则表现为腹股沟区疼痛，有近圆形、不可复性肿物，阴囊空虚。

4. 睾丸肿瘤和睾丸淋巴瘤

睾丸肿瘤使睾丸体积增大，性状也会产生变化，用手触摸睾丸发现睾丸硬如石块，且按摸时无疼痛，而睾丸炎多有疼痛、高热、寒战、恶心、呕吐等伴随症状，阴囊彩超、MRI 可有不同表现，予以鉴别。

5. 睾丸内急性出血

可急性起病，局部表现为睾丸明显肿痛，多数有长期的结节性多动脉炎病史，超声检查可以鉴别。

第四节　治疗

治疗分为睾丸炎症的治疗和睾丸炎后不育症的治疗两个部分。

一、西医治疗

急性睾丸炎治疗如下。

（1）一般处理：急性睾丸炎需卧床休息、抬高患侧阴囊、局部冷敷、止痛、退热等对症治疗。阴囊皮肤红肿者可用 25% ～ 50% 的硫酸镁溶液局部湿敷。如果继发细菌感染，需加用抗感染药物治疗。

（2）糖皮质激素：急性发病期，可给予糖皮质激素 5 mg/d，连续 7 ～ 14 天降低睾丸的损伤，减少睾丸间质细胞合成分泌雄激素，从而调节下丘脑 – 垂体 – 睾丸轴反馈调节机制，垂体合成分泌 FSH、LH 增多。

（3）干扰素：近年来，国内外均有使用重组干扰素 α-2b 治疗腮腺炎性睾丸炎的报道，给予 α-2b 干扰素 300 万单位 / 日皮下注射，至少连续使用 14 天。干扰素抑制病毒复制，并与巨噬细胞、自然杀伤细胞、细胞毒细胞膜表面受体特异性结合调节免疫活动。Ku 等认为干扰素能够迅速缓解局部症状、阻止睾丸萎缩，并使精子的数量、形态得到改善。此后，lee 等再次对干扰素治疗的远期效果（5 年以上）进行研究，干扰素治疗组未发现睾丸萎缩，经干扰素治疗后精子活力要优于对照组，治疗效果明显优于对照组。不同的是，Yeniyol 等对 18 例单侧腮腺炎性睾丸炎患者行干扰素治疗后于 12 个月后取双侧睾丸活检，发现 38.8% 的患者存在完全性睾丸萎缩，16.6% 的患者存在部分性睾丸萎缩，剩下的 44.6% 患者即使未发现睾丸萎缩，但均有不同程度的生精功能障碍。说明干扰素并不能完全有效控制睾丸萎缩及生精阻滞。

（4）精索封闭：对于剧烈的睾丸胀痛者，可使用长效麻醉药进行患侧精索封闭，缓解疼痛，改善血流，保护睾丸生精功能。解热镇痛药物、类固醇药物治疗能缩短病毒性睾丸疼痛时间，但不能减轻睾丸肿胀和降低对侧睾丸炎发生的可能。

（5）手术治疗：多数急性睾丸炎经过及时有效的治疗可能得到迅速控制，甚至治愈。当睾丸脓肿形成后，抗生素难以奏效，脓肿切开引流容易形成术后睾丸皮肤窦道；如脓肿较大，睾丸萎缩难免，对这类患者可行睾丸切除。白膜切开可使免疫源性精子外溢，加重炎症反应，故睾丸白膜切开减压术应特别慎重。少数诊断治疗不及时、不彻底或可转为慢性睾丸炎。部分患者 1 ～ 2 个月后可出现睾丸不同程度的萎缩。极少数患者会出现睾丸坏死，需切除睾丸。

二、中医治疗

治疗依据辨证论治分为内治法和外治法，可以有效缓解睾丸炎导致的不适症状。

1. 内治法

（1）湿热蕴结证：宜清热利湿，解毒消痈，建议选用龙胆泻肝丸或连翘败毒丸。

（2）火毒壅盛证：宜清热解毒，活血透脓，建议选用牛黄解毒丸、六神丸。

（3）气滞血瘀证：宜活血消肿兼清热解毒，建议选用桃红四物汤加减，或新癀片。

（4）瘀血内阻证：宜活血化瘀止痛，建议选用血府逐瘀丸或胶囊。

2. 外治法

（1）急性睾丸炎期用玉露膏、金黄散外敷。

（2）慢性睾丸炎期用冲和膏或葱归溻肿汤坐浴，注意坐浴可能会对男性生育造成不利影响。

三、睾丸炎后男性不育的治疗

对于病毒性睾丸炎引起的男性不育，目前尚无特效针对性治疗方式，常常依据精液分析结合性激素结果进行综合治疗，多属于经验性治疗。可采用激素类药物、抗氧化剂、改善微循环类药物及中医中药等治疗，以期提高精子数量和质量。如治疗无效可选择睾丸显微取精 + 辅助生殖技术。治疗预后与病毒性睾丸炎患病年龄、睾丸萎缩情况、病程和患者个体异质性密切相关。

1. 促生精治疗

（1）促性腺激素类：模拟垂体分泌的 FSH 和 LH 激素刺激精子发生和睾酮形成。临床常用 hCG 2000 ～ 3000 IU 联合 hMG 75 ～ 150 IU，皮下注射或肌内注射，每周 2 ～ 3 次，连续 3 ～ 6 个月，每月复查一次性激素和精液常规。

（2）抗雌激素药物：通过占据下丘脑胞浆内的雌激素受体，消除血循环中雌二醇的负反馈抑制，增加下丘脑 GnRH 的脉冲释放，使 LH 和 FSH 分泌增加，从而增加睾酮、降低雌二醇水平，用于改善精液质量，这是最早和最常用于治疗男性不育的药物之一。常用氯米芬 25 ～ 50 mg，一日一次或隔日一次，口服；或他莫昔芬 20 mg，1 次 / 日，口服，连续 3 个月及以上，每月复查一次性激素和精液常规。

（3）芳香酶抑制剂：睾酮及其他雄激素在芳香酶作用下转化为雌激素及其衍生物。芳香酶抑制剂可阻断这种转化，从而减少雌二醇而增加睾酮，最终增加精子产生，机制与抗雌激素药物相似。临床常用芳香化酶抑制剂：来曲唑 2.5 mg 或者阿那曲唑 1 mg，连续 3 个月及以上，每日一次或隔日一次，口服。

2. 改善精子质量治疗

（1）抗氧化剂：精液中过多氧自由基通过氧化应激作用能导致脂质过氧化而损伤精子。人类精子质膜上含有丰富的不饱和脂肪酸，极易被氧化，进而影响精子功能，导致男性不育。基于这个原理，临床口服抗氧化剂可减轻氧化应激损伤并提高生育能力。常用的抗氧化剂包括：维生素 E、维生素 C、硫辛酸、辅酶 Q10 等。①维生素 E：100 mg，口服，2 ～ 3 次 / 日，3 个月为一疗程。②维生素 C：0.1 ～ 0.2 g，2 ～ 3 次 / 日，饭后口服。③硫辛酸：0.6 g，1 次 / 日，早餐前口服。④辅酶 Q10：10 mg/ 次，2 ～ 3 次 / 日，饭后口服，定期检查精液常规。

（2）谷胱甘肽：谷胱甘肽有较强的抗氧化作用，服用后可以到达精浆并在此浓缩，可改善精子浓度、活力和形态。600 mg，口服，1 次 / 日，连续 3 ～ 6 个月，定期检查精液常规。

（3）左旋肉毒碱：又名左卡尼汀，广泛应用于临床治疗男性不育，1 g，2 ～ 3 次 / 日，随餐服用，连续 3 个月为一疗程，定期检查精液常规。肉毒碱在附睾运送精子过程中增加精子能量并提高精子活力，有抗氧化能力，防止氧化损伤以保护精子。

（4）其他药物：此外，番茄红素、血管舒缓素、己酮可可碱、α 受体阻滞剂等药物在一定程度上也可改善精液质量，用于男性不育的治疗。但是疗效及相关用法用量还需大量的临床试验来验证。

3. 中医药治疗

中医药治疗睾丸炎后男性不育以补肾填精、益气养血为主，可以辨证选用五子衍宗丸、麒麟丸、左归丸、右归丸等。

第五节 小结

病毒性睾丸炎是青春期及成年男性流行性腮腺炎最常见的并发症，常继发于腮腺炎。腮腺炎病毒对睾丸有较强的亲和力，对成熟的生殖细胞危害严重，主要侵犯曲细精管和间质，引起曲细精管变性，生精细胞脱落、凋亡、缺失（也即空化），生精小管透明样变及硬化，残留灶性生精和唯支持细胞综合征等不同表现。急性病毒性睾丸炎起病急，症状明显，对睾丸组织影响极大，容易被延误诊断和治疗，应该得到更大的关注。病毒性睾丸炎与男性生殖功能密切相关，且缺乏有效治疗方法，往往错过早期干预时间。目前临床认为可能迅速缓解病情发展的办法仍为及时足量足疗程使用干扰素，并配合适量的糖皮质激素和对症处理（包括精索封闭、局部冷敷等）。除加强疫苗的方式来减少疾病的发生外，发病后早诊断、早治疗可能是唯一能挽救睾丸功能和生育能力的办法。睾丸炎后不育的患者，积极综合治疗可能改善生育能力。对药物治疗不能奏效者，可采用辅助生殖技术解决生育问题。

参考文献

[1] 朱建央，朱飞凤，兰陈福，等 . 流行性腮腺炎并发睾丸炎 32 例分析 . 实用中西医结合临床，2007，7（3）：65-66.

[2] 曹兴午，林凯，李翠英，等 . 腮腺炎睾丸炎对睾丸的损伤及其治疗 . 中国男科学杂志，2011，25（11）：64-66.

[3] 容小翔 . 病毒性睾丸炎的诊治要点 . 开卷有益 - 求医问药，2002（5）：32-33.

[4] 刘春华，李庆彦，刘晶晶，等 . 流行性腮腺炎合并睾丸炎患者超敏 C 反应蛋白与白细胞介素 -6 联合测定的临床意义 . 中华传染病杂志，2015，33（3）：172-173.

[5] 张豪杰，盛璐，孙忠全，等 . 急性附睾睾丸炎致睾丸坏死 6 例报告并文献复习 . 中国男科学杂志，2008，22（11）：44-46.

[6] 曹兴午，李宏军，白文俊，等 . 精液脱落细胞学与睾丸组织病理学 . 北京：北京大学医学出版社，2011：99，109.

[7] 宋金起，周亚男，屠刚亮，等 . 93 例睾丸扭转临床分析 . 大连医科大学学报，2020，42（4）：329-333.

[8] BRAATEN K M，YOUNG R H，FERRY J A.Viral-type orchitis. American Journal of Surgical Pathology，2009，33（10）：1477-1484.

[9] MASARANI M，WAZAIT H，DINNEEN M. Mumps orchitis. Journal of the Royal Society of Medicine，2006，99（11）：573-575.

[10] 李宏军，黄宇峰 . 实用男科学 . 2 版 . 北京：科学出版社，2015.

[11] 白文俊 . 白文俊教授团队男科疾病病例精解 . 北京：科学技术文献出版社，2018：237.

[12] YENIYOL C O，SORGUC S，MINARECI S，et al. Role of interferon-alpha-2B in prevention of testicular atrophy with unilateral mumps orchitis. Urology，2000，55（6）：931-933.

[13] 朱欣欣，符佳，杨亚荣 . 儿童流行性腮腺炎合并睾丸炎的临床分析 . 中国妇幼健康研究，2020，31（4）：492-496.

[14] URAKI R, HWANG J, JURADO K A, et al. Zika virus causes testicular atrophy. Science Advances, 2017, 3(2): e1602899.

[15] 赵色玲，陈世伟，刘焜，等. 阿昔洛韦联合干扰素治疗流行性腮腺炎性睾丸炎临床分析. 临床军医杂志，2013，41(1): 30-31.

[16] 许桂喜，丛良滋，熊微，等. 维生素C邻苯二甲酸二丁酯雄性大鼠生殖毒性的保护作用. 中华全科医学，2019，17(6): 915-919.

[17] 石代秀，盖琼燕. 维生素E药用机制的研究进展. 甘肃医药，2016，35(1): 27-29.

[18] LI L, DAI N, NA S T. Protective effect of Wuziyanzong pills on rats with experimental oligoasthenospermia and its action mechanism. Zhonghua Nan KeXue, 2016, 22(9): 827-833.

[19] 高云霄，刘保兴，秦茂，等. 五子衍宗丸通过增强支持细胞自噬改善生精功能. 中华中医药杂志，2019，34(3): 961-964.

[20] 胡素芹，李悦，曹襲，等. 五子衍宗丸对幼年大鼠睾丸支持细胞增殖的影响及机制. 北京中医药大学学报，2017，40(11): 917-922.

[21] XU Y P, LIU B X, ZHANG X P, et al. A Chinese herbal formula, Wuziyanzong pill, improves spermatogenesis by modulating the secretory function of Sertoli cell. Chinese Journal of Integrative Medicine, 2014, 20(3): 194-199.

[22] KU J H, KIM Y H, JEON Y S, et al. The preventive effect of systemic treatment with interferon-alpha2B for infertility from mumps orchitis. BJU International, 2015, 84(7): 839-842.

[23] 邵竞楠. 流行性腮腺炎合并睾丸炎患者治愈后对生育能力的影响观察. 黑龙江科学，2021，12(2): 76-77.

[24] 白文俊，王晓峰. 现代男科学临床聚焦. 北京：科学出版社，2017：230-231.

[25] 李曰庆，李海松. 新编实用中医男科学. 北京：人民卫生出版社，2018：335-336.

（周锦波　钱彪　施长春）

第三十八章　影响男性生育功能的药物

第一节　概述

在损害的诸多原因中，药源性伤害是重要因素之一。药物对男性生殖的影响，主要指药物对男性生殖系统（睾丸、附睾等）及生殖功能造成损伤，一般包括生殖器官器质性改变、精子数量及质量下降、性行为改变、性激素分泌异常。另外，还有几乎被忽视的通过精子遗传物质传递，和（或）精液－阴道摄入而产生对胚胎的不利影响。

药物对精子发生、精子成熟和性功能的不良影响在停止治疗后大多数是可逆的。当治疗药物（磺胺嘧啶、硫唑嘌呤、霉酚酸酯和甲氨蝶呤）不能停止和（或）对精液参数、精子DNA的影响可能是不可逆时，必须在治疗前对精子进行冷冻，以保存男性生育能力。值得注意的是，人们十分重视妊娠期和哺乳期妇女用药，而对育龄期男性用药安全缺乏关注和了解。

第二节 药物对男性生育功能影响的机制及影响男性生育功能的药物

一、药物对男性生育功能影响的机制

男性的生殖系统包括睾丸及附属性腺器官。睾丸由曲细精管和间质细胞构成，其功能是生成精子和分泌体内 95% 的雄性激素。药物对男性生育功能的损害可分为原发性损害和继发性损害两大类。

1. 原发性损害

（1）直接作用于睾丸、附睾及精子：影响男性生殖药物造成的损伤，可使精子发生障碍及生殖细胞排列紊乱，较严重损伤可危及精子发生的各个阶段，导致产生空泡化球形精子甚或生精障碍。具有生殖毒性的药物可导致曲细精管内生精细胞缺失、脱落及附睾脓肿，生精细胞凋亡阳性小管所占比率和凋亡指数随着药物用量及疗程的增加而明显增加。对精子的影响主要表现在精子密度（精子计数）、精子运动能力、精子活率、每日精子生成量、精子细胞的存活力、精子的线粒体功能及精子的顶体完整率等。

（2）作用于下丘脑 – 垂体 – 性腺反射轴：一些药物，如促性腺激素释放激素（gonadotropin releasing hormone，GnRH）（地洛瑞林、曲普瑞林、布舍瑞林、戈舍瑞林、亮丙瑞林）、类固醇衍生物（环丙孕酮、螺内酯）都会影响下丘脑 – 垂体 – 睾丸轴功能，从而对雄性的生殖系统造成损伤。另外，非诺贝特为氯贝丁类降血脂药，能显著降低胆固醇和三酰甘油水平，减少垂体促性腺激素的分泌，降低睾酮水平，引起男性生殖内分泌功能紊乱，导致性激素和激素受体水平的变化，进而影响生殖系统的正常功能，甚至对整个机体产生不利影响。

（3）过氧化物损害：某些药物如蒽环类化疗药物（多柔比星、柔红霉素）等，可以刺激体内过氧化物的过度产生。过氧化物可作用于精子质膜，引起精子细胞膜脂质过氧化和蛋白功能受损，导致精子细胞膜结构的损害和功能障碍，并影响精子运动能力；炎症时附睾及前列腺中过量的白细胞可以引起精子的运输和成熟障碍，导致患者精子密度减少、活动率降低和精子功能异常；白细胞可以产生 IL-8、TNF-α 及干扰素等细胞因子，使精子运动能力降低，此外，TNF-α 还可以促进精液中抗精子抗体的产生，而后者一方面可以显著加强白细胞对精子的杀伤能力，另一方面引起精子凝集，影响精子活力；作为一类免疫细胞，白细胞内含有大量的弹性蛋白酶、胶原酶等活性酶，这些活性酶在杀灭细菌的同时也可以损伤精子，影响精液质量。有研究表明，前列腺炎等附属性腺炎症可引起精子 DNA 碎片率升高，并由此导致不育和胚胎发育的异常。白细胞产生的活性氧是导致精子核及线粒体、DNA 损伤的重要原因之一，临床上表现为患者精子 DNA 碎片率升高等异常，这一方面可引起配偶妊娠率的下降，导致不育的发生，另一方面也影响胚胎质量，导致配偶妊娠早期胚胎停育或自然流产率增加。

（4）可引起能量代谢相关酶活性改变的一些药物，由此导致能量代谢不足或障碍，影响精子的发生，最终对雄性生殖系统造成损伤。能量代谢相关酶在维持精子发生、精子功能成熟中发挥着重要作用，同时可作为生精细胞和非生精细胞特异性标志酶，预测睾丸早期损害及其程度和发生部位等。

2. 继发性损害

（1）损害射精和勃起功能。这类药物可引起中枢神经和血管受损、影响平滑肌的收缩、导致射精功能障碍及勃起功能障碍。治疗中枢神经系统疾病的药物可以对雄性的性功能产生影响，如抗抑郁药、抗癫痫药及 α_2- 受体激动剂（镇静镇痛药及降血压药）等。

（2）降低性欲。男性长时间服用选择性 5-HT 再摄取抑制剂（selective serotonin reuptake inhibitors，SSRIs）会产生一系列的性行为不良反应，如射精延迟、不射精、性欲减退等。一般认为 5-HT 再摄取抑制剂对性行为的不良反应是由于 5-HT 受体的脱敏作用导致的。

二、影响男性生育功能的药物

（一）抗肿瘤药

化疗药物通过作用于肿瘤细胞的 DNA、RNA 和蛋白质，起到杀伤肿瘤细胞的作用。但该类药物在杀伤肿瘤细胞的同时，也会影响正常的机体细胞，其中对毒性物质敏感的生殖细胞受到的影响更为明显，特别是处于分化增殖中的生殖细胞。该类药物对生殖细胞的损害可导致严重的少精子症或无精子症。具有性腺毒性的化疗药物包括烷化剂（如环磷酰胺、苯丁酸氮芥和白消安等）、抗代谢药（如阿糖胞苷等）、抗肿瘤植物药（如长春新碱等）等。此外，某些蒽环类化疗药物（如多柔比星、柔红霉素等）的体内分解代谢过程可产生大量的氧自由基，引起氧化应激，而氧化应激也是导致勃起功能障碍的关键因素之一。

芥子碱、长春新碱、丙嗪等烷化剂和泼尼松联合治疗霍奇金淋巴瘤（Hodgkin lymphoma，HL），即使治疗周期有限，也能使生殖细胞永久性耗竭，导致睾丸仅见支持细胞的组织学特征。环磷酰胺和异环磷酰胺可导致接受治疗的男性患者 80% ～ 90% 为无精子症。丙卡巴肼和泼尼松治疗晚期 HL 的总效率较高，但是 90% 的患者出现无精子症。转移性生殖细胞肿瘤的常见化疗方案是博来霉素、依托泊苷和顺铂，虽然以铂类为基础的方案可能导致无精子症，但是可能在治疗完成后的第二年至第四年开始恢复生精，50% 的患者在 2 年内恢复，80% 的患者在 8 年内恢复。

性腺功能障碍是由于化疗对精原细胞的直接毒性作用。后期的生殖细胞一般更具抵抗力。在青春期后男性中使用烷基化剂抗癌，可导致基底膜增厚、间质纤维化和表面上皮发育不全，降低管状生育指数。同时，精子发生受到抑制，导致无精子症和 FSH 的反馈上升。虽然青春期前睾丸不能完成精子发生，也不能产生成熟的精子，但事实上，这一年龄组的睾丸对细胞毒性药物很敏感，青春期前男性接受化疗时，可能会损害他们未来的生育能力。

（二）抗高血压药

1. 利尿剂

利尿剂主要有噻嗪类、袢利尿剂和保钾利尿剂三类，该类药物通过排钠，减少细胞外容量，降低外周血管阻力发挥降压作用。噻嗪类利尿剂对男性性功能的不利影响主要是性欲降低和 ED，螺内酯引起男性乳房发育，降低精子活力和浓度。究其原因，可能是通过影响交感神经脉管系统从而影响性功能，氢氯噻嗪减少阴茎血流量，螺内酯通过抑制 C17- 羟基化和降低睾酮产生，增加睾酮转化为雌激素和竞争结合 DHT 的雄激素受体，具有抗雄激素活性，这些效应均可导致性欲减退和勃起功能下降，进而影响生育能力。

2.β 受体阻滞剂

β 受体阻滞剂分为选择性（β_1）、非选择性（β_1、β_2）和兼有 α 受体拮抗，该类药物通过抑制中枢和周围肾素 – 血管紧张素 – 醛固酮系统，抑制心肌收缩力和减慢心率发挥作用。Guo 等的研究发现，在高血压的男性不育患者中，服用 β 受体阻滞剂的患者其精子浓度、活力和总数低于未服药患者或服用其他降压药物的患者。Nicolai 等的 Meta 分析发现，传统 β 受体阻滞剂不但会降低性欲、影响勃起功能，而且可导致射精功能障碍和睾酮水平降低。奈必洛尔由于具有舒张血管作用，能够促进血管内皮释放 NO，促进阴茎勃起减轻 ED。根据目前的研究证据可认为除奈必洛尔外，β 受体阻滞剂类药物对男性性功能和精液质量存在着不利影响。

3. 钙通道阻滞剂

钙通道阻滞剂（calcium channel blockers，CCB）药物分为二氢吡啶和非二氢吡啶两大类，通过阻滞电压依赖 L 型钙通道减少细胞外 Ca^{2+} 进入血管平滑肌细胞内，减弱兴奋收缩偶联，降低血管阻力从而降低血压。正是由于这种降压机制，CCB 药物一般不会引起性功能障碍。该类药物抑制生殖道平滑肌肾上腺素能的刺激功能，可能间接影响精液质量。Guo 等的研究表明服用 CCB 的男性其精子浓度相对较低。但 Eisenberg 等在抗高血压治疗 1 年内被诊断出患有不育症的男性中发现，服用 CCB 与不育风险增加无关。

因此，根据现有研究结果可以认为，CCB 对男性性功能和精液质量的影响不大。

4. 血管紧张素转换酶抑制剂

血管紧张素转换酶抑制剂（angiotensin converting enzyme inhibitor，ACEI）的降压作用主要通过抑制循环和组织血管紧张素转换酶，使血管紧张素Ⅱ生成减少，同时抑制激肽酶减少缓激肽降解。荟萃分析认为 ACEI，尤其是卡托普利可改善性功能，原因是 ACEI 通过阻止 Ang Ⅱ的作用，延长 NO 的半衰期和减少缓激肽降解来逆转内皮功能障碍。Guo 等的实验表明，服用 ACEI 的男性精液体积相对减少，精子运动能力下降。Mbah 等对具有特发性弱精子症的血压正常的男性进行研究，发现小剂量赖诺普利治疗可以改善精子运动率并减少异常形态，同时对精液体积没有影响。Samplaski 对关于 ACEI 的临床和基础研究进行总结，发现 ACEI 对雄性生殖功能的影响既有正面的也有负面的，因此，ACEI 对男性性功能和精液参数的影响有待于进一步研究阐明。

5. 血管紧张素Ⅱ受体拮抗剂

血管紧张素Ⅱ受体拮抗剂（angiotensin Ⅱ receptor blocker，ARB）主要通过阻滞组织 AT Ⅱ受体亚型 AT1，更充分有效地阻断 AT Ⅱ的血管收缩、水钠潴留与重构发挥降压作用。Nicolai 等的回顾性研究表明，氯沙坦、厄贝沙坦、替米沙坦、缬沙坦等 ARB 对男性性功能有益。这可能与 ARB 减少 Ang Ⅱ的产生，致使 NO 生成增加有关。因此可认为 ARB 对于男性性功能有积极作用。

（三）抗组胺药

1. 抗组胺药

苯海拉明、氯苯那敏（扑尔敏）、异丙嗪（非那根）、赛庚啶、曲吡那敏（扑敏宁）、布克利嗪（安其敏）、美吡拉敏（新安替根）、羟嗪（安泰乐）、去氯羟嗪（克敏嗪）、多西拉敏、乙二胺类，均有不同程度的中枢系统抑制、镇静作用，可以导致性欲降低和性反应迟缓，也能抑制副交感神经系统，因而使阴茎不能反射性充血。另外，抗组胺药均有抗胆碱作用，可以降低平滑肌紧张度，从而影响阴茎勃起，使性高潮下降，男性性欲减退。

2. H_2 受体拮抗剂

（1）西咪替丁对精子参数的不利影响是西咪替丁增加了胞内钙的水平，从而降低了精子的活力；西咪替丁还可能导致 Sertoli 细胞凋亡进而影响精子质量。每天摄入约 1200 mg 西咪替丁可能会降低促黄体生成素和睾酮水平，这对精子参数，特别是精子计数产生负面影响。西咪替丁还能减少精子黏附分子 -1 的合成，这是一种存在于附睾上皮主细胞中的蛋白质，在精子成熟过程中起着重要作用，并可降低抗微生物肽的可用性，最终影响精子的产生数量。西咪替丁还可损伤小鼠睾丸生精小管和表面上皮。使用 H_2 受体拮抗剂治疗 2 周后，发现白化大鼠的附睾组织肥大细胞数量和头、冠、尾部的组胺含量明显减少。通过微针采集的这些节段性液体中的血清睾酮水平和精子数量也有非常明显的下降。精子的活动能力也大大降低，并且发现异常精子的数量增加，在尾段的增加非常明显。鉴于组胺参与类固醇生成活动，在 H_2 受体拮抗剂治疗后，附睾组胺含量的减少导致组织中睾酮的可利用性降低，从而导致精子数量和精子活力的降低。异常精子数量的增加，特别是在尾部附睾，可能是由于血清睾酮浓度下降导致附睾环境的改变而造成畸形和精子破坏的增加。

（2）法莫替丁：法莫替丁可以降低辐射对小鼠精子发生的细胞毒性作用，这可能会提高射精精子的质量。它是唯一被发现的、对精子生理有益的 H2RA。以 40 mg/d 的剂量服用法莫替丁 4 周不影响男性的性腺功能（即正常 LH、FSH 和睾酮）。

（3）雷尼替丁：雷尼替丁对人精子功能的影响仍存在争议。对精液质量差的男性，应特别注意考虑这类药物可能恶化他们的受精能力。此外，在某些可能对精子参数产生负面影响的情况下，如睾丸癌、化疗和外科不孕症干预时，应格外注意这一影响。

（四）皮肤科用药

1. 秋水仙碱

秋水仙碱主要用于治疗慢性荨麻疹、皮肤血管炎、银屑病、白塞病等。因具有抑制有丝分裂作用，可导致患者无精子，射精量减少，精子渗透力异常。动物模型中被证明秋水仙碱会破坏生殖细胞。

2. 环磷酰胺

体外研究表明，环磷酰胺代谢物对精子有致畸形作用。在与人类精液进行代谢激活和培养后，发现染色体畸变显著增加。这可能会解释上述关于对生育能力影响的体内观察；然而，含有环磷酰胺诱导的DNA损伤的精子是否会使人类卵子受精或导致胎儿畸形尚不清楚。

对儿童时期接受环磷酰胺治疗的成年人的研究显示，环磷酰胺对生育能力具有持续影响，表现为无精子症、精子密度和活力降低、异常精子比例增加、血清雄激素降低。

3. 非那雄胺

非那雄胺是5α-还原酶抑制剂，将睾酮转化为双氢睾酮，可用于治疗雄激素性脱发。非那雄胺治疗期间精液量和精子数量、浓度和活力显著下降。除了精子的运动性外，这些减少在连续治疗52周后不再加重，并且在治疗后24周后恢复到基线值。一些患者对非那雄胺的影响表现出更大的敏感性（患者的精子数量减少到不到10%）。也有通过回顾非那雄胺的处方信息而确定的动物研究表明，它不太可能具有致畸性。尽管如此，在生育期男性使用非那雄胺后经常向FDA报告出现自发流产情况，可能提示使用非那雄胺的风险。

4. 多西环素

多西环素是一种用于治疗痤疮的四环素类抗生素。然而，它也被用于治疗泌尿生殖道的许多感染，并可以改善这些患者的精液参数。但特别要强调的是男性服用多西环素后，可能在随后的性交中在阴道被性伴侣吸收（四环素类药物能通过胎盘，在胎儿组织中发现药物，对胎儿的发育有毒性作用，引起胎儿牙齿变色、牙釉质再生不良及抑制胎儿骨骼生长，该类药物在动物中有致畸胎作用。妊娠期间患者对四环素的肝毒性反应尤为敏感，因此妊娠期妇女应避免使用此类药物）。

（五）消化系统药物

1. 炎症性肠病药

男性炎症性肠病患者中，约超过一半的患者患有不同程度的不育症（正常人群为8%～17%），其中最主要的原因为部分治疗药物可影响精液参数，如精子总数、精子活性及精子形态等产生不利影响，常见药物包括5-氨基水杨酸类（如柳氮磺吡啶、美沙拉嗪）及免疫抑制剂（如环孢素、硫唑嘌呤）等。

目前，对于轻度炎症性肠炎多推荐直肠给药或口服5-氨基水杨酸类药物，以柳氮磺吡啶或美沙拉嗪等为主。5-氨基水杨酸类药物中对男性生育力存在影响的药物主要为柳氮磺吡啶，可引起男性精液参数异常，如导致精子数量减少、精子活性降低及精子形态异常等。在使用柳氮磺吡啶的男性患者中高达60%表现为不育。柳氮磺吡啶对男性精子的影响可能与其代谢产物磺胺吡啶的直接毒性作用相关，柳氮磺吡啶对精子的损害作用是可逆的，在停用柳氮磺吡啶或改用其他5-氨基水杨酸类药物（如奥沙拉嗪）约2个月后男性生育力即可恢复至基线水平。美沙拉嗪也可能对男性生育力产生不利影响，但具体机制仍需进一步研究验证。

2. 免疫抑制剂

常用药物主要包括硫唑嘌呤及甲氨蝶呤等，在使用硫唑嘌呤或6-巯基嘌呤的炎症性肠病患者中发现约有4%的下一代出现先天畸形，6%出现自然流产（未使用硫唑嘌呤或6-巯基嘌呤的炎症性肠病患者的上述发生率分别为0和2%，结果有统计学差异）。有个案报道显示，静脉注射甲氨蝶呤可导致患者出现可逆性的精子数量减少，并认为这可能与甲氨蝶呤存在细胞毒性可抑制晚期精子细胞和早期生殖细胞前体有关。尽管目前对甲氨蝶呤是否影响男性生育力尚无足够证据，但考虑到甲氨蝶呤存在细胞毒性，且在停用甲氨蝶呤几个月后，其活性代谢物仍可残留于人体细胞或组织中，故应建议使用甲氨蝶呤的患者至少在停用甲氨蝶呤后 3 ～ 4 个月方可尝试受孕。

（六）中枢神经系统药物

1. 抗抑郁药

抑郁症患者在抗抑郁治疗期间出现的性功能障碍问题，已成为抗抑郁治疗失败的主要原因之一，部分选择性 5- 羟色胺再摄取抑制剂、三环类抗抑郁药（tricyclic antidepressants，TCAs）及 5- 羟色胺 / 去甲肾上腺素再摄取抑制剂（serotonin/norepinephrine reuptake inhibitors，SNRIs）被证实可影响性功能的几乎所有阶段，并可导致患者性欲减退或勃起功能障碍。抗抑郁药物影响男性生育力的具体机制目前尚不明确，但多项研究显示，抗抑郁药可通过多种方式抑制 HPG 轴，如通过阻断多巴胺受体，抑制多巴胺与受体结合和（或）集中释放多巴胺和泌乳素释放因子，导致高泌乳素血症和睾酮水平降低，进而影响促黄体生成素和睾丸间质细胞的结合，而增加的多巴胺水平也可抑制下丘脑促性腺激素释放激素的释放，导致垂体前叶的卵泡刺激素和黄体生成素水平降低；此外，结合抗抑郁药的药理作用机制，其也可能通过抑制盆神经释放胆碱能和去甲肾上腺素进而影响生育；或通过发挥镇静作用从而在一定程度上抑制性欲。

（1）选择性 5- 羟色胺再摄取抑制剂：患者使用 SSRIs 期间出现性功能相关不良反应的风险为 20% ～ 70%，而对于用药前即存在勃起功能障碍的患者，使用 SSRIs 可能导致勃起功能障碍出现进一步恶化。SSRIs 类抗抑郁药中影响男性生育力的药物主要为西酞普兰、帕罗西汀、氟西汀及舍曲林。据相关研究显示，在使用艾司西酞普兰治疗 3 个月后，观察到明显的精液参数异常：平均精子浓度从（68 ± 27.1）$\times 10^6$/mL 降低至（26 ± 16.1）$\times 10^6$/mL（$P > 0.01$；约 56% 的患者 $< 20 \times 10^6$/mL），精子平均存活率从（58.2 ± 5.2）% 降低至（23.4 ± 7.5）%（$P < 0.01$；约 52% 患者的精子存活率 $< 50\%$），正常形态精子占比从（19.2 ± 4.8）% 降低至（7.3 ± 3.3）%（$P < 0.01$；100% 患者的正常形态精子占比 $< 14\%$），而帕罗西汀、氟西汀及舍曲林均会不同程度地导致男性性欲降低、勃起功能障碍、射精延迟或无法射精，且以帕罗西汀的发生率最高，氟西汀及舍曲林次之；此外，有研究显示，健康男性在使用帕罗西汀 4 周后，精子 DNA 碎片化比例由 13.8% 升高至 30.3%（*OR*=9.33；95%*CI*：2.3 ～ 37.9）。

（2）5- 羟色胺 / 去甲肾上腺素再摄取抑制剂：SNRIs 类抗抑郁药中影响男性生育力的药物主要为文拉法辛，文拉法辛可导致男性出现性欲下降、勃起功能障碍及性高潮障碍等，发生风险分别约为 80.62%、75.00% 及 82.14%。文拉法辛导致的性功能障碍发生率更高（性欲下降：文拉法辛组 19.4% vs. 戈美拉汀组 3.6%，*P*=0.007；勃起功能障碍：文拉法辛组 21.2% *vs.* 戈美拉汀组 4.3%；$P < 0.05$）。

（3）三环类抗抑郁药：TCAs 与男性生育力的相关研究较少，引起性功能相关不良反应的总体发生率为 20% ～ 30%，多表现为性欲降低或勃起功能障碍。此外，阿米替林对黑人人群生殖毒性的研究显示，阿米替林还可诱导体细胞（骨髓）和生殖细胞（精母细胞）的染色体结构和数值异常，显著降低有丝分裂和减数分裂活性及精子数量，并增加精子头尾部异常的风险。TCAs 除通过多种方式影响 HPG 轴外，也可能与其抗胆碱能作用相关。

2. 抗癫痫药

男性癫痫患者的性功能障碍发生率是健康人群的 5 倍，10 多项研究表明，癫痫和抗癫痫药（antiepileptic drugs，AEDs）（特别是老年 AEDs）对男性性激素、生殖器官和性功能有复杂的影响，导致男性癫痫患者生育能力下降。许多研究表明，癫痫和各种 AEDs 会对精液质量产生不利影响，特别是老年 AEDs，其中大多数会影响性激素，进而影响精子的发生和成熟。大脑神经元的癫痫异常放电也会影响下丘脑 – 垂体 – 性腺轴的功能，间接影响精子的质量。

临床研究还观察到，异常的脑痫样放电可能直接干扰下丘脑 – 垂体 – 性腺轴的功能，特别是颞叶癫痫，这可能造成性激素分泌异常，导致生殖内分泌紊乱。已知 AEDs 可引起男性癫痫患者内分泌紊乱，这在老年 AEDs 中尤为常见，如酶诱导剂类（CBZ、PHT、PB 等）和肝酶抑制剂。这类药物诱导肝细胞色素 P450 增加性激素结合球蛋白的合成，降低游离雄激素水平，或促进芳香化酶将睾酮转化为雌二醇。这影响下丘脑－垂体－性腺轴的功能，并导致性激素紊乱。酶抑制性 AEDs 可通过影响 5- 羟色胺和 γ- 氨基丁酸神经元影响促性腺激素释放激素神经元的输出，从而增加硫酸脱氢表雄酮浓度，引起负反馈调节，LH 和 FSH 降低。

目前，抗癫痫药物对男性癫痫患者生育力影响的机制尚不明确，但多认为与抗癫痫药物影响人体内性激素水平有关。肝药酶诱导型抗癫痫药（如苯妥英、托吡酯、苯巴比妥、奥卡西平及卡马西平等）的使用可引起男性内分泌紊乱，其机制可能是药物诱导了肝 P450 酶系统，导致性激素结合球蛋白升高而组织内可利用的游离雄激素呈明显下降，这也最终使得男性癫痫患者中部分出现严重的性功能障碍；而非肝药酶诱导型抗癫痫药（如拉莫三嗪、丙戊酸及加巴喷丁等）则不会导致上述现象。研究结果显示，在服用苯妥英和卡马西平的患者中，性功能障碍发生率高于服用丙戊酸或拉莫三嗪的患者，也从一定程度上证实了上述机制。但在一项针对汉族人群的对照研究中，使用丙戊酸与左乙拉西坦的癫痫患者相比（两药均不经肝药酶代谢），丙戊酸组可引起黄体生成素 / 卵泡刺激素比例和泌乳素水平显著升高，并可导致精子形态异常、精子活性降低和勃起功能障碍，而左乙拉西坦组则仅对勃起功能有较显著的影响，故某些抗癫痫药物对男性生育力影响的具体机制仍需进一步研究。

（七）中草药

1. 雷公藤

雷公藤具有抗男性生育作用，其起主要作用的 3 种成分为：①雷公藤多苷：雷公藤多苷对睾丸有毒性作用，同时对附睾和精子生成亦有一定的影响。首先，雷公藤多苷妨碍了精子细胞的正常细胞分裂过程，出现了核分裂而胞质不分裂的病理现象，最终导致多核巨细胞的形成；同时，雷公藤多苷使附睾上皮管腔内精子分布不均，许多管腔内精子很少或者没有；另外，雷公藤多苷对生殖的影响，还包括它对氧化亚氮合酶的抑制作用，以及对睾丸、附睾和其中所含精细胞的一些酶类的影响。②雷公藤总生物碱：有实验证明，每日用雷公藤总生物碱 5 ～ 100 mg/kg，6 周后可见雄性大鼠睾丸曲细精管上皮细胞明显受损，多数曲细精管生精细胞数目及层次减少，管壁变薄，随着剂量增加损害逐渐加重并有多核巨细胞形成，排列紊乱。③雷公藤甲素：雷公藤甲素可引起明显睾丸病变，表现为睾丸萎缩、脏器系数降低，并引起各级生精细胞变性、坏死、数量减少，其中以精子、精子细胞和次级精母细胞最敏感，同时还发现雷公藤甲素对睾丸具有蓄积毒性。

2. 乌头碱

常用乌头类中药有附子、川乌、草乌，其炮制品均被《中国药典》收载，其有效成分为乌头碱。张建军等采用 SD 雄性大鼠体内试验（连续 3 个月给药）和大鼠睾丸细胞培养体系研究雄性生殖毒性。结果显示实验组（生草乌生药 8.3 g/kg）雄鼠的睾丸和附睾脏器指数明显下降。睾丸内生成的精子量由生精小管上皮中的 Sertoli 细胞的数目和质量决定，乌头碱可刺激支持细胞分泌乳酸，乳酸分泌失调可引起 Sertoli 细胞功能紊乱。

3. 巴豆

巴豆醛可能改变大鼠生殖系统激素含量、抗氧化酶表达，破坏机体氧化平衡状态，造成大鼠慢性生殖损伤和氧化损伤。实验组大鼠体重增加量、睾丸和附睾重量及脏器系数均下降，部分生精小管内生殖细胞数量减少，与对照组比较，4.5 mg/kg 和 8.5 mg/kg 实验组精子数量和精子活力明显降低，差异有统计学意义（$P < 0.05$）。

4. 斑蝥

斑蝥为芫菁科昆虫南方大斑蝥或黄黑小斑蝥全体。箫庆慈等研究表明，斑蝥还可致雄性小鼠睾丸系数和精囊腺系数明显降低。

5. 地龙

地龙又名蚯蚓，对人体生殖功能具有双重影响。地龙提取物 QY- Ⅲ（含琥珀酸及透明质酸的黄色粉末）在体外对小鼠和人的精子均有快速的杀灭作用，其杀精特点表现为能迅速使精子制动、凝聚及引起精子形态结构破坏等三方面。进一步研究表明，QY-Ⅲ与精液作用后产生许多“精子–絮状物团群”，阻碍了精子的自由活动，并能破坏精子穿透装置、动力装置及运动装置，可使精子受精能力和运动力丧失。但应用地龙提取物 QY-Ⅲ后的剩余物加工而成的地龙粉治疗精液异常的不育患者，结果证明地龙粉能明显增强精子浓度、活动率及存活率，具有强化精子、提高精液质量的作用。

6. 穿心莲

穿心莲能中断大鼠精子的生成，使输精管、间质细胞、附睾、精囊、前列腺及凝固腺退化；穿心莲具有抗精子生成及雄性特征的作用。实验结果表明，穿心莲提取物组和穿心莲内致使睾丸及附睾的脏器系数随着给药时间的延长与对照组相比呈明显的下降趋势（$P < 0.05$），同时各受试组小鼠的精子数量逐渐减少，畸形率明显增加，这说明穿心莲提取物和穿心莲内酯可能够透过睾丸和血管之间的屏障，作用于睾丸及附睾来影响生精细胞的分化，且给药时间越长，精子伤害越大，呈一定时效关系，许多酶类都是能量代谢的重要酶系，对精子的发生过程有重要作用。血清乳酸脱氢酶（lactic dehydrogenase，LDH）和碱性磷酸酶（alkaline phosphatase，AKP）作为睾丸内的标志性酶可直观反映生殖情况，LDH 主要存在于生精小管内，主要参与能量代谢并与生精上皮的成熟有关系。AKP 主要存在于胞浆内，是一种水解酶类，其主要作用为清除受损或衰老细胞。穿心莲提取物和穿心莲内酯能抑制睾丸中 LDH 和 AKP 的活性，且随着给药时间的延长 LDH 和 AKP 的活性下降存在明显时效关系（$P < 0.05$，$P < 0.01$）。

从睾丸和附睾的病理切片中亦看出生精小管出现退化，管腔一定程度萎缩，偶见管腔内精母细胞有脱落，管内成熟精子随给药时间延长逐渐减少。且附睾管壁上皮增厚。综上所述，穿心莲提取物和穿心莲内酯对小鼠的精子和睾丸有一定的毒性作用，其作用机制可能为阻碍精子的能量来源，使精母细胞无法进行正常减数分裂，且对小鼠生精上皮有损伤，使生精细胞无法正常分化，从而导致睾丸和精子的异常。

7. 龙葵素

龙葵素又名茄碱、龙葵碱、马铃薯毒素等，被视为潜在的前体类固醇，具有抗肿瘤、抑菌、强心、镇痛等多种功效。亲代雄性动物生殖毒性体外研究表明，当茄碱的浓度大于 5 mmol/L 时能够显著抑制小鼠睾丸支持细胞增生，减少对生精细胞的营养供给及必需的物理支持，从而影响雄性生殖功能。体内试验研究显示茄碱可以通过血–生殖腺屏障，对雄性小鼠具有睾丸毒性作用，使睾丸生精功能产生障碍，出现精子畸形等症状。进一步研究表明茄碱能够显著影响支持细胞内波形蛋白（有维持细胞骨架作用）的表达，并使波形蛋白崩解，破坏血–睾屏障。随着茄碱剂量的增加，小鼠睾丸支持细胞内的波形蛋白表达明显下调，向曲细精管内延伸的部分变短，10 mg/kg 茄碱组中已出现空泡化现象，20 mg/kg 茄碱组中波形蛋白崩解，细胞排列紊乱，最终曲细精管萎缩，生精细胞与支持细胞分离，影响精子的发生进而产生雄性生殖毒性。茄碱通过降低睾丸组织中的超氧化物歧化酶、琥珀酸脱氢酶的活性及谷胱甘肽的含量，从而导致睾丸内自由基增多，呼吸链和氧化磷酸化脱偶联，三羧酸循环被阻断，线粒体基质渗透压升高，内膜肿胀，使线粒体氧化损伤，从而导致睾丸组织损伤。雄性小鼠腹腔给予 5.25 mg/kg、10.5 mg/kg、21 mg/kg 茄碱 2 周后，小鼠骨髓体细胞微核的发生率还随剂量增高而逐渐增加，表明小鼠体细胞遗传物质受到损伤，茄碱可以造成雄性小鼠体细胞、生殖细胞的 DNA 损伤。

8. 大黄

蒽醌类为大黄发挥药效的重要成分之一。胡晓丞等实验表明，大、中、小剂量组小鼠生精小管基膜均出现断裂，中剂量组小鼠间质细胞部分消失，大剂量组小鼠间质细胞完全消失，生精细胞部分消失，睾丸有明显毒性变化，机制在于其能促使间质细胞凋亡，影响睾酮合成，减少精子形成，从而对机体产生生殖毒性，损伤程度有剂量依赖性。Oshida 等研究了大黄素对小鼠睾丸基因表达谱的影响，发现大黄素可以引起睾丸中多种 mRNA 表达的升高或者降低。

9. 皂苷类

皂苷类的杀精子机制是通过干扰精子细胞生物代谢酶系的释放，抑制各级生精细胞的活性，达到杀精子的目的。皂苷类还可妨碍精子中的酸性水解酶和蛋白酶的释放，造成顶体酶释放提前，失败和受阻均能妨碍卵细胞受精，起到抗生育作用。从满天星、肥皂草、象耳草、草木樨、商陆、七叶一枝花等植物中分离得到的皂苷，均具有较强的杀精子作用。

10. 乌梅

蔷薇科植物梅的干燥近成熟果实。性平，味酸、涩。程传芬等经化学分析、提纯，确定其杀精有效成分为枸橼酸。

11. 慈菇

泽泻科植物慈菇的球茎。性味甘、苦，微寒。只提取汁液中含有多功能的蛋白酶抑制剂，在330 ng/mL以上浓度时，能全部抑制兔精子的体外受精，对兔精子顶体酶的抑制呈典型的抑制反应曲线。其机制为抑制兔精子的顶体酶，从而影响获能后的精子，阻碍兔卵受精。

12. 川楝子油

楝科植物川楝或苦楝的种子油。贾瑞鹏采用Scandar-karmer法评价川楝子油的体外杀精效果。川楝子油在20秒内可使精子丧失活力。而其中一环己酮复合物的杀精作用随其浓度增加而增加。精子复活试验表明川楝子油对精子的上述影响是不可恢复的。

13. 水银

水银是化学元素汞的俗称。用氯化汞处理雄性小鼠，连续染毒3天后自由饮食12天，发现氯化汞0.5 mg/kg和1.0 mg/kg均可致小鼠早期精细胞微核率显著增高，氯化汞对雄性小鼠生殖细胞染色体具有损伤作用。罗斐和等研究发现，随着汞接触时间的增加，人群血清中促滤泡成熟素、促黄体生成素和睾酮水平均呈下降趋势，均与汞接触时间呈负相关，存在时间效应关系。

朱砂和轻粉的主要成分为可溶性汞和游离汞，前者主要用于安神，后者外用于杀虫敛疮。谷颖敏和顾祖曦等的研究发现，朱砂0.1 g、0.3 g和1.0 g生药•kg^{-1} ig（每公斤体重胃内给药）给予大鼠，雄性大鼠由交配前连续给药6周，并持续至交配结束；雌性大鼠由交配前2周给药并持续至GD。研究结果发现，朱砂各剂量组雄性大鼠生育力未见明显改变；但朱砂具有亲本毒性作用，可引起雄性大鼠血红蛋白、血细胞比容、总蛋白和白蛋白含量降低，肺和肝系数增大，睾丸和精囊腺减轻。组织病理学观察显示雄性大鼠精囊腺和睾丸萎缩，曲细精管变细，管腔间排列疏松，管腔内基底膜破坏，雄性大鼠精子功能降低。

李永刚等研究发现，大鼠大剂量外用轻粉制剂“五五丹”后出现生殖器官组织结构改变，如子宫体积明显减小，卵泡数明显减少，黄体细胞变小且形态不规则；睾丸曲细精管缩小，生精细胞减少等。以上研究表明，含汞制剂特别是含氧化汞的制剂长期给药可产生明显的生殖毒性。

14. 补骨脂

在补骨脂提取物作用下，大鼠的雄性激素分泌被抑制，导致大鼠睾丸和附睾出现损伤的症状。

15. 苦参

苦参碱有较强的杀精子作用。苦参碱可使小鼠精子畸形率升高，这可能与苦参碱的酰胺氮结构有关，其机制还有待进一步研究。

16. 合欢皮

合欢皮是豆科植物合欢的干燥树皮，具有安神解郁、活血消肿、生肌续骨的功效。与对照组相比，雄性小鼠灌胃合欢皮总皂苷后，导致雌性小鼠的怀孕率降低，睾丸脏器系数和附睾精子活率极显著降低（$P < 0.01$），精子畸形率极显著升高（$P < 0.01$）。光学显微镜下，试验组小鼠睾丸和附睾均有一定程度的损失，睾丸生精细胞排列疏松，间质减少，可见曲细精管内有多核巨噬细胞浸润，各级生精细胞脱落。附睾具正常的管腔结构，但能明显观察到管腔内精子几乎消失。

17. 槟榔

睾丸组织和精子质膜由于富含多元不饱和脂肪酸（polyunsaturated fatty acids），更容易受ROS破坏，进而影响生精过程。有研究表明，槟榔提取物可能通过促进睾丸、附睾及精子膜的脂质过氧化破坏生精过程。研究表明唾液酸含量与附睾中精子成熟和膜结构完整性的维持有关。经槟榔提取物处理过的小鼠，其睾丸和附睾尾部组织中的唾液酸含量均有所降低。唾液酸含量下降使得其抗氧化损伤作用减弱，进一步导致精子数量与活动力降低，精子顶体反应与受精能力下降。

另外，槟榔碱能够以直接和间接的方式破坏睾丸血－睾屏障结构。表面紧密连接蛋白 ZO-1 是血－睾屏障中重要的紧密连接蛋白，也是血－睾屏障被破坏的重要位点。研究表明，在用槟榔碱处理过的 TM4 细胞（小鼠 Sertoli 细胞系）和 THP-1（人白血病单核细胞）中，槟榔碱能够通过激活细胞外信号调节激酶 1/2（ERK1/2）通路直接下调 ZO-1 的表达，破坏血－睾屏障结构。除此之外，槟榔碱还可通过激活 ERK1/2 通路上调 TNF-α 的表达，而 TNF-α 能够进一步下调血－睾屏障中连接蛋白如闭合蛋白、ZO-1 及 N-钙黏着蛋白的表达，破坏血－睾屏障，最终导致男（雄）性不育。

18. 商陆

抑精试验表明，商陆总皂苷能终止兔精液中全部精子的活动。洗去皂苷液后，复活试验未见精子恢复活力。制动精子头部被曙红染成红色，提示商陆总皂苷对兔精子具有致死作用。商陆总皂苷在 2.6 g/L 浓度时，即能终止人精液中全部精子的活动。复活试验未见制动精子恢复活力。降低皂苷浓度，杀精效能减弱，呈现明显的量效关系。

19. 昆明山海棠

昆明山海棠为卫矛科植物昆明山海棠的根，昆明山海棠的生殖毒性在临床已得到证实，多种酶被研究并作为其生殖毒性的评价指标。黄思行等给 SD 大鼠灌胃昆明山海棠，分三个剂量 5.0 g/kg、10.0 g/kg、20.0 g/kg 持续 3 个月，均可引起大鼠睾丸明显萎缩，表现为精曲小管内生精细胞损伤和破坏，提示昆明山海棠能明显降低大鼠的生精功能。

20. 益母草

益母草浸膏具有明显的杀精作用，且杀精效果随药物浓度的升高而增强。益母草与微波辐射协同作用时可促进小鼠睾丸细胞凋亡。

21. 长春花

长春花中含有的长春碱可致使精子形成障碍。

22. 决明子

周宇红等研究表明，决明子可使动物睾丸曲细精管萎缩，无生精细胞，但对照组却无上述病理改变。

23. 硫磺

姚海月等将 40 只雄性小鼠随机分成对照组（生理盐水 10 mL/kg）及硫磺染毒 20 mg/kg、40 mg/kg 和 80 mg/kg 剂量组，连续给药 60 天后，硫磺染毒 40 mg/kg 和 80 mg/kg 组小鼠精子畸形率增加，提示硫磺存在雄性生殖毒性。

第三节　如何规避药物对男性生育的影响

规避药物对男性生育的影响有以下几点。

（1）药物对男性生殖系统的损害不仅可造成患者一时的痛苦，而且还有可能导致男性不育等终身遗憾。临床医师和药师应格外重视药物性男性生殖系统损害反应并加强对患者的用药指导，这对于促进药物治疗效果和提高患者的生活质量具有极其重要的作用。

（2）药源性男性生殖系统损害如果有外部损害特征容易被发现，精子减少或无精子症如果不伴性欲减低则不易被发现。因此关注男性生殖系统损害还应注意监测精子等指标的变化，同时加强药源性生殖系统损害的研究，以减少药物对男性生殖系统损害及对子代的不良影响。

（3）对男性生殖系统影响大的药物，如抗肿瘤药物、抗精神病药物等，医师在设计治疗方案时就要充分考虑、认真评估药物对患者生殖系统的影响，要尽量避免使用引起男性生殖系统损害的药物。如果必需使用，要提醒患者或者患者家属注意药物可能的不良反应并注意监测，有情况及时与医师联系。一旦出现损害，医师应根据患者个体情况立即停用或换用其他药物，如果不能改变药物，可以采用减少剂量的方法。低剂量、短期用药致男性生殖系统损害一般是可逆的，但长期和大剂量使用有可能造成不可逆性。应避免再次使用引起男性生殖系统损害的药物。

（4）在过去的几年里，减少癌症治疗对生育的不良反应的研究一直集中在细胞保护策略上，而优化生育能力的策略可以在治疗前、治疗期间或治疗后使用。通过 GnRH 激动剂或睾酮可以诱导生育期男性癌症患者性腺处于静止状态，使它们不太容易受到损害。通过阻止精子发生可能降低干细胞对化学和辐射损伤的敏感性，这表明青春期前睾丸对性腺毒性的敏感性低于活跃的成年人睾丸。此外，如动物研究所示，只要在特定的癌症治疗后立即使用 GnRH 类似物，并且在前 10 周内，也可以在更快的精子发生恢复中发挥关键作用。

（5）化疗药物对于精子生成的影响程度取决于药物的剂量和疗程。一方面，通过联合用药而减少单一化疗药物的用量有助于减轻影响的程度。另一方面，可以通过选择对睾丸生殖细胞影响较小的替代性药物或降低烷化剂的剂量、缩短烷化剂的疗程来减轻对男性生育的影响。

（6）由于精子的生成与成熟时间约为 3 个月，所以建议患者在使用相关药物期间和停药至少 3 个月内不宜计划怀孕。同时，医师在选择用药时应权衡利弊、合理用药，严格掌握适应证、用药剂量、剂型和给药方法，从而尽可能避免或减少药源性男性生育功能损害的发生。比如在治疗高血压时选择血管紧张素Ⅱ受体拮抗剂，氯沙坦、厄贝沙坦、替米沙坦、缬沙坦等血管紧张素Ⅱ受体拮抗剂对男性性功能有益。

第四节　小结

20 世纪 80 年代以后，由于生殖毒性研究不完善而发生的震惊世界的“反应停”事件造成了近万名新生儿海豹肢畸形，这一严重的药害事件促使许多国家加强了药物的生殖毒性评价。2006 年，针对药物生殖毒性状况，我国借鉴了国外（如 ICH、FDA、OECD 等）相关指导原则，并结合实际国情，制定并发布了我国的《药物生殖毒性研究技术指导原则》。该指导原则的实施，大大促进了我国药物生殖毒性研究的规范化进程，提升了国内研究机构的研究水平，加快了与国际药物非临床研究要求的接轨。近年来随着我国不孕不育率逐年提高、男性精液质量呈下降趋势，药物的雄性生殖毒性应得到更多的重视。2015 年 6 月 11 日美国 FDA 发布了《药物雄性介导发育毒性风险评估指导原则》，该指导原则草案总结了当前 FDA 对男性人群使用药物后潜在相关发育毒性风险评估的策略与方法。

关于影响男性生殖功能的药物现状总体如下。

（1）由于精子的产生可以发生在男性从青春期到死亡的各个阶段，因此，对男性的任何治疗，医生都应该在使用药物之前向该年龄的男性询问他们未来可能的生育意图。否则，可能会延迟和（或）阻止夫妇实现其生殖目标，或导致使用潜在的不必要和昂贵的辅助生殖技术。

（2）多种疾病患病年龄趋于年轻化，越来越多的患者在年轻时需要长期的药物治疗，有生育需求的男性使用药物的种类及频率逐渐升高。因而，药物对男性生育力的影响应该被医疗专业人员及患者所关注、了解和掌握。但令人十分担忧的是药物对男性生殖的不利影响往往没有得到充分的考虑和认识。

（3）目前，中药生殖毒性研究主要以整体动物研究为主，不但需要大量实验动物，而且需要消耗大量受试药物。中药材单体成分多、含量低且提取分离难度大、耗费高，应用传统生殖毒性试验评价其致畸性有一定的局限性。因此，在符合中医药自身特点研究的基础上，建立一个完善的中药生殖、胚胎毒性的体外评价体系，对于孕妇在妊娠期安全、科学、合理用药，保证优生优育及男性生殖安全具有重要意义。

（4）体外替代试验是对生殖毒性传统评价试验的一种补充，在药物研发的早期阶段它能够有效地降低研发风险、减少研发费用、缩短研发时间和预警早期毒性。替代试验在中药生殖毒性的评价中优势明显，相信在不久的将来，替代试验将在中药生殖毒性评价中发挥不可或缺的作用。

（5）绝大多数化学或生物制品的说明书中，均有列举非临床生殖毒性研究的数据，以警示医生和患者注意可能出现与生殖毒性相关的不良反应。但是很少有中药说明书中描述生殖毒性反应，更不会有翔实的生殖毒性数据，让医生和患者无法了解所用中药生殖毒性方面的信息。若能利用现代医学的手段揭示中药生殖毒性，或明确通过复方或炮制后具有减毒的结论，进一步完善说明书内容，对预警临床不良反应大有裨益。

（6）与传统生殖毒性试验相比新研究方法更加积极有效。

（7）蛋白质是机体生长发育的基础，在一定的时间和环境下机体所表达的全部蛋白质被称作蛋白质组（proteome）。对蛋白质组学的深入研究有助于了解蛋白质结构与功能的关系、蛋白质之间相互作用的关系，有助于揭示疾病的发病机制、筛选疾病的分子标志物和药物靶位，而且对生殖毒性相关疾病的早期诊断、治疗具有重要意义。

（8）生物信息逐步进入了基因组和后基因组时代，高通量测序技术（high-throughput sequencing，HTS）可一次并行对几十万到几百万条 DNA 分子的序列进行测定。HTS 促进了更多生物信息技术的进步，陆续揭秘了大量的遗传信息，并且测序快、高通量、耗资少、准确率高，利用该技术可快速、经济地进行生殖毒性预测、检测及诊断。

参考文献

[1] MASLIUKAITE I，HAGEN J M，JAHNUKAINEN K，et al. Establishing reference values for age-related spermatogonial quantity in prepubertal human testes：a systematic review and meta-analysis. Fertility and Sterility，2016，106（7）：1652-1657.

[2] PETERSEN P M，SKAKKEBAEK N E，GIWERCMAN A.Gonadal function in men with testicular cancer. APMIS，1998，25（2）：224-233.

[3] HOWELL S J，SHALET S M.Spermatogenesis after cancer treatment：damage and recovery. J Natl Cancer Inst Monogr，2005（34）：12-17.

[4] RIVKEES S A，CRAWFORD J D. The relationship of gonadal activity and chemotherapy-induced gonadal damage. JAMA，1988，259（14）：2123-2125.

[5] FRENCH A E，KOREN G，TEAM M. Effect of methotrexate on male fertility. Can Fam Physician，2003，49：577-578.

[6] DE LUCA M，CIAMPO E，ROSSI A. Study of the seminal flfluid in subjects treated with methotrexate. G Ital Dermatol Minerva Dermatol，1971，46（6）：247-249.

[7] WATSON A R，RANCE C P，BAIN J. Long term effects of cyclophosphamide on testicular function. Br Med J（Clin Res Ed），1985，291（6507）：1457-1460.

[8] NICOLAI M P，LIEM S S，BOTH S，et al. A review of the positive and negative effects of cardiovascular drugs on sexual function：a proposed table for use in clinical practice. Neth Heart J，2014，22（1）：11-19.

[9] SAMPLASKI M K，NANGIA A K. Adverse effects of common medications on male fertility. Nat Rev Urol，2015，12（7）：401-413.

[10] EPSTEIN M，CALHOUN D A. Aldosterone blockers（mineralocorticoid receptor antagonism）and potassium-sparing diuretics. Clin Hypertens（Greenwich），2011，13（9）：644-648.

[11] GUO D, LI S F, BEHR B, et al. Hypertension and male fertility. World J Mens Health，2017，35(2)：59-64.

[12] SHARP R P，GALES B J. Nebivolol versus other beta blockers in patients with hypertension and erectile dysfunction. Ther Adv Urol，2017，9（2）：59-63.

[13] POLLOCK D M. 2013 Dahl lecture：American Heart Association council for high blood pressure research clarifying the physiology of endothelin. Hypertension，2014，63（5）：e110-e117.

[14] MBAH A U，NDUKWU G O，GHASI S I，et al. Low-dose lisinopril in normotensive men with idiopathic oligospermia and infertility：a 5-year randomized，controlled，crossover pilot study. Clin Pharmacol Ther，2012，91（4）：582-589.

[15] ANGELIDIS C，KOTSIALOU Z，KOSSYVAKIS C，et al. Colchicine pharmacokinetics and mechanism of action. Curr Pharm Des，2018，24（6）：659-663.

[16] HANDEL M A. Effects of colchicine on spermiogenesis in the mouse. J Embryol Exp Morphol，1979，51：73-83.

[17] VAN THIEL D H，GAVALER J S，SMITH W I Jr，et al. Hypothalamic-pituitary-gonadal dysfunction in men using cimetidine. N Engl J Med，1979，300（18）：1012-1015.

[18] ELLIOTT J. Side effects of cimetidine use coming under scrutiny. JAMA，1979，242（1）：13.

[19] FUENTES R J Jr, DOLINSKY D. Endocrine function after cimetidine. N Engl J Med，1979，301(9)：501-502.

[20] BABB R R. Cimetidine：clinical uses and possible side effects. Postgrad Med，1980，68（6）：87-93.

[21] SINHA R B，BANERJEE P，GANGULY A K. Serum concentration of testosterone，epididymal mast cell population and histamine content in relation to sperm count and their motility in albino rats following H_2 receptor blocker treatment. Nepal Med Coll J，2006，8（1）：36-39.

[22] WATSON A R，RANCE C P，BAIN J. Long term effects of cyclophosphamide on testicular function. Br Med J（Clin Res Ed），1985，291（6507）：1457-1460.

[23] WATANABE S，KAMIGUCHI Y. Chromosome analysis of human spermatozoa following in vitro exposure to cyclophosphamide，benzo（a）pyrene and N-nitrosodimethylamine in the presence of rat liver S9. Mutat Res，2001，491（1/2）：57-63.

[24] AMORY J K，WANG C，SWERDLOFF R S，et al. The effect of 5alpha-reductase inhibition with dutasteride and finasteride on semen parameters and serum hormones in healthy men. J Clin Endocrinol Metab，2007，92（5）：1659-1665.

[25] YAMANA K，LABRIE F，LUU-THE V. Human type 3 5alpha-reductase is expressed in peripheral tissues at higher levels than types 1 and 2 and its activity is potently inhibited by finasteride and dutasteride. Horm Mol Biol Clin Investig，2010，2（3）：293-299.

[26] ZAKHEM G A，MOTOSKO C C，MU E W，et al. Infertility and teratogenicity after paternal exposure to systemic dermatologic：a systematic review. J Am Acad Dermatol，2019，80（4）：957-969.

[27] HAMADA A，AGARWAL A，SHARMA R，et al. Empirical treatment of low-level leukocytospermia with doxycycline in male infertility patients. Urology，2011，78（6）：1320-1325.

[28] TROMPETER R S，EVANS P R，BARRATT T M. Gonadal function in boys with steroid-responsive nephrotic syndrome treated with cyclophosphamide for short periods. Lancet，1981，1（8231）：1177-1179.

[29] BLUME W T. Low fertility in men with epilepsy: unhappy, uninterested, unable. Epilepsy Curr, 2009, 9(3): 69-70.

[30] VERROTTI A, MENCARONI E, COFINI M, et al. Valproic acid metabo lism and its consequences on sexual functions. Curr Drug Metab, 2016, 17(6): 573-581.

[31] HAMED S A. Neuroendocrine hormonal conditions in epilepsy: relationship to reproductive and sexual functions. Neurologist, 2008, 14(3): 157-169.

[32] HERZOG A G, DRISLANE F W, SCHOMER D L, et al. Differential effects of antiepileptic drugs on sexual function and reproductive hormones in men with epilepsy: interim analysis of a comparison between lamotrigine and enzyme-inducing antiepileptic drugs. Epilepsia, 2004, 45(7): 764-768.

[33] 王宁生. 中药毒性与临床前评价. 北京：科学出版社，2004：162，167-168.

[34] 潘黎，张建军，卢豪，等. 乌头碱对大鼠睾丸间质细胞的毒性研究. 癌变•畸变•突变，2008，20(3)：231-234.

[35] ROBINSON R, FRITZ I B. Metabolism of glucose by Sertoli cells in culture. Biol Reprod, 1981, 24(5): 11032-11041.

[36] 李双双，张彪，张志虎. 巴豆醛致雄性大鼠亚慢性生殖损伤与氧化损伤机制研究. 中华劳动卫生职业病杂志，2019，37(4)：241-246.

[37] XIAO Q C, MAO X P, ZHAO X, et al. The part of pharmacology research on Mylabris phalerata Pall-contraindicational medicine in gestational period. J Yunnan Coll Tradit Chin Med, 2000, 23(1): 7-10, 19.

[38] 夏丽英，曲京峰，杨振宁，等. 现代中药毒理学. 天津：天津科技翻译出版公司，2005：316-317.

[39] 陶婷婷，昂伯东，黄晓军. 单味中药治疗弱精子症的研究现状. 浙江中医药大学学报，2008，32(3)：421-422.

[40] HORN M M, RAMOS A R, WINKELMANN L, et al. Seminiferous epithelium of rats with food restriction and carbon tetrachloride-induced cirrhosis. Int Braz J Urol, 2006, 32(1): 94-99.

[41] 祝慧娟，郑一凡，朱心强，等. 美他多欣对大鼠的雄性生殖毒性. 癌变•畸变•突变，2003，15(2)：111-113，115.

[42] SHU S Y. Study on toxicity and toxic components of Tripterygium Hypoglaucum hutch. Yunnan J Trad Chin Med Materia Medica, 1983, 4(6): 43-47.

[43] LEO Q, WAN P. Research progress on toxicity of Tripterygium Hypoglaucum hutch. Yunnan J Trad Chin Med Materia Medica, 2005, 26(1): 46-47.

[44] HUANG S X, LIU J Y, HUANG W T, et al. Pathological study of testicular injury induced by Tripterygium Hypoglaucum Hutch (THH) in rats. Chin J Reprod Contracep, 2011, 31(8): 514-519.

[45] CAI Y, ZHANG Y H, WAN B J, et al. Effects of sodium fluoride, mercury chloride and sodium arsenite on the micronucleus rate of spermatocytes in early testicular mice J. Chin J Pub Health, 1995, 14(2): 120-122.

[46] LUO F H, ZHU B Y, ZENG X Y. Study on the effect of mercury on hormones in male workers. Chin J Clin Res, 2001, 14(4): 347-348.

[47] YAO H Y, ZHANG Y J, LU Y. Study on long-term intake of sulfur to reproductive toxicity in mice. Flight Surgeon, 2017(3): 33-35.

[48] 季宇彬，王秋平，郎朗．龙葵碱毒理学研究．中国药理通讯，2009，26（2）：82.

[49] 王秋平，郎朗，季宇彬．龙葵碱对雄性小鼠睾丸毒性的初步研究．食品与药品，2009，11（11）：10-13.

[50] 季宇彬，孙晶超，郎朗．龙葵碱对小鼠睾丸支持细胞波形蛋白表达的影响．毒理学杂志，2010，24（5）：352-355.

[51] 张村，李丽，肖永庆，等．大黄不同饮片中2个蒽醌苷类成分的比较研究．中国中药杂志，2009，34（22）：2872-2375.

[52] 胡晓丞，李亚洲，高冲，等．大黄水提物对雄性小鼠睾丸影响的实验研究．时珍国医国药，2013，24（5）：1132-1134.

[53] OSHID A K，HIRAKATA M，MAEDA A，et al. Toxicological effect of emodin in mouse testicular gene expression profile. J Appl Toxicol，2011，31（8）：790-800.

[54] 许志，高秀芝，田景室，等．橘基草化学及药理研究进展．中医药研究，2002，18（2）：62.

[55] 周字红，汪会玲，杨华，等，决明子亚慢性毒性病理实验．毒理学杂志，2006，19（A3）：265-266.

[56] 程传酚，黄庆玉，张金池，等．乌梅 - 枸橼酸的杀精作用及被杀伤精子的透射电镜观察．泰山医学院学报，1995，16（2）：77.

[57] 柴燕林，谢衷明，顾锡根，等．慈菇蛋白酶抑制剂对家兔精子体外受精的影响．生殖与避孕，1984，4（3）：9-11.

[58] 贾瑞鹏，周性明，陈甸英．川楝子油体外杀精研究．南京铁道医学院学报，1995，14（4）：207-208.

[59] GU Y M，LI Y M，JIANG X，et al. Toxicity on fertility and early embryo development by intragastrical administration of Cinnabaris in rat. Chin J Exp Tradit Med Form，2011，17（9）：226-231.

[60] GU Z X，LIU J，GU Y M，et al. Effect of cinnabar on sperm quality of male rats. Shanghai J Tradit Chin Med，2012，46（9）：88-91.

[61] 李永刚．升丹制剂——五五丹外用对大鼠的肾毒性及毒性机制研究．南京：南京中医药大学，2012.

[62] TAKIZAWA T，MITISUMONI K，TAKAGI H，et al，Sequential anaysis of esicuar lesions and serum hormone levels in rats treated with a Psoralea conyitoia extract. Food Chem Toxicol，2004，42（1）：1-7.

[63] 刘梅，刘雪英，程建峰．苦参碱的药理研究进展．中国中药杂志，2003，28（9）：801-803.

[64] 杜俊杰，郭仁舆，刘胜家，等．苦参碱的体外杀精子作用．西安医科大学学报，1996，17（3）：398-389.

[65] 苏景利．卢莹，荣向路，等．苦参碱口服给药对小鼠精子活性的影响．海峡药学，2007，19（9）：16-17.

[66] 舒杨，孙潇雅，李平，等．合欢皮总皂苷对雄性小鼠的抗生育作用研究．四川动物，2013，32（5）：746-750.

[67] SARADHA B，MATHUR P P. Induction of oxidative stress by lindane in epididymis of adult male rats. Environ Toxicol Pharmacol，2006，22（1）：90-96.

[68] QIU L，ZHANG X，ZHANG X，et al. Sertoli cell is a potential target for perfluorooctane sulfonate-induced reproductive dysfunction in male mice. Toxicol Sci，2013，135（1）：229-240.

[69] BERCIER P，GRENIER D. TNF-α disrupts the integrity of the porcine respiratory epithelial barrier. Res Vet Sci，2019，124：13-17.

[70] 王一飞，崔蕴霞，崔蕴慧，等．商陆总皂甙的抗生育活性．河南医科大学学报，1996，31（1）：91.

[71] 林本成，袭著革．环境化学物对雄（男）性生殖损伤的评价指标及检测技术．生态毒理学报，2007，2（4）：381-389.

[72] 黄思行，刘剑毅，黄文涛，等．昆明山海棠片所致大鼠睾丸损伤的病理学研究．生殖与避孕，2011，31（8）：514-519.

[73] 于华芸，季旭明．益母草的毒性毒理研究概况．湖南中医杂志，2008，24（2）：112-113.

[74] 苗明三，王灿．中药对生殖系统毒性的研究分析．时珍国医国药，2008，19（2）：284-285.

（韩东　米泠波）

第三十九章　放化疗对生精功能的影响及生育力保护

随着肿瘤发病率逐年升高，年轻肿瘤患者人数呈上升趋势，据国外研究报道儿童的肿瘤发病率为17/10 000。随着肿瘤治疗技术的提升，肿瘤患者的生存率日益提高，病死率降低，生存期延长，5年生存率超过83%。因而，患者治疗后生活质量的提升及生命繁衍的需求正成为关注的热点，对于未生育且能长期存活的男性肿瘤患者，推荐在肿瘤治疗前或治疗后补救性保存精液。

第一节　放化疗对生精功能的影响

肿瘤本身和抗肿瘤治疗（如放疗、手术、细胞毒性药物）都可能导致男性肿瘤患者生育力的下降或丧失，甚至可能增加子代患恶性肿瘤的风险。生育力下降或不育作为肿瘤治疗后潜在的晚期并发症之一，不仅对患者造成很大的精神痛苦，甚至可能影响患者的治疗决策。

一、肿瘤对生精功能的影响

育龄期男性发病率最高的恶性肿瘤是白血病、霍奇金淋巴瘤和睾丸生殖细胞瘤。有数据表明，睾丸肿瘤的精液质量低下可能与生精细胞本身的缺陷有关，其他肿瘤如何影响精液质量目前尚不清楚。疾病过程本身会影响精子发生，在没有开始进行任何治疗前，癌症患者患少精子症就比健康男性常见，约有12%男性在化疗前没有活动精子可冷冻。肿瘤导致精液质量下降的机制尚不明确，但原因可能包括：下丘脑－垂体－性腺轴功能的损伤；细胞毒素引起的自发免疫反应从而干扰精子发生；睾丸周围的淋巴渗透产生细胞毒素和氧化自由基，以及其他可能的改变破坏了血－睾屏障，使得免疫系统直接损伤精原干细胞等。

二、化疗药物对生精功能的影响

抗肿瘤药物对生精功能的损害不仅导致生精细胞凋亡增加，而且使精原细胞停止增殖分化。目前已明确多种化疗药物（包括烷化剂、铂类、抗代谢药等）与睾丸组织的损伤密切相关。因此肿瘤治疗所造成的男性不育可能是暂时的，也可能是永久的，并且程度也从轻微到严重不等。目前对抗肿瘤药物导致上述结果的机制尚不完全清楚，主要有以下几种观点。

（1）抗肿瘤药物的直接损害：抗肿瘤药物干扰核酸代谢，特别是DNA的合成、抑制二氢叶酸还原酶、阻止嘌呤核苷酸和嘧啶核苷酸合成、抑制DNA聚合酶、干扰转录、抑制mRNA合成，阻止纺锤丝的形成，阻止蛋白质合成，从而导致精原细胞的大量死亡，这可能是长期或永久无精的主要原因。

（2）抗肿瘤药物的代谢产物（如超氧化物自由基，羟自由基等）产生氧自由基，氧自由基化学性质极其活跃，与蛋白质巯基基团结合，攻击各种细胞膜引起膜脂类的过氧化分解，导致内质网结构破坏，内质网酶活力丧失，最终细胞死亡。

（3）也有人对抗肿瘤药物治疗致生精障碍提出了几种推断：①正常的精原细胞有2种途径维持精原细胞的增殖分化，但是抗肿瘤药物可使精原细胞缺乏一种受体或细胞内信号转导途径，而另一种途径也被抗肿瘤药物致睾丸内高水平的睾酮所抑制。②抗肿瘤药物导致支持细胞分泌与精原细胞生长、分化的有关因子缺乏。③抗肿瘤药物导致支持细胞分泌促凋亡因子增加。

三、放疗对生精功能的影响

虽然近年来，放疗的有效性、安全性和耐受性都有了很大的提升，但睾丸组织仍对放疗极为敏感，且有明确的剂量相关性。0.1 Gy的局部照射即会引起精原细胞损伤，研究表明，单次接受10 Gy照射，约有85%的患者永久失去生育能力；当剂量超过24 Gy时，可导致永久性生精障碍。

成年患者放疗后间质细胞的内分泌功能尚能保存。当辐照剂量低至0.15 Gy就能引起精子损伤。直接照射剂量在0.15～0.35 Gy会导致少精子症；剂量在0.35～0.5 Gy之间可造成可逆性无精子症。精液质量一般在治疗后4～6个月达到最低点，生精功能的恢复需要10～18个月才能完全恢复。剂量≥1.2 Gy时精子发生的恢复有降低的风险，此外恢复时间可能也取决于剂量。当分段照射时，累积剂量＞2.5 Gy时精子发生开始产生不可逆损伤。精子无法承受＞6 Gy的应用剂量。直接睾丸辐照的剂量＞15 Gy会导致睾丸间质细胞受损；如果剂量＞20 Gy，这种损害是不可逆的。但是青少年的睾丸间质细胞与生殖细胞一样，放疗后其内分泌功能更容易受到不可逆的损伤。

总之，男性肿瘤患者一方面由于肿瘤本身直接影响精子质量；另一方面治疗肿瘤的药物，尤其放射性与化学药物损伤生殖细胞而导致精液异常（如严重少精子或无精子症）；此外某些破坏生殖系统器官或组织的手术也可能会导致不育。

男性生育力的评估主要包括精液质量及精子功能、勃起功能、射精功能及遗传检测等。对还没有实行放化疗的患者可利用精子冷冻保存技术进行自身精子冷冻保存（自精保存技术）、睾丸组织冷冻与移植和精原细胞分离技术及放疗过程中的性腺防护等；对已经实行可能影响生育力的放射治疗或化学药物治疗患者，推荐尽快行补救性精子冷冻保存生育力，但需充分告知患者放射治疗或化学药物治疗可能会对精子质量造成一定程度影响，而这种影响取决于所使用的药物种类、药物剂量、治疗周期和放射治疗的剂量与位置等。

第二节　男性生育力保护

男性生育力保存（male fertility preservation，MFP）是指通过冻存男性精子（包括精原干细胞）或睾丸组织以期预防未来生育风险，并借助人类辅助生殖技术（assisted reproductive technology，ART）最终达到生育目的的技术和方法。MFP既适用于有生育力保存需求的正常男性和有不育风险的男性人群，更适用于拟实施ART的不育症患者，旨在最大限度降低女方取卵当天，男方无可用精子的风险，且可预防在治疗某些疾病过程中可能导致的男性生育能力的损伤，同时也为有需求的男性提供生育力保存的服务。

目前，美国每年新增年轻肿瘤患者（15～19岁）1万多，中国每年新增肿瘤患者约390万，并且也呈年轻化趋势。随着医学的进步，特别是系统化治疗和化疗方案的改进，肿瘤患者的生存率逐年提高，现在50岁以下肿瘤患者5年生存率接近80%，但这些治疗方法也对患者的很多器官造成永久性的损伤，其中男性生殖系统对于放化疗是比较敏感的，所以不育是肿瘤患者治疗后的常见不良反应。

随着肿瘤患者的生存率显著提高，男性生育力保存越来越受到医生与患者的关注。美国肿瘤学会已制定指南和专家共识，要求肿瘤专业人员为患者提供生育力保存相关信息，在启动肿瘤治疗前建议患者接受关于生育力保存的咨询，实施生育力保存。成年肿瘤患者在放化疗之前，多数精液中有足够数量的活动精子供冷冻，强烈推荐手淫取精用于生育力保存；部分放化疗后患者可能出现精子质量明显下降，推荐尽快冷冻保存残留的少量精子。

肿瘤治疗可导致男性未成熟的生殖干细胞损伤，因此，这类青春期前患者生育力保存需求增加。精液冷冻保存是目前唯一有效的生育力保存方法。对于无法获取精液的儿童可尝试通过保存睾丸组织（或精原干细胞）保存生育力，睾丸组织（或精原干细胞）需要通过手术获取，存在手术相关影响等。另外，目前精原干细胞体外培养等技术尚不完善，尚不能用于临床。

生育力保护技术主要有四种，男性生育力保护手段和措施主要包括利用精子冷冻保存技术进行自身精子冷冻保存（自精冻存技术）、通过促性腺激素释放激素类似物等进行性腺保护、睾丸异种移植和精原细胞分离技术和放疗过程中的性腺防护等。其中自精冻存技术最成熟且目前临床上有应用，其余多数处于试验阶段。自体精液保存（自精保存）指以生殖保险为目的，预先将精液保存于人类精子库，待需要时再进行解冻使用，其已成为目前男性生育力保护的主要方法。

第三节 小结

目前，关于男性肿瘤患者生育力保护临床咨询方面还没有公开发表的指南。男性肿瘤患者生育力保护的咨询应贯穿患者肿瘤治疗前、中和后的整个过程。同时，男性肿瘤患者生育力保护是个敏感的话题，进行咨询时还需考虑患者的年龄、疾病的严重程度和遗传学风险等方面。

《中国男性生育力保存专家共识》建议：青春期前的男性肿瘤患者建议其在治疗前评估治疗方案对生育力的影响，在充分保证患者权益的条件下，可行生育力保存。对于无法获取精液的儿童，可考虑冻存其睾丸组织（或精原干细胞）。青春期后和成年男性肿瘤患者在治疗前或治疗后，应咨询生殖医学专业人员，以及时行生育力保存。建议生育力保存在人类精子库。

参考文献

[1] KATZ D J，KOLON T F，FELDMAN D R，et al. Fertility preservation strategies for male patients with cancer. Nat Rev Urol，2013，10（8）：463-472.

[2] OKTAY K，HARVEY B E，PARTRIDGE A H，et al. Fertility preservation in patients with cancer：ASCO clinical practice guideline update.J Clin Oncol，2018，36（19）：1994-2001.

[3] BAHADUR G，LING K L，HART R，et al. Semen quality and cryopreservation in adolescent cancer patients. Hum Reprod，2002，17（12）：3157-3161.

[4] JONES O M，STEVENSON A R，STITZ R W，et al. Preservation of sexual and bladder function after laparoscopic rectal surgery. Colorectal Dis，2009，11（5）：489-495.

[5] 傅龙龙，张开舒，谷翊群. 男性青少年肿瘤患者的生育力保护 . 中华男科学杂志，2017，23(3)：262-266.

[6] 郑荣寿，孙可欣，张思维，等 . 2015年中国恶性肿瘤流行情况分析 . 中华肿瘤杂志，2019，41（1）：19-28.

[7] 邵帅，王开秀，丁涛，等 . 男性肿瘤患者生育力保存的研究进展 . 生殖医学杂志，2020，29(11)：

1529-1535.

[8] 陈振文 . 辅助生殖男科技术 . 北京：人民卫生出版社，2016：194-197.

[9] 唐文豪，姜辉 . 男性生育力保护学科的现状与展望 . 中国生育健康杂志，2020，31（4）：301-304，344.

[10] PAULUS W E，STREHLER E，ZHANG M，et al. Benefit of vaginal sildenafil citrate in assisted reproduction therapy. Fertil Steril，2002，77（4）：846-847.

[11] JANNINI E A，LOMBARDO F，SALACONE P，et al. Treatment of sexual dysfunctions secondary to male infertility with sildenafil citrate. Fertil Steril，2004，81（3）：705-707.

[12] LI Y X，ZHOU L，LV M Q，et al. Vitrification and conventional freezing methods in sperm cryopreservation：a systematic review and meta-analysis. Eur J Obstet Gynecol Reprod Biol，2019，233：84-92.

[13] ONOFRE J，BAERT Y，FAES K，et al. Cryopreservation of testicular tissue or testicular cell suspensions：a pivotal step in fertility preservation. Hum Reprod Update，2016，22（6）：744-761.

（代晓微）

第四十章　高泌乳素血症

第一节　人类泌乳素概述

人类泌乳素（human prolactin，hPRL）是主要由垂体前叶嗜酸性细胞合成的一种多肽类激素，含有198个氨基酸，相对分子质量为23 kD，由三个二硫键连接成弯曲的球状。1981年克隆了hPRL基因，位于第六对染色体上。泌乳素（prolactin，PRL）担负了对男性性功能的调控、促进人体性腺发育、与促性腺激素共同发挥作用等多项功能。

一、PRL 的分泌与调节

PRL为应激性激素，呈脉冲式分泌并有昼夜节律性：早晨5–7点时最高，上午10点至下午2点降至谷值。随着年龄的增长血清PRL逐步下降，老年男性平均PRL水平比年轻人下降50%左右。PRL的分泌主要受下丘脑传入的抑制与刺激信号之间的平衡和外周血激素的调控。

下丘脑PRL抑制因子（PRL inhibiting factor，PIF）包括多巴胺（dopamine，DA）、γ-氨基丁酸（gamma-aminobutyric acid，GABA）等。DA是下丘脑分泌的最主要且作用最强的抑制因子，PRL的分泌受到下丘脑–垂体漏斗结节DA神经元的直接抑制性调节。DA功能增强或DA受体（dopamine receptor，DAR）敏感性增高，就会导致PRL分泌减少；DA功能降低或DAR被阻滞则PRL分泌增加。DA通过垂体门静脉系统到达垂体前叶，与垂体PRL表面的DAR结合，引起细胞内环腺苷酸（cyclic adenosine monophosphate，cAMP）少，从而抑制PRL的释出。DA还可抑制细胞外Ca^{2+}的内流，使细胞内Ca^{2+}减少而抑制PRL的释出。垂体PRL细胞有GABA受体，正中隆起处也有很多含GABA的神经末梢，GABA与其受体激动剂可抑制PRL mRNA的生成和PRL的分泌。动物实验显示，GABA主要是通过与垂体PRL细胞GABA-A和GABA-B受体结合抑制PRL分泌，而与GABA-C受体结合则促进PRL的分泌。

PRL 释放因子包括促性腺激素释放激素（gonadotrophin releasing hormone，GnRH）、促甲状腺激素释放激素（thyrotropin-releasing hormone，TRH）、血管活性肠肽（vasoactive intestinal peptide，VIP）、血管紧张素Ⅱ等；脑内神经介质（儿茶酚胺与 5- 羟色胺类物质）也可促进 PRL 的释放；外周激素包括糖皮质激素抑制 PRL 基因转录，雌、孕激素诱导 PRL 合成与释放等。垂体 PRL 细胞上存在 TRH 受体，TRH 能刺激 PRL mRNA 的表达，从而促进 PRL 的合成与分泌；在 TRH 作用下，PRL 细胞内活性钙增高，促使 PRL 释放。VIP 是由小肠中分离出的一种物质，垂体细胞膜上有 VIP 受体，下丘脑有高浓度的 VIP。动物实验发现，给脑室注射 VIP 可使 PRL 分泌增加，于体外培养的垂体细胞中加入 VIP 也可刺激 PRL 的分泌，且存在剂量效应关系。

二、PRL 在血液中的存在形式

PRL 在血液中有四种存在形式：①小分子 PRL（23 kD），是 PRL 的主要组成部分，占 85% ~ 95%，具有高受体亲和力、生物活性和免疫活性。②糖基化 PRL（20 ~ 30 kD），免疫活性低于小分子 PRL。③大分子 PRL（50 ~ 60 kD），由糖基化 PRL 的二聚体和三聚体组成。④特大分子 PRL（150 ~ 170 kD），代表与免疫球蛋白共价或非共价结合的 PRL。大、特大分子 PRL 与 PRL 受体结合能力降低，有免疫活性而无生物活性，因此临床上血清 PRL 值可能与症状不一致，性腺与生殖功能正常的无症状高泌乳素血症（hyperprolactinemia，HPRL）可能是由特大分子 PRL 引起的巨分子 HPRL。巨分子 HPRL 的误诊率约为 10%，可用聚乙二醇沉淀法来排除巨分子 PRL 的干扰，提高诊断准确性。大分子 PRL 不稳定，可因二硫键的减少转变为小分子 PRL 而引起有症状的 HPRL。

三、PRL 对男性性腺功能的影响

PRL 可影响性腺功能。在下丘脑 – 垂体 – 性腺轴的调控下，PRL 与促性腺激素的相互作用对性腺及附属性腺的生长、发育和功能维持起重要作用。男性体内正常水平的 PRL 能够促进睾酮合成与分泌，进一步刺激精子的发生，促进精母细胞演变为精子，有助于维持男性体内较高的睾酮水平，对性腺和附属性腺的生长发育和功能维持起重要作用。PRL 水平升高可通过抑制下丘脑 – 垂体 – 睾丸轴的功能，损害男性生殖功能，导致性功能障碍，出现勃起功能障碍、性欲减退、高潮障碍、射精障碍等症状，因精子发生减少还可导致男性不育等。许多研究表明 PRL 水平与男性性功能之间有密切的关系。

第二节　高泌乳素血症

一、概念

高泌乳素血症是各种原因引起外周血清 PRL 水平持续高于正常值的临床状态，可由多种疾病或生理状态造成，而不能认为单是一种疾病诊断。普通人群患病率为 0.4%，生殖功能障碍患者为 9% ~ 17%，女性高于男性。HPRL 是男性不育的常见内分泌疾病之一，1.5% ~ 9% 男子不育伴有高泌乳素血症。

二、病因

任何减少下丘脑 DA 合成、阻碍向垂体输送 DA 及干扰 DA 与其受体作用的因素均可减弱抑制性调节，引起 PRL 升高。常见的 HPRL 病因可以归纳为生理性、病理性、药理性和特发性四类，其中病理性和药理性是主要病因。

1. 生理性因素

进食、睡眠、乳头刺激、性交等均可使 PRL 升高，但升高幅度不大，持续时间不长，精神紧张、寒冷、剧烈运动等应激情况可使 PRL 升高数倍，但持续时间不超过 1 小时。

2. 病理性因素

垂体肿瘤是引起 HPRL 最常见的原因，以 PRL 腺瘤最为常见，其他如生长激素瘤、颅咽管瘤、神经胶质瘤、促肾上腺皮质激素瘤、空蝶鞍综合征、原发性甲状腺功能减退、慢性肾功能衰竭、严重肝病、肝硬化等亦可引起 PRL 升高。

3. 药理性因素

凡是干扰 DA 合成、代谢、重吸收或阻断 DA 与 DAR 结合的药物均可促进 PRL 分泌，如雌激素、抗精神病药物、多潘立酮、甲氧氯普胺、H_2 受体拮抗剂、镇静剂、利血平、α- 甲基多巴、单胺氧化酶抑制剂等。

4. 特发性 HPRL

临床上 8.5% ~ 40% 的 HPRL 病因不明，称为“特发性 HPRL”，但不能排除有 MRI 查不出的很小的微腺瘤存在，偶发性无功能性垂体微腺瘤也有一定的患病率，巨分子 HPRL 也属于特发性 HPRL。

三、HPRL 与男性不育及性功能障碍的关系

（1）PRL 不仅能与睾丸间质细胞特异性结合，通过 LH 促进间质细胞分泌睾酮，还作用于附睾和前列腺以维持附属性腺的形态和功能，并且能促进精子的代谢、运动和获能。过高的 PRL 水平能通过中枢抑制 GnRH 的释放，使垂体分泌 LH 与 FSH 的频率和幅度减退，减少性激素的合成与分泌，导致睾丸生精障碍，生精细胞阻滞在初级精母细胞和精子细胞阶段，不能发育为成熟精子，使得精子数量下降而导致男性不育。生精障碍也为男性 HPRL 患者的主要表现之一，有研究表明，有 1.5% ~ 9.0% 的男性不育患者伴有 HPRL，3% 的少精子、无精子症的男性伴有 HPRL。

（2）性功能障碍是男性 HPRL 患者的常见症状。Buvat 总结了 300 例 HPRL 患者的临床资料，发现性功能障碍者占 88%，几乎都有 ED，且多与性欲减退相伴，高潮延迟或缺乏、逆行射精等也是 HPRL 常见的性功能障碍的表现。HPRL 患者出现性功能障碍的机制尚未完全阐明，可能与下丘脑 – 垂体 – 性腺轴功能紊乱有关。HPRL 时下丘脑分泌 GnRH 的频率和幅度均明显减低，干扰垂体对 GnRH 的反应，使垂体分泌 LH 与 FSH 的频率和幅度也减退，睾丸合成雄激素的量明显下降。欧洲一项多中心调查表明，血清睾酮尤其是游离睾酮与性欲减退、ED 等性功能障碍有显著相关性且呈负相关。过高的 PRL 还可破坏 PRL 与 FSH、LH 的协同作用，直接影响性腺与附属性腺对 FSH、LH 的反应能力，导致性腺功能低下，出现性功能障碍的症状。有研究表明，血清 PRL 水平升高可直接导致性功能障碍的发生。Corona 等通过对 2146 例男性性功能障碍患者的调查发现，PRL 水平与性欲呈明显负相关，PRL 水平越高性欲越低，经治疗后随着 PRL 水平的降低，患者性欲也会得到明显改善。通过进一步研究 PRL 水平与性功能的关系后发现，PRL 是动脉性 ED、早泄和代谢综合征的独立高危因素。还有研究认为，HPRL 在某种程度上作用于中枢神经系统，而使性欲和勃起功能受抑制。Corona 等通过对 PRL 水平与性功能关系的研究，推测性功能障碍可能存在雄激素依赖性和雄激素非依赖性两种机制。

雄激素依赖性机制是指勃起从接受性刺激、神经突触互联到外周神经递质的释放都依赖睾酮。睾酮不仅调节 PDE5 的表达，影响海绵体血管和血管内皮，还直接抑制阴茎海绵体平滑肌的凋亡。雄激素非依赖性的机制则发生在大脑的神经传导系统水平之上，可能与以下几种因素有关：① PRL 与神经递质系统相互作用，增加中枢（下丘脑）神经元内 DA 的合成、转化和释放。多巴胺对性行为具有刺激作用，但过度刺激会下调 DAR，从而产生抑制效应。②垂体肿瘤刺激下丘脑视旁核和视前区内酪氨酸羟化酶 mRNA 的表达，而该区与性行为及勃起功能相关。③下丘脑延髓神经元中，阿片样肽类和 5- 羟色胺参与交感神经和副交感神经的传导，在脊髓和脊髓上影响阴茎勃起。

四、临床表现

男性 HPRL 的临床表现总结起来可有以下五种。

1. 男性勃起功能障碍

HPRL 是导致男性勃起功能障碍的常见原因之一。反之，勃起功能障碍常常是 HPRL 的最早临床表

现之一。导致男性勃起功能障碍的机制尚未完全阐明，目前认为，睾酮水平降低为其原因之一。但不少患者睾酮水平完全正常，却仍然表现出明显的勃起功能障碍。此外，若不将血清泌乳素水平降到正常，补充睾酮治疗效果并不明显，说明 HPRL 对阴茎勃起功能可能有直接的作用。不能射精和性高潮障碍等也是 HPRL 常见的性功能障碍的表现。

2. 性欲减退

HPRL 时，下丘脑分泌 GnRH 的频率和幅度均明显降低，使垂体分泌 LH 与 FSH 的频率和幅度也减退，睾丸合成雄激素的量明显下降，因而引起性欲减退，表现为对性行为兴趣下降甚至消失。

3. 生精能力减退及不育

HPRL 可导致生精能力减退。当垂体分泌 LH 与 FSH 的频率和幅度减退时，精子生成的能力就明显下降。

4. 第二性征减退

长期的 HPRL 状态，可导致男性第二性征的减退。表现为胡须生长速度变慢、阴毛稀疏、睾丸变软、肌肉松弛、骨质疏松等。此外，尚有不少患者出现男性乳腺发育。

5. 头颅症状

头痛、视野缺损、视物模糊、癫痫发作和其他脑神经压迫等症状。

五、辅助检查

1. PRL 测定

PRL 测定仍然是诊断高泌乳素血症最常用的检测方法，检测时应考虑到患者进食、运动、乳头刺激、应激状态及疼痛等对 PRL 浓度的影响，建议患者在早餐 2 小时后（上午 10–11 点）测定，早餐尽量避免高蛋白饮食。PRL 水平显著高于正常参考值上限 1 次检查即可确定，当 PRL 测定的结果在正常上限 3 倍以下时至少检测 2 次，以确定有无 HPRL。对于精神病类患者应至少停用抗精神病类药物 72 小时后方可进行抽血，停药前应与精神科医师商量，不能停药者，可直接行垂体 MRI 检查。在激素检测时，当标本中待测抗原浓度相当高时，过量抗原与抗体结合，所测得的结果将远远低于实际含量，称为钩状效应（即 hook effect）。如果发现巨大的垂体肿瘤，但是测定 PRL 正常或只是轻度升高，应怀疑由于 PRL 水平太高而导致的钩状效应，需要对血清样本进行连续性稀释以鉴别。

2. 性激素检查

HPRL 时可表现为卵泡刺激素、促黄体生成素、睾酮三者都降低或者三者均在正常值的下限以上。

3. 精液常规

部分患者可表现为精子浓度、精子数量、总活力下降及畸形精子增多，严重的患者可为无精子症。

4. 头颅 CT 或 MRI

血清 PRL 水平明显高于检测值范围时，由医生决定是否行鞍区影像学检查（MRI 或 CT），以排除或确定垂体柄结构是否正常或分泌泌乳素的颅内肿瘤及空蝶鞍综合征。MRI 检查的软组织分辨率高，可以多方位成像，在垂体微小肿瘤的检出、鞍区病变的定性及定位诊断等方面优于 CT，并且无放射性损伤，可以多次重复检查，是鞍区病变的首选检查。

六、诊断

HPRL 的诊断应结合临床症状和血清 PRL 值一起来分析，而不是单纯靠 PRL 检测值，以明确是否存在 HPRL 和确定引起 HPRL 的病因。病因诊断包括定性诊断和定位诊断。

（1）定性诊断：确定是生理性、药理性还是病理性的原因，应详细询问患者病史及药物史。①病史：询问是否患有精神病、颅咽管瘤、神经胶质瘤、促肾上腺皮质素瘤、空蝶鞍综合征、原发性甲状腺功能减退、慢性肾功能衰竭、严重肝病、肝硬化等。②服药史：询问是否服用雌激素、抗精神病药、多潘立酮（吗丁啉）、甲氧氯普胺、H_2 受体拮抗剂、镇静药、利血平、α- 甲基多巴、单胺氧化酶抑制药。

（2）定位诊断：通过鞍区 CT 或 MRI 来排除或确定垂体柄结构是否正常或分泌泌乳素的颅内肿瘤及空蝶鞍综合征。

七、治疗

当男性血清 HPRL 并伴有性腺功能低下或有中枢侵犯症状时才有治疗指征。治疗目的是降低血清 PRL 水平，重建下丘脑 – 垂体 – 性腺轴的平衡，改善临床症状、恢复性功能和生育能力。

1. 诱发因素治疗

对诱发因素的处理在 HPRL 的治疗中有重要意义。原发性甲状腺功能减退患者下丘脑 TRH 分泌增多，一方面刺激垂体合成分泌 PRL 增加，另一方面还可能通过抑制 DA 分泌而使 PRL 升高，可口服甲状腺素抑制 PRL 过多分泌。慢性肾功能衰竭者的肾脏对 PRL 代谢清除率下降，同时高氮质血症也改变了垂体 PRL 细胞对 DA 的敏感性，使 PRL 分泌受抑制程度减少，可采用透析治疗或考虑肾脏移植手术。严重肝病、肝硬化等亦可影响 DA 的代谢引起 PRL 升高：肝性脑病时假神经递质形成增多，PIF 作用减弱可导致 PRL 升高，应积极采取保肝、护肝治疗，预防严重并发症的发生。对药物因素引起的 HPRL，应根据患者的病情，权衡利弊后决定是否停药，或改用其他不引起 PRL 升高的药物。

2. 降低 PRL 的治疗

治疗 HPRL 首选 DAR 激动剂，DAR 降低 PRL 及恢复生殖功能的疗效可靠，对绝大多数 PRL 腺瘤也有明显疗效。溴隐亭是第一个在临床上应用的 DAR 激动剂，是一种半合成的麦角生物碱，为强力 D_2R 激动剂，是目前国际上治疗 HPRL 和 PRL 腺瘤的首选药物。溴隐亭通过选择性激动 PRL 细胞膜上的 D_2R，从而抑制 PRL mRNA 基因的表达和 PRL 细胞代谢，导致 PRL 合成分泌减少，同时使细胞内质网和高尔基体减少，并抑制细胞繁殖，致使肿瘤体积皱缩。溴隐亭初次用量为 1.25 mg/d，根据患者症状和性激素检查情况逐步加大剂量，在几天内逐渐增加到 2.5 ～ 10 mg/d，分 2 ～ 3 次服用，大多数患者 5.0 ～ 7.5 mg/d 已显效。药物剂量的调整依据是血清 PRL 水平，达到疗效后可分次减量，通常以 1.25 ～ 2.5 mg/d 为维持量。在减量和维持治疗期间应定期观察临床表现、PRL 水平和影像学改变。为减轻不良反应，开始治疗时剂量要小，睡前随少量食物服用，服药后不要做突然起立、热水淋浴或泡澡等可使血压下降的活动。约 10% 的患者对溴隐亭不敏感，疗效不满意，或者出现严重头痛、头晕、胃肠反应、便秘等且持久不消失，不能耐受治疗剂量时，还可选用卡麦角林和喹高利特。卡麦角林为高选择性 D_2 受体激动剂，是溴隐亭的换代药物，抑制 PRL 作用强大且维持时间长，不良反应相对减少，抑制 PRL、恢复性腺功能的作用及对垂体 PRL 腺瘤的疗效均优于溴隐亭，对溴隐亭抵抗或不耐受溴隐亭治疗的 PRL 瘤患者仍有 50% 以上的有效率。卡麦角林每周只需服用 1 ～ 2 次，常用剂量为 0.5 ～ 2.0 mg，建议对溴隐亭抵抗的患者改用卡麦角林。喹高利特每天服用 1 次，每次 75 ～ 300 μg，对治疗的顺应性较溴隐亭更好。DAR 激动剂治疗 HPRL 多数有效，包括 PRL 微腺瘤及大腺瘤，绝大多数病例血清 PRL 降至正常，性腺功能恢复，腺瘤体积缩小甚至消失。疗程应该做到个体化，原则上是逐步减量，不能突然停药，且定期随访防止反跳。

3. PRL 腺瘤的治疗

PRL 腺瘤直径≤ 10 mm 为微腺瘤，直径＞ 10 mm 为大腺瘤。治疗方法分为药物治疗和手术介入治疗两种。对于泌乳激素腺瘤患者长期用药可使部分腺瘤萎缩退化或停止生长。溴隐亭能使 75% ～ 92% 的 PRL 腺瘤患者血清 PRL 水平正常化和肿瘤体积缩小，几乎所有的 PRL 微腺瘤患者在开始治疗后数天或几周内 PRL 分泌恢复正常，随后患者的性腺功能也几乎完全恢复。对垂体 PRL 大腺瘤，溴隐亭治疗能使 80% ～ 85% 患者的肿瘤缩小。随着 PRL 下降、肿瘤体积缩小、垂体功能不断改善，患者性欲、性功能恢复，血清睾酮水平升高，精子数量增加。由于药物治疗效果良好，需要手术治疗的 PRL 腺瘤患者已大为减少。

在以下情况时才考虑行手术治疗：药物治疗无效或效果欠佳者；药物治疗反应较大不能耐受者；巨大垂体腺瘤伴有明显视力及视野障碍，药物治疗一段时间后无明显改善者；侵袭性垂体腺瘤伴有脑脊液鼻漏者；拒绝长期服用药物治疗者。手术也可以治疗复发的垂体腺瘤，在药物治疗之前或之后也可以采用手术治疗。近年来随着神经导航及神经内镜等仪器设备的发展及手术微创技术水平的提高，使经蝶窦入路手术更精确、更安全、损伤更小、并发症更少。放射治疗只作为男性 PRL 腺瘤的辅助治疗手段，立体定向放射外科治疗适用于边界清晰的中小型肿瘤。

4. HPRL 伴不育和性功能障碍的治疗

（1）男性不育的治疗：许多学者认为，生精障碍可能与 HPRL 有关，试图通过降低血清 PRL 水平来恢复不育患者的生育能力。但有研究表明，溴隐亭可明显降低 PRL 水平，但精液参数及妊娠率无明显改善，因此 DAR 激动剂对不育男性生育状况改善作用存在争议。有学者建议伴 HPRL 的男性不育者使用卡麦角林，从每周 0.5 ～ 1 mg 开始，分 1 ～ 2 次用药，同时随访血清 PRL、睾酮及精液情况。如果精液检查结果没有恢复正常，应该对该患者做进一步检查，以查找其他导致不育的原因。在使用 DAR 激动剂降低 PRL 水平的同时，可配合使用促性腺激素以恢复生育功能。亦可同时配合中医药治疗，大量临床实践证明其有较好疗效。运用中药补肾填精、益气养血，达到调节下丘脑 – 垂体 – 性腺轴功能，促使 FSH 和 LH 的释放，提高血清睾酮水平，提高精子数量，改善质量，增强生育能力。还可根据精液分析结果和配偶情况，采用辅助生殖技术解决患者的生育问题。

（2）性功能障碍的治疗：HPRL 造成性功能障碍的治疗首选 DAR 激动剂，可使血清 PRL 下降，性功能障碍得到改善及恢复。部分 ED 患者血清 PRL 水平仅轻度升高（＜ 1.6 nmol/L 或＜ 50 ng/mL）且不伴有睾酮及促性腺激素水平的变化，多为药物影响或原因不明的 HPRL，PRL 水平轻度升高可能并不是引起 ED 的主要原因，应考虑是否存在其他导致 ED 的因素。对于因 PRL 瘤压迫导致的促性腺激素细胞功能障碍，PRL 水平下降后睾酮水平仍不能恢复正常者，可补充雄激素以恢复保持男性第二性征。通过纠正血清 PRL 水平后，性欲可恢复正常。症状严重的性功能障碍，特别是患病时间长，伴焦虑、抑郁等行为模式改变者，有必要进行性咨询和性治疗，不仅可以治疗患者的性功能障碍，还可以同时治疗伴侣的性功能障碍，改善患者与伴侣的整体关系。再配合使用 PDE5i、中医中药等，从传统的心理 – 生理模式向社会 – 生理 – 心理模式转变，从单一治疗到多手段联合治疗，提高患者的生活质量。

5. DAR 激动剂的耐药和停药复发问题

尽管 DAR 激动剂对于降低 HPRL 水平和缩小肿瘤体积有一定的效果，但是仍有少数患者对 DAR 激动剂产生耐药，即使使用大剂量的 DAR 激动剂仍不能达到治疗目标。目前多数学者认同的原发性耐药为：每天规律应用溴隐亭 15 mg，连续应用 3 个月后肿瘤的体积没有缩小 50%，或者 PRL 水平没有恢复正常。

继发性耐药定义为溴隐亭初期治疗有效，即常规剂量下肿瘤体积缩小和 PRL 水平恢复正常，但在溴隐亭持续治疗情况下泌乳素再次升高或肿瘤体积增大，即使溴隐亭剂量加大亦无效。目前认为 DAR 激动剂耐药与 PRL 细胞上 D_2R 数量下降及与 D_2R 结合的 G 蛋白减少，导致腺苷酸环化酶活性下降，从而减弱了 DAR 激动剂抑制 PRL 分泌的能力有关。很多情况下 DAR 激动剂耐药是不完全的，通过加大药物剂量的措施仍能取得一定效果，如增加溴隐亭剂量后仍然耐药可考虑更换药物。在溴隐亭耐药患者中，换用喹高利特后有 40% ～ 50% 的患者 PRL 水平降至正常，而换用卡麦角林后有 70% 的患者 PRL 水平降至正常；对于仍然无效的肿瘤患者，可通过手术摘除肿瘤来恢复患者的性腺功能。使用 DAR 激动剂治疗 HPRL，无论是降低 PRL 水平还是肿瘤体积的缩小都是可逆的，需长期服药维持治疗。PRL 降至正常后应继续治疗 3 ～ 6 个月，微腺瘤患者可以开始减量，大腺瘤患者需根据 MRI 复查结果，确认 PRL 肿瘤已明显缩小后开始减量，以保持 PRL 正常的最小剂量作为维持量。HPRL 复发多发生在停药早期，停药后 3 个月内应每月复查 PRL，以后每半年复查一次 PRL、FSH、LH 和睾酮。

八、小结

综上所述，泌乳素是由垂体合成分泌的一种激素，对男性性功能有着非常重要的作用。而高泌乳素血症作为一种病理状态，可能会损害男性生殖功能，导致性功能障碍及不育症的发生。在诊断方面，首先要明确是否真的存在 HPRL，HPRL 症状一般为非特异性，主要依靠临床症状、实验室检查和影像学检查来确诊。对PRL显著升高患者，需确定是生理性、药理性还是病理性原因。HPRL最常见的病因为垂体腺瘤。治疗上，只有出现性腺功能低下、男性不育或有中枢神经系统压迫症状时才有治疗的指征，否则只需密切随访观察。治疗目标是缓解症状和缩小肿瘤体积。治疗方法分为药物、手术及放疗。多巴胺受体激动剂为首选，其中溴隐亭为目前治疗HPRL的一线药物，如出现耐药可加大剂量或更换药物。对于垂体腺瘤，在药物治疗无效或效果不佳等情况下可选择手术治疗，放疗是一种辅助治疗手段。对于HPRL引起的不育症和性功能障碍，除了治疗原发病，可以采用多种治疗手段，提高患者的生活质量。

参考文献

[1] 杨道良，严文佳，朱云程，等．阿立哌唑治疗经典与非经典抗精神病药物所致高泌乳素血症的随机对照研究．蚌埠医学院学报，2020，45（1）：44-47.

[2] 张涛．小剂量阿立哌唑治疗利培酮所致高泌乳素血症的疗效及安全性．中国药物与临床，2018，18（10）：1755-1757.

[3] 余燕芬，戴春燕，夏花，等．高泌乳素血症患者情绪智力及影响因素研究．全科医学临床与教育，2020，18（8）：720-722.

[4] 李洁，刘群．高泌乳素血症的病因和病因诊断．实用妇产科杂志，2007，23（2）：67-69.

[5] 吕淑兰，曹缵孙．泌乳素的分子结构及分泌调节机制．实用妇产科杂志，2007，23（2）：65-67.

[6] 陈丽芬，朱惠君，黄雪飞，等．聚乙二醇沉淀法筛查巨泌乳素对高泌乳素血症的诊断价值．黑龙江医学，2016，40（9）：875-876.

[7] 李玉．高泌乳素血症研究进展．淮北职业技术学院学报，2019，18（2）：108-110.

[8] 中华医学会神经外科学分会，中华医学会妇产科学分会，中华医学会内分泌学分会．高泌乳素血症诊疗共识．中华医学杂志，2011，91（3）：147-154.

[9] PARK Y M，LEE S H，LEE B H，et al. Prolactin and macroprolactin levels in psychiatric patients receiving atypical antipsychotics：a preliminary study. Psychiatry Res，2016，239：184-189.

[10] 杨栋．抗精神病药物引起高泌乳素血症的相关研究及临床管理策略．现代医药卫生，2018，34（10）：1505-1508.

[11] 李彤，李汉忠．男性高泌乳素血症．现代泌尿外科杂志，2005，10（3）：184-186.

[12] 徐华，商学军．检验与临床诊断：男科疾病分册．北京：人民军医出版社，2007：205-211.

[13] 吴哲褒，张亚卓，孙异临，等．溴隐亭治疗垂体腺瘤后超微结构改变和相关基因表达的研究．中华神经外科杂志，2011，27（1）：14-17.

[14] 张湘衡，牟永告，赛克，等．垂体泌乳素腺瘤患者溴隐亭耐药与血清PRL水平的关系．广东医学，2011，32（3）：306-308.

[15] 黄仁青，吴慧惠，林英，等．巨泌乳素筛查在高泌乳素血症诊断中的意义．广东医科大学学报，2020，38（3）：337-338.

[16] 张家庆．高泌乳素血症的诊断与治疗．国际内分泌代谢杂志，2007，27（3）：214-216.

[17] 李宏军．男性高泌乳素血症与不育及性功能障碍．中华妇产科杂志，2008，43（4）：313-315.

（姚晓飞　魏建军）

第四十一章 精液量少

第一节 概述与病因

一、概述

一般情况下，正常男性每次射精量≥ 1.5 mL。《世界卫生组织人类精液检查与处理实验室手册》第 5 版（WHO-5）规定，如果两次及以上精液量< 1.5 mL，视为精液量少或者低精液量。精液量少（低精液量）的影响因素很多，归纳起来分为两类：一是人为因素，二是病理因素。前者多见于禁欲时间太短或采集精液操作不当，如射精不完全或收集精液时有遗洒；后者多见于精神心理因素、附属性腺发育不良 / 功能障碍、性腺功能减退、射精管区域不全梗阻（机械性或动力性），或部分逆行射精等。

精液量过少对生育的影响包括：①无法充分中和阴道的酸性分泌物，影响精子在阴道内的存活。②精液量少会导致同房后不能在阴道后穹隆形成足够的精液池，不利于精子上行进入女方子宫颈管，造成低孕或不孕。③精液量少会影响精子营养和精子的活力。另外，精液量少常伴精子数量减少，更影响生育。

二、病因

精液由精子和精浆组成，其中 95% 是精浆。精浆由精囊腺、前列腺、附睾、输精管和尿道球腺分泌的混合体组成。精浆是精子活动和生存的载体，其中以前列腺和精囊腺的分泌物为最多，它除了含有水、果糖、蛋白质和脂肪外，还含有多种酶类、无机盐及微量元素。在性兴奋期，随着阴茎的勃起，精囊腺、前列腺分泌增加，附睾、输精管和射精管在副交感神经支配下开始有节律性地收缩，并将精液输送到后尿道，这一过程称为泌精，后尿道蓄精池积累到一定张力，达到射精阈值，精液由尿道射出，称为射精。前列腺精囊腺是雄激素高度依赖器官，主要依赖下丘脑 – 垂体 – 性腺轴调控，在 LH、FSH 及睾酮的协同作用下维持正常精液量。精液量少的原因如下。

（1）射精管区域梗阻：包括射精管的闭锁或狭窄，多见于射精管囊肿、射精管炎性梗阻、射精管先天性闭锁等。动力性梗阻，见于糖尿病、盆腔器官手术创伤或药物影响。

（2）前列腺精囊腺功能障碍、缺如、切除术后或萎缩：精囊的分泌物占精液量的 60% 左右，因此前列腺精囊腺缺如、萎缩或切除术后及精囊腺前列腺发育不良的患者精液量多不足 1 mL。

（3）雄激素减少：下丘脑、垂体、睾丸病变造成促性腺激素降低或雄激素减少，引起附睾、前列腺、精囊腺发育不良或精液分泌不足。另外，甲状腺功能低下等内分泌功能紊乱疾病亦可能导致精液少。

（4）尿道憩室或狭窄：尿道内有憩室或尿道狭窄会使精液在排出时部分潴留于憩室内而不能全部排出，或被阻于狭窄区之上而不能全部排出，出现精液量少。

（5）泌尿生殖系感染：各类细菌、病毒、支原体、寄生虫、结核菌等均可引起泌尿生殖道急慢性炎症，造成附属性腺功能损害，精液输出管道梗阻，或者前列腺、精囊的分泌和排泄减少从而导致精液量减少。

（6）采样误差：包括特殊的取精方式如性交体外排精、戴安全套性交取精等；取精时容器不标准（一般应该采用具有刻度线的标准取精杯）；精液标本部分遗失等。

（7）禁欲时间不足：包括平时性生活过于频繁、检查时未按照禁欲时间要求。

（8）性刺激不足：采精室环境简陋，造成患者精神紧张，手淫性刺激不足、未达到充分的高潮、境遇性勃起功能障碍所致勃起不坚不持久，射精不充分。

（9）逆行射精：①逆行射精的先天因素：主要包括先天性膀胱颈关闭不全、先天性脊柱裂及先天性尿道瓣膜、膀胱憩室、膀胱颈挛缩等，这些先天性疾病都可能使膀胱颈关闭不全或尿道膜部阻力增加，以致在性生活时诱发逆行射精。②医源性因素：主要包括各种膀胱颈部和前列腺手术、胸腰部交感神经切除术、腹膜后广泛淋巴结清除术及其他的盆腔手术，这些因素导致了神经根切除或损伤，使膀胱颈部关闭不全，发生逆行射精。③机械性因素：是由于外伤及长期慢性炎症造成尿道狭窄，尿道阻力增加，射精时精液受阻，从而导致部分或者全部逆行射精。④疾病因素：糖尿病、脊髓损伤、膀胱结石、膀胱炎、尿道炎等诱发逆行射精，糖尿病伴随逆行射精发病率较高。⑤药物因素：服用肾上腺素受体阻滞剂，如利血平、哌乙啶、盐酸甲硫哒嗪、苯甲胍及溴苄胺等都可引起平滑肌收缩无力而出现逆行射精。

（10）精神心理因素：长期负面的精神心理因素会导致大脑中枢神经递质分泌紊乱（如多巴胺、五羟色胺等），影响性兴奋、性欲及勃起状态，也会导致射精不完整出现精液量减少。

（11）其他因素：包皮口狭窄、尿道口狭窄造成射精受阻可导致精液量减少。

第二节　诊断与鉴别诊断

一、诊断

精液量少的诊断主要依据病史、体检、实验室检查。要诊断精液量少，首先要排除人为影响因素，仔细询问病史，对患者进行认真查体，包括男性的第二性特征和外生殖器的发育状况，重点是睾丸、附睾、输精管部位的触诊，直肠指检了解前列腺及精囊的大小、形态、质地、结节、缺如等异常情况；其次需进行相应检查以明确病变部位，如射精后尿液沉渣检测、性激素检测、精浆生化、影像学检查（如泌尿生殖系统彩超检查、磁共振成像、精道造影）。

（1）由于射精管阻塞或先天性精囊缺如而致精液量过少可同时伴有无精子和精液果糖缺乏，可以对患者进行直肠超声检查以进一步明确诊断；对于射精管阻塞的情况必要时可以进行精道造影或者精囊镜的检查。

（2）精液量减少可能是性腺功能减退所致，应行性激素检查明确；高泌乳素血症应做垂体 MRI 除外垂体结构性病变。

（3）生殖道感染造成附属性腺功能损害，精液中可见白细胞增多，细菌培养可协助诊断。

（4）精道动力性梗阻重点关注病史，机械性梗阻采用直肠 B 超检查前列腺、精囊、射精管有无扩张等。精道不完全梗阻要结合精浆生化检查，必要时通过精囊镜检查治疗。

二、鉴别诊断

（1）不射精：是指阴茎勃起功能良好，能够进行性生活，但无性高潮，也不发生射精现象，没有精液或仅有极少量液体流出，需要与精液量少相鉴别。

（2）遗精：遗精是在无性交状态下出现精液遗泄的现象；对于频繁遗精后出现精量少的情况，应纠正遗精。

第三节　治疗

一、西医治疗

治疗精液量少的目的一般都是为了解决患者的生育要求，所以需要针对不同病因采取相应的治疗手段，必要时采取辅助生殖技术解决生育问题。

1. 养成良好的生活习惯

规律性生活很重要，要在双方身体健康、心情愉悦的氛围下进行性生活，还可以适当调整性交方式，提高性刺激兴奋性，使射精更充分。

2. 药物治疗

（1）促性腺激素制剂：对于低促性腺激素性性腺功能减退者，可注射用绒促性素 2000 IU 联合注射用尿促性素 75 ～ 150 IU，肌内注射，一周两次，持续用药 1 ～ 2 年，定期复查精液和性激素；也可采用 GnRH 脉冲泵治疗，具体剂量需根据用药后的激素水平和个体反应来适时调整。

（2）雌激素受体拮抗剂：氯米芬 25 ～ 50 mg，1 次 / 日，连续服用 3 个月，每月检查一次性激素和精液常规。

（3）芳香化酶抑制剂：来曲唑 1.25 ～ 2.5 mg，1 次 / 日，连续服用 3 个月，长期用药可能导致患者性欲下降，停药后可自行恢复。

3. 泌尿生殖道感染

条件许可应进行细菌培养及药敏试验，选择敏感抗生素，足量规范治疗，针对性伴侣进行必要的检查和治疗，避免交叉感染。

4. 逆行射精

主要方法：①心理疏导，性知识宣教，性伴的鼓励和配合对逆行射精的治疗具有积极的影响。②药物治疗：盐酸米多君 2.5 ～ 5.0 mg，3 次 / 日；地昔帕明 50 mg，3 次 / 日，药物作用于 α 受体，增加部分患者膀胱颈部张力，使部分或全部特发性逆行射精转变为顺行性射精，防止精液逆流进膀胱。③停用可能引起射精时平滑肌收缩无力的药物，积极控制糖尿病和甲状腺功能减退等全身基础疾病。

5. 精神心理治疗

对存在精神心理因素的患者可以根据焦虑抑郁量表评估（PHQ-9 量表和 GAD-7 量表）。心理治疗结合药物辅助治疗，如焦虑障碍者使用枸橼酸坦度螺酮 5 ～ 10 mg，3 次 / 日，或多巴丝肼片（0.25 g，性生活前 1 小时口服）联合米多君（2.5 mg，性生活前 2 小时服用），临床效果显著。对于焦虑抑郁障碍者建议行抗焦虑抑郁治疗，具体治疗用药请见第五十一章“男科医师应知的精神心理障碍常识”。

6. 特殊治疗

（1）对于包茎、尿道口狭窄严重者可行包皮环切术或尿道外口切开术。

（2）对尿道狭窄者定期行尿道扩张术，尿道狭窄切开术或尿道成形术治疗尿道狭窄的复发率高。

（3）膀胱颈缩窄术治疗逆行射精时需慎重选择，术后可能出现排尿困难。

（4）射精管区域梗阻可行精囊镜检查治疗，射精管囊肿采取经直肠行囊肿穿刺减压术后精液量增加，但术后囊肿易复发。

（5）辅助生殖：对先天性输精管、精囊腺缺如或发育不良者，或经保守治疗失败者，建议采取辅助生殖技术解除生育问题。

二、中医药治疗

本病属于中医“精少”范畴。早在《素问•上古天真论》中即有对“精少”的描述。认为基本病机为肾精亏损或气血两亏，后天之精无法供养先天之精；或阴虚火旺，虚火扰动，热伤精室、肝经湿热，湿热蕴阻，或瘀血阻滞等均可致少精之症。建议辨证施治，肾精亏损者可选用五子衍宗丸等；热伤精室者选用知柏地黄丸或左归丸；气血两虚者选用八珍颗粒或归脾丸；瘀血阻滞者选血府逐瘀丸等；湿热蕴结者选用萆薢分清丸或龙胆泻肝丸等。具体施治请见第五十三章“常见男科疾病的中医辨证方法和中成药治疗”。

第四节　小结

精液量少主要包括人为因素和病理因素，具体如下。

（1）精液量产生不足：①如下丘脑、垂体或睾丸病变，造成促性腺激素降低或雄激素减少引起精液量减少。②如先天性精囊腺缺如、前列腺精囊发育不良、炎症或雄激素缺乏而分泌功能减退。

（2）精液排出过程问题：①泌精障碍，性刺激不足、糖尿病引起的周围神经病变等，可能致泌精过程出现障碍造成精液量少。②射精管区域梗阻，如射精管的闭锁或狭窄、射精管囊肿、射精管炎性梗阻等，使得精囊液和精子不能排出或排出减少。③尿道狭窄导致精液排出受阻，而出现精液变少的现象。④逆行射精，精液无法正常排出，导致精液量的减少或无精液。

（3）采样误差、禁欲时间短等导致精液量减少。

详细采集病史并认真查体，避免取精液方法所致误差，合理选择辅助检查如直肠 B 超、性激素检测、精浆生化、磁共振成像等明确诊断。对形成精液量少的原因行针对性治疗，包括原发病治疗、药物治疗和手术治疗（精道内镜等）。常规治疗失败者，可选择辅助生殖技术解决生育问题。

参考文献

[1] 白文俊，王晓峰．现代男科学临床聚焦．北京：科学出版社，2017：206.

[2] 世界卫生组织．世界卫生组织人类精液检查与处理实验室手册．谷翊群，陈振文，卢文红，译．5版．北京：人民卫生出版社，2011：12.

[3] 邢俊平．现代精囊疾病诊断和治疗学．北京：世界图书出版公司，1999：106-107.

[4] 李萍，陈哲，陈斌．评价直肠彩超多普勒超声在男性不育症精囊和射精管疾病诊断中的价值．中国男科学杂志，2005，19（2）：50-52.

[5] 蔡志康，姚德鸿．射精管梗阻．男科学杂志，1997，11（3）：184-186.

[6] 曾祥福，高水，魏守顺，等．腔内手术治疗尿道狭窄及闭锁 10 年回顾（附 203 例报告）．中华泌尿外科杂志，2001，22（10）：631-632.

[7] 李曰庆，李海松．新编实用中医男科学．北京：人民卫生出版社，2018：238-239.

（吴绪印）

第四十二章　弱精子症

第一节　概述、病因及发病机制

一、概述

根据《世界卫生组织人类精液检查与处理实验室手册（第 5 版）》定义：如果精液分析检查两次或两次以上发现前向运动精子（PR）比例≤ 32%，或总活动力（PR+NR）比例≤ 40%，则可诊断为弱精子症。精子的运动功能或运动能力的强弱直接关系到人类的生殖，只有正常做前向运动的精子才能有机会抵达输卵管壶腹部与卵子结合形成受精卵。正常离体后的精子，在精液液化前，活动受限制，一旦精液液化，即刻表现出良好的运动能力，如果某种因素影响精子的运动功能，特别是前向运动，这将使精子在最佳时间内无法游到卵子所在位置，受精亦不可能发生。此外，如果精子在阴道的时间太长，阴道酸性环境将使精子的存活时间缩短。据国内文献报道，因精子活力低下而导致的男性不育约占30%。

从睾丸输出小管输出的精子最初是不具备运动能力的，其运动能力是在沿附睾头—体—尾的运行过程中获得的。附睾精子运动能力的发育有一过程，一般的规律是从不动到能运动，开始表现为原地运动，这是一种无方向性运动，然后发展为定向运动，速度从慢速至快速直至发育为快速前向运动。

影响附睾精子运动能力获得和发育的因素很多，总括起来可以归纳为4个方面：①精子附睾成熟运行过程的结构变化，如精子鞭毛的结构包括巯基的变化。②附睾精子能量系统发育，如精子线粒体功能、精子糖代谢、肉毒碱及三磷酸腺苷（adenosine triphosphate，ATP）等。③精子细胞信号系统，如钙离子等。④附睾液中某些离子成分的影响。

二、病因及发病机制

弱精子症的病因较多，各个病因之间又相互交叉，互相影响，归纳起来主要有以下几类。

（一）感染因素

附睾、输精管、精囊和前列腺等生殖道或生殖腺体的急、慢性炎症都可降低精子的运动能力。感染对精子活力的影响可以是多方面的。微生物对精子的直接作用，如支原体可以吸附于精子的头部、中段及尾部，使精子做前向运动，这时流体动力学阻力加大，运动速度减慢，从而影响精子活力及穿透卵细胞的能力；此外，支原体可造成部分精子膜缺损甚至膜结构破坏，影响精子的受精能力。微生物对精子的间接作用，可以通过产生或释放毒性物质，如支原体在生长过程中产生的NH_3对精子有直接毒性作用。大肠埃希菌可通过自身的受体与精子结合降低精子活力；大肠埃希菌还可产生精子制动因子。感染还可以通过改变精浆pH来造成精子活力下降，当pH＜7或＞9时，精子活力下降明显。急性附属性腺炎或附睾炎患者，pH多偏碱，而慢性附属性腺炎可使pH低于7以下。此外，炎症引起的精液中白细胞增多，可以通过直接和间接原因导致精子运动下降。前列腺炎引起精子活力不足可能是多种因素综合的结果，除微生物、白细胞、pH等因素外，还可能与锌离子的分泌障碍有关。

（二）精浆因素

精液不液化或黏稠度高可影响精子的运动能力而导致不育，就好比精子在“泥浆”中运动能力下降或根本无法运动一样。精液不液化的精浆中可见到细长的纤维蛋白并相互间网织使精子活动的空间减少，精子被牵制，同时还见到粗纤维被许多的细纤维连接成网络，这些可能是机械性限制精子前向运动的原因。附属性腺的非炎症性功能改变，导致其分泌的前列腺特异性抗原、果糖、锌、前列腺酸性磷酸酶及中性-葡糖苷酶等通过影响精浆的黏滞性及渗透性而对精子活力产生影响。

（三）免疫因素

抗精子抗体可以从几个不同途径影响精子的受精功能，对精子的活力影响可能是其与精子的尾部结合，精子的活力受到妨碍，运动能力下降，穿透能力也差，这已通过有关精子尾部存在抗精子抗体时，穿透宫颈黏液的能力明显下降的研究得到了证实。有学者用AsAb阳性血清和人精子接触，观察到一种所谓精子的“颤动现象”，主要是精子的头部和整个尾部结合了抗精子抗体，精子的前向运动受抑，但存活率无明显变化。

（四）精子能量代谢障碍

精子运动所需要的能量来源于线粒体。部分弱精子症患者线粒体膜电位降低，线粒体DNA出现氧化损伤，发生凋亡改变。线粒体先天性发育缺陷或获得性异常可能是弱精子症的原因之一。

（五）精子鞭毛超微结构异常

精子鞭毛运动障碍是引起弱精子症的原因之一。现已明确200多种基因参与精子鞭毛结构的形成。图5-21为正常精子鞭毛超微结构。

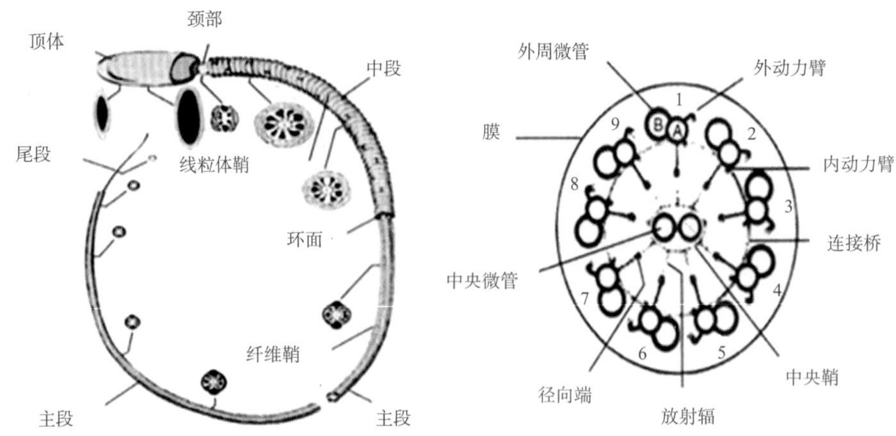

图5-21 正常精子鞭毛超微结构

（1）原发性纤毛运动障碍（primary ciliary dyskinesia，PCD）：是一种先天性纤毛结构缺乏，表现为体内的各纤毛细胞的纤毛不能运动，主要是外周微管的纤毛动力蛋白臂缺如。可由至少9个基因变异所致，其中38%的病例是5号染色体短臂上*DNAI1*和*DNAH5*基因变异引起。Kartagener综合征是其一个亚型，即内脏逆位–鼻窦炎–支气管扩张综合征，属于先天性常染色体隐性遗传病，有这一综合征的患者除了精子不能运动外，还可能从病史中追问到慢性呼吸道感染的疾病。

（2）精子鞭毛多发形态异常（multiple morphological abnormalities of the sperm flagella，MMAF）：也称作精子纤维鞘发育不良，精子的纤维鞘、轴丝或轴丝周围扭曲，导致精子运动障碍，其改变具有均匀性、特征性，并且有强的家族性、遗传倾向，其中*DNAH1*是最为常见的致病基因。

（3）常染色体显性遗传多囊肾病（autosomal dominant polycystic kidney disease，ADPKD）：是一种双侧肾脏出现广泛囊性改变的单基因遗传病。目前已经确认的致病基因有*PKD1*和*PKD2*。ADPKD患者伴男性不育的病例已有广泛报道，其中不乏合并严重弱精子症的病例报道。目前已知的导致精子活力下降的机制包括：①ADPKD患者精子鞭毛轴丝缺乏中心微管。②输精管道多发囊肿如附睾囊肿、输精管囊肿、精囊腺囊肿等及射精管收缩乏力导致输精管道排空障碍，精子在近端精道内淤积。

（六）精索静脉曲张

精索静脉曲张可通过多种途径导致男性不育，它不仅仅对精子的发生造成影响，还会造成精子活力下降，可能是由曲张静脉的血液滞留、微循环障碍、营养供应缺乏、氧分压降低、能量生成不足和内分泌功能障碍引起。此外，也可能是因为精索静脉曲张导致自身免疫如抗精子抗体的产生和支原体的感染间接引起精子活力下降。

（七）内分泌异常

内分泌激素不仅影响精子的发生和成熟，还可影响精子活力。有研究提示血清中泌乳素水平异常升高与精子活力下降相关，其机制可能是由于血清泌乳素升高抑制下丘脑–垂体–性腺轴导致睾酮分泌下降进而引起附属性腺分泌功能减退。还有研究提示血清雌二醇升高也可能引起精子活力下降，睾酮（T）与雌二醇（E_2）的比值异常也可能干扰精子参数，有文献把T/E_2（T：ng/dL；E_2：pg/mL）的正常值下限设为10。

（八）其他因素

（1）精道梗阻：尤其是精囊、射精管的机械性或动力性的不全梗阻，会导致精子过长时间在生殖道停留，引起精子活力下降。

（2）与精子运动有关的酶类缺乏或酶活性降低，维生素类缺乏，从事高温、放射职业和接触化学毒物都可引起精子活力降低。

（3）吸烟、饮酒及药物因素：烟草中的尼古丁等通过对精子的直接和间接损伤而影响精子活力，长期嗜酒可以直接和间接影响精子的运动能力。影响精子活力的药物较多，如抗寄生虫类药物奎宁、磺胺类药物柳氮磺胺吡啶、咪唑类药物酮康唑、西咪替丁、甲硝唑等。

（4）活性氧自由基：细胞活动需要的能量由线粒体提供。线粒体在供能时会产生活性氧自由基。精子也是细胞，精子尾部内有丰富的线粒体，是氧自由基产生的主要场所，精液中的白细胞等也可产生氧自由基。氧自由基引起精子膜脂质过氧化反应进而使精子膜失去流动性，同时还可引起线粒体膜脂质过氧化并降低线粒体内与生成 ATP 相关的酶活性，从而影响 ATP 的合成，精子活力自然也就下降了。

第二节 诊断与鉴别诊断

一、诊断

弱精子症主要根据精液常规分析和病史询问做出诊断。对于弱精子症的患者，应积极寻找可能的病因。

1. 询问病史

了解有无影响精子活力因素，包括全身性疾病史、睾丸外伤史、生殖系统炎症史、用药史、有毒有害环境接触史、个人生活习惯等。

2. 体格检查

了解身体发育情况及睾丸、附睾等生殖器官发育情况。

3. 辅助检查

（1）精液常规：在禁欲 2 ～ 7 天、标本采集完整的前提下，至少两次精液分析结果发现前向运动精子（PR）比例≤ 32%，或总活动力（PR+NR）比例≤ 40%，提示弱精子症。对其轻重程度，目前尚无明确的界定标准，可以粗略评估：前向运动精子（PR）比例在 20% ～ 32% 为轻度；10% ～ 20% 为中度；10% 以下为重度。弱精子症往往与少精子症、畸形精子症合并出现，若同时出现精子的总数低于参考低值，称为少弱精子症；若再合并正常形态精子的百分率低于参考低值，称少弱畸形精子症。

（2）彩色多普勒超声检查：可了解有无合并精索静脉曲张、附睾炎性结节等，以及睾丸体积回声、射精管、精囊、双肾等异常情况。

（3）精子存活率试验：应用伊红 – 苯胺黑的存活率试验、单用伊红的存活率试验、低渗膨胀的精子存活率试验均能通过鉴别精子细胞膜完整性来区分活精子的百分率。精子存活率的参考值下限是 58%。活的但不活动的精子占比高可能提示精子鞭毛存在结构缺陷。

（4）精子电镜检查：对怀疑存在精子鞭毛结构缺陷的患者，条件允许的话可以安排行精子透射电镜检查。扫描电镜适合观察精子鞭毛外在形态的异常；透射电镜适合观察鞭毛内超微结构的异常。

（5）感染指标：前列腺液及尿液分析有助于明确是否合并感染。精液中过氧化物酶阳性的粒细胞是白细胞的主要类型，利用邻甲苯胺染细胞内过氧化物酶法可以定量测定精液中白细胞的数目，过氧化物酶阳性细胞浓度临界值为 1.0×10^6/mL。精浆弹性硬蛋白酶是男性生殖道感染的重要指标，弹性硬蛋白酶水平＜ 290 ng/mL 为正常；290 ～ 1000 ng/mL 为隐性感染；＞ 1000 ng/mL 为确证感染。

（6）性激素：包括卵泡刺激素、促黄体生成素、泌乳素、雌二醇、睾酮。建议早上 8–9 点空腹抽血，抽血前一晚禁止射精、刺激乳头及剧烈运动。抽血前静坐 15 分钟以上。

（7）基因检测：对于疑似 PCD、MMAF、ADPKD 等疾病的患者在条件允许的情况下建议行相关基因检测，结合 B 超、精子存活试验、精子电镜检测有助于明确诊断。

（8）精子 DNA 碎片指数（DNA fragmentation index，DFI）：目前常用的方法有精子染色质弥散试验法和精子染色质结构分析法。禁欲时间控制在 2 ～ 7 天。DFI ≤ 15% 表示精子 DNA 完整性好；15% ＜ DFI ＜ 30% 表示精子 DNA 完整性一般；DFI ≥ 30% 表示精子 DNA 完整性较差。

二、鉴别诊断

值得注意的是，弱精子症应与死精子症相鉴别，因两者常规精液分析均表现为总活动力下降。特别是重度弱精子症者，更需排除死精子症可能。弱精子症精子存活率正常，只是活动率下降，而死精子症为精子存活率异常。精子的存活是通过评估其细胞膜的完整程度来完成，通常运用染色法或低渗膨胀法。伊红－苯胺黑染色法是常用的染色方法，死精子通常由于精子头部细胞膜通透性发生改变，被染成红色，而正常精子不被染成红色（图 5-22）。

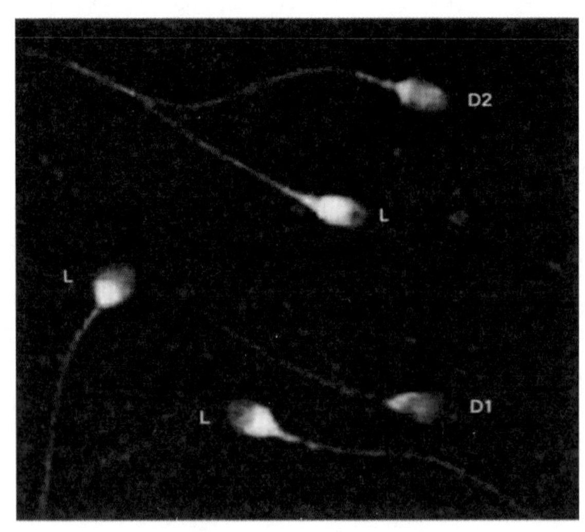

图5-22　D1、D2为死精子

第三节　治疗

一、生活方式调整

禁烟、酒及少吃辛辣刺激性食物，避免久坐，不要过度疲劳，避免长期洗桑拿、长时间温水坐浴等。适当补充多种微量元素，如维生素 E、锌硒宝等。

二、药物治疗

（1）左旋肉碱：又称左卡尼汀，其在附睾中高度浓缩，在精子代谢和成熟中起重要作用，在附睾运送精子的过程中增加精子能量并提高精子活力，也有一定的抗氧化作用，其改善精液质量主要通过改善输出小管及附睾管的微环境。目前，左卡尼汀作为一种营养添加剂而广泛应用于临床，通常 3 个月为一个疗程，建议使用 3 ～ 6 个月。

（2）抗氧化剂：因为氧自由基引起精子膜脂质过氧化反应进而使精子膜失去流动性，同时还可引起线粒体膜脂质过氧化并降低线粒体内与生成 ATP 相关的酶活性，影响 ATP 的合成；所以，应用维生素 C、硫辛酸、谷胱甘肽、番茄红素、辅酶 Q10 等，具有一定的抗氧化作用。一般抗氧化治疗周期为 3 ～ 6 个月。

（3）当精液分析提示存在生殖道感染时，应该给予抗感染治疗。建议根据细菌培养及药敏试验选用敏感抗生素。支原体或衣原体感染者可选用大环内酯类抗生素（如阿奇霉素、米诺环素等），用药时间为 2 周左右，淋球菌感染可选用三代头孢抗生素（如头孢曲松、头孢克肟等）。要求夫妻俩同时服药。

（4）伴有精液液化不良者可用大剂量维生素 C、糜蛋白酶治疗。抗精子抗体阳性者，可使用免疫抑制剂或小剂量激素治疗。

（5）促性腺激素治疗：卵泡刺激素（follicle-stimulating hormone，FSH）和尿促性激素（human menopausal gonadotropin，hMG）适用于血清 FSH 正常伴有 DFI 升高的特发性弱精子症。

（6）伴有激素异常者，如高泌乳素血症，可予溴隐亭等药物干预；如伴有雌二醇绝对值升高或相对值升高（睾酮与雌二醇比值低下），可尝试芳香化酶抑制剂（来曲唑、阿那曲唑）干预治疗。

（7）其他药物：①胰激肽原酶：该酶能增加睾丸血流，改善生精内环境，促进精子 ATP 酶活性，进而增加精子活力。②己酮可可碱：一种甲基黄嘌呤衍生物，能够抑制磷酸二酯酶活性，改善精子质量。

（8）中医药治疗：中医治疗弱精子症时常在补肾填精的基础上，辨证分型治疗。肾阴亏虚型，可选用左归丸；肾阳不足型可选用生精胶囊、龟龄集；肾精亏损型可选用麒麟丸、五子衍宗丸；肝气郁结型，可选用五子衍宗丸 + 逍遥丸；痰湿内阻型可选用香砂六君子丸 + 五子衍宗丸；湿热下注型可选用宁泌泰胶囊 + 五子衍宗丸；气滞血瘀型可选用前列欣胶囊 + 五子衍宗丸；脾虚湿盛型可选用补中益气丸 + 五子衍宗丸。

鉴于弱精子不育症发病机制复杂，症状、体征表现不明显或无症状、体征，难以做到精准分证论治。根据中医脾肾相生和精血互化学说理论，以及临床实践结局，“脾肾两虚夹瘀”应为无症状性弱精子不育症基本病理变化。治疗当以健脾益肾、活血养精为基本原则，可选补中益气丸合五子衍宗丸加活血剂或十全大补丸合五子衍宗丸加活血剂。

三、手术治疗

（1）精索静脉曲张：同时具备以下 3 个条件（①存在不育。②精液质量异常。③女方生育能力正常，或虽患有引起不孕的相关疾病，但可能治愈）的少弱精子症患者应积极实施该手术。常见术式包括传统开放手术、腹腔镜手术、显微外科手术及精索静脉介入栓塞术。其中显微精索静脉结扎手术与其他术式相比是最有效的方法，具有成功率高、复发率低和并发症发生率低的优势。从手术入路来看，经腹股沟下切口精索静脉结扎术具有不需要切开腹外斜肌腱膜、损伤较小、术后恢复快等优势。

（2）精道不全梗阻：采取精道内镜探查 + 治疗。经尿道利用内镜技术对射精管、精囊、输精管壶腹部进行探查，清除结石、淤积的精液和血块，对囊性梗阻予以切开、去顶或抽吸，解除精道不全梗阻有助于改善精子活力。

四、辅助生殖

弱精子症患者尝试药物等一些治疗手段后，精子活力改善不佳，或有迫切需求，可考虑辅助生殖技术。

（1）人工授精：精子优化采用上游和非连续 Percoll 梯度离心法，挑选出运动能力好的精子，做宫腔内人工授精。

（2）体外受精 – 胚胎移植：对精子存活率在 30% 以上的不育男子，可考虑行体外受精 – 胚胎移植，如果患者条件好，可以是首选，也可以在上述治疗无效时选用。

（3）卵胞质内单精子注射技术：对于精子活动力极差的不育男性，虽经常规体外受精 – 胚胎移植治疗但仍未解决生育时，可选用该法。这是解决精液质量极差的弱精子症患者较好的治疗手段。

（4）植入前遗传学诊断技术：对于患有 PCD、MMAF、ADPKD 等疾病的患者，如果完善基因检测明确致病位点，且夫妻双方经过遗传咨询其子代存在遗传风险，可考虑行植入前遗传学诊断技术阻断致病基因。

第四节 小结

弱精子症是导致不育症的常见原因之一。导致精子活力下降的因素很多，譬如感染因素、代谢因素、精浆因素、免疫因素、遗传因素、精道梗阻和精子结构异常等，各种因素可相互交叉、互相影响。通过病史采集、体检和辅助检查，做好诊断及鉴别诊断，积极寻找病因并给予针对性的治疗。弱精子症的治疗遵循循序渐进原则，从简单到复杂，先药物治疗积极尝试自然备孕，效果不佳再考虑手术治疗及辅助生殖技术。

参考文献

[1] 林谦，白文俊，郑姝颖，等 . 重度特发性弱精子症患者精子鞭毛超微结构的研究（附 22 例报告）. 中华男科学杂志，2014，20（2）：156-159.

[2] 李宏军，黄宇烽 . 实用男科学 . 2 版 . 北京：科学出版社，2015：455-481.

[3] 世界卫生组织 . 世界卫生组织人类精液检查与处理实验室手册 . 谷翊群，陈振文，卢文红，译 . 5 版 . 北京：人民卫生出版社，2011：22-24.

[4] 李宏军 . 芳香化酶抑制剂在男性不育治疗中的应用 . 生殖医学杂志，2015，24（7）：597-600.

[5] 孔祥军 . 中药治疗少弱精子症的分子机制研究进展 . 中国男科学杂志，2018，32（1）：68-72.

[6] LUBBERT H，LEO-ROSSBERG I，HAMMERSTEIN J. Effects of ethinyl estradiol on semen quality and various hormonal parameters in a eugonadal male. Fertility and Sterility，1992，58（3）：603-608.

[7] GONZALES G F，GARCIAHJARLES M，VELASQUEZ G. Hyperprolactinemia and hyperserotonianemia their relationship to seminal quality. Andrologia，1992，24（2）：95-100.

[8] VORA N，PERRONE R，BIANCHI D W. Reproductive issues for adults with autosomal dominant polycystic kidney disease. Am J Kidney Dis，2008，51（2）：307-318.

[9] 张敏建，郭军，陈磊，等 . 男性不育症中西医结合诊疗指南（试行版）. 中国中西医结合杂志，2015，35（9）：1034-1038.

[10] 秦国政，李曰庆，裴晓华，等 .《基于脾肾两虚夹瘀论治无症状性弱精子不育症》专家共识 . 中华中医药杂志，2016，31（6）：2235-2238.

[11] AGARWAL A，CHO C L，MAJZOUB A，et al. The Society for Translational Medicine：clinical practice guidelines for sperm DNA fragmentation testing in male infertility. Transl Androl Urol，2017，6（Suppl 4）：S720-S733.

[12] 中国医师协会生殖医学专业委员会生殖男科学组弱精子症诊疗中国专家共识编写组 . 弱精子症诊疗中国专家共识 . 中华生殖与避孕杂志，2021，41（7）：593-599.

（林谦　方祺）

第四十三章　死精子症

一般将精液中活精子的百分率低并且不活动精子的百分率高称为死精子症，但至今尚无明确定义。精子作为父源性遗传信息承载物，其基因内容占胚胎遗传物质的一半，其质量优劣直接影响生殖结局。在导致男性不育的障碍因素中，死精子症约占精子异常而导致不育症的 5.6%。

第一节　病因与发病机制

一、病因

死精子症的病因很多，主要集中在营养环境、感染因素、遗传因素等。

1. 营养物质和能量的缺乏

精液的主要成分是精浆，精浆含有果糖、多种氨基酸、纤维蛋白原、前列腺素和枸橼酸。这些物质中特别是锌和酸性磷酸酶的缺乏，将会大大影响精子的生存环境，导致精子死亡率增加。精索静脉曲张也是导致营养物质和能量代谢异常的常见原因。

2. 精液的 pH 降低

正常精液的 pH 为 7.2 ～ 7.8。若 pH ＜ 7，精子活力将大大降低，导致精子死亡的发生。引起精液 pH 改变的最常见原因就是感染，如前列腺炎。对死精子症患者精液中检出的优势菌大肠埃希菌和嗜水气单胞菌的培养上清与正常精子悬液混合，做精子抑制试验，发现大肠埃希菌可在体外使精子凝集。

3. 局部微环境的缺氧状态

导致局部微环境缺氧的原因很多，其中以精索静脉曲张最为常见。精索静脉曲张时静脉血液倒流使得睾丸生精环境内代谢废物无法排出，睾丸微循环阻力增大动脉血流减慢，造成缺氧状态。

4. 精子结构缺陷

各种原因导致的精子结构缺陷，都可能导致死精子症的发生，如质膜破碎、鞭毛不动综合征及 DNA 损伤，甚至包括某些遗传疾病，如克氏综合征和 Y 染色体 AZF 微缺失等。

5. 精道梗阻

机械性精道梗阻引起的精子死亡有先天性输精管缺如、男性输精管结扎节育后、输精管射精管梗阻及禁欲过久等；动力性精道梗阻引起精子死亡的原因有不射精、脊髓损伤和糖尿病等。

6. 生理性因素及取样检验误差

禁欲时间过长、送检方法不当、检验等待过长等。

7. 其他原因

如高温、有毒有害的药物或农药等。

二、发病机制

死精子症的发病机制尚不完全清楚，目前国内外的研究主要集中在以下几个方面。

1. 成熟精子凋亡

附睾、输精管、精囊和前列腺等生殖道或生殖腺体的急性慢性炎症，都可以影响精子的运动能力，诱导精子凋亡。如支原体可吸附于精子的头尾部，引起精子严重卷尾，使精子尾部摆动推动力减弱，干扰精子正常代谢，影响精子活动力和存活率；支原体还可造成部分精子膜缺损、膜破碎甚至膜结构改变等。衣原体寄生于宿主细胞内，溶解破坏细胞导致溶酶体释放，代谢物的细胞毒素作用造成精子死亡。非细菌性炎症如前列腺炎及精索静脉曲张，以及一些不良的生活习惯，如泡热澡、久坐等，使得生精细胞代谢加快，处于缺血缺氧的状态，细胞膜上的活性氧的缺陷型受体和隐匿型受体可能暴露活化，造成调节机制被破坏，导致精子死亡。

2. 精子运动装置异常

精子的运动能力与精子的结构密切相关，只有正常结构的精子才可能具有正常的运动能力。精子的结构大体分为头、颈、尾三个部分，精子的尾部相当于精子的运动装置，决定着精子的运动能力，如果活的但不动的精子占很大比例，应怀疑精子鞭毛结构有缺陷。精子的运动装置异常大多是染色体异常的表现，包括数量异常、形态异常、多态性改变等。染色体异常除可以导致死精子症外，也可以导致少弱畸形精子症，其与自然受孕率呈显著负性相关。

3. 血 – 睾屏障破坏

血 – 睾屏障由生精细胞和支持细胞组成，支持细胞的主要作用是支持营养和保护生精细胞，这样精原细胞便可以顺利分化为成熟精子，相当于起到了屏障保护的作用。血 – 睾屏障能有效阻止大分子（如精子抗原物质）漏出附睾腔外和阻止血清蛋白等漏入附睾腔内，以免发生自身免疫反应。当生殖系统有炎性感染等因素或在器官损伤下（输精管结扎后），屏障遭到破坏，精子表面的特殊大分子物质（抗原）与机体内的免疫系统相接触，就会发生精子的自身免疫反应，引起精子自身抗体产生，体内产生一种免疫球蛋白抑制精子活动，而精子抗体与精子相互作用激活补体系统，在补体作用下，通过细胞毒性作用对精子细胞膜的通透性和完整性产生损伤，从而杀死精子。

4. 自由基损伤

活性氧由白细胞和精子产生并释放出来，一方面，生理需要的活性氧是精子运动、获能、超激活运动、顶体反应、精子和卵细胞识别所必需的，对维系精子正常功能起重要作用。另一方面，由于病理、辐射、感染等各方面因素影响，精液中活性氧含量又会异常升高。生理情况下活性氧族的产生与对抗活性氧族的酶清除系统处于一种平衡状态，对于维持生精过程有重要意义。在发生前列腺、精囊和附睾的慢性炎症，精索静脉曲张及性生活过频时，造成长期的代谢加快、耗氧量增加，部分生精细胞处于缺血缺氧状态，使精子细胞膜不同程度受损，使正常情况下膜上活性氧的缺陷型受体和隐匿型受体有可能暴露活化，正常活性氧调节机制被破坏。活性氧可上调这些受体对理化因素如生长因子、IgG、C5a 等的感受性刺激，从而使活性氧生成异常增加。

NO 是一种具有生物活性的自由基，在体内的主要代谢方式是被氧化为 NO_2^- 和 NO_3^-，它的前体是 L- 精氨酸，在一氧化氮合酶（nitric oxide synthetase，NOS）作用下生成 NO。最近研究表明，哺乳动物的生殖系统内（如睾丸、附睾、卵巢等的神经细胞、内皮细胞、平滑肌细胞和单核细胞）广泛存在 NOS，提示 NO 在各种生殖活动中如精子发生、精子成熟中可能起着重要的作用。但过量的 NO 却能抑制三羧酸循环中的乌头酸酶、线粒体电子传递系统中的 NADPH 脱氢酶和琥珀酸脱氢酶，降低细胞内 ATP 水平，抑制能量的生成，抑制细胞呼吸。

5. 病原体的毒性作用和抗原作用

已有研究表明，与有生育力男性相比，不育男性精液中出现细菌的概率较大，而且细菌对精液的质量有很大影响。死精子症男性的精液中细菌以革兰阴性菌为主，占 92.8%，包括大肠埃希菌和嗜水气单胞菌，其中大肠埃希菌为优势菌。大肠埃希菌的鞭毛抗原可使精子发生凝集，嗜水气单胞菌能产生导致精子死亡的毒性因子，这些物质均可导致精子死亡。

6. 其他因素

与精子运动有关的酶类缺乏或酶的活性降低、维生素缺乏、从事高温放射职业和接触化学毒物等，都可以引起精子活力下降甚至精子死亡。研究表明，多种环境污染因素可能影响精子发生过程，诸多污染物中有 70% 以上与环境内分泌干扰物（包括环境类雌激素）有关，其对男性生殖健康影响最广，危害最大。职业接触二溴氯丙烷或二氧化硫，可使精子 DNA 易发生变形。某些诱变剂可使精子 DNA 断裂，如甲基磺酸甲酯（MMS）使核染色质鱼精蛋白烷基化，染色质变异而致 DNA 断裂。另外精液中的某些微量元素如锌、镁、铜与精子活力有关，精液中锌含量是血液中的 100 倍以上，锌减少可导致精子活力下降，锌是维持精子染色体稳定的重要物质，可以清除由白细胞和有缺陷的精子产生的氧自由基，减少氧自由基对精子的毒性，所以精浆中锌等微量元素缺乏可导致精子死亡。

第二节　诊断与鉴别诊断

一、诊断

死精症的准确诊断，对患者和医师都有非常重要的意义。诊断主要依据是精液检验：多次精液检查，排出的精子死亡数量过多，甚至全部死亡。正常情况下，排精后 1 小时死亡精子在 42% 以上，为诊断死精子过多的重要依据。其他检验项目可正常或异常，可出现白细胞、脓细胞，或出现红细胞；死精症最易与精子活动力低下和不动精子相混淆。精子不动不一定是死亡，也可能是鞭毛结构改变导致精子动力装置缺陷而引起的不动。

（一）病史

大多数死精症患者常无明显症状，部分患者伴有睾丸炎、附睾炎、前列腺炎或精囊炎，有些患者无临床症状。应追问患者的工作和生活环境，有些患者处在明显有毒有害的或者高温的外环境中，如化工厂、机房等。

（二）实验室检查

1. 精液常规检查

禁欲 2 ～ 7 天，收集全部精液，取标本，镜检，1 小时内精子死亡率超过 42%，伴或不伴白细胞、红细胞、脓细胞等即可诊断。

2. 精子活体伊红染色

本法对诊断死精子数量比较准确，通过染色死精子被染成红色，活精子是不着色的，由于活动力较低的精子也包括在活精子数中，故此方法较一般常规镜检所得死精子数要少。正常参考值≥ 58%。

3. 低渗肿胀试验

这是基于完整细胞膜半渗透性的简单试验，其引起低渗状态下精子膨胀，即当有水流入时细胞体积膨胀。此试验易于测定，并且给出一些有关精子尾部细胞膜完整性和柔性的信息。如果精液标本中有 58% 以上的精子出现尾部膨胀，则认为 HOS 试验正常；如果尾部膨胀的精子数低于 58%，该精液标本则被认为是异常的。

4. 特殊检查

（1）精浆生化：①白细胞：正常精液中白细胞数＜ 1×10^6/mL，若超过此值即为白细胞精子症。白细胞会产生过多活性氧，引发氧化应激，诱导细胞凋亡并导致精子数量减少，损伤精子质膜，降低精子活力和受精能力，降低正常形态精子百分比，影响液化，甚至影响辅助生殖技术治疗患者的妊娠结局。②精浆弹性蛋白酶：主要来源于中性粒细胞，它的作用是清除有害病菌及修复受损组织，但是过度活化会对组织器官造成损伤，与男性前列腺炎、生殖道感染有关；精浆锌和果糖：果糖是精子活动的重要能量来源，锌可维持性腺功能，精浆锌和果糖缺乏会影响精子活力和生育能力。

（2）精子 DNA 碎片率检测：是检查精子完整性和受孕能力的客观指标之一。近年来研究表明精子 DNA 完整性与精子活力、形态、精子功能有显著相关性。

（3）细菌微生物培养：有超过 1/3 的死精症和生殖道病原微生物有关。

（4）内分泌检查：FSH、LH、睾酮主要通过性腺轴（下丘脑 – 垂体 – 睾丸）调控男性睾丸生精功能。FSH 可以促进次级精母细胞发育成精子，睾酮通过反馈调节，引起 LH 分泌减少，所以精子发生实际上是 FSH 和 LH 相互协同作用的结果，死精子症患者内分泌查 FSH、LH 增高，睾酮降低，这也为治疗方向提供了依据。

（5）染色体核型检查：有专家统计多例平衡移位、大 Y、小 Y 变异患者的精子，分析为死精子症。

（6）相关基因筛查：*PDK* 基因突变、*AZF* 基因微缺失可以导致多囊肾（死精子症不育的病因），而原发性纤毛运动障碍也导致死精子症。

（7）影像学检查：经直肠前列腺精囊腺超声、精囊腺磁共振可以诊断射精管区域梗阻、前列腺及精囊腺囊肿导致的死精子症。

（8）电镜检查：哈英娣等建议对长期诊断为精子活动力低下或不动精子的患者，应行精子透射电镜检查，观察精子鞭毛的微细结构，以明确诊断。

二、鉴别诊断

（1）精液不液化：各种原因导致的精液不液化均会影响精子的活力，如精液的感染等。这种情况需要进一步完善精液生化检查等加以鉴别。

（2）精子凝集：精子凝集也可表现为精子“凝集不动”，多见于精液免疫性因素。这种情况需进一步完善精液生化检查等加以鉴别。

（3）人为误差：多是操作不慎所致，环境温差大或液化时间不充分等因素导致的“精子不动”，可能会被误认为是死精子症。

第三节　治疗

一、一般治疗

通过详细询问病史，可以了解患者一般情况，如果处于明显有毒、高温的工作生活环境，建议尽可能远离；养成健康的生活方式，如戒烟酒、均衡饮食、避免久坐、避免不洁性生活、预防男性生殖道感染、避免接触毒物、远离放射线及高温环境。

二、药物治疗

1. 传统医药

中医文献中没有“死精子症”的病名，但中医所言“肾气亏虚”“湿热蕴结”“肾阳亏虚”等证与本症相关，可辨证选用中成药如生精片、五子衍宗丸、复方玄驹胶囊等。

2. 现代医学

（1）抗感染治疗：对于有生殖道感染者，应给予抗感染治疗，有条件时可根据细菌培养（前列腺液或者精液）和药敏试验选用抗生素，支原体和衣原体感染者，可选用阿奇霉素、红霉素、环酯红霉素、米诺环素、多西环素等，用药时间以 10 ～ 14 天为宜。

（2）抗氧化治疗：如维生素 C、维生素 E、番茄红素、辅酶 Q10、左卡尼汀等，都具有一定的抗氧化作用。补充维生素 C 的剂量为 400 ～ 600 mg/d；补充维生素 E 的剂量为 200 ～ 300 mg/d；补充番茄红素的剂量为 12 mg/d；补充辅酶 Q10 的剂量为 30 mg/d；补充左卡尼汀的剂量为 2 ～ 3 g/d。

（3）促进精子新陈代谢的能量合剂：如三磷酸腺苷二钠等。

（4）调整内分泌：运用激素类药物调节内分泌功能，促进精子发生及内源性睾酮产生，如 hCG、hMG 等。

（5）补充对精子生成、发育起关键作用的微量元素：特别是含锌、硒的药物。

三、手术治疗

近年来，男性生殖道梗阻的外科治疗逐渐受到重视，伴有精索静脉曲张、精道梗阻及生殖器畸形等可通过微创手术治疗（精囊腺囊肿可以采取精囊镜手术），手术方法包括显微镜下精索静脉曲张结扎术、输精管附睾吻合术、输精管吻合术、射精管口梗阻经尿道电切开术；从而改善精子生成环境或解除精道梗阻，最终提高精子存活率，达到生育目的。

四、辅助生殖技术

精子激活的体外处理，把存活但不活动的精子激活使精子能游动，从而方便进行体外受精 – 胚胎移植或卵胞质内单精子注射。有报道显示采用不动精子行 ICSI 时受精率极低或根本不受精。因此发现有活性精子行卵泡内注射是成功之关键。取卵日短时间反复射精可获得足量活动精子。因为精子用于卵泡内注射，ICSI 时不能用伊红染色鉴别活性精子，但低渗膨胀试验可用于挑选有活性精子，最近也有学者应用激光照射精子尾部选择有活性但不活动的精子（尾部卷曲），取得了与低渗肿胀试验相似的结果；若精子数目少、无足够活性精子，应采用睾丸手术取精。

第四节 小结

死精子症诊断主要依据是精液检验，最易与精子活动力低下和不动精子相混淆。精子不动不一定是死亡，也可能是鞭毛结构改变导致精子动力装置缺陷而引起的不动，常用伊红染色或低渗肿胀试验来确定精子的死活。精子头部红染或尾部不膨胀表明精子死亡，精子全部死亡或存活率低为死精子症，反之则为精子超微结构异常。若为真正死精子症，还应进一步检查精浆过氧化物酶和弹性硬蛋白酶，精液细菌培养、衣原体和支原体的检查，甚至内分泌检查、影像学检查、染色体和基因筛查都是必需的。对拟行 ICSI 的患者必须检查染色体或者进行全基因测序，并对有异常者给予遗传学咨询，必要时做胚胎植入前遗传学筛查（preimplantation genetic screening，PGS）。

参考文献

[1] 郭应禄 . 郭应禄男科学 . 北京：人民卫生出版社，2019：679.

[2] SHAMSI M B，IMAM S N，DADA R. Sperm DNA integrity assays：diagnostic and prognostic challenges and implications in management of infertility. J Assist Reprod Genet，2011，28（11）：1073-1085.

[3]FRACZEK M，SZUMALA-KAKOL A，DWORACKI G，et al. In vitro reconstruction ofinflammatory reaction in human semen：effect on sperm DNA fragmentation.J Reprod Immunol，2013，100（11）：76-85.

[4] SALEH R A，AGARWWAL A，SHARMA R K，et al. Evaluation of nuclear DNA damage in spermatozoa from infertile men with varicocele .Fertil Steril，2003，80（6）：1431-1436.

[5] MERINO G，CARRANZA-LIRA S，Murrieta S，et al. Bacterial infection and semen characteristics in infertile men. Arch Androl，1995，35（1）：43-47.

[6] 张小艳，陆学东，杨来智 . 死精子症精液细菌分析与药敏试验 . 世界感染杂志，2002，2（5）：349.

[7] JUNGWIRTH A，GIWERCMAN A，TOURNAYE H，et al. European Association of Urology guidelines on male infertility：the 2012 update. Eur Urol，2012，62（2）：324-332.

[8] 白文俊 . 现代男科临床聚焦 . 北京：科学出版社，2017：214.

[9] 李宏军，黄宇烽 . 实用男科学 . 北京：科学出版社，2018：51.

[10] BUNGUM M，HUMAIDAN P，AXMON A，et al. Sperm DNA integrity assessment in prediction of assisted reproduction technology outcome. Hum Reprod，2007，22（1）：174-179.

[11] WEIN A J，KAVOUSSI L R，PARTIN A W，et al. Campbell Walsh Urology. 11th. USA：Elsevier，2016：498-1148.

[12] 李环，刘睿智 . 死精子症研究进展 . 吉林医学杂志，2008，29（13）：1124.

[13] 哈英娣，钱震，董亮，等 . 电镜在男性不孕症患者之死精症中的应用 . 电子显微学报，2000，19（3）：201.

[14] SANOCKA-MACIEJEWSKA D，CIUPINSKA M，KURPISZ M. Bacterial infection and semen quality. J Reprod Immunol，2005，67（1/2）：51-56.

[15] 张银辉，杨来智，黄烈，等 . 死精子症患者精液细菌学分析 . 中国热带医学，2006，6（2）：235.

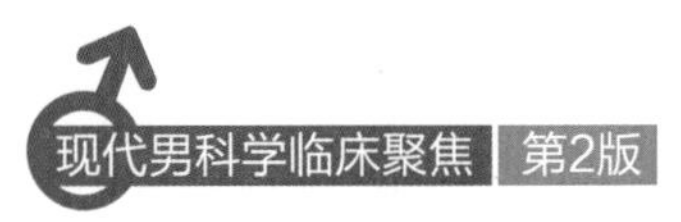

[16] 王晟，贺占举，郤艳荣，等．精液中白细胞与精液质量的关系研究．中国性科学，2013，22(5)：3-6.

[17] 何碧英，彭明．男性不育患者精浆中性粒细胞弹性蛋白酶浓度对精子质量的影响．国际检验医学杂志，2016，37（13）：1804-1805，1808.

[18] 尹彪，刘红杰，赵明，等．精浆中锌、果糖和肉碱含量与精液参数的关系．中华男科学杂志，2013，19（11）：1051-1053.

[19] 辜秀丽，李红钢，熊承良．不育男性精子 DNA 碎片指数与年龄和精液参数相关性分析．中华男科学杂志，2018，24（7）：608-612.

[20] 邵长凤．男性泌尿生殖道病原微生物与不育的关系．中国计划生育学杂志，2004，12（3）：187-189.

[21] 陈伊，罗明，胡硕楠，等．少弱精子症、死精子症、无精子症患者染色体及性激素检测分析．中国性科学，2009，18（10）：12-15.

[22] 辜敏，王清，吴成亮，等．106 例无精子及死精子症患者染色体核型分析．中国优生与遗传杂志，2013，21（6）：66，71.

[23] 蔡鸿财，商学军，黄宇烽．男性常染色体显性多囊肾病的生殖相关问题．中华男科学杂志，2015，21（11）：1020-1025.

[24] 刘宇，刘凯峰，张辰望，等．原发性纤毛运动障碍致严重弱精子症 1 例并文献复习．中华男科学杂志，2020，26（8）：763-765.

（刘赫　董永生）

第四十四章　畸形精子症

第一节　概述与定义

一、概述

精子数量和活力通常是研究精液质量时首先要评估的诊断指标，而精子的形态作为精液参数之一，其重要性常被低估。相对于正常精子，畸形精子在结构和功能上发生了变化，其精子受孕潜能降低。此外，精子畸形还往往引起精子活力的减弱。精子的正常形态学特征是在精子发生过程中出现高度精细的细胞修饰的结果。畸形精子的比例及某些特定的结构异常是辅助生殖、自发妊娠和受精能否成功的重要预测指标。评估精液质量的经典的三个参数（精子数量、活力、形态）对成功受精有着重要意义，一般来说三者密切相关。然而，即使精子浓度或活力良好，形态缺陷也可能是反映精子实际受精能力的最重要的单一因素。对于泌尿外科医生，尤其是男科医生，如何诊断和治疗畸形精子症，具有重要的意义。

二、定义

畸形精子症指精子正常形态百分率低于正常参考值下限。根据第 5 版《世界卫生组织人类精液及精子–

宫颈黏液相互作用实验室检验手册》，处于生育年龄的男性连续两次以上的精液分析检测，正常形态的精子< 4%，而精子浓度、活力均正常，则可诊断畸形精子症。由于人精子形态的多样性，造成精子形态评估困难。正常形态精子是通过观察从女性生殖道，特别是性交后宫颈黏液回收的精子或者从卵子透明带表面回收的精子，有助于定义具备潜在受精能力精子的外观（形态学正常）。

1. 精子正常结构与形态

人类精子形似蝌蚪，长约 60 μm，可分头、尾两个部分。头部由高度浓缩的细胞核和核前顶体组成，核内含有遗传物质，为遗传信息的携带者。顶体内含有多种酶，与精子穿越放射冠、透明带和卵细胞膜有关。尾部又称为鞭毛，分为颈段、中段、主段和末段四部分，含有轴丝、线粒体鞘和纤维鞘等结构，与精子的运动有关（图 5-23）。

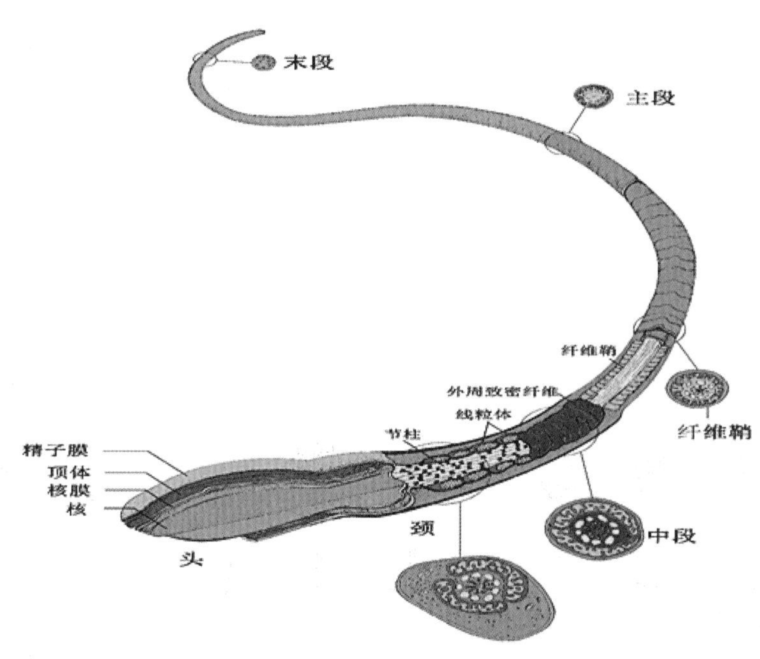

图5-23　人精子超微结构模式

精子形态检测需要染色后在光学显微镜下进行评估和分类，正常精子包括头、颈、中段、主段和末段。由于光学显微镜很难观察到精子末段，因此可以认为精子是由头部（头和颈）和尾部（中段和主段）组成（图 5-24）。只有头和尾都正常的精子才被认为是正常形态精子，所有处于临界形态的精子应该被判读为异常。

2. 异常形态精子分类

人类精子形态具有明显的异质性，个体间差异较大，有特异性和非特异性畸形之分。特异性畸形主要表现为同一类型畸形比例增高，应高度怀疑遗传因素影响或有害因素的特异性损伤。非特异性畸形表现为多种不同类型畸形的随机组合，病因众多，临床较为常见。精子头部缺陷包括大头、小头、锥形头、梨形头、圆头、无定形头、有空泡头、顶体过大或过小、双头及上述缺陷的任何组合。颈部和中段的缺陷包括中段非对称地接在头部、粗的或不规则、锐角弯曲、异常细的中段，或上述缺陷的任何组合。主段缺陷包括短尾、多尾、断尾、发卡形平滑弯曲、锐角弯曲、宽度不规则、卷曲，或上述缺陷的任何组合。过量残留胞质的特征是含有大量不规则已染色的细胞质，胞质的大小超过精子头部的 1/3，通常同时伴有中段缺陷（图 5-25 至图 5-35）。

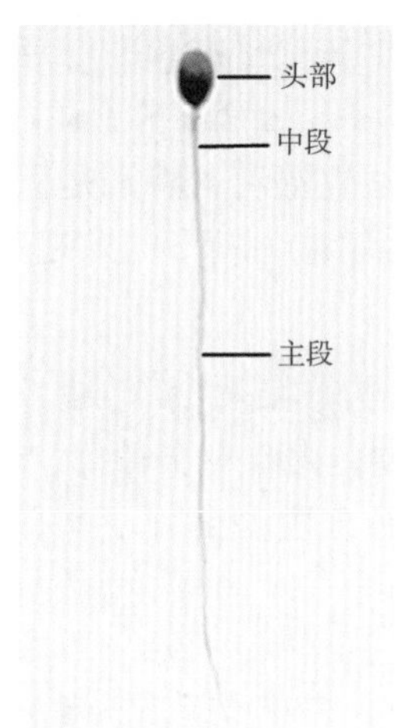

注：①头部：外形应该光滑、轮廓规则，大体上呈椭圆形。顶体区可清晰分辨，占头部的40%～70%。顶体区没有大空泡，且不超过2个小空泡，面积不超过头部的20%。顶体后区不含任何空泡。
②中段：应该细长、规则，约与头部长度相等。中段主轴与头部长轴成一条直线。残留胞质不应超过头部的1/3。
③主段：应该比中段细，均一，其长约为45 μm（约为头部长度的10倍），尾部应没有显示鞭毛折断的锐利折角。主段可自身卷曲成环状。

图5-24　精子组成

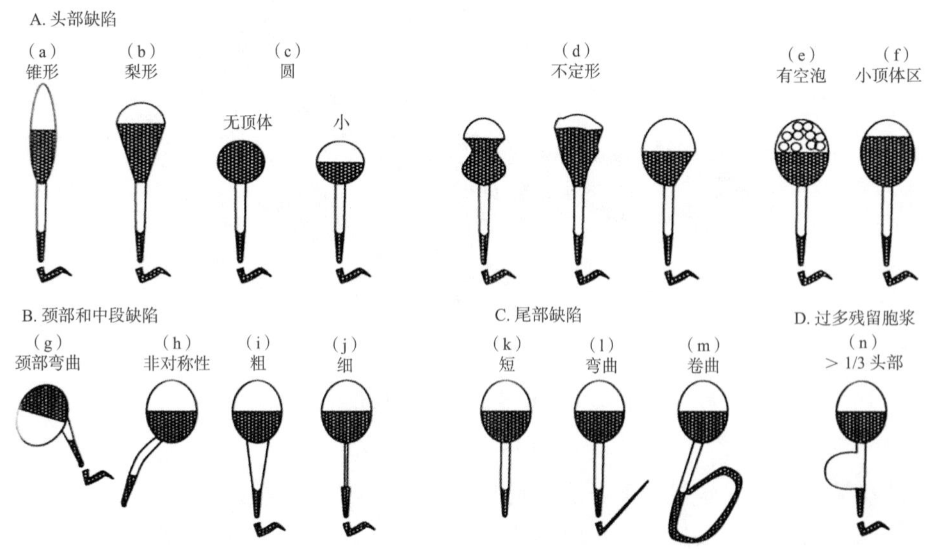

图5-25　人精子的异常形态示意

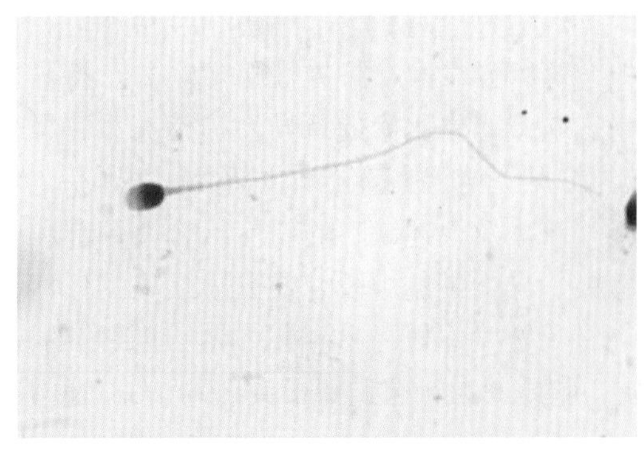

图5-26　正常形态精子

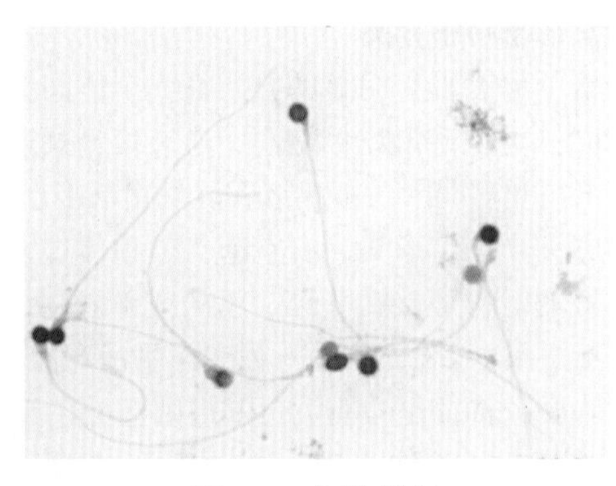

图5-27　圆头精子

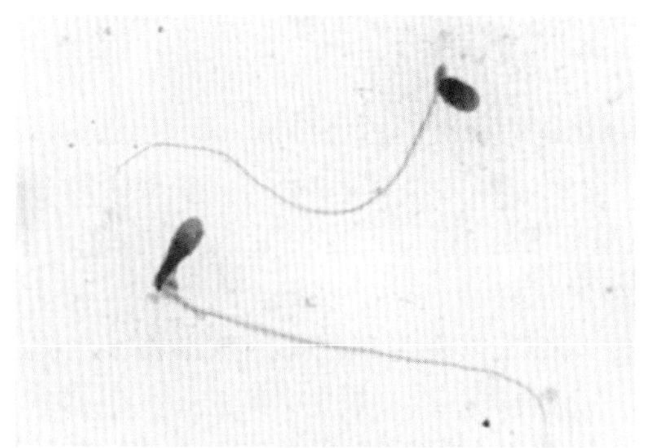
图5-28 中段弯曲精子

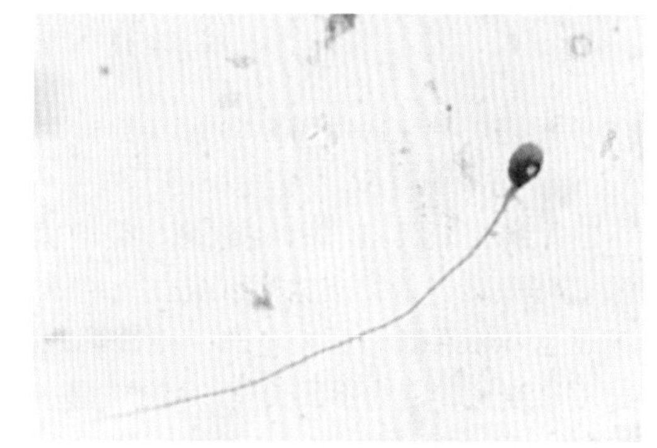
图5-29 顶体后区空泡

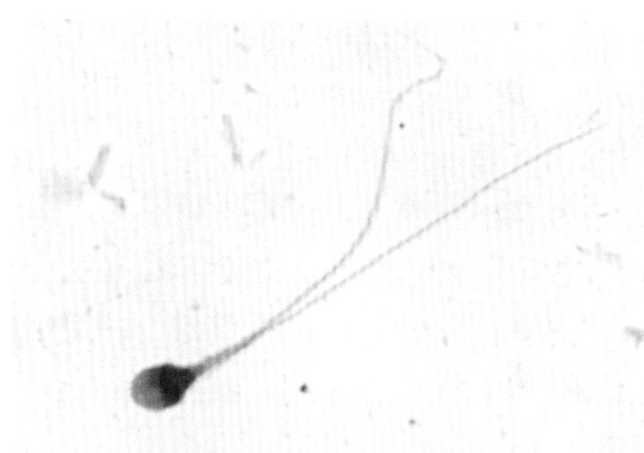
图5-30 大头、双尾精子

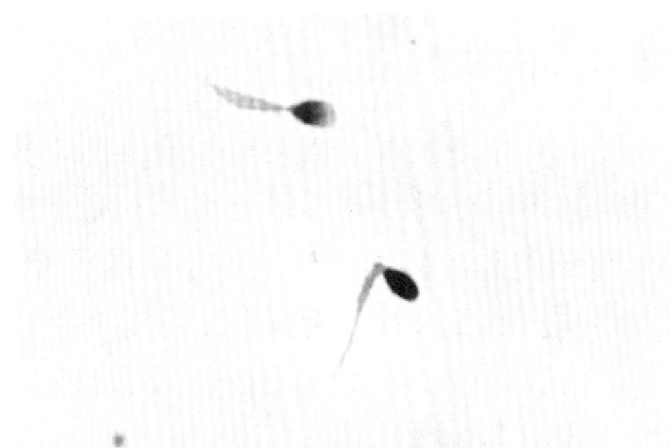
图5-31 短尾精子

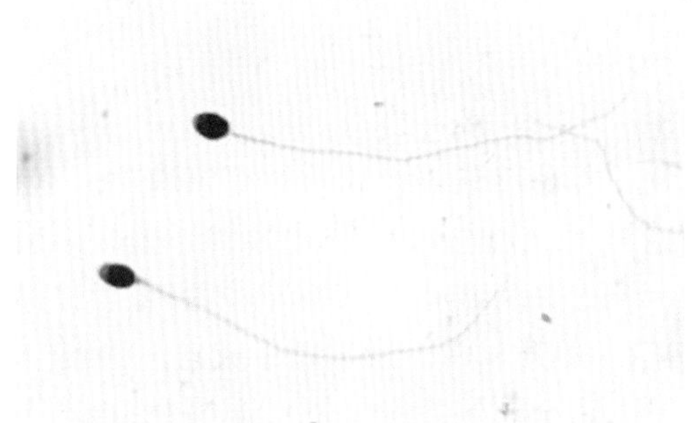
图5-32 顶体过小

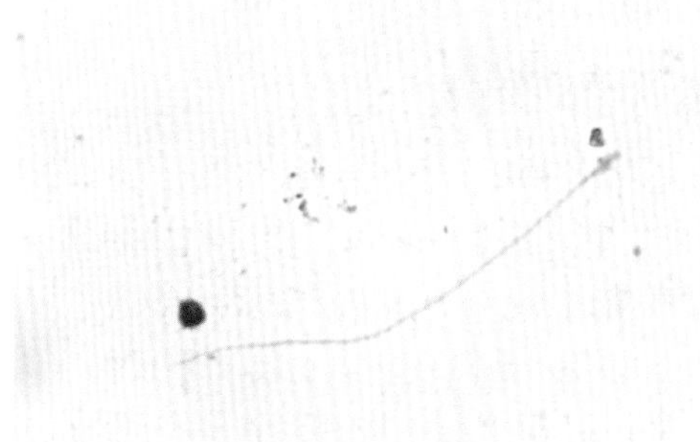
图5-33 无头精子

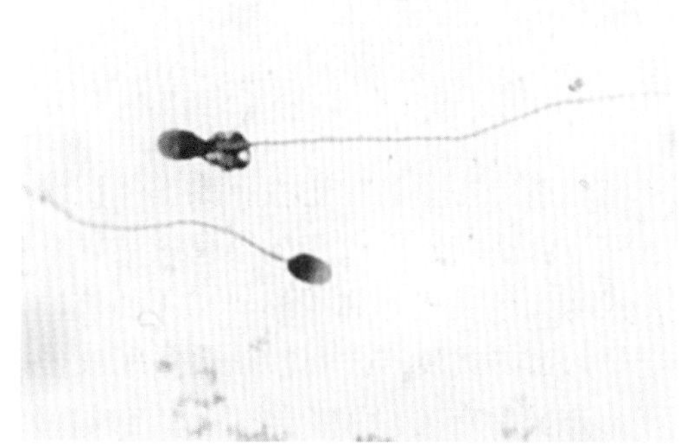
图5-34 过量残留胞质

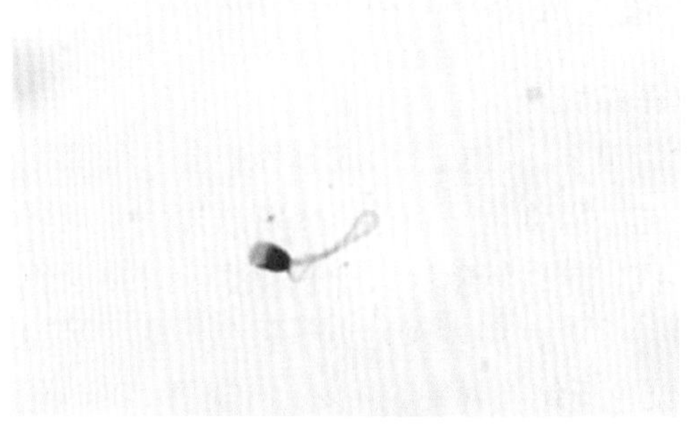
图5-35 卷尾精子

第二节 病因与发病机制

原始生殖细胞可分化成为精原细胞，进一步可分为 A、B 两种类型精原细胞。而 A 型精原细胞分为 Ad 型和 Ap 型精原细胞。Ad 型精原细胞不发生任何有丝分裂，称为精原干细胞，Ap 型精原细胞则分化增殖为两个 B 型精原细胞。B 型精原细胞分裂增殖为初级精母细胞。精母细胞经历了减数分裂的不同阶段，在减数分裂过程中，遗传物质相互重组、染色体数目减少并最终形成精子细胞。减数第一次分裂产生次级精母细胞，含有双份单倍体染色体。减数第二次分裂精母细胞演变为单倍体的圆形精子细胞，圆形精子细胞经过复杂变化转变为不同长度的精子细胞和精子。在减数第二次分裂中，细胞核发生聚缩和塑形，同时鞭毛形成、胞质明显扩张。精子发生是一个复杂过程，涉及与细胞分裂增殖、分化、变形等过程有关的诸多基因。此外，青春期和成年期由于各种遗传、生物、化学、物理、感染、药物等因素导致某些基因的结构功能改变，或者表达调控异常，精子停滞在不同成熟阶段也会形成畸形精子。畸形精子产生病因主要有以下几方面。

一、睾丸内环境因素

睾丸内环境对精子发育、成熟有重要作用，各种原因导致睾丸局部的微环境发生改变，生精细胞停滞在不同阶段，都将可能导致畸形精子增多。精子发生在睾丸的生精小管内，因此在生精小管内存在不同发育阶段的生殖细胞和支持细胞。生精小管的管壁为基底膜，内表面由复层上皮构成生精上皮。生精上皮由单层排列的支持细胞和在支持细胞上面的各种生精细胞组成，不同发育阶段的生精细胞排列成 5 ～ 6 层同心圆，包括精原细胞、初级精母细胞、次级精母细胞、精子细胞和精子。支持细胞连接在一起形成屏障，使生精小管成为封闭的微环境。

精索静脉曲张会导致患者睾丸血流循环异常，血液滞留，局部温度升高，营养物质缺乏，代谢产物淤积，细胞微环境改变，妨碍曲细精管正常物质交换，使生精上皮变性或脱落，精母细胞与精子细胞排列紊乱，除使精子发生和运动受影响外，还对精子数量、活动力、形态和受精能力有明显损害作用。精索静脉曲张患者可导致出现尖头或不规则头畸形精子。

二、外部有害因素

生精过程中各种因素如化学因素（药物如抗肿瘤药物、苯妥英钠等；农药如有机磷等；工业毒物如苯、甲苯、铝、砷、氯丁二烯等；食品添加剂如环已基糖精等）、物理因素（如电离辐射）、生物因素（生物类毒素如真菌毒素；病毒如风疹、巨细胞及乙肝病毒等）导致 DNA 损伤及结构异常、常染色体结构畸变、易位或臂间倒位及数目畸变、染色体非整倍体及多倍体等遗传物质异常，影响精子成熟。

空气污染、职业接触、物理因素等均可影响精子质量。重金属铅、汞、镉、铜等对精子形态及精子质量影响显著。而农药如对硫磷、敌百虫、DDT、杀虫脒等损害精母细胞、支持细胞、间质细胞和精子细胞，影响精子发育，导致精子畸形。另外物理因素如辐射、电离、高温、电流等，直接或间接作用于睾丸和附睾，引起精子生成障碍，生精阻滞导致精子畸形率增加。

三、遗传因素

1. 精子核异常

正常情况下，在精子形成过程中会发生细胞核浓缩，增加遗传物质的稳定性，头部体积缩小，从而利于精子进入卵细胞。染色质成熟过程异常则可导致精子核空泡缺陷，即致密的染色质被颗粒原纤维或空泡域取代，这些缺陷经常随颗粒状未成熟染色质出现，视为染色质成熟和浓缩异常（如核过大、核内空泡数量过多），多表现为头部形态异常，可导致精子受孕力下降或流产。目前认为精子核蛋白组型转换异常、染色质结构异常、精核蛋白缺陷、DNA 断裂与精子形态异常有关，而精子核异常与减数分裂异常、精子染色体非整倍体率有关。

2. 顶体异常

顶体是精子头部主要结构，其含有多种活性酶，对精子穿透卵子细胞表面的放射冠和透明带有重要意义。遗传因素致顶体的缺失，导致如小头精子、圆头精子等畸形。由于缺少顶体，精子头部缺乏顶体酶，无法穿透放射冠和透明带，精卵不能结合导致不育。

3. 精子尾部异常

断头精子症也叫精子头尾分离，是常见的精子连接段缺陷。精子头尾分离可能发生于精子细胞分化晚期或附睾成熟过程。电镜可见精子基板退化或缺失，近侧中心粒及中段异常并伴有大量胞质小滴，断头精子症通常呈家族内发病且有典型的遗传学表型，提示是一类由遗传因素导致的综合征。精子尾部缺陷，光镜下，大部分精子尾部粗短僵直或不规则；电镜下，轴丝周围结构严重变形，主要表现为鞭毛轴丝变形和纤维鞘无规则组装，形成短鞭毛或畸形鞭毛，形成致密环或宽的网孔，无序地排布在纵柱和肋柱上。原发性纤毛运动障碍是一种常染色体隐性遗传疾病。这类患者常表现为支气管扩张、慢性鼻窦炎、内脏转位和男性不育，主要原因是鞭毛动力蛋白臂缺陷或中央微管缺陷，使其不能有力地摆动。纤维鞘发育不良主要表现为纤维鞘显著肥大或增生，导致形态异常精子率、DNA 缺陷精子率显著增高。

4. 畸形精子症相关基因见表 5-6

表 5-6 与畸形精子症相关的基因

精子畸形类型	染色体异常位置	基因名	突变表型
无头精子畸形	20q11.21	*SUN5*	头尾连接异常，无头精子
	16q22.2	*PMFBP1*	头尾连接异常，无头精子
	1p32.1	*HOOK1*	头尾连接异常，无头精子
	1p22.1	*BRDT*	头尾连接异常，无头精子
	2q11.2	*TSGA10*	头尾连接异常，无头精子
圆头精子畸形	12q14.2	*DPY19L2*	精子呈现圆头，无顶体
	3q26.31	*SPATA16*	精子呈现圆头，无顶体
	22q13.1	*PICK1*	精子呈现圆头，顶体片段化
	7p12.2	*ZPBP*	精子呈现圆头，无顶体
大头精子畸形	19q13.43	*AURKC*	精子头部大，四倍体，具有多条鞭毛
精子鞭毛多发性形态异常	-	*CEP135*、*DZIP1*、*DNAH1*、*CFAP43*等	精子鞭毛缺失、过短、不规则或卷曲等

四、生殖道感染

泌尿生殖系统感染可导致精子畸形，致病菌包括表皮葡萄球菌、链球菌、大肠埃希菌等，特别是支原体、衣原体感染与精子畸形密切相关。

生殖道感染通过以下机制导致精液质量改变：细菌产生的毒素直接作用于精子，直接破坏精子结构。支原体吸附于精子表面或内部影响精子结构，导致精液中正常精子比例显著降低。此外炎性反应部位的白细胞会使活性氧（reactive oxygen species，ROS）升高，进一步介导精子膜脂质过氧化，破坏精子结构，从而影响精子形态与功能。

在形态学表现上，支原体感染导致的精子畸形常表现为头部尾部畸形增多，而衣原体感染者常出现头部空泡。相关的精子畸形类型增多，在临床中提示感染。

五、性腺轴异常

下丘脑－垂体－睾丸生殖轴精确地调控精子发生，研究发现精子形态与 FSH、E_2、睾酮显著相关。正常男性精液中的雌激素水平显著高于血清雌激素水平，精浆睾酮/雌激素比值与正常形态精子率呈显著正相关，随着年龄增长，FSH 水平逐渐增高，形态正常精子率则逐渐下降。生殖内分泌功能的相对失调，可影响精子在睾丸附睾内成熟，导致异常形态精子比率增高。

六、药物因素

长期应用或大剂量使用皮质类固醇、雄激素、雌激素和促性腺激素影响下丘脑－垂体－睾丸生殖轴；肿瘤患者接受抗肿瘤药物治疗时使用烷化剂如环磷酰胺、甲氨蝶呤对精原细胞有抗有丝分裂作用和类放射作用，其分解代谢产生的自由基可损害生精细胞；抗代谢类药物如长春新碱、长春碱能阻断中期细胞分裂；某些抗生素药物如呋喃类药物、庆大霉素可诱发生精停滞在精母细胞水平；均会造成精子数量减少和畸形精子增多。

七、不良生活方式

1. 酗酒

乙醇及其代谢产物乙醛（CH_3CHO）可以通过抑制参与睾酮合成的酶，抑制睾酮的合成与分泌，亦可损害肝功能而使雌激素水平增加，损害睾丸的生精功能，直接造成各种畸形精子增多。

2. 吸烟

吸烟可使畸形精子发生率显著增高，吸烟时间越长、吸烟量越多，畸形精子发生率越高，精子数量减少，活力降低。Evans 对 43 例吸烟者与 43 例不吸烟者精子形态的观察研究显示，不吸烟者正常精子为 57.7% ± 1.8%，吸烟者为 52.9% ± 1.47%，以双头畸形精子多见。有学者报道每日吸烟 21 ～ 30 支较每日吸烟 10 ～ 20 支者精子畸形率显著增高，吸烟 10 年以上较吸烟 10 年以下者精子畸形率显著增高。吸烟使睾丸和附睾血流动力学改变，阻碍精子发生和成熟，香烟中的尼古丁影响生精细胞，降低性激素的分泌及杀伤精子导致精子畸形和数量减少。

3. 其他

长期缺乏运动；长期饮食结构不健康或吸毒等。

第三节　畸形精子与妊娠

一、畸形精子与正常生育结局

（1）受精率低：畸形精子越多，受精率越低，Kruger 对 129 例患者共进行了 190 次评估，证明了正常形态结构精子与受精的关系：① 1% ～ 4% 正常形态结构精子组，受试 104 个卵，受精率 37%。② 15% ～ 30% 正常形态结构精子组，受试 324 个卵，受精率 81%。③ 31% ～ 45% 正常形态结构精子组，受试 309 个卵，受精率 82%。④ 46% ～ 60% 正常形态结构精子组，受试 64 个卵，受精率 91%。

（2）反复妊娠失败：Gil-Villa 等对 23 例反复妊娠失败者及 11 例近期生育者进行对比研究，发现反复妊娠失败组患者精子畸形率及精子膜脂质过氧化反应较高。

二、畸形精子与辅助生育结局

卵子受精包括精子获能、顶体反应、穿过颗粒细胞、与透明带结合并穿过透明带、与卵胞质融合，然后精子核解聚，其中任何一个环节出现问题，都会导致受精失败。大量文献报道在受精失败的病例中，精子因素为主要原因，多为精子没有成功进入卵子内，且畸形精子是受精失败原因之一。IVF 的受精过程中，精子要经历获能、与卵透明带识别结合、顶体反应、穿透卵透明带等一系列过程才能完成受精。畸形精子对体外受精临床妊娠率、受精率有显著影响，由于畸形精子染色体异常率较高、DNA 完整率较低，尽管能使卵子正常受精，但胚胎染色体异常率较高，而胚胎种植失败的主要原因为胚胎染色体异常，此类患者的临床妊娠率下降，且容易发生胚胎枯萎或引起早期流产。ICSI 技术可克服部分与受精失败相关的精子功能的缺陷，精子畸形行 ICSI 治疗则可获得较好的受精率和妊娠率。

三、畸形精子与流产

据报道部分复发性流产的患者存在显著增加的精子染色体非整倍体、凋亡和异常形态精子。国外一项研究表明：断头精子综合征患者中精子形态异常及染色体异常会直接导致 ICSI 妊娠失败。但国内一项对发生精子畸形和流产相关性的研究显示，精子头、颈或尾部的畸形精子发生率无论在研究组、对照组，以及胎儿异常组和复发性流产组差异均无统计学意义，目前尚缺乏足够的临床证据认定畸形精子症是影响自然妊娠和胚胎发育的独立因素。

四、畸形精子与胎儿畸形

精子畸形不同于胎儿畸形。胎儿畸形或缺陷是指胚胎发生过程中细胞、组织、器官出现了结构或者功能上的缺陷异常。受精过程中能与卵子结合的精子都是所谓形态正常的精子，精卵结合形成胚胎，其遗传性状来自于精子和卵细胞的遗传物质，在受精过程中精子穿入卵细胞，主要是精子头部的细胞核内遗传物质与卵子结合。故决定胎儿发育正常与否更重要的是男女双方的配子所携带的遗传物质及这些遗传物质的表达是否正常，或受到胎儿发育的生理及外部环境因素的影响，而并不是由精子或卵子的形态所决定的。国内有研究显示，发生不明原因胎儿异常的精子畸形率并不显著高于正常妊娠。国外也有研究数据显示畸形精子症患者本身不会增加胚胎染色体异常率，畸形精子症与胎儿畸形无明显相关性。

第四节　诊断

根据第 5 版《世界卫生组织人类精液分析实验室技术手册》，正常精子形态低于 4%，即可诊断为畸形精子症。通过询问病史和体格检查有助于病因诊断；实验室检验连续 2 次以上精液分析，正常形态精子＜ 4%，而精子浓度均≥ 15×10^6/mL，前向运动精子百分率均≥ 32%，即可明确诊断。

一、实验室检查

（1）精子染色形态分析：精液经过染色处理后，观察精子的长短、比例、外形和结构，检测中偏离正常标准的精子可定义为畸形或缺陷精子。

（2）除了通过一般染色的方法观察精子形态外，还可借助透射或扫描电镜对精子进行超微结构的观察与分析，特别对那些超微结构有异常的不育男性能做出正确诊断。

（3）畸形精子症诊断标准：育龄男性进行连续 2 次以上精液分析检查，如果正常形态的精子比例低于 4%，可诊断为畸形精子症。根据正常形态精子百分率区间，可分为轻度畸形精子症（3% ～ 4%）、中度畸形精子症（2% ～ 3%）、重度畸形精子症（1% ～ 2%）、极重度畸形精子症（＜ 1%）。

（4）特殊类型畸形精子症：指精子形态表现为某种高度一致性的畸形。目前已明确的特殊类型精子症主要包括精子鞭毛多发形态异常大头多尾精子症、圆头精子症、无头精子症、无定形头等。其中 MMAF 主要表现为精子尾部形态异常，分为无尾、短尾、卷尾、折尾及尾部不规则增粗，其中短尾精子约占 50% 以上。另外，畸形精子症患者常常表现为多种类型的畸形精子混合存在。

二、病因筛查

诊断畸形精子症后，进一步查明畸形精子症的病因，对指导畸形精子症的治疗有重要的意义。但畸形精子症的病因通常较复杂，与多种因素密切相关。

1. 体格检查

体格检查包括全身体检及生殖系统检查。

（1）全身体检应观察身高、体重、血压、毛发、皮下脂肪分布、肌肉力量、嗅觉、喉结、甲状腺，有无肝脾大、下肢水肿，是否有乳房发育情况。

（2）生殖系统检查：①阴茎发育是否正常、阴茎头是否有红肿、尿道口是否有分泌物，阴茎海绵体有无肿块、硬结、触痛等。②双侧睾丸大小及质地、有无肿块及压痛。③附睾大小、硬度、有无结节及触痛，输精管是否增粗、有无结节或触痛。④腹股沟有无肿大淋巴结，有无溃疡及触痛。⑤精索静脉曲张检查。⑥前列腺检查：直肠指检前列腺大小、硬度、触痛、是否有硬结、表面是否光滑、中央沟是否存在等。

2. 超声检查

超声检查可以准确测定睾丸体积、附睾形态、有无鞘膜积液、附睾炎症、附睾囊肿及精索静脉曲张等；也可以显示是否有输精管发育异常，经直肠超声检查还可以显示精囊大小、有无结石及囊肿等。

3. 生殖内分泌激素检测

生殖内分泌激素检测主要包括 FSH、黄体生成素（luteinizing hormone，LH）、泌乳素（prolactin，PRL）、雌二醇、睾酮等，分别代表不同临床意义：① FSH 水平升高，提示精子成熟过程之中存在缺陷，如唯支持细胞综合征等；FSH 水平降低，可能由下丘脑 – 垂体功能异常或垂体肿瘤等引起性腺功能异常。② LH 水平升高可能是原发性睾丸功能异常引起的性腺功能减退，LH 水平降低可能是促性腺激素分泌不足引起的性腺功能减退。③ PRL 水平与是否使用药物、垂体瘤等有相关性。④睾酮分泌异常可影响精子的发育和成熟，分泌过多常见于睾丸良性间质细胞瘤、肾上腺皮质增生症、皮质醇增多症等，分泌不足常见于垂体病变或各种原因造成的睾丸功能低下。

4. 感染因素筛查

男性生殖道感染是畸形精子症的常见原因之一，病原体可以直接或通过炎症、免疫反应间接影响精子。解脲支原体、沙眼衣原体、淋球菌、大肠埃希菌等均能够导致泌尿系统炎症，导致精子质量下降，其中，沙眼衣原体感染和淋球菌感染对于生殖的影响较大，但二者在人群中感染率低，感染率较高的解脲支原体也可以表现为定植状态，没有任何症状和体征，但会影响精子活力和畸形率等参数。上述病原体的检测主要是取尿道口分泌物或精液进行培养，阳性结果提示有病原体感染。另外，腮腺炎病毒、人类免疫缺陷病毒、乙型肝炎病毒、单纯疱疹病毒、人乳头瘤病毒可以感染泌尿生殖系统对精子产生不利影响。

5. 精子 DNA 完整性分析

精子的发生历经精原细胞增殖分化、精母细胞减数分裂和精子形成三个阶段，并在附睾内成熟，上述任一环节异常都将可能影响精子的形态和功能。相较常规精液分析，精子 DNA 完整性检测存在低生物变异度、高稳定性等优势。主要检测指标为精子 DNA 碎片化指数（DNA fragmentation index，DFI），目前普遍接受的 DFI 正常参考值为≤ 15%。15% ～ 30% 为男性生育力减弱，＞ 30% 可导致男性不育。精子 DFI 尤其与精子头部异常显著相关，对于不育患者，除了常规精液分析之外，精子 DNA 完整性检测为预测精子质量提供了分子生物学层面的依据。

6. 基因检测

应考虑严重畸形精子症患者是否存在染色体异常，特别是对于某些特殊类型畸形精子症患者。通常来说，单一畸形精子超过 85% 的患者，基因异常概率较大，混合畸形精子症的患者出现基因异常的可能性较小。目前对特殊类型畸形精子症的基因研究取得了众多进展：①精子尾部畸形：主要分为精子鞭毛多发形态异常（multiple morphological abnormalities of the flagella，MMAF）与原发性纤毛运动障碍（primary ciliary dyskinesia，PCD）两类。Ben Khelif 等首次提出 MMAF 概念并报道了第一个致病基因 *DNAH1*。截至目前，共报道了超过 20 个致病基因，可以解释约 60% 的 MMAF 病例。另外，已发现约有 40 个 PCD

相关致病基因。PCD 与 MMAF 致病基因有所重叠，如 *CCDC39* 基因除了导致 PCD 之外，同时也被证实与 MMAF 表型有关。②精子头部畸形：精子头部畸形主要有大头精子、圆头精子、无头 / 大头针状精子、双头精子、梨形头精子及无定型头精子，而目前的研究主要对大头精子症、圆头精子症和大头针状精子症的遗传基因有了比较明确的认识，如 *DPY19L2*、*SPATA16*、*PICK1* 等，而其他类型的头部畸形目前仍未找到明确的基因异常。③大头多尾精子症：患者精液中精子头部形态 100% 异常，主要表现为大头、多头、多尾、顶体异常，精子染色体 FISH 分析提示精子染色体异常，从单倍体到四倍体不等。*AURKC* 是目前唯一明确导致大头多尾精子症的基因，致病变异可使中期染色体错配，造成减数分裂失败和多倍体。④圆头精子症：主要特征表现为顶体缺失，精子头部形状呈圆形。精子头部顶体缺失使得精子无法附着并穿过卵子透明带从而导致原发性不育。遗传因素是导致圆头精子症的主要原因，现已报道的致病基因有 *DPY19L2*、*PICK1*、*SPATA16* 等，其中 *DPY19L2* 基因变异或缺失是最常见的遗传因素。⑤无头精子症：主要表现为精液中有大量活动的大头针状精子，少部分精子有头部，但也与尾部呈不规则折角连接。无头精子症一般为单基因隐性遗传模式，目前已报道的基因包括 *SUN5*、*PMFBP1*、*BRDT*、*TSGA10* 等，其中 *SUN5* 和 *PMFBP1* 是导致无头精子症的最常见致病基因。

第五节 治疗与预防

一、一般治疗

患有畸形精子症的男性应戒烟戒酒，控制体重，适度锻炼；从事放射、高温和接触化学有毒物品的职业者应建议其更换岗位，停用可能会导致畸形精子症的药物，不穿紧身裤和洗桑拿防止睾丸高温等。

二、病因治疗

（1）生殖道感染：对因生殖道和生殖腺体的病原微生物感染而造成精子畸形率高的患者可选用抗生素治疗，建议行药物敏感试验，为正确合理使用抗生素提供依据。经验性使用抗生素时尽量选用广谱抗生素，且治疗周期不宜过长，必要时可以抗生素联合用药缩短治疗周期，治疗期间应定期行病原微生物复查。

（2）精索静脉曲张：对精索静脉曲张引起的畸形精子比率增高推荐行显微镜精索静脉结扎术，多数患者手术后精液质量可逐步改善。国外的一项研究中有 728 例畸形精子症患者接受显微镜低位精索静脉结扎术，107 例畸形精子症患者接受药物刺激生精治疗 3 ～ 6 个月，56 例未治疗，随访 3 ～ 12 个月；显微手术后 52.8% 的完全畸形精子症有形态正常精子出现，显微手术和药物治疗患者的精子浓度增高率分别为 69.9% 和 29.9%，自然妊娠率分别为 47.1% 和 21.5%，未治疗者自然妊娠率仅为 3.6%，提示显微镜低位精索静脉结扎手术改善了精索静脉曲张患者的精液质量，妊娠率效果优于药物治疗。

三、内分泌治疗

消除引起内分泌激素异常的病因，如隐睾症应尽早行睾丸下降固定术，因服用药物引起者停止有关药物的摄入，酒精性肝硬化者停止酒精的摄入，垂体肿瘤患者行肿瘤切除或局部放疗等。患有甲状腺、肾上腺功能异常和糖尿病等疾病的患者应采取相应的方法对症治疗。高泌乳素血症在排除垂体肿瘤的情况下可以使用溴隐亭进行治疗。因下丘脑 – 垂体 – 睾丸轴功能低下而出现生精功能障碍时，可应用促性腺激素进行治疗。

四、抗氧化治疗

男性生殖系统中存在氧化系统和抗氧化系统，两者保持相对平衡，若过氧化物和氧自由基产生过多会对精子的形态、结构、功能造成损害，引起精子畸形，亦是导致精子畸形的重要原因。抗氧化系统对氧自由基起拮抗作用，常用药物有维生素 E 、维生素 C 、谷胱苷肽、左旋肉碱等。

五、营养支持治疗

营养支持治疗包括复方氨基酸、精氨酸、辅酶 Q10、ATP 及微量元素锌和硒治疗。

六、中医辨证论治和专方治疗

中医中药通过多环节、多途径改善精子正常形态率，对于男性不育具有一定的疗效。中医认为畸形精子症是阴虚火旺、湿热下注及精道瘀阻所致。中医辨证治疗上以补肾填精为主。近年湿热下注或瘀血阻滞者有增加趋势，治疗上应辨明虚实，虚则补之，实则泻之。中医专方治疗包括黄精赞育胶囊、生精片、麒麟丸等。中医药的治疗作用并非是单一的，在对抗外界损伤对精子的致畸作用时，还能恢复受损的生精功能。通过中医药治疗畸形精子症，不仅能改善精子的形态，同时精子浓度、活力也能得到一定的提高。

七、辅助生殖技术

（1）宫腔人工授精（intrauterine insemination，IUI）：男方精液异常，如轻度或中度少精子症、弱精子症、非严重畸形精子症、精液液化异常等均可经过宫腔内人工授精进行助孕治疗。对畸形精子症患者，经过病因治疗不能达到满意效果，可建议行宫腔内人工授精，将优化处理后的精子悬液注射入女方宫腔，提高受孕概率。因这种助孕方式仍需要精子具有一定的活力及穿透卵母细胞的能力，故仅适用于轻度畸形精子患者。另外，荟萃分析显示，在消除女性年龄因素和平均运动精子总数大于 1000 万时，大于 1% 和小于 1% 的正常形态精子 IUI 临床妊娠率差异无统计学意义。

（2）卵胞质内单精子显微注射（intracytoplasmic sperm injection，ICSI）：ICSI 技术通过选择活的精子、制动精子并在确保质膜破裂后将精子注入卵细胞质内使其受精，绕过精子自然受精过程的屏障（如穿过透明带、顶体反应等），适用于重度畸形精子症患者辅助生殖治疗。但不同类型及精子畸形得到的生育结局可能不尽相同。圆头精子症、大头精子症、无头精子症、MMAF 等特殊类型的畸形精子遗传度高，普通药物或手术治疗无明显疗效，需要根据精子缺陷类型来选择个体化的辅助生殖技术。一般而言，遗传原因导致的 MMAF 不建议药物治疗，使用 ICSI 可有效帮助患者实现生育。通过基因检测明确为 *AURKC* 基因变异的大头多尾精子症患者，由于精子染色体大多呈非整倍体，辅助生殖技术治疗预后较差。明确由于基因变异导致的圆头精子症患者，其生育后代的唯一途径为 ICSI，但其治疗结局有时依然并不理想。无头精子症患者的精子几乎头尾完全分离，基本不可能完成自然生育，ICSI 是此类患者获得后代有效的方法。部分报道表明不同基因变异导致的无头精子症，可能导致不同的 ICSI 结局，但目前研究样本数有限。此外，现已明确几种特殊畸形精子症的致病基因多为常染色体隐性遗传，推荐遗传相关畸形精子夫妻同时行遗传学检测，评估其子代遗传风险，阻断子代遗传缺陷发生。

八、预防

1. 调整生活方式

（1）规律作息：避免过度劳累，不要熬夜，早睡早起，多行有氧锻炼，适度的性生活。

（2）均衡饮食：适当补充维生素及钙、磷、锌、锰等微量元素，避免辛辣刺激性的食物。

（3）戒烟戒酒：卷烟中的有害物质及过量酗酒会导致精子存活率下降，精子畸形率上升。

（4）避免久坐：睾丸内发生精子的适宜温度比体温低 1 ～ 2 ℃，久坐会导致盆腔充血，影响精子的生成和发育，久坐期间要适当起身活动，尽量穿宽松透气的内裤，避免穿紧身裤或牛仔裤。另外，桑拿浴、高温的工作环境、辐射等也会对精子发生造成影响，应注意避免。

2. 增强科普教育

很多因素均会导致畸形精子症的发生，采取积极、主动、健康的生活方式在一定程度上可以改善精子质量，通过网络平台或专业书籍了解常用的科普知识，改变不良的生活习惯，养成健康的生活方式，发现问题及早干预，做到早发现、早预防、早治疗，用知识武装大脑，用科学实现生育梦想。

第六节 小结

畸形精子症病因复杂，包括遗传因素、精索静脉曲张、男性生殖道感染因素、环境因素等。通过询问病史和体格检查有助于病因诊断。实验室检验连续 2 次以上精液分析，正常形态精子 < 4%，而精子密度均 ≥ 15×10^6/mL，前向运动精子百分率均 ≥ 32%，即可明确诊断畸形精子症。畸形精子症患者采取积极、主动、健康的生活方式在一定程度上可以改善精子质量，经过病因治疗等保守治疗不能达到满意效果，必要时行辅助生殖技术。

参考文献

[1] 中国医师协会生殖医学专业委员会生殖男科学组畸形精子症诊疗中国专家共识编写组 . 畸形精子症诊疗中国专家共识 . 中华生殖与避孕杂志，2021，41（7）：600-609.

[2] 王素梅，艾斯卡尔阿曼，任黎刚 . 男性不育患者生殖道感染与精液参数的临床研究 . 临床泌尿外科杂志，2020，35（12）：996-999.

[3] 杨晓玉，刘贵华，安淼 . 男性生殖相关基因检测专家共识 . 中华男科学杂志，2020，26（9）：844-851.

[4] 卢金玉，卢锦燕，鲁小健，等 . 中医药治疗精液异常所致男性不育症研究进展 . 国际中医中药杂志，2014，36（5）：471-474.

[5] NADA E A，EL TAIEB M A，IBRAHIM H M，et al. Efficacy of tamoxifen and l-carnitine on sperm ultrastructure and seminal oxidative stress in patients with idiopathic oligoasthenoteratozoospermia. Andrologia，2015，47（7）：801-810.

[6] ABD EL-BASET S A，ABD EL-WAHAB S M，MANSOUR A M A，et al. Light and electron microscopic study of the effect of L-carnitine on the sperm morphology among sub fertile men. Middle East Fertil Soc J，2010，15（2）：95-105.

[7] CAVALLINI G，MAGLI M C，CRIPPA A，et al. Reduction in sperm aneuploidy levels in severe oligoasthenoteratospermic patients after medical therapy：a preliminary report. Asian J Androl，2012，14（4）：591-598.

[8] MANCINI A，DE MARINIS L，ORADEI A，et al. Coenzyme Q10 concentrations in normal and pathological human seminal fluid. J Androl，1994，15（6）：591-594.

[9] SAFARINEJAD M R，SAFARINEJAD S，SHAFIEI N，et al.Effects of the reduced form of coenzyme Q10（ubiquinol）on semen parameters in men with idiopathic infertility：a double-blind，placebo controlled，randomized study. J Urol，2012，188（2）：526-531.

[10] 李婵娟，张静静，查晓敏，等 . 三种畸形精子症的辅助生殖治疗结局探讨 . 中华男科学杂志，2020，26（8）：700-707.

[11] CHEMES H E，PUIGDOMENECH E T，CARIZZA C，et al. Acephalic spermatozoa and abnormal development of the head-neck attachment：a human syndrome of genetic origin. Hum Reprod，1999，14（7）：1811-1818.

[12] NIE H，TANG Y G，QIN W B. Beyond acephalic spermatozoa：the complexity of intracytoplasmic sperm injection outcomes. Biomed Res Int，2020，2020：6279795.
[13] KRUGER T F，ACOSTA A A，SIMMONS K F，et al. Reprint of：predictive value of abnormal sperm morphology in in vitro fertilization. Fertil Steril，2019，112（4 Suppl1）：e61-e66.
[14] GIL-VILLA A M，CARDONA-MAYA W，AGARWAL A，et al. Assessment of sperm factors possibly involved in early recurrent pregnancy loss. Fertil Steril，2010，94（4）：1465-1472.
[15] 李俊君，任京龙，董良，等 . 畸形精子症的解读及临床意义分析 . 中国男科学杂志，2016，30（8）：69-72.
[16] ZHU F X，WANG F S，YANG X Y，et al. Biallelic SUN5 mutations cause autosomal-recessive acephalic spermatozoa syndrome. Am J Hum Genet，2016，99（4）：942-949.
[17] LI L，SHA Y W，WANG X，et al. Whole-exome sequencing identified a homozygous BRDT mutation in a patient with acephalic spermatozoa. Oncotarget，2017，8（12）：19914-19922.
[18] 白文俊，王晓峰 . 现代男科学临床聚焦 . 北京：科学出版社，2016：230-235.

（杨文博　吴畏　袁长巍）

第四十五章　精液液化与凝固异常

第一节　概述与定义

一、概述

男性精液性状包括精液的液化、凝固与黏稠，是精液射出体外后呈现的不同的理化性质，对精子的活动能力及其分布有影响。精液黏稠度高甚至对精子的DNA完整性都有影响，从而影响男性的正常生育。一般认为精液液化、凝固及其黏稠现象多与前列腺、精囊的生理功能密切相关，其次还可能与免疫因素、性激素水平、泌尿生殖系统感染、遗传因素、生活方式及女性生殖道内环境因素等有关。

二、定义

（1）精液液化异常：是指射出的精液在37 ℃恒温下1小时后精液没有完全液化，根据液化的程度分为液化不全及不液化两种情况。

（2）黏稠度异常：根据WHO标准，在37 ℃下孵育1小时后吸出精液在重力作用下下降形成的拉丝线超过2 cm长及以上的现象。

（3）精液不凝固：是指精液射出后不呈胶冻状，直接为液化状态甚至稀薄如水、半透明或者透明状现象。

第二节 影响因素

一、精液液化、黏稠、凝固的机制

1. 精液液化

（1）精液液化因子主要为由前列腺上皮分泌合成的前列腺特异抗原（prostate specific antigen，PSA），它是丝氨酸蛋白激酶，为蛋白分解酶。其最合适的 pH 为 6.5 ~ 7.5。它使得精液在未射出体外的阶段呈液态，便于顺利地从尿道射出；也会让射在阴道内的凝固团状精液变成液态，解除对精子的约束，让精子自由快速运动。精液的液化过程在室温下分为三个阶段。第一阶段是精液从凝胶状态溶解，球状颗粒消失。第二阶段是精浆中溶解的蛋白质再降解为肽，此阶段精子开始运动。第三阶段是肽降解为氨基酸。其过程是 PSA 将精液凝固蛋白（semenogelin，Sg）水解成多肽的小片段，肽产生氨基酸，随着 Sg 片段的释放增多，纤维连接蛋白（fibronectin，FN）的降解片段也迅速增加，更促进了精液液化的过程。此阶段精子开始运动活跃，逐渐获能，快速运动。

（2）基因突变、遗传因素及生化破坏也可能导致液化缺陷。包括男性附属器官中人激肽释放酶（kallikrein，KLK）、精液凝集素（semenogelin，SEMG）、Zn^{2+}、内源性蛋白酶抑制剂和其他病理因素。

①由于液化过程发生在女性生殖道，KLK 的局部产生、内源性蛋白酶抑制剂和女性生殖道的病理状况也可能是导致液化异常的因素。液化过程中的任何一个干扰因素存在都会导致精液液化异常，约 12% 的男性不育患者会出现精液不液化的情形。

②SEMG 突变后的 SEMG1 变体 rs147894843 的遗传改变涉及蛋白水解酶活性的改变，可能会影响精液质量和液化异常，导致男性不育。在汉族男性人群中，SEMG1 变异 rs2301366 与精液参数（如精液量、精子浓度、精子总数和精子活力）异常有关，容易不育。另一项研究在受试者男性中也发现精子活力与 SPMI（SEMG 序列）结合精子的比例呈负相关。这些发现表明，液化后精子表面保留的 SEMG 可能是精子活力下降的原因。有趣的是，萨克等分析了可育和不育男性精液中的主要蛋白质，发现不育男性缺乏 SEMG2 前体，显示出精液特征的独特差异。因此，SEMG 对液化过程至关重要，SEMG 的突变可能对精子功能产生超越液化过程的深远影响。

③除了 SEMG 和精囊分泌物（seminal vesicle secretion，SVS），转谷氨酰胺酶（transglutaminases，TGMs）也可能在液化过程中参与酶复合物的形成。在人类中，SEMG 是 TGM 的重要底物。TGM 通过在供体和受体蛋白的赖氨酸和谷氨酰胺残基之间形成 N-ε-（γ-谷氨酰）赖氨酸交叉桥来催化蛋白质交联。TGM4 是一种前列腺特异性自身抗原，在男性生殖中起着关键作用。在生育力低下的成年男性中检测到 TGM4 自身抗体，这些患者会引发由自身免疫调节基因突变引起的常染色体隐性遗传疾病。

④精液液化也受内源性抑制剂如 Zn^{2+}（图 5-36）及蛋白 C 抑制剂（protein C inhibitor，PCI）的调节。精浆中高浓度的 Zn^{2+} 可使前列腺 KLK 失活。许多研究报告了 Zn^{2+} 抑制 KLK2、KLK3、KLK5 和 KLK14 活性的能力。此外，SEMG 可以逆转 Zn^{2+} 对 KLK3、KLK5 和 KLK14 活性的抑制作用。一旦射精被触发，含有 SEMG 的精囊分泌物和富含 Zn^{2+} 和 KLK 的前列腺液与富含精子的附睾液混合，形成包裹精子的凝块。射精时 SEMG 优先螯合 Zn^{2+}，因为 SEMG 对 Zn^{2+} 具有更高的亲和力，KLK 去抑制和蛋白水解级联的激活，导致精液液化。因此 KLK 与 SEMG 一起以 Zn^{2+} 依赖性方式调节精液凝固和液化。除了 Zn^{2+}，PCI 也被证明与 SEMG 和 KLK 形成复合物，以抑制精浆中 KLK 的活性。然而，PCI 在人类精液液化中的生物学作用广为人知，需要进一步研究。

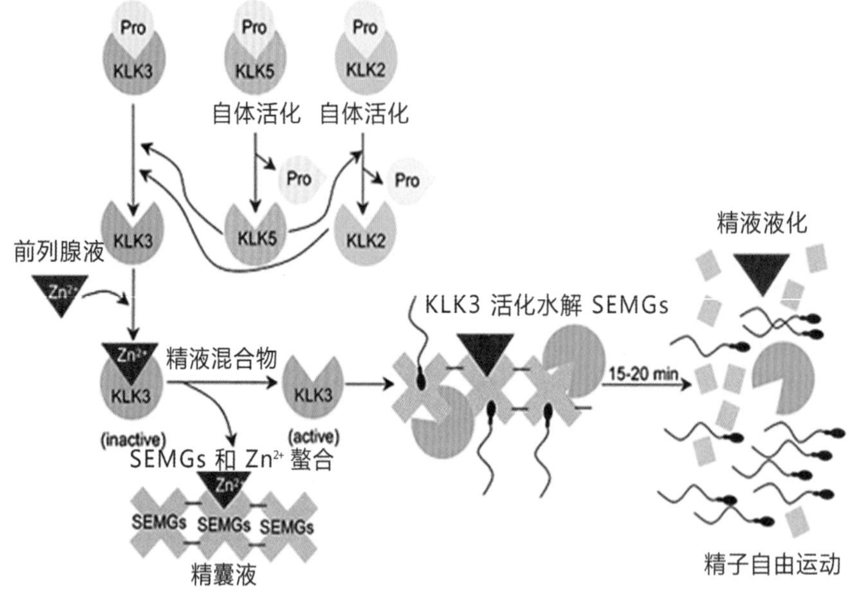

注：Pro-KLK 被分泌到前列腺液中。前列腺液中高浓度的 Zn^{2+} 会使 KLK3 失活。射精后前列腺液和精囊液结合。SEMG 首先螯合 Zn^{2+}，因为与 KLK 相比，SEMG 对 Zn^{2+} 具有更高的亲和力。Pro-KLK5 经历自动切割以去除前肽序列并自动激活。随后，KLK5 激活 pro-KLK2 和 pro-KLK3。KLK2 也可能激活 pro-KLK3。然后活化的 KLK3 将 SEMG 水解成小分子蛋白质后精液液化，精子获得运动能力，运送到女性上生殖道受精。

图5-36　液化过程中KLK3激活的信号级联

⑤在女性生殖道中精液液化有一个分子水平上的特征，即 SEMG 被水解成小分子蛋白质。人类精液通常在射精后 15～20 分钟内液化（图 5-37），也是精子进一步获能的必要步骤。KLK3 是主要的酶（精浆中浓度高达 1290 μg/mL），水解 SEMG 和纤连蛋白并使精液液化，促进精子活力。SEMG 的 KLK3 水解优先发生在酪氨酸、谷氨酰胺和亮氨酸上，而在其他残基（组氨酸、天冬氨酸、丝氨酸和天冬酰胺）上较少发生。参与精液液化过程的 KLK 家族的其他成员包括 KLK2（浓度为 10～100 μg/mL）、KLK5 和 KLK14（两种酶的范围为 1～10 ng/mL）。据报道，活性 KLK2、KLK5 和 KLK14 在离体和体外研究中可裂解纤连蛋白和 SEM。此外，KLK6、KLK7 和 KLK13 还具有对纤连蛋白的催化活性。

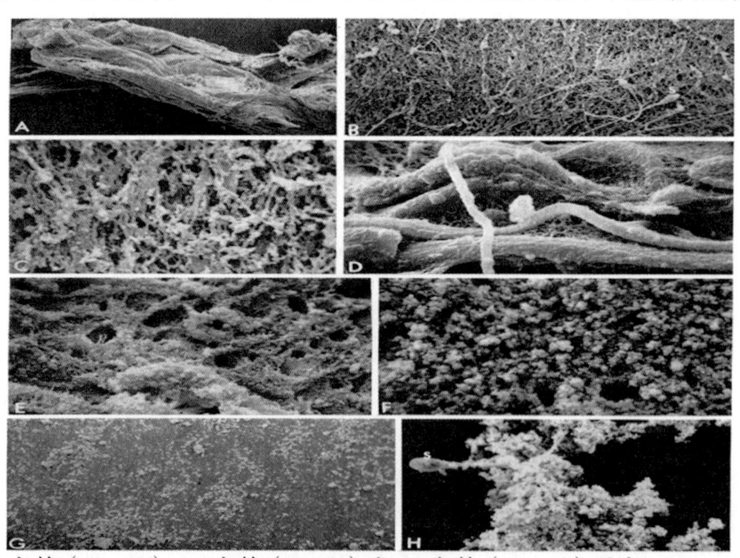

注：样品在射精后 3 分钟（A～D）、6 分钟（E～F）和 15 分钟（G～H）固定。G～H 中的图像是在液化后立即从样品中获取的。A.30 倍；B.600 倍；C.3000 倍；D.2875 倍；E.1200 倍；F.3100 倍；H.1200 倍。S：精子。A～C 和 E～H 是通常液化；D 是慢慢液化。

图5-37　液化前后人类精液的扫描图像

⑥在女性生殖道中，KLK 表达受女性类固醇激素的调节。CVF 中 KLK5-7、KLK11 和 KLK12 的水平在排卵后达到峰值并且与孕酮水平呈正相关，孕酮可能会刺激 KLK 表达。相比之下，雌二醇治疗降低了阴道上皮细胞系中 KLK6、KLK10 和 KLK11 的浓度，但增加了宫颈外细胞中的 KLK4、KLK5 和 KLK8。当雌二醇升高时，KLK1 在月经中期的子宫内膜中得以高浓度表达。因此，女性生殖环境中雌激素异常会导致蛋白酶和蛋白酶抑制剂之间平衡被打破，进而影响精液液化，这可能是不明原因不育的因素之一。

⑦黏蛋白（mucins，MUC）是构成宫颈黏液的主要糖蛋白，它的表达会影响精子通过宫颈和子宫的运输，除了有助于促使精液液化，KLK5 还负责胶原蛋白的消化和黏蛋白的修饰。MUC4 和 5B 是宫颈管上皮中的主要黏蛋白，在体外被 KLK5 和 KLK12 裂解。因此，来自精浆和女性生殖道分泌物的 KLK 的集体蛋白水解作用对于正常的精液液化、精子释放，并将精子运输到输卵管的受精部位至关重要。

2. 精液黏稠度增高症 SHV

SHV 在所有不育男性中占 12% ~ 32%。由于高黏性精液的精子捕获效应，SHV 会对精液质量和精子活力产生负面影响。

（1）精液流变学特性的生化分析表明，与正常精液相比，高黏性精液中存在与寡糖链和二硫键复合的高度组织化的肽核心。戈帕克里希南等发现在黏度异常的精液中，精子数量、活力和染色质完整性显著降低。SHV 的病因通常归因于男性副性腺感染、白细胞水平升高、炎症、基因突变（如 KLK 的遗传变异，这些变异可能导致男性的 SHV 病症并导致精液液化障碍）或与遗传因素（如囊性纤维化）有关系。因此，了解人类精浆的成分对于生殖生理学很重要，精浆的任何变化都可能成为某些不孕症的分子机制。

（2）*KLK* 突变也可能影响精液的黏度。与正常黏度的精液相比，SHV 样品中的 KLK3 水平显著降低，表明前列腺酶与精液黏度之间存在关联。在最近的一项研究中，发现 *KLK* 基因族内的遗传变异与 SHV 相关。KLK7（rs1654526）和 KLK12（rs61742847）多态性与 SHV 显著相关，而 SHV 样本中 KLK3 和 KLK15 的遗传变异被发现是对照组的 3 倍。埃米等报道了 KLK 在精液液化延迟和 SHV 的发病机制中的可能作用，观察到液化异常男性中 KLK2、KLK3、KLK13 和 KLK14 浓度较低，而 SHV 精液个体中 KLK1、KLK2、KLK5~8、KLK10、KLK13 和 KLK14 浓度较低。与这些发现一致，精液 KLK3 浓度低的男性精子活力降低。临床液化延迟的个体和弱精子症不育男性的 KLK14 水平显著降低。此外，精浆中药理抑制剂 ACTG9（基于血清 KLK3 抑制剂 α1- 抗胰凝乳蛋白酶）对 KLK14 活性的靶向抑制可显著延迟精液液化。萨布洛姆等还报道了 KLK3 和 KLK2 中的 SNP 分别与精浆和血清中 KLK3 和 KLK2 的浓度相关。这些研究表明 KLK2 和 KLK3 的遗传变异也可以直接影响它们的酶活性，从而影响精液液化，最终影响生育能力。

3. 精液凝固

精液凝固因子由精囊腺体分泌合成。精液凝固蛋白（semenogelin，Sg）是男性精液在射出体外后发生凝固的主要物质，Sg 和 FN 以非共价方式连接，它们让刚刚射出的精液凝结成团，有利于精子在阴道内进一步吸收营养和获能，为精子提供最后一次获能机会。精液凝固因子缺乏会造成精子“走散”或者“被冲走”，导致精子在阴道里停留时间变短，数量减少。

二、慢性前列腺炎对精液液化、黏稠度的影响

慢性前列腺炎对男性生殖健康有较大影响，伴有慢性前列腺炎的患者精液比不伴前列腺炎的患者精液质量差，其可能影响精液质量的机制如下。

（1）慢性前列腺炎会影响前列腺的外分泌功能，导致精液液化相关的蛋白分解酶、组织因子、纤溶酶原激活因子分泌减少，造成精液不液化。

（2）前列腺炎症时的白细胞及炎症因子对精子有直接损害，被激活的粒细胞产生氧离子、过氧化氢等活性因子，使精子膜失去流动性，影响精子活力。

（3）前列腺炎导致前列腺管射精管闭合不紧，精子进入前列腺，精子抗原成分被激活，激发免疫反应，

推进抗精子抗体产生。

综上所述，慢性前列腺炎对精液液化及精液质量会产生一定程度的影响，这可能是造成男性不育的危险因素，但不是所有的前列腺炎都会导致精液液化、黏稠异常，且临床上真正不液化的还是小概率事件，多数情况下由于检验人员的认知差异，将精液黏稠误认为是精液液化异常来报告，所以临床医生和检验人员应引起重视，提高甄别能力。

三、传统医学对精液凝固液化及黏稠度异常的认识

传统医学认为，精液的正常液化，有赖于阳气的气化，又依赖于阴阳之气的协调，阳气不足或者过甚均不能保持精液的正常液化。《黄帝内经•灵枢》所谓“阳化气，阴成行”。因此一切可以引起机体阴阳平衡失调的原因均可导致精液不液化。若素体阴虚火旺，过服温燥壮阳之品，热盛灼精，精液黏稠不液化；脾肾阳虚或者元阳不足，精室虚冷气化失司则精浊不化；过食辛辣醇厚，内生湿热下注，熏蒸男子精室，清浊相混致精液难化；素体痰湿壅盛，痰浊瘀滞精道，气化不利，精液难化。

第三节　临床表现、实验室检查及鉴别诊断

一、临床表现

患者多无自觉症状，偶尔自诉发现排出的精液不均匀或者有凝块。多在精液常规检查时发现。

二、实验室检查

实验室检查除了与检测技术、设备有关外，患者采集的精液标本完整与否、禁欲时间长短、排精时性兴奋程度、心理状态、取精环境及身体状况等都会影响检验结果。

1. 检测方法

（1）精液凝固的检测方法：标本取得后，应该立即观察，如果呈水样不凝固，或呈半液化状态，称为凝固不全或者凝固障碍。

（2）精液液化的检测方法：新鲜的标本取得后，首先看其是否凝固，以后每 5 分钟观察 1 次，直至完全液化，并如实记录从精液凝固到完全液化的时间。在 30 分钟内完全液化成液态的称为精液液化；在 30 分钟后不液化但在 60 分钟内液化应视为液化延迟；超过 60 分钟精液仍成胶冻样状或者黏性团则判断为不液化；有些标本可能不液化或者黏稠度高者，会影响精子计数及活力测定，需要另行处理（机械混匀或者加 1 g/L 菠萝蛋白酶或者 0.35 ～ 0.5 U/mL 的糜蛋白酶才能分析）。

（3）精液黏稠度的检测方法：精液液化后，用一孔径 1.5 mm 的滴管轻轻吸入精液，让精液依靠重力作用滴落并观察拉丝的长度。正常的精液在移液管口形成不连续的小滴滴下，如拉丝长度＞ 2 cm 则视为精液黏稠度异常。拉丝长度 2 ～ 4 cm 判断为轻度黏稠；拉丝长度 4 ～ 6 cm 判断为中度黏稠；拉丝长度＞ 6 cm 判断为重度黏稠。

2. 影响因素

（1）患者因素：将未严格按照采集要求或者未达到精液采集要求标准的精液送检。所以一旦发现精液检查不正常，应该再择期多做几次精液检查来综合评估，不轻易下结论。

（2）检查因素：如各地区医院实验室条件参差不齐，医务人员的操作存在差异，各个医院执行的检验标准差异，有些检查人员未严格按照技术操作流程和标准去检测，或者精液黏稠与不液化混淆报告，或者保存精液环境随意、测试环境温度得不到保障等都会导致不同的医院检测的结果可能不相同，还有临床医师对实验室报告高度依赖，不进行客观分析，唯报告论，没有综合地分析，仓促盲目地下结论。

（3）环境、温度因素：季节气候及采精环境温度对患者采精会有一些影响。一般春、冬季节，气候

寒冷，穿着厚实，操作笨拙，患者性兴奋度会低一些，射精可能会偏少。或者将精液标本放在普通室温下，精浆酶活性低，精液液化也会受到影响。

三、鉴别诊断

1. 精液不液化与不完全液化鉴别

精液不液化与不完全液化是相对的，只是液化的程度不同而已。大部分精液随着观察的时间延长，原本不液化的精液也会逐渐液化。少数患者的精液即使经过 24 小时也不液化。完全不液化的精液，眼见成团，吸管难以吸取也不能涂片，根本无法进行下一步的精液分析；不完全液化的精液，还有一部分精液可以进行吸附和涂片检测，但在此情形下精子分布可能不均匀，精液分析参数也不准确，仅供参考。精液不液化时精子基本不能运动，受孕机会极低。液化不全者，部分精子运动部分受限或者受限不明显，受孕能力仍然存在，只是机会相对减少。

2. 黏稠度增高与精液不液化的鉴别

精液的黏稠度增高与精液不液化是两个不同的概念，应区分开。精液黏稠度是整份精液液性特征，是精液液化后的考察指标。只有在精液液化后才能测量黏稠度（或拉丝度），没有液化的精液无法准确判断它的黏稠度。黏稠度高的精液是指精液已经完全液化，只是在精液中存在明显拉丝。其内的精子分布均匀，只是精子向前运动能力减弱，可以通过计数分析检测，但精子 DNA 完整性可能受损。精液的黏稠度越高，阴道内的精子前向运动能力、精浆中 PSA 水平就越低，分布数量也少但分布均匀。精液的液化程度会随着观察时间的延长而逐渐明显；而黏稠度（或拉丝度）却不会随时间的延长而改变。

第四节　治疗

临床干预前，需排除偶然因素和人为因素，要对患者病情进行综合分析，对精液性状异常的病理因素要全面考虑，然后进行有针对性的病因检查，如生殖系统彩超、性激素测定、精浆生化、精浆支原体及衣原体检测、前列腺液常规、细菌培养等。治疗目的是让精液液化更充分，黏稠度降低，让精子活跃度增强，增加自然怀孕的概率。

一、一般治疗

一般治疗包括戒烟酒，均衡营养，合理膳食，作息规律，适当强度的有氧运动，规律的夫妻生活，避免过度纵欲或过分禁欲。

二、对因治疗

目前对于精液液化异常、黏稠度高的治疗主要还是集中在以前列腺、精囊炎症治疗为主，对症治疗为辅，缺乏针对性的治疗依据和手段。

1. 慢性前列腺、精囊炎的治疗

主要以治疗前列腺炎和提高前列腺内分泌功能为目的。鉴于前列腺的生理解剖结构的特殊性、病原菌种类复杂、血药屏障的存在，且抗生素也会对精子造成损伤，治疗药物的选择需要谨慎。前列腺炎抗生素尽可能根据细菌培养结果和药物穿透前列腺能力的强弱选择。推荐可供选择的抗生素有氟喹诺酮类、大环内酯类、四环素类和磺胺类等。抗生素使用时间：尽管按照“2019 前列腺炎治疗指南”要求抗生素治疗的疗程为 4 ～ 6 周，但是考虑到抗生素长期使用会对精子产生损伤，抗生素用药时间不宜过久，一般一个治疗周期不超过 15 天，之后可配合中成药；尽量少用咪唑类药物，如果确实因有滴虫等厌氧菌感染，用药以“短、冲、快”为宜，即短期用药（小于 7 天），冲击剂量，尽快停药。每月复查 1 次，随时调整药物。还可采取直肠用药，包括前列安栓、野菊花栓等，或适当采取直肠微波等物理手段，以期改善前列腺精囊的血液循环，减少炎性因子，提高组织器官免疫能力，增加内分泌能力。用抗生素或直肠物理治疗的 60 ～ 90 天内尽量避孕，避免因使用抗生素对精子的影响导致妻子不良妊娠。

2. 中医药治疗

常见的导致精液液化延迟或黏稠度高的中医证型有肾阴亏损、肾阳不足、湿热下注或痰瘀阻滞。需要遵循中医辨证施治原则对症使用。肾阴亏损可选择知柏地黄丸、大补阴丸等；肾阳不足可选择金匮肾气丸、右归胶囊、复方玄驹胶囊等；湿热下注可选择萆薢分清丸、龙胆泻肝丸等；痰瘀阻滞可选择血府逐瘀胶囊、脉血康胶囊等。

3. 对症处理

对症处理包括补充微量元素，如锌制剂、硒制剂等。同房前在女性阴道内植入 α- 糜蛋白酶栓或用稀释的 α- 糜蛋白酶注射液、透明质酸酶注射液冲洗阴道。

三、辅助生殖技术

对于经治疗仍然无效的顽固性精液不液化或者高黏稠精液的患者，建议及时行辅助生殖以获得后代。对于精液不凝固的患者，临床治疗效果多不理想，多数都需要辅助生殖技术获得后代。

第五节　小结

男性精液的凝固、液化与黏稠度，是精液射出体外后呈现的不同理化性质。一般认为精液液化、黏稠及其凝固现象多与前列腺、精囊的生理功能密切相关，其次还可能与免疫因素、性激素水平、泌尿生殖系统感染、遗传因素及女性生殖道内环境因素等有关。精液凝固、液化和黏稠度异常检测和判断主要依赖于实验室的设备和专业技术，实验室报告需要更严谨和科学。目前临床上多把黏稠度高误报为液化异常，实际情况是真正不液化的精液比例很少，而黏稠度异常多见，作为临床医生要有必要的鉴诊能力。

对于精液液化异常或黏稠度异常的治疗，更需临床医生综合考虑及必要的临床检测手段支撑和鉴别，经常用到的治疗包括针对前列腺 / 精囊炎的治疗、对症治疗及中医药治疗，笔者认为中西医结合治疗可能会让更多的液化异常、黏稠度高的患者获益。抗生素药物的选择和治疗疗程要充分考虑到治疗药物对男性生殖的不良影响，如经过多次治疗仍然未收到好的效果，应及时建议患者接受辅助生殖技术，以免长期的尝试治疗给患者带来不必要的经济和心理负担。

参考文献

[1] 白文俊，王晓峰 . 现代男科临床聚焦 . 北京：科学出版社，2017：201-202.

[2] 世界卫生组织 . 世界卫生组织人类精液检查与处理实验室手册 . 谷翊群，陈振文，卢文红，译 . 5 版 . 北京：人民卫生出版社，2011：10.

[3] 戴玉田，姜辉 . 男科学 . 北京：人民卫生出版社，2021：65-66.

[4] 曹兴午 . 精液凝固和液化与理学检测的临床意义 . 中国性科学，2008，17（1）：10-12.

[5] 黄建 . 中国泌尿外科和男科疾病诊断治疗指南（2019 版）. 北京：科学出版社，2020：441-457.

[6] 李曰庆，李海松 . 新编实用中医男科学 . 北京：人民卫生出版社，2018：242.

[7] YAMASAKI K，YOSHIDA K，YOSHIIKE M，et al. Relationship between semenogelins bound to human sperm and other semen parameters and pregnancy outcomes. Basic Clin Androl，2017，27：15.

[8] MATTSSON J M，RAVELA S，HEKIM C，et al. Proteolytic activity of prostate-specific antigen（PSA）towards protein substrates and effect of peptides stimulating PSA activity. PLoS One，2014，19（9）:

e107819.

[9] ANAMTHATHMAKULA P，WINUTHAYANON W. Mechanism of semen liquefaction and its potential for a novel non-hormonal contraception. Biol Reprod，2020，103（2）：411-426.

[10] RAMANI V C，HAUN R S. The extracellular matrix protein fibronectin is a substrate for kallikrein 7. Biochem Biophys Res Commun，2008，369（4）：1169-1173.

[11] ELIA J，DELFINO M，IMBROGNO N，et al. Human semen hyperviscosity：prevalence，pathogenesis and therapeutic aspects. Asian J Androl，2009，11（5）：609-615.

[12] MARQUES P I，FONSECA F，CARVALHO A S，et al. Sequence variation at KLK and WFDC clusters and its association to semen hyperviscosity and other male infertility phenotypes. Hum Reprod，2016，31（12）：2881-2891.

[13] EMAMI N，SCORILAS A，SOOSAIPILLAI A，et al. Association between kallikrein-related peptidases（KLKs）and macroscopic indicators of semen analysis：their relation to sperm motility. Biol Chem，2009，390（9）：921-929.

[14] SAVBLOM C，HALLDEN C，CRONIN A M，et al. Genetic variation in KLK2 and KLK3 is associated with concentrations of hK2 and PSA in serum and seminal plasma in young men. Clin Chem. 2014，60（3）：490-499.

[15] WU J，DONG X X，LIU K F，et al. Association of semenogelin（SEMG）gene variants in idiopathic male infertility in Chinese-Han population. J Toxicol Environ Health A，2019，82（16）：928-934.

[16] THACKER S，YADAV S P，SHARMA R K，et al. Evaluation of sperm proteins in infertile men：a proteomic approach. Fertil Steril，2011，95（8）：2745-2748.

[17] LANDEGREN N，SHARON D，SHUM A K，et al. Transglutaminase 4 as a prostate autoantigen in male subfertility. Sci Transl Med，2015，7（292）：292ra101.

[18] SHAW J L，PETRAKI C，WATSON C，et al. Role of tissue kallikrein-related peptidases in cervical mucus remodeling and host defense. Biol Chem，2008，389（12）：1513-1522.

[19] LI S，GARCIA M，GEWISS R L，et al. Crucial role of estrogen for the mammalian female in regulating semen coagulation and liquefaction in vivo. PLoS Genet，2017，13（4）：e1006743.

[20] 祝小波，杨智敏，杨名慧，等. 2015—2018 年遵义地区男性精液质量分析. 贵州医药，2019，43（8）：1329-1331.

[21] 曾翔，林圩，韩登俊，等. 慢性前列腺炎对精液参数影响的关联性研究. 检验医学与临床，2016，13（24）：3525-3528.

（施长春）

第四十六章　免疫异常与男性不育

第一节　概述

精子发生与免疫系统密切相关，首先睾丸是一种免疫豁免器官，与角膜类似。在青春期，当精子发生开始时，一些“非我”抗原在生殖细胞形成的后期（次级粗线期以后）形成，当免疫系统在胎儿期形成对“自我”抗原的识别时，这些抗原并不存在。

（1）这些“非我”抗原（精子抗原）由于血－睾屏障的存在而与免疫系统相隔离，不会受到免疫攻击。血－睾屏障主要由紧密连接的支持细胞组成。除了血－睾屏障，还有其他机制参与形成睾丸独特的免疫抑制环境。当血－睾屏障受到感染或炎症等因素的损害时，精子上的“非我”抗原可诱导自身免疫反应。应激和坏死凋亡的精子细胞释放“危险”信号，如热休克蛋白（heat shock protein，HSP），可触发自身免疫反应。树突状细胞（dendritic cells，DC）通常参与抗原提呈以激活原始B细胞和T细胞。通常参与维持免疫豁免的未成熟树突状细胞在炎症病理条件下成熟，递呈抗原给T细胞，使自身反应性T细胞的局部激活和增殖，克服已经形成的免疫耐受。在大鼠实验性自身免疫性睾丸炎模型（EAO模型）中，睾丸间质中DC的数量明显增加。同时也观察到间质中存在T细胞亚群，如$CD4^+$和$CD8^+\alpha\beta T$细胞、$\gamma\delta T$细胞及自然杀伤细胞。这些细胞参与了睾丸的免疫反应和免疫调节。此外睾丸组织中还存在肥大细胞（mast cells，MCs），与睾丸生精小管相邻。在不育男性睾丸组织中也发现活化的MCs与以上几种免疫细胞数量的增加同时存在，因此也可能参与了睾丸炎的发病机制。

（2）除了血－睾屏障，支持细胞在睾丸的生殖和免疫反应中都起着重要作用。它可以为生精细胞提供营养支持，也是血－睾屏障的主要组成成分。越来越多的证据表明它们在睾丸免疫调节功能中也起重要作用。支持细胞产生许多免疫调节介质，包括TGF-β，被认为在免疫抑制中起主要作用。在一些由炎症和感染引起的免疫生精障碍中可以看到生殖细胞和支持细胞之间的具有广泛的功能联系或细胞间通讯（cross talking），与传染性病原导致的炎症过程类似。

（3）生精细胞的凋亡本来是正常生精过程中不可缺少的一部分，但在睾丸免疫豁免的破坏过程中，如在实验性自身免疫性睾丸炎（experimental autoimmune orchitis，EAO）模型中，生精细胞的凋亡会增加。促炎细胞因子如TNF-α、IL-6及FAS配体，可能在EAO发生发展过程中起关键作用。虽然EAO在人类中并不常见，但在实验条件下观察到的一些机制可能是男性不育患者中生精功能受损的发生基础。

第二节　精子抗原和抗体

一、精子抗原

人类精子抗原成分十分复杂，除存在于精子膜表面的多种糖蛋白抗原外，还包括其本身结构抗原、血型抗原组织相容性抗原及精子内部的多种酶类抗原等。迄今已发现多达百余种精子抗原，并可分为若干类。

（1）按组织特异性分为：精子特异性抗原和精子非特异性抗原。

（2）按与生育的关系分为：生育相关抗原和生育非相关抗原。

（3）按存在部位分为：包被抗原、膜固有抗原、胞浆抗原和核抗原等。

精子附着抗原是指附着于精子表面的精浆成分，至少包括4种精浆特异性抗原成分（N0.4、N0.6、N0.9、N0.10）和2种精浆－人乳共同抗原，即乳铁素和铁内脏素。这些精子附着抗原可诱导机体产生相应抗体，在补体参与下可引起精子运动障碍，导致不孕。精子固有的细胞膜抗原包括种属特异性抗原、器官特异性抗原和组织相容性抗原等。其中器官特异性抗原可引起同种或自身精子免疫反应。精子顶体抗原包括透明质酸酶、酶前体或称顶体素、顶体蛋白酶等。精子胞浆抗原包括乳酸脱氢酶 X（LDH-C4）（与一般 LDH 不同，由 4 个亚单位组成，是精子特有的抗原）、己糖激酶、酸性磷酸酶、山梨醇脱氢酶等存在于精子胞浆中，在动物可引起免疫性无精子症。精子核抗原至少有两类核抗原为精子所特有。①精子蛋白 1 和 2：两者的分子量分别为 6300 和 6700，分别含有 47 和 51 个氨基酸，其特征是精氨酸和半胱氨酸的含量高。② DNA 聚合酶：在输精管结扎后的男性精浆中可存在抗 DNA 聚合酶的自身抗体。不孕症患者的自身免疫血清可强烈抑制精子中的 DNA 聚合酶活性。精子线粒体抗原包括细胞色素 C，它位于精子中段，被围在线粒体内膜上。精子包被抗原（sperm envelope antigen，SCA）由精囊液内成分与精子作用并包囊精子所形成，分布于整个精子表面，可与精浆中的多种抗原成分发生交叉反应。

人类精子生物学相当复杂，目前关于这个独特的、高度分化细胞的分子生物学组成分析及认识仍相当有限。现代基因分析方法，包括差异显示、基因表达序列分析、微阵列、二代测序、全基因组关联研究和蛋白质基因组学技术已被证明对分析睾丸内的分化的生殖细胞非常有效，最近的研究显示精子的组成蛋白约有 7500 种，由于缺乏从头蛋白质合成的路径，这些蛋白质的功能在很大程度上（如果不是完全的话）依赖于其蛋白质的翻译后修饰。这个不断扩展的数据最近被整合到一个包含 6198 种独特蛋白质的参考文库中，这是一个全面的列表，约占估计总数 7500 种蛋白质的 80%。但是明确哪些蛋白质真正对精子的成熟、受精、获能，顶体反应有功能上的影响；哪些蛋白是受翻译后修饰影响，蛋白质与蛋白质相互作用；哪些蛋白质可以作为精子抗原，刺激机体的免疫反应仍是未来巨大的挑战。

二、抗精子抗体

（1）在免疫性不孕症中最常见的现象是存在针对精子蛋白质组中受精相关抗原的抗体。在 9% ~ 12.8% 的不孕夫妇中发现了抗精子抗体（anti-sperm antibody，ASA）。ASA 的存在表明生育能力相对下降。然而，约 1% ~ 2.5% 的可生育男性和 4% 的可生育女性也存在 ASA。有生育能力的人群中 ASA 的存在表明，并非所有 ASA 都会导致不孕。这些抗体可能被称为“精子反应性”免疫球蛋白，因为它们不会导致免疫性不孕现象。ASA 通常是精子特异性的，因此，ASA 的存在在大多数情况下除不孕不育外，不会对患者产生有害影响。

（2）受精相关 ASA 的形成需要针对精子抗原的免疫反应，精子抗原参与精子的运动、功能和受精过程。存在于精子表面、精子顶体胞吐后在精子表面外化或参与卵母细胞结合和穿透的抗原与免疫性不育最为相关。与生育有关的精子抗原是在精子发生后期形成的蛋白质 / 糖蛋白，或在生殖道转运过程中在表面被吸收的蛋白质 / 糖蛋白。当免疫耐受通过克隆选择和繁殖时，这些抗原在胎儿发育过程中是不存在的。它们在青春期后期发育，因此被认为是“非我”，能够诱导免疫反应。

（3）ASA 主要针对精子蛋白 / 糖蛋白的肽部分或碳水化合物表位。在不孕妇女血清中检测到的精子固定抗体的抗原成分是 CD52 的碳水化合物部分，CD52 是一种 GPI 锚定糖蛋白，在淋巴细胞和男性生殖道的各种成分（包括精子和精浆）中表达。

（4）不育男性自发发生的 ASA 在生殖道的形成部位尚不清楚。然而，从 ASA 诱发的相关危险因素的研究结果中可以得出一些提示。ASA 可存在于血清和（或）生殖道分泌物（如精浆、宫颈黏液、阴道分泌物和输卵管液）的局部环境中。精液和其他生殖道分泌物中的免疫球蛋白 G（IgG）抗体主要是血清 IgG 的渗出物。然而，免疫球蛋白 A（IgA）抗体可以局部产生和（或）从血清中渗出。

三、抗精子抗体形成的原因及危险因素

（1）在附睾和输精管出现阻塞、渗漏、感染、炎症时，常常观察到 ASA 的高滴度。50% ~ 100% 的男性接受输精管结扎术后，血清和精液中会出现 ASA。输精管结扎后，由于腔内压力升高，精子肉芽肿形成，附睾扩张。精子肉芽肿是巨噬细胞主动吞噬的动态表现，巨噬细胞可以作为抗原递呈细胞将精子

抗原递呈给 T 细胞。同时在这些部位也观察到 T 细胞的存在。ASA 可以通过睾丸网、附睾、输精管和附属性腺从血液循环进入男性生殖道。它们可以在渗出后附着在精子的任何一个部位。在接受输精管吻合术（vasovasostomy）的患者中，直接从输精管远端取出的精子中，78.6% 的患者存在 IgG 型抗精子抗体和 32.1% 的患者存在 IgA 型抗精子抗体。

男性生殖道的感染和（或）炎症可导致 ASA 的形成；然而，数据并不一致。Jarow 等用血清中的凝胶凝集试验证实了前列腺炎和 ASA 之间的正相关性。然而，在一项对 365 例男性生殖道炎症 / 感染患者的研究中，根据美国泌尿学协会的定义诊断为慢性细菌性前列腺炎、慢性前列腺炎 / 慢性盆腔疼痛综合征、非炎症性慢性盆腔疼痛综合征、慢性尿道炎的病例，与慢性附睾炎相比，ASA 的形成 / 滴度与这些疾病的强度之间没有明显的联系。

（2）精子膜抗原和沙眼衣原体之间可能发生免疫交叉反应，可以解释沙眼衣原体感染和 ASA 形成之间的某些关联。衣原体 HSP60 蛋白的表位与人 HSP60 的表位可以发生交叉反应。然而，临床数据未能发现衣原体感染与精浆中 ASA 之间存在的关联。

（3）目前尚不清楚精索静脉曲张、睾丸损伤、手术或睾丸扭转是否能诱发 ASA 的形成。此外，隐睾症和 ASA 之间的联系也仍然存在争议。

四、抗精子抗体对妊娠的影响

尽管流行病学研究表明，ASA 作为不育原因的直接证据很难获得，因为比较有和无 ASA 患者妊娠结局的前瞻性研究资料非常少。在回顾性研究中，精子自身免疫程度与自发妊娠的发生率呈显著负相关。

在 Rumke 等的研究中，通过对 254 名具有精子凝集活性的血清抗体阳性的不育男性进行 10 年的随访，发现 ASA 滴度与自发妊娠呈负相关。如果研究中只纳入具有正常精液参数的男性，在抗精子抗体滴度非常高的正常男性组，尚未观察到自发的妊娠结局。在 108 对不孕夫妇的队列研究中，观察到抗体滴度低的男性的妊娠率明显高于抗体滴度高的男性。在另一组 157 对不孕夫妇中，当 IBT 结果＜ 50% 时，6 年以上的累计自然妊娠率较高（约 50%）；当 IBT 结果为 50% ～ 90% 时，累计自然妊娠率较低（约 30%）；当试验显示 IBT 中 ASA 结合率＞ 90% 时，累计自然妊娠率非常低（约 15%）。在对 216 名男性的随访研究中，观察到精子自身免疫程度与输精管吻合术后妊娠率之间存在显著的负相关。然而，这一观察结果并未得到其他人的证实。

第三节　免疫性不育症

一、定义及分类

免疫性不育症是一种由抗精子抗体引起的、造成男性不育的一种疾病，主要原因是抗精子抗体干扰生育，抗精子头部的抗体可干扰精子获能及顶体反应；细胞毒抗体在补体参与下使精子细胞膜损伤，精子死亡；抗精子尾干的抗体可以抑制精子活动；抗精子抗体的调理作用可以增强生殖道局部吞噬细胞对精子的吞噬作用，增强自身免疫反应造成不育。

1. 生殖免疫反应的分类

（1）局部免疫：在睾丸组织或精浆中常存在局部免疫反应，多数为 IgA 型抗精子抗体产生，IgG 型抗体通常是由血管渗透而来。有些不孕妇女的子宫颈黏膜及子宫内膜含有产生 IgG 和 IgA 的淋巴样细胞，子宫颈黏液内含有抗精子的免疫球蛋白 IgG、IgA 和 IgM。故子宫颈及女性生殖道对精子具有局部免疫作用。

（2）同种免疫：男方的精子、精浆作为抗原，在女方体内产生抗体，使精子凝集或使精子失去活动力，称为同种免疫。一般情况下，女性并不容易产生免疫反应，只有 15% ～ 18% 的不孕妇女体内有抗精子抗体存在。

（3）自身免疫：男性精子、精浆或生殖道分泌物等溢出生殖道进入自身的周围组织，造成自己身体的免疫反应，称自身免疫。在体内产生相应的抗体物质，影响精子的活力或精卵结合，甚至引起精子死亡或被巨噬细胞吞噬。

2. 免疫性不育症的病理生理学机制

（1）影响精子生成：由精子免疫引起的自身免疫反应，首先影响的是睾丸的生精功能。免疫性男性不育患者多有无精子症、严重少精子症或者精子形态异常。

（2）精子运动能力下降：运动精子加入抗血清之后，由于凝集素、制动因子和精子细胞毒抗体的作用，精子即会出现凝集，或丧失运动能力，高效价的抗体甚至能使精子死亡或失去受精能力。

（3）阻止男性精子穿过宫颈黏液：抗男性精子抗体可使男性精子凝集成团块，阻碍男性精子活动。男性精子制动抗体具有细胞毒反应，致男性精子死亡或影响男性精子活动。此外，可能对男性精子代谢和男性精子收缩蛋白功能也有一定的影响。

（4）受精障碍：抗体结合到精子上能遮盖顶体反应引发部位，降低膜活动性，阻止顶体反应发生。也能干扰精卵融合，含抗精子抗体的患者血清可引起精子穿卵率下降。

（5）影响男性精子酶的活力：抑制透明带和放射冠的分散作用，包括：①顶体蛋白酶：能促进男性精子穿过透明带和精卵融合。②男性精子透明质酸酶：能使卵丘（放射冠）分散。男性精子抗体主要是抑制透明质酸酶的活力而干扰男性精子的分散作用。

（6）封闭顶体膜上的透明带识别点：抑制男性精子对透明带的附着与穿透作用。

（7）受精卵着床障碍：即使精卵结合后受精成功，由于受精卵仍携带有精子抗原，受抗体的作用，受精卵仍会在发育过程中死去或停止发育。

（8）巨噬细胞的吞噬功能亢进：把精子注入用睾丸乳剂免疫后的动物腹腔内，巨噬细胞对精子的吞噬作用比非免疫动物组显著增强。

（9）影响胚胎发育：抗精子抗体不只是造成不育，多数情况下还会造成胚胎停育，具体机制尚不清楚。有较多夫妇妊娠后继续应用抑制免疫的治疗成功生产的报道。

二、临床表现

男性免疫性不育除男性不育的临床表现外，主要依靠实验室结果进行诊断。多数患者可能具有以下临床表现。

1. 既往生殖系统疾病

患者可能在之前有过生殖系统疾病，但是没有得到有效的治疗，从而导致免疫系统误将男性的精子当作抗原，进一步在身体内产生自身免疫反应。

2. 过敏反应

多数抗精子抗体阳性的男性或女性同时合并自身免疫性疾病如红斑狼疮、抗核抗体阳性等。部分患者可能会在进行房事之后，男性或者女性会出现一点不适的感觉，会因为免疫性因素，从而产生过敏反应，如果严重的话，甚至可导致晕厥发生。

3. 性欲低下

因为存在免疫性问题，所以男性的睾丸会受到一定的损伤。因此，男性就会出现性欲低下，甚至性欲厌恶的情况。

三、诊断

1. 病史

国内外研究者认为产生抗精子抗体的主要原因是生殖道炎症、损伤、梗阻，所以要详细询问患者的有关病史。如腮腺炎并发睾丸炎、附睾炎、精索炎、附睾囊肿、附睾结核、精索结核、急慢性前列腺炎、精囊炎等病史，阴囊、睾丸、精索、输精管、腹股沟疝、前列腺、射精管等损伤和手术史。

一些自身免疫疾病，如甲状腺功能亢进、原发性甲状腺功能减退、桥本甲状腺炎、全身红斑狼疮患者，多有性功能的异常和（或）不育。这些患者血清中也都存在各自特异的标志自身抗体。检查这些自身抗体，也有助于男性免疫性不育的诊断。

2. 体格检查

诊断男性免疫性不育的时候，全面彻底的临床检查对诊断十分重要。除了一般全身检查外，对男性生殖器官及邻近部位也应仔细检查。

男性免疫性不育诊断检查项目包括：阴囊有无瘢痕、窦道、粘连，睾丸的形态、大小、硬度，有无压痛；附睾的大小、硬度，有无压痛、囊肿结节。输精管有无缺如，精索有无增粗、粘连。精索静脉有无曲张，输精管有无增粗、单个结节、串珠状结节，或节段性变硬，是否缺如或部分缺如。阴茎有无糜烂、溃疡、瘢痕，腹股沟部有无瘢痕、包块，前列腺有无增大、压痛、结节，前列腺沟是否变浅，精囊能否扪及，有无压痛；尿道口有无乳白色分泌物。

3. 实验室检查

（1）性交后试验（post coital test，PCT）：排卵前期性交后 2 小时内，每高倍镜视野下宫颈黏液中前向运动的精子数< 5 个为阳性。

（2）血清或宫颈黏液中抗精子抗体测定、抗卵透明带抗体测定，或抗子宫内膜抗体测定等。

（3）精子制动试验：酶联免疫吸附试验及荧光标记、放射性核素标记等方法。

（4）精子凝集试验：是基于抗体和抗原之间相互凝集的原理。有明胶凝集试验、试管－玻片凝集试验、浅盘凝集试验等。

（5）精子宫颈黏液穿透试验：将排卵前期的宫颈黏液吸入毛细管内，置于精液中，在 37 ℃下放置 1 小时，精子穿透的最远距离小于 5 mm 为无穿透力，6 ～ 19 mm 为中等穿透力，超过 20 mm 为穿透力良好。

（6）精子宫颈黏液接触试验：排卵前试验，镜下见与宫颈黏液接触面的精子“颤抖”，不活动或活动迟缓。

（7）精液中白细胞评价：《世界卫生组织人类精液检查与处理实验室手册（第六版）》应用邻甲苯胺－过氧化物酶染色法计数过氧化物酶阳性白细胞数量，每毫升大于 10^6 个过氧化物酶阳性细胞作为临床意义的阈值。

（8）CD45 阳性细胞的数量：目前还没有可生育男性精液中 CD45 阳性细胞的循证参考值。一致性阈值为 1.0×10^6/mL 的过氧化物酶阳性细胞意味着总白细胞浓度较高，因为并非所有白细胞都是过氧化物酶阳性粒细胞。

（9）测定白细胞介素浓度作为男性生殖道炎症的生物标记物：评估精液中的趋化因子和细胞因子浓度在《世界卫生组织人类精液检查与处理实验室手册（第六版）》一书中被列为精子免疫相关的检查项目。

（10）测定抗体包被的精子：如果精子表现出凝集作用（即活动精子头对头、尾对尾或以混合方式相互黏附），则精子抗体的存在是需要研究的一个可能原因。精液中的 ASA 几乎可以分为两类免疫球蛋白：IgA 和 IgG。IgM 抗体由于其较大的体积和主要在感染的急性期出现，很少在精液中发现。精液中 IgA 抗体可能比 IgG 抗体重要（Kremer 和 Jager，1980 年），但 95% 以上 IgA 阳性的病例，IgG 也阳性。在相关的筛选试验中，这两类都可以在精子表面或精液中检测到。

（11）抗精子抗体检测方法（直接测试）。两种直接测试试验：混合抗球蛋白反应（mixed antiglobulin reaction，MAR）试验和免疫珠（immunobead，IB）试验。MAR 试验是在新鲜精液样本上进行的，而 IB 试验是在洗涤过的精子上进行的。两种试验的结果并不总是一致的，但 IB 试验结果与检测血清抗体的试验结果有很好的相关性。IB 和 MAR 试验的实验方案各不相同，但对于这两种试验，精子 / 珠子的制备都是用显微镜观察的。珠子黏附在具有表面结合抗体的活动和不活动精子上，记录有结合珠的活动精子的百分比。

（12）无精子液体即精浆、血清和溶解的宫颈黏液中抗精子抗体的测试（“间接”测试）：在这些试验中，怀疑含有 ASA 的稀释热灭活液与无抗精子抗体的捐赠者精子一起孵育，捐赠者精子被洗去精浆。可疑液体中的任何 ASA 都会与捐赠者精子特异性结合，然后在直接测试中进行评估，如前所述。为了获得可靠的结果，必须留出足够的时间使精子抗体相互作用，因为混合凝集可能需要 10 分钟才能显现出来。然而，应该注意的是，精子的活动能力随着时间的推移而下降，而且本项测试的结果取决于有无活动精子的存在。

当 50% 或 50% 以上的活动精子（前向性和非前向性）有黏附颗粒时，就可诊断为抗精子抗体阳性。但是局限于精子尾部的颗粒结合与生育能力受损无关，可在具有生育能力的男性中出现，因此结果解释时需谨慎。

4. 诊断标准

免疫性不育的诊断标准包括：①不育期超过一年。②除外致女方不孕的其他原因，以及女方因素。③可靠的检测方法证明体内存在影响生育的免疫反应。④体外试验证实抗生育免疫干扰精子顶体反应、精卵结合等。在上述四项标准中，具备前三项，即可做出男性免疫性不育的诊断，在常规的病史询问的基础上，应着重了解有无引发免疫反应的可能，如生殖系统的手术、外伤史、放射线、特殊化学药物接触史、生殖系统的感染史等。

四、治疗

1. 病因治疗

生殖系统感染时，输精管道水肿梗阻，以及微生物对血 – 睾屏障的破坏均可引起抗体产生，导致不育。因此，对男性生殖道炎症应积极治疗，抗感染治疗越早、越及时越好，一般治疗期限以 6 ～ 12 个月为佳。对因睾丸组织损伤和附睾病变产生自身抗精子抗体导致不育者，应手术治疗，消除免疫反应的病灶，有可能改善生育能力。

2. 免疫抑制治疗

采用糖皮质激素。有些患者根据配偶月经周期接受 1 ～ 3 个疗程治疗后，配偶有受孕的可能。但大剂量激素治疗时，近 2/3 的患者出现不良反应，如体重增加、烦躁、情绪改变、痤疮、水肿、皮疹等。为了尽量减少不良反应，不管类固醇是给不育夫妇的男性还是女性伴侣，通常限制在女性周期的前 7 ～ 10 天应用。Hendry 等首先推荐使用类固醇疗法来抑制 ASA。他们报告与安慰剂组比较，类固醇治疗组受孕率增加。后来的几项研究又证明皮质类固醇对 ASA 滴度、精子参数或受孕率没有影响。因此，该疗法不再用于治疗免疫性不孕症。

3. 精子洗涤和宫腔内人工授精或试管婴儿

（1）阻止 ASA 与精子结合：基于假设 ASA 在射精期间或刚射精后与精子结合，并且抗体主要存在于前列腺和精囊的分泌物中，有学者采取了分段射精的试验。然而，这项技术已被证明在减少精子与 ASA 结合方面无效。

（2）将精液收集到含有高浓度胎儿脐带 / 母体血清的授精培养基中是否会降低抗体与精子的结合。两项研究观察到，在 IVF 过程中，将精液收集到含有高浓度胎儿脐带 / 母体血清的授精培养基中会导致受精率增加，其中一项研究还显示妊娠率增加。这些实验研究还表明，抗体优先进入附睾（尤其是体部或尾部区域）和输精管，而不是进入睾丸与精子细胞结合。在男性中，ASA 在射精前通过渗出与精子结合，抗体渗出部位可能在附睾、输精管及睾丸网。

（3）免疫磁珠分离技术：将带有抗体的精子用抗免疫球蛋白抗体标记在磁性微球上，然后施加磁场。然而，应用该方法未能分离出足够数量且具有良好活动能力的游离精子，成功率有限，使得这一技术理论上可行，但在临床应用上不可接受。有人建议使用免疫珠来去除精子结合抗体。据报道，用免疫珠对免疫不育症男性的 ASA 阳性精子进行简单的孵育，会导致精子表面抗体浓度的时间依赖性下降，甚至会导致妊娠增加。用免疫珠孵育后，抗体从精子表面去除的解释并没有被广泛接受。一般认为免疫珠只选择 ASA 阳性精子，留下 ASA 阴性精子。这个过程不会从精子表面去除抗体。

（4）洗涤：在不同实验室的ASA洗脱液中，关于简单的精子清洗的结果报道不一，Adeghe发现洗涤减少了精子表面结合的IgG。其他组没有发现类似的结果，即使在多次清洗精子后也是如此。精子通过percoll梯度离心分离也不会减少抗体的结合。

（5）蛋白酶处理：蛋白酶处理可用于降解精子表面的抗体。IgA1蛋白酶处理可有效降低精子的IgA水平。在另一项研究中，在IUI之前，精子与糜蛋白酶的孵育导致25%的周期成功率，而对照组仅为3%。蛋白消化酶治疗的IUI效果优于未经酶治疗的IUI。然而，对于精子被ASA包裹的男性，IVF加ICSI的妊娠率是IUI加糜蛋白酶处理精子的3倍。由于蛋白水解酶可能影响精子表面的蛋白质，特别是卵母细胞结合受体，因此必须对其临床疗效谨慎考虑。

（6）用特定的精子抗原免疫洗脱结合ASA：受精抗原1（fertilization antigen 1，FA1）是一种定义明确的精子特异性表面分子，存在于包括男性在内的各种哺乳动物精子上。FA1抗原的抗体抑制人类精子与透明带的相互作用，并通过抑制酪氨酸磷酸化阻止人类精子获能/顶体反应。编码小鼠FA1和人FA1的cDNA已被克隆和测序。用重组FA1抗原接种雌性小鼠，通过提高精子特异性免疫反应，导致长期可逆避孕。FA1抗原参与了男性和女性的免疫性不孕。这些抗体以循环抗体的形式存在于血清中，也存在于局部组织中及生殖道分泌物中，如男性精浆和女性宫颈黏液及阴道分泌物。FA1抗原的吸附使IgA-ASAs和IgG-ASAs的无免疫球蛋白结合的游动精子平均增加50%和76%。吸附FA1后，78%的精子顶体反应率显著提高。经FA1处理的无抗体精子的IUI可正常妊娠及生育健康婴儿，表明FA1抗原处理对着床或胚胎和胎儿发育没有不利影响。这项研究需要扩展到更多的ASA阳性不育男性，表明使用特定精子抗原治疗免疫性男性不育是一有前景的治疗方式。

（7）IVF或ICSI助孕：对免疫性不育的男性采用ICSI技术，可以获得比IVF更高的受精率。然而，受精卵表现出更高的退化和死亡率及胚胎发育能力的下降。

4. 中医药治疗

有学者采用纯中药制剂还精煎，辅以小剂量泼尼松，治疗血清自身抗精子抗体阳性者，结果自身抗精子抗体消失率达95%。大量报告证实采用温阳补肾、填精益髓、活血化瘀、清热解毒的中药治疗后，活动精子平均向前运动速度随之加快，精液中脓细胞检出率也随之下降。

5. 抗生素治疗

临床表明，男性免疫性不育的发生绝大多数与生殖道感染有关，故即使未发现有明显感染症状，也可试用抗生素治疗，彻底治愈生殖道炎症有助于抗体转阴，抑制抗体形成。

第四节　预防措施

预防主要有以下几方面。

（1）预防自身免疫因素、附睾炎、睾丸炎、前列腺炎、精囊炎，积极治疗并保持精道的通畅，使精子不能进入组织而引起免疫反应。

（2）注意日常生活饮食规律，避免由于饮食过多或者是过少而影响免疫性不育的发生，这样可以高效地预防保健免疫性不育的发生。

（3）月经期间保持良好的卫生习惯，可以高效地避免病菌感染诱发宫颈炎、盆腔炎等妇科病的发生，一旦发现有月经异常表现应该及时到医院进行检查和治疗，从而避免不孕疾病的发生。

（4）警惕衣原体感染，需要避免子宫内膜炎、输卵管炎的发生，避免病菌导致摄入体内的精子失去活力，从而导致不孕不育疾病的发生。

第五节　病例展示

患者，男，30岁，硕士，教师。婚后未避孕未育3年，性生活可，2～3次/周，有排卵期同房和阴

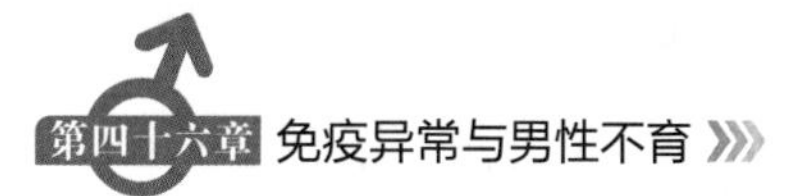

道内射精。既往史无特殊，过敏体质。无生殖系统手术外伤史、无放射线接触史、无特殊化学药物接触史、无生殖系统感染史。自述曾因阴囊部潮湿在某民营医院诊断为前列腺炎，予以抗生素治疗缓解。3 次精液检查示精液体积及 pH 正常，精子浓度正常，精子活力稍差（PR 22% ~ 25%），精子形态正常。血清抗精子抗体阳性，滴度大于 1：1000。精液中有严重凝集现象，主要是尾部 – 尾部的凝集，其他类型的凝集也可见。MAR 测试阳性，IB 测试阳性，PCT 试验在宫颈黏液中未见精子。女方，26 岁，生育相关检查一切正常，抗精子抗体阴性。夫妻双方染色体检查正常。诊断为免疫性男性不育。

（1）IUI 治疗：在女方月经周期的 21 ~ 27 天，给予口服甲基泼尼松龙（methylprednisolone）96 mg/d，在女方下一周期排卵前后予以人工授精，分离活动的精子宫腔灌注，共行 3 个周期 IUI，间断持续 1 年时间，未成功。期间精液参数无明显变化，MAR 试验仍然阳性。血清抗精子抗体阳性。

（2）IVF 治疗：随后夫妻双方考虑进行 IVF 治疗，精子准备与初次治疗相同，采用自然周期，获卵 1 个，加入获能的上游精子 100 000 个，有卵裂和胚胎形成，移植后未妊娠。此后又采用促排卵周期，女方获卵 6 枚，每枚卵子加入获能后的上游精子约 40 000 个，共形成 4 枚胚胎，冷冻。解冻移植 2 枚胚胎，妊娠但 2 个月后流产。

（3）ICSI 治疗：在夫妻双方强烈要求下，决定采取 ICSI 治疗。精子准备仍如前述，女方获卵 5 枚，在高倍显微镜下选择形态好、无聚集、活力佳的精子进行 ICSI，共形成 4 枚胚胎，新鲜移植 2 枚胚胎，妊娠，足月顺产一男婴，体重 3500 g。

第六节　小结

免疫系统在男性不育中起着重要作用。睾丸是免疫豁免器官。在精子发生的后期，精子细胞会产生“非我”抗原。这些“非我”抗原在正常情况下由于血 – 睾屏障的隔离作用而免遭免疫攻击。免疫性男性不育中最常见的免疫病理现象就是产生了针对这些与精子运动、功能、受精和生育有关的“非我”抗原的抗体。在男性生殖道中多个致病因素可以诱导抗精子抗体的产生，通过多种方法如 MAR 试验、IBT 和 ELISA 等检测。对于免疫性不育症的治疗，使用糖皮质激素抑制抗体的产生并没有得到足够的循证医学证据支持。有多种体外方法用来去除与精子结合的抗体，但治疗结果尚不满意。在用于治疗男性生育障碍的体外受精过程中，已证明抗精子抗体的存在能降低受精率。ICSI 技术可以成功地绕过与受精有关的抗精子抗体，但是，即使受精成功，胚胎也可能退化。现有资料表明，包括抗精子抗体在内的免疫因素在不明原因男性不育的发病中起着重要作用。随着越来越多的与生育有关的精子抗原和机制被阐明，未来许多“不明原因不育症”可能诊断为“免疫性不育症”。

参考文献

[1] World Health Organization. WHO laboratory manual for the examination and processing of human semen. sixth edition. Geneva：World Health Organization，2021.

[2] FIJAK M，MEINHARDT A.The testis in immune privilege. Immunol Rev，2006，213：66-81.

[3] RIVAL C，GUAZZONE V A，VON WULFFEN W，et al. Expression of co-stimulatory molecules，chemokine receptors and proinflammatory cytokines in dendritic cells from normal and chronically inflamed rat testis. Mol Hum Reprod，2007，13（12）：853-861.

[4] NYKÄNEN M. Morphology of the rat rete testis in experimental autoimmune orchitis. Virchows Arch B Cell Pathol Incl Mol Pathol，1980，33（3）：293-301.

[5] BHUSHAN S，SCHUPPE H C，FIJAK M，et al.Testicular infection：microorganisms，clinical implications and host-pathogen interaction.J Reprod Immunol，2009，83（1/2）：164-167.

[6] JACOBO P，GUAZZONE V A，THEAS M S，et al. Testicular autoimmunity. Autoimmun Rev，2011，10（4）: 201-204.

[7] SHIBAHARA H，WAKIMOTO Y，FUKUI A，et al. Anti-sperm antibodies and reproductive failures. Am J Reprod Immunol，2021，85（4）: e13337.

[8] PATRIZIO P，BRONSON R，SILBER S J，et al. Testicular origin of immunobead-reacting antigens in human sperm.Fertil Steril，1992，57（1）: 183-186.

[9] BARBONETTI A，CASTELLINI C，D'ANDREA S，et al. Prevalence of anti-sperm antibodies and relationship of degree of sperm auto-immunization to semen parameters and post-coital test outcome：a retrospective analysis of over 10 000 men. Hum Reprod，2019，34（5）: 834-841.

[10] ZHANG T W，WANG J M，NIU W B，et al. Bioinformatic prediction of the structure and characteristics of human sperm acrosome membrane-associated protein 1（hSAMP32）and evaluation of its antifertility function in vivo. Reprod Fertil Dev，2020，32（16）: 1282-1292.

[11] SHI J L，YANG Z M，WANG M，et al. Screening of an antigen target for immunocontraceptives from cross-reactive antigens between human sperm and Ureaplasma urealyticum. Infect Immun，2007，75（4）: 2004-2011.

[12] LIU M X，HU Z B，QI L，et al. Scanning of novel cancer/testis proteins by human testis proteomic analysis. Proteomics，2013，13（7）: 1200-1210.

[13] AMARAL A，CASTILLO J，RAMALHO-SANTOS J，et al. The combined human sperm proteome：cellular pathways and implications for basic and clinical science. Hum Reprod Update，2014，20(1): 40-62.

[14] AYVALIOTIS B，BRONSON R A，ROSENFELD D，et al. Conception rates in couples where autoimmunity to sperm is detected. Fertil Steril，1985，43（5）: 739-742.

[15] COLLINS J A，BURROWS E A，YEO J，et al. Frequency and predictive value of antisperm antibodies among infertile couples. Hum Reprod，1993，8（4）: 592-598.

[16] OMU A E，AL-QATTAN F，ABDUL HAMADA B. Effect of low dose continuous corticosteroid therapy in men with antisperm antibodies on spermatozoal quality and conception rate. Eur J Obstet Gynecol Reprod Biol，1996，69（2）: 129-134.

[17] A S V，DHAMA K，CHAKRABOPTY S，et al. Role of antisperm antibodies in infertility，pregnancy，and potential for contraceptive and antifertility vaccine designs：research progress and pioneering vision. Vaccines(Basel)，2019，7（3）: 116.

[18] DIEKMAN A B，NORTON E J，WESTBROOK V A，et al. Anti-sperm antibodies from infertile patients and their cognate sperm antigens：a review. Identity between SAGA-1，the H6-3C4 antigen，and CD52. Am J Reprod Immunol，2000，43（3）: 134-143.

[19] CHECK J H. Antisperm antibodies and human reproduction. Clin Exp Obstet Gynecol，2010，37(3): 169-174.

[20] JAROW J P，SANZONE J J. Risk factors for male partners antisperm antibodies. J Urol，1992，148（6）: 1805-1807.

[21] MARCONI M，WEIDNER W. Site and risk factors of antisperm antibodies production in the male population//KRAUSE W K H，NAZ R K. Immune infertility. Berlin：Springer Verlag，2009：97-110.

[22] WEN R Q, LI S Q, WANG C X, et al. Analysis of spermatozoa from the proximal vas deferens of vasectomized men. Int J Androl, 1994, 17 (4): 181-185.

[23] JAROW J P, KIRKLAND J A, ASSIMOS D G. Association of antisperm antibodies with chronic non bacterial prostatitis. Urology, 1990, 36 (2): 154-156.

[24] MARCONI M, PILATZ A, WAGENLEHNER F, et al. Are really antisperm antibodies associated with proven chronic inflammatory and infectious diseases of the male reproductive tract?. Eur Urol, 2009, 56 (4): 708-715.

[25] Eggert-Kruse W, Rohr G, Demirakca T, et al. Chlamydial serology in 1303 asymptomatic subfertile couples. Hum Reprod, 1997, 12 (7): 1464-1475.

[26] JIANG H, ZHU W J. Cryptorchidism is not a risk factor for antisperm antibody production in post-orchidopexy males with infertility. Urol Int, 2013, 90 (4): 470-474.

[27] WITKIN S S, DAVID S S. Effect of sperm antibodies on pregnancy outcome in a subfertile population. Am J Obstet Gynecol, 1988, 158 (1): 59-62.

[28] RUMKE P H, VAN AMSTEL N, MESSER E N, et al. Prognosis of fertility of men with sperm agglutinins in the serum. Fertil Steril, 1974, 25 (5): 393-398.

[29] ABSHAGEN K, BEHRE H M, COOPER T G, et al. Influence of sperm surface antibodies on spontaneous pregnancy rates. Fertil Steril, 1998, 70 (2): 355-356.

[30] MATSON P L, JUNK S M, MASTERS J R, et al. The incidence and influence upon fertility of antisperm antibodies in seminal fluid following vasectomy reversal. Int J Androl, 1989, 12 (2): 98-103.

[31] TCHIOKADZE S H, GALDAVA G. Humoral immunity status if infertile men antisperm antibodies and various pathologies of reproductive organs. Georgian Med News, 2015 (241): 58-62.

[32] HENDRY W F, HUGHES L, SCAMMELL G, et al. Comparison of prednisolone and placebo in subfertile men with antibodies to spermatozoa. Lancet, 1990, 335 (8681): 85-88.

[33] DE ALMEIDA M, FENEUX D, RIGAUD C, et al. Steroid therapy for male infertility associated with antisperm antibodies. Results of a small randomized clinical trial. Int J Androl, 1985, 8 (2): 111-117.

[34] HAAS G G JR, MANGANIELLO P. A doubleblind, placebocontrolled study of the use of methylprednisolone in infertile men with spermassociated immunoglobulins. Fertil Steril, 1987, 47 (2): 295-301.

[35] LENZI A, GANDINI L, CLARONI F, et al. Immunological usefulness of semen manipulation for artificial insemination homologous (AIH) in subjects with antisperm antibodies bound to sperm surface. Andrologia, 1988, 20 (4): 314-321.

[36] BRONSON R, COOPER G, ROSENFELD D. Sperm antibodies: their role in infertility. Fertil Steril, 1984, 42 (2): 171-183.

[37] DE ALMEIDA M, HERRY M, TESTART J, et al. Invitro fertilization results from thirteen women with antisperm antibodies. Hum Reprod, 1987, 2 (7): 599-602.

[38] NAZ R K. Modalities for treatment of antisperm antibody mediated infertility: novel perspectives. Am J Reprod Immunol, 2004, 51 (5): 390-397.

[39] FORD W C, WILLIAMS K M, MCLAUGHLIN E A, et al. The indirect immunobead test for

seminal antisperm antibodies and fertilization rates at invitro fertilization. Hum Reprod，1996，11(7): 1418-1422.

[40] FORESTA C，VAROTTO A，CARETTO A. Immunomagnetic method to select human sperm without sperm surface bound autoantibodies in male autoimmune infertility. Arch Androl，1990，24（2）: 221-225.

[41] ADEGHE A L. Effect of washing on sperm surface autoantibodies. Br J Urol，1987，60（4）: 360-363.

[42] WINDT M L，MENKVELD R，KRUGER T F，et al. Effect of sperm washing and swim up on antibodies bound to sperm membrane: use of immunobead/sperm cervical mucus contact tests. Arch Androl，1989，22（1）: 55-59.

[43] HAAS G G，D'CRUZ O J，DENUM B M. Effect of repeated washing on spermbound immunoglobulin G. J Androl，1988，9（3）: 190-196.

[44] ALMAGOR M，MARGALIOTH E J，YAFFE H. Density differences between spermatozoa with antisperm autoantibodies and spermatozoa covered with antisperm antibodies from serum. Hum Reprod，1992，7（7）: 959-961.

[45] BRONSON R A，COOPER G W，ROSENFELD D L，et al. The effect of an IgA1 protease on immunoglobulins bound to the sperm surface and sperm cervical mucus penetrating ability. Fertil Steril，1987，47（6）: 985-991.

[46] KUTTEH W H，KILIAN M，ERMEL L D，et al. Antisperm antibodies（ASAs）in infertile males: subclass distribution of IgA antibodies and the effect of an IgA1 protease on spermbound antibodies. Am J Reprod Immunol，1994，31（2/3）: 77-83.

[47] AGARWAL A. Treatment of immunological infertility by sperm washing and intrauterine insemination. Arch Androl，1992，29（3）: 207-213.

[48] NAZ R K，BHARGAVA K K. Antibodies to sperm surface fertilization antigen（FA1）: their specificities and site of interaction with sperm in male genital tract. Mol Reprod Dev，1990，26（2）: 175-183.

[49] ZHU X，NAZ R K. Fertilization antigenl: cDNA cloning，testisspecific expression，and immunocontraceptive effects. Proc Natl Acad Sci U S A，1997，94（9）: 4704-4709.

[50] NAZ R K，ZHU R K. Recombinant fertilization1 causes a contraceptive effect in actively immunized mice. Biol Reprod，1998，59（5）: 1095-1100.

[51] MENGE A C，CHRISTMAN G M，OHL D A，et al. Fertilization antigen-1 removes antisperm autoantibodies from spermatozoa of infertile men and results in increased rates of acrosome reaction. Fertil Steril，1999，71（2）: 256-260.

[52] ESTEVES S C，SCHNEIDER D T，VERZA S JR. Influence of antisperm antibodies in the semen on intracytoplasmic sperm injection outcome. Int Braz J Urol，2007，33（6）: 795-802.

[53] DROBNIS E Z，NANGIA A K. Immunosuppressants and male reproduction. Adv Exp Med Biol，2017，1034：179-210.

（刘武江）

第四十七章 睾丸微石症

第一节 概述与发病机制

一、概述

睾丸微石症（testicular microlithiasis，TM）是弥散分布于睾丸曲精小管内、直径＜ 3 mm 的众多钙化灶形成的综合征。TM 是一种少见的疾病，无明显临床症状，多因体检或阴囊其他疾病行超声检查时偶然发现。TM 在 B 超检查下特点：①每个切面均能发现多个小于 3 mm 的点状强回声，后方无声影。②点状强回声是相互独立的，弥漫分布于睾丸实质内。

TM 亦可根据每个切面发现点状强回声的多少分为经典型 TM 和局灶型 TM。传统的 TM 即每个超声切面均能发现 5 个及以上直径小于 3 mm、后方无声影的点状强回声。局部 TM 即每个超声切面均能发现小于 5 个后方无声影的点状强回声。

二、发病机制及病因

TM 的发病机制目前不明确，流行的理论认为患者曲细精管内的足细胞功能异常，使得曲细精管管壁变性坏死、脱落的上皮细胞或细胞碎屑无法被吞噬，堆积于曲细精管管腔内，继而钙盐沉积于曲细精管内形成钙核，然后被胶原纤维包绕并形成微小结石的钙化灶。

1. 睾丸微石症与睾丸分化发育的关系

有学者认为先天性睾丸组织异常，在 TM 的发生中起到重要作用。研究发现，隐睾手术后 TM 发生率为 2.6%，与儿童期发生睾丸异常 TM 相似。但是在未手术的成年人隐睾中，TM 发生率高达 50%，这一点提示先天性睾丸畸形在儿童期治疗可明显降低成人 TM 的发生率。

2. 睾丸微石症与睾丸肿瘤的关系

目前研究显示 TM 与睾丸肿瘤存在相关性，临床对 TM 与睾丸肿瘤相关性的研究越来越多。Miller 等研究认为部分 TM 患者容易发展为睾丸肿瘤，概率为 6% ～ 46%。其主要的危险因素为隐睾、睾丸萎缩、家族性睾丸肿瘤病史。Heller 等研究发现 12% TM 发生睾丸肿瘤，其中生殖细胞肿瘤占 98%，64% 为单纯精原细胞瘤，与非 TM 组相比，睾丸肿瘤发生率增加了 8 倍。Wang 等的 Meta 分析发现 TM 发生睾丸癌的危险性是非 TM 的 12 倍。Trout 回顾了北美地区 14 年儿童 TM 与睾丸肿瘤的关系，认为儿童 TM 与原发性睾丸肿瘤有显著相关性。尽管 TM 患者的睾丸癌危险性更高，但是很多学者依然认为 TM 与癌没有直接相关性，只有在合并危险因素时应该严格随访。

3. 睾丸微石症与纳米细菌感染的关系

有学者研究发现，纳米细菌参与了 TM 的形成过程，伴有睾丸微石症的男性不育患者中，一半以上的精液标本中存在纳米细菌的证据。这为伴有睾丸微石症的男性不育患者提供了诊疗策略。

4. 睾丸微石症与精道梗阻的关系

在曲细精管内形成的结石造成的梗阻，可能会引起男性不育和精子数量降低。曲细精管梗阻造成管内压力增加，从而继发炎症反应，引起曲细精管内的上皮细胞变性坏死并脱落，进一步加重曲细精管梗阻。30% ～ 60% 的 TM 患者有精子数量减少。在严重少精子症或者睾丸体积减小的生精功能障碍患者中，容易检查出 TM 的存在。这表明炎症和曲细精管内梗阻直接影响到精子数量，进而造成男性不育。

5. 睾丸微石症与其他相关疾病的关系

睾丸微石症与男性不育有一定相关性，有研究报道睾丸微结石与精索静脉曲张存在相关性，睾丸微石症合并精索静脉曲张患者生精功能明显减弱。精索静脉曲张是导致男性不育的重要病因。精索静脉曲张是由各种原因引起的精索静脉异常扩张，形成蔓状静脉丛。原发性不育患者 35% 伴有精索静脉曲张，而继发性男性不育精索静脉曲张高达 70%。精索静脉曲张可能促进 TM 的发生，进而损伤男性生殖功能，造成生精功能降低。精索静脉曲张患者睾丸微循环出现紊乱，生精小管上皮脱层，促进了病理性钙化微小结晶体的产生而形成了睾丸微结石。

三、睾丸微石症与睾丸生精功能的关系

睾丸微石症通常是在进行睾丸超声检查评估各种睾丸相关疾病时偶尔发现。国内外研究发现 TM 患者精液质量明显低于健康人群，男性不育患者中 TM 的发生率为 11.3% ～ 31.1%。Thomas 等研究发现，伴有 TM 的不育症患者的精液质量中，精子的活力和移动度比非 TM 患者的精子活力和移动度明显减弱，精子的功能和睾丸微结石的程度相关。TM 越严重，精子功能越差。伴有 TM 的不育症患者睾丸活检显示曲细精管萎缩，30% ～ 40% 曲细精管中存在细胞碎片。退化的曲细精管影响精子的产生，而萎缩的曲细精管、细胞碎片、微结石等妨碍精子运动。

第二节　镜下表现与处理对策

一、镜下表现

光镜检查发现含有固缩核和囊泡的退化细胞沉积在曲精小管内，形成钙核，胶原纤维样组织层层包绕着钙核。电镜检查发现微小结石呈多发性，位于退化的曲细精管内，呈球形，其中心为曲细精管上皮细胞碎屑，糖蛋白和钙盐呈环形分层沉积在碎屑上，外周有数层胶原纤维样组织，部分曲细精管有退化现象。

二、处理对策

TM 病因不明，目前没有特效的治疗方法，只能进行定期的检查和随访。对于 TM 引起的不育症 ICSI 是最好的方法。对于合并 TM 的不育症患者，发现本病后每隔 6 ～ 12 个月随访 1 次，随访内容包括睾丸的体检和睾丸 B 超检查。儿童期确诊的患者应该随访至成年。体检或者 B 超检查发现异常或者可疑病变的考虑行睾丸活检。

对于合并泌尿生殖系统疾病的睾丸微石症首先进行疾病治疗，睾丸附睾炎给予抗感染治疗；隐睾、鞘膜积液、精索静脉曲张等考虑手术治疗。

第三节　小结

目前对于睾丸微石症发病机制的研究还不完全明确，医学界普遍认为 TM 主要发病机制与睾丸生精小管内上皮细胞的钙化有关。因为生精小管管腔的限制，睾丸微石的体积通常也较小，最大也就 3 mm。随着超声影像技术不断进展，TM 发现率越来越高。

TM 可见于任何年龄，研究发现 TM 与男性不育、隐睾、睾丸炎、睾丸肿瘤、睾丸萎缩或发育不良及一些遗传性疾病等有关。临床上 TM 症状并不明显，绝大多数通过体检 B 超发现，部分与其他疾病同时存在，如隐睾、睾丸发育不良、萎缩性睾丸、睾丸附睾炎、腮腺炎性睾丸炎及睾丸肿瘤等，也有发现 TM 而无睾丸其他内外病变的报道，如高脂血症、精索静脉曲张、纳米细菌感染等。一般的睾丸微石症不必处理，合并其他病变（如隐睾、睾丸分化发育不良及睾丸生精功能障碍等）者需密切观察，以及时检查处理。

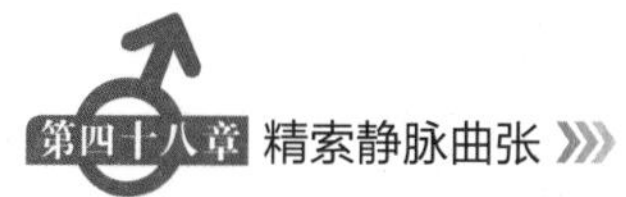

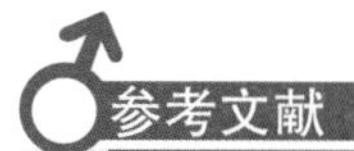
参考文献

[1] WANG T，LIU L，LUO J，et al. A meta-analysis of the relationship between testicular microlithiasis and incidence of testicular cancer. Urol J，2015，12（2）：2057-2064.

[2] BALAWENDER K，ORKISZ S，WISZ P. Testicular microlithiasis：what urologists should know. A review of the current literature. Cent European J Urol，2018，71（3）：310-314.

[3] 李福凯，范应中，蒋明珠，等．儿童睾丸微石症诊疗体会．郑州大学学报（医学版），2017，52（6）：775-776.

[4] AOUN F，SLAOUI A，NAOUM E，et al. Testicular microlithiasis：systematic review and clinical guidelines. Prog Urol，2019，29（10）：465-473.

（仕治达）

第四十八章　精索静脉曲张

第一节　概述与病因

一、概念

精索静脉曲张（varicocele，VC）是精索内蔓状静脉丛的异常扩张、伸长和迂曲（图 5-38，图 5-39）。多见于青壮年，以左侧为多（左侧占 77%～92%，双侧占 10%）。通常认为精索静脉曲张会影响精子的产生和精液质量，是引起男性不育的常见病因之一。

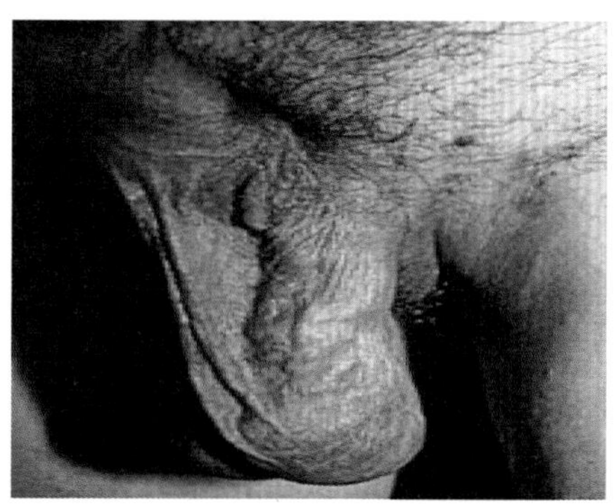
图5-38　左侧精索静脉曲张

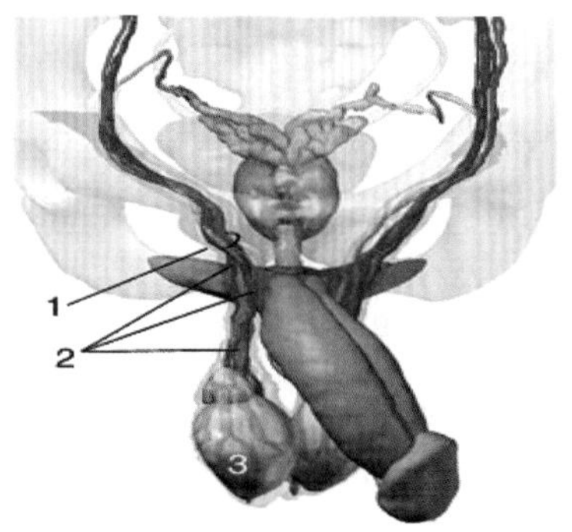

图5-39　精索静脉曲张示意

二、病因

目前，VC 的确切病因尚不明确，一般认为是多种因素综合影响的结果，核心机制为静脉压力的增高及精索静脉瓣的缺乏或功能不全。左侧 VC 多于右侧原因：①左侧精索内静脉呈直角汇入左肾静脉而承受更大静脉压。②左侧精索内静脉行程长，可能受乙状结肠压迫。③左肾静脉可能受到主动脉、肠系膜上动脉压迫。④与遗传倾向和后天因素（腹压增加等）有关。

继发性 VC 的常见原因有胡桃夹综合征、左肾静脉或腔静脉内瘤栓阻塞、肾肿瘤、腹膜后肿瘤、盆腔肿瘤、巨大肾积水或肾囊肿、异位血管压迫等。

第二节　流行病学与病理生理

一、流行病学

精索静脉曲张的发病率占男性人群的 10% ～ 15%。在原发性不育症患者中占 30% ～ 40%，在继发性不育症患者中占 69% ～ 81%。在精液异常男性中约占 25.4%。在青少年中，精索静脉曲张的患病率与年龄有明显的相关关系。最近研究报道青春期前儿童发生率为 2% ～ 11%，青少年发生率则在 9.5% ～ 16.2%，青春期后期为 9% ～ 26%。精索静脉曲张在男子青春期之前较少发生，而在青春期后，随着年龄的增长，其发病率逐渐增高，可能与身体长高、睾丸体积增大及睾丸血供增多有关。

二、病理生理

精索静脉曲张与精液参数异常、睾丸体积下降、睾丸灌注减少及睾丸生精功能障碍等有关，具体机制如下：①高温：睾丸内温度升高，导致生精障碍，睾丸间质细胞合成睾酮减少。②高压：精索静脉压升高导致睾丸灌注不足。③缺氧：静脉血回流不畅可导致睾丸淤血缺氧，使静脉压增高，诱导生殖细胞凋亡增多。④肾上腺代谢物逆流：肾上腺和肾脏分泌的代谢产物如类固醇、儿茶酚胺、5- 羟色胺等可影响睾丸血运，对睾丸的代谢造成不良影响。⑤氧化反应异常。⑥其他：如生殖毒素增加、血 – 睾屏障破坏、免疫反应异常等。

第三节　精索静脉曲张与其他疾病的关系

一、精索静脉曲张与不育症

精索静脉曲张导致睾丸发生进行性损害，生育力减低；精索静脉曲张患者的精子 DNA 损伤加剧，可能与氧化应激异常有关；有研究发现，精索静脉手术能逆转精子 DNA 的损伤。

针对精索静脉的手术，已经争论了数十年，焦点问题是手术治疗能否提高自然妊娠率；多项随机对照研究发现，手术能显著改善患者精液参数，提高配偶自然怀孕率。国内张兴源等分析了 147 例双侧精索静脉曲张行显微外科低位结扎术（bilateral microsurgical subinguinal varicocelectomy，BMSV）对少弱精子症不育患者精液常规指标及生育结局的改善情况，结论是 BMSV 治疗少弱精子症有显著的临床疗效。而亚临床型精索静脉曲张手术效果不佳；另外，精液参数正常者手术效果也不明确。

二、精索静脉曲张与阴囊疼痛

精索静脉曲张患者中 2% ～ 10% 合并睾丸疼痛，与精索静脉曲张相关的睾丸疼痛，通常被描述为睾丸、阴囊或腹股沟的坠胀痛、钝痛或搏动性疼痛，很少是锐痛或刺痛。其发生机制尚不清楚，可能与曲张静脉牵拉压迫髂腹股沟神经和生殖股神经的感觉支、血液淤滞在精索静脉中引起温度升高和组织缺血有关，这些因素激活产生神经冲动由脊髓内的神经通路传至脊髓后角，又通过中后侧的脊髓丘脑束向上传到大脑引起疼痛。

三、精索静脉曲张与青少年睾丸发育

睾丸发育不良是 VC 对青春期患者睾丸产生的最显著的影响。正常儿童两侧睾丸容积相差不应超过 2 mL，考虑到青春期睾丸受性成熟影响个体差异较大，一般以右侧睾丸容积作为正常对照。WHO 通过大

样本多中心研究已证实 VC 患侧的睾丸容积减少，Mori 等进一步研究了不同程度 VC 与睾丸发育不良的关系，发现Ⅱ度及Ⅲ度患儿左侧睾丸容积减少的发生率明显高于正常儿童。

四、精索静脉曲张的诊断标准

1. 临床体检标准

亚临床型（subclinical）：望、触诊均未发现（包括 Valsalva 动作），只有特殊检查发现（如多普勒超声等）。

Ⅰ度（Grade 1）：只有在 Valsalva 时触到。

Ⅱ度（Grade 2）：静息立位状态下可触到。

Ⅲ度（Grade 3）：静息立位状态下既可触到，也看得到。

2. 超声检查标准

国内外有关精索静脉曲张的彩超诊断缺乏统一标准，普遍认为：①亚临床型：平静呼吸精索静脉最大内径≥ 1.8 mm，Valsalva 试验反流，时间≥ 1 秒。②临床型：静息状态下，精索静脉丛至少检测 3 根以上静脉，其中一支血管内径＞ 2 mm。或增加腹压时内径明显增加，或 Valsalva 动作时精索静脉明显存在反流。此标准结合了精索静脉的最大内径及反流持续时间两种诊断指标。

3. 精索静脉造影

金标准。正常静脉影像：单支睾丸静脉在腹股沟韧带汇入精索。精索静脉曲张影像：精索内静脉增粗拉长，血液反流至精索静脉的腹部、腹股沟、阴囊或盆腔区域（图 5-40）。

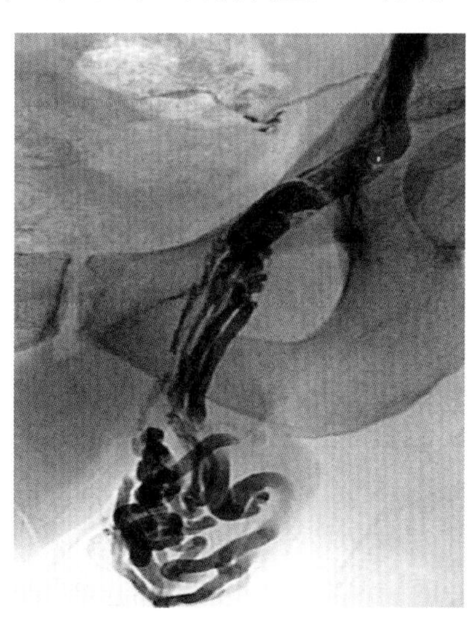

图5-40 精索静脉造影显示左侧精索静脉曲张

五、精索静脉曲张与胡桃夹综合征

胡桃夹综合征（nutcracker syndrome，NCS）也称为左肾静脉压迫综合征，基于左肾静脉解剖位置的不同，可分为前胡桃夹综合征和后胡桃夹综合征。前者是指左肾静脉在腹主动脉和肠系膜上动脉之间的夹角处受到压迫，后者是指左肾静脉在腹主动脉和脊柱之间受压迫，两者均可导致左肾静脉回流受阻，引起血尿、蛋白尿、腰腹部疼痛、精索静脉曲张等一系列临床症状。

NCS 是继发性 VC 的主要原因之一，部分 NCS 青年患者以 VC 为首发症状就诊。国外文献报道，正常男性人群中约 4.1% 存在左肾静脉受压现象，而 30.1% ～ 56.2% 的 VC 患者存在左肾静脉受压现象，约 5.5% 的 NCS 患者合并 VC，因此对诊断为 VC 的患者需考虑是否合并 NCS。临床上对于青少年 VC 首先要明确是原发还是继发，一般来说，平卧后曲张能完全或明显消退的为原发性 VC，否则考虑继发可能性大。

对于 NCS 合并 VC 患者，多数学者认为，单纯行 VC 手术治疗会阻断缓解左肾静脉压力的属支，会加重 NCS 相关症状。虽然青少年 NCS 患者随着年龄增长而可能自愈，但是长期的 VC 会进行性损害睾丸功能，同时考虑 NCS 的手术治疗创伤较大，国外大部分专家建议对 NCS 合并 VC 的青少年优先进行保守观察治疗，主要是增肥，增加腹膜后脂肪组织，缓解左肾静脉受压状况，消除胡桃夹综合征的病理生理学基础和临床表现。如症状持续加重，保守治疗效果欠佳者，则推荐手术治疗。国内文献报道，显微镜下左侧精索内腹壁下静脉分流术是治疗 NCS 合并 VC 不育男性的安全有效的手术方式。鉴于 NCS 的传统手术方式对青少年的创伤较大，目前在国内外应用较为广泛的 NCS 微创手术方式有左肾静脉内支架置入术、腹腔镜左肾静脉外支架置入术、显微镜下左侧精索内腹壁下静脉分流术等。术前应充分告知手术的风险（治疗效果不佳、血管吻合口狭窄、栓塞等）及介入术后长期抗凝治疗的问题。

第四节　治疗

治疗目标为缓解阴囊疼痛、保护睾丸结构及功能、改善精液质量、提高生育能力，以及减轻或消除静脉曲张。主流观点认为，精索静脉曲张是一个进展性疾病，应该积极处理。对于轻度精索静脉曲张患者，如精液分析正常，可定期随访，一旦出现精液分析异常、睾丸缩小、质地变软应及时治疗。目前治疗方法分为非手术方法和手术方法。非手术治疗方法包括一般治疗和药物治疗。原发性精索静脉曲张的治疗要根据有无临床症状、曲张程度及有无并发症等来区别对待。继发性精索静脉曲张应积极寻找病因，治疗原发病。

一、一般治疗

一般治疗包括降温疗法、生活方式和饮食的调节、心理干预、阴囊托法等，如控制烟酒、饮食清淡、回避增加腹压的运动，能一定程度上改善精液质量。

精索静脉回流不畅导致睾丸局部温度升高是精索静脉曲张的重要病因，阴囊温度升高显著高于正常生育者，且温度越高精液质量越差。阴囊温度上升造成的睾丸热应激可导致生精细胞凋亡和精子 DNA 损伤，进而抑制精子生成，引发精子形态异常率升高、活力下降、精子数量减少、精子 DNA 碎片增多、精子受精能力下降等情况。外用阴囊冷敷贴在治疗精索静脉曲张中会获益。男性阴囊冷敷贴主要由无纺布背衬层、水凝胶层、聚乙烯薄膜覆盖层等部分组成，没有发挥药理学、免疫学或者代谢作用的成分。聚丙烯酸和聚丙烯酸钠是构成水凝胶冷敷产品的主要成分，由此形成三维空间结构，并且使凝胶产品具有亲水性、高黏性，可以吸收相比自重 100～1000 倍的水分。通过水凝胶内部水分的蒸发，阴囊冷敷贴可以带走体内热量，起到可持续 6～8 小时的冷敷效果。

对不愿意接受手术治疗的、合并少弱精子症或畸形精子症的男性患者通过外用阴囊冷敷贴联合口服维生素 E 和左卡尼汀口服液治疗有以下优点：①缓解精索静脉曲张对男性生精功能的影响。②使用阴囊冷敷贴可规避精索静脉曲张外科手术创伤和并发症风险，无毒不良反应，无痛苦，自觉舒服，使用方便，对青壮年男性工作、生活无干扰，易于坚持。③抗氧化治疗。联合治疗不仅可有效降低阴囊温度，改善睾丸生精环境，还可减轻氧化应激反应损伤，有效改善精液参数和提高自然怀孕率，且无明显不良反应，安全有效，易被患者认可和坚持实施。

二、药物治疗

1. 对精索静脉曲张血管作用的药物

（1）七叶皂苷素：如迈之灵（欧马栗种子提取物，其主要成分是七叶皂苷素），可降低毛细血管的通透性，消除组织肿胀和水肿，也可保护静脉管壁的胶原纤维，逐步恢复病变的静脉管壁的弹性和收缩功能，提高管壁张力和强度，还能直接作用于血管内细胞感受器，引起静脉收缩，增加静脉血液回流速度，降低静脉压，从而改善由精索静脉曲张引起的症状，也能改善部分精索静脉曲张患者的精液质量。

（2）生物类黄酮：有研究表明，此类药物能够缩小亚临床型精索静脉曲张的血管内径，减少亚临床型精索静脉曲张发展为有症状的精索静脉曲张，并在一定程度上改善由精索静脉曲张引起的会阴部疼痛症状，但不能阻止已开始的睾丸生长停滞。

2. 改善精索静脉曲张症状的药物

（1）非甾体类抗炎药，如吲哚美辛、布洛芬、辛诺昔康等。有研究表明，这类药物能够在一定程度上缓解由精索静脉曲张引起的相关症状，对部分患者还能改善其精液质量。

（2）生物类黄酮：能够在一定程度上改善由精索静脉曲张引起的会阴部疼痛症状。

（3）非甾体类抗炎药：如吲哚美辛、布洛芬、辛诺昔康等。有研究表明，这些药物能够在一定程度上缓解由精索静脉曲张引起的相关症状，对部分患者还能改善其精液质量。

3. 改善精液质量的药物

（1）肉碱类：左旋肉碱或乙酰左旋肉碱。

（2）抗氧化药物：如维生素 E，可通过清除氧自由基，保护精子膜的脂质过氧化，治疗弱精子症和精子功能缺失。

（3）雌激素受体拮抗剂：如氯米芬、他莫昔芬等，能竞争性地使体内 GnRH 分泌增多，间接刺激 FSH、LH 分泌，进而作用于睾丸的间质细胞、支持细胞、生精细胞，调节、促进生精功能。

（4）其他：人绒毛膜促性腺激素；植物药及中药类药能够在一定程度上改善精液质量，但尚缺乏充分的循证医学证据。

三、手术治疗

1. 手术适应证

（1）精索静脉曲张不育者，存在精液检查异常，如精子活力、密度、畸形率等。病史与体检未发现其他影响生育的疾病，内分泌检查正常，女方生育力检查无异常发现者，无论精索静脉曲张的轻重，只要精索静脉曲张诊断一旦确立，应及时手术。

（2）重度精索静脉曲张伴有明显症状者，如久站后即感阴囊坠胀痛等，体检发现睾丸明显缩小，即使已有生育，患者有治疗愿望也可手术。

（3）临床观察发现前列腺炎、精囊炎在精索静脉曲张患者中的发病率明显增加，为正常人的 2 倍，因此若上述两病同时存在，且前列腺炎久治不愈，可选择行精索静脉曲张手术。

（4）对于青少年型的精索静脉曲张，Ⅱ度或Ⅲ度精索静脉曲张，由于往往导致睾丸病理性渐进性的改变，故目前主张对患侧睾丸容积低于健侧 20%、睾丸生精功能下降、双侧精索静脉曲张者，应尽早手术治疗，有助于预防成年后不育。儿童期及青少年期 VC 应积极寻找有无原发疾病。

（5）亚临床型 VC 一般不推荐行手术治疗，但对于一侧为临床型、另一侧为亚临床型 VC 并有手术指征者，推荐行双侧手术治疗。

（6）对于精索静脉曲张同时伴有非梗阻性因素所致的少精子症患者，建议同时行睾丸活检和精索静脉曲张手术，有助于辅助生殖。

2. 手术方式

精索静脉曲张在男性不育中的意义、外科干预的价值、各种干预方式的优劣尚存争议，但精索静脉修复技术仍是目前最常见的男性不育外科治疗手段之一。精索静脉曲张修复的干预方法包括手术治疗和介入技术（顺行或逆行）。手术干预包括传统经腹股沟途径、经腹膜后途经、经腹股沟下途径精索静脉结扎术，显微技术腹股沟途径或腹股沟下途径精索静脉结扎术，腹腔镜精索静脉结扎术等。有资料认为，显微技术精索静脉结扎术是最为理想的治疗方式，但是显微手术需要特殊的手术器械，医生需特殊培训，手术费用高，手术时间长，不适合在基层医院大规模推广。

安全而有效的精索静脉曲张修复手术要符合以下几点：①保持输精管及其脉管系统的完整性。②游离并结扎所有的精索内静脉。③保持淋巴管和动脉的完整性。

3. 不同手术方式的比较

（1）显微手术：显微技术精索静脉结扎术在术后并发症发生率、精液参数改善、受孕率等方面优于其他方法，可能原因为显微镜下可以辨认睾丸动脉、淋巴管和管径较小的静脉。

（2）腹腔镜精索静脉结扎术：具有可以同时处理双侧病变等优势，但侵袭性偏大、费用高。腹腔镜精索静脉结扎术的复发率为 2% ～ 11%，术后水肿发生率为 5% ～ 8%。

（3）介入技术：包括顺行和逆行技术，该方法更多被介入科医生采用。栓塞可以通过明胶海绵、弹簧圈及硬化疗法达到。具有复发率较低而且没有术后水肿发生的优点，但操作复杂、费用高，仅在处理复发性精索静脉曲张、需要通过造影明确解剖时考虑。

4. 手术入路的比较

（1）经腹股沟途径和腹股沟下途径：包括传统的开放术式和显微技术。这两种途径目前主要用于显微技术。经腹股沟下切口精索静脉结扎术因不需切开腹外斜肌腱膜、术后疼痛轻微、恢复快而被认为优于经腹股沟途径。在肥胖、曾经接受腹股沟途径手术和外环位置较高的患者中后者的优势尤为显著。经腹股沟途径就解剖特点而言操作相对简单、耗时短、保护睾丸动脉的难度更小。儿童和少年患者睾丸动脉管径较小难以辨认，宜采用经腹股沟途径，此外，单睾症患者睾丸动脉的保护尤为重要，故也较宜采用经腹股沟途径。

（2）经腹膜后途经：Palomo 术，包括保留睾丸动脉和不保留动脉的集束结扎方式。该术式操作较为便捷，但复发率可达 10% ～ 15%。综上所述，治疗方式的选择要充分考虑医院的条件、术者的擅长和经验、患者的意愿等因素。

四、中医中药在精索静脉曲张中的治疗

中医药对改善精索静脉曲张症状具有一定的价值。中医学认为精索静脉曲张的核心是瘀血阻络，常在活血化瘀的基础上，配合补肾、疏肝、健脾、清热、凉血等治法，可以辨证选用迈之灵、桂枝茯苓丸、大黄蛰虫丸、少腹逐瘀颗粒等。精索静脉曲张最值得关注的是导致男性生育力下降，精索静脉曲张性不育的中医基本病理变化是精室血络瘀阻、血不化精，其基本治法为化瘀通络、活血生精，如果具备手术指征采用手术治疗时应该及时应用中医方法配合治疗。精索静脉曲张性不育在辨证的基础上可以选用迈之灵 + 五子衍宗丸、桂枝茯苓丸 + 五子衍宗丸、补中益气丸 + 五子衍宗丸等。

第五节　复发的判断与处理及随访

一、复发的判断与处理

无论采取何种外科治疗方式，精索静脉曲张都有复发可能，判断 VC 是否复发的标准并不统一。综合术后 6 个月体格检查和彩色多普勒超声检查结果，均达到临床型精索静脉曲张诊断标准时，考虑术后复发。必要时可采用静脉造影术。如果随访时间小于 6 个月，有漏诊或者误诊可能，临床中发现精索静脉存在长时间持续扩张状态（无反流）不属于复发。复发最常见原因是精索内静脉漏扎，漏扎的往往是一些细小的静脉分支，不借助显微放大设备，容易遗漏，导致复发。其次是没有结扎精索外静脉。精索的静脉回流系统有三条：精索内静脉、精索外静脉与输精管静脉。这些都与精索静脉曲张发病有关。研究发现精索静脉从左到右交通支未结扎也是术后复发、再发的主要原因。术后复发的治疗必须遵循一般治疗原则，根据患者情况、手术史、医院条件及术者擅长，可选择传统开放手术、显微手术、腹腔镜手术及精索静脉栓塞治疗等。

二、随访

（1）未行手术治疗的成年患者，精液质量正常，有生育要求者，至少应每 1 ～ 2 年随访 1 次，随访内容包括病史询问、体积检查、睾丸超声、精液分析、疼痛评分等。

（2）未行手术治疗的儿童和青少年患者，若睾丸大小正常，至少应每年随访1次，随访内容包括病史询问、体积检查、睾丸超声、精液分析、疼痛评分等。

（3）接受手术的患者，第一次复诊可在术后1～2周进行，主要检查有无近期手术相关并发症；第二次随访可在术后3个月左右进行，此后每3个月随访1次，至少随访1年或随访至成功受孕，随访内容包括病史询问、体积检查、睾丸超声、精液分析、疼痛评分等。

（4）在精索静脉曲张伴有不育患者的治疗和随访过程中，不仅要关注男性患者的情况，同时还要关注女性伴侣的情况，如生育能力状况、年龄等，并充分考虑夫妇双方在生育方面的意愿。

第六节 小结

精索静脉曲张通常可通过体格检查和辅助检查确诊，彩色多普勒超声检查对于精索静脉曲张诊断具有较高的特异性和敏感性。尽管精索静脉曲张修复术对男性生育功能的改善作用仍存在争议，但是对同时伴精液参数异常、临床症状明显或青少年伴有睾丸容积缩小的精索静脉曲张患者，仍推荐手术治疗。显微外科手术具有并发症少、复发率低的优点，目前被认为是治疗精索静脉曲张的首选方法。另外，根据患者治疗意愿联合药物治疗有助于改善患者精液质量和自然妊娠。

参考文献

[1]《精索静脉曲张诊断与治疗中国专家共识》编写组．精索静脉曲张诊断与治疗中国专家共识．中华男科学杂志，2015，21（11）：1035-1042.

[2] BAAZEEM A，BELZILE E，CIAMPI A，et al. Varicocele and male factor infertility treatment：a new meta-analysis and review of the role of varicocele repair. Eur Urol，2011，60（4）：796-808.

[3] AKBAY E，CAYAN S，DORUK E，et al. The prevalence of varicocele and varicocele-related testicular atrophy in Turkish children and adolescents. BJU Int，2000，86（4）：490.

[4] DIEGIDIO P，JHAVEFI J K，GHANNAM S，et al. Review of current varicocelectomy techniques and their outcomes. BJU Int，2011，108（7）：1157-1172.

[5] GREENBAUM E，AMIR J，VOLOVITZ B. Prevalence of adolescent varicocele. Arch Pediatr Adolesc Med，2001，155（7）：855-856.

[6] THOMAS J C，ELDER J S. Testicular growth arrest and adolescent varicocele：does varicocele size make a difference?. J Urol，2002，168（4 Pt 2）：1689-1691.

[7] SKOOG S J，ROBERTS K P，GOLDSTEIN M，et a1. The adolescent varicocele：what's new with an old problem in young patients?. Pediatrics，1997，100（1）：112-121.

[8] KASS E J. Adolescent varicocele. Pediatr Clin North Am，2001，48（6）：1559-1569.

[9] 梁雁，黄君．精索静脉曲张超声诊断及分度标准研究进展．中国医学影像技术，2019，35（4）：610-613.

[10] SABANEGH E，AGARWAL A. Male infertility//WEIN A J，KAVOUSSI L R，NOVICK A C，et al. Campbell-Walsh urology. 10th ed. Philadelphia：Saunders，2012：636-637.

[11] VICARI E，CALOGERO A E. Effects of treatment with camitines in infertile patients with prostatovesiculo epididymitis. Hum Rep Rod，2001，16（11）：2338-2342.

[12] 李桂民，沙英智，姜红春，等．复合肉碱治疗精索静脉曲张性不育．中国现代药物应用，2009，3（7）：124-125.

[13] 谭育红．特发性男性不育症的药物治疗进展．中国男科学杂志，2006，20（1）：60-62.

[14] 王世锋，刘淑花，韩红伟，等．精索静脉曲张并发不育症治疗方法的比较研究．中国计划生育学杂志，2008，16（5）：296-298.

[15] 袁少英．精索静脉曲张合并男性不育的论治难点与对策．中国中西医结合杂志，2013，33（9）：1165-1167.

[16] DAI P. Treatment of varicocele. Modern Medicine & Health，2000，16（6）：548-520.

[17] MISSERI R，GERSHBEIN A B，HOROWITZ M，et al. The adolescent varicocele. II：the incidence of hydrocele and delayed recurrent varicocele after varicocelectomy in a long-term follow-up. Br J Urol，2001，87（6）：494-498.

[18] PINTUS C，MATAS M J R，MANZONI C，et al. Varicocele in pediatric patients：comparative assessment of different therapeutic approaches. Urology，2001，57（1）：154-158.

[19] ESPOSITO C，MONGUZZI G，GONZALEZ-SABIN M A，et al. Results and complications of laparoscopic surgery for pediatric varicocele. J Pediatr Surg，2001，3（5）：767-769.

[20] RICCABONA M，OSWALD J，KOEN K，et al. Optimizing the operative treatment of boys with varicocele：sequential comparison of 4 techniques. J Urol，2003，169（2）：666-668.

[21] CHEN C. Varicocele in male factor infertility：role of laparoscopic varicocelectomy. Int Surg，2006，91（5 Suppl）：90-94.

[22] AL-KANDARI A M，SHABAAN H，IBRAHIM H M，et al. Comparison of outcomes of different varicocelectomy techniques：open-inguinal，laparoscopic，and subinguinalmicroscopic varicocelectomy：a randomized clinical trial. Urology，2007，69（3）：417-420.

[23] WU C H，WU H F，LIANG D Y，et al. The diagnose and therapy of 128 cases with varicocele. Journal of Ningxia Medical College，2005，27（3）：204-206.

[24] YANG S Q，WANG Y J，WANG Y C，et al. Sclerotherapy of varicocele：a retrospective analysis of 72 cases. Journal of Clinical Radiology，2002，21（5）：381-385.

[25] 李大伟，刘海南．精索静脉曲张术后复发的原因及预防．山东医药，2008，48（30）：113-114.

[26] KEWANI M M. Juxta-renal varicocelectomy for recurrent varicocele following retroperitoneal operation. Arch Androl，1998，41（3）：173-175.

[27] BIGOT J M，LE BLANCHE A F，CARETTE M F，et al. Anastomoses between the spermatic and visceral veins：a retrospective study of 500 consecutive patients. Abdom Imaging，1997，22（2）：226-232.

[28] FENELEY M R，PAL M K，NOCKLER I B，et al. Retrograde embolization and causes of failure in the primary treatment of varicocele. Br J Urol，1997，80（4）：642-646.

[29] NIEDZIELSKI J，PADUCH D A. Recurrence of varicocele after high retroperitoneal repair：implications of intraoperative venography. J Urol，2001，165（3）：937-940.

[30] Menkveld R. Clinical significance of the low normal sperm morphology value as proposed in the fifth edition of the WHO Laboratory Manual for the Examination and Processing of Human Semen. Asian J Androl，2010，12（1）：47-58.

[31] CHROUSER K，VANDERSTEEN D，CROCKER J，et al. Nerve injury after laparoscopic varicocelectomy. J Urol，2004，172（2）：691-693.

[32] KIM E D，LEIBMAN B B，GRINBLAT D M，et al. Varicocele repair improves semen parameters in azoospermic men with spermatogenic failure. J Urol，1999，162（3 Pt 1）：737-740.

[33] 曾力，姬西宁，叶自光，等．精索静脉曲张复发原因及治疗．临床泌尿外科杂志，2002，17(9)：475-476.

[34] 秦国政．精索静脉曲张性不育论治对策．北京中医药大学学报，2016，39（4)：341-343.

[35] 施长春，白文俊，刘贵中．男性阴囊冷敷贴对精液参数影响的研究．中国男科学杂志，2021，35（2)：61-65.

[36] 张兴源，史卿菁，潘连军，等．双侧精索静脉曲张显微外科结扎术治疗少 / 弱精子症疗效分析．中华男科学杂志，2020，26（8)：713-716.

[37] MORI M M，BERTOLLA R P，FRAIETTA R，et al. Does varicocele grade determine extent of alteration to spermatogenesis in ado1escents?. Fertil Steril，2008，90（5)：1769-1773.

（梁凯）

第四十九章 妊娠失败的男性因素

第一节 概述

流产是指妊娠不足 28 周、胎儿体重不足 1000 g 而妊娠终止者。如流产发生在妊娠 12 周以前称为早期流产，发生在 12 周以后称为晚期流产。流产分为自然流产和人工流产。

自然流产占妊娠总数的 10%～15%，其中早期流产占 80% 以上。稽留流产又称过期流产（曾称胎停育），是指胚胎和胎儿死亡滞留宫腔内尚未及时自然排出者，是流产的一种特殊情况。

反复妊娠失败（recurrent pregnancy loss，RPL）是指连续两次或两次以上发生在妊娠 28 周以内的自然流产。

妊娠失败（流产）的原因有胚胎因素、母体因素、父亲因素（男性因素）、环境因素等。本章主要介绍妊娠失败的男性因素、可行的相关检查及处理对策。

第二节 妊娠失败的男性相关原因

妊娠失败的男性因素可能有以下几方面：遗传学角度，如染色体异常；免疫学角度，如抗精子抗体；内分泌角度，如性腺轴、甲状腺功能异常；泌尿生殖道感染、炎症方面；精子凋亡异常；氧化应激反应异常；精索静脉曲张的存在；工作、生活环境污染；饮食、药物的影响等。

目前公认的可以引起妊娠失败的男性直接因素是男方染色体、精子 DNA 异常所致的胚胎染色体异常，这也是最常见的引起妊娠失败的男性原因。但约有 50% 的患者，双方经过详细检查后，仍无法明确其原因，但是随着检查手段的不断更新，可发现的致病原因及比率会逐渐增高。

一、染色体异常与妊娠失败

1. 染色体含义及临床意义

染色体核型：双倍体（46 条），淋巴细胞或体细胞的染色体，包括支持细胞和间质细胞及精原细胞，影响生精；精子染色体：单倍体（23 条），每次射出的精液中总有部分精子的染色体异常，如缺体（22 条）

或多体（24 条），影响生育及妊娠结局；受精卵染色体：精子染色体 + 卵子染色体，影响妊娠结局；胚胎染色体：受精卵卵裂后的染色体，影响妊娠结局。

2. 染色体核型检测

染色体核型分析能检测到数目异常、结构异常或大段缺失或重复（5 M 以上）；染色体微阵列分析（CMA、a-CGH 和 SNP）：能检测染色体微缺失、微重复（50 ~ 100 bp）及基因拷贝数变异，不能显示平衡易位和基因点突变；高通量测序技术：能检测染色体微缺失、微重复及基因拷贝数变异，且检测深度可调（1 bp ~ 1 Mbp），亦能检测基因点突变。

（1）染色体异常包括数目异常（如三体、Down 综合征、Klinefelter 综合征等）、结构异常（如染色体片段重复、缺失、易位或倒位等）及多态性（如 Y 染色体大小、随体大小、次缢痕的增长或缩短等）。

（2）染色体数目及结构异常导致精子减数分裂障碍，从而引起早期生精阻滞，生精细胞凋亡增加；结构异常染色体断裂与重排导致的遗传信息丢失或表达异常可能出现生精障碍；精子出现非整倍体及染色体剂量不平衡（异常精子），可能导致胎停育及自然流产。

3. 染色体数目异常

（1）胚胎染色体数目异常的父母双方来源概率：胚胎染色体数目异常可能源自父母中的任何一方，以下列出一些常见的胚胎染色体异常中父母双方来源概率（表 5-7）。

表 5–7　染色体非整倍体的来源

染色体异常类型	来源于父方百分比	来源于母方百分比
13-三体综合征	15	85
18-三体综合征	10	90
21-三体综合征	5	95
45X	80	20
47XXX	5	95
47XXY	45	55
47XYY	100	0

（2）胚胎染色体数目异常与妊娠结局：染色体数目异常导致胚胎出现非整倍体及染色体不平衡，进而造成稽留流产或自然流产。常见染色体数目异常胚胎发育的结局见表 5-8。

表 5–8　染色体数目异常与妊娠结局

染色体异常类型	妊娠结局
三倍体	致命性（100%妊娠失败）
16、22-三体综合征	致命性（100%妊娠失败）
13-三体综合征	95%妊娠失败
18-三体综合征	95%妊娠失败
21-三体综合征	80%妊娠失败
克氏综合征	50%妊娠失败
45，X0	98%妊娠失败，嵌合型相对存活率高

4. 男性染色体结构异常

（1）染色体相互易位与妊娠结局：相互易位是指 2 条染色体断裂后形成的片断相互交换，并在断裂点重接，形成 2 条新的衍生染色体。相互易位是最常见的染色体结构异常。染色体平衡易位是指 2 条染色体发生断裂后相互交换，仅有位置的改变，没有可见的染色体片段的增减。所含基因也未增减，所以，平衡易位携带者通常不会患有异常表型，外貌、智力和发育等通常都是正常的。平衡易位携带者表型通常正常；生育后果取决于精子减数分裂后有无异常，可能是胚胎染色体正常或平衡易位携带；如果是非平衡易位，可能导致妊娠失败（大片段，large segments）或胚胎发育异常（小片段，small segments）。男性染色体相互易位携带者在精子形成过程中，理论上可产生 18 种配子（其中同源染色体 2∶2 分离方式见图 5-41），其中 1 种是正常的，1 种是平衡易位携带者，其余的均破坏了基因平衡，造成某个染色体片段的缺失或重复。异常精子与正常卵子结合可导致染色体异常胎儿出生或流产。3∶1 分离表现为胎儿异常（三体或缺体），4∶0 分离表现为胎儿异常（多体或缺体）。

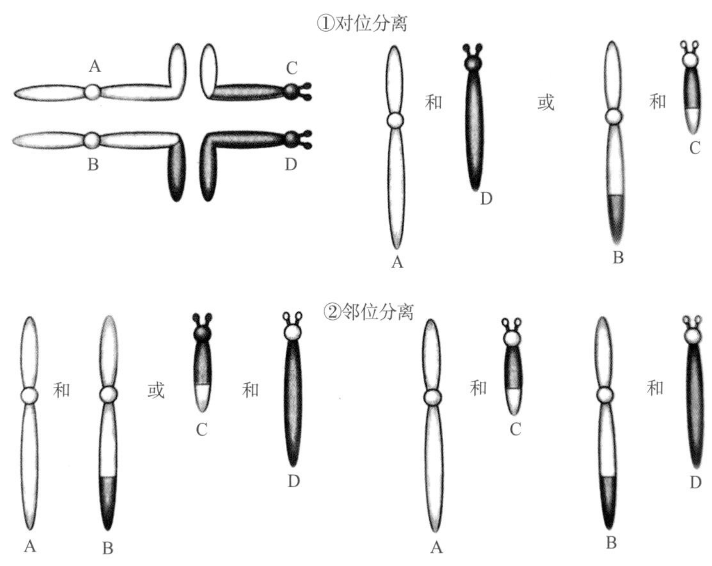

注：①对位分离：形成正常精子或平衡易位精子，可正常生育；②邻位分离：均产生不平衡易位精子，表现为胎儿异常（部分三体或缺体）。

图5-41 同源染色体2∶2分离模式

（2）染色体罗伯逊易位与妊娠结局：罗伯逊易位又称罗氏易位，是相互易位的一种特殊形式，是两个具有近端着丝粒的染色体（13 号、14 号、15 号、21 号、22 号染色体）于着丝点附近断裂，着丝点融合，两条染色体长臂重接成为易位染色体，短臂丢失，因而罗氏易位携带者只有 45 条染色体。

非同源染色体罗氏易位：其生殖细胞在减数分裂过程中能形成 6 种配子，1 种是正常的，1 种是平衡携带者，其他均为非平衡配子。以 14 号与 21 号染色体罗伯逊易位为例（图 5-42）。

同源染色体间罗氏易位：其生殖细胞在减数分裂过程中理论上只能形成两种配子，一种为 n+1=24 条，一种为 n-1=22 条，受精后不可能有正常核型的后代出生，出生子代或为 Down 综合征，或妊娠失败（核型见图 5-43）。国外 6 例家族报道，出生了 21 个 Down 综合征孩子，发生 12 例妊娠失败。

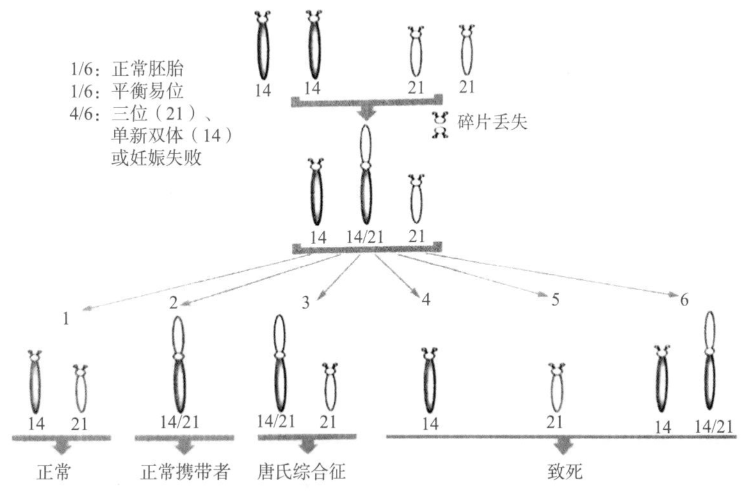

图5-42 非同源性罗氏易位染色体的分离模式及胚胎结局

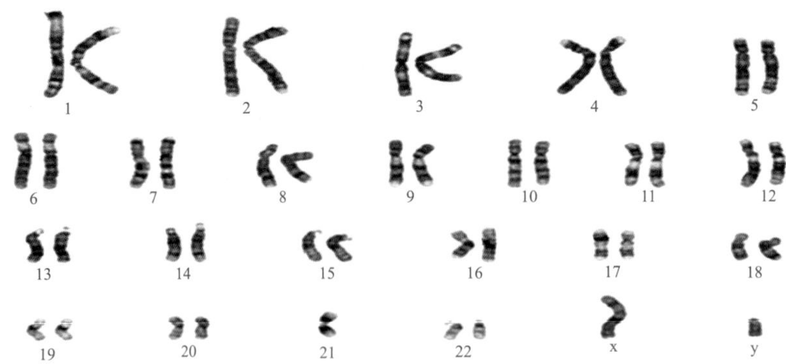

图5-43 同源染色体罗氏易位核型

（3）染色体倒位与妊娠结局：倒位是指一条染色体同时出现2处断裂，中间片段旋转180° 重接而成。理论上倒位仅仅是基因顺序的颠倒而没有量的增减，因此携带者通常自身的发育正常，但实际中倒位的遗传效应取决于重复或缺失片段的长短及其所含基因的致死效应。根据染色体倒位的区域不同又分为臂内倒位和臂间倒位。臂内倒位的两处断裂发生在着丝粒的一侧，减数分裂后期出现双着丝粒染色体及无着丝粒的染色体断片；可能产生染色体不平衡精子，导致妊娠失败。臂间倒位的两处断裂在着丝粒的两侧形成倒位，着丝粒的位置有改变。着丝粒在倒位环的里面时：在环内发生染色体片段交换后，会使交换后的染色单体带有缺失或重复；可能形成染色体不平衡的精子，导致妊娠失败。

一般来说，具有臂间倒位染色体的亲代，其生殖细胞在减数分裂时，与同源染色体只能在相同的位置结合，因此在倒位部分形成倒位环。在倒位环内，互换有可能发生，也有可能不发生。当倒位环包含较大的倒位片断时，则容易发生互换，反之则不易发生互换。最终形成四种配子，一种正常，一种倒位，另外两种为部分重复或缺失的染色体而导致流产或畸形。倒位的同源染色体联会及片段交换模式见图5-44。

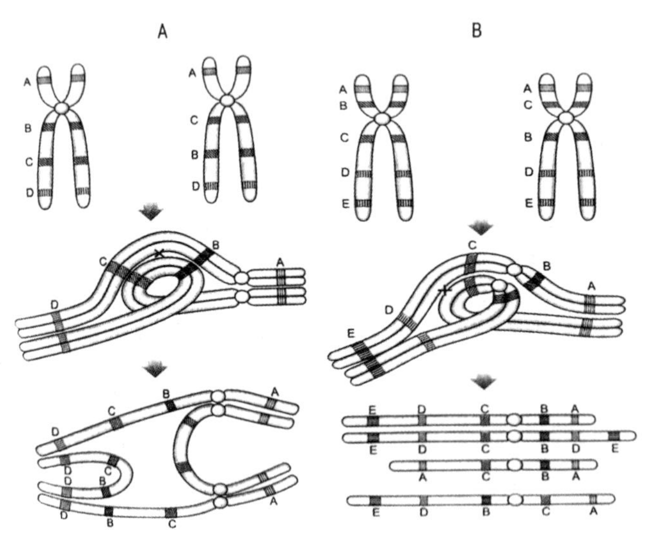

图5-44 倒位的同源染色体联会及片段交换模式

（4）环状染色体与妊娠结局：环状染色体是染色体结构畸变的一种类型，属于非稳定性结构畸变。其形成机制是1条染色体两臂的远端区各发生一次断裂，随后具有着丝粒的两个断裂端彼此相接闭合成环，即形成环状染色体。如果由某一无着丝粒节段的两个断端相接成环则形成无着丝粒环，这种环通常在细胞分裂时丢失。由于环状染色体属于非稳定性畸变，生精细胞分裂过程中配对失败，阻滞了减数分裂进程，导致少精子、无精子或妊娠失败。

以上内容主要分析理论上各类染色体结构异常导致的精子异常及妊娠结局，但实际中，尤其异常精子比率并不是完全符合理论上的发生率。因为细胞分离时纺锤体检验点会主动鉴别减数分裂过程，如分裂正常可进一步产生正常精子，如发现异常，则启动凋亡机制，部分异常精子逃逸凋亡，形成异常精子。故实际中异常精子比率、妊娠失败比率与理论分析并不完全匹配，多家中心报道不一，罗氏异位非平衡染色体精子率为 3.4% ～ 40%；相互异位非平衡染色体精子率为 18.6% ～ 80.7%。

5. 染色体多态性与妊娠结局

染色体多态性是个别染色体上的微小变异，表现为结构及带型强度的变异。通常包括 1 号、9 号、16 号染色体次缢痕增加或缺失，9 号染色体臂间倒位；D 组和 G 组（13 号、14 号、15 号、21 号和 22 号）染色体随体区变异（主要包括随体区增大、双随体）；Y 染色体异染色质区增加或缺失、Y 染色体臂间倒位等。传统观念认为染色体的多态性一般涉及在遗传上不活跃的含高度重复 DNA 的结构异染色质区，而此区无遗传信息传递，发生变异后一般不会引起临床表型异常。但随着研究的不断深入，有部分学者认为多态性的异常在一定内因及环境因素下，会产生不良影响。多态性的实际意义，需要进一步研究明确。

6.Y 染色体与妊娠结局

Y 染色体 AZFc 区域完全性缺失患者的精子大部分存在性染色体缺体，子代可能出现 45，X0，称为特纳综合征。46，XY/45，X0 嵌合型患者，部分两性畸形患者的 AZF 缺失率为 33%。

有证据表明，如果 AZF 缺失，可能导致 Y 染色体不稳定，造成 Y 染色体丢失，形成 45，X0 胚胎。尽管有上述的理论风险，但 Yq 微缺失者的子代表型通常多正常，其原因可能在于 45，X0 胚胎的低种植率和高自然流产率。Y 染色体一般不会形成倒位环，它与 X 染色体配对交换，只限于染色体两端 PAR1 和 PAR2。

二、精子 DNA 损伤与妊娠失败

1. 精子遗传学及表观遗传学与胚胎发育

精子核基因组独特地分为两部分，中心为环状线圈形的鱼精蛋白包装的 DNA，无转录及翻译活性；外周为组蛋白包装的 DNA，保留了核小体结构，该区域包含发育所需基因、mRNA 及信号因子的激活子。其中组蛋白包装的 DNA 对环境有害因素高度敏感，特别是氧化损伤。染色体端粒维持着染色体和基因组的完整性，该段富含鸟嘌呤的重复序列，对自由基导致的 DNA 损伤高度敏感。精子染色体端粒的快速改变，即端粒的加速老化，是男性不育的病因基础。端粒过短对卵裂有不利影响，生成异形囊胚。

卵母细胞受精时，精子除输送核 DNA 外，还包括卵母细胞活化因子（受精所必需）、中心体（细胞分裂必需）及多种受精卵发育必需的 mRNA。发育中精子表观性修饰的研究提示，精子表观基因组在胚胎发育中发挥关键作用。表观修饰作用包括 DNA 甲基化、组蛋白尾部修饰、定向组蛋白保留及鱼精蛋白整合入核染色质，所有变化对精子发育有重要影响。精子遗传物质的损害或表观修饰作用的异常势必影响精子的受精潜力及胚胎早期发育。

2. 精子 DNA 损伤的原因

精子 DNA 损伤原因包括精索静脉曲张、化疗、放疗、吸烟、氧化应激反应、白细胞精子症、凋亡异常、鱼精蛋白缺乏等。Gil-Villa AM 等研究结论提示增加摄入富抗氧化剂食物或抗氧化辅剂有助于降低精子 DNA 断裂或精子脂质过氧化水平，改善反复妊娠失败患者的生育结局。

精子浆膜富含多元不饱和脂肪酸，胞质内含有大量抗氧化剂，但胞质内清除酶的浓度较低，DNA 修复能力有限，故易受到氧化应激反应的损害。过量的氧化应激反应产生大量氧化应激产物，导致 DNA 损伤，从而造成精子 DNA 碎片形成，胚胎发育异常，最终导致妊娠失败。形态异常的精子及白细胞均可产生氧化应激产物，从而导致氧化应激损伤。这些氧化应激产物及损伤可以影响精子的质量和功能，进而影响

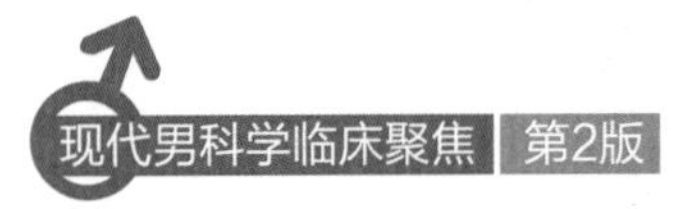

到精卵结合、受精卵植入及胚胎早期发育。

3. 精子 DNA 损伤的检测

精子 DNA 碎片检测是评价精子功能的一项重要指标，与精子发生异常、氧化应激损伤、精子凋亡异常相关。精子 DFI 是指在各种不利因素的作用下，发生 DNA 断裂的精子占全部精子的百分比，可用于精子 DNA 完整性的评估。

目前比较常用的方法：精子 DNA 损伤可通过彗星试验（Comet 试验）及精子染色质扩散（sperm chromatin diffusion，SCD）试验等进行检测。

（1）彗星试验（图 5-45）：也称单细胞凝胶电泳，可有效检测并定量分析细胞中 DNA 单双链缺口损伤的程度。精子 DNA 受损伤后，超螺旋结构被破坏，断裂的 DNA 片段在电场的作用下移动到阳极形成“彗星”尾，而完整的精子 DNA 形成“彗星”头。在电泳过程中，由于相对分子质量小，小片段 DNA 比大片段 DNA 移动得更远。因此，通过检测荧光染料染色后“彗星”头尾的荧光强度和尾部长度，可定量分析精子。

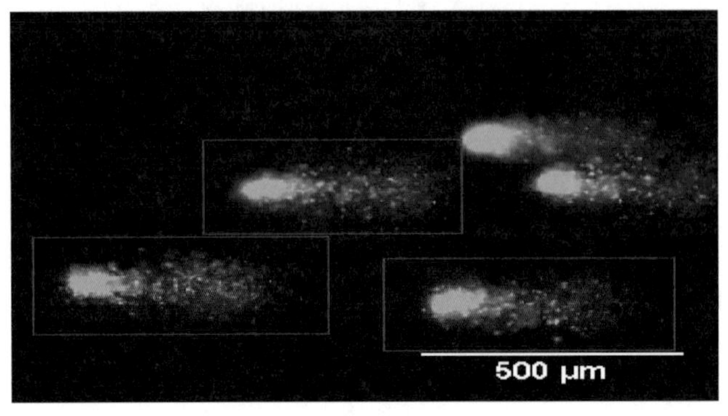

图5-45　彗星试验

（2）SCD 试验（图 5-46）：SCD 是彗星试验的改版，结果判定标准：精子头部仅产生较小的光晕或无光晕，单侧光晕的厚度不超过精子头部最小直径的 1/3 即判定为精子存在 DNA 碎片。

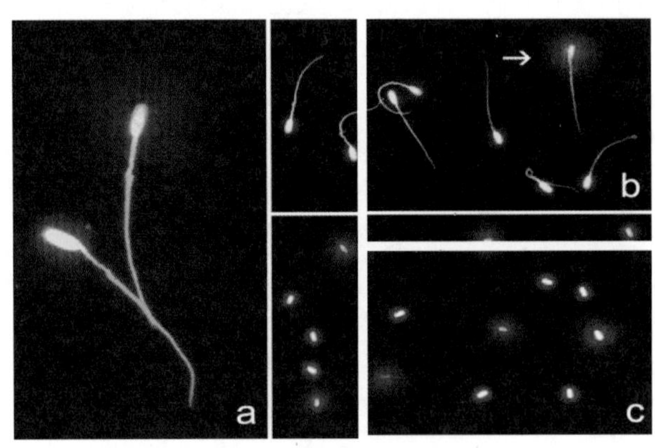

图5-46　SCD试验

4. 精子 DNA 损伤与妊娠结局

Henkel 等研究显示包含 DNA 损伤的精子可使卵母细胞受精，形成 2 原核期，但到 4 细胞期，父方基因启动表达，由于氧化损伤，精子 DNA 碎裂，即使已形成囊胚，也会出现胚胎发育中止。

成熟精子修复 DNA 损伤的能力有限，而卵母细胞修复精子 DNA 损伤的能力取决于其胞质和基因组的品质，后者随女方年龄增加而显著下降。同时精子 DNA 的品质也与男方年龄相关，年龄越大精子

DNA 损伤的概率可能越大。精子 DNA 修复失败，可能导致妊娠失败或胎儿异常。

三、精子参数异常与妊娠失败

Gil-Villa 等研究发现，近期生育组的精子正常形态率、精子浓度、精子前向运动能力更高，而反复妊娠失败组患者精子畸形率及精子膜脂质过氧化反应较高。Bhattacharya 等研究发现，正常生育组和反复妊娠失败组年龄、精子浓度、精子总数及精子前向运动能力无显著性差异；而两组的活动精子总数、活动精子百分率，特别是精子 DNA 完整率有显著性差异。另有研究表明大头、多尾精子的染色体多倍体、非整倍体率高，精子 DNA 碎裂指数高。超过 99% 的精子染色体数目异常发生在 X，Y，13 号，18 号和 21 号染色体，精子二倍体、三倍体及四倍体率分别为 18.42%、6.14% 和 33.99%。上述研究表明，反复妊娠失败男性患者应进行精液常规分析、精子畸形率检测及精子 DNA 完整性检测。

四、男女双方年龄与染色体异常及妊娠失败

Elise 等分析得出女性年龄大于 35 岁，流产风险增高；女性大于 35 岁且男性大于 40 岁，流产风险尤为突出。Singh 等研究结果显示 DNA 损伤比例随年龄增加而逐渐增加，而凋亡率相关性呈相反趋势。Fisch 等研究得出男性在 35 岁前对子代患 Down 综合征无明确影响；35 岁以后随年龄增长患病风险提高，且男性年龄在子代患 Down 综合征中占 50% 的风险。

五、病原微生物与妊娠失败

Matovina M 等对 108 例患者（其中 54 例染色体核型正常，38 例不正常，16 例染色体核型不明）进行回顾性研究，没有检测出解脲脲原体、人型支原体、人巨细胞病毒或腺病毒相关病毒；1 例患者（0.9%）检测出衣原体 DNA，8 例患者（7%）检测出人乳头状病毒 DNA。

研究未能证实单纯男性衣原体、解脲脲原体、人型支原体、人巨细胞病毒、腺病毒相关病毒感染在早期妊娠失败中的作用，而人乳头状病毒在胚胎染色体异常及妊娠失败中的作用有待进一步研究。然而，在一些研究中，已有实验表明如衣原体等微生物感染可导致精子 DNA 损伤增加，故应进一步研究男性泌尿生殖系统感染与妊娠失败的关系。

在此讨论的仅仅是基于男性泌尿生殖系统感染，虽然研究未证实大部分男性感染直接导致了妊娠失败，但需要关注致病男性其配偶是否同时存在感染，女性感染，可能对妊娠结局影响更大。

六、不良生活方式与妊娠失败

与妊娠失败相关的不良生活习惯包括：①精神心理压力过大。②生活作息不规律，如经常上夜班、熬夜、缺乏睡眠。③肥胖、缺乏运动或运动过于剧烈。④衣着，如内衣过紧、内衣更换不及时、穿着过多致局部温度升高。⑤吸烟、酗酒、过多饮用咖啡等。⑥有手术、创伤史。

肥胖诱导的精子功能改变可能与精子 DNA 碎片增加显著相关。肥胖男性的精子 DNA 完整性受到不利影响。据报道，增加的 DFI（精子样本中核 DNA 高单链或双链断裂的精子百分比）伴随高 BMI，这表明肥胖和 SDF 之间的关联，提示 BMI 大于 25 kg/m^2 对应精子 DFI 高。肥胖引起的睾丸氧化应激可能是解释这种情况的一个机制。肥胖可能通过几个潜在的机制影响睾丸功能。脂肪组织积累导致线粒体和过氧化物酶体中脂肪酸氧化增加，导致 ROS 产生增加。因此，较高的 ROS 介导包括脂质、蛋白质和 DNA 在内的生物分子的氧化损伤。这些会导致精子膜中多不饱和脂肪酸的氧化、线粒体膜电位的损失及单链和双链 SDF。保持精子 DNA 的完整性对精子的受精能力和成功妊娠结果至关重要。除了常规精液参数外，SDF 分析可以更好地了解男性生育状况。SDF 检测在男性不育病例中的重要性也得到了美国泌尿外科协会和欧洲泌尿外科协会指南的支持。

过度肥胖对一系列组织的 DNA 完整性和表观遗传调控产生负面影响，包括脂肪组织、肝组织、骨骼肌、胰腺、下丘脑、前列腺和睾丸。以炎症和氧化应激为主的睾丸环境改变，降低了精子质量，改变了

精子膜和线粒体脂质，并诱导 DNA 损伤。此外，据报道，肥胖男性精子 DNA 表观遗传修饰的影响会增加后代肥胖、代谢紊乱、神经障碍（包括注意力缺陷障碍）和各种癌症的风险。虽然已知父亲的表观遗传修饰会转移到下一代，但因果关系尚未被证明。表观遗传修饰是由于调节基因表达的甲基化标记的重置。该过程在胚胎发育中建立了父方特异性的甲基化。这种表观修饰的转移也被认为是通过非编码 RNA 的作用。在父亲肥胖中发生改变的基因包括 MEG3、NDN、SNRPN 和 SGCE/PEG10，它们调节胎儿发育和肿瘤生长。然而，有限的临床前证据表明，表观遗传修饰随着肥胖的减少是可逆的。

吸烟和男性的生殖能力有着密切的相关性，不仅会影响其精液的质量，对精子 DNA 结构的完整性也有着直接的影响。相关临床研究提出，吸烟男性其精子 DNA 损伤的程度与非吸烟男性相比明显更高，这可能是因为吸烟者其精液当中的氧自由基含量持续增多，导致其抗氧化能力降低。

七、生活、工作环境与妊娠失败

与妊娠失败相关的生活、工作环境因素包括：①化学因素，如药物（抗肿瘤药物、苯妥英钠等）；农药，如有机磷等；工业毒物，如苯、甲苯、铝、砷、氯丁二烯等；食品添加剂，如环已基糖精等；所处环境有大气污染。②物理因素，如电离辐射、高温环境、噪音污染。③生物因素，如生物类毒素。

近年来，随着我国工业化发展速度的不断加快，空气污染也越来越严重，这对男性的生育能力也有极大的影响。有研究检测了长时间生活于严重和轻微环境污染区的年轻男性的精子 DNA 损伤情况，结果发现严重污染区男性的精子 DNA 损伤程度明显更高，原因可能是环境污染区存在过量的多环芳烃微粒，导致男性细胞 DNA 发生突变。

第三节　相关检查

一、问诊

详细询问患者婚育史，既往有无女方（配偶或前 / 现任女友）怀孕史及妊娠结局，家族中生育史，有无疾病史。

二、查体

反复妊娠失败男性需接受体格检查，明确阴毛、阴茎、睾丸等是否正常，有无精索静脉曲张存在。

三、辅助检查

（1）精液常规检查，需注意精液的量、pH，精子的数量、活力、畸形率及有无白细胞增多等。

（2）彩超检查，如有无精索静脉曲张，睾丸、附睾大小、结构是否正常，前列腺、精囊腺结构，肾脏、输尿管有无畸形等。

（3）影像学方面根据情况可以结合检查骨龄、垂体、肾上腺等，如超声无法明确，可结合磁共振、造影等检查。

（4）染色体核型分析及 Y 染色体微缺失分析可以明确是否存在染色体异常。反复妊娠失败及精子浓度小于 500 万 /mL 的患者应着重检查。精子 DNA 损伤的检测可有助于明确病因。其他方面的检查，如性激素、炎症、抗精子抗体检测等。

第四节　小结

对反复妊娠失败患者的诊治主要在于积极寻找可能的原因，如电离辐射、酗酒、吸烟、所处环境、静脉曲张及感染和炎症等，并做相应的预防和治疗。氧化应激异常者摄入富抗氧化剂食物或抗氧化辅剂（如

β 胡萝卜素、维生素 C、维生素 E、锌）至少 3 个月。染色体异常者应根据具体情况行相关遗传学咨询，以进一步做相应的检查及处理。如染色体多态性等未明确引起妊娠失败的绝对因素的患者，可继续尝试受孕。染色体异常者，如能自然受孕，需加强产前检查，以及时发现胚胎是否存在相应异常，并告知遗传风险。也可选择人工辅助生殖，行胚胎植入前遗传学诊断等。

近年来科技不断发展，研究逐渐深入，越来越多的因子、基因等更精细的检查手段问世，反复妊娠失败可检测的项目和手段逐渐丰富，可找到更多的原因，并进行针对性的治疗。对于未明确找到致病因素的患者，观察试孕是合理策略，即使无任何治疗，2/3 夫妻也能正常生育。

参考文献

[1] NAJAFI K，MEHRJOO Z，ARDALANI F，et al. Identifying the causes of recurrent pregnancy loss in consanguineous couples using whole exome sequencing on the products of miscarriage with no chromosomal abnormalities. Scientific Reports，2021，11（1）: 6952.

[2] KLIMCZAK A M，PATEL D P，HOTALING J M，et al. Role of the sperm，oocyte，and embryo in recurrent pregnancy loss. Fertility and Sterility，2021，115（3）: 533-537.

[3] TISE C G，BYERS H M.Genetics of recurrent pregnancy loss：a review. Current Opinion in Obstetrics & Gynecology，2021，33（2）: 106-111.

[4] KHAMBATA K，RAUT S，DESHPANDE S，et al. DNA methylation defects in spermatozoa of male partners from couples experiencing recurrent pregnancy loss. Human Reproduction，2021，36（1）: 48-60.

[5] JENA S R，NAYAK J，KUMAR S，et al. Paternal contributors in recurrent pregnancy loss：cues from comparative proteome profiling of seminal extracellular vesicles. Mol Reprod Dev，2021，88（1）: 96-112.

[6] VOSS P，SCHICK M，LANGER L，et al. Recurrent pregnancy loss：a shared stressor couple-orientated psychological research findings. Fertility and Sterility，2020，114（6）: 1288-1296.

[7] WALD K A，SHAHINE L K，LAMB J D，et al. High incidence of diminished ovarian reserve in young unexplained recurrent pregnancy loss patients. Gynecological Endocrinology，2020，36（12）: 1079-1081.

[8] YATSENKO S A，QUESADA-CANDELA C，SALLER D N，et al. Cytogenetic signatures of recurrent pregnancy losses. Prenatal Diagnosis，2020，41（1）: 70-78.

（耿冲）

第五十章　男科医师应知的人类辅助生殖技术

第一节　概述

一、人类辅助生殖技术

人类辅助生殖技术（assisted reproductive technology，ART）是一种与生育相关的治疗技术，是对配子、胚胎或者基因物质进行体内外系统操作获得新生命的技术，包括人工授精和体外受精 - 胚胎移植及其衍生技术。

二、辅助生殖技术的发展

200 多年前从英国成功采用人工授精技术治疗人类不孕症开始，人类辅助生殖技术的使用成了延续后代和提高生育文明的重要手段，这是人类发展史上非常重要的里程碑。1947 年美籍华人生物学家张民觉在 *Nature* 杂志报道了成功借腹生下了幼兔——世界上第一个“试管婴儿”兔子，随后不断的探索完成了兔及人卵的体外受精，这为人类试管婴儿的诞生奠定了基础。1978 年在英国诞生了人类最早的试管婴儿，作为世界试管婴儿之父的罗伯特 • 爱德华兹因此获得了 2010 年度诺贝尔生理学或医学奖，此后试管婴儿技术在各国蓬勃展开。1985 年和 1986 年，我国台湾和香港陆续出生试管婴儿，中国大陆在 1988 年于北京大学第三医院首个试管婴儿诞生。

随着分子生物学技术的不断发展，中国的 ART 技术及其衍生技术水平也与世界接轨，逐步达到国际先进水平。1992 年比利时诞生了人类首例 ICSI 试管婴儿，中国首例 ICSI 试管婴儿于 1996 年在广州中山大学附属第一医院诞生，这是治疗男性不育的重大突破。1989 年英国 Handyside 等采用聚合酶链反应技术对 X 连锁隐性遗传病的夫妇成功进行了胚胎植入前遗传学诊断（preimplantation genetic diagnosis，PGD），诞生了世界上首例经 PGD 的健康婴儿，通过对早期胚胎部分细胞进行遗传学分析筛查，有效地防止了遗传病患儿的出生。1999 年，我国首例 PGD 试管婴儿于中山大学第一附属医院顺利诞生。随着新技术的不断发展，荧光原位杂交技术、单核苷酸多态性芯片技术、二代测序技术相继应用于 PGD，促进了该技术更广泛的临床应用。特别是近几年，中国在 PGD 应用领域研发了许多世界领先的创新技术，如世界首例经 MALBAC 全基因组扩增高通量测序、karyomap-ping 基因分型技术、等位基因映射识别（MaReCs）技术等，这些技术的研发成功意味中国辅助生殖技术的研究和临床应用达到国际领先水平。

随着 ART 技术的诞生、发展和日益成熟，临床应用也不断扩大。ART 生物医学新技术的使用像一把双刃剑，规范合理应用能够为人类谋福祉，但也会带来一系列伦理道德和社会法律的问题，如涉及遗传物质改变或调控遗传物质表达的基因转移技术、基因编辑技术、基因调控技术、干细胞技术、体细胞技术、线粒体置换技术等高风险技术；如涉及冷冻技术的卵子冷冻、精子冷冻、卵巢组织冷冻和胚胎冷冻等引起争议的社会问题。面对这些问题，生殖医学发展必须在法律法规、生殖伦理委员会监督和监管下，才会安全、有序、健康地发展。

第二节　常用的人类辅助生殖技术

临床常用的辅助生殖技术包括人工授精和体外受精 – 胚胎移植及其衍生技术，人工授精包括夫精人工授精（artificial insemination by husband，AIH）和供精人工授精（artificial insemination by donor，AID）；体外受精 – 胚胎移植及其衍生技术包括体外受精 – 胚胎移植、卵细胞质内单精子注射、胚胎植入前遗传学检测、人类配子和胚胎的冷冻和复苏等。

一、人工授精

1. 人工授精技术及其分类

人工授精指用非性交的方式将处理后的精子输送到女性的生殖道内以获得妊娠的技术。

根据精子来源的不同分为AIH和AID；根据人工授精的途径不同又可分为阴道内、宫颈内、输卵管内、腹腔内及宫腔内人工授精（intrauterine insemination，IUI），宫腔内人工授精在临床中最常用。

2. 人工授精的基本条件和适应证

（1）人工授精的基本条件是通过子宫输卵管造影或腹腔镜检查证实至少一侧输卵管通畅；自然或促排卵治疗后有排卵；预计精液处理后能获得1000万条前向活动精子。

（2）人工授精的适应证：①男方精液异常：部分少精子症（精子浓度应≥ 10×10^6/mL 者）、弱精子症（快速向前运动精子PR或a+b级一般应≥ 10%）；低于此标准者建议直接IVF助孕。②女方排卵障碍（如PCOS）、轻度（1～2期）子宫内膜异位症等经促排卵指导同房治疗未孕。③因性功能障碍或生殖道畸形（勃起功能障碍、射精功能障碍、尿道下裂、重度阴道痉挛等）或心理因素造成的性交障碍。④宫颈因素：宫颈治疗（冷冻、激光、LEEP、锥切）后不孕的。⑤不明原因不孕。⑥免疫性不孕。

3. 人工授精的禁忌证

（1）夫妇任何一方患有生殖泌尿系统急性感染或性传播疾病。

（2）夫妇任何一方患有严重的遗传、躯体疾病或精神心理疾病。

（3）夫妇任何一方接触致畸量的放射线、有毒物质，或服用有致畸作用的药品、毒品并处于作用期。

（4）夫妇任何一方有吸毒等严重不良嗜好。

（5）女方生殖器官严重发育不良或严重畸形。

（6）不符合IUI基本条件的夫妇。

（7）夫妇任何一方对人工授精有顾虑，未签署知情同意书。

二、体外受精与胚胎移植及其衍生技术

（一）体外受精与胚胎移植

体外受精与胚胎移植（in vitro fertilization-embryo transfer，IVF-ET）又称第一代试管婴儿，是将不孕不育患者夫妇的卵子和精子取出体外，在体外培养系统中使精子和卵子受精并发育成胚胎后，再将胚胎移植到子宫腔内以实现妊娠的技术。IVF-ET的适应证如下。

（1）女方各种因素导致的配子运输障碍：①双侧输卵管远端梗阻：根据患者年龄、卵巢功能、不孕年限、个人意愿、男方精液情况，可选择IVF助孕或手术治疗。有输卵管积水者根据病情可先手术或先IVF冻存胚胎（卵巢功能减退者建议先IVF冻存胚胎）。②双侧输卵管近端梗阻：推荐IVF助孕治疗。③一侧输卵管梗阻：根据患者年龄、卵巢功能、不孕年限、另一侧输卵管形态及通畅程度、是否合并其他不孕因素决定是否直接IVF助孕治疗或IUI 3个周期。④宫腹腔镜术后输卵管通畅，试孕1年未孕可实施IVF助孕：根据患者年龄、卵巢功能、不孕年限、是否合并其他不孕因素等可缩短试孕时间实施IVF助孕治疗。

（2）排卵障碍：难治性排卵障碍经反复常规治疗未妊娠者或联合IUI后仍不孕者。

（3）子宫内膜异位症：①经常规药物治疗或手术治疗仍未妊娠者。②结合患者年龄、手术史、卵巢功能情况、输卵管情况及内异症严重性决定是否直接IVF。

（4）男方少、弱、畸精子症：①男方少、弱、畸形精子或复合因素的男性不育，经宫腔人工授精治疗仍未妊娠者。②男方因素严重程度不适宜实施IUI者。

（5）免疫性不孕和不明原因不孕。

（二）卵细胞质内单精子注射

卵细胞质内单精子注射（intracytoplasmic sperm injection，ICSI）俗称第二代试管婴儿，是将单个精子通过显微注射的方法注入卵细胞质内，使精子和卵母细胞被动结合受精，形成受精卵，并发育成胚胎，再将胚胎移植到子宫腔内以实现妊娠的技术。

1.ICSI 的适应证

（1）严重少、弱、畸精子症。

（2）不可逆的梗阻性或非梗阻性无精子症：通过附睾 / 睾丸穿刺、切开或显微取精获得的可用精子。

（3）精子顶体异常。

（4）体外受精失败。

（5）免疫性不孕。

（6）男方射精障碍（通过手术或其他方式获得的可用精子）。

（7）复苏的冷冻卵子受精。

2.IVF-ET/ICSI 禁忌证

（1）男女任何一方患有严重的精神疾病、泌尿生殖系统急性感染、性传播疾病。

（2）患有《母婴保健法》规定的不宜生育的、目前无法进行胚胎植入前遗传学诊断的遗传性疾病。

（3）任何一方具有吸毒等严重不良嗜好。

（4）任何一方接触致畸量的射线、毒物、药品并处于作用期。

（5）卵巢衰竭或早衰、卵巢促性腺激素抵抗综合征。

（6）先天性无子宫或子宫严重畸形或子宫手术史致不具备承受妊娠者。

（7）严重全身性疾病经会诊确定不能耐受妊娠及分娩者。

3. 体外受精 – 胚胎移植的基本流程

筛选具有适应证的 IVF-ET/ICSI 患者→术前检查→提供有效证件、填写知情同意书→促排卵 / 监测排卵→取卵 / 取精→实验室胚胎培养 / 囊胚培养→胚胎移植 / 胚胎冷冻保存→黄体支持→妊娠随访 / 病案存档。

（三）胚胎植入前遗传学检测

以往的“胚胎植入前遗传学诊断”俗称“第三代试管婴儿”，常指的是 PGD/PGS。对有遗传风险的染色体病和基因病的父母，进行胚胎学的遗传学诊断，简称“PGD”。对“正常”父母的胚胎进行筛查，再行胚胎移植称“植入前胚胎非整倍体筛查”，简称“PGS”。

近些年来，在国际上一些权威组织如 PGDIS、ASRM、SART、ESHRE 等机构的倡议和努力下，PGS 和 PGD 这两个旧称正逐步被弃用，而新的技术名称则更便于理解和区别，国内学术会议也越来越多的开始与国际接轨使用这一新的名词。

（1）胚胎植入前遗传学检测（preimplantation genetic testing，PGT）是指在胚胎植入子宫前进行的遗传学检测，选择正常或者不致病的胚胎植入宫腔，也就是我们常称的“第三代试管婴儿”，包括 PGT-A、PGT-M 和 PGT-SR。

（2）PGT-A（preimplantation genetic testing for aneuploidy）是胚胎植入前非整倍体遗传学筛查，相当于旧名称中的“PGS”。

（3）PGT-M（preimplantation genetic testing for monogenic/single gene defects）是胚胎植入前单基因遗传学检测，针对单基因疾病生育风险者，主要是孟德尔遗传病。目前，它的应用内涵也有进一步的延伸，如 HLA 配型选择、肿瘤易感基因剔除等。

（4）PGT-SR（preimplantation genetic testing for chromosomal structural rearrangements）是胚胎植入前染色体结构异常遗传学检测。

1. PGT 的适应证

（1）PGT-A 适用于：①女方高龄：女方年龄 38 岁及以上。②不明原因反复自然流产：2 次及以上。

③不明原因反复种植失败：移植3次及以上或移植高评分卵裂期胚胎数4～6个或高评分囊胚数3个及以上均失败。④严重畸精子症。

（2）PGT-M适用于：①具有常染色体显性遗传、常染色体隐性遗传、X连锁隐性遗传、X连锁显性遗传、Y连锁遗传等遗传病高风险子代的夫妇，且家族中的致病基因突变诊断明确或致病基因连锁标记明确。②具有遗传易感性的严重疾病：夫妇任一方或双方携带有严重疾病的遗传易感基因的致病突变，如遗传性乳腺癌的BRCA1、BRCA2致病突变。③人类白细胞抗原（human leukocyte antigen，HLA）配型：曾生育过需要进行骨髓移植治疗的严重血液系统疾病患儿的夫妇，可以通过PGT-M选择生育一个和先前患儿HLA配型相同的同胞，通过从新生儿脐带血中采集造血干细胞进行移植，救治患病同胞。

（3）PGT-SR适用于夫妇任一方或双方携带染色体结构异常，包括相互易位、罗氏易位、倒位、复杂易位、致病性微缺失或微重复等。

2. PGT的禁忌证

（1）目前基因诊断或基因定位不明的遗传性疾病。

（2）非疾病性状的选择，如性别、容貌、身高、肤色等。

（3）其他不适宜实施PGD的情况。

3. PGT的临床质控

（1）夫妇在进入PGT治疗周期前，需接受至少一次遗传咨询，并保存完整的咨询记录、知情同意书和病案记录。

（2）确定接受PGT周期治疗的夫妇的临床指征合理且充分。

（3）经PGT获得持续妊娠者，产前诊断结果与胚胎检测结果符合率＞98%。

（四）精液洗涤及精子筛选

对于精子进行洗涤和筛选是辅助生殖技术中另一个非常重要的环节，这项操作能够去除精浆、不活动精子、圆形细胞及其他有害物质，制备活力、形态等方面优异的精子。目前精子优选常用的方法主要有密度梯度离心法和上游法。

1. 密度梯度离心法

（1）密度梯度离心法能更高地分离精子和其他细胞及碎片，从而达到较高的精子回收率。尤其对于临界少弱精子症的患者而言，采用该方法能够达到IVF-ET的标准，避免ICSI治疗。

（2）步骤：①配制45% SpermGrad液和90% SpermGrad液。②在15 mL离心管内加入90% SpermGrad液1.5 mL，在其表面缓慢加入45% SpermGrad液1.5 mL（图5-47）。③缓慢加入已完全液化精液1.5～3.0 mL，500 g离心15 min（图5-48）。④吸取3 mL G-IVF PLUS置于1个新的15 mL离心管中（图5-48）。⑤弃上清，吸取沉淀转入装有3 mL G-IVF PLUS的离心管内混匀，300 g离心5分钟（图5-48）。⑥重复步骤④和⑤。⑦弃上清，吸取沉淀转入装有G-IVF PLUS的5 mL圆底试管内混匀精子计数后待用。

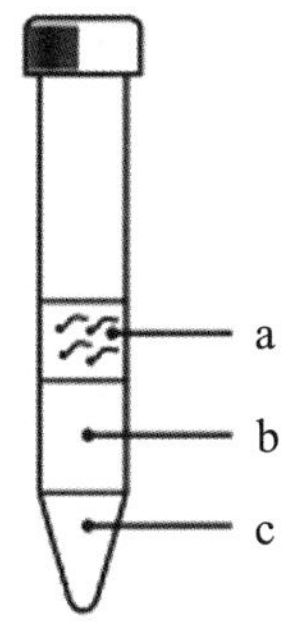

注：a.精液；b.45%梯度液；c.90%梯度液。

图5-47 密度梯度液与精液的配制

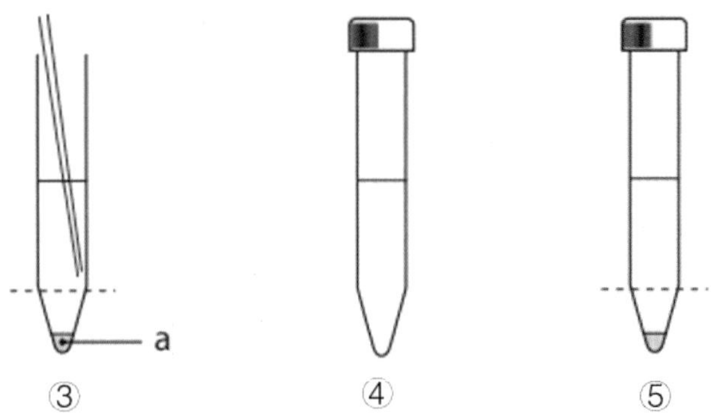

注：③第一次离心后，a 为离心后可用精子沉淀；④加入 3 mL G-IVF PLUS 后重悬；⑤第二次离心后。

图5-48　密度梯度离心法

2. 上游法

（1）洗涤－上游法是 WHO 推荐的一种精子优选方法，适用于精液参数好的精液标本。

（2）步骤：①将精液加入 15 mL 离心管中，加入适量 G-IVF PLUS 混匀，300 g 离心 10 分钟。②弃上清，吸取沉淀转入装有 3 mL G-IVF PLUS 的离心管内混匀，300 g 离心 10 分钟。③弃上清，留取沉淀，缓慢地贴管壁加入 0.5 ～ 1 mL G-IVF PLUS。④将 15 mL 离心管倾斜 45°（图 5-49），37 ℃，6% CO_2 培养箱内孵育 0.5 小时后计数备用。

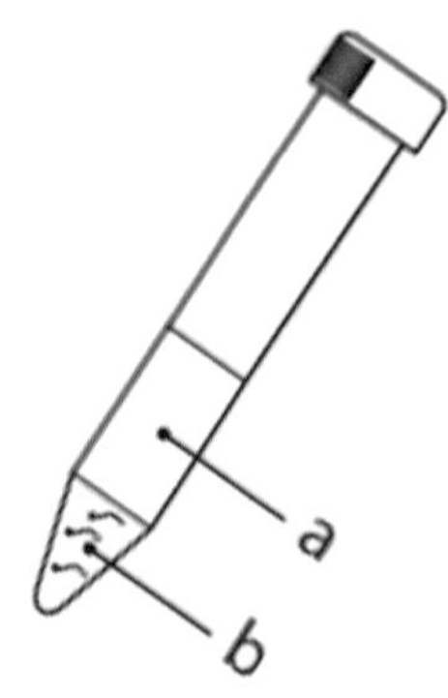

注：a. GIVF-PLUS；b. 离心后精子沉淀。

图5-49　上游法

（五）精子冷冻保存

精液的冷冻保存是属于精子库的管理工作，多数的精子冻存和生育力保护均是精子库工作范畴，但是临床中一些不孕患者夫妇在辅助生殖助孕周期中获得的精子十分珍贵，如睾丸 / 附睾穿刺 / 显微手术获得的精子，以及一些取精困难的患者，可以将取得的精子进行冷冻保存，以备后续助孕治疗使用，原则上不用于长期冷冻保存。

1. 常规精液冷冻

该方法适用于取精困难的患者，精液参数为正常或少弱精子症，具体步骤如下。

（1）将液化后的精液吸取适量放入冻存管中，将等体积的冻存液逐滴加入到精液中，全部滴加完后，室温放置 10 分钟。

（2）将冻存管置于冻存支架上，放入底部有多孔的不锈钢桶内，置入液氮面上方熏蒸 30 分钟后，将冻存管支架转移至精液储存罐中保存。

2. 稀少精子冷冻

该方法适用于睾丸取精获得的少量精子冷冻，具体操作如下。

（1）将离心后浓缩的精子悬液与等体积的精子冻存液1∶1混匀。

（2）吸取5 μL混合液放置于冷冻片（采用Cryopiece 2.0）上，将冷冻片放置于冷冻管中，于液氮上方熏蒸5分钟后浸入液氮中保存。

3. 单精子冷冻

对于精子标本十分珍贵的，如显微取精获得的稀少精子，为提高精子冷冻存活率会使用单精子冷冻的方法进行冷冻保存，该方法参考上海第九人民医院生殖中心研发的冷冻方法，具体操作步骤如下。

（1）采用ICSI操作法进行精子挑选。

（2）将挑选后的精子放入Cryopiece 2.0冷冻片上的精子冻存液（提前将冷冻液与培养液进行等体积混匀）中。

（3）于液氮上方进行熏蒸5分钟后浸入液氮进行保存。

（六）供精与供卵助孕

1. 供精精子助孕

（1）供精精子助孕包括供精人工授精和供精试管婴儿。

（2）申请精子库用精均有严格的适应证，男方多为非梗阻性无精子症患者，具体见第一版。

（3）精液处理操作步骤：①从液氮罐中取精子冻存管，双人核对患者姓名、供精编号、冷冻日期等信息，核对无误后双方签字。②将精子冻存管放入37 ℃水浴箱中进行解冻，10分钟。③取出精子冻存管，打开，使用无菌巴斯德吸管吹吸混匀，取10 μL精液滴于Makler精子计数板上进行精液分析，记录密度与活力。PR精子总数需不低于12×10^6/mL。④使用密度梯度离心法进行精液处理。密度梯度离心法能更高地分离精子和其他细胞及碎片，从而达到较高的精子回收率。

（4）严格按照人类精子库规定，定期向精子库反馈受者妊娠情况，子代发育情况，有无出生缺陷等情况，记录档案永久保存。保证每一位受者都进行随访，并完成记录。

2. 供卵

接受卵子赠送必须具备以下条件。

（1）女方丧失产生卵子的能力。

（2）女方是严重的遗传性疾病携带者或患者。

（3）具有明显的影响卵子数量和质量的因素。

（4）赠卵过程中禁止任何组织和个人以任何形式募集供卵者进行商业化的供卵行为；赠卵仅限于人类辅助生殖治疗周期中其他患者有剩余或较多的卵子。

（5）赠卵者对所赠卵子的用途、权利和义务应完全知情并签订知情同意书。

（6）每位赠卵者最多只能使5名妇女妊娠。

（7）赠卵的临床随访率必须达100%。

第三节　辅助生殖过程中的男科干预

一、少弱畸精子症的治疗意义

研究显示有10%～15%的已婚夫妇患有不育症，而男方因素约占50%，其中精液异常是男性不育的一个主要原因，临床常见少精、弱精、畸形精子的患者，较多患者通过药物治疗或手术干预往往自然受孕。但也有一些患者同时伴有女方生育问题，常常需要行人工授精或试管婴儿的方法获得子代。

有研究提示IUI的成功率会随着运动精子数量的增加而提高。当运动精子总数≥10×10^6/mL，其成功率最高，但精子总数更高时，成功率不再增高。当精子正常形态率＜4%时，IUI的成功率会下降。由此可见少弱畸精子症患者行IUI助孕治疗的同时行药物治疗是有必要的。

对低促的少弱畸形精子症患者补充促性腺激素可以提高精子数量和ICSI的成功率。对严重特发性少弱畸精子症患者行药物干预，如使用左旋肉碱、乙酰左旋肉碱和辛诺昔康治疗一个疗程（2～3个月）后，ICSI妊娠数和活产数都有提高，精子非整倍体减少，形态改善。精索静脉曲张结扎术后可增加ICSI的成功率，提高生殖潜能。从精子形态方面选择好的精子进行卵胞质内单精子注射或选用顶体反应后的精子进行注射，对于严重男方因素不育是较好的选择，可提高ICSI成功率。

二、降低精子DNA碎片率的相关治疗

精子DNA碎片是近几年的研究热点，其发生机制尚不完全清楚。有研究报道精子DNA的完整性与受精潜能、胚胎发育潜能相关。精子DNA碎片程度与IVF和ICSI的受精率呈显著负相关，DNA碎片化的精子形成原核障碍导致受精率降低。关于精子DNA碎片率高的治疗也还处于探索阶段。

（1）精子冷冻：筛选精子DNA碎片化程度小的精液冷冻，然后通过ICSI使多次助孕治疗失败的患者获得妊娠成功。

（2）睾丸取精获得的精子：研究证实，睾丸内获得精子的DNA碎片化程度明显低于射出精子，因此可以使用睾丸取精和ICSI治疗精子DNA碎片化。

（3）抗氧化治疗：口服抗氧化剂可以降低精子DNA碎片化程度，提高妊娠的成功率。口服抗氧剂（每天口服维生素C和维生素E，服用2～3个月），能够降低不育患者的精子DNA碎片化程度，提高ICSI的临床妊娠率和胚胎种植率。

（4）选择上游法处理精液后获得的精子：精子上游法处理后能够显著降低DNA碎片化精子的比例。

第四节　无精子症与取精手术

一、无精子症概述

无精子症是指至少3次精液常规检查并离心镜检未发现精子。这是男性不育中最严重的一种情况，占不育患者的10%～15%，其中50%～60%的无精子症由非梗阻因素引起，这些患者存在严重的睾丸生精功能障碍；而另一部分患者则是由输精管道不通畅导致的梗阻性无精子症。非梗阻性无精子症（non-obstructive azoospermia，NOA）的病因多样，包括染色体与基因异常、隐睾、睾丸炎、放化疗及其他继发损伤、睾丸发育不良、特发性无精子症等；梗阻性无精子症的病因则主要有炎症阻塞、输精管道发育不良和医源性损伤等。

后天性梗阻性无精子症患者可有望通过手术复通输精管道恢复自然生育能力，而大部分NOA的治疗价值一直处于探讨和总结中，也有争议。随着辅助生殖技术的日益发展，很多无精子症患者的生育梦想成为可能。国内外大量的活检结果表明，NOA患者的睾丸内仍可能存在生精现象，Silber和Devrooey等于1992年报道了使用睾丸精子行ICSI，让NOA患者有了生育的希望，Schlegel在1998年报道了应用手术显微镜实施睾丸取精，显著提高了这些患者的手术获精率（sperm retrieval rate，SRR）。睾丸取精ICSI技术除了应用在NOA患者当中，也可在梗阻性无精子症患者中使用，帮助那些先天性输精管道发育不良或输精管复通手术失败的患者实现生育。

二、无精子症的内分泌治疗

尽管NOA的药物治疗结果和价值有争议，但大多数患者并不想把手术获精作为首选方案，还是想先尝试药物治疗，待失败后再选择手术获精辅助生殖。近年来生殖科医生采取内分泌调节治疗手段也确实有了进展，尤其是为手术获精提供了更大的概率。他莫昔芬、hCG、hMG是治疗男性不育最常用的内分泌相关药物，然而，除低促性腺激素综合征通过补充外源性的促性腺激素或GnRH促进生精收益明确外，大部分NOA病例难以通过药物治疗获益，显微取精术前内分泌干预后的获益情况也很难准确评价。

Koji报道了对首次显微取精失败的28例患者使用“GnReset”疗法，再次手术时6例（21%）成功获精，而未经治疗的20例再次手术均未获精。“GnReset”的基本假设是高FSH状态将下调支持细胞的FSH受体，加重生精损害；因此，通过注射hCG升高睾丸内睾酮，并同时增加睾酮转化而来的E_2，将负反馈抑制垂体，导致FSH、LH均明显下降，逐渐恢复支持细胞的受体敏感性，有利于生精。遗憾的是，这一疗法的有效性尚未得到大样本研究验证，而且至少在我们实施“GnReset”的病例中并未观察到生精功能改善；更重要的是，从国内外大量报道来看，高FSH状态并未降低手术取精率，一些继发性睾丸损伤的病例FSH往往达到参考值上限的2倍甚至更高，但依然能获得接近90%的显微取精率，其为这一疗法提出了反证。

以来曲唑为代表的芳香化酶抑制剂是另一种比较热门的治疗尝试，通过减少睾酮向雌激素转化，既升高了睾丸内睾酮，又因E_2降低后垂体总的负反馈减少，最终表现为FSH、LH、睾酮均明显升高。来曲唑是否能有效改善睾丸生精功能及显微取精率同样有待大样本及科学、严谨的病例对照研究以明确，但通过增强垂体生精信号促进生精，似乎比“GnReset”更具合理性。他莫昔芬治疗NOA的原理与来曲唑有相似的逻辑，通过竞争性抑制雌激素对垂体的负反馈，从而升高FSH和LH，以期促进生精，然而治疗的有效率低于10%，在一些基础雌激素较低而FSH、LH较高的病例中，甚至出现用药后FSH、LH下降的现象，考虑与他莫昔芬本身对垂体产生弱的类雌激素作用有关，反而导致了垂体抑制的反效果。

三、无精子症手术获精方法

（一）经皮附睾穿刺取精

附睾取精主要用于梗阻性无精子症患者的确诊及收集精子用于体外受精助孕。相比睾丸取精和病理检查，附睾精子易于发现，对梗阻性无精子症的误诊率低。

（1）手术方法：①术者左手固定附睾体部，绷紧表面皮肤，右手持头皮针针翅；助手用1 mL或5 mL注射器吸取0.1 mL培养液后，接头皮针软管。②以附睾头部或体部为穿刺点，经皮沿附睾长轴刺入，穿刺深度2～3 mm，助手负压吸出附睾液，一般呈淡乳白色或乳黄色；若未能吸出附睾液，则术者稍前进或后退出头皮针以调整穿刺角度。③附睾液送检，穿刺点压迫止血，未发现精子时可改行同侧睾丸经皮穿刺或对侧附睾穿刺。④一些慢性附睾炎梗阻的患者合并有睾丸鞘膜积液，应鉴别抽取的是鞘膜积液抑或附睾液。

（2）手术特点：操作简单，出血损伤小，可重复操作，但术前应确认患者没有复通输精管道的意愿，避免因为医源性损伤而增加日后输精管复通手术的困难；反复穿刺可导致附睾头部瘢痕化，难以再成功取精。

（二）显微镜下附睾切开取精

（1）手术方法：①做阴囊前中部横切口，挤出睾丸，打开鞘膜。②观察附睾是否饱满，一些附睾－输精管梗阻的患者可直接观察到被膜下方扩张的附睾管；选择附睾饱满的位置切开被膜，一般先选择在附睾尾部上方切开，切开被膜前可先用双极电凝在切开部位周围预止血；暴露2～3根扩张的附睾管，显微镊夹起一根开窗，吸取流出的附睾液镜检确认有精子；9-0或10-0尼龙线间断缝合1～2针关闭附睾管，8-0尼龙线关闭被膜。如果在附睾液中未能获取到所需的活动精子，可向附睾头方向上溯0.5 cm再次切开附睾管，直至发现活动精子。③彻底电灼止血后，用5-0带针缝线缝合白膜切口及阴囊切口（图5-50）。

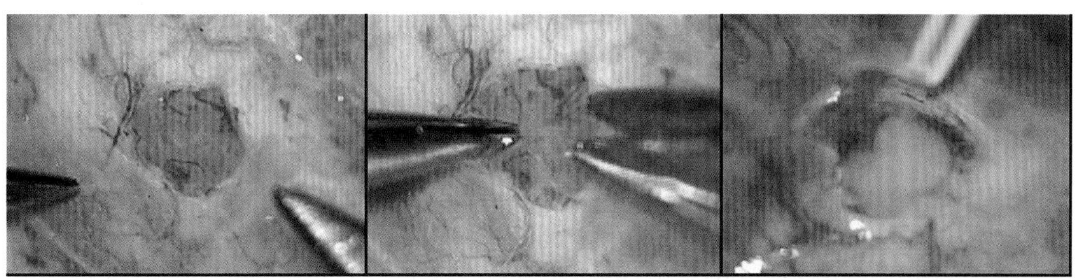

注：打开附睾被膜，附睾管开窗后，吸取乳白色的附睾液镜检并保存活动精子。

图5-50 显微镜下附睾切开取精

（2）手术特点：相比附睾穿刺，附睾切开获取的精子数量多，更易于发现活动精子，可将精子分成若干份冷冻保存，并可重复操作而不必担心附睾头瘢痕化；但手术操作相对复杂，应用较少，主要用于当前选择体外受精助孕而日后有意愿通过手术修复输精管道的梗阻性无精子症患者，或附睾穿刺获精量少、未发现活动精子但又不愿意睾丸取精的患者。

（三）睾丸取精

睾丸取精方法主要有传统的切开活检取精、穿刺取精和近年来流行的显微取精。睾丸活检取精可用于梗阻性无精子症患者的诊断和收集精子用于体外受精助孕，也可用于非梗阻性无精子症患者的病理学分析和助孕治疗。

严重少精子症与非梗阻性无精子症在某些病例只是一个量变的过程，当睾丸生精功能严重下降的时候，虽然睾丸中仍然可能有精子生成，但已很难在射出精液中发现精子，患者可表现为重度少精子症或隐匿性精子症；如果生精功能继续下降，一旦精子数低于检测的阈值，将无法在射出精液中找到精子，形成无精子症。国内外大量的活检结果表明，NOA 患者的睾丸内仍然可能存在生精现象，表现为少量的局灶生精。这些生精现象可表现为弥漫的严重生精低下或生精停滞，如果能在活检过程中提取到这些有生精活性的组织，就可能发现精子。

不同的活检方法因其取材量及手术特点的差异，获精率也有所不同。总体而言，NOA 的取精率在 20%～60%，显微取精术的获精率高于传统的切开活检、穿刺活检，尤其在局灶生精的情况下优势更为明显，而对于弥漫生精低下的病例，各种取精术的获精率主要与取材量的多少密切相关。

1. 睾丸切开取精

（1）手术方法：①做阴囊前中部横切口，挤出睾丸，打开鞘膜。②术者左手固定睾丸，附睾置后方，于睾丸前中部、血管间的白膜做 5～10 mm 的切口，小心勿切入睾丸实质，电灼白膜下横过的血管，眼科剪剪取凸露出切缘的睾丸组织，立即置入培养液中保存，以备镜检查找精子。③彻底电灼止血后，用 5-0 带针缝线缝合白膜切口及阴囊切口。④必要时可沿睾丸纵轴做数个切口，行多点活检。

（2）手术特点：取材量多，相应地可提高精子检出率，但出血及术后睾丸萎缩、睾酮下降的风险亦增加。

2. 经皮睾丸穿刺取精

（1）手术方法：①术者左手固定睾丸，绷紧表面皮肤，以睾丸前中部为穿刺点。②右手持 10 mL 或 20 mL 注射器，吸取 0.1 mL 培养液后，经皮垂直刺入睾丸至穿破白膜，穿刺深度约 3 mm，维持负压吸引的同时退出注射器针头，可见曲细精管被引出。③夹取引出的睾丸组织送检，穿刺点压迫止血，必要时可在穿刺点上、下方及内、外侧做多点穿刺。④在曲细精管组织脆性大的病例中，可见引出的睾丸组织拉丝短甚至未见组织引出，而以注射器内抽吸到的疏散组织为主，亦可采用这些组织行活检查找精子。

（2）手术特点：操作方便，减少了切开缝合的步骤及手术出血，但取材量比切开活检少，单点活检的获精率低于切开活检；在严重间质增生或曲细精管透明样变性（玻璃样变）的病例中，组织抽提的难度较大，单个穿刺点的取材量极少。

3. 睾丸显微取精术

（1）睾丸切口的选择：常规在睾丸白膜的前壁中部、血管间隙做横切口，并向两侧延长至 8～4 点，外翻显露睾丸内容物进行探查；因为白膜下血管主要平行于睾丸横轴走行，横切口可减少这些血管的破坏，减轻睾丸损伤。亦有术者用纵切口自上极至下极切开白膜，认为这样更有利于显露各横断面上的睾丸小叶，尤其是缩短了探查睾丸上、下极时的距离。采取何种切口能获得更高的取精率并减少出血损伤目前未有定论，我们倾向于首先采用横切口，而对于一些长宽比相对较大的睾丸（如克氏征），当一侧取精失败时，对侧可考虑改为纵行切开白膜。

（2）探查与止血：切开白膜后，可先采用双极电凝控制白膜下血管的出血，但是对睾丸实质内的出血不宜盲目电凝，因为实质内多为静脉出血，出血量少，在盐水冲洗的配合下一般不阻碍对生精小管的观察。过早地电凝烧灼可能误伤有活性的生精小管，而且烧灼后组织变性亦不利于对小管的辨别，因此，不影响手术操作的非动脉性出血，宜在完成该区段的探查后再做止血。

切开白膜、外翻组织实施探查时应注意，此时显露的上、下两个创面，其实属于睾丸在横断面上的同一层次，两个创面的生精活性基本一致，对生精组织的探查应该是从创面开始、分别向上下极方向推进，而不应该反复局限于上、下两个创面本身。探查应按一定顺序分区进行，某一区段探查结束后彻底止血，尽量不要在各个区段之间来回操作。

（3）生精组织的辨认：辨别活性生精组织时手术显微镜放大倍数一般在 8 ~ 20 倍，有生精活性的小管相对更显粗大、饱满、有张力，可呈半透明状或乳白色，而无活性的小管则较为纤细、无张力、透明，这种差异在睾丸炎、克氏征及部分隐睾患者中比较明显。

探查时可见曲细精管粗细混杂，既可呈交错排列，也可粗细不一地各自成片分布，此时尽量挑选出粗大的小管送检查找精子。如果创面所见的曲细精管管径大致相同，且张力与管径未明显变小，则意味着其病理改变可能是生精低下或生精阻滞；如果曲细精管管径较均一地变细、张力降低，但排列整齐，则其病理改变可能是单纯的唯支持细胞综合征（sertoli cell-only syndrome，SCOS）；以上两种情况，显微镜下发现差异性小管的难度大，广泛探查增加出血风险却并未明显改善获精率，可考虑改做多点活检。如果曲细精管极其纤细、凌乱，甚至外观失去管状结构，往往是发生了严重玻璃样变、管腔接近闭锁，此时不必尝试区分这些纤细小管之间的差异，应做全睾丸的仔细探查直至找到明显粗大、饱满的有活性小管（图 5-51 至图 5-54）。

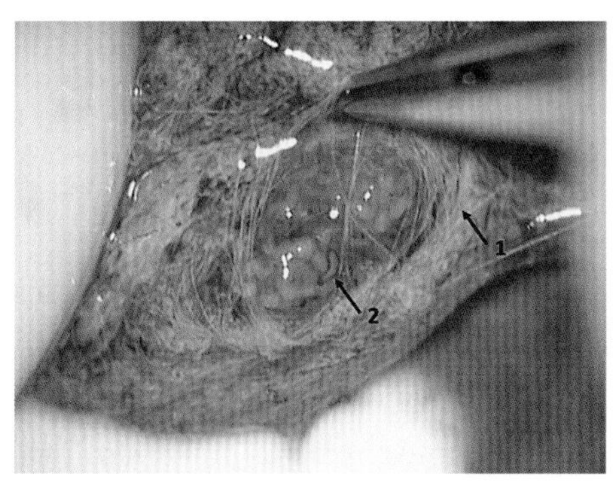

注：1. 管壁发生严重玻璃样变的生精小管，纤细、失去管样外观；2. 有生精活性生精小管的局灶成团分布，生精小管呈乳白色、半透明或不透明，管径相对增粗。

图5-51　睾丸炎

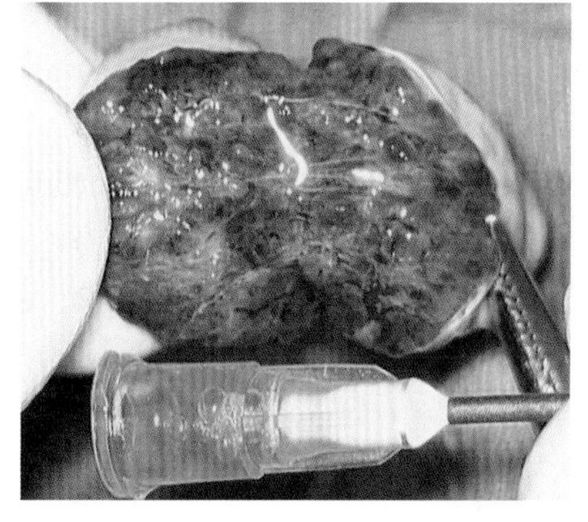
注：间质细胞广泛增生并形成棕色结节，遍布睾丸，生精小管罕见。

图5-52　克氏综合征1

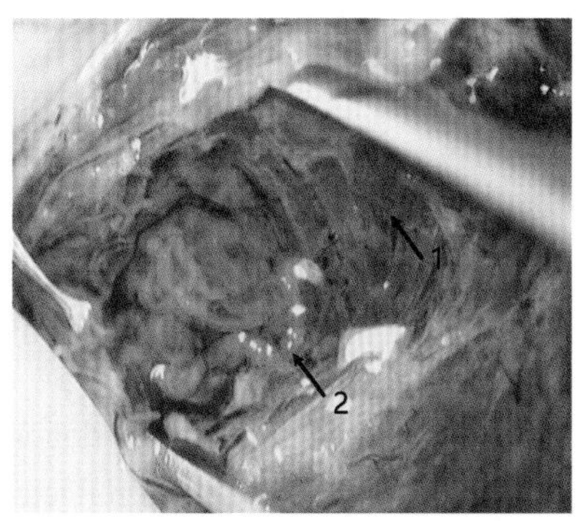

注：1. 间质细胞增生；2. 有生精活性生精小管的局灶分布。

图5-53　克氏综合征2

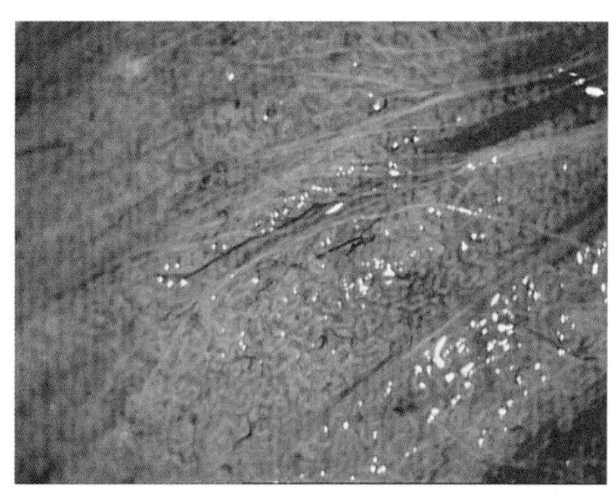
图5-54　Y染色体b区基因缺失，生精小管排列整齐，管径均一，张力正常，难以辨认小管之间的差异

第五节　小结

不孕不育是影响家庭和睦及社会发展的一个全球性问题。多项研究显示约有 15% 的已婚夫妇患有不育症，而男方因素约占 50%，其中精液异常是男性不育的一个主要原因，而少弱精子症是精液异常的主要类型。男性不育常见的病因有精索静脉曲张、先天性因素、输精管道梗阻、女性因素、隐睾、免疫学因素、勃起 / 射精功能障碍、药物 / 辐射作用、内分泌因素及其他因素。部分男性不育是可以预防或治疗的，可以通过药物及外科手术治疗达到自然怀孕的目的，但还有相当一部分患者需要辅助生殖助孕技术生育后代。现在的辅助生殖技术日新月异，解决了很多常规治疗不能解决的生育问题，所以男科医生应该了解或掌握辅助生殖助孕技术，使男性不育患者得到更精确的评估和治疗。

参考文献

[1] WEIN A J，KAVOUSSI L R，NOVICK C A，et al. 坎贝尔 – 沃尔什泌尿外科学 . 9 版 . 郭应禄，周利群，译 . 北京：北京大学医学出版社，2009：638.

[2] 胡琳莉，孙莹璞 . 中国辅助生殖技术发展历程和现状 . 生殖医学杂志，2019，28（10）：1113.

[3] CAVALLINI G，BERETTA G. 男性不育症的临床管理 . 陈向锋，刘凯峰，彭靖，等译 . 上海：上海科学技术出版社，2017：151-153.

[4] WOSNITZER M，GOLDSTEIN M，HARDY M P. Review of azoospermia. Spermatogenesis，2014，31（4）：e28218.

[5] DABAJA A A，SCHLEGEL P N. Microdissection testicular sperm extraction：an update.Asian J Androl，2013，15（1）：35-39.

[6] SILBER S J，NAGY Z，DEVROEY P，et al. Distribution of spermatogenesis in the testicles of azoospermic men：the presence or absence of spermatids in the testes of men with germinal failure. Hum Reprod，1997，12（11）：2422-2428.

[7] SILBER S J.Microsurgical TESE and the distribution of spermatogenesis in non-obstructive azoospermia. Hum Reprod，2000，15（11）：2278-2284.

[8] SILBER S J，VAN STEIRTEGHEM A C，LIU J，et al. High fertilization and pregnancy rate after intracytoplasmic sperm injection with spermatozoa obtained from testicle biopsy. Hum Reprod，1995，10（1）：148-152.

[9] DEVROEY P，LIU J，NAGY Z，et al. Pregnancies after testicular sperm extraction and intracytoplasmic sperm injection in nonobstructive azoospermia. Hum Reprod，1995，10（6）：1457-1460.

[10] SCHLEGEL P N，LI P S. Microdissection TESE：spermatozoa retrieval in non-obstructive azoospermia. Hum Reprod Update，1998，4（4）：439.

[11] SCHLEGEL P N. Testicular sperm extraction：microdissection improves sperm yield with minimal tissue excision. Hum Reprod，1999，14（1）：131-135.

[12] SHIRAISHI K，OHMI C，SHIMABUKURO T，et al. Human chorionic gonadotrophin treatment prior to microdissection testicular sperm extraction in non-obstructive azoospermia. Hum Reprod，2012，27（2）：331-339.

[13] FORESTA C，BETTELLA A，SPOLAORE D，et al. Suppression of the high endogenous levels of plasma FSH in infertile men are associated with improved Sertoli cell function as reflected by elevated levels of plasma inhibin B. Hum Reprod，2004，19（6）：1431-1437.

[14] ANAWALT B D. Approach to male infertility and induction of spermatogenesis. J Clin Endocrinol Metab，2013，98（9）：3532-3542.

（关立军　张靖　刘琴丽）

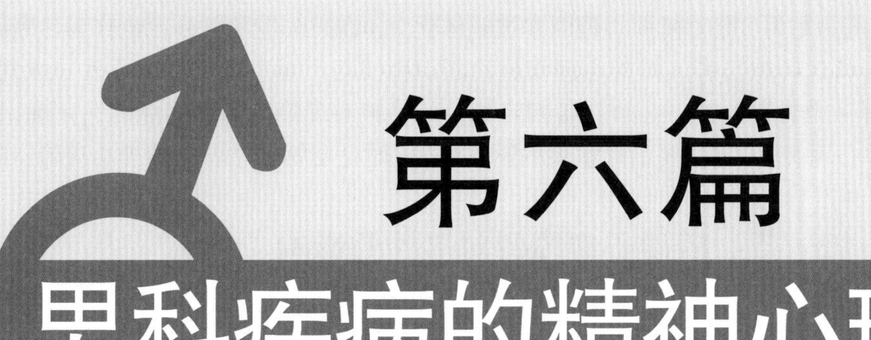

第六篇 男科疾病的精神心理因素

第五十一章　男科医师应知的精神心理障碍常识

男科医师常遇到的疾病有性功能障碍、前列腺疾病、不育不孕等，这些疾病常常与心理活动密切相关，心理因素在男科常见疾病的发病机制中具有非常重要的意义。然而男科疾病中的精神心理因素非常复杂，表现形式多样，且容易交叉转换，很难被准确识别，其原因在于：①精神心理因素较隐匿，不易被外人所察觉。②患者常以躯体疾病为主诉，此时精神心理因素被躯体化。③临床医生常以一元论作为诊断原则。④缺乏医患充分交谈。⑤男科医师缺乏有关精神心理疾病诊断识别技巧。⑥患者对精神心理异常刻意掩盖或否认。因此，要想做好一个男科医师，必须具备判定相应的精神心理障碍常识的能力，正确识别和处理男科疾病所伴发的精神心理疾病，不仅要治疗患者的躯体疾病，而且要解除患者的精神心理障碍问题。

第一节　精神心理障碍对男性的影响

长期的精神心理障碍会对男性疾病和身心健康都具有非常显著的负面影响，如会出现性功能障碍、性偏离、顽固的泌尿生殖系症状、身心障碍、不育、迟发性性腺功能减退症等。

一、精神心理障碍对男科疾病的影响

1. 精神心理障碍对性功能的影响

人体具有许多生理功能如消化功能、循环功能及呼吸功能等，主要是在自主神经功能支配下进行，即使大脑皮质受损处于无意识状态下的植物状态，仍能进行呼吸、循环以维持生命。而性功能则是一个复杂的生理过程，不仅需要神经系统、内分泌系统及心血管系统协同参与，而且需要健全的精神心理状态。如果精神心理状态异常，就可导致或加重男性性功能障碍，如性欲障碍、勃起功能障碍、射精功能障碍、性快感异常、性高潮障碍等。

2. 精神心理障碍对性偏离的影响

性偏离或称性变态，是指性行为明显偏离常态的一组心理障碍，主要表现为以异常的性对象和性行为作为满足性需要的主要形式，因而不同程度地影响了正常的性活动。包括同性恋、双性恋、露阴癖、施虐癖等。

早期把性变态归类于人格障碍，目前大量的研究表明，性变态除了性欲对象和性行为方式与常人不同外，其他方面没有明显的缺陷，基本上不具备人格障碍的特征，尽管性心理也是人格内容的一部分。因此在现行的诊断标准中【如国际《疾病与相关健康问题统计分类（第 10 版）》（ICD-10）、《中国精神障碍分类与诊断标准（第 3 版）》（CCMD-3）、美国《精神障碍诊断与统计手册（第 4 版）》（DSM-IV）】均将性变态从人格障碍中分离出来，单列为性心理障碍。

3. 精神心理障碍可导致顽固的泌尿生殖系症状

慢性前列腺炎是最常见的男科疾病之一，患者除疼痛和排尿症状外，往往伴有严重的精神心理症状，特别是那些长期不愈的患者。国外多数学者认为 80% 以上的前列腺炎患者会出现某种精神心理方面的问题，如焦虑、抑郁、失眠、记忆力下降，大大降低患者的生活质量。据研究，慢性盆腔疼痛综合征（CP/CPPS）患者常见的精神障碍包括躯体形式障碍（92%）、情绪障碍（51%）和焦虑（32%）；同时随着疼痛和泌尿系统症状程度的加重，抑郁症的评分也增加。有的患者缺乏耐心，没有坚持服药，依从性差，或频繁投医变换治疗方案；有的患者对治疗前景不抱任何希望，处于绝望崩溃边缘，精神抑郁，甚至萌发轻生念头。作为男科医师，除了要提供最佳的药物治疗方案外，还要根据不同的情况，尤其是针对早

期阶段和晚期阶段患者进行心理评估筛选，一旦怀疑患者患有精神心理障碍，则需进行必要的行为治疗和心理治疗，以期减轻患者的心理压力，缓解症状，改善生活质量，促进患者早日康复。

精神心理因素可能是通过引起尿流动力学的变化而导致产生慢性前列腺炎（CP）的观点被国内外许多学者认可。现在较为一致的观点是：在精神心理因素作用下，自主神经兴奋使尿道周围括约肌痉挛性收缩，尿道内压力增加，尿液反流入前列腺导管，引起前列腺导管及周围组织的炎症，导致化学性或细菌性的前列腺炎。但也有人通过实验得出相反的观点，精神心理因素的真正发病机制还有待进一步研究，CP 尤其是 CPPS 因反复发作，长期不适，临床缺乏特异性治疗，容易让患者丧失治疗和生活的信心，加重精神心理障碍程度，由此也会导致勃起功能障碍（erectile dysfunction，ED）、早泄（premature ejaculation，PE）出现，ED/PE 出现又会引起新的精神心理障碍，形成恶性循环。因此，精神心理障碍和 CP、ED、PE 的因果隶属关系目前还不十分明确。

二、男科疾病的身心障碍

男科疾病均为生殖器官等隐私部位的疾病，较其他系统的疾病更容易产生身心障碍，原因有：①由于传统观念的影响，在患男科疾病后羞于启齿，心中的痛苦得不到宣泄，不能得到他人的心理支持。②患病后讳疾忌医，不能及时得到诊断治疗，长期遭受病痛的折磨。③在患性传播疾病、性功能障碍或男性不育后往往导致家庭不稳定，夫妻关系紧张，加重患者心理负担。常合并身心障碍的男科疾病如下。

1. 勃起功能障碍

精神心理障碍是导致 ED 发生的常见原因，并单独分为一类，称为心理性 ED，因此，正常性活动的完成，除了要求男女双方有健全的生理功能外，还需有健康的精神心理状态。心理因素对于 ED 的发生起着促进和维持的作用。心理性 ED 的常见诱因如下。

（1）恶劣的夫妻关系：夫妻间缺乏感情交流，甚至对性伴侣感到厌恶，或是性伴侣不合作。

（2）不良的性观念：传统的性观念、道德管束严厉、性知识匮乏、过度压抑性冲动、对性持消极态度、认为生育以外的性活动是多余甚至污秽的，这种不良的性观念会使正常勃起反射受到抑制，发生 ED。

（3）不良的性经历：曾经性失败经历、性伴侣的讥讽嘲笑、过度担心女方怀孕、性经验不足或性知识的缺失等，性失败导致心理受到了创伤，丧失自信心，诱发 ED。

（4）不当的性刺激：充分而适当的性刺激可以让个体通过视觉、触觉、嗅觉、幻想等方式获得足够的性愉悦，促进阴茎勃起，相反，如果在性行为中得不到所喜欢的性刺激方式或刺激不足，常常导致阴茎勃起不充分或不持久。

（5）工作、生活压力：工作和生活的压力会造成焦虑、抑郁、紧张的情绪，身体长期处于疲劳状态，往往导致勃起困难、勃起硬度不足或勃起不久，造成性生活失败。

2. 早泄

早泄的原因很复杂，个体差异很大，部分患者受到精神性心理因素影响，目前没有确切的证据表明器质性疾病引起早泄发生。

（1）焦虑和抑郁障碍：焦虑和早泄同为交感神经所支配调节。可能的影响因素如下：①过度紧张、过度兴奋或环境不佳等因素，仓促完成性生活、力求快速射精（早泄）的条件反射一旦形成，可能养成提早射精的习惯。②性交次数过少，长期不性交引起强烈的性兴奋（交感神经兴奋）和精液潴留量大，很容易提早射精（早泄）。③人际关系不佳、家庭环境不好、夫妻感情不融洽。④缺乏信心、自卑、抑郁等导致阴茎勃起不足，往往伴有早泄。⑤缺乏性知识、性交技巧和经验，对射精控制不了解。

（2）长期过度的手淫：长期过度手淫，害怕被发现，心情紧张，力求快速射精，逐渐养成早泄的习惯。

（3）疲劳过度：在疲劳或精力不足时进行性生活，容易发生早泄。

3. 性欲障碍

性欲是对性对象及性生活的冲动或欲望，是人性特征的一个方面，存在巨大的个体、环境和时段差别，与自身及外界多种因素相关，受生物－心理－社会三方面影响，是人类最为复杂的生理本能之一。心理学角度认为性欲是一种对性的欲望，是性的生理、心理需要产生的欲望动机。欲望动机理论认为，来自视觉、听觉、嗅觉、触觉和性幻想等的性刺激，引起性兴奋后将性冲动传入大脑性中枢，经过整合后可以产生性欲。

根据DSM-Ⅳ性欲障碍包括性欲低下、性欲旺盛、性厌恶或性成瘾。根据最新版DSM-Ⅴ中性欲障碍的分类，已经不包括性欲亢进及性厌恶的诊断标准，仅保留性欲低下障碍。性欲低下除与精神心理因素有关外，还与社会因素、情景因素、医源性因素及其他器质性因素有关，如内分泌系统疾病、神经系统疾病、生殖系统疾病、全身慢性疾病、年龄、药物、环境和个人生活习惯等。精神心理因素是最常见的诱因，焦虑、恐惧、愤怒、悲观、压抑等负性情绪是男科疾病患者出现性欲障碍的常见因素，表现为性欲低下、性生活频率低、缺乏性快感，同时缺乏性活动的主观愿望，常伴有精神抑郁、情绪低落等神经衰弱和阳痿等。

4. 性快感或性高潮障碍（或缺失）

性快感是性高潮的强度，相当于大脑的放电程度，与性欲、性刺激、性兴奋及性反应的强度相关。性快感是主观感受，常常以强弱来判断，性快感程度与性刺激后的能量积累呈正相关，能量越高，感觉越强烈；射精力量与性快感相关，也与射精器官的压力和肌肉收缩力有关。性高潮是一种持续快感逐渐积累的短暂强烈释放现象，会引起一种与身体变化相关的意识状态的改变，是一个客观感受，常常以有或无来判断，性高潮的质量和强度也是可变的。性快感的强弱会影响性高潮的结果，比如不射精的患者，因为性生活目的性太强（如生育等）或焦虑抑郁，整个过程都是机械抽插，感受不到快感的存在，也就没有快感的蓄积和喷发，甚至难以射精。

男性性高潮和射精往往同时发生，尽管这两个过程在生理机制上是不同的，但某些生理特征与性高潮类似，如包括射精或高潮时的高达40次/分的过度换气、心动过速和高血压等。射精和性高潮取决于中枢神经系统和外周神经系统之间密切的相互作用，包括一些神经递质（如多巴胺、去甲肾上腺素、血清素、乙酰胆碱和一氧化氮）和激素（如催产素、泌乳素、甲状腺激素、糖皮质激素和性激素）的相互作用。这些神经递质和激素与心理压力和心理应激有密切相关性。

性高潮障碍又称性快感缺乏，是指在性交过程中不能达到性高潮或性快感不明显。性高潮障碍新的定义分类方法基于性欢愉方面体验差异，分为4类：性高潮反应过早、性高潮反应延迟、性高潮反应损伤和性高潮反应缺失。临床性高潮障碍多是女性性功能障碍中最常见的病症，但在男科门诊也时有出现，表现为射精无力，欣快愉悦感弱甚至无感觉，类似于性高潮反应过早；或获得高潮和射精感很迟缓，类似于性高潮反应延迟；或性生活中始终就不能出现射精和高潮情形，类似于性高潮反应损伤或性高潮反应缺失。后两者情形男性患者很痛苦，女方也苦恼，甚至害怕同房。这类患者多与不育不孕、泌尿系疾病或性功能障碍带来的经济压力、心理压力和社会压力有直接关系，常表现为焦虑障碍和抑郁障碍，甚至部分患者还会出现认知障碍。有研究认为：①抑郁症和精神分裂症患者消费性快感及期待性快感均受损，抑郁症患者更明显。②抑郁症患者消费性快感及期待性快感缺失随抑郁症状加重、病程延长、发病次数增多而加重。③精神分裂症患者消费性快感缺失与病情严重程度及阴性症状有关，而期待性快感缺失与病情严重程度、病程、发病次数均无关系，说明精神分裂症患者期待性快感缺失更为稳定。

5. 男性不育患者的心理状态比较复杂，概括起来有如下几种

（1）意外感：当被诊断为不育时，患者最初感受是十分意外，没有人会预先想到自己不能生育，特别是那些长得很有男子汉气魄的男性患者。

（2）否认：面对不育的事实，男性患者一下子难以接受，乃至于怀疑医师的诊断，于是想尽办法四处求医，试图推翻不育的结论。

（3）自卑感：男性不育患者在社交场合刻意避开生育的话题，或者减少社交活动，自我封闭，倍感孤独，内心紧张、忧郁、悲伤，内分泌功能紊乱，严重影响患者工作生活。

（4）痛苦感：男性不育患者一旦确诊，便产生一种难言的痛苦，担心被歧视，害怕妻子冷落等。

（5）恐惧紧张感：由于对不育不孕症的预后担心焦虑，情绪低落，出现性欲低下，无性兴奋及性高潮者，甚至不能完成性生活，或者完全逃避夫妻生活。

（6）无所谓感：多见于年轻患者，生育观点不成熟，社会意识薄弱，生育意愿低，往往是在配偶或长辈的催促下就诊，而不是出于自愿，不积极接受治疗。

6. 迟发性性腺功能减退

迟发性性腺功能减退是一种与年龄增长相关的临床和生物化学综合征，其特征是体能下降、性功能障碍及心理障碍等一系列临床症状和血清睾酮水平降低。迟发性性腺功能减退伴有认知功能障碍，临床表现为精神状态差、注意力不集中、健忘、易怒等。患者生物活性睾酮水平下降对情绪和认知功能有重要影响。睾酮以游离的形式穿过血－脑屏障，作用于中枢神经系统或者通过调节中枢神经系统的神经递质（如多巴胺及 5- 羟色胺）信号传导通路发挥作用。当睾酮水平减低时，老年男性就会出现焦虑、惊恐不安、失眠、记忆力减退、思维反应和智力减退。在补充睾酮治疗的同时，可加用抗焦虑抑郁药物，增加社交活动及体育运动等综合治疗，效果要优于单用雄激素。

7. 性传播疾病

部分患者对性病缺乏客观的认知，对之异常恐惧，这种心理障碍被称为性病恐惧症。如果医师不适当地夸大性病的危害和治疗难度，会使患者的性病恐惧症进一步加重。有性病恐惧症的患者表现为：①焦虑和不能控制的慌张，常伴有失眠、心悸、出冷汗及头痛等。②有明显的负罪感。③因自己曾有不洁性交史或认为自己的某种感觉和某性病的症状类似，坚称自己有病，虽经多家医院进行检查否定性病，但仍辗转于多家医院诊治。④曾患有性病，虽已治愈，但过分关注，总有不适感，认为自己的性病尚未痊愈，再三要求进一步治疗。作为男科医师要尊重他们的人格，耐心细致地为他们提供科学诊疗，保护患者的隐私权，充分交流，有效沟通，建立良好的医患关系，取得患者的信任。

第二节 精神心理障碍对男科疾病的可能影响机制

一、生化生理的改变

长期的精神心理障碍，机体会自发产生应激反应，造成血管内皮功能异常，使其释放内皮源性舒缩因子失衡，如血管收缩因子释放增多和血管舒张因子释放减少。乙酰胆碱（acetylcholine，ACh）作用于内皮细胞，使其合成和释放 NO 增加，引起血管的舒张。去甲肾上腺素（norepinephrine，NE）也可以刺激内皮细胞释放 NO，从而调节血管的舒缩功能。男性生殖系统中高度活跃的自由基一氧化氮是在一氧化氮合酶作用下由 L- 精氨酸合成。L- 精氨酸 -NO 途径在决定内皮功能中起关键作用，血管内皮素（endothelin，ET）在睾丸中也有分布，参与调节睾丸血流量、曲细精管收缩、精子运输及雄激素的分泌（图 6-1）。

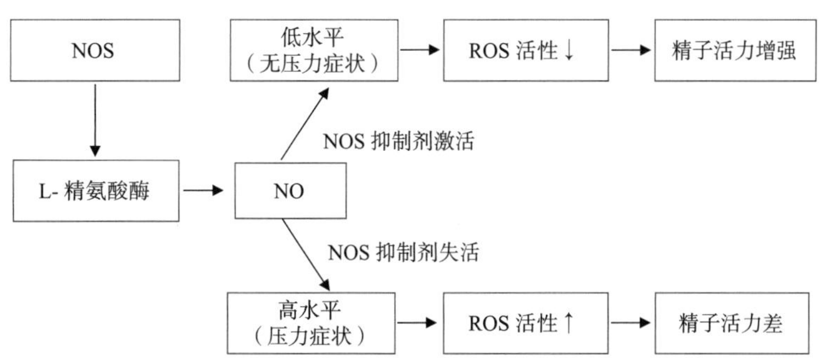

NO：一氧化氮；NOS：一氧化氮合酶；ROS：活性氧族。

图6-1 NO水平对ROS及精子活力影响

二、神经内分泌激素水平的变化

长期精神心理障碍与神经内分泌调节之间的关系十分密切，其中由下丘脑、垂体和靶器官构成的几个轴起到了重要的调节作用，包括下丘脑–垂体–肾上腺（hypothalamic-pituitary-adrenal，HPA）轴、下丘脑–垂体–甲状腺（hypothalamic-pituitary-thyroid，HPT）轴及下丘脑–垂体–性腺（hypothalamus-pituitary-gonad，HPG）轴。

长期精神心理障碍会导致中枢促性腺激素驱动损伤，其引起激素变化的程度与精神心理障碍强度呈正相关，但存在个体差异。长期精神心理障碍还会导致过多的皮质醇激素产生，影响生殖系统的正常功能，并使得促性腺激素和泌乳素等激素参与作用；高水平的皮质醇激素还可通过干扰垂体促性腺激素的脉冲释放强度，从中枢水平抑制 GnRH 的释放，导致促黄体生成素（luteinizing hormone，LH）脉冲的频率和幅度减少，睾酮分泌减少。这种情况就可能导致不同程度的生精受损，包括生精阻滞。这些作用是通过抑制 GnRH 和促性腺激素释放激素受体（gonadotropin-releasing hormone receptor，GnRHR）合成，干扰脑垂体释放 LH 和增强促性腺激素抑制激素（gonadotropin-inhibiting hormone，GnIH）神经元的功能来介导实现（图 6-2）。

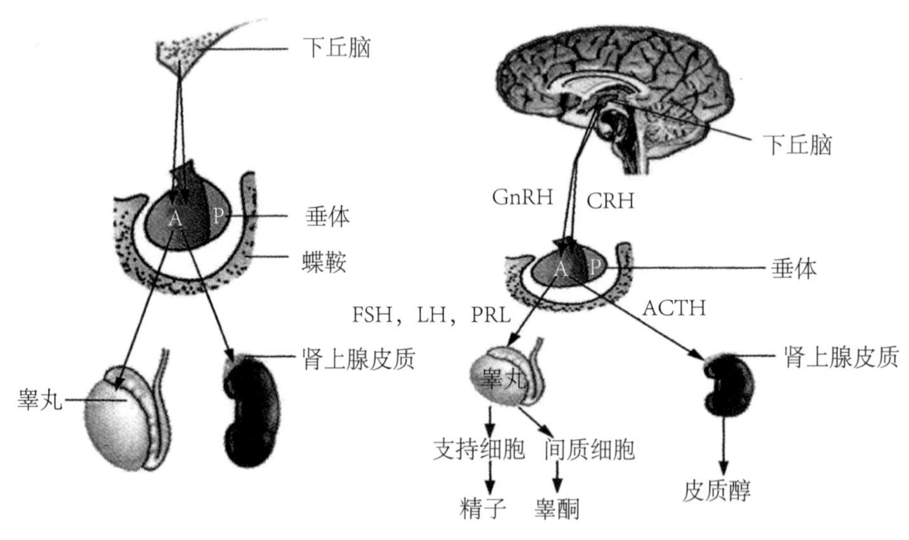

图6-2 HPA轴和HPG轴

三、中枢神经递质的变化

长期的精神心理障碍会导致一些中枢神经递质发生紊乱，如乙酰胆碱、去甲肾上腺素、多巴胺、5-羟色胺、谷氨酸、γ-氨基丁酸等，这些经典的神经递质在正常和异常的心理活动中发挥了作用。具有调节性功能的大脑感觉中枢和运动中枢位于前脑的内侧视前区和下丘脑室旁核。

四、细胞或分子的变化

有研究表明，精神心理障碍会产生氧化应激并会增加过氧亚硝酸盐的水平。然而精神心理障碍诱导的氧化损伤的病理过程非常复杂，其影响涉及激素平衡、神经递质及抗氧化剂。2002 年匹兹堡大学 Michael J.Forlenza 提出关于心理压力和氧化应激间关系的理论，并检测到压力对精子 DNA 的氧化损伤作用，得出心理压力引起氧化应激进而对精子产生影响的结论。氧化应激是生殖健康重要的影响因素，可明显损伤精子功能，包括精子 DNA 碎片，并在男性不育病因学方面发挥潜在的危害，导致受精障碍、胚胎发育不良、流产、出生缺陷及儿童癌症等。

五、中医认为精神心理障碍的影响为情志所伤

七情能否致病与人的禀赋体质及情志刺激的强度有关。一般情况下，七情作为正常的精神活动并不致病；只有当机体虚亏，性格脆弱或突然、强烈、持久的情志刺激时才会致病。七情致病多首先影响脏腑的气机，使气机的升降失常、气血运行紊乱。气血运行紊乱如不能及时解除，进而可影响有关脏腑的气化功能，产生脏腑病变。如《素问•阴阳应象大论》所说“怒伤肝”“喜伤心”“思伤脾”“悲伤肺”“恐伤肾”等。如果为情志所伤，脏腑功能失调，可导致一系列泌尿男科疾病的发生，如郁怒伤肝，肝失疏泄，宗筋失养，可导致阳痿；恐惧伤肾，肾失摄纳，可发生遗精、滑精或早泄等。如《灵枢•本神》说：“怵惕思虑者则伤神，神伤则恐惧，流淫而不止。恐惧而不解则伤精，精伤则骨酸痿厥，精时自下。”

第三节　精神心理障碍对男科疾病影响的评估与对策

一、评估方法

精神心理障碍对男科疾病的影响需要进行系统的精神心理诊断评估，包括：①男性生殖系统疾病的诊断评估。如临床症状、持续时间、治疗过程、激素水平、精液分析、生殖系统发育状况及妻子检查治疗情况等。②心理状态的评估。需了解患者当前的心理问题及问题的起因、发展、可能的影响因素，患者的生活经历、家庭背景、当前的适应能力和人际关系。再结合一些专业的精神心理评估量表综合分析诊断，临床可能用到的量表如症状自评量表（SCL-90）、Hamilton 抑郁量表、Hamilton 焦虑量表、艾森克人格问卷、生活质量综合评定问卷等。

因此，需要收集详细的病史资料，进行体格检查、精神心理问诊，完善实验室各项相关检查，并采用相关的心理症状、性健康、应激源评估量表，进行完整而全面的评估。需要注意的是，各项精神心理评估量表在诊断评估中仅仅起到辅助诊断作用，不可本末倒置。面对大量的临床患者，我们男科临床医师很难在有限的时间内将有问题的患者识别转诊到精神科进行诊治，所以量表筛查无疑会发挥重要的角色。目前男科医师常用的评估量表如下。

1. 症状自评量表（SCL-90）

该表是世界上最著名的心理健康测试量表之一，是当前使用最为广泛的精神障碍和心理疾病门诊检查量表，适用对象为 16 岁以上的患者。该量表共有 90 个项目，包含有较广泛的精神病症状学内容，从感觉、情感、思维、意识、行为直至生活习惯、人际关系、饮食睡眠等，均有涉及，并采用 10 个因子分别反映 10 个方面的心理症状情况。

由于自评量表是测量个体在一段时间内感觉到的症状的严重与否，所以在量表分数的解释上应该慎重，并不是得分高就一定说明个体出现了很严重的心理问题，某些分量表上的得分较高有可能只是由于个体当时遇到了一些难题如失恋、面临考试、患病等，因此还应该对患者得分高的原因做进一步的了解。如果患者在多个维度上自觉这些症状较为严重时，应该加强心理健康的教育，严重时应该到比较权威的心理咨询和治疗机构进行进一步的检查和诊断（表 6-1）。

表 6-1　症状自评量表（SCL-90）

症状	从无	轻度	中度	相当重	严重
1.头痛					
2.神经过敏，心中不踏实					
3.头脑中有不必要的想法或字句盘旋					
4.头昏或昏倒					
5.对异性的兴趣减退					

续表

症状	从无	轻度	中度	相当重	严重
6.对旁人责备求全					
7.感到别人能控制自己的思想					
8.责怪别人制造麻烦					
9.忘性大					
10.担心自己的衣饰整齐及仪态的端正					
11.容易烦恼和激动					
12.胸痛					
13.害怕空旷的场所或街道					
14.感到自己的精力下降，活动减慢					
15.想结束自己的生命					
16.听到旁人听不到的声音					
17.发抖					
18.感到大多数人都不可信任					
19.胃口不好					
20.容易哭泣					
21.与同异性相处时感到害羞不自在					
22.受骗，中了圈套或有人想抓住我					
23.无缘无故地突然感到害怕					
24.自己不能控制地大发脾气					
25.怕单独出门					
26.经常责怪自己					
27.腰痛					
28.感到难以完成任务					
29.感到孤独					
30.感到苦闷					
31.过分担忧					
32.对事物不感兴趣					
33.感到害怕					
34.我的感情容易受到伤害					
35.旁人能知道自己的私下想法					
36.感到别人不理解自己、不同情自己					
37.感到人们对自己不友好，不喜欢自己					
38.做事必须做得很慢，以保证做得正确					
39.心跳得很厉害					
40.恶心或胃部不舒服					
41.感到比不上他人					

续表

症状	从无	轻度	中度	相当重	严重
42.肌肉酸痛					
43.感到有人在监视自己、谈论自己					
44.难以入睡					
45.做事，必须反复检查					
46.难以做出决定					
47.怕乘电车、公共汽车、地铁或火车					
48.呼吸有困难					
49.一阵阵发冷或发热					
50.因为感到害怕而避开某些东西、场合或活动					
51.脑子变空了					
52.身体发麻或刺痛					
53.喉咙有梗塞感					
54.感到前途没有希望					
55.不能集中注意					
56.感到身体的某一部分软弱无力					
57.感到紧张或容易紧张					
58.感到手或脚发重					
59.想到死亡的事					
60.吃得太多					
61.当别人看着自己或谈论自己时感到不自在					
62.有一些不属于自己的想法					
63.有想打人或伤害他人的冲动					
64.醒得太早					
65.必须反复洗手、点数或触摸某些东西					
66.睡得不稳不深					
67.有想摔坏或破坏东西的冲动					
68.有一些别人没有的想法或念头					
69.感到对别人神经过敏					
70.在商店或电影院等人多的地方感到不自在					
71.感到任何事情都很困难					
72.一阵阵恐惧或惊恐					
73.感到公共场合吃东西很不舒服					
74.经常与人争论					
75.单独一人时神经很紧张					
76.别人对我的成绩没有做出恰当的评价					
77.即使和别人在一起也感到孤单					

续表

症状	从无	轻度	中度	相当重	严重
78.感到坐立不安心神不定					
79.感到自己没有什么价值					
80.感到熟悉的东西变成陌生或不像真的					
81.大叫或摔东西					
82.害怕会在公共场合昏倒					
83.感到别人想占自己的便宜					
84.为一些有关性的想法而苦恼					
85.我认为应该因为自己的过错而受到惩罚					
86.感到要很快把事情做完					
87.感到自己的身体有严重问题					
88.从未感到和其他人很亲近					
89.感到自己有罪					
90.感到自己的脑子有毛病					

2. 综合性医院焦虑抑郁量表

由 Zigmond AS 与 Snaith RP 于 1983 年创制，主要应用于综合医院患者中焦虑和抑郁情绪的筛查。综合性医院焦虑抑郁量表共由 14 个条目组成，其中 7 个条目评定抑郁，7 个条目评定焦虑。焦虑与抑郁两个分量表的分值划分为 0 ～ 7 分属无症状；8 ～ 10 分属症状可疑；11 ～ 21 分属肯定存在症状（表 6-2）。

表 6–2 医院焦虑抑郁量表

请您阅读以下各个项目，在其中最符合您上个月以来的情绪评分上划一个“√”。对这些问题的回答不要做过多的考虑，立即做出的回答会比考虑后再回答更切合实际。

症状	0分	1分	2分	3分
1.我感到紧张（或痛苦）（A）	根本没有	有时	大多数时候	几乎所有时候
2.我对以往感兴趣的事情还是有兴趣（D）	肯定一样	不像以前那样多	只有一点儿	基本上没有了
3.我感到有点害怕，好像预感到有什么可怕事情要发生（A）	根本没有	有一点，但并不使我苦恼	是有，但并不太严重	非常肯定和十分严重
4.我能够哈哈大笑，并看到事物好的一面（D）	我经常这样	现在已经不太这样了	现在肯定是不太多了	根本没有
5.我的心中充满烦恼（A）	偶然如此	有时，但并不经常	常常如此	大多数时间
6.我感到愉快（D）	大多数	有时	并不经常	根本没有
7.我能够安闲而轻松地坐着（A）	肯定	经常	并不经常	根本没有
8.我对自己的仪容（打扮自己）失去兴趣（D）	我仍像以往一样关心	我可能不是非常关心	并不像我应该做到的那样关心	肯定
9.我有点坐立不安，好像感到非要活动不可（A）	根本没有	并不很多	是不少	确实非常多
10.我对一切都是乐观地向前看（D）	差不多是这样做的	并不完全是这样做的	很少这样做	几乎从来不这样做

续表

症状	0分	1分	2分	3分
11.我突然发现恐慌感（A）	根本没有	并非经常	时常	确实很经常
12.我好像感到情绪在渐渐低落（D）	根本没有	有时	很经常	几乎所有的时间
13.我感到有点害怕，好像某个内脏器官坏了（A）	根本没有	有时	很经常	非常经常
14.我能欣赏一本好书或一项好的广播或电视节目（D）	常常	有时	并非经常	很少

A 总评分：　　　　　　D 总评分：

3. 焦虑自评量表

由 Zung 于 1971 年编制，包括正向评分 15 题、反向评分 5 题共 20 个条目，每条目分 4 级评分，评分需与常模或对照组比较进行分析，主要用于评定焦虑患者的主观感受。汉密尔顿焦虑量表由 Hamilton 于 1959 年编制，包括 14 个项目，每项分 5 级评定，为经典的焦虑评定量表。总分超过 29 分可能为严重焦虑；超过 21 分肯定有明显焦虑；超过 14 分肯定有焦虑；超过 7 分可能有焦虑；小于 7 分为无焦虑。一般取 14 分为焦虑分界值。量表又分出躯体性、精神性两项因子，可进一步了解患者的焦虑特点。其主要用于评定神经症和其他患者的焦虑程度（表 6-3）。

表 6-3　焦虑自评量表

题目	没有或很少时间有（1分）	有时有（2分）	大部分时间有（3分）	绝大部分或全部时间都有（4分）	评分
1.觉得比平常容易紧张和着急（焦虑）					
2.我无缘无故地感到害怕（害怕）					
3.我容易心里烦乱或觉得惊恐（惊恐）					
4.我觉得我可能将要发疯（发疯感）					
5.我觉得一切都很好，也不会发生什么不幸（不幸预感）					
6.我手脚发抖打战（手足颤抖）					
7.我因为头痛、颈痛和背痛而苦恼（躯体疼痛）					
8.我感觉容易衰弱和疲乏（乏力）					
9.我觉得心平气和，并且容易安静坐着（静坐不能）					
10.我觉得心跳很快（心慌）					
11.我因为一阵阵头晕而苦恼（头昏）					
12.我有晕倒发作或觉得要晕倒似的（晕厥感）					
13.我呼气吸气都感到很容易（呼吸困难）					
14.我手脚麻木和刺痛（手足刺痛）					
15.我因为胃痛和消化不良而苦恼（胃痛或消化不良）					
16.我常常要小便（尿意频数）					
17.我的手常常是干燥温暖的（多汗）					
18.我脸红发热（面部潮红）					

续表

题目	没有或很少时间有（1分）	有时有（2分）	大部分时间有（3分）	绝大部分或全部时间都有（4分）	评分
19.我容易入睡并且一夜睡得很好（睡眠障碍）					
20.我做噩梦（噩梦）					

请注意：①请根据您1周来的实际感觉在适当的数字上划上"√"，请不要漏评任何一个项目，也不要在相同的一个项目上重复地评定；②量表中有部分反向（即从焦虑反向状态）评分的题，请注意保障在填分、算分评分时的理解；③本表可用于反映测试者焦虑的主观感受，对心理咨询门诊及精神科门诊或住院精神患者均可使用，但由于焦虑是神经症的共同症状，故焦虑自评量表在各类神经症鉴别中作用不大；④关于焦虑症状的临床分级，除参考量表分值外，主要还应根据临床症状，特别是要害症状（要害症状包括：与处境不相称的痛苦情绪体验、精神运动性不安、自主神经功能障碍）的程度来划分，量表总分值仅能作为一项参考指标而非绝对标准。

4. PHQ-9 量表和 GAD-7 量表

这是由美国精神医学会出版的《精神障碍诊断与统计手册（第5版）》（DSM-Ⅴ）推荐的量化评估标准，于2013年5月发布。比较有代表性的如PHQ-9、GAD-7（表3-3，表3-4）量表，这两个量表内容简单、可操作性强，经国内外研究验证具有良好的信度和效度，在DSM-Ⅴ的草案中被推荐用于评估监测抑郁及焦虑症状；还可帮助医师筛查焦虑抑郁患者，并且监测病情变化。

PHQ-9量表是旨在评估抑郁严重程度的量表，包含9条症状学标准，每个条目0～3分，总分值范围为0～27分。PHQ-9既可用于筛查也可用于评估抑郁严重程度，采用该量表对患者进行评估，既可提供量化指标，也可帮助医师制定临床决策。

GAD-7量表是旨在评估焦虑的广泛性焦虑量表。该量表共有7个条目，每个条目0～3分，总分值范围0～21分。GAD-7量表在临床实践中可以有效筛查GAD并评估其严重程度，在中国人群中的研究显示，GAD-7量表具有良好的可信度，对广泛性焦虑障碍及惊恐障碍的筛查具有较高的敏感度和特异度。

二、精神心理障碍的处理策略

男科疾病伴发精神心理障碍的治疗不同于其他器质性疾病，其治疗目标是无形且无固定靶器官的，需要对男科疾病患者的精神心理障碍具有足够经验的专家来处理。

1. 心理疏导

心理疏导为精神心理障碍的首选治疗方法，包括近年出现的正念减压治疗。通过专业医生的帮助，完善患者的社会支持系统、帮助建立正确的认知、对患者进行应对指导、改变患者的不良个性特征，减轻患者的心理痛苦，使患者认识和区分情感和躯体感受的能力增强、增加支持利用度和减少消极应对，从而提高受孕率和改善生活质量。相对常规心理干预治疗而言，运用正念疗法更能促使患者采用积极的应对行为。

2. 西医药物治疗

①对于精神心理障碍明显、单纯心理咨询效果不佳者，可酌情选择相应的药物治疗，缓解情绪和压力，如三环类抗抑郁药（tricyclic antidepressants，TCAs）（代表药物有丙米嗪、氯米帕明、阿米替林、多塞平等）、选择性血清再吸收抑制剂（SSRI或SSRIs）（代表药物有氟西汀、帕罗西汀、舍曲林、氟伏沙明、西酞普兰和艾司西酞普兰）、5-羟色胺/去甲肾上腺素再摄取抑制剂（serotonin norepinephrine reuptake inhibitor，SNRI）（代表药物有去甲文拉法辛、度洛西汀、左旋米那普仑、米那普仑）。药物的选择和使用剂量应严格遵从说明书内容或医嘱，不能擅自加减或停药。②对症处理：如存在勃起功能障碍，可给予磷酸二酯酶抑制剂（代表药物有西地那非、他达拉非）按需或者每日一次小剂量服用予以纠正；上述

治疗精神心理疾病的药物均可延长射精潜伏期，从而改善早泄症状，但也因此会加重射精延迟患者的射精潜伏期，所以对本就射精延迟者需适当调整药物种类、剂量和用药时间，并辅以性知识和性行为的辅导，调整射精潜伏期。③抗氧化治疗：可给予抗氧化剂如辅酶 Q10、维生素 E 等，改善精子质量和血管内皮功能。

3. 中医治疗

中医治疗以调神和志为主。中医观点认为精神心理障碍属于精神情志异常，男科许多疾病的发生都有潜在或直接的精神因素，与精神紧张和心理不平衡密切相关，“因郁致病”“因病致郁”。故该病之治，疏肝理气解郁，调畅气机，乃是必用之法。《素问•宝命全形论》云：“一曰治神，二曰知养身，三曰知毒药为真，四曰制砭石大小，五曰知腑脏血气之诊。五法俱立，各有所先。”治神法乃无形之药，病者所自具，而医者则据其病情，告之以其败，语之以其善，导之以其所便，开之以其所苦，从而满足患者之心愿，解除其心中不可语人之愁闷，俗称“心病须得心药医”，即此义。所以调神和志的原则宜在男科疾病的治疗全过程中使用，不可偏废。肝主疏泄，调畅情志，治疗以从肝论治为主，疏肝解郁配合养心安神、滋补肝肾等，常用中成药有逍遥丸、柴胡疏肝散等。

三、药物治疗注意事项

（1）已有多种抗抑郁药被证实可能会导致患者性欲减退、勃起功能障碍和射精延迟，如 SSRIs。建议每种药物都从小剂量开始，根据临床效果适时增减。

（2）有研究显示抗抑郁药可通过多种方式抑制 HPG 轴，如通过阻断多巴胺受体，抑制多巴胺与受体结合和（或）集中释放多巴胺和泌乳素释放因子，导致高泌乳素血症和睾酮水平降低；此外抗抑郁药也可能通过抑制盆神经释放胆碱能和去甲肾上腺素进而影响生育。

（3）SSRIs 类中影响男性生育力的药物主要为西酞普兰、帕罗西汀、氟西汀及舍曲林。SNRIs 类中影响男性生育力的药物主要为文拉法辛。有研究显示 TCAs 类的阿米替林还可诱导体细胞（骨髓）和生殖细胞（精母细胞）的染色体结构和数值异常，显著降低有丝分裂和减数分裂活性及精子数量，并有增加精子头尾部异常的风险。

（4）抗抑郁药物的用药目的和原则：①如果男科疾病伴发 / 继发抑郁障碍，在充分治疗原发男科疾病的同时，积极关注情绪反应，一旦满足抑郁发作诊断标准，可以使用抗抑郁药物。遵从综合治疗的原则，以改变认知的心理治疗为主，辅以适当的抗抑郁药物，控制合理的疗程。②如果男科疾病症状是抑郁障碍的伴随症状，使用抗抑郁药是必需的，首要的。一般来说，只要能改善原发的抑郁症状，男科症状也会随之改善。用药要遵从抗抑郁药物治疗的一般原则，尽量避免或减少抗抑郁药物对男性性欲、性功能方面的不良反应。在无法避免时本着生命第一优先原则对待处理。③利用抗抑郁药物的某些特征改善男科疾病的症状一定要充分告知，尊重患者的知情同意权。

（5）抗焦虑药物的用药目的和原则：①用于“治标”：治疗男科疾病患者的不良心理反应，药物治疗和心理治疗效果相当，此时无须长期大剂量使用，而是在为心理治疗打基础，用药后的焦虑反应下降，伴发的自主神经紊乱症状减少，有利于提高对心理治疗的依从性。②用于“治本”：“治本”时应遵循国内外相关的治疗指南，按照全疗程治疗的原则（急性期治疗：控制症状，尽量达到临床痊愈；巩固期治疗：维持有效药物原剂量至少 4 ～ 6 个月，避免症状复发；维持期治疗：至少 12 个月，以防止复发，维持期治疗结束后病情稳定者可缓慢减药，直至终止治疗，防止停药过快，出现停药反应，减药时间至少需要 2 ～ 3 个月，一旦发现有复发的早期征象，应迅速恢复治疗）。

第四节　小结

精神心理障碍可能引发各种男科疾病，男科疾病又可导致精神心理障碍，二者可以互为因果，但每个人对男科疾病的心理反应也因个人状况、情感力量、处事方式、种族及宗教信仰的不同而不同。男科疾病常见的精神心理症状有抑郁障碍、焦虑障碍、恐惧障碍、躯体形式障碍、体象障碍、应激相关障碍和人格障碍等，其中焦虑障碍几乎存在于所有的男科疾病患者，符合焦虑发作诊断的不低于80%，发生率高于抑郁障碍。焦虑既可以是患者对自身患男科疾病本身的一种不良反应，也可以是某些男科疾病的固定症状，比如性交操作性焦虑及预期焦虑、CP/CPPS等。

精神心理障碍对男性疾病的影响主要包括情感行为和躯体两方面，涉及不同激素及细胞和分子水平的神经递质在内的生化状态。不同程度的精神心理障碍状态期，生化改变围绕着左旋精氨酸、NO、NOS、精氨酸降解酶及精氨酸酶发生变化。精神心理障碍同样会激活HPA和HPT轴，激发复杂的神经－内分泌反应，最后引发男科疾病。精神心理因素对男科疾病的作用可以说是一把“双刃剑”。当男科疾病患者受到精神心理因素影响后，原本可以从生物学角度直接缓解的症状、体征或疗效反应，往往变得复杂：症状不典型、体征不稳定、疗效难预测，容易出现久治不愈或迁延不愈，甚至诱发医疗纠纷。

精神心理的治疗要遵循精神心理科的治疗基本原则，即采用心理、药物、物理等综合治疗手段，进行全程治疗，不但要改善症状，还要预防复发，恢复其全面的社会功能。心理咨询是很重要的治疗措施，合理使用三环类抗抑郁药和SSRI类药物具有改善男性生殖功能障碍的治疗效果。但精神心理药物的使用需要在诊断明确、充分告知的前提下使用，因为部分男科患者使用精神心理药物并非存在精神疾病，而是利用精神心理药物的某些特征甚至是不良反应来改善男科症状，比如用抗抑郁药物治疗早泄等。还要全面关注SSRI类药物存在一些特有的不良反应。

然而，临床上仍然缺乏经验丰富、训练有素且对男科患者复杂的心理压力处理得非常娴熟的医疗人员或心理学家。中医中药的辨证施治、综合调理治疗理念深得患者信赖，中西医结合治疗也许会收到更好的治疗效果。

参考文献

[1] 白文俊，王晓峰 . 现代男科学临床聚焦 . 北京：科学出版社，2017：178.

[2] 戴玉田，姜辉 . 男科学 . 北京：人民卫生出版社，2021：370-376.

[3] 郝伟，陆林 . 精神病学 . 8版 . 北京：人民卫生出版社，2018：215-221.

[4] 姚树桥，杨艳杰 . 医学心理学 . 7版 . 北京：人民卫生出版社，2018.

[5] 施长春，白文俊，沈荟馨 . 心理压力对男性生殖功能的影响及对策 . 中国男科学杂志，2020，34（4）: 68.

[6] 马玉风，路朝旭，强梅 . 男性焦虑和压力对精子印记基因甲基化的影响 . 中国校医，2018，32（8）: 589-593，595.

[7] 蔡艳娜，董悦芝 . 心理压力与男性精液质量相关性Meta分析 . 中华生殖与避孕杂志，2017，37（4）: 320-326.

[8] JARDE A，MORAIS M，KINGSTON D，et al. Neonatal outcomes in women with untreated antenatal depression compared with women without depression a systematic review and Meta-analysis. JAMA Psychiatry，2016，73（8）: 826-837.

[9] CLECHANOWSKA M，LAPOT M，ANTKOWIAK B，et al. Effect of short-term and prolonged stress on the biosynthesis of gonadotropin-releasing hormone（GnRH）and GnRH receptor（GnRHR）in the hypothalamus and GnRHR in the pituitary of ewes during various physiological states. Anim Reprod Sci，2016，174：65-72.

[10] 马文倩，霍正浩，刘春莲 . 氧化应激对生殖健康的影响 . 宁夏医学杂志，2019，41（4）: 377-381.

[11] 乔岩，孙振高，宋景艳，等 . 氧化应激致精子DNA碎片化异常相关机制的研究进展 . 中国性科

学，2019，28（3）：44-47.
[12] 甄锦壮，曹健欣，麦福劲 . 特发性男性不育患者精子 DNA 完整性和精浆氧化应激水平之间的相关性分析 . 中国实用医药，2019，14（36）：45-46.
[13] 李曰庆，李海松 . 新编实用中医男科学 . 北京：人民卫生出版社，2018：13-14，41.
[14] 董莹盈，占建华，何为民，等 . 正念疗法对青少年焦虑、抑郁及适应障碍的改善效果 . 中国乡村医药，2019，26（1）：8-9.
[15] 陈张勇，栗芳 . 常用药物对男性生育力影响的研究进展 . 中国医院药学杂志，2018，38（7）：785-791.
[16] 黄健 . 中国泌尿外科和男科疾病诊断治疗指南（2019 版）. 北京：科学出版社，2020：441.
[17] 贾玉森 . 性高潮障碍新论 . 中国性科学，2007，16（3）：44.
[18] 姚扶有 . 性高潮障碍并非全是男人的错 . 婚育与健康，2003（10）：30-31.

（施长春）

第五十二章 心理应激与男性性功能障碍

从古时谈性色变的年代到如今有性功能障碍问题能主动就医的巨大变化来看，无论是患者个体对性的认知程度和应对措施，还是来自社会和医疗的支持，都体现出时代的进步。男科门诊性功能障碍患者的问题主要表现为性欲低下、勃起功能障碍、射精功能障碍和性快感缺失等。究其原因，大部分与精神心理因素有关。来自于性功能障碍方面的心理压力不同于其他疾病，患者很难找到合适的倾诉对象。面对上述患者，男科医师因为病患多，就诊时间有限，没有过多的机会和患者进行充分的沟通与交流；男科医师因为医学心理学知识储备不足，对患者的心理应激反应可能认识不到位，大多数以药物治疗为主，虽然药物在很多时候能够为很多患者解除燃眉之急，但解决不了根本问题。是否能够恰当处理性生活中出现的心理应激问题，体现了医生及患者是否理解了心理应激的作用机制。我们在日常生活中经常会感觉心理压力很大，这里所提到的心理压力，实际上就是本文中要重点讨论的心理应激。

第一节 概述

应激一词于 20 世纪 30 年代，由加拿大生理学家 Hans Selye 首次将其引入医学领域，用以描述生物机体受到各种有害因素刺激时所出现的一种紧张状态，定义强调应激是个体对环境威胁和挑战的一种适应过程。应激的原因是生活事件，应激的结果是适应和不适应的心身反应。从生活事件到应激反应的过程受个体的认知等多种内外因素的制约（图 6-3）。应激可分为躯体应激和心理应激。根据过程模型，心理应激可定义为个体在应激源作用下，通过认知、应对、社会支持和个性特征等中间因素的影响或中介，最终以心理、行为、生理反应表现出来的多因素作用过程。

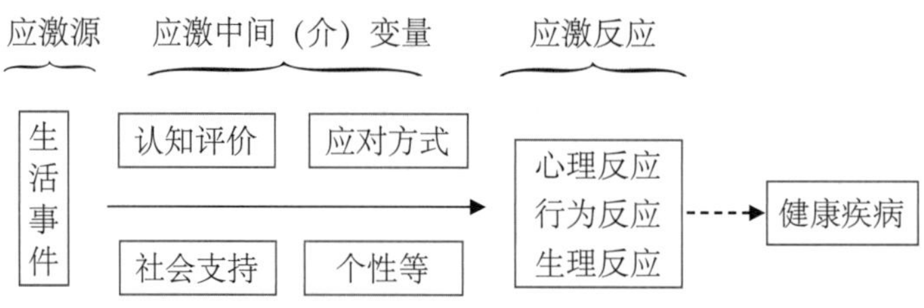

图6-3　应激反应的过程

第二节　心理应激对性功能障碍的影响机制

与心理应激相关的性功能障碍包括性欲障碍、勃起功能障碍、射精功能障碍或性快感缺失等。与性功能有关的大脑中枢包括：①前脑中的内侧杏仁核、终纹、梨状皮质、海马体右侧脑岛和下额叶皮质等，与控制性行为、抑制性冲动（破坏后性亢进）、促进阴茎勃起、增加视觉刺激的性行为（性唤起）有关。②下丘脑视前区、室旁核，与识别性伴侣、整合激素和感受器的能力、促进阴茎勃起有关。③脑干中副神经细胞核、A5区儿茶酚胺能细胞群蓝斑，与抑制阴茎勃起有关（主要为去甲肾上腺素能中枢）。④α-肾上腺素能神经纤维和受体存在于海绵体小梁及海绵体动脉周围，去甲肾上腺素是维持阴茎处于疲软状态的主要神经递质。

心理应激过程中引发的生理反应主要是通过神经–内分泌系统中的蓝斑–交感–肾上腺髓质系统及下丘脑–垂体–肾上腺皮质轴发挥作用，与此同时，副交感神经也被激活，并伴有其他多种内分泌激素的变化（图6-4）。

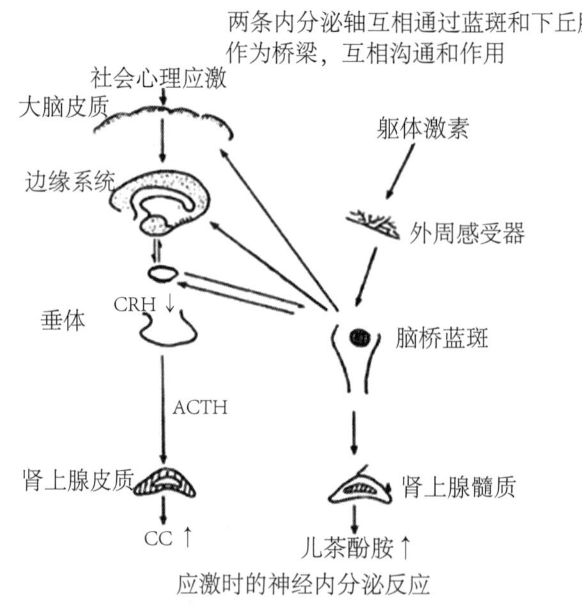

图6-4　心理应激过程中引发的生理反应过程

蓝斑是中枢神经系统对应激最敏感的部位，其中的去甲肾上腺素能神经元具有广泛的上、下行纤维联系。其上行纤维主要投射至杏仁复合体、海马、边缘皮质及新皮质，是应激时情绪变化、学习记忆及行为改变的结构基础。蓝斑与下丘脑室旁核之间具有密切联系，应激时蓝斑的激活可启动下丘脑–垂体–肾上腺皮质轴。位于脑桥蓝斑的去甲肾上腺素能神经元与下丘脑–垂体–肾上腺皮质轴之间具有密切联系。这些神经元与下丘脑室旁核分泌促肾上腺皮质释放激素（corticotropin-releasing hormone，CRH）的神经元之间有直接纤维联系，前者释放去甲肾上腺素后，刺激室旁核神经元上的α-肾上腺素能受体而使CRH

释放增多，从而启动 HPA 的活化。

应激时 HPA 轴兴奋的主要中枢效应包括抑郁、焦虑及厌食等情绪行为改变和学习与记忆能力的下降。这些效应主要由 CRH 分泌增多引起。CRH 在应激时的情绪行为反应中发挥主要作用。CRH 还可促进内啡肽的释放，并促进蓝斑中去甲肾上腺素能神经元的活性，使 HPA 轴与蓝斑－交感－肾上腺髓质轴发挥交互作用。

除了上述变化外，应激还会导致其他多方面的神经内分泌变化。其中水平升高的有 β-内啡肽、抗利尿激素、醛固酮、胰高血糖素、泌乳素等；水平降低的有胰岛素、促甲状腺激素释放激素、促甲状腺素、四碘甲状腺原氨酸、三碘甲状腺原氨酸、促性腺激素释放激素、黄体生成素及卵泡刺激素等；而生长激素则在急性应激时分泌增多，在慢性应激时分泌减少。

在心理应激过程中，上述两种神经内分泌机制对下丘脑 GnRH 及垂体的 LH 分泌产生抑制作用，使睾酮分泌减少，而睾酮是调节性欲最重要的性激素；另外，应激状态下升高的去甲肾上腺素也对维持阴茎的疲软状态起到重要作用，上述因素对于性欲的减退及勃起功能障碍起到关键作用。早泄患者中大多数为继发性，其中大部分与心理应激有关。焦虑是导致早泄最可能的因素，焦虑状态下，交感神经系统兴奋，泌精过程出现时间提前，从而导致射精阈值降低。性欲减退的患者与早泄的患者也会互为因果。射精延迟、不射精症及性快感缺失，主要与男性性生活过程中受到的刺激程度不高或者其他精神心理因素抑制大脑皮层中的兴奋中枢有关。

第三节　医患如何通过心理应激中各因素解读不同性功能障碍表现

一、应激源

所谓应激源就是引起应激的刺激来源。在人类，应激源就是各种生活事件，包括来自心理、社会、文化和生物的各种事件。在许多医学心理学文献中，往往将生活事件和应激源作为同义词来看待。在性生活过程中，男性出现性欲低下、勃起功能障碍、早泄、不射精等自身因素，以及女方在性生活过程中不配合甚至嘲讽等，都是引起心理应激的生活事件。

但我们要清楚，生活事件不是直接的致病因素。上述情况，每位男性一生中都会遇到，但并不都是以失败收场，很多男性会做出及时的调整或经过一段时间的双方沟通后转为正常。各种研究证明，生活事件是通过各种中间环节包括身体的生理、生化变化过程而影响健康和疾病的。因此作为男性不要担心性生活过程中出现负性生活事件，因为作为应激源，它有自己固有的特性，那就是不可控性。我们要做的是不断地提升自己的认知水平与应对措施。

二、认知评价

所谓认知评价，是指个体对遇到的生活事件的性质、程度和可能的危害情况的认知估计。认知评价是 Folkman 和 Lazarus 等提出的应激交互作用理论的核心因素。Lazarus 早期从认知理论的角度，曾认为应激发生于个体察觉或评估一种有威胁的情景之时，甚至认为应激不决定于具体的刺激和反应。在面对性欲低下、勃起功能障碍、早泄、女方不配合等负性生活事件时，有些男性会很淡然地告诉自己，这是很正常的嘛，因为他们夫妻对彼此的身体太了解了，都没有激情了；部分男性还会认为可能是自己的年龄大了；也有人会自我反思，最近工作压力大了？缺乏锻炼了？还是女方最近心情欠佳？甚至有的人会从此一蹶不振。

诸如上述不同的认识，自然会产生不同的结局。性生活需要良好的体力，它需要我们不断地锻炼身体，保持良好的体能，这是前提；性生活还需要良好的技术，我们要了解男女性生活中各自的特点，这样才能兼顾彼此的感受，这是基础；性生活更是一门艺术，需要丰富的情感色彩赋予其中，这也是人类区别于动物的本质，这是精华。提高性生活的认知水平是很重要的，只有真正理解性生活在人类中所扮演的角色，以及明白如何才能获得高质量的性生活，才会减少甚至杜绝性功能障碍的产生。

三、应对方式

应对方式又称应付。Folkman（1986年）将应对定义为个体在处理来自内部或外部的、超过自身资源负担的生活事件时所做出的认知和行为努力。

随着夫妻二人相处的时间延长，彼此间的视觉与触觉的兴奋度自然会下降，可能会出现性欲低下、勃起功能障碍或射精障碍等负性生活事件，此时需要男女双方不断学习相关的性知识，并不断地尝试更新不同的性体验，男方需要与女方多沟通学习，从而提升双方的认知程度，提升自我对性的认知水平。

四、社会支持

社会支持是指个体与社会各方面，包括亲属、朋友、同事、伙伴等社会人及家庭、单位、党团、工会等社团组织，所产生的精神上和物质上的联系程度。在应激研究领域，不论常识还是理论，都认为社会支持具有减轻应激的作用，是应激作用过程中个体“可利用的外部资源”，即社会支持越高，个体抗应激能力越强，应激反应越低，健康保持越好。很多研究显示，社会支持与应激事件引起的心身反应呈负相关，说明社会支持对健康确实具有保护性作用，并进一步可以降低心身疾病的发生和促进疾病的康复。动物实验也证明社会支持与心身健康之间的肯定联系。

在性生活过程中，妻子作为男方的伴侣，这是可以获取最直接也是效果最好的社会支持。双方需要起到互补的作用，在男方性知识不足、认知程度不够的情况下，女方应该尝试承担补充。如果女方经过努力也无法改变现状，就应该积极寻求其他的社会支持，比如寻找专业医生咨询。现如今，随着人们观念的改变，夫妻之间深入沟通性的问题，以及去医院寻求帮助，已经变得逐渐普遍起来。

五、个性特征

个性因素包括性格、脾气、习惯、信念等，其中信念上的问题更值得注意，它影响认知（如认知疗法中的“自动思维”），也直接间接影响其他应激因素，在心理应激系统平衡和失衡中起到核心的作用。作为应激系统中的诸多因素之一，个性与生活事件、认知评价、应对方式、社会支持和应激反应等因素之间均存在相关性。因此，应激系统模型将个性看成应激系统中的核心因素。

个性可以影响个体对生活事件的感知，有时甚至可以决定生活事件的形成。个性与应激反应的形成和程度有关。同样的生活事件，在不同个性的人身上可以出现完全不同的心身反应结果。性生活不和谐的夫妻，往往是因为缺乏有效沟通，或者说他们不知道如何沟通，这本质上都是与双方的个性有关。而人的个性并不是夫妻之间通过短暂的沟通就能改变，往往需要很长的时间，甚至一辈子都无法改变。有的患者在婚前同居后发现彼此在性生活上不和谐，果断地分手；有的是婚后同居发现此类问题，但是因为已结婚，由于传统的观念，被迫选择继续生活在一起。

对于这样的患者，临床医生需要与夫妻双方花时间耐心地沟通。临床实践显示，确有不少来访者仅仅因为这样的讲解、指导产生认识上的“领悟”而有减压效应，虽然持续时间不长（个性因素有其稳定性）。所以，要想从根源解决问题，从孩童时期开始，父母双方就需要注意塑造孩子正确的个性，特别是要有正确的信念，从父母自身做起，才能真正地纠正源头。“性”的问题，应该在恰当的时间，采用合适的方式，引导孩子去认识，正确的疏导比盲目的堵塞能更好地解决问题，否则，不管是年少的孩子，还是自以为成熟的父母，都会携带错误的性观念，延误孩子对性的认知和理解。

六、应激反应

应激反应指个体因为应激源所致的各种生物、心理、社会、行为方面的变化，常称为应激的心身反应。应激反应分为心理反应、行为反应和生理反应三部分。

应激的心理反应可以涉及心理现象的各个方面，如应激可使个体出现认识偏差、情绪激动、行动刻板，甚至影响到自信心。与健康和疾病关系最直接的是应激的情绪反应。

焦虑是最常出现的情绪应激反应，焦虑是个体预期将要发生危险或不良后果的事物时所表现的紧张、恐惧和担心等情绪状态。经历多次失败的性生活后，焦虑状态是难免的，因为这种焦虑，男方会选择逃避或者回避性生活（应激的行为反应），久而久之，夫妻双方的感情慢慢出现隔阂。

性生活的过程，不仅仅是夫妻双方身体的接触，更是心灵沟通的时刻，此时的双方可以向彼此展现最原始、最真实的自我。认识到这一点很重要，而且是双方都要认识到，这是消除焦虑的最好方式。如果夫妻双方明白这一点，即便是男方出现了性欲减退、勃起功能障碍或早泄等，也是身体功能最真实地反应，彼此间只有欣然接纳对方的“好”与“不好”，身心才会得到真正的放松，“不好”将会是暂时的，“好”就会变得长久！

第四节　应对措施

一、心理咨询

心理咨询与心理治疗在一定程度上是互相重叠、相通的，助人的目的、机制、理论源流甚至技术都大同小异，都是专业的心理疏导、心理干预技术。心理咨询可以寻求专业的心理医生的帮助，也可以寻求他人的帮助，如妻子、朋友等。

（1）专业医生治疗：随着人们对心理应激对性功能障碍影响的认知程度的提高，越来越多的夫妻能够主动到医院寻求帮助。对于心理医生而言，这是一项挑战，心理咨询所涉及的内容很多，对于医生的要求很高。心理医生会通过“生物－心理－社会”整体医学观，针对不同患者的需求，综合医学和心理学的知识、经验来评估和制订综合的治疗方案。

（2）自我调节：自我调节是没有专业人士介入的个体层面的应激管理。方法很多，包括合理休息、饮食调节、有氧运动和寻求社会帮助等。应激相关的自我调节对于非精神障碍患者和处于稳定期及康复期的精神障碍患者的身心健康有重要意义。在性心理治疗过程中，患者夫妻双方都要不断提高自我认知、成长和应对的能力。这种方式是最直接、最有效、最持久的，但也最难得，应对成功与否取决于个体的认知和成长程度。当你逐渐意识到自己具备控制压力的能力而不用依靠被动应对机制时，你就提高了引发应激反应的压力阈值。自我调节的方法包括：①有氧运动：持续科学的有氧运动能够增加脑源性神经营养因子，它是“大脑的优质营养肥料”，可以减缓认知功能衰退，可以让我们得到一种征服感和自信心。运动通过调控前额叶皮层内的血清素、多巴胺、去甲肾上腺素等化学物质，让人感到愉悦；运动还能引起内啡肽风暴，还能调节多种神经递质，促进多巴胺的分泌。除此之外，运动还能让我们拥有健硕的身体，拥有高质量性生活的体能基础。②学习性知识：与性相关的知识，自古以来都是以自学为主，性是人的本能，但是提高性的质量就需要后天的学习。学习此类知识，正确的渠道很重要，推荐阅读《性学观止》《海蒂性学报告》《金赛性学报告》《精子战争》等书籍，这类书籍会让你了解不同人对性的各种态度，会提高你对性的认知。③寻求社会支持：性及性心理治疗的特殊性就在于关系比治疗更重要，即求助者与医生、妻子、朋友之间，彼此建立起来的尊重、信任、理解的治疗关系远远比具体的药物治疗更有效。长期存在负面心理应激的性功能障碍患者，除了寻求医生帮助外，还可以向妻子或朋友倾诉、宣泄和寻求帮助。特别是向妻子求助，但这需要患者具备良好的心理素质，克服所谓的“羞耻自卑”感，与妻子充分沟通，了解彼此需求，得到妻子理解和帮助，往往会收到不错的效果，但也需要妻子具备一定的相关知识，所以需要共同学习。这一点在实践中可能存在一定难度，但是勇敢地说出来并得到对方的鼓励和帮助，也是减轻心理应激的一个有效举措。向亲密的朋友寻求帮助也会收到一定的效果。

二、药物治疗

药物治疗包括抗焦虑抑郁药物治疗和改善性功能药物治疗及中医药治疗。

（1）抗焦虑抑郁药物：性功能障碍患者在长期不良心理应激刺激下，会出现不同程度的焦虑抑郁情绪障碍，程度轻微的通过心理咨询能很快缓解或消失，程度严重的或自我调节能力差的可能需要给予一些针对性的药物协助治疗，如抗焦虑抑郁类药物，选择舍曲林、帕罗西汀和劳拉西泮等。

（2）改善性功能药物：①性欲障碍：如多巴丝肼 0.25 ～ 0.5 g bid ～ tid，逐渐增量口服。②勃起功能障碍：枸橼酸西地那非 100 mg，同房前半小时服用；或者他达拉非 5 mg，口服，1 次 / 晚。③早泄：达泊西汀，30 mg 或 60 mg，性生活前 1 ～ 3 小时服用。④射精延迟和不射精：西地那非 + 多巴丝肼 + 米多君三联用药，西地那非 100 mg qd；多巴丝肼，250 mg tid；米多君，2.5 ～ 5 mg，口服 tid，注意监测血压，当血压超过 160/100 mmHg，应减量甚至停药。

（3）中医药治疗：中医药、针灸治疗有着几千年的悠久历史，根据性功能障碍患者不同的症候变化，辨病辨证施治。常用的药物有疏肝益阳胶囊、右归丸、左归丸等。常用的穴位有关元、三阴交、肾俞、气海、足三里、太冲、命门、腰阳关、中极等。

第五节　总结与展望

（1）心理应激不是一个结果，而是一个过程，这一过程中的核心是人的个性。不同的个体，因为认知程度、应对方式不同，所寻求的社会支持也不同，造成了有的个体获得有益的应激反应，而有的个体获得有害的应激反应，是走向健康，还是疾病，就是这样慢慢区分开来。性功能障碍大多都不是器质性疾病导致的，成功的性生活，不仅要具备正常的阴茎解剖结构，正常的神经传导系统，更需要健全的性认知。我们常说评价一个人是否有健全的人格，其中性心理是否健全，应该是重点评估内容。

我们都说一个人的健康比什么都重要，其实，一个人的心理健康远胜于躯体健康。在过去，我们会更多地以一个人的外在表现来衡量他是否本分、是否可靠，显然，在当下自媒体时代，通过不断曝光的负面新闻，我们看到了很多个体隐藏的丑恶行径。“性”乃食也，我们要学会吃饭，也要学会品“性”，要借助科学的心理学认识自己，认识性的本质。夫妻双方出现性生活不和谐，逃避问题很简单，难的是面对它，要想办法解决，我相信按照心理应激中的各个因素，对照自身的问题，深度剖析，理论联系实践，一定会有收获的！

（2）真正的心理学知识建立在实实在在的科学数据之上，有理有据，未来的就医模式，需要高度重视心理治疗的重要性，以心理应激作为切入点，让医学心理学在男科诊疗中全方位、多角度地发挥作用。

未来，希望看到更多具备心理学知识的男科医师，能将医学心理学作为一项重要的诊疗手段纳入自己的医疗体系中。每一种性功能障碍的出现，都一定有其发生的原因，只有明白它产生的原理，才能真正地解决问题，其中心理应激应该是贯穿始终的原因之一。我们要学会借助心理应激去理解性功能障碍患者存在的问题，对症下药，根据患者的具体情况，做到真正的个体化治疗！

参考文献

[1] 白文俊，王晓峰 . 现代男科学临床聚焦 . 北京：科学出版社，2017：178-184.

[2] 白文俊，刘清尧 . 白文俊教授团队男科疾病病例精解（第二辑）. 北京：科学技术文献出版社，2020：165-168.

[3] WEIN A J，KAVOUSSI L R，PARTIN A W. 坎贝尔 - 沃尔什泌尿外科学 . 11 版 . 夏术阶，纪志刚，译 . 郑州：河南科学技术出版社，2020：154-159.

[4] 马辛，赵旭东 . 医学心理学 . 3 版 . 北京：人民卫生出版社，2020：103-123.

[5] 李桂源 . 病理生理学 . 2 版 . 北京：人民卫生出版社，2010：170-192.

[6] 季建林 . 综合医院中的心理咨询 . 临床精神医学杂志，2001，11（3）：192-193.

[7] 约翰•瑞迪，埃里克•哈格曼 . 运动改造大脑 . 杭州：浙江人民出版社，2013：128-135.

[8] 姚树桥，杨艳杰 . 医学心理学 . 7 版 . 北京：人民卫生出版社，2018：117.

（栾祖乾）

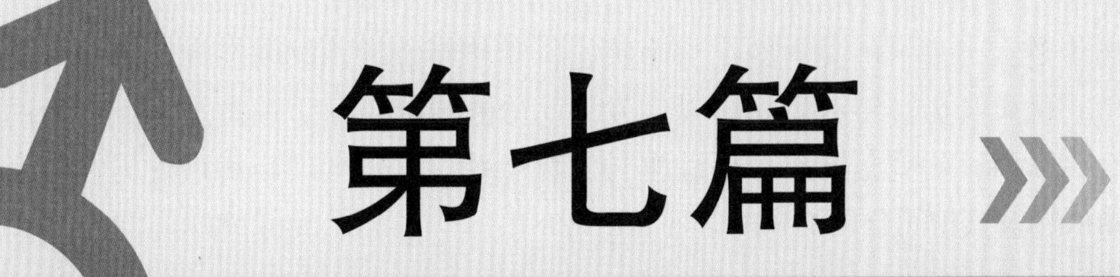

第七篇

常见男科疾病的中医辨证治疗及诊疗速记图

第五十三章　常见男科疾病的中医辨证方法和中成药治疗

第一节　概述与病因病机

一、概述

中医男科学历史悠久，是一门独立的、与中医妇科学相对应的，以中医理论为指导来认识和研究男性生理、病理、养生、优生及男性特有疾病的发生发展、诊断治疗、预防调护及养生规律的学科。同时是一门中医内外科综合性学科，研究范围包括男性生长发育生殖、男性生理与病理、男性节育与不育、男性性功能障碍、性传播疾病及其他男性特有疾病。

二、病因病机

1. 致病因素

（1）禀赋不足：由于先天禀赋不足，素体虚弱或后天失养，肾气亏虚，发育不良，导致阴茎短小或隐睾、小睾丸等，以致性功能及生殖功能降低或丧失。

（2）性事失度：包括房劳过度、手淫过度、房事不节等。

（3）前阴损伤：跌扑外伤、冻伤烫伤、虫兽咬伤、外科手术等因素都可损伤阴器，导致男性功能障碍。

（4）外感六淫：风、寒、暑、湿、燥、火六淫邪气均可引起男性疾病，临床上寒、湿、热引起男性疾病最为常见。

（5）内伤七情：突然剧烈持久的精神刺激，如暴怒、狂喜、惊恐、思虑过度、忧愁不解等，使人气机紊乱，脏腑阴阳气血失调，导致男科疾病。

2. 发病机制

男科疾病主要与脏腑功能失调、气血功能障碍、经络病变三个方面关系密切。脏腑功能失调，主要表现在肾、肝、脾、心、肺的功能失调；气血功能障碍，主要表现为气血功能失调，比如气虚、气郁、血虚、血瘀等；经络病变，主要是指循行于男性性器官附近的经络循行发生障碍，主要与肝经、肾经、冲脉、任脉、督脉关系密切。以下分别论述男科常见疾病发病机制。

（1）阳痿：阳痿的病机中，最基本的发病机制是肝郁、肾虚、湿热、血瘀。肝郁、肾虚、湿热等作为阳痿常见的病机，可导致阴茎气血运行不畅，瘀血阻滞于阴茎脉络，出现阳痿。血瘀作为基本病机和最终病理结局贯穿阳痿发生、发展的全部过程。

（2）早泄：肾精的封藏和疏泄，与人体脏腑、经络有着密切的关系。精之藏泄有赖于心、肝、肾、脾等共同作用及人体阴阳之相对平衡。早泄的病因多由禀赋素弱，外感六淫，或七情内伤等所致。心肾不交、肝郁气滞、阴虚火旺、肾气不固是早泄的核心病机。

（3）慢性前列腺炎：目前较普遍地认为本病的病因多为肝郁、湿热、瘀阻、肾虚四个关键因素，肝郁、湿热为标，肾虚为本，瘀滞为变。

（4）良性前列腺增生：本病为本虚标实之证，肾虚为本，瘀血、湿热、痰浊等是本病发展过程中的病理产物。病变早期正虚邪微，多以肾气虚为主；中期正虚邪实，多以肾虚兼湿热或血瘀为主；后期正虚邪盛，湿热或瘀血阻滞更为明显。

（5）男性不育：本病病因较为复杂，既有先天因素，又有后天因素，与肾、脾、肝关系密切，其中与肾尤为密切。男性不育的病机以脏腑虚损（肾虚）为本，湿热瘀滞为标。

（6）男性更年期综合征：男性更年期正是“七八肝气衰，八八则齿发去”的人生阶段，肾气逐渐衰少，精血日趋不足，导致肾的阴阳失衡。由于肾阴肾阳的失衡进而导致各脏器功能紊乱，从而形成了男性更年期综合征的病机基础。

（7）血精：急性期多与湿、热、瘀有关，慢性期多与气虚、阴虚有关，无论是何种原因造成的精室血络受损均可出现血精，血络受损为该病基本病机。

（8）遗精：本病多虚实夹杂，诊治时要分清虚实。本病初起以实证为多，日久以虚证为多。实证多见于君相火旺、湿热等病理因素；虚证则以肾虚、心脾两虚为主。

第二节 常见证型

常见的证型有如下几种：

（1）肾阳虚型：多因素体阳虚，或久病失调，或房劳过度，耗损肾阳，气化失司。主要临床表现：形寒肢冷，腰膝酸痛，小便清长，夜尿频多，阳痿不举，精冷不育等。

（2）肾阴虚型：因久病伤肾，或房事不节，或情志内伤，暗耗肾阴所致。主要临床表现：腰膝酸痛，头目眩晕，盗汗失眠，五心烦热，血精，精浊等。

（3）湿热下注型：湿热邪毒下注，蕴结二窍，变生诸疾。主要临床表现：尿频，尿急，茎中热痛，尿液黄赤，血淋，白浊，阴囊红肿热痛，附睾、睾丸肿痛，囊内积液，外阴多汗味臊等。

（4）气滞血瘀型：多见于病久之后，疏泄失常，经络阻塞，产生气血瘀滞证。主要临床表现：小腹、会阴、睾丸胀痛或刺痛，阴茎硬结，排尿困难或闭塞不通，或尿有血块等。

（5）肝气郁滞型：素日多悲忧烦恼，情志不遂，致肝失调达，疏泄不利，气机不畅。主要临床表现：情志抑郁，或急躁易怒，胸胁胀满，善太息，性欲低下，阳痿早泄。

（6）浊痰凝结型：脾胃运化失司，湿聚成痰，或湿从下侵，蕴结日久，酿生痰浊，浊痰凝聚于前阴。主要临床表现：附睾慢性肿块或阴茎结节，皮色不变，不痛或微痛。若浊痰化热，局部可发红发热，伴有疼痛，或化脓破溃；浊痰滞于溺窍，可出现排尿淋漓不畅，尿线变细；浊痰阻于精窍，可导致不射精。

第三节 治疗方法

一、常见治疗方法

根据临床所见，男性病发于肝、心者，以实证居多；发于肾、脾者，以虚证居多。所以我们将辨证论治归纳为“实则治心肝为主”“虚则治脾肾为主”两个规律。常见方法如下。

（1）温肾壮阳法：温肾壮阳法，是指用补肾壮阳的药，消除阳气亏虚症状，使肾之阳气得到恢复的治疗方法，肾阳亏虚时可出现形寒肢冷、精神萎靡、排尿障碍、发育迟缓、精少不育、性欲低下、阳痿等病症。

（2）滋肾补阴法：滋肾补阴法是指用补肾养阴的药物，消除肾阴不足或阴虚火旺症状的治疗方法。肾阴亏虚可出现脏腑枯萎，功能消退，咽干口燥，五心烦热，腰膝酸软，眩晕耳鸣；阴虚火旺则出现骨蒸潮热、遗精早泄、失眠多梦等症状。

（3）补肾填精法：补肾填精法是指多用血肉有形之品中的补肾填精益髓的药物，消除肾精不足、精髓亏虚症状的治疗方法，肾精亏虚，临床可见发育迟缓，男子不育、无精，阳痿滑精，智力低下，耳鸣失聪等。

（4）补肾涩精法：补肾涩精法是指用补肾收敛固涩的药物治疗因肾气不足、精关不固所致病症的治疗方法。临床常用于早泄、遗精、滑精、尿频、遗尿等病症。

（5）交通心肾法：交通心肾法指用滋肾阴、降心火的药物治疗肾阴亏虚、不能抑制心火所致病症的治疗方法，临床常用于遗精、早泄、阳强、失眠多梦、精浊等病症。

（6）暖肝散寒法：暖肝散寒法是指以温经散寒、温阳理气的药物治疗因阳虚寒凝肝脉所致病症的治疗方法。临床常用于阳痿、缩阳、精冷不育、性欲低下、水疝、阴茎痰核等病证。

（7）疏肝理气法：疏肝理气法指用疏肝理气的药物治疗因肝气郁结所致病症的治疗方法。临床常用于阳痿早泄、不射精、精浊、疝气、性欲低下等病症。

（8）活血化瘀法：活血化瘀法是指用活血化瘀的药物治疗因经络阻塞、气血凝滞所致病症的治疗方法。临床常用于筋疝、阴茎痰核、血疝、慢性子痈、精癃、精浊等男性疾病中有疼痛和肿块结节等表现者。

（9）清热解毒法：清热解毒法是指用苦寒泄热的药物治疗因体内热毒炽盛所致病症的治疗方法。临床常用于急性子痈、囊痈、脱囊、热淋、淋病等病症。

（10）软坚散结法：软坚散结法是指用具有化痰软坚、行气、活血作用的药物治疗因痰浊瘀血凝滞所致病症的治疗方法。临床常用于慢性子痈、子痰、阴茎痰核、子岩、肾岩等病症。

（11）清热利湿法：清热利湿法是指用清利湿热的药物或清热药与淡渗利湿药物并用治疗因湿热之邪蕴结所致病症的治疗方法。临床常用于膏淋、精浊、精癃、热淋、子痈、囊痈、肾囊风、脱囊、癃闭、水疝等病症。

二、中成药辨证治疗

（一）阳痿

1. 肝气郁结证

【证候】主症：精神抑郁，胸胁、少腹胀满不适，多疑善虑，心情急躁焦虑，善太息，少言寡语，病情轻重与情绪变化关系密切。舌脉：舌质黯红，苔薄白，脉弦细。

【治则】疏肝解郁，温肾振痿。

【推荐中成药】疏肝益阳胶囊、逍遥丸＋复方玄驹胶囊等。

2. 湿热下注证

【证候】阳痿，阴囊潮湿，瘙痒坠胀，口苦咽干，尿黄便结。舌脉：舌红，苔黄腻，脉滑数。

【治则】清利湿热，强筋起痿。

【推荐中成药】龙胆泻肝丸、四妙丸等。

【注意事项】此型用药重在清利，中病即止，勿伤正气，慎用补涩。一般服药2～4周后，阴囊潮湿等症状改善，舌苔黄腻消退，可加用复方玄驹胶囊、巴戟胶囊等补肾壮阳，或按照其他证型用药。

3. 肾阳虚证

【证候】腰膝酸软，畏寒肢冷，少腹、外阴有凉感，面色无华，精神萎靡，性欲淡漠，精冷滑泄，小便频数清长。舌脉：舌质淡胖，苔白，脉沉弱。

【治则】温补命门，振阳起痿。

【推荐中成药】复方玄驹胶囊、蚕蛾公补合剂、右归丸、龟龄集等。

4. 惊恐伤肾证

【证候】阳事不举或举而不坚，胆怯多疑，心悸易惊，夜寐不安，多有受惊吓致病史。舌脉：舌淡红，苔薄白，脉弦细。

【治则】宁神定志，补肾振痿。

【推荐中成药】乌灵胶囊、安神定志丸、启阳娱心丹等。

5. 肾阴亏虚证

【证候】形体消瘦，腰膝酸软，五心烦热，潮热盗汗，眩晕耳鸣，性欲减退，小便短赤，夜寐不实，多梦滑精。舌脉：舌淡红，脉沉细无力。

【治则】滋阴补肾。

【推荐中成药】左归丸、六味地黄丸、大补阴丸等。

（二）早泄

1. 湿热下注证

【证候】早泄，小便短赤，可有尿灼痛，口苦咽干，阴囊坠痛或兼见湿疹，大便溏薄。舌脉：舌质红，苔黄腻，脉滑数。

【治则】清热利湿。

【推荐中成药】龙胆泻肝丸、四妙丸等。

【注意事项】此型用药重在清利，中病即止，勿伤正气，慎用补涩。一般服药 2 ～ 4 周后，阴囊潮湿等症状改善，舌苔黄腻消退，按照其他证型用药。

2. 阴虚火旺证

【证候】早泄滑精，五心烦热，口干咽燥。舌脉：舌红少苔，脉沉细或细数。

【治则】滋阴降火。

【推荐中成药】知柏地黄丸、大补阴丸等。

【注意事项】此型禁用壮阳补肾之品，以防阴伤，加重病情。可加用金锁固精丸等固涩药品。

3. 肾气不固证

【证候】早泄遗精，腰膝酸软，夜尿多，小便清长。舌脉：舌淡，苔白，脉细数。

【治则】肾固涩精。

【推荐中成药】金锁固精丸、伊木萨克片、西帕依麦孜彼子胶囊等。

【注意事项】此型易合并阳痿，可同时服用复方玄驹胶囊等改善勃起功能。

4. 心脾两虚证

【证候】早泄，失眠健忘，面色萎黄，纳差便溏。舌脉：舌淡，苔薄白，脉细弱。

【治则】补益心脾。

【推荐中成药】归脾丸、补中益气丸、柏子养心丸等。

（三）慢性前列腺炎

1. 湿热下注证

【证候】尿黄，尿频，尿急，尿灼痛，少腹及会阴胀痛，阴囊潮湿。舌脉：舌红，苔黄腻，脉弦滑数。

【治则】清热利湿，佐以行气活血。

【推荐中成药】前列舒通胶囊+泌淋清胶囊、双石通淋胶囊、前列解毒胶囊、清浊祛毒丸、宁泌泰胶囊等。外用：前列安栓、解毒活血栓。

2. 气滞血瘀证

【证候】病程日久，少腹及会阴隐痛或针刺样疼痛，久坐或受凉时加重。舌脉：舌黯或有瘀点瘀斑，脉多沉涩。

【治则】活血化瘀，行气止痛。

【推荐中成药】前列欣胶囊、前列通瘀胶囊、少腹逐瘀颗粒等。外用：前列安栓、解毒活血栓。

3. 肝气郁结证

【证候】少腹、会阴胀痛，常伴胸闷，喜太息，焦虑抑郁，症状随情绪波动。舌脉：舌淡，苔薄白，脉弦。

【治则】疏肝解郁，理气止痛。

【推荐中成药】柴胡疏肝散 + 前列欣胶囊、逍遥丸 + 前列欣胶囊、乌灵胶囊 + 前列欣胶囊等。外用：前列安栓、解毒活血栓。

4. 肾阴不足证

【证候】会阴不适，尿频、尿急，排尿不畅，伴腰膝酸软，五心烦热，口干咽燥。舌脉：舌红少苔，脉沉细或细数。

【治则】滋阴补肾，佐行气活血。

【推荐中成药】左归丸＋前列欣胶囊、大补阴丸＋前列欣胶囊等。外用：前列安栓、解毒活血栓。

5. 脾肾阳虚证

【证候】病久体弱，倦怠乏力，手足不温，小便频数而清长，大便溏稀。舌脉：舌淡苔白，脉沉细。

【治则】温补脾肾，佐行气活血。

【推荐中成药】右归丸＋少腹逐瘀颗粒、金匮肾气丸＋少腹逐瘀颗粒、前列舒乐颗粒等。

（四）良性前列腺增生

1. 中气不足证

【证候】小腹坠胀，排尿无力，小便欲解不爽或不出，尿失禁或遗尿，少气懒言或语声低微，脱肛，纳差，乏力。舌脉：舌淡，苔薄白，脉细弱。

【治则】补中益气，升清降浊。

【推荐中成药】补中益气丸。

2. 气滞血瘀证

【证候】小便点滴不畅，尿细如线或闭塞不通，小腹胀满隐痛，会阴或睾丸胀痛、刺痛，血尿或血精。舌脉：舌淡红，有瘀点或瘀斑，苔薄白，脉弦或涩。

【治则】疏肝理气，行瘀散结。

【推荐中成药】桂枝茯苓丸、少腹逐瘀颗粒、泽桂癃爽胶囊等。

3. 湿热瘀阻证

【证候】尿频、急、灼，排尿困难，小便黄，尿道灼热，小腹部、会阴部、耻骨区或腰骶及肛周疼痛。舌脉：舌红，苔黄腻，舌有瘀点或瘀斑，脉沉数。

【治则】活血化瘀，清热利湿。

【推荐中成药】癃闭舒胶囊、翁沥通胶囊、前列舒通胶囊、黄莪胶囊等。

4. 脾肾两虚证

【证候】腰膝肢冷，纳差腹胀，排尿困难，面色萎黄，神疲乏力，少腹坠胀，动则气短，便溏。舌脉：舌淡，苔薄白，脉细无力。

【治则】补脾益气，温肾利尿。

【推荐中成药】金匮肾气丸＋四君子丸、前列舒乐颗粒等。

5. 肾虚湿热证

【证候】尿频、尿急，夜尿增多，排尿无力或点滴而出，腰膝酸软，排尿困难。次症：尿线细，小腹酸胀，排尿时间长，小便黄。舌脉：舌淡，苔薄黄或黄腻，脉细数。

【治则】补益肾气，清热化湿。

【推荐中成药】夏荔芪胶囊、灵泽片、滋肾通关丸等。

6. 肾虚血瘀证

【证候】尿后滴沥，腰膝酸软，排尿困难，夜尿频数，神疲乏力，小腹部、会阴部、耻骨区或腰骶及肛周疼痛。舌脉：舌暗淡或有瘀点、瘀斑，苔薄白，脉沉涩。

【治则】补肾活血，散结利尿。

【推荐中成药】灵泽片、金匮肾气丸＋桂枝茯苓丸等。

（五）男性不育

1. 湿热下注证

【证候】精液黏稠，量多色黄，味浓，常规检查多见脓细胞增多；小便短赤，阴囊湿痒。舌脉：舌红苔黄腻，脉滑数。

【治则】清热利湿。

【推荐中成药】黄精赞育胶囊、癃清胶囊 + 五子衍宗丸等。

2. 肝郁气滞证

【证候】精液黏滞、精子活动力下降；胁肋胀痛，睾丸坠胀疼痛，精液黏滞不化、动力下降。舌脉：舌淡红苔薄白，脉弦。

【治则】疏肝解郁，温肾益精。

【推荐中成药】柴胡疏肝散 + 五子衍宗丸、逍遥丸 + 五子衍宗丸等。

3. 肾阳虚衰证

【证候】精液清冷，精子稀少，活率低，活动力弱；畏寒肢冷，睾丸较小而质软，大便溏，小便清长。舌脉：舌淡苔薄白，脉沉细或沉迟。

【治则】温补肾阳，益肾填精。

【推荐中成药】麒麟丸、生精片（胶囊）、龙鹿胶囊、还少胶囊等。

【注意事项】如伴有勃起功能减退，可加复方玄驹胶囊等。

4. 肾阴不足证

【证候】精液量少，精子数少，液化不良，畸形精子较多等；腰膝酸软，五心烦热，潮热盗汗，咽燥口干。舌脉：舌红少苔，脉细数。

【治则】滋阴补肾，益精养血。

【推荐中成药】左归丸、大补阴丸等。

【注意事项】如伴有少精子症，可加麒麟丸 / 五子衍宗丸；如伴有弱精子症，可加黄精赞育胶囊。

5. 气血两虚证

【证候】精子数少、活动率低；性欲减退，神疲乏力，面色无华。舌脉：舌淡，苔薄白，脉沉细无力。

【治则】补益气血。

【推荐中成药】麒麟丸、十全大补丸等。

（六）男科其他常见病

◆ 更年期综合征

1. 肾虚精亏证

【证候】性功能减退，发脱齿摇，健忘乏力。舌脉：舌淡，苔白，脉沉细。

【治则】补肾填精。

【推荐中成药】麒麟丸、补肾益脑丸、五子衍宗丸等。

【注意事项】如伴有勃起功能障碍加用复方玄驹胶囊、巴戟胶囊等。

2. 阴虚内热证

【证候】形体消瘦，潮热盗汗，五心烦热，颧红咽干，眩晕耳鸣，失眠多梦，早泄遗精，尿黄。舌脉：舌红，少苔，脉细数。

【治则】滋阴降火。

【推荐中成药】知柏地黄丸、左归丸等。

3. 肾阳虚损证

【证候】面色㿠白，倦怠乏力，畏寒喜暖，性欲减退，阳痿或早泄，小便清长，大便不成形。舌脉：

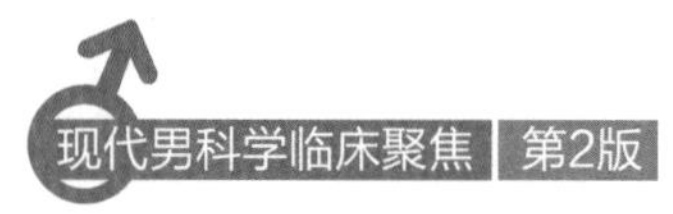

舌淡，苔白，脉沉弱。

【**治则**】温补肾阳。

【**推荐中成药**】右归丸、金匮肾气丸等。

【**注意事项**】如伴有勃起功能障碍加用复方玄驹胶囊、巴戟胶囊等。

4. 心肾不交证

【**证候**】心烦不宁，健忘多梦，心悸怔忡，腰膝酸软。舌脉：舌红，苔薄黄，脉细。

【**治则**】滋阴降火，交通心肾。

【**推荐中成药**】乌灵胶囊、交泰丸。

5. 脾肾阳虚证

【**证候**】形体肥胖，面色晄白，形寒肢冷，腹胀纳差，大便溏泄。舌脉：舌体胖大，舌淡苔白，脉沉细无力。

【**治则**】温补肾阳，健脾除湿。

【**推荐中成药**】还少胶囊、参苓白术散、附子理中丸等。

6. 肝郁肾虚证

【**证候**】急躁易怒或抑郁寡欢，头晕目眩，耳鸣健忘，腰膝酸软。偏于肾阴虚：五心烦热，早泄遗精；舌脉：舌红少津，苔薄白，脉弦细。偏于肾阳虚：畏寒喜暖，性欲减退；舌脉：舌淡，苔薄白，脉沉细。

【**治则**】补肾疏肝。

【**推荐中成药**】偏肾阴虚：逍遥丸+六味地黄丸、乌灵胶囊+逍遥丸、舒肝颗粒+左归丸等。偏肾阳虚：疏肝益阳胶囊、逍遥丸+复方玄驹胶囊、逍遥丸+右归丸等。

◆ 血精症

1. 湿热下注证

【**证候**】精液红褐色或暗红色，阴囊坠痛或兼见湿疹，尿频尿急，小便黄浊，大便溏薄。舌脉：舌质红，苔黄腻，脉滑数。

【**治则**】清热利湿，凉血止血。

【**推荐中成药**】前列舒通胶囊+泌淋清胶囊、致康胶囊、癃清片、裸花紫珠颗粒（片）等。

2. 阴虚火旺证

【**证候**】精液鲜红色，可性欲亢进，潮热盗汗，头晕耳鸣，五心烦热，腰膝酸软。舌脉：舌红少苔，脉细数。

【**治则**】滋阴降火，凉血止血。

【**推荐中成药**】知柏地黄丸+云南白药胶囊、二至丸+云南白药胶囊等。

3. 心脾两虚证

【**证候**】精液淡红色，可性欲低下、阳痿、遗精，失眠健忘，疲乏无力，纳食不佳，腹胀便溏。舌脉：舌淡苔薄，脉沉细。

【**治则**】补肾健脾，益气摄血。

【**推荐中成药**】归脾丸+云南白药胶囊、补中益气丸+云南白药胶囊等。

4. 瘀血阻滞证

【**证候**】精液暗红色或褐色，小腹、会阴部坠胀，偶有刺痛。舌脉：舌质暗红，舌苔白，脉沉弦。

【**治则**】活血行气，散瘀止血。

【**推荐中成药**】桂枝茯苓丸（胶囊）、少腹逐瘀颗粒（片）、致康胶囊等。

◆ 遗精

1. 心肾不交证

【**证候**】少寐多梦，多梦遗，伴心中烦热，精神萎靡，倦怠乏力，小便短赤。舌脉：舌质红，脉细数。

【**治则**】清心安神，滋阴清热。

【**推荐中成药**】乌灵胶囊、交泰丸、天王补心丹等。

2. 湿热下注证

【**证候**】遗精，小便黄赤，尿灼痛，大便溏臭，阴囊潮湿，口舌生疮。舌脉：舌红，苔黄腻，脉濡数。

【**治则**】清热利湿。

【**推荐中成药**】前列舒通胶囊 + 泌淋清胶囊、癃清胶囊、导赤丸等。

3. 心脾两虚证

【**证候**】多劳累后遗精，失眠健忘，面色萎黄，纳差便溏。舌脉：舌淡，苔薄白，脉细弱。

【**治则**】调补心脾，益气摄精。

【**推荐中成药**】归脾丸、补中益气丸、还少胶囊等。

4. 肾虚不固证

【**证候**】频繁遗精，腰膝酸软，眩晕耳鸣，健忘失眠，发落齿摇。舌脉：舌淡，苔白，脉细数。

【**治则**】补肾益精，固涩止遗。

【**推荐中成药**】金锁固精丸、金匮肾气丸、伊木萨克片、西帕依麦孜彼子胶囊等。

第四节 小结

男科疾病的治疗与其他疾病有明显不同。以疗效为导向，使得男科学的发展在中西融合方面较其他学科更为紧密。中医药在治疗男科疾病时参与率高，西医男科医生都不可避免地会用到中医药，尤其是中成药。中成药的使用丰富了男科疾病的治疗方法与手段，同时中、西医疗法优势互补，提高了临床疗效。我们应该清楚的是：中成药同样是以中医药理论为指导，针对某一病证或症状制定的，临床使用时也必须要辨证选药。若选用不当，不但起不到治疗效果，甚至还会在一定程度上加重病情。因此，需要西医同道加强中医辨证论治基本功的练习，杜绝中成药的误用。临床针对患者不同症状表现、舌脉等综合分析，最重要的是要分清寒热虚实。有些男科疾病由于病程长、病因复杂，很多表现为寒热错杂、虚实夹杂的复合证型，我们选用中成药也应该是具有复合功效的中成药。在治疗时，也要明确哪些疾病是西医治疗的优势，哪些是中医治疗的优势，单纯应用西医疗效不满意时，可以配合中医治疗，要清楚每一种疾病的治疗手段，以及每种治疗方式的优势与局限性，才能更好地为患者提供精准的个性化治疗，才能突破男科治疗的瓶颈，提高临床效果。

参考文献

[1] 李曰庆 . 中医外科学 . 北京：中国中医药出版社，2012：275-296.

[2] 秦国政 . 中医男科学 . 北京：中国中医药出版社，2017：35-40.

[3] 李曰庆，李海松 . 实用中医男科学 . 北京：人民卫生出版社，2019：13-18.

[4] 秦国政，张春和，李焱风，等 . 基于疮疡理论论治慢性前列腺炎专家共识 . 中医杂志，2017，58（5）：447-450.

[5] 张敏建，宾彬，商学军，等 . 慢性前列腺炎中西医结合诊疗专家共识 . 中国中西医结合杂志，2015，35（8）：933-941.

[6] 李海松，王彬，赵冰 . 慢性前列腺炎中医诊治专家共识 . 北京中医药，2015，34（5）：412-415.

[7] 张春和，李曰庆，裴晓华，等．基于肾虚瘀阻论治良性前列腺增生症专家共识．中国男科学杂志，2017，31（1）：59-61.

[8] 张春和，李曰庆，裴晓华，等．良性前列腺增生症中医诊治专家共识．北京中医药，2016，35（11）：1076-1080.

[9] 孙自学，宋春生，邢俊平，等．良性前列腺增生中西医结合诊疗指南（试行版）．中华男科学杂志，2017，23（3）：280-285.

[10] 张敏建，常德贵，贺占举，等．勃起功能障碍中西医结合诊疗指南（试行版）．中华男科学杂志，2016，22（8）：751-757.

[11] 秦国政，李曰庆，裴晓华，等．《基于肝郁血瘀肾虚论治阳痿》专家共识．辽宁中医杂志，2016，43（8）：1622-1625.

[12] 张敏建，张春影，金保方，等．早泄中西医结合诊疗指南（试行版）．中华男科学杂志，2018，24（2）：176-181.

[13] 李曰庆，李海松，王彬．基于阴茎中风学说论治阳痿专家共识．中国男科学杂志，2020，34(6)：3-5，23.

[14] 毕焕洲，赵永厚．中医诊治早泄的循证医学研究．辽宁中医杂志，2013，40（7）：1327-1330.

[15] 朱勇，葛晓东，卞廷松，等．中医药治疗血精症专家共识．中医药信息，2019，36（1）：99-101.

[16] 张敏建，郭军，陈磊，等．男性不育症中西医结合诊疗指南（试行版）．中国中西医结合杂志，2015，35（9）：1034-1038.

[17] 李曰庆，李海松，孙永章，等．中医药治疗男科领域临床优势病种的探讨．中国实验方剂学杂志，2021，27（12）：182-188.

（韩亮　陈朝晖　李建新）

第五十四章 常见男科疾病诊疗速记图

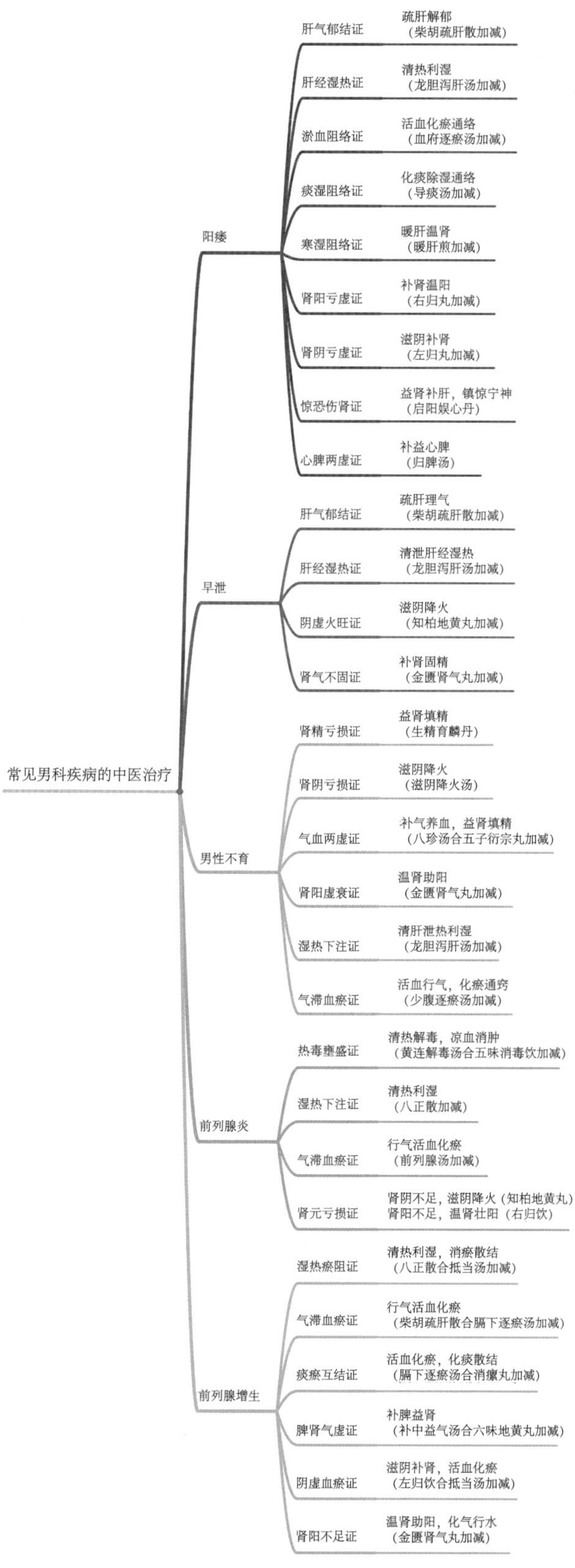

图7-1 常见男科疾病的中医治疗

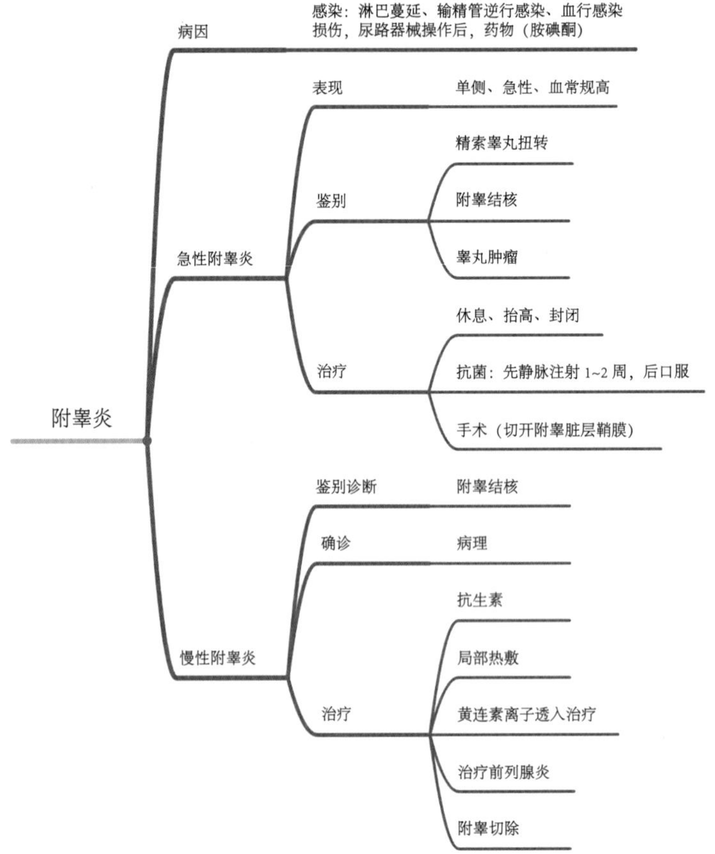

图7-2 附睾炎

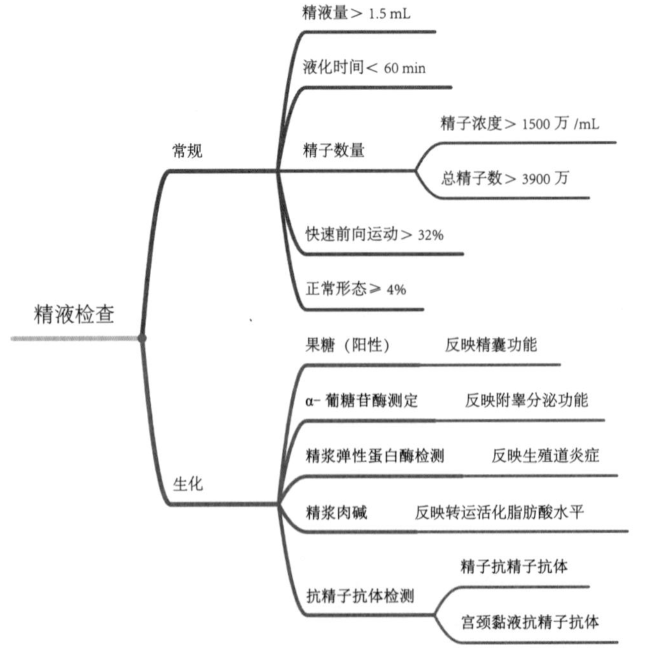

图7-3 精液检查

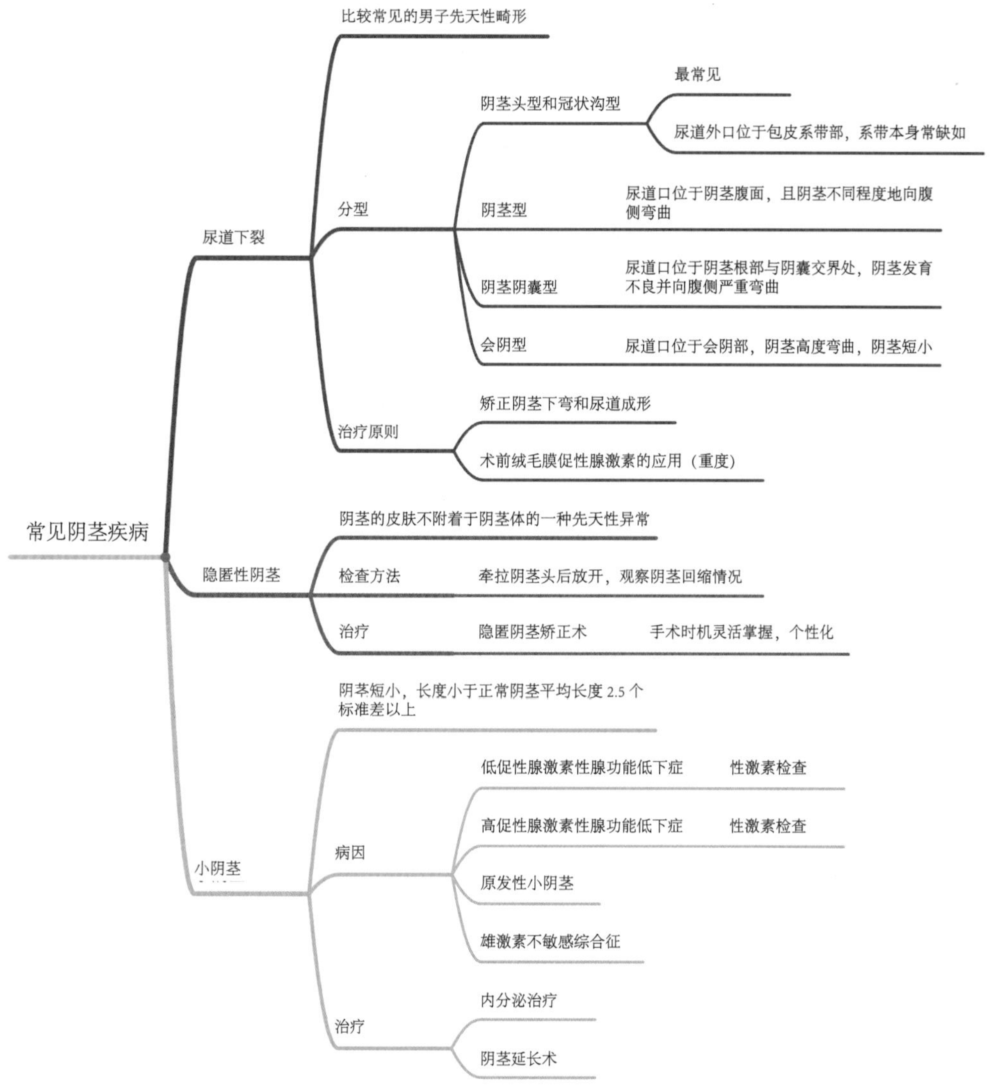
常见阴茎疾病
尿道下裂
比较常见的男子先天性畸形
分型
阴茎头型和冠状沟型
最常见
尿道外口位于包皮系带部，系带本身常缺如
阴茎型
尿道口位于阴茎腹面，且阴茎不同程度地向腹侧弯曲
阴茎阴囊型
尿道口位于阴茎根部与阴囊交界处，阴茎发育不良并向腹侧严重弯曲
会阴型
尿道口位于会阴部，阴茎高度弯曲，阴茎短小
治疗原则
矫正阴茎下弯和尿道成形
术前绒毛膜促性腺激素的应用（重度）
隐匿性阴茎
阴茎的皮肤不附着于阴茎体的一种先天性异常
检查方法
牵拉阴茎头后放开，观察阴茎回缩情况
治疗
隐匿阴茎矫正术
手术时机灵活掌握，个性化
小阴茎
阴茎短小，长度小于正常阴茎平均长度 2.5 个标准差以上
病因
低促性腺激素性腺功能低下症
性激素检查
高促性腺激素性腺功能低下症
性激素检查
原发性小阴茎
雄激素不敏感综合征
治疗
内分泌治疗
阴茎延长术

图7-4　常见阴茎疾病

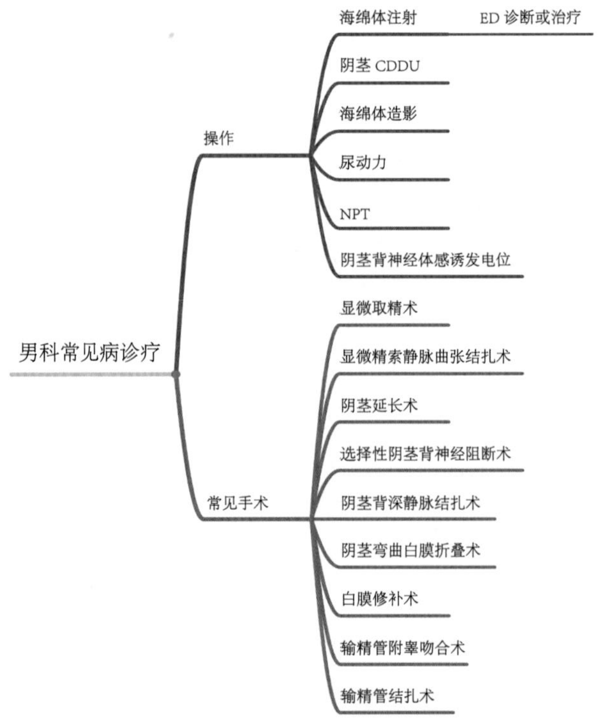

图7-5 男科常见病诊疗

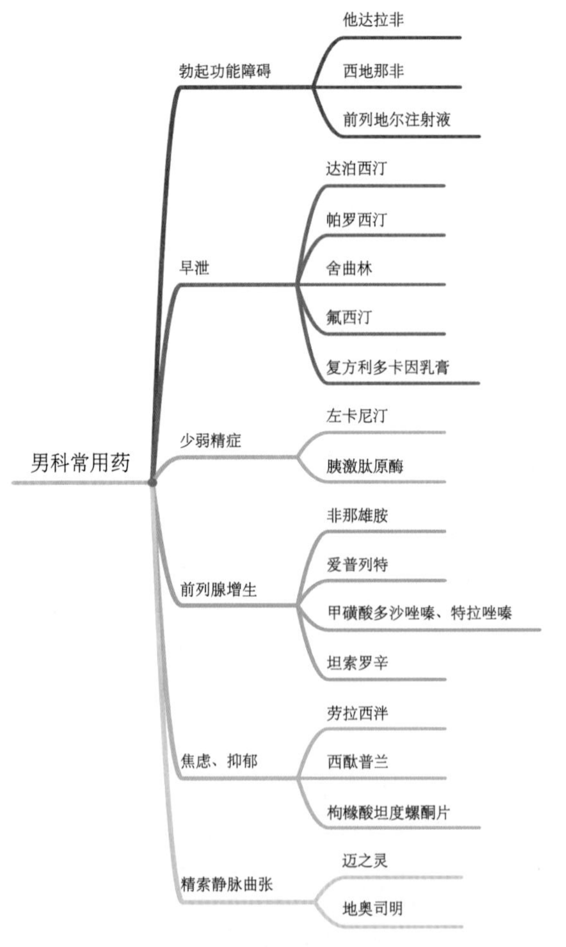

图7-6 男科常用药

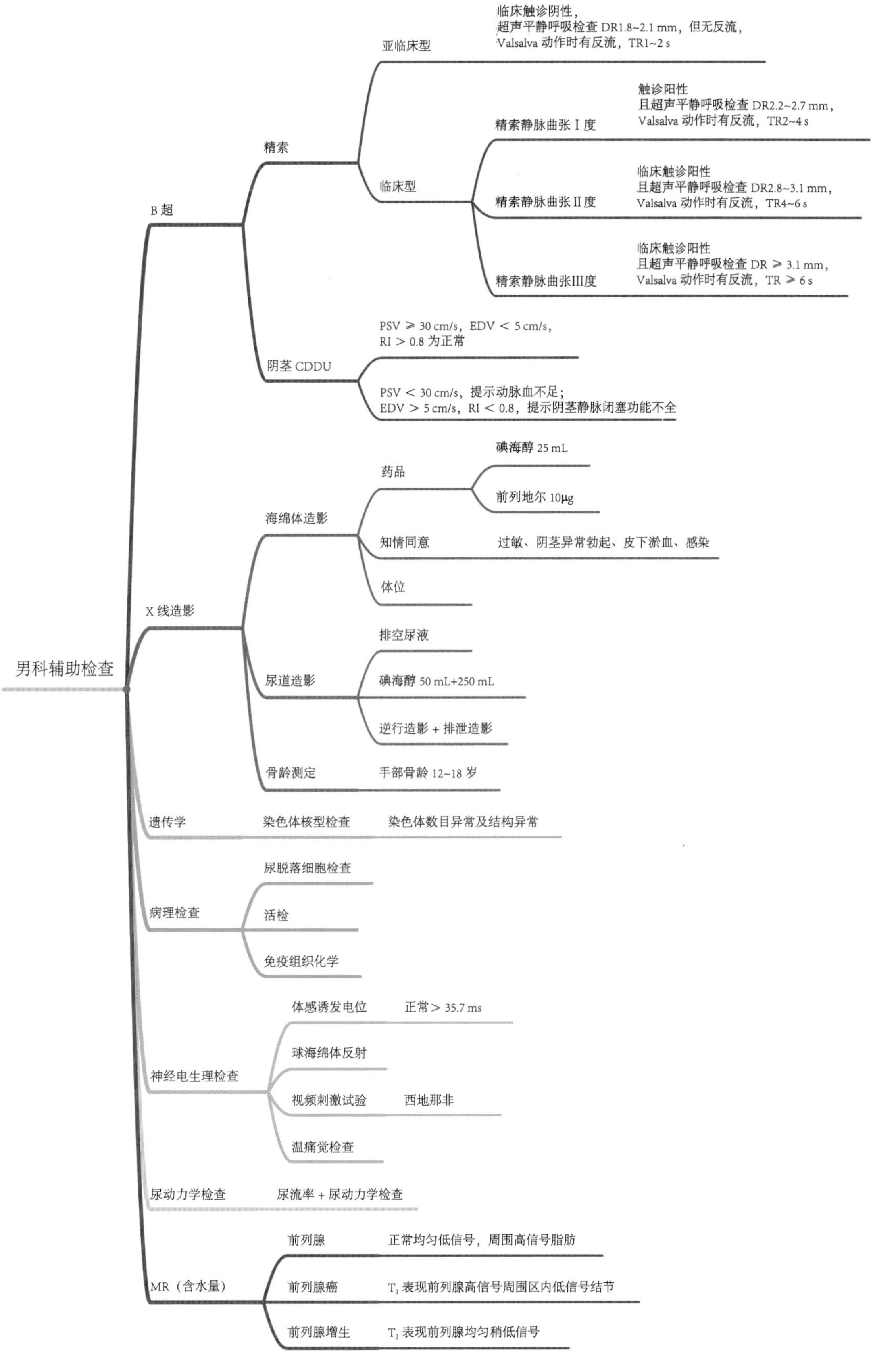

- 男科辅助检查
  - B 超
    - 精索
      - 亚临床型
        - 临床触诊阴性，超声平静呼吸检查 DR1.8~2.1 mm，但无反流，Valsalva 动作时有反流，TR1~2 s
      - 临床型
        - 精索静脉曲张 I 度
          - 触诊阳性且超声平静呼吸检查 DR2.2~2.7 mm，Valsalva 动作时有反流，TR2~4 s
        - 精索静脉曲张 II 度
          - 临床触诊阳性且超声平静呼吸检查 DR2.8~3.1 mm，Valsalva 动作时有反流，TR4~6 s
        - 精索静脉曲张III度
          - 临床触诊阳性且超声平静呼吸检查 DR ≥ 3.1 mm，Valsalva 动作时有反流，TR ≥ 6 s
    - 阴茎 CDDU
      - PSV ≥ 30 cm/s，EDV < 5 cm/s，RI > 0.8 为正常
      - PSV < 30 cm/s，提示动脉血不足；EDV > 5 cm/s，RI < 0.8，提示阴茎静脉闭塞功能不全
  - X 线造影
    - 海绵体造影
      - 药品
        - 碘海醇 25 mL
        - 前列地尔 10μg
      - 知情同意
        - 过敏、阴茎异常勃起、皮下淤血、感染
      - 体位
    - 尿道造影
      - 排空尿液
      - 碘海醇 50 mL+250 mL
      - 逆行造影 + 排泄造影
    - 骨龄测定
      - 手部骨龄 12~18 岁
  - 遗传学
    - 染色体核型检查
      - 染色体数目异常及结构异常
  - 病理检查
    - 尿脱落细胞检查
    - 活检
    - 免疫组织化学
  - 神经电生理检查
    - 体感诱发电位
      - 正常 > 35.7 ms
    - 球海绵体反射
    - 视频刺激试验
      - 西地那非
    - 温痛觉检查
  - 尿动力学检查
    - 尿流率 + 尿动力学检查
  - MR（含水量）
    - 前列腺
      - 正常均匀低信号，周围高信号脂肪
    - 前列腺癌
      - T_1 表现前列腺高信号周围区内低信号结节
    - 前列腺增生
      - T_1 表现前列腺均匀稍低信号

图7-7 男科辅助检查

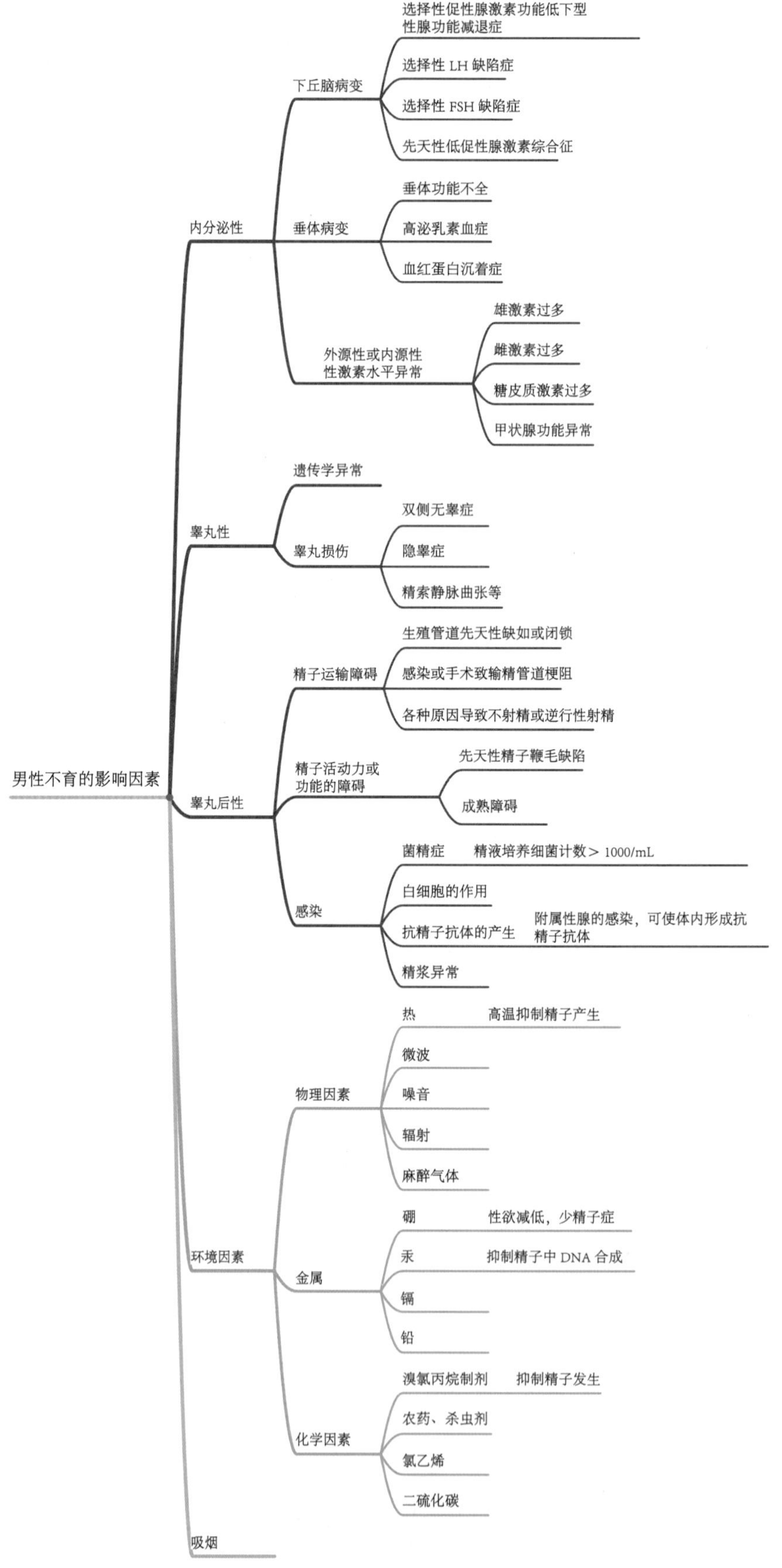

图7-8 男性不育的影响因素

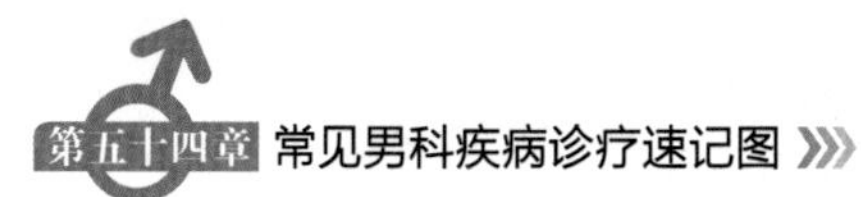

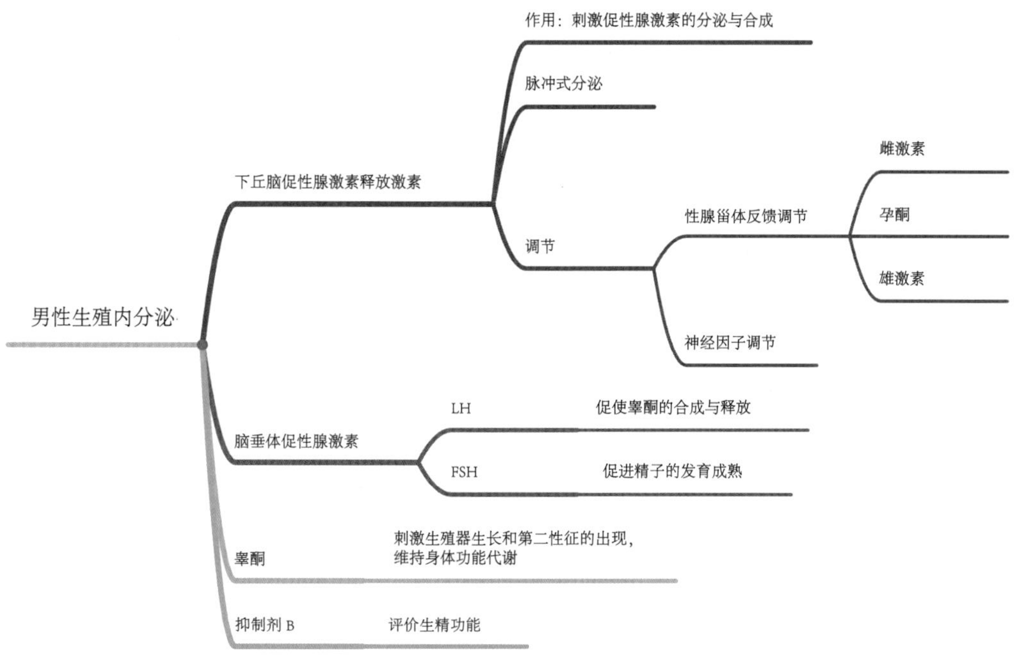
男性生殖内分泌
下丘脑促性腺激素释放激素
作用：刺激促性腺激素的分泌与合成
脉冲式分泌
调节
性腺甾体反馈调节
雌激素
孕酮
雄激素
神经因子调节
脑垂体促性腺激素
LH
促使睾酮的合成与释放
FSH
促进精子的发育成熟
睾酮
刺激生殖器生长和第二性征的出现，
维持身体功能代谢
抑制剂 B
评价生精功能

图7-9　男性生殖内分泌

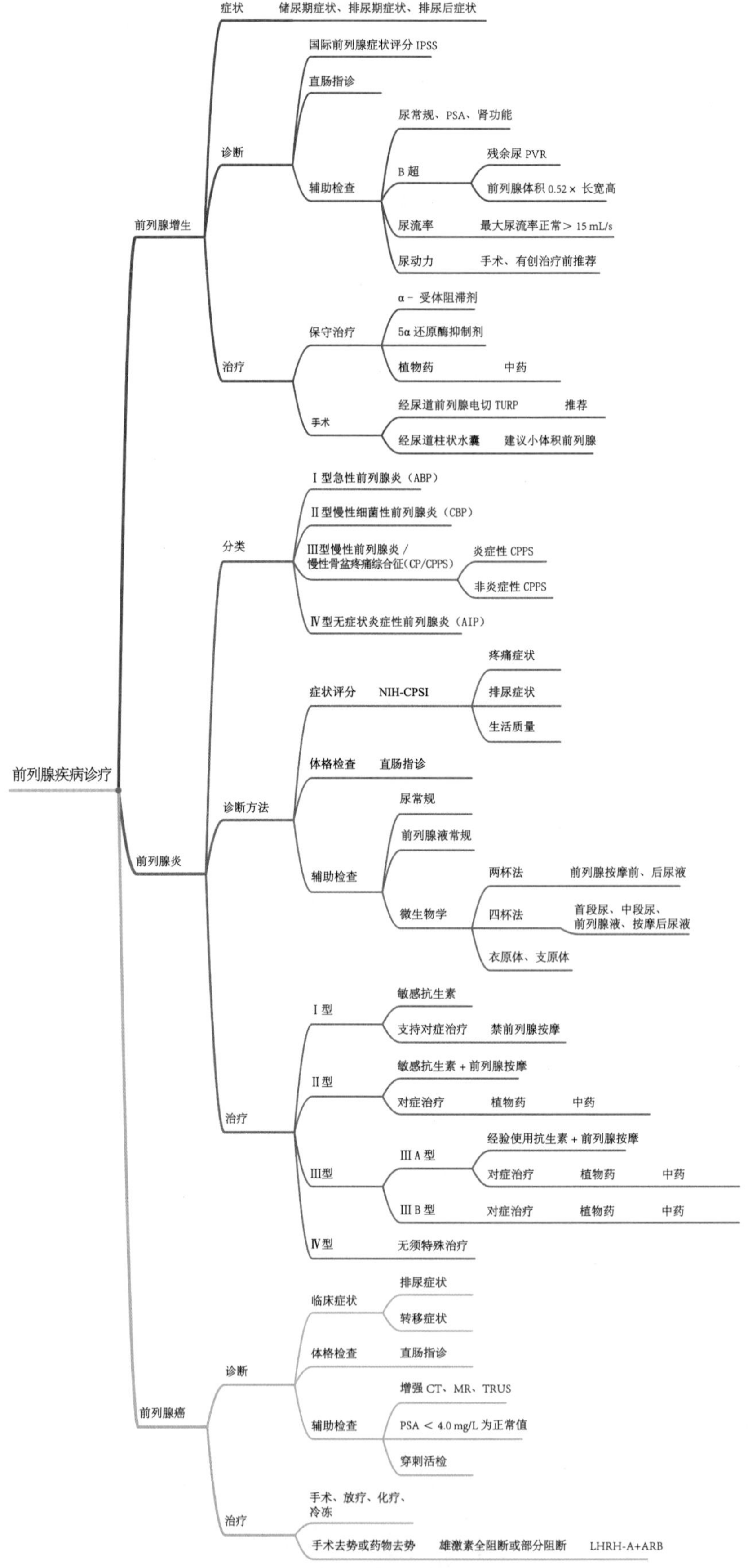

图7-10 前列腺疾病诊疗

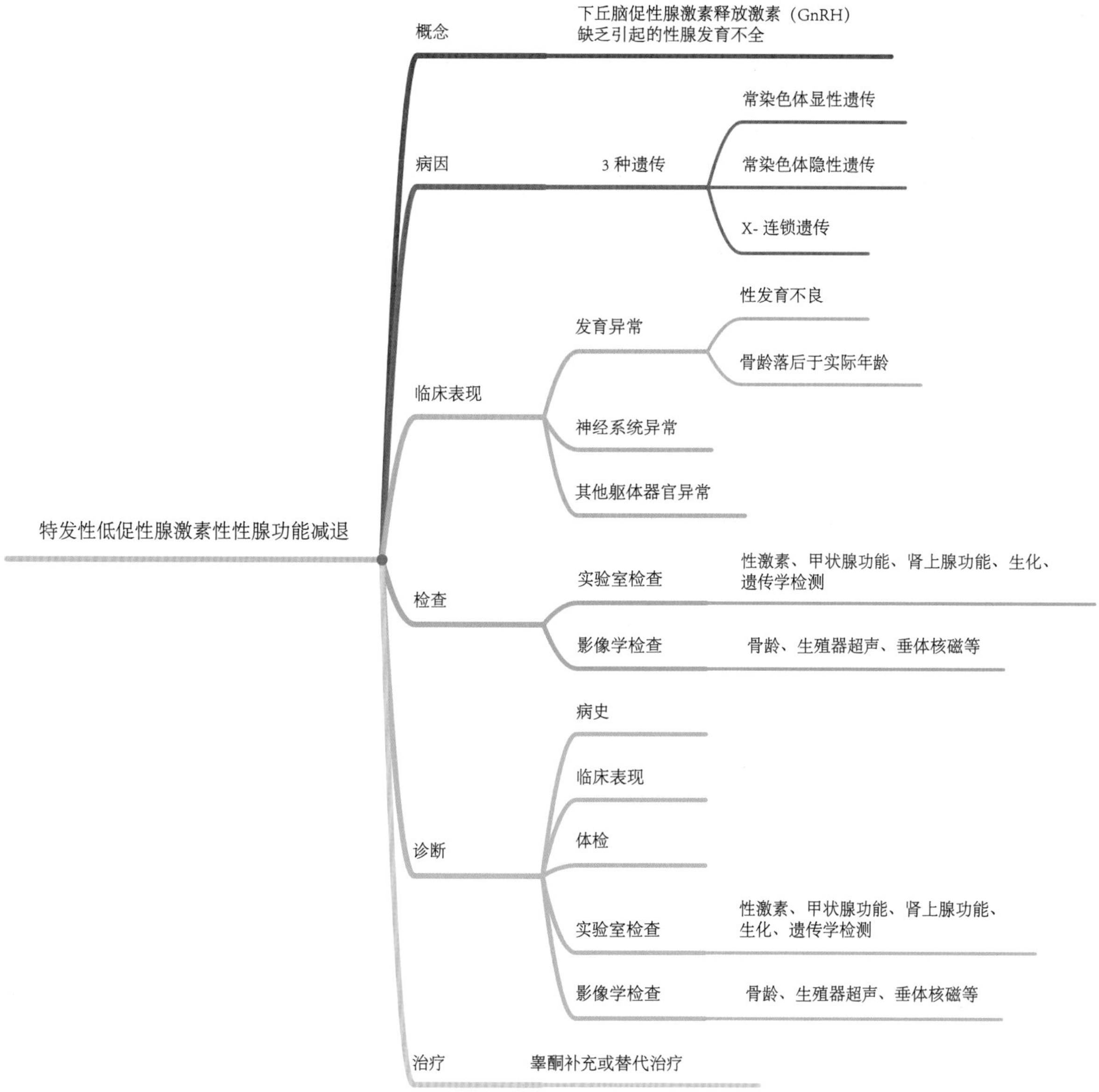

图7-11　特发性低促性腺激素性性腺功能减退症

无精子症
概述
是男性不育中最为严重的一种
占不育患者中的 10%
检查方法
性激素五项
遗传学检测 [染色体核型，无精子因子（AZF），相关基因]
梗阻性(睾丸、附睾,射精管区域B超或核磁检查)
精浆生化、精液脱落细胞学检查
治疗
睾丸性
药物促生精治疗 + 显微取精 +ICSI
内分泌激素紊乱所致
内分泌治疗
精索静脉曲张
显微镜下精索静脉曲张结扎术
梗阻性无精子症
外科手术治疗
辅助生殖技术

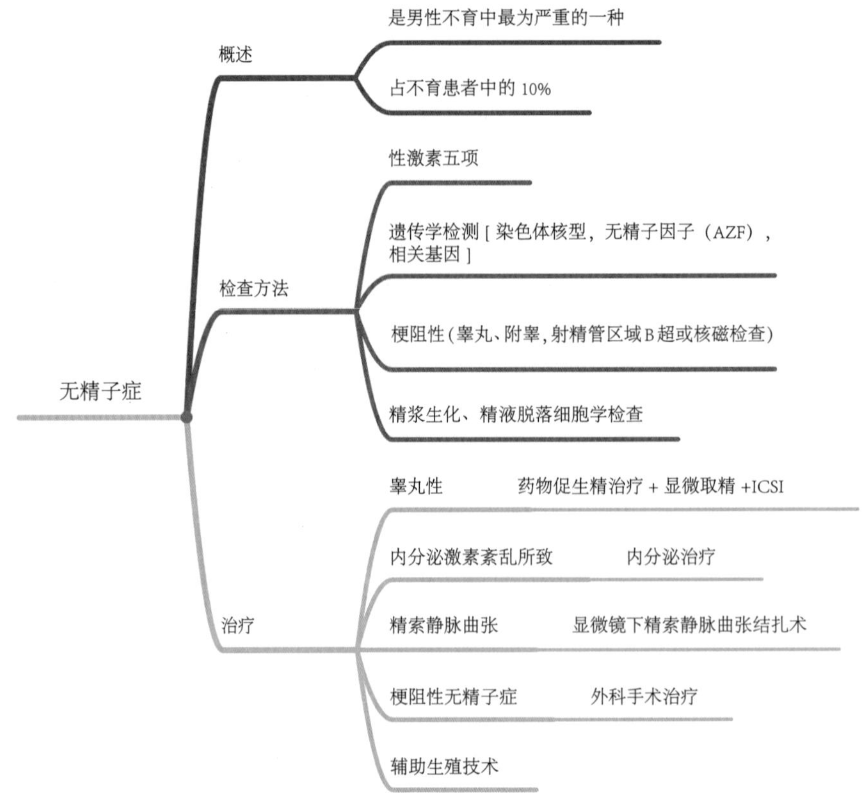

图7-12 无精子症

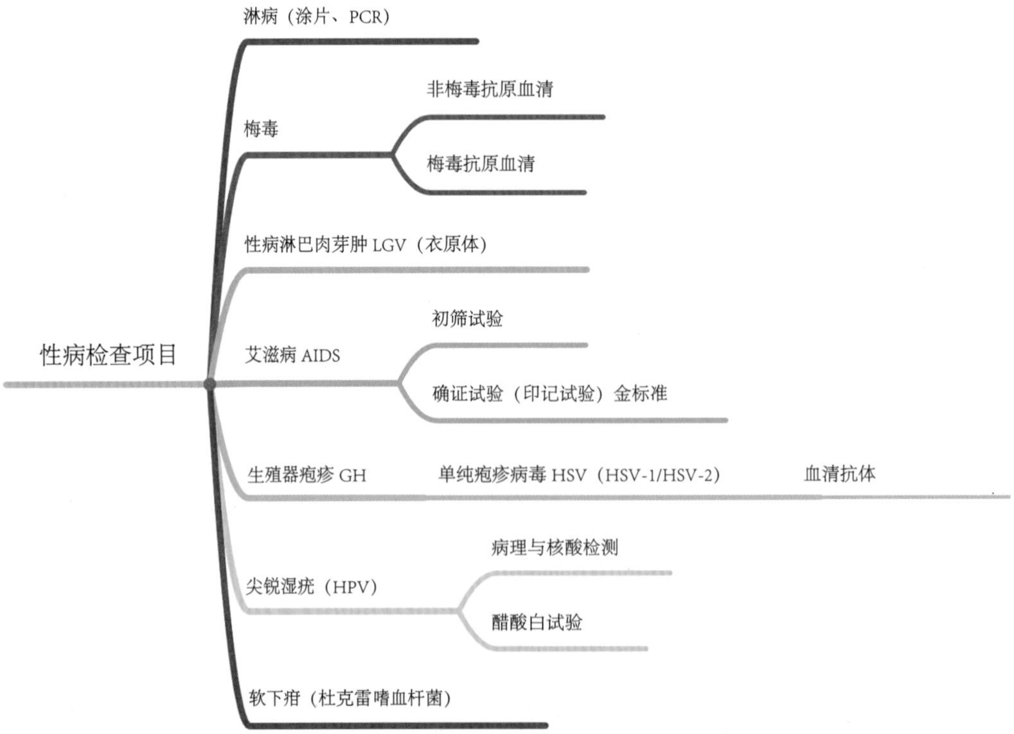

性病检查项目
淋病（涂片、PCR）
梅毒
非梅毒抗原血清
梅毒抗原血清
性病淋巴肉芽肿 LGV（衣原体）
艾滋病 AIDS
初筛试验
确证试验（印记试验）金标准
生殖器疱疹 GH
单纯疱疹病毒 HSV（HSV-1/HSV-2）
血清抗体
尖锐湿疣（HPV）
病理与核酸检测
醋酸白试验
软下疳（杜克雷嗜血杆菌）

图7-13 性病检查项目

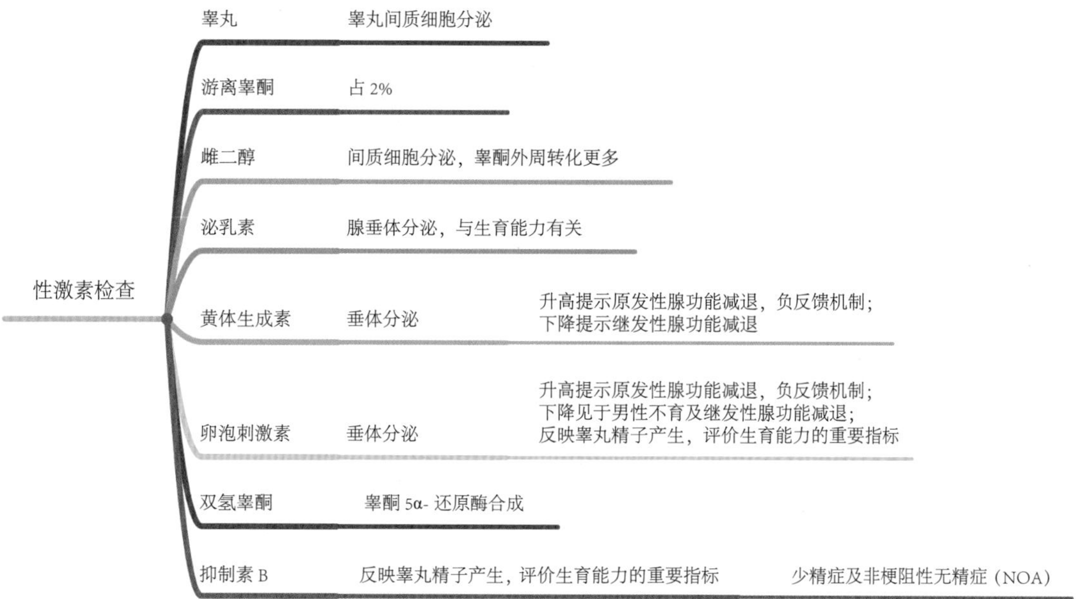

图7-14　性激素检查

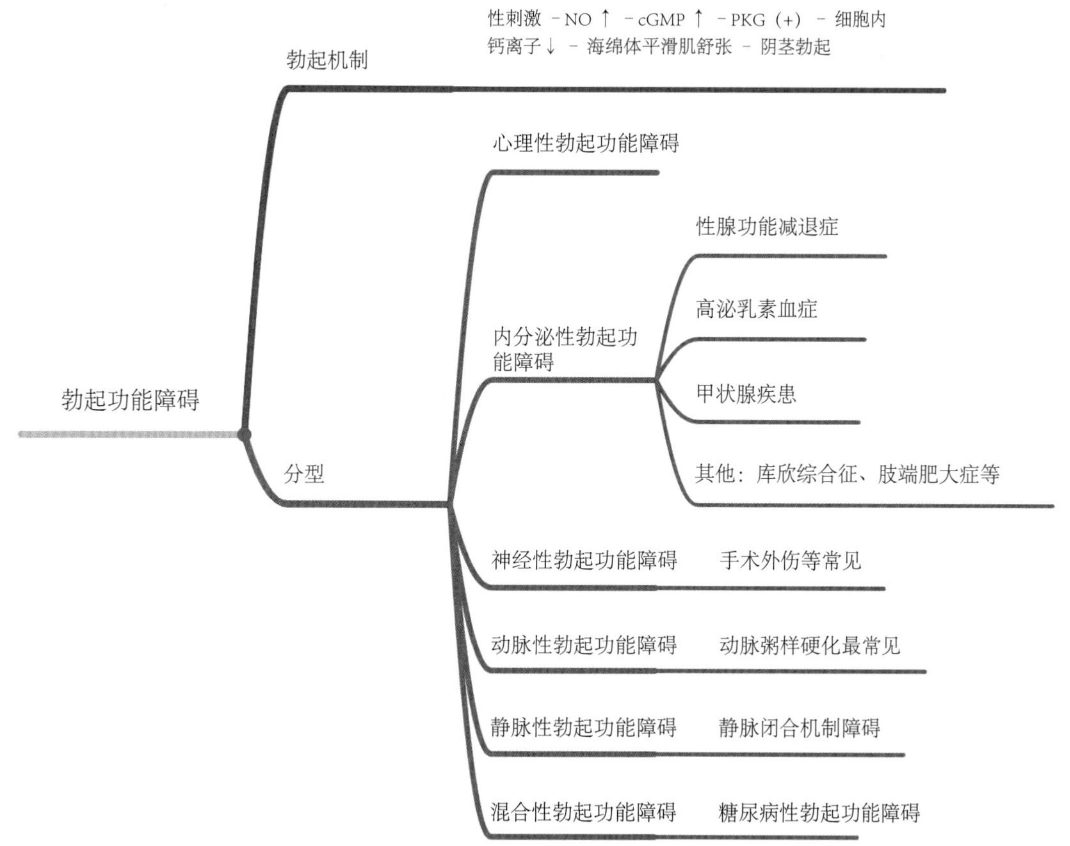

图7-15　勃起功能障碍

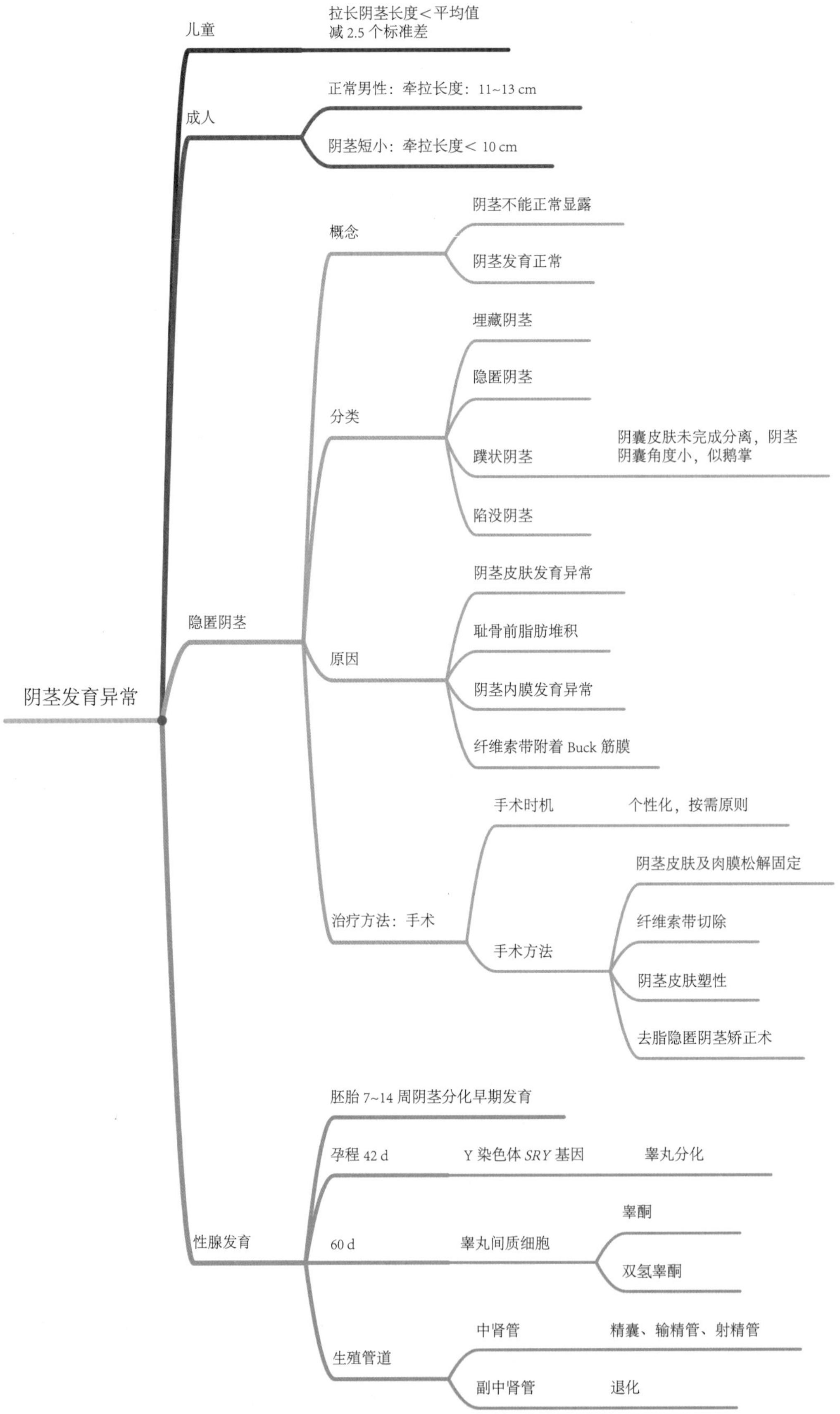
阴茎发育异常
儿童
拉长阴茎长度＜平均值
减 2.5 个标准差
成人
正常男性：牵拉长度：11~13 cm
阴茎短小：牵拉长度＜ 10 cm
隐匿阴茎
概念
阴茎不能正常显露
阴茎发育正常
分类
埋藏阴茎
隐匿阴茎
蹼状阴茎
阴囊皮肤未完成分离，阴茎
阴囊角度小，似鹅掌
陷没阴茎
原因
阴茎皮肤发育异常
耻骨前脂肪堆积
阴茎内膜发育异常
纤维索带附着 Buck 筋膜
治疗方法：手术
手术时机
个性化，按需原则
手术方法
阴茎皮肤及肉膜松解固定
纤维索带切除
阴茎皮肤塑性
去脂隐匿阴茎矫正术
性腺发育
胚胎 7~14 周阴茎分化早期发育
孕程 42 d
Y 染色体 SRY 基因
睾丸分化
60 d
睾丸间质细胞
睾酮
双氢睾酮
生殖管道
中肾管
精囊、输精管、射精管
副中肾管
退化

图7-16 阴茎发育异常

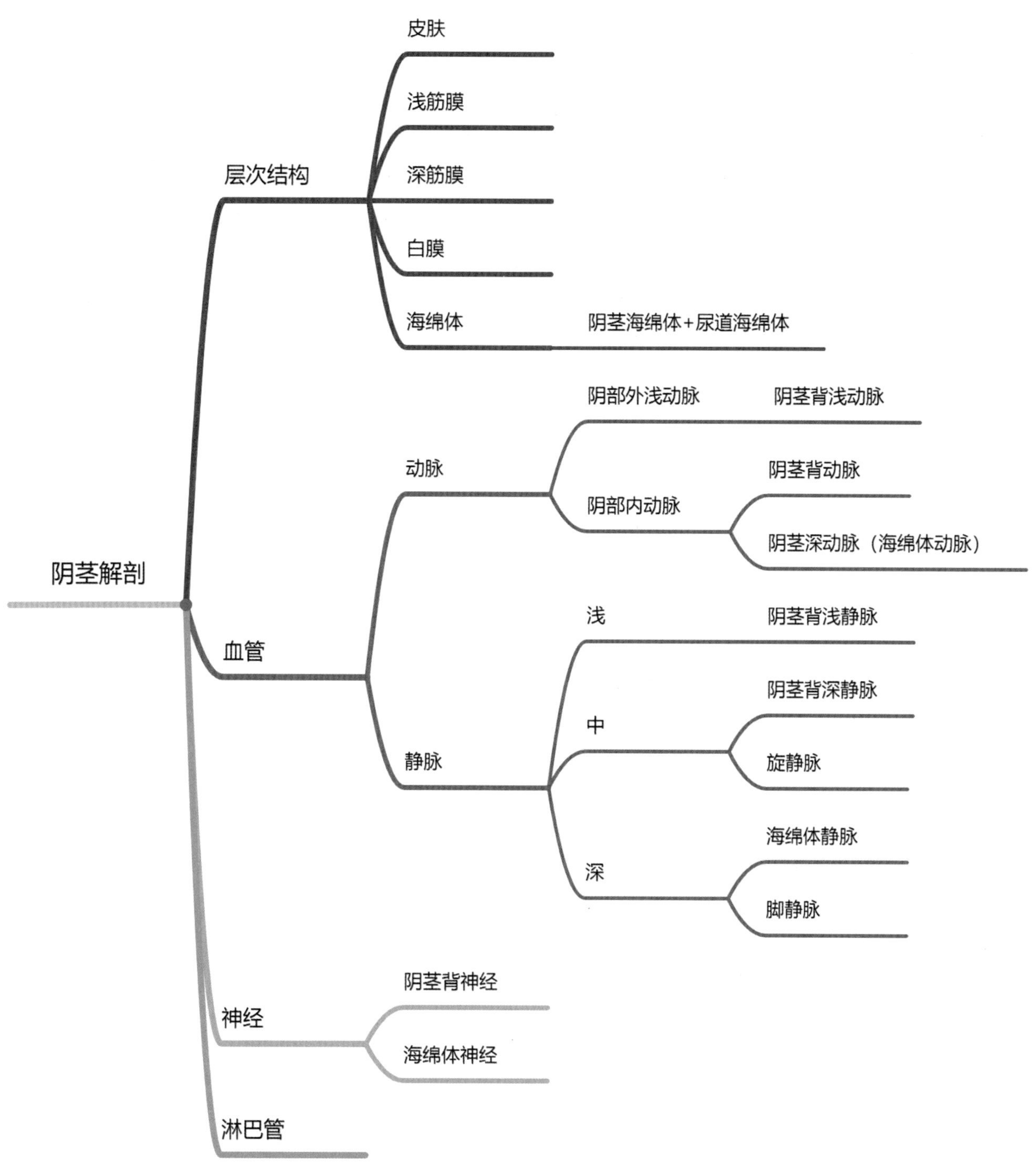
阴茎解剖
层次结构
皮肤
浅筋膜
深筋膜
白膜
海绵体
阴茎海绵体+尿道海绵体
血管
动脉
阴部外浅动脉
阴茎背浅动脉
阴部内动脉
阴茎背动脉
阴茎深动脉（海绵体动脉）
静脉
浅
阴茎背浅静脉
中
阴茎背深静脉
旋静脉
深
海绵体静脉
脚静脉
神经
阴茎背神经
海绵体神经
淋巴管

图7-17　阴茎解剖

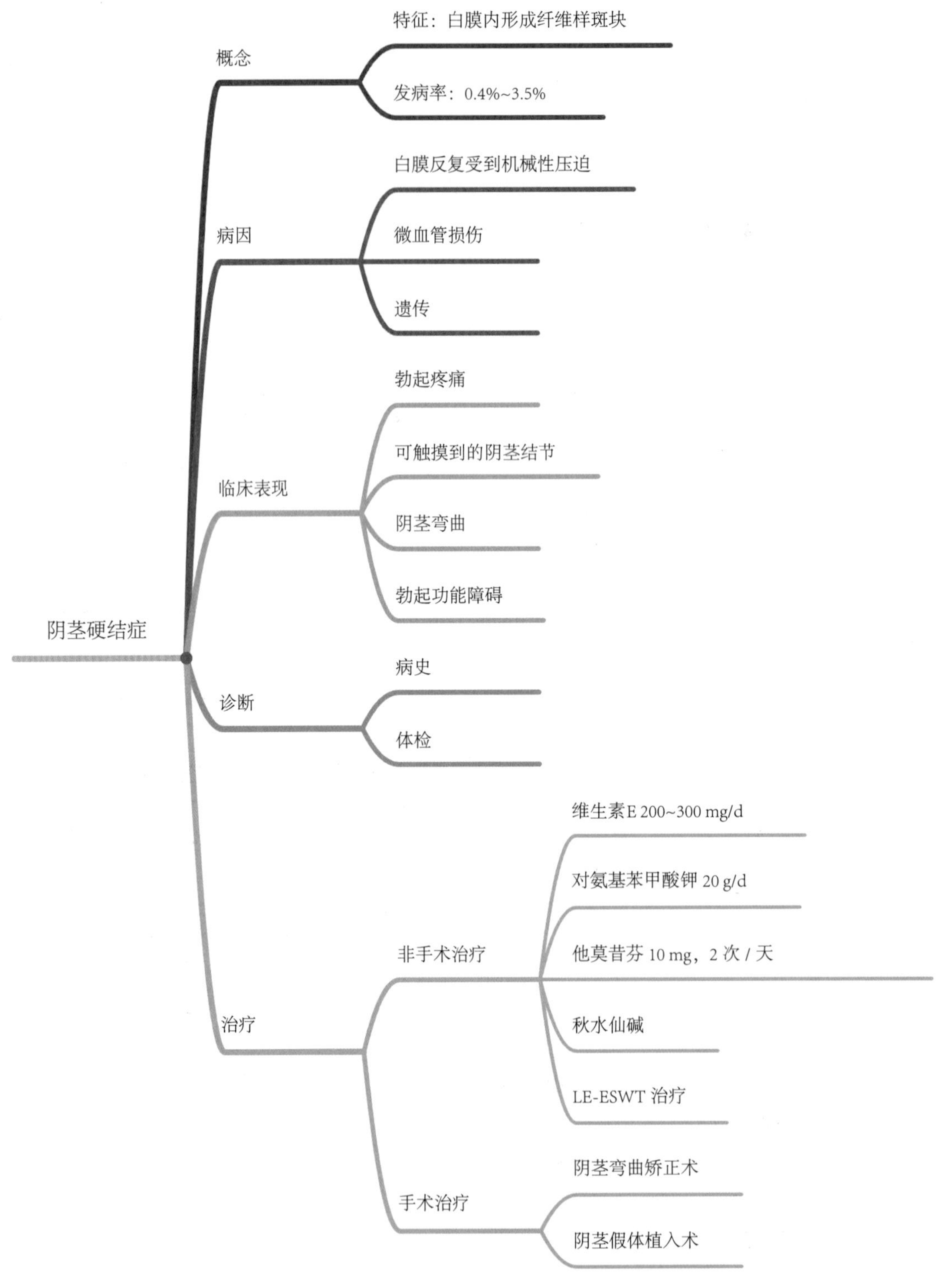

图7-18 阴茎硬结症

（张山河）